Thieme

Ergotherapie im Arbeitsfeld Neurologie

Herausgegeben von
Carola Habermann und Friederike Kolster

Margo Arts
F. M. Conti
Herta Dangl
Renate Götze
Claudia Gratz
Carola Habermann
Erika Hunziker
Birgit Hurtz
Anna Jurkowitsch
Georg Kerkhoff
Friederike Kolster
Bernd Kraus
Ruth Lehmann
Ulrike Marotzki
Anja Niehaus
Ricki Nusser-Müller-Busch
Reinhard Ott-Schindele
Waltraud Özelt
Elke Post
Judy Ranka
Christine Rosenbohm
Andrea Schultze-Jena
Verena Schweizer
Bart van Hemelrijk
Franziska Wälder

240 Abbildungen
101 Tabellen

Georg Thieme Verlag
Stuttgart · New York

Die Deutsche Bibliothek – CIP-Einheitsaufnahme

Ergotherapie im Arbeitsfeld Neurologie / hrsg. von Carola Habermann und Friederike Kolster
Stuttgart ; New York : Thieme, 2002

Wichtiger Hinweis: Wie jede Wissenschaft ist die Medizin ständigen Entwicklungen unterworfen. Forschung und klinische Erfahrung erweitern unsere Erkenntnisse, insbesondere was Behandlung und medikamentöse Therapie anbelangt. Soweit in diesem Werk eine Dosierung oder eine Applikation erwähnt wird, darf der Leser zwar darauf vertrauen, dass Autoren, Herausgeber und Verlag große Sorgfalt darauf verwandt haben, dass diese Angabe **dem Wissensstand bei Fertigstellung des Werkes** entspricht.

Für Angaben über Dosierungsanweisungen und Applikationsformen kann vom Verlag jedoch keine Gewähr übernommen werden. **Jeder Benutzer ist angehalten**, durch sorgfältige Prüfung der Beipackzettel der verwendeten Präparate und gegebenenfalls nach Konsultation eines Spezialisten festzustellen, ob die dort gegebene Empfehlung für Dosierungen oder die Beachtung von Kontraindikationen gegenüber der Angabe in diesem Buch abweicht. Eine solche Prüfung ist besonders wichtig bei selten verwendeten Präparaten oder solchen, die neu auf den Markt gebracht worden sind. **Jede Dosierung oder Applikation erfolgt auf eigene Gefahr des Benutzers.** Autoren und Verlag appellieren an jeden Benutzer, ihm etwa auffallende Ungenauigkeiten dem Verlag mitzuteilen.

Rüdigerstraße 14, D-70469 Stuttgart
Unsere Homepage: http://www.thieme.de
Printed in Germany

Satz: primustype Robert Hurler GmbH, Notzingen
Druck: Stürtz AG, Würzburg
Umschlaggestaltung: Thieme Verlagsgruppe
Zeichnungen: Günter Bosch, Viorel Constantinesen, Uwe Neumann

ISBN 3-13-125621-4 1 2 3 4 5

Verzeichnis der Autorinnen und Autoren

Carola Habermann (Hrsg.)
Haferbusch 34
D-51467 Bergisch Gladbach
Ergotherapeutin

Friederike Kolster (Hrsg.)
Pichelswerder Str. 26
D-13597 Berlin
Ergotherapeutin, Lehr-Ergotherapeutin (DVE)

Margo Arts
Calandastr. 11
CH-7310 Bad Ragaz
Dipl. Ergotherapeutin

Dr. med. F.M. Conti
Klinik Bethesda
CH-3233 Tschugg

Herta Dangl
Kärntener Str. 11
D-10827 Berlin
Ergotherapeutin

Renate Götze
Ergotherapie
Abteilung für Neuropsychologie
Krankenhaus München Bogenhausen
Englschalkingerstr. 77
D-81926 München
Ergotherapeutin

Claudia Gratz
Therapiezentrum Burgau
Abt. Supervision
Dr. Friedl-Str. 1
D-89331 Burgau
Ergotherapeutin, F.O.T.T.™-Instruktorin,
F.O.T.T.™-Supervisorin

Erika Hunziker
Mattenhofstr. 18
CH-3007 Bern
Dipl. Logopädin

Birgit Hurtz
Ölbergstr. 41
D-50939 Köln
Dipl. Ergotherapeutin, BscNL

Anna Jurkowitsch
Blaasstr. 25/13
A-1190 Wien
Dipl. Ergotherapeutin, MHlthSc (OT) (Hons.)

PD Dr. med. Georg Kerkhoff
Entwicklungsgruppe Klinische
Neuropsychologie
Abt. Neuropsychologie
Städt. Krankenhaus Bogenhausen
Dachauer Str. 164
D-80992 München

Bernd Kraus
M7/9
D-68161 Mannheim
Ergotherapeut, PNF-Therapeut

Ruth Lehmann
Klinik Bethesda
CH-3233 Tschugg
Dipl. Ergotherapeutin

Dr. Ulrike Marotzki
Asternweg 3
D-31141 Hildesheim
Ergotherapeutin

Anja Niehaus
Herderstr.25
D-49078 Osnabrück
Ergotherapeutin

Ricki Nusser-Müller-Busch
Abt. für Physikalische Therapie und
Rehabilitation
Unfallkrankenhaus Berlin
Warener Str. 7
12683 Berlin
Ltd. Logopädin, F.O.T.T.™-Instruktorin

Reinhard Ott-Schindele
Therapiezentrum Burgau
Dr. Friedl-Str. 1
D-89331 Burgau
Ergotherapeut, stv. Bereichsleitung der Physio-
und Ergotherapie im Therapiezentrum Burgau

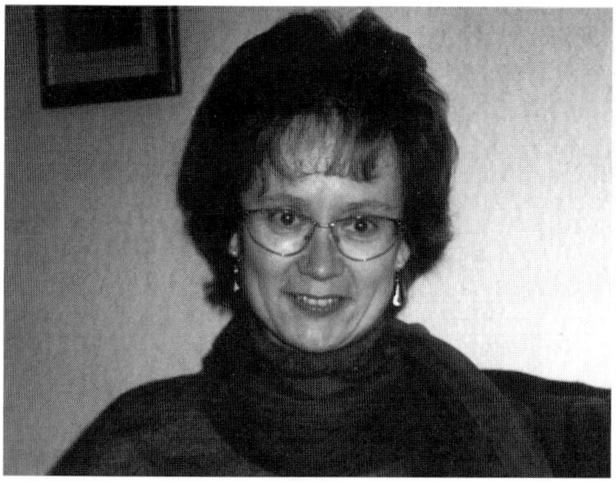

Carola Habermann arbeitet als ambulante Ergotherapeutin und studiert Pädagogik, Soziologie und Psychologie als Magisterstudiengang an der Universität zu Köln. Seit Abschluss ihrer Ausbildung 1979 war sie in verschiedenen Einrichtungen der Neurologie, Geriatrie und Psychiatrie tätig. Von 1996 bis 2000 war sie Schriftführerin im Deutschen Verband der Ergotherapeuten e. V. In dieser Zeit hat sie mit der Qualitätssicherung und Evaluation ergotherapeutischer Behandlung einen weiteren Schwerpunkt ihres beruflichen Interesses gefunden. Das „Abenteuer", ein Buch herauszugeben, hat einige Zeit gekostet und daher freut sie sich, sich jetzt wieder intensiver ihrem Studium widmen zu können. Am liebsten würde sie ein Studiendesign zum Wirksamkeitsnachweis von Ergotherapie entwickeln, aber dazu muss sie noch ein paar Seminare zu Methoden der empirischen Sozialforschung belegen. Wenn sie mal kein Fachbuch in der Hand hat, liest sie gerne historische Kriminalromane zur Entspannung oder fährt mit ihrem Mann im Wohnmobil in Europa herum.

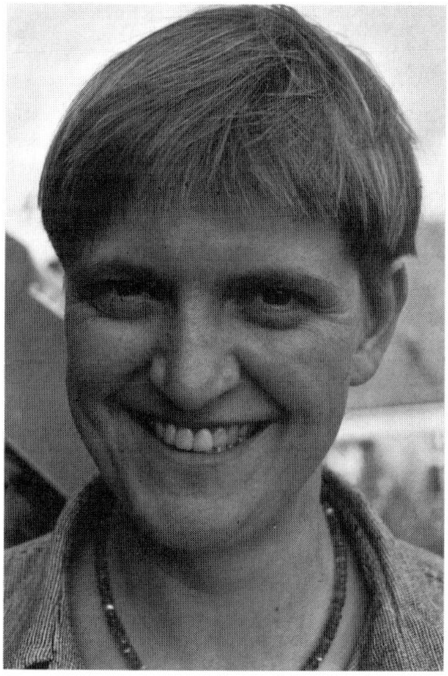

Friederike Kolster arbeitet freiberuflich als Dozentin für Fortbildungen und als ambulante Ergotherapeutin. Seit Abschluss ihrer Ausbildung 1986 war sie zunächst in verschiedenen Einrichtungen der Neurologie und Pädiatrie tätig. Anschließend arbeitete sie als Lehrkraft an einer Ergotherapieschule in Berlin. Während dieser Zeit absolvierte sie ihre Weiterbildung zur Lehr-Ergotherapeutin beim DVE. Das Lehren, die Weitergabe von Wissen und Gedanken und das Anregen zum Weiterdenken, Weiterentwickeln ergotherapeutischer (Be-)Handlungsansätze ist ein Schwerpunkt ihres Arbeitens. So gibt sie seit Jahren Fortbildungen zu verschiedenen Themen im Bereich der neurologischen Ergotherapie mit den Schwerpunkten der Behandlung neuropsychologischer Störungen, zielorientierten Arbeitens und Handlungsorientierung.

Zurzeit studiert sie Ergotherapie im Studiengang „European Master of Science in Occupational Therapy". Das Hauptinteresse am Studium besteht einerseits darin, sich mit Ergotherapie auch im europäischen Zusammenhang zu befassen und andererseits, die selbst entwickelten Behandlungsansätze im wissenschaftlichen Kontext zu untersuchen.

Neben der Ergotherapie gibt es noch weitere Leidenschaften in ihrem Leben. Dazu gehören das Singen, Reisen und lange Spaziergänge mit Freundin und Hund.

Inhaltsübersicht und Autoren

Inhaltsverzeichnis

Verzeichnis der Abkürzungen

ADL	Activities of daily living
AEP	akustisch evozierte Potentiale
AMPS	Assessment of Motor and Perception Skills
ATL	Aktivitäten des täglichen Lebens (synonym zu ADL)
BAR	Bundesarbeitsgemeinschaft der Rehabilitation
BDI	Berliner Dysphagie Index
bds	Beidseits
CMOP	Canadian Model of Human Occupation
COPM	Canadian Occupational Performance Measure
CT	Computertomographie
d.b. Seite	direkt betroffene, also kontraläsionale, Seite bei Schlaganfallpatienten
DMSG	Deutsche Multiple Sklerose Gesellschaft
DSS	Doppelseitig simultane Stimulation
ED	Encephalomyelitis Disseminata, Synonym für MS
EEG	Elektroenzephalographie
EFA	Early Functional Abilities
EMG	Elektromyographie
ENG	Elektroneurographie
F.O.T.T.	Therapie des Facio-Oralen Traktes nach Coombes
FDT	Funktionelle Dysphagietherapie
FIM	Functional Independance Measure
HLA	human leucocyte antigen system
HN	Hirnnerv
iADL	Instrumentelle Aktivitäten des täglichen Lebens
i.b. Seite	indirekt betroffene, also ipsiläsionale, Seite bei Schlaganfallpatienten
ICF	Internationaly Classification of Function, Disability and Health, neueste Fassung des ICIDH2
ICIDH 2	Internationale Klassifikation der Schäden, Aktivitäten und Partizipation.
KRS	Koma Remissions Skala
MBP	myelin basic protein
MOHO	Modell of Human Occupation
MRT	Magnetresonsanztomographie, auch Kernspintomographie
MS	Multiple Sklerose
oÖS	Oberer Ösophagussphinkter
OSA	Occupational Self Assessment (aus MOHO)
PEG	Perkutane endoskopische Gastrostomie
PNF	Propriozeptive Neuromuskuläre Fazilitation
SAB	Subarachnoidalblutung
SDH	Subdurales Hämatom
SEP	somato-sensibel evozierte Potenziale
SHT	Schädel-Hirn-Trauma
TFE	Taktiles Formen Erkennen
TMS	Transkranielle Magnet-Stimulation
VEP	visuell evozierte Potentiale

1

Aspekte ergotherapeutischen Handelns im Arbeitsfeld der Neurologie

Carola Habermann

Inhalt:

1.1 Elemente der Ergotherapie

Ergotherapie in der Neurologie beschäftigt sich mit der Behandlung von Menschen, die durch eine neurologische Erkrankung bzw. ausgelöst durch Schädigungen im zentralen Nervensystem (ZNS) eine vorübergehende oder dauernde Herabsetzung ihrer Handlungsfähigkeit erlitten haben. Die Schädigungen verursachen Störungen in den Bereichen der Sensomotorik sowie der neuropsychologischen und kognitiven Fähigkeiten und haben Auswirkungen auf psychosoziale Bereiche eines Menschen. Sie beeinträchtigen ihn in der Gesamtheit seiner Handlungsfähigkeit.

Die ergotherapeutische Behandlung legt daher ihren Schwerpunkt auf diese gestörten Fähigkeiten mit Blick auf die Handlungsfähigkeit. In die Behandlung mit einbezogen werden die Lebenszusammenhänge des gesamten Menschen mit seinen psychosozialen Fähigkeiten, die ihn umgebenden Umweltfaktoren im psychosozialen Bereich und sein Lebensraum. Bedeutend sind die letztgenannten Kriterien deshalb, da das Individuum in Interaktion mit seinem humanökologischen Kontext mit Situationen und Umwelt/Umfeld lebt und handelt (Mertens 1998). Alle Fähigkeiten und genannten Kriterien werden durch das ZNS verarbeitet und gesteuert, sie beeinflussen und lenken jede Handlung. Die Ergotherapie berücksichtigt all diese Faktoren in der Behandlung und setzt sie gezielt ein, um gewünschte Handlungen wieder zu ermöglichen.

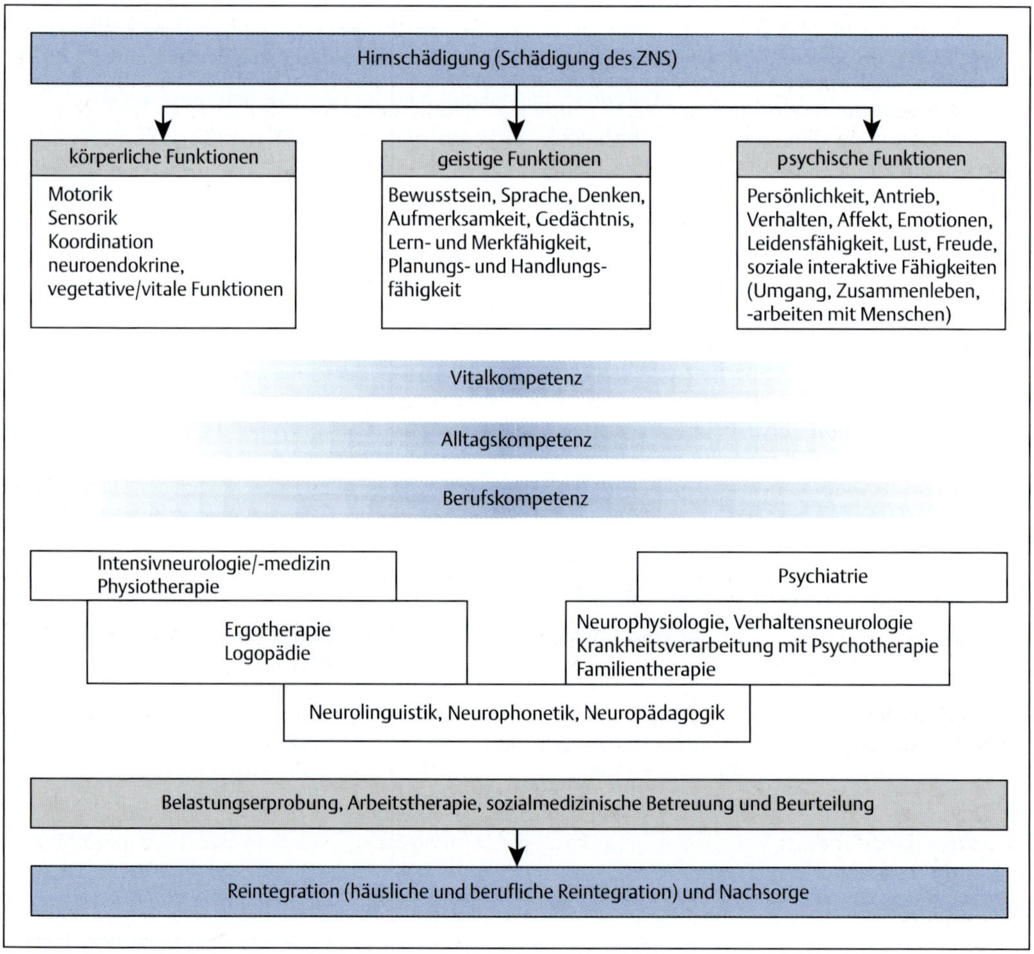

Abb. 1.1 Komplexität der neurologischen Rehabilitation (nach Welter, Schönle 1997)

> **!** ***Definition:*** Ergotherapie beruht auf medizinischer und sozialwissenschaftlicher Grundlage und ist ein ärztlich zu verordnendes Heilmittel. Sie kommt zum Einsatz bei Menschen jeden Alters mit motorisch-funktionellen, sensomotorisch perzeptiven, neuropsychologischen und/oder psychosozialen Störungen (DVE 1998).

Diese allgemeine Definition für Ergotherapie spiegelt im Grunde alle Behandlungsgrundlagen wieder, die für den Patienten mit neurologischer Erkrankung zutreffen. Ergotherapie kommt zum Einsatz bei den oben genannten Störungen, wenn sie durch Schädigung des ZNS hervorgerufen wurden. Da das Gehirn das Steuersystem für unser gesamtes organisches, geistiges und seelisches Dasein ist, haben in diesem Fachbereich alle Behandlungsaspekte der Ergotherapie eine Bedeutung.

Die Vielschichtigkeit der möglichen Beeinträchtigungen und lebensbestimmenden Faktoren fordert von der Therapeutin ein umfangreiches Wissen sowie hohe Inter- und Transdisziplinarität und macht die ergotherapeutische Arbeit in der Neurologie so spannend. Der komplexe Verlauf der neurologischen Rehabilitation (siehe Abb. 1.**1**) bietet ein umfangreiches Feld, in dem Ergotherapeutinnen in jeder Rehabilitationsphase wichtige Aufgaben übernehmen. Die Bedeutung der Ergotherapie beruht hierbei auf ihren Ansätzen dem Menschen zu mehr Aktivität und Partizipation zu verhelfen.

Nachfolgend werden nun einige das ergotherapeutische Handeln bestimmende Faktoren näher erläutert.

1.1.1 Beeinträchtigung in der Aktivität und der Partizipation

Durch einen ZNS-Schaden entstandene Störungen beeinträchtigen die alltäglichen *Aktivitäten* des Betroffenen und seine Teilnahme am täglichen Leben *(Partizipation).*

„Die *Aktivität* bezeichnet die Durchführung einer Aufgabe oder Tätigkeit (Aktion) durch eine Person. Eine Beeinträchtigung der Aktivität ist eine Schwierigkeit oder die Unmöglichkeit für eine Person, die Aktivität durchzuführen.

Partizipation ist die Teilnahme oder Teilhabe einer Person an einem Lebensbereich bzw. einer Lebenssituation vor dem Hintergrund ihrer körperlichen, geistigen und seelischen Verfassung, ihrer Körperfunktionen und -strukturen, ihrer Aktivitäten und ihrer Kontextfaktoren (personenbezogene Faktoren und Umweltfaktoren). Die Beeinträchtigung der Partizipation ist ein nach Art und Ausmaß (unterschiedlich) bestehendes Problem einer Person bezüglich ihrer Teilhabe in einem Lebensbereich bzw. einer Lebenssituation (ICIDH-2, 1999). Die Kontextfaktoren bilden dabei den Lebenshintergrund einer Person.

Die International Classification of Functioning and Disability (Funktionsfähigkeit und Behinderung) ICIDH-2 (neu in 2001: ICF „International Classification of Functioning, Diability and Health") ist zunächst ein sozialmedizinisches Klassifikationssystem der Weltgesundheitsorganisation WHO (siehe Kap. 1.3). Es trägt allerdings der ergotherapeutischen Betrachtungsweise Rechnung, indem alle funktionalen Aspekte der Gesundheit (Funktionsfähigkeit) und Behinderung einer Person in einer Syste-

Tab. 1.**1** Dimensionen der Klassifikation der ICIDH-2

Dimension	Störungsbegriff	Englische Begriffe und ihre Übersetzung (ICIDH 2000)
Körperfunktionen und -strukturen	– Schädigung (Funktionsstörung, Strukturschaden)	– functioning (Funktionsfähigkeit) – disability (Behinderung)
Aktivitäten (konkret durchführbar)	– Beeinträchtigung der Aktivitäten (Aktivitäts-/ Leistungsstörungen)	– activity (Aktivitäten) – activity limitation (Beeinträchtigung der Aktivität)
Partizipation	– Beeinträchtigung der Partizipation	– participation (Partizipation) – participation restriction (Beeinträchtigung der Partizipation)

Tab. 1.**2** Umfang der gestörten Aktivität und Partizipation im Lebenslauf von Theo E.

Diagnosen und Befunde	**Zeitablauf**	**Beeinträchtigung der Aktivität** (Schwierigkeit oder Unmöglichkeit für eine Person, die Aktivität durchzuführen)	**Beeinträchtigung der Partizipation** (Art und Ausmaß eines bestehenden Problems einer Person bezüglich ihrer Teilhabe in einem Lebensbereich bzw. einer Lebenssituation)
Apoplex mit komplettem Verschluß der Arteria carotis interna mit der Folge einer armbetonten Hemiparese rechts und globaler Aphasie	August 1997	– einseitig betonte Beeinträchtigung bei Bewegungsaktivitäten und Handhabungen von Gegenständen – beeinträchtigte Kommunikation, Fortbewegung, Selbstversorgung, Aufgabenbewältigung und eingeschränkte weitere Lebensaktivitäten – Beeinträchtigung interpersoneller Aktivitäten	– eingeschränkte Partizipation an der persönlichen Selbstversorgung und an der Mobilität – stark eingeschränkte Partizipation am Informationsaustausch, sozialen Beziehungen, der Gemeinschaft und am sozialen und staatsbürgerlichen Leben – durch Krankenhausaufenthalt kaum Partizipation am häuslichen Leben, keine Partizipation an Bildung, Ausbildung, an Erwerbsarbeit und Beschäftigung
Sturzfolge: Oberschenkelhalsbruch und operative Versorgung mit Nagel armbetonte Hemiparese mit Hypertonus, **Restaphasie** mit nichtflüssiger Sprache, **restliche** leichte Konzentrations- und Aufmerksamkeitsstörungen	*November 1997* März bis September 1998	– noch eingeschränkte Bewegungsaktivität und Fortbewegung über weitere Strecken, nur einseitige Handhabung von Gegenständen ist möglich – leichte Einschränkungen in Teilbereichen der Kommunikation, der Selbstversorgung (Nahrungszubereitung und Einkauf), der Aufgabenbewältigung und leicht eingeschränkte weitere Lebensaktivitäten – Beeinträchtigung des Lernens und der Wissensanwendung sowie interpersoneller Aktivitäten	– leicht bis minimal eingeschränkte Partizipation an der Mobilität *(kurzfristig stärker eingeschränkt nach Sturz)* – minimal eingeschränkte Partizipation an der Selbstversorgung – leicht bis minimal eingeschränkte Partizipation am Informationssaustausch, an sozialen Beziehungen, an der Gemeinschaft und am sozialen und staatsbürgerlichen Leben; – keine Partizipation am häuslichen Leben (bis auf psychosozialer P.), an Bildung, Ausbildung, an Erwerbsarbeit und Beschäftigung
Knochenentzündung, Hüftkopfresektion, TEP (als Folge der Nagelentfernung) armbetonte Hemiparese rechts mit Hypertonus	Januar bis August 1999	– erneut eingeschränkte Bewegungsaktivität und Fortbewegung über weitere Strecken – weiterhin nur einseitig Handhabung von Gegenständen möglich – Einschränkungen in der Selbstversorgung (Nahrungszubereitung und Einkauf) und weitere Lebensaktivitäten	– erneut eingeschränkte Partizipation an der Mobilität – Leicht eingeschränkte Partizipation an der Gemeinschaft und am sozialen Leben – keine Partizipation am häuslichen Leben (bis auf psychosozialer P.), an Bildung, Ausbildung, an Erwerbsarbeit und Beschäftigung
armbetonte Hemiparese rechts, TEP	November 1999	– noch eingeschränkte Bewegungsaktivität rechtsseitig, nur einseitige Handhabungen von Gegenständen möglich – leichte Einschränkungen der Selbstversorgung (Nahrungszubereitung und Einkauf) und weiterer Lebensaktivitäten	– minimal eingeschränkte Partizipation an der Mobilität, – verminderte Partizipation am häuslichen Leben und Beschäftigung, – keine Partizipation an Erwerbsarbeit
armbetonte Hemiparese rechts, TEP	Januar 2001	– noch eingeschränkte Bewegungsaktivität rechtsseitig, weniger Aktivitätsstörung in der Handhabungen von Gegenständen – geringe Einschränkungen bei einigen Lebensaktivitäten	– minimal verminderte Partizipation an der Mobilität, am häuslichen Leben und Beschäftigung – keine Partizipation an Erwerbsarbeit
armbetonte Hemiparese rechts, TEP	März 2001	– siehe Januar 2001	– minimal verminderte Partizipation an der Mobilität, am häuslichen Leben und Beschäftigung – beginnende Partizipation an Erwerbsarbeit (Umschulung)

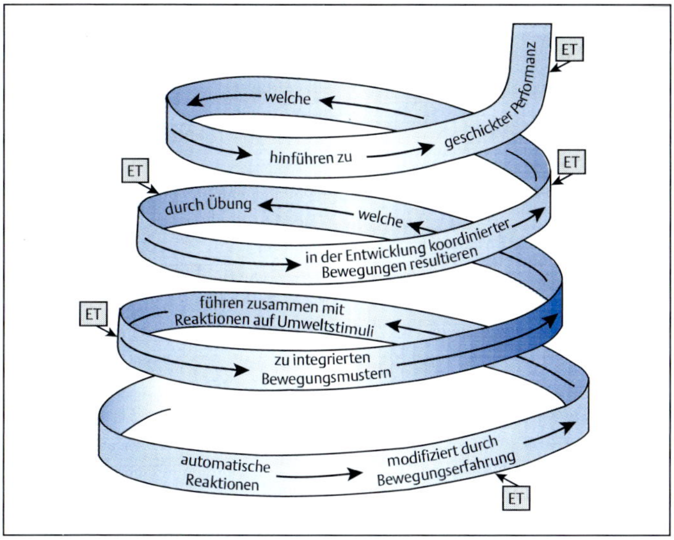

Abb. 1.2 Handlungsorientierung der Ergotherapie (aus Hagedorn 2000)

matik erfasst werden. Dies geschieht in einer Klassifikation mit Hilfe von drei Dimensionen, denen jeweils auch der Störungsbegriff zugeordnet wird (Tab. 1.1, S. 3).

Diese Betrachtungsweise weist dem ergotherapeutischen Schwerpunkt den Weg, indem die Therapeutin sich in der Beobachtung davon lenken lässt, welche gestörten Körperfunktionen und -strukturen eine Beeinträchtigung in der körperlichen, geistigen oder seelischen Integrität verursachen. So erhält sie einen Überblick, welche Aktivitäten aufgrund welcher Bedingungen nicht möglich sind, in welchen relevanten Lebensbereichen dem Patienten Partizipation erschwert oder unmöglich ist und welche Kontextfaktoren fördernd oder hemmend wirken (Tab. 1.2).

1.1.2 Die Handlungsorientierung

Ergotherapie als handlungsorientierte Methode hat eine signifikante Wirkung beim neurologisch beeinträchtigten Patienten und verhilft ihm durch gezielt ausgewählte Handlungen zu geschickter Performance und Teilnahmemöglichkeit an Aktivität (Abb. 1.2).

Zu diesem Zweck kann die Ergotherapeutin auf verschiedenen Ebenen intervenieren:

- Das Individuum wird befähigt, sich aktiv an der Lösung zur Veränderung der Handlungskompetenz zu beteiligen.
- Das Individuum wird unterstützt, um andere oder neue Fertigkeiten zur Bewältigung von Anforderungen zu erlangen, z. B. durch Verbesserung von beeinträchtigten Funktionen.
- Die Anforderung der Handlung wird dem Individuum angepasst, z. B. durch Veränderungen im Ablauf.
- Das Umfeld wird so verändert, dass das Individuum genügend Unterstützung hat, z. B. durch Adaption von Gegenständen oder Räumen.

Diese handlungsorientierte Methode bietet der Ergotherapeutin im neurologischen Arbeitsfeld zwei Möglichkeiten: Zum einen ermöglicht sie, den Alltag des Patienten und dessen Handlungen in seiner Gesamtheit zu erfassen und daraus mit dem Patienten die therapeutischen Ziele zu entwickeln, zum anderen kann so aber auch herausgefunden werden, welche Aktivitäten und Aufgaben in der Handlung und in welchem Setting wie für den Patienten am besten therapeutisch zu nutzen sind.
Vorrangiges Ziel der gesamten Therapie ist dabei die vom Patientenwunsch ausgehende Verbesserung seiner Handlungsmöglichkeiten unter Berücksichtigung seiner gestörten Basisfähigkeiten.

Um nun eine Handlung bzw. eine Tätigkeit in der Therapie zu nutzen, muss die Therapeut/in analysieren, warum und wie sie die Tätigkeit einsetzen will und kann. Die Analyse der Tätigkeit ist unterteilt in die mögliche Anwendbarkeit der Handlung an sich (z. B. zum Abruf automatischer Reaktionen) und die Notwendigkeit einer Modifikation und Adaption der Handlung.

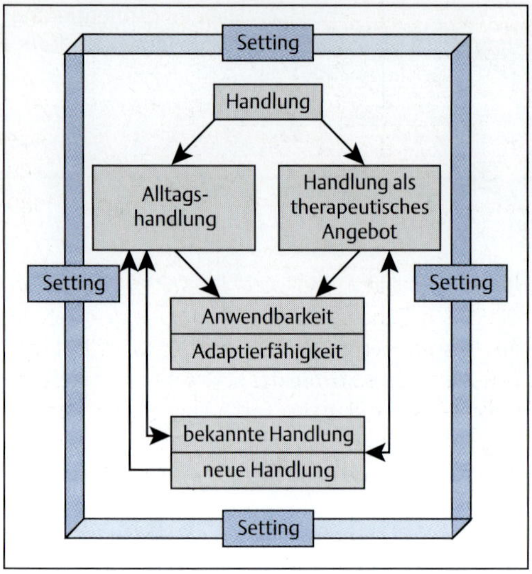

Abb. 1.3 Handlungsanalyse

Hierbei ist zu überlegen, ob die für die Handlung notwendige Tätigkeit, die Fähigkeit des Patienten oder das Setting adaptiert werden muss.

Weiterhin muss bei der Analyse der Handlung beachtet werden (Abb. 1.3), ob es sich um eine Tätigkeit handelt, die der Patient immer schon ausgeführt hat, ob es sich um eine neue Aktivität handelt oder ob es sich um eine alte Aktivität unter neuen Bedingungen handelt (z. B. Brot streichen mit der linken anstelle der rechten Hand).

Die Therapeutin bespricht mit dem Patienten ihre Analyse und erläutert ihm dabei, warum sie bestimmte Tätigkeiten vorschlägt. Dies geschieht immer unter Berücksichtigung des angestrebten Ziels, d.h. der Handlung, die der Patient wieder ausführen möchte (siehe auch S. 43 f). Das kann bedeuten, dass das Behandlungsziel möglicherweise eine Lösung für ein Performanceproblem (Problem in der Handlungsdurchführung) sein soll, es kann aber auch eine bestimmte Fähigkeit oder Funktion für die Handlung wichtig sein. In diesem Fall kann die Handlung an sich für die Therapie dieser Fähigkeit oder Funktion genutzt werden.

Um ein Performanceproblem eines neurologischen Patienten zu identifizieren, muss „Art und Qualität der Aus- und Durchführung einer Aktivität, Handlung, Leistung" (Hagedorn 2000) analysiert werden. Zu den Techniken der Analyse, der Adaption und der Anwendung als therapeutische Maßnahme einer Betätigung schlägt sie verschiedene Möglichkeiten vor, die zur Planung des Aktivitätseinsatzes sinnvoll erscheinen. Die Hintergründe dieser Betrachtungsweise finden sich im Kapitel 4, Ergotherapeutische Praxismodelle in der Neurologie.

Die Ergotherapeutin analysiert also eine gewünschte oder geplante Handlung unter neurologischen Gesichtspunkten nach den Performance-Fertigkeiten, die für die Handlung benötigt werden. Dazu zergliedert sie die Anforderungen und Einzelaufgaben der Aktivität (Abb. 1.4) und kann bei Bedarf die Handlung an das gewünschte Therapieziel adaptieren (siehe auch Teil 2, Kapitel 2.3).

Um nun die Handlungsfähigkeit ergotherapeutisch zu unterstützen, müssen alle Voraussetzungen des Patienten bedacht werden. Die Therapeutin beobachtet und analysiert daher die Handlung im Zusammenhang mit den

- physiologischen Fähigkeiten vonseiten des Patienten anhand ihrer Kenntnisse der normalen Bewegung

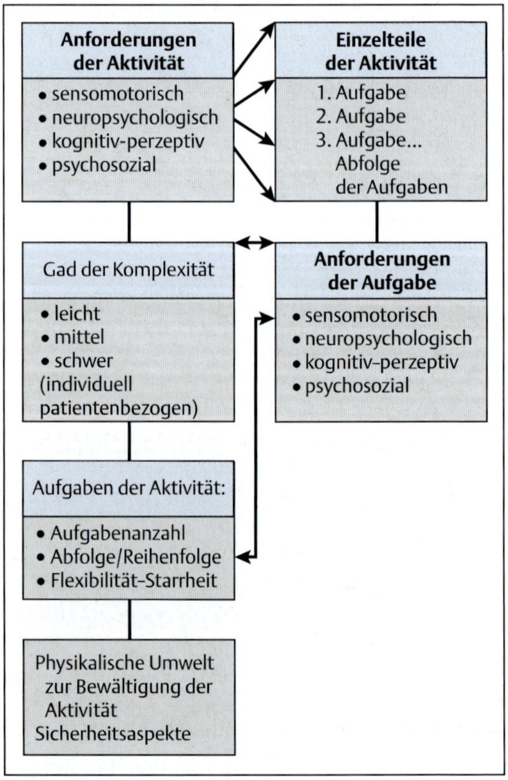

Abb. 1.4 Aktivitäts- und Aufgabenanalyse nach Hagedorn 2000

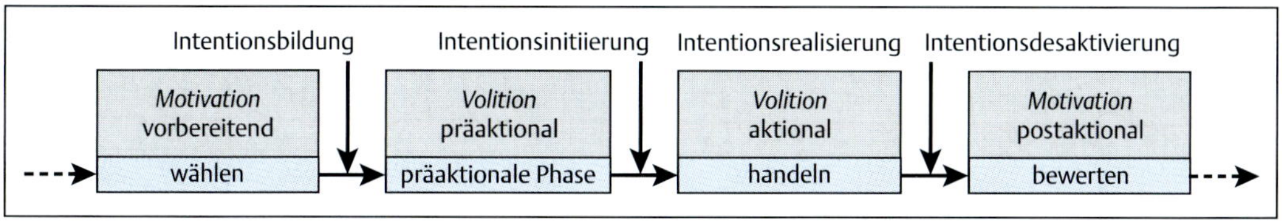

Abb. 1.**5** Schematische Darstellung der vier Handlungsphasen, nach Gollwitzer 1986 in Heckhausen 1989

- psychologischen Prozessen vonseiten des Patienten anhand der Kenntnisse handlungspsychologischer (Abb. 1.**5**) und neuropsychologischer Abläufe
- emotionalen Bedingungen vonseiten des Patienten anhand des Wissens um die Einflussgrössen von Emotionen auf die Handlung.

Die Wirkung der verschiedenen Handlungskomponenten sollen hier anhand einiger Beispiele verdeutlicht werden:

Beispiel 1: Ein Mensch hat Hunger und will sich etwas kochen (Intentionsbildung). Seine Muskulatur ist in Bereitschaft um die Zutaten vorzubereiten, den Topf aus dem Schrank zu nehmen und für weiterführende Tätigkeiten (Intentionsinitiierung). Er bückt sich und nimmt den Topf aus dem Küchenschrank heraus, bereitet die Zutaten vor, kocht. (Intentionsrealisierung). Die Zubereitung wird beendet, anschließend wird gegessen und der Mensch ist satt (Intentionsdesaktivierung).

Beispiel 2: Der Sportler steht zum Sprint in den Startblöcken bereit (Intentionsbildung). Seine Streckermuskulatur ist so gespannt zum Loslaufen (Intentionsinitiierung), dass er noch vor dem Startschuss lossprintet (Intentionsrealisierung). Der Schiedsrichter bricht den Start ab, der Sportler kehrt zu seinem Startblöcken zurück (Intentionsdesaktivierung). Der enttäuschende (emotionale) Start lässt ihn mit erhöhtem Tonus auf den nächsten Startschuss warten.

Beispiel 3: Der Patient sieht auf dem Tisch das von der Ergotherapeutin vorbereitete Material (Intentionsbildung). Er freut sich darauf, endlich wieder einmal in der Küche tätig zu sein. Sein gesamter Körper befindet sich in einer (emotional bedingten) Tonuserhöhung aufgrund der Vorfreude. Sein Tonus in Arm und Hand verstärkt sich pathologisch in der Erwartung, gleich mit einem Küchenmesser eine Salatgurke zu schneiden (Intentionsinitiierung). Es könnte auch sein, dass sich der Tonus pathologisch erhöht, weil der Patient nicht weiss, was er mit den Gegenständen tun soll (fehlgeleitete Intentionsrealisierung). Die Therapeutin führt den Patienten langsam an das Messer und die Salatgurke heran, mit dem Auftrag zunächst nur das Material zu spüren (Intentionsdesaktivierung der beabsichtigten oder unbekannten Aktivität).

Beispiel 4: Der Patient wird in ein Bad geführt. Er steht hilflos im Raum und weiss nicht was er hier soll. Es erfolgt keine Intentionsbildung und -initiierung. Er zeigt aufgrund der unsicheren Situation eine (emotional bedingte) Tonuserhöhung. Die Therapeutin führt ihn so im Bad, dass er durch Wahrnehmen über die weniger betroffene Seite und Anfassen der Gegenstände zu einer Intentionsbildung kommen kann.

1.1.3 Neuronale Voraussetzungen

Im Laufe seines Lebens baut jedes Individuum sein eigenes neuronales Netzwerk auf. Dies geschieht im Rahmen der persönlichen Entwicklung und Lebensgestaltung durch individuelle Stimuli, die sowohl bahnend als auch hemmend prägend auf sein neuronales Netzwerk und damit sein Leben wirken. Diese besonderen, individuellen Prägungen machen das Charakteristikum des Netzwerks jedes Menschen aus. Tritt hier nun eine Schädigung auf, benötigt der Patient auch wieder individuelle Stimmuli um eine Reorganisation der Nervenzellen anzuregen.

Therapeutische und medizinische Erfahrungen zeigen stets, dass Patienten mit neurologischen Schädigungen bestimmte Fähigkeiten aufgrund der Plastizität des Gehirns wiedergewinnen können. Diesen Patienten werden in der Ergotherapie möglichst alltägliche und vertraute Handlungen angeboten, um dem ZNS bekannte und stimulierende Impulse anzubieten.

Ebenso dienen ausgewählte Aktivitäten der Hemmung störender und unerwünschter, pa-

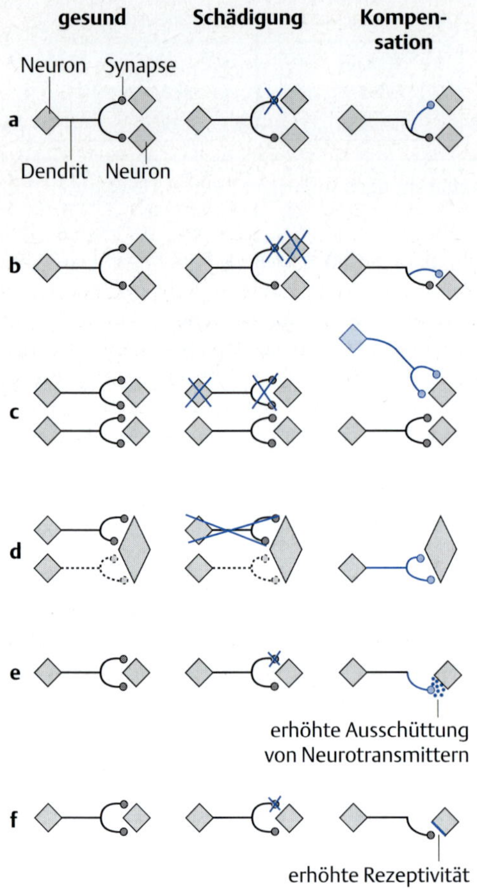

Abb. 1.**6** Möglichkeiten der plastischen Reorganisation und Kompensationsmöglichkeiten nach einer Schädigung des ZNS (aus Paeth Rohlfs 1999)

thologischer Handlungs- und Bewegungsabläufe.

„Aktuelle Untersuchungen belegen, dass funktionelle und strukturelle Umorganisationen ein Grundprinzip der Funktionsweisen des intakten ebenso wie des umschrieben geschädigten Gehirns bilden" (Hummelsheim 1998).

Sowohl wissenschaftliche Ergebnisse als auch Erkenntnisse über das Lernen (speziell das motorische Lernen) zeigen, dass bei jedem Lernvorgang im Gehirn ein funktioneller Umorganisationsprozess stattfinden kann (siehe Literaturangaben der Kapitel 2 und 3). Plastizität des Gehirns bedeutet, dass es fähig zur Adaption, Reorganisation und Kompensation ist (Abb. 1.**6**). Die Erkenntnisse der jüngsten Zeit wurden mit Hilfe spezieller bildgebender Verfahren gewonnen und weisen langjährige empirische Befunde von Therapeuten nun auch in Teilbereichen neurophysiologisch nach (Kandel et al. 1995).

Diese Verfahren zeigen, dass wirksame Stimuli Veränderungen in der kortikalen Repräsentanz erzeugen und bestimmte neuronale Funktionsverbände als Netzwerke neu formieren. Durch die Stimuli werden an den Nervenzellen elektrische Aktionspotenziale, biochemische Neurotransmitter (mit Nitridoxid als „Starter" für die biochemischen Prozesse) kurzfristig freigesetzt. Bei anhaltenden geordneten Impulsen beginnt innerhalb von 15 Minuten eine synaptische Reorganisation (Braus 2000). Wenn diese beginnende Netzwerkbildung weiter aktiv bleibt, kann eine Synapsenbildung nach drei Monaten abgeschlossen sein. Diese Reorganisation geschieht sowohl in der betroffenen als auch in der kontralateralen Hirnhälfte. Die Erkenntnisse, inwieweit die kontralaterale Hirnhälfte beteiligt ist, wurden durch aktuelle Forschungen gewonnen (Braus 2001).

Die Hemmung unerwünschter Netzwerke basiert auf Unterdrückung und Reduktion von Stimuli. Auch hier ist der Beginn der synaptischen Reorganisation nach 15 Minuten erreicht.

Beide Impulse, sowohl der hemmende als auch der bahnende, ermöglichen das Verankern des veränderten Netzwerks im Gehirn. Dieser Prozess muss sich im Rahmen der Veränderungen festigen und weiter ausgebaut werden. Lernen bedeutet daher, dass die Benutzung der angebahnten Prozesse die Modifikation und Verstärkung von synaptischen Netzwerken bewirkt, während Vergessen bedeutet, dass es durch Nichtbenutzung zu einer Reduktion der Netzwerke kommt. Die das Netzwerk verändernden Einflüsse stammen aus der Umwelt des Individuums. Ebenso können Affekte neuronale Netzwerke verändern.

Diese neuronalen Prozesse des Lernens werden in der Therapie genutzt. Ihr kommt daher eine besondere Bedeutung zu, da sie durch die gezielte, geordnete, anhaltende und affektiv bedeutsame Intervention aus der Umwelt des Individuums einen Umorganisationsprozess einleiten und verstärken kann.

1.1.4 Wirkweise von Ergotherapie

In der Ergotherapie steht der Menschen als handelndes Wesen im Mittelpunkt. Ausgesuchte

Aktivitäten und Handlungen mit unterschiedlich komplexen Anforderungen sollen ihm beim Wiedererlangen, Verbessern oder Erhalten seiner Kompetenzen helfen. Die Handlung dient zwei Möglichkeiten ergotherapeutischer Intervention: Zum einen kann eine Handlung mit gezielt eingesetzten Aktivitäten als Lernprozess neue neuronale Verknüpfungen schaffen. Auf diese Weise wird das Potenzial an Plastizität des Gehirns für neue Lernerfahrungen berücksichtigt. Zum anderen können aber auch mit bekannten und vertrauten Handlungen die bereits vom Individuum erlernten und im Gehirn geprägten Handlungsfähigkeiten in der ergotherapeutischen Intervention genutzt werden. Einzelne bekannte Aktivitäten können somit wieder zu komplexen Handlungen führen.

> **!** ***Definition:*** Ziel der Ergotherapie ist es, individuelle Handlungskompetenzen im täglichen Leben und Beruf zu entwickeln, wiederzuerlangen und/oder zu erhalten.
> Die Methode der Ergotherapie ist der spezifische Einsatz ausgewählter Aktivitäten, um Auswirkungen von Krankheit und Behinderung zu analysieren und zu behandeln (DVE 1998).

Für die neuronal gesteuerten Komponenten des Handelns bedeuten die ausgewählten Aktivitäten der Handlung eine bestimmte Größenordnung innerhalb der Therapie. Jede Handlung, jede Aktivität, jede noch so kleine Bewegung, die der Patient bereits kennt, hat ihre Repräsentanz im neuronalen Netzwerk. In Abhängigkeit von Größe und Umfang der Störung kann eine Aktivität, die die Ergotherapeutin mit dem Patienten in der Interaktion durchführt, an funktionierende Netzwerkteile anknüpfen und bahnende oder hemmende Impulse für gestörte Netzwerkteile bewirken.

Um die Wirkweise der Handlung in einer therapeutischen Intervention für das neuronale Netzwerk gezielt einzusetzen, muss die Therapeutin die motorischen, sensorischen, psychischen und neuropsychologischen Effekte von Handlung berücksichtigen. Zusätzlich muss aber auch die Wirkung der Vorhandlung (bestehend aus Wunsch, Idee, Plan der Handlung) und die Handlungsnachwirkung (bestehend aus Evaluation, Erfolgserlebnis, weiterführende Handlungsimpulse) berücksichtigt werden.

Im vorangehenden Abschnitt wurden Umwelteinflüsse auf das Individuum genannt, die Veränderungsprozesse im Gehirn bewirken können. Daher sind weitere wichtige und therapeutisch wirksame Komponenten in der Patient-Therapeut-Interaktion die soziokulturelle (einschließlich der Angehörigen) und die physikalische Umwelt der beiden. Diese Faktoren können auf unterschiedlichste Weise Einfluss auf die Therapie und damit auf das neuronale Netzwerk nehmen. Die Handlungen der beiden miteinander handelnden Personen sind hierin eingebunden, die genannten Faktoren beeinflussen wechselwirksam die Handlung. Deshalb spielt das Setting, in dem die Handlung stattfindet, in der therapeutischen Wirkung eine große Rolle.

Alle Effekte von Handlungskomponenten, Aktivitäten, Anteilen von Tätigkeiten werden bei der therapeutischen Auswahl und Planung berücksichtigt. Der neurologische Patient wird mit vielen Elementen des Handelns konfrontiert und die Wirkung der Ergotherapie beruht auf dem gezielten Einsatz der Handlung und ihrer Komponenten. Im ZNS soll so mit der Handlung die Modifikation und Verstärkung oder Hemmung von synaptischen Netzwerken bewirkt werden.

Bei der Auswahl des ergotherapeutischen Angebotes muss also die Ergotherapeutin

- alle Komponenten der Handlung, wie einzelne Aktivitäten, Tätigkeiten, Bewegungen, und
- ihre möglichen Wirkung auf die Modifikation, Verstärkung oder Hemmung von synaptischen Netzwerken
- berücksichtigen.

Das in der Definition genannte Ziel des Entwickelns, Erhaltens oder der Wiedergewinnung von individuellen Handlungskompetenzen wird in der Ergotherapie auch mit Veränderung der Handlung und einzelner Aktivitäten verfolgt. Die therapeutische Wirkung erzielt die Ergotherapie damit, dass sie für den Patienten Adaptationen seiner Handlung, seiner Aktivitäten oder seines Umfelds beinhaltet (siehe auch S. 53 Adaptive Verfahren).

1.1.5 Einsatzbereiche von Ergotherapeutinnen

Es gibt verschiedenste Möglichkeiten mit neurologisch Erkrankten ergotherapeutisch zu arbeiten. Diese sind abhängig von den verschiedenen Institutionen, in denen die Betroffenen behandelt werden. Neben dem Ausmaß der Schädigung, die der Patient erlitten hat, beeinflusst auch die Zielsetzung der Institution die möglichen Behandlungsformen und Indikationen (Tab. 1.**3**).

1.1.6 Indikationen zur Ergotherapie

Ergotherapeutinnen arbeiten überwiegend nach Verordnung von Ergotherapie durch den Arzt. Die Verordnungsform ist abhängig von der Institution sowie, im ambulanten Bereich, vom Kostenträger und der entsprechenden Rechtsordnung der Sozialgesetzgebung.

Weiterhin arbeiten Ergotherapeutinnen in beratenden Funktionen, beispielsweise in Sanitätshäusern oder bei Kostenträgern.

Der Gesetzgeber sieht vor, dass in Rehabilitationseinrichtungen bestimmte Berufsgruppen, wie Ergotherapeuten, vorhanden sein müssen. Innerhalb der Institution bestehen feste Regelungen, nach welchen Indikationen der Arzt Ergotherapie verordnet. Die Heilmittel-Richtlinie des am 1. 7. 2001 in Kraft getretenen Maßnahmenkatalogs des Bundesauschusses der Ärzte und Krankenkassen regelt die Indikation für den Bereich ergotherapeutischer Praxen (DVE 2001). In einem Heilmittelkatalog wird hier die Zuordnung des Heilmittels Ergotherapie (sowie Physiotherapie und Logopädie) bei bestimmten Indikationen geregelt. Unter Punkt 6.2. „Erkrankungen des ZNS und der Sinnesorgane", Unterpunkt 6.2.2 „Schädigungen des Gehirns nach Abschluss der Hirnreife" wird die Indikation, das Ziel der Ergotherapie und die Regelverordnung beschrieben (Tab. 1.**4**).

1.1.7 Das Behandlungsteam und seine Aufgaben

In der Regel ist der Patient die Hauptperson in seiner Rehabilitation. Er entscheidet, bei Bedarf mit Unterstützung der Therapeuten und seiner

Tab. 1.**3** Arbeitsbereiche von Ergotherapeutinnen (Rehaphase, siehe auch Tabelle 1.**6**, S. 15)

Rehaphase und Verlauf		**Institutioneller Bereich**		**Medizinisch-therapeutischer Bereich**	
A und B	Erkrankungsbeginn und erste Behandlungsphase	Akutkliniken	Intensivstationen	Neurochirurgie	Kinder u. Erwachsene
				Neurologie	
			Regelstationen	Innere Medizin	
				Geriatrie	
				Stroke Units	
B und C	erste Behandlungs- und erste Rehaphase	Rehakliniken		Neurologie	Kinder u. Erwachsene
				Innere Medizin	
		Teilstationäre Rehabilitationseinrichtungen		Geriatrie	
				Spezielle Zentren, z. B. für Apalliker	
B bis F	erste Rehaphase und weiterführende Rehaphasen	Ambulanter Bereich		Ergotherapeutische Praxen	
				Interdisziplinäre Praxen	
				Ambulante Dienste	
F	weiterführende Rehaphasen	Sonstige Institutionen		Pflegeheime/Wohnheime	
E				Werkst./Berufsf.- Umschulungszentren	
				Sonderschulen	
A bis F	weiterführende Rehaphasen			Sanitätshäuser/Hilfsmittelfirmen	
		Außerklinische Bereiche		Krankenkassen	

Tab. 1.4 Erkrankung des ZNS – Schädigungen des Gehirns nach Abschluss der Hirnreife
Diagnose können hier z.B. sein: Schädelhirntrauma; M. Parkinson, Multiple Sklerose; Apoplex; Blutung; intrazerebraler Tumor; Zustand nach Hypoxie; Arteriosklerotische Veränderungen; Ataktische Störungen; Degenerative oder entzündliche Prozesse des ZNS; Encephalitis; Hirnorganisches Psychosyndrom; Meningitis (DVE 2001)

Indikation				
Diagnose	**Schädigung/ Funktionsstörung**	**Leitsymptomatik: Fähigkeitsstörungen**	**Ziel der Ergotherapie**	**Heilmittelverordnung im Regelfall** **A. vorrangiges Heilmittel** B. optionales Heilmittel *C. ergänzendes Heilmittel* ... - - - - - - - - - - - **Verordnungsmengen je Diagnose**
Schädigungen des Gehirns nach Abschluss der Hirnreise • traumatisch • degenerativ • entzündlich • vaskulär • toxisch • tumorös • hypoxisch • metabolisch	**z. B.:** 1. der Körperhaltung, Körperbewegung und Koordination 2. der Wahrnehmung und Wahrnehmungsverarbeitung 3. der geistigen u. psychischen Funktionen/Stimmungen 4. des Gesichtsfeldes in Verbindung mit und ohne Neglect 5. der kognitionsstützenden und höheren kognitiven Funktionen **wie:** • Aufmerksamkeit • Konzentration • Ausdauer • Psychomotor • Tempo und Qualität • Handlungsfähigkeit und Problemlösung einschl. der Praxie	**Einschränkung** 1. der Beweglichkeit, Geschicklichkeit 2. der Selbstversorgung und Alltagsbewältigung 3. in der zwischenmenschlichen Interaktion 4. im Verhalten **in Form von Störungen, z. B.:** • beim Wechsel von Körperstellungen • in der persönlichen Hygiene, Ankleiden • bei der Nahrungszubereitung und Nahrungsaufnahme • bei Aktivitäten im Haushalt • der manuellen Tätigkeiten • des Körperbildes, der räumlichen Orientierung und/oder der Objektidentitikation • des situationsgerechten Verhaltens	• Selbständigkeit in der altersentsprechenden Versorgung (Ankleiden, Hygiene) • Verbesserung der körperlichen Beweglichkeit und der Geschicklichkeit • Verbesserung der Belastungsfähigkeit und der Ausdauer • Verbesserung im Verhalten und in zwischenmenschlichen Beziehungen • Erlernen von Kompensationsmechanismen **durch:** • Verbesserung der Grob- und Feinmotorik, der Koordination von Bewegungsabläufen • Verbesserung der Körperwahrnehmung/Körperschema, der Sensorik • Verbesserung der psychischen Belastbarkeit, Flexibilität u. selbständigen Tagesstrukturierung sowie Eigeninitative u. Motivation	**A1. Sensomotorisch/ perzeptive Behandlung** **A2. Motorisch-funktionelle Behandlung** **A3. Hirnleistungstraining/neuropsychologisch orientierte Behandlung** B. Psychisch-funktionelle Behandlung C1. Thermische Anwendung nur als Ergänzung zu A1/2 C2. Versorgung mit temporären Schienen **Erst-VO:** bis zu 10×/VO **1. Folge-VO:** bis zu 10×/VO **2. Folge-VO:** bis zu 10×/VO **Langfrist-VO:** ja **Frequenzempfehlung:** mindestens 1 × wöchentlich

Angehörigen, welche Ziele und welche Massnahmen für ihn Priorität haben. Das Behandlungsteam besteht aus:

- **Angehörigen**
- **Ärzten:** Klinikärzte, Hausärzte
- **Pflegepersonal**
- **Therapeutinnen:** Ergo- und Physiotherapeutinnen, Logopädinnen/Sprachtherapeutinnen, je nach Institution auch Orthoptistinnen und Musiktherapeutinnen
- **Psychologen, Neuropsychologen**

An die Behandlung angrenzende und die Behandlung beeinflussende Berührungspunkte bieten weiterhin folgende Berufsgruppen:

- **Mitarbeiter eines Sanitätshauses**
- **Sozialdienstmitarbeiter**
- **berufsbezogenene Berater:** Arbeitsberater, BfA-Mitarbeiter, Mitarbeiter von Berufsförderungswerken
- **Berater der Kostenträger.**

In der Neurologie kommt allen Menschen, die Interaktionspartner des Patienten sind, eine besondere Rolle zu. Wie bereits erwähnt, steuert das Gehirn alle Lebensfunktionen im physischen, geistigen und seelischen Bereich des Individuums. Jeder Kontakt mit der Umwelt (siehe auch vorherige Abschnitte) und den darin agierenden Anderen geben dem Gehirn prägende und stimulierende Impulse.

Daher ist es absolut wichtig, dass alle Rehabilitationspartner dem Betroffenen für ihn verarbeitbare, wenn möglich auch ähnliche Stimuli zukommen lassen. Um dies zu gewährleisten, muss in der Zusammenarbeit ein hohes Maß an Interdisziplinarität herrschen und das Behandlungsteam, wozu selbstverständlich auch die Angehörigen gehören, in integrierender Form mit dem Patienten Kontakt halten. Seine Grundbedürfnisse und seine momentanen Fähigkeiten stehen im Vordergrund der gesamten Behandlung.

In Tabelle 1.**5** wird anhand des Rehabilitationsverlaufs von Theo E. gezeigt, mit welchen Berufsgruppen und ergotherapeutischen Arbeitsbereichen der Patient im Prozess seiner Rehabilitation Kontakt hatte.

Je nach Ziel der Phase sind die Berufsgruppen überlappend an gemeinsamen Zielen tätig oder haben individuelle Aufgaben in der Versorgung.

Beispiel:

Ärzte: Lebenserhalt, internistische und chirurgische Betreuung
Therapeuten: Funktionsanbahnung und -ausbau, psychosoziale Unterstützung im Krankheitsverarbeitungsprozess, Sicherung des chirurgischen Erfolgs
Ergotherapeutinnen: ADL-Transfer aus dem Bett, in einen Rollstuhl, Waschen und Anziehen unter Einbezug der Funktionsanbahnung und des Ausbaus
Physiotherapeutinnen: Anbahnung einer Standbeinphase, Schulter-Arm-Mobilisation
Logopädin: Sprachanbahnung und -ausbau
Angehörige: Begleitung und Sicherung der wiedergewonnen Fähigkeiten.

1.2 Das Phasenmodell in der neurologischen Rehabilitation

Seit ca. 1994 wird die neurologische Rehabilitation in ein Phasenmodell eingeteilt (Untergliederung in sechs Phasen). Entwickelt wurde das Grundmodell für den Ablauf der Schlaganfallbehandlung von der Bundesarbeitsgemeinschaft „Neurologische Rehabilitation" (BAR) des Verbandes Deutscher Rentenversicherungsträger (VDR). Schupp (1995) überarbeitete dieses Modell für den gesamten Bereich der neurologischen Rehabilitation (Tab. 1.**6**, S. 15).

Die Phasen müssen nicht zwingend in der angegebenen Reihenfolge ablaufen, ein Wechsel von einer Phase in eine andere ist bei Zustandsveränderungen jeweils möglich. Je nach Phase sind allerdings unterschiedliche Kostenträger für die Finanzierung der Maßnahmen zuständig.

1.3 Klassifikationen neurologischer Schädigungen

Um die Störungen des ZNS und seiner Aufgaben einheitlich zu erfassen und zu beschreiben, werden in der neurologischen Rehabilitation verschiedene Systeme verwendet. Der Verbreitungsgrad ist ebenso wie die Spezifizierung der zugrunde liegenden Faktoren einer Behinderung unterschiedlich.

Auf die Klassifikationssysteme, die speziell für die Befundung in der Ergotherapie eine Rolle spielen, wird in den Kapiteln 2, und 4 noch ausführlicher eingegangen.

Tab. 1.5 Ergotherapeutische Arbeitsbereiche, Behandlungsteam und Rehaphase im Erkrankungsverlauf von Theo E.

Diagnosen und Befunde	Zeitablauf	Ergotherapeutische Arbeitsbereiche	Behandlungsteam	Rehaphase
Apoplex mit komplettem Verschluß der Arteria carotis interna, mit der Folge einer armbetonten Hemiparese rechts und globaler Aphasie	August 1997 bis Februar 1998	Intensivstation Regelstation Rehaklinik (Neurologie)	Intensivmediziner Internisten Pflegepersonal Therapeutinnen Angehörige Mitarbeiter eines Sanitätshauses	Behandlungsphase A Rehaphase B und C
Sturzfolge: Oberschenkelhalsbruch re. und operativer Versorgung mit Nagel	November 1997	*Chirurgie*	*Chirurgen*	*Behandlungsphase A*
Armbetonte Hemiparese mit Hypertonus, Restaphasie mit nichtflüssiger Sprache, restliche leichte Konzentrations- und Aufmerksamkeitsstörungen	März 1998 bis September 1998	Rehaklinik (Neurologie) Ab April 1998 Ambulante Ergotherapie	Internisten Neurologen Pflegepersonal Therapeutinnen Angehörige	Rehaphase C bis D
Armbetonte Hemiparese mit Hypertonus, minimale nichtflüssige Sprache, restliche leichte Konzentrations- und Aufmerksamkeitsstörungen	Oktober bis November 1998	Rehaklinik (Neurologie) mit arbeitstherapeutischem Schwerpunkt	Internisten Neurologen Pflegepersonal Therapeutinnen Angehörige	Rehaphase D und E
Knochenentzündung, Hüftkopfresektion, TEP, (als Folge der Nagelentfernung) re. armbetonte Hemiparese rechts mit Hypertonus	Dezember 1999 *Januar 1999* bis August 1999	Ambulante Ergotherapie *Chirurgie* Tagesklinik Ambulante Ergotherapie	Internisten Neurologen *Chirurgen* Pflegepersonal Ergo- und Physiotherapeutinnen Angehörige	Rehaphase D und E *Behandlungsphase A und Rehaphase C* Rehaphase D und E

Tab. 1.5 Fortsetzung.

Diagnosen und Befunde	Zeitablauf	Ergotherapeutische Arbeitsbereiche	Behandlungsteam	Rehaphase
armbetonte Hemiparese rechts, TEP	Dezember 1999	Rehaklinik mit arbeitstherapeutischem Schwerpunkt	Neurologen Psychologen Arbeitsberater Pflegepersonal Ergo- und Physiotherapeutinnen	Rehaphase D und E
armbetonte Hemiparese rechts, TEP	August und November 2000	Ergotherapie im Berufsförderungswerk	BfA-Mitarbeiter Mitarbeiter eines Berufsförderungswerks	Rehaphase E
armbetonte Hemiparese rechts, TEP	seit November 1999	Ambulante Ergotherapie	Hausarzt Ergotherapeutin Physiotherapeutin	Rehaphase D und E
armbetonte Hemiparese rechts, TEP	Januar 2001	↓	BfA-Mitarbeiter Arbeitsamtmitarbeiter Mitarbeiter einer privaten Wirtschaftsschule Hausarzt Ergotherapeutin Physiotherapeutin	Feststellungsmaßnahme = Rehaphase E
armbetonte Hemiparese rechts, TEP	März 2001	↓		Umschulung = Rehaphase E

Tab. 1.6 Übersicht über die Phasen in der neurologischen Rehabilitation nach Schupp (in Hummelsheim 1998, Seite 297, modifiziert von Habermann):

Phase		Situation des Patienten	Maßnahmen	Ziele
(Behandlungs)-Phase	**A**	Akuterkrankung, möglicherweise Instabilität der Vitalparameter	Organdiagnostik, Schädigungsdiagnostik, möglicherweise Intensivbehandlung Basistherapien Angehörigenarbeit	Lebenserhalt, Sicherung der organischen Grundfunktionen, Verhinderung von Sekundärschäden Psychosoziale Reintegration
Reha-Phase	**B**	Bewusstlosigkeit oder Bewusstseinsminderung, physisch und psychisch traumatisiert, evtl. sondenernährt, Kontrollverlust über Ausscheidung und weitere Aktivitäten	Mobilisation, Bewusstseinsstimulation, Prophylaxemaßnahmen zur Verhinderung von Sekundärschäden Angehörigenarbeit	Mobilität, Verbesserung der Bewusstseinslage, Verhinderung von Sekundärschäden Psychosoziale Reintegration
Reha-Phase	**C**	Hilfsbedürftigkeit bei den meisten ADL-Tätigkeiten, bewusstseinsklar, Beeinträchtigungen durch neurologische Ausfälle	Erforderliche Maßnahmen des gesamten therapeutischen Spektrums Angehörigenarbeit	Abbau der Einschränkungen in der Mobilität, der Handlungs- und Bewegungsfähigkeit und Kommunikation Psychosoziale Reintegration
Reha-Phase	**D**	Weitgehende Selbständigkeit in den meisten ADL-Tätigkeiten, ggf. mit Hilfsmitteln, aktive und motivierte Mitwirkung erforderlich	Erforderliche Maßnahmen des gesamten therapeutischen Spektrums Angehörigenarbeit Berufsspezifische Trainingsmaßnahmen Planungen von Umweltanpassungen und nachstationärer Betreuung Angehörigenarbeit	Wiederherstellung oder Verbesserung bzw. Erhalt der Leistungsfähigkeit im Erwerbsleben Abwendung oder Minderung krankheitsbedingter Funktionseinschränkungen Psychosoziale Reintegration
Reha-Phase	**E**	Selbständigkeit in der Lebensführung, nachsorge- und langzeitbedürftig bezüglich Stabilisation der Funktionen und Sicherung des beruflichen und sozialen Wiedereingliederungserfolgs	Erforderliche Maßnahmen des therapeutischen Spektrums in Abhängigkeit von den Beeinträchtigungen Angehörigenarbeit	Stabilisation der Funktionen und Sicherung des beruflichen und sozialen Wiedereingliederungserfolgs Psychosoziale Reintegration
Reha-Phase	**F**	Pflegebedürftigkeit unterschiedlichster Graduierung	Funktionserhaltende Pflege bzw. Dauerpflege Erforderliche Maßnahmen des therapeutischen Spektrums in Abhängigkeit von den Beeinträchtigungen Angehörigenarbeit	Stabilisation der Funktionen und Sicherung des Wiedereingliederungserfolgs, Beobachtung von sich neu eröffnendem Rehabilitationspotenzial Psychosoziale Reintegration

In diesem Abschnitt sollen die fachübergreifenden Systeme, die Internationale Klassifikation der Funktionsfähigkeit und Behinderung (ICIDH; neu in 2001: ICF) und die Internationale Klassifikation der Krankheiten und verwandter Gesundheitsprobleme (ICD) erläutert werden, da beide internationale Bedeutung haben. Sie wurden entwickelt, um eine einheitliche Systematik in der Erfassung und Einteilung von Krankheiten bzw. Krankheitsfolgen international anzuwenden und allen an der Rehabilitation beteiligten Berufsgruppen sowie der Forschung zu einer einheitlichen Sprache in der Beschreibung der Aspekte von Gesundheit und Behinderung zu verhelfen. Während die ICD ihren Schwerpunkt in der Klassifikation von Krankheiten und verwandten Gesundheitsproblemen hat, umfasst die ICIDH alle funktionalen Aspekte der Gesundheit oder Behinderung eines Menschen im Zusammenhang mit möglicher Aktivität und Partizipation.

Unterschiede gibt es auch in der Verwendung der beiden Schemata:

Die Anwendung der ICD (Version 10) ist dahingehend geregelt, dass Ärzte in Deutschland Patientendaten in verschlüsselter Form angeben müssen, wenn auch zunächst nur in ihren Abrechnungsunterlagen und Arbeitsunfähigkeitsbescheinigungen (gesetzliche Regelung vom 1. 1. 2000, § 295 Abs. 1, SGB V, Deutsches Ärzteblatt 1999).

Die ICIDH bzw. ICF wird in ihrer 2. Überarbeitung und Version Beta-2 vom Juli 1999 als Version 2001 international verwendet, um die Begriffe der Rehabilitation einheitlich zu definieren. Sie soll eine einheitliche Sprache sowie „eine wissenschaftliche und praktische Grundlage für das Verständnis und das Studium von Zuständen der Funktionsfähigkeit" liefern (ICIDH-2, 1999).

1.3.1 Beschreibung der Klassifikationssysteme:

ICD 10

Durch diese Systematik sollen Krankheiten in einer international verständlichen und gültigen Klassifikation nach feststehenden Kriterien in Krankheitsgruppen und Krankheitsbilder eingeordnet werden. In ihrer letzten Überarbeitung „...wurden die Krankheitszustände so gruppiert, wie es für allgemeine epidemiologische Zwecke und für die Erfolgskontrolle von Gesundheitsdiensten am günstigsten zu sein scheint." (DIMDI 1999)

Tabelle 1.7 zeigt auszugsweise Beispiele für die Anwendung in der Neurologie.

Tab. 1.7 Systematik der ICD-10

Nummer	Vierstellige ausführliche Systematik Definition
VI Krankheiten des Nervensystems (G00-G99)	
Demyelinisierende Krankheiten des Zentralen Nervensystems (G35-G37)	
G35	Multiple Sklerose – disseminiert – generalisiert – Hirnstamm – Rückenmark – O. n. A.
Zerebrale Lähmungen und sonstige Lähmungssyndrome (G80-G83)	
G81	Hemiplegie
G81.0	Schlaffe Hemiplegie
G81.1	Spastische Hemiplegie
G81.9	Hemiplegie, nicht näher bezeichnet

ICIDH-2/ICF

„Der ICIDH-2 umfasst alle funktionalen Aspekte der Gesundheit (Funktionsfähigkeit) und Behinderung einer Person, die mit der körperlichen und geistig seelischen Verfassung (health condition) der Person im Zusammenhang stehen." (ICIDH-2, 1999)

Dies wurde durch das Einbeziehen des Aktivitäts- und Partizipationskonzepts verwirklicht (siehe auch S. 3). Es geht dabei darum, die Funktionsfähigkeit und die Behinderung als Beeinträchtigung der Funktionsfähigkeit zu erfassen. Die Betrachtungsweise der ICIDH-2 ist ressourcen- und defizitorientiert. Klassifiziert werden die Bereiche in denen Behinderungen auftreten können: „Körperfunktionen und -strukturen", „Aktivität" und „Partizipation".

Ein weiterer wichtiger Klassifikationsfaktor ist die Berücksichtigung der Umweltfaktoren, welche in ihrer Wechselwirkung auf Partizipation und Gesundheitszustand einer Person berücksichtigt werden.

Tab. 1.8 Auszüge aus der Systematik der ICIDH-2 auf der ersten Gliederungsstufe

Klassifikation der Aktivitäten
Kapitel 1: Aktivitäten des Lernens und der Wissensanwendung Elementare oder komplexe Aktivitäten die zum Lernen, zur Anwendung des gelernten Wissens, zum Nachdenken, zum Lösen von Problemen und zum Treffen von Entscheidungen erforderlich sind
Kapitel 3: Elementare Bewegungsaktivitäten sowie Handhabung von Gegenständen
Aktivitäten der Körperbewegung durch Verändern der Körperposition oder Verlagerung von einem Platz zu einem anderen; Gegenstände zu halten, zu bewegen und zu handhaben
Klassifikation der Partizipation
Kapitel 1: Partizipation an der persönlichen Selbstversorgung
Elementare Notwendigkeiten des Lebens – Aufrechterhaltung der persönlichen Pflege, Ernährung und Gesundheit. Einschränkungen in diesem Bereich können auftreten, wenn Umweltfaktoren Hindernisse bei der persönlichen Pflege, Ernährung und Gesundheit der Person verursachen.
Kapitel 2: Partizipation an Mobilität
Sich in seiner Wohnung umherbewegen, in die unmittelbare Nachbarschaft gelangen und sich dort umherbewegen oder reisen. Abhängig vom Grad der Körperfunktionen und der Aktivitäten können Einschränkungen in der Partizipation an der Mobilität durch Charakteristika der physikalischen und sozialen Umwelt einer Person auftreten, die es schwierig macht, sich umherzubewegen.
Kapitel 5: Partizipation am häuslichen Leben und an der Hilfe für andere
Das Leben zu Hause, entweder allein, in der Familie oder in anderen Gruppen, die Versorgung und Pflege der Wohnung und des Besitzes in der Wohnung (z. B. Tiere und Pflanzen) sowie der Pflege andere Personen. Einschränkung in der Partizipation treten aufgrund von sozialen Einstellungen oder sozialen Regeln auf, die sich auf die Verfügbarkeit geeigneter Wohnungen und Ressourcen für die Pflege anderer auswirken.
Liste der Umweltfaktoren
Kapitel 1: Produkte und Technologien
Natürliche oder vom Menschen hergestellte Produkte oder Produktgruppen, Ausrüstungen und Technologien in der unmittelbaren Umwelt einer Person, welche gesammelt, geschaffen, produziert oder auf andere Weise hergestellt werden.
Kapitel 3: Unterstützung und Beziehung
Personen oder Tiere, die Unterstützung, Nahrung, Schutz oder Hilfe geben, sowie Beziehungen zu anderen Personen in deren Wohnungen, am Arbeitsplatz, in der Schule, beim Spielen oder in anderen Bereichen ihrer alltäglichen Aktivitäten.

Die dreistufige Gliederung ist nachfolgend aufgeführt:

- **1. Klassifikation auf der ersten Gliederungsstufe:** Auflistung kurzer Definitionen und Unterteilungen der Funktionen, Strukturen, Aktivität, Partizipation und Umweltfaktoren.
- **2. Klassifikation auf der zweiten Gliederungsstufe:** Darstellung der Funktionsbereiche, Körperstrukturen, Aktivitäts- und Partizipationsbereiche sowie Umweltfaktoren mit weiteren Unterteilungen.
- **3. Klassifikation Vollversion mit einheitlicher Kennung für alle Klassifikationen und die Liste der Umweltfaktoren:** Ausführliche Beschreibung aller Funktionen, Strukturen, Aktivitäten, Partizipationen und Umweltfaktoren.

In den Tabellen 1.8 und 1.9 (S. 18) sind auszugsweise Beispiele zu sehen, wie sie für die Anwendung in der Neurologie zutreffen können.
Der Schwerpunkt der ICIDH-2 bzw. ICF, die Aktivität und Partizipation als wichtige Dimensio-

Tab. 1.9 Auszüge aus der Systematik der ICIDH-2 auf der zweiten Gliederungsstufe

Klassifikation der Körperfunktionen Kapitel 1: Mentale Funktionen	
Allgemeine mentale Funktionen (b110-b139)	
b110	Bewusstsein
b115	Orientierungsfunktion
Besondere mentale Funktionen (b140-b189)	
b140	Aufmerksamkeitsfunktion
b145	Gedächtnisfunktion
b170	Höhere kognitive Leistungen
Kapitel 2: Sensorische Funktionen	
Weitere sensorische Funtkionen (b250-b279)	
b260	Propriozeption
b265	Tastsinn
Kapitel 7: Neuromuskuloskeletale und bewegungsbezogenen Funktion	
Bewegungsfunktionen (b750-b779)	
b760	Kontrolle von Willkürbewegungen
b770	Bewegungsmuster beim Gehen

nen menschlicher Funktionsfähigkeit zu betrachten, ist für die Ergotherapie von großer Bedeutung, da die ergotherapeutische Handlungsorientierung hierdurch deutlich unterstützt wird. Die ICIDH-2 kann der im neurologischen Bereich tätigen Ergotherapeutin gemeinsam mit dem Patienten bei der Entscheidung helfen, ob sich der Behandlungsschwerpunkt „auf Körperfunktion und/oder Aktivität und/oder Partizipation und/oder Umwelt" konzentrieren soll (Dahl und Vik 2001).

1.4 Qualitätsmanagement (QM) in der neurologischen Ergotherapie

Über die allgemeinen Grundsätze des QM ist im Lehrbuch „Ergotherapie – Vom Behandeln zum Handeln" sowohl im Kapitel über die Systematik der Ergotherapie als auch im Kapitel über die neurologischen Behandlungsverfahren geschrieben worden (Scheepers et al. 2000).

An dieser Stelle soll beispielhaft auf weitere Konzepte der qualitätsverbessernden Maßnahmen für die Ergotherapie eingegangen werden. Diese beziehen sich auf die Prozess- und Ergebnisqualität, d. h. die Verbesserung des ergotherapeutischen Behandlungsprozesses und seine Evaluation auf verschiedenen Ebenen. Für alle therapeutischen Disziplinen im neurologischen Bereich sind diese Prozesse sehr wichtig, da die Behandlungsansätze, -modelle und -konzepte für neurologische Patienten vielfältig und in ihrer Wirksamkeit nicht immer sicher evaluiert sind.

1.4.1 Clinical Reasoning

Es handelt sich hierbei um „kognitive Prozesse, bei denen es um die Verarbeitung von Informationen, das Lösen von Problemen, das Beurteilen und das Entscheiden im Verlauf der Befunderhebung, Behandlungsplanung und Intervention geht" (Hagedorn 1999 b).

Diese Denkrichtung beinhaltet ein für Ergotherapeutinnen gewohntes Prinzip: „Warum und wie handele ich mit unseren Patienten?" (allerdings sind die Denkprozesse komplexer, als hier mit einem Satz beschrieben). Diese Denkprozesse sollen aus unserem praktischen Arbeiten heraus die Theoriebildung anregen und somit zur weiteren Entwicklung der Legitimation ergotherapeutischen Handelns beitragen. Eine Möglichkeit klinisches Reasoning anzuwenden besteht in der „Diagnostizierung von Problemen" eines Patienten durch das „Diagnostic Reasoning".

Beispiel:

- **Informationen beschaffen:** Der Patienten Ludwig T. hat eine Hemiparese und zeigt in einer Therapiesituation einen pathologischen Tonus bevor er mit einer Aktivität beginnt. Die Ergotherapeutin beobachtet, dass diese Situation immer dann auftritt, wenn der Patient die Aktivität, die ihm als nächstes angeboten wird, schon zuvor erkennt.
- **Informationsanalyse und Hypothesenbildung:** Die Ergotherapeutin vermutet, dass das Problem mit den psychischen Vorgängen im Vorfeld des Handlungsablaufs zusammenhängt.
- **Hypothesenüberprüfung:** Die Ergotherapeutin hat dieses Problem auch schon bei anderen Patienten beobachtet und kann es weiterhin bei Ludwig T. sehen. Die Patienten berichten, das sie schon sehr „gespannt" sind, die Aktivität auszuführen.
- **Diagnostisches Reasoning:** Die psychischen Vorgänge im Vorfeld eines Handlungsablaufs

erhöhen schon vor der Handlung den Tonus. Es muss eine angemessene therapeutische Lösung gefunden werden, um den pathologischen Tonus zu vermeiden.

Durch die Ausformulierung dieser Denkprozesse kann es der Therapeutin gelingen, ihre praktische Handlung mit dem Patienten theoretisch zu begründen und dadurch nachvollziehbar und in ihrer Wirkweise überprüfbar zu machen. Zudem erleichtert das klinische Reasoning die Auswahl gezielter Handlungsmodelle für die Beschreibung der Behandlung des Patienten (Hagedorn 1999 a).

Für die neurologisch orientierte Ergotherapie ist diese Denkrichtung im Sinne der Qualitätssicherung damit ein hilfreicher Prozess, um die Anwendung verschiedener Konzepte, oder (wie sie hier genannt werden) Bausteine ergotherapeutischen Handelns zu begründen. Die kognitiven Prozesse, die der Überprüfung von Wirksamkeit der therapeutischen Intervention dienen, ermöglichen die Qualitätssicherung in der Anwendung ergotherapeutischer Methoden.

1.4.2 Evidence based practice – Evidence based medicine

Evidence based practice (evidenzbasierte Praxis) dient der systematischen Überprüfung von Entscheidungen (z. B. für eine Behandlungsmethode) im Hinblick darauf, ob sie nützlich bzw. sinnvoll sind. Natürlich bleibt dabei die Frage offen, wie Nützlichkeit und Sinnhaftigkeit für die Praxis beurteilt werden soll bzw. wie die beste Evidenz festgestellt werden kann. Hierzu können u.a. Forschungsarbeiten, Studien und Expertenmeinungen herangezogen werden. Für die Ergotherapie gibt es bisher wenig kontrollierte Studien in denen z. B. eine Therapiemethode auf ihre Evidenz überprüft wurde. Grundüberlegungen, wie die evidenz-basierte Überprüfung einer Behandlungsform erfolgen könnte, sind daher sinnvoll. Ein stufenförmiger Prozess zur „Evidenz-basierten Praxis" wird von Jerosch-Herold (2000) beschrieben.

Beispiel:

- **Fragestellung:** Viele Patienten mit einer Hemiparese entwickeln bei Alltagshandlungen stets einen pathologischen Tonus schon bevor die Handlung richtig beginnt. Es wird die Theorie aufgestellt, das dies mit psychischen Vorgängen im Vorfeld des Handlungsablaufs zusammenhängt und sich mit Hilfe des Affolter-Konzepts therapeutisch beeinflussen lässt.
- **Literaturrecherche:** Relevante Artikel zu Handlungsphasen und Tonusregulation sowie zum Affolter-Konzept werden gesucht.
- **Literaturauswertung:** Die Artikel werden nach Kriterien ausgewertet, die beschreiben, ob die beobachteten Verhältnisse erforscht sind und ob eine klinische Anwendbarkeit der Forschungsergebnisse besteht.
- **Ergebnissanwendung:** Nützliche Ergebnisse aus der Literaturrecherche werden in der ergotherapeutischen Praxis angewandt.
- **Evaluation:** Die Ergebnisse in ihrer Wirkung auf die veränderten Tonusverhältnisse werden überprüft.

Die Anwendung der evidenz-basierten Praxis dient, außer zur Verbesserung der ergotherapeutisch-spezifischen Forschung und zur Legitimation ihrer Behandlungsmethoden, auch der beruflichen Weiterbildung. Der Nachweis der Wirksamkeit von ergotherapeutischer Behandlung ist Baustein der Qualitätssicherung.

1.4.3 Qualitätszirkel

„Allgemein versteht man unter einem Qualitätszirkel den fachlichen Zusammenschluss von Personen gleicher oder benachbarter Fachrichtungen und/oder von in Patientenversorgung beteiligter Berufe, die mit Unterstützung eines geschulten Moderators die eigene Tätigkeit, die inneren Versorgungsabläufe (einer Institution oder Abteilung) und die Ressourcennutzung darstellen, sie bezüglich formulierter Qualitätskriterien bewerten, um daraus eine Qualitätsverbesserung resultieren zu lassen." (Tausch 2000 a)

Qualitätszirkel arbeiten unter festgelegten Bedingungen mit kollegialem Erfahrungsaustausch bei systematischer Moderation. Das von der Gruppe definierte Ziel sollte auf therapeutische Leitlinien festgelegt sein; der Weg und das Erreichen des Ziels wird dokumentiert und evaluiert.

Das Themenspektrum orientiert sich dabei an praxisbezogenen Problemen des ergotherapeutischen Alltags. Themen für die neurologische Ergotherapie könnten hierbei sein:

- die Überprüfung eines vorhandenen Befundbogens unter folgender Fragestellung: Wird

die Verbesserung der Handlungskompetenz der Patienten in diesem Befundbogen gemessen oder nur die Verbesserung der Basisfähigkeiten?
- Überprüfung der Wirksamkeit eines ergotherapeutischen Konzepts auf eine neurologische Störung;
- Analyse von ergotherapeutischen Handlungsweisen oder Techniken in ihrer Anwendbarkeit für den neurologisch erkrankten Patienten;

und Verschiedenes mehr!

„QZ werden in allen Bereichen des Qualitätsmanagements eingesetzt und sind für die Ergotherapie eine systematische und evaluierte Fortführung der bewährten Arbeitsgruppen." (Habermann 2001)

QZ-Arbeit bietet positive und vielversprechende Ergebnisse mit:
- Erleichterung der Bearbeitung bestimmter Themen durch gezieltes Strukturieren anhand der moderierten Arbeitssitzungen
- Beschleunigung von Arbeitsprozessen durch die Anwendung von Moderationskenntnissen
- Anwendung der erweiterten Kompetenzen auch in anderen Bereichen.

Die Qualitätszirkel können ein weiterer Baustein sein um in unserem Gesundheitssystem die gesetzlich vorgeschriebenen Maßnahmen zur Qualitätssicherung (SGB V) auf die Ergotherapie zu übertragen. Der o.g. Gedanke der Evidence Based Medicine, der den Nachweis der Wirksamkeit therapeutischer Maßnahmen fordert, kann durch Qualitätszirkel mitgetragen werden. In einer Zeit, in der es noch kaum kontrollierte Studien gibt, die den Nutzen von Ergotherapie entsprechend nachweisen, können Hinweise auf Erfolge von Ergotherapie und damit ihre Legitimation durch Qualitätszirkelarbeit unterstützt werden (Tausch 2000 b).

1.5 Paradigmenwandel in der neurologischen Ergotherapie

Paradigma wird in der ergotherapeutischen Literatur überwiegend als die zentralen Grundsätze und Werte der Behandlungs-„Philosophie" verstanden nach der Ergotherapeutinnen behandeln. Paradigmen sind nicht statisch und unterliegen einem Wandel. Auch die Art und Weise an die Behandlung eines neurologischen Patienten heranzugehen unterliegt einem Wandel durch Wissenszuwachs (siehe S. 65) und Perspektivenwechsel. So findet in der deutschsprachigen Ergotherapie zur Zeit ein Paradigmenwandel statt, darauf wird in diesem Buch auch eingegangen.

Die früheren Grundsätze und Werte in der Behandlung sind in verschiedenen ergotherapeutischen Werken von 1979 und 1997 dokumentiert. In „Beschäftigungstherapie – Grundlagen und Praxis" (Jentschura 1979) wird von den Autoren die vorliegende Störung und die Behinderung der Patienten als Gliederungs- und Ordnungsschema verwendet. Die Behandlung wird dem Patienten entlang seiner Störung angeboten, die Therapie dient der Wiedergewinnung einzelner Funktionen.

Auch in „Ergotherapie – Grundlagen und Techniken" (Presber 1997) steht die Funktionsschulung im Zusammenhang mit pädagogischen und psychologischen Grundlagen im Vordergrund.

Das ergotherapeutische Paradigma zur Behandlung lautet in beiden Büchern Funktionserhalt und Funktionsverbesserung zu Leistungserhalt oder Leistungsverbesserung. Der gebräuchliche Name diese Paradigmas ist „mechanistisches Paradigma", „reduktionistisches Paradigma" oder „mechanistisch-reduktionistisches Paradigma" (Hagedorn 1999 c). Im Vordergrund der Behandlung stehen die Funktionsstörungen, durch die der Mensch in seinen Handlungen behindert wird.

Auch in diesem Buch werden in Kapitel 3 zunächst die Faktoren benannt, die als Störung für den neurologischen Patienten zutreffen. Es wird beschrieben, dass Ergotherapie bei Störungen durch Schädigung des zentralen Nervensystems zum Einsatz kommt.

Warum beginnen wir uns nun mit einem Paradigmenwandel zu beschäftigen, wo doch die Neurologie geprägt ist von gestörten Funktionen und vorhandenen Ausfällen? Warum bietet dieses Buch in seinem vierten Abschnitt ergotherapeutische Modelle, deren Gedankenansätze sich mit der Handlungskompetenz und der ganzheitlichen (holistischen) Betrachtungsweise des Menschen auseinandersetzen?

Im Grunde geht es um eine „Rück-"Besinnung auf die Grundlage unseres Berufs. Handeln, Tätigsein und der „ganze" Mensch standen schon früher im Sinne eines „Betätigungsparadigmas“ im Vordergrund des Berufsbilds, wurden aber - vor allem im so genannten „funktionellen Bereich“ (Neurologie und Orthopädie) - unter der zunehmenden Bedeutung eines reduktionistischen Denkmodells bezüglich therapeutischer Interventionen bei isolierten Funktionen eher verdrängt.

Eine andere Betrachtungsweise von Schädigung und den Möglichkeiten zu Aktivität und Partizipation (ICIDH 1999) hilft der Diskussion um einen Paradigmenwandel näher zu kommen. Liegt der Blick ausschließlich auf der Schädigung und der damit verbundenen Leistungsstörung, reduzieren sich die Möglichkeiten für den Patient auf verhinderte Aktivitäten. Wenn aber der Schwerpunkt auf möglicher Aktivität und Partizipation liegt, kann die Schädigung in den Hintergrund treten. Die Fragestellung lautet dann, **wie** und **an welchen** gewünschten Aktivität kann der Patient mit einer Leistungsstörung aktiv teilhaben, also partizipieren.

Im Gegensatz dazu reduziert die ausschließliche Betrachtungsweise der Schädigung und der Funktionsstörung den Menschen auf seine Behinderung und verhilft ihm nicht zu mehr Partizipation in seiner individuellen Umwelt.

Die Aufgabe der Ergotherapie ist es nun, den Betroffenen beim Ausgleich zwischen den Handlungsanforderungen der Umwelt und den darin bestehenden Aufgaben sowie seinen Fähigkeiten zu unterstützen.

Aus dieser Sichtweise heraus steht also nicht mehr die isolierte Funktion im Vordergrund der Ergotherapie, sondern die Hilfe zur Wiedererlangung von Kompetenzen.

Diese Sichtweise leitet den inzwischen stattfindenden Paradigmenwechsel vom mechanistisch-reduktionistischen Paradigma zum phänomenologischen (ganzheitlichen) Paradigma (Hagedorn 1999 b) ein. Das bedeutet eine Vervollständigung des ergotherapeutischen Bezugsrahmens, besonders wenn die neurologisch orientierte Ergotherapie ausschließlich auf den Grundlagen der Biophysiologie und Anatomie basiert. Das Verhalten des Menschen in seiner Umwelt, seinen Rollen, seinem psychosozialen Rahmen ergänzt die ganzheitlich Blickrichtung auf den Patienten und knüpft an die früheren Grundlagen der Ergotherapie wieder an.

Die ergotherapeutischen Praxismodelle unterstützen mit ihren zugrunde liegenden Theorien die Begründung der spezifischen ergotherapeutischen Handlungsweise. Damit kommt zum „alten“ Kerngedanken der Ergotherapie („Handeln als Therapie“) ein weiterer: die konsequente Ausrichtung der Therapie an der Handlungsfähigkeit und den Handlungswünschen des Patienten.

Der Paradigmenwandel vollzieht sich in einer andauernden Diskussion auch in anderen ergotherapeutischen Handlungsfeldern. In der neurologisch orientierten Ergotherapie lassen sich die Therapeutinnen zunehmend von handlungsorientierten Grundgedanken leiten und stellen die Aktivität und Partizipation in den Vordergrund. Die isolierte Betrachtung und Behandlung einzelner Funktionsausfälle ist zwar weiterhin vorhanden, tritt aber zunehmend in den Hintergrund.

1.6 Ethische Fragestellungen in der neurologisch orientierten Ergotherapie

Auf der Mitgliederversammlung des Deutschen Verbandes der Ergotherapeuten (DVE) 1994 wurde die Berufsethik verabschiedet. Dies geschah in Anlehnung an die COTEC-Mitgliedsländer (**C**ommitee of **O**ccupational **T**herapists for the **E**uropean **C**ommunities), die diese 1991 ebenfalls angenommen haben (DVE 1999).

Die berufsspezifische Ethik richtet sich nach dem allgemeinen Verständnis von Ethik und befasst sich damit, wie sich Menschen im Umgang miteinander verhalten sollen. Für eine therapeutische Berufsgruppe bedeutet dies, dass hier festgeschrieben wird, welche persönlichen Eigenschaften eine Therapeutin haben soll, welche Verantwortung gegenüber dem Patienten getragen wird, wie sich die Therapeutin im Team und der Öffentlichkeit verhalten und wie sie sich fort- und weiterbilden soll.

Der Sinn, sich mit ethischen Fragen auseinander zu setzen, liegt in seinem Nutzen für vier Bereiche (Rudloff 2000):

- Gewinn für individuelle Entscheidungen auf moralischer Ebene in persönlichen Konfliktsituationen
- Gewinn für moralische Entscheidungen innerhalb von Abteilungen und Institutionen
- Gewinn auf der berufspolitischen Ebene in der Diskussion um ergotherapeutische Handlungsleitlinien auf der Basis des zugrunde liegenden Menschenbildes
- Gewinn auf der gesellschaftlichen Ebene und in gesundheitspolitischen Diskussionen um

das „ergotherapeutische Menschenbild" zur Erläuterung des therapeutischen Nutzens darzustellen.

In der neurologisch orientierten Ergotherapie gibt es mehrere Ebenen, auf denen moralisch orientierte Entscheidungssituationen auftreten. Diese führen die Therapeutin an eine Grenze, an der ethische Grundprinzipien als Maßstab nützlich sein können. Mit den hier vorgestellten Ausschnitten kann das ethisch orientierte Handeln der Ergotherapeutin in der Neurologie nur angerissen werden. Es sollen keine Lösungen vorgeschlagen, sondern nur die Grenzbereiche ergotherapeutischen Handelns in der Neurologie skizziert werden, um die Therapeutinnen zum differenzierten und verantwortungsvollen Dialog aufzufordern, wenn Grundsatzfragen an sie herangetragen werden. Ohne auf die zugrunde liegenden Haltungen einzugehen, sondern um die Leserin aufzufordern, ihre eigenen Standpunkte in der Diskussion mit anderen Berufsangehörigen zu entwickeln, seien hier beispielhaft einige zentrale Fragen aufgelistet (in Anlehnung an: Berufsethik und Praxis der Ergotherapie, DVE, Satzung und Ethik 1999; die Zahlen in Klammern nennen den jeweiligen Abschnitt):

Die Ergotherapeutin soll:

- *„Den Behandlungsbeginn und die Behandlung unter Einbezug des Patienten durchführen"* (4.2.1) - was aber tun, wenn der Patient aufgrund einer Hirnläsion nicht oder nur äußerst gering einbezogen werden kann oder Missfallensäußerungen erkennen lässt?
- *„Die Behandlungsziele im Einvernehmen mit dem Patienten realistisch erstellen, den Patienten über die Art und das voraussichtliche Ergebnis der Behandlung informieren"* (4.1.4.) - wie agiert die Therapeutin, wenn der Patient z. B. aufgrund einer Handlungsplanungsstörung Ziele, Wege und Ergebnisse nicht oder schlecht nachvollziehen kann oder wenn Angehörige andere Vorstellungen zur Behandlung und Behandlungszielen mitteilen?
- *„Das Wohlergehen des Patienten kennen"* (4.1.6) und *„als wichtigstes Anliegen betrachten"* (4.1.7) - welche Möglichkeiten soll die Therapeutin ergreifen, wenn der Patient sich aus o.g. Gründen nicht deutlich zu seinem Wohlergehen äußert, wenn das Wohlergehen nicht von ihm sondern von Angehörigen oder Mitgliedern anderer Berufsgruppen definiert wird, wenn die Therapeutin sich ganz sicher ist mit einer Maßnahme zu seinem Wohlergehen beitragen zu können, der Patient sich aber der Maßnahme nicht erschließen kann oder will?
- *„Das Behandlungsende soll erfolgen wenn die Behandlungsziele erreicht sind oder der maximale Nutzen aus der Behandlung gezogen ist"* - wer definiert den maximalen Nutzen: Kann ein Behandlungsziel sein, eine Reduzierung des erhöhten Tonus der rechten Seite zu erlangen, wenn der Patient für sich den Alltag längst komplett adaptiert hat, er keine Schmerzen hat, keine Folgeschäden zu erwarten sind und damit die Behandlung abgeschlossen sein könnte?
  Was, wenn Angehörige oder andere beteiligte Berufsgruppen einen anderen maximalen Nutzen definieren als die Ergotherapeutin, die z. B. die Behandlung gerne als abgeschlossen definieren würde?
  Gibt es ein Ende der Behandlung, wenn Patienten sich auf den Weg des Sterbens befinden, kann Ergotherapie auch Sterbebegleitung sein, wie können Patienten behandelt werden, die ihren Zustand als nicht lebenswert einstufen oder ist diese Einstufung des Patienten das Ende der Behandlung?
- *„Die Ergotherapeutin sollte zur Weiterentwicklung ihres Berufes beitragen"* (4.3.1) und *„in der Forschung ethische Auswirkungen respektieren, Gesundheitsgesetze und Vorschriften der Arbeitgeber beachten"* (4.6.1 und 2) - in welcher Form dürfen neue Behandlungsideen oder -konzepte an und mit dem Patienten erprobt werden?
- Welches Menschenbild lässt ergotherapeutische Praxis und Forschung nach ethischen Prinzipien zu? (Marotzki und Hack 1999)

1.7 Zusammenfassung

In diesem Teil des Buches sollten der Leserin und dem Leser erste Grundgedanken und Prinzipien ergotherapeutischen Handelns in der Neurologie vermittelt werden. Zusätzlich sollten Bereiche der aktuellen Forschung der vergangenen „Decade of Brain" des 20. Jahrhunderts aufgezeigt werden aber auch die ergotherapeutischen Spezifika, insbesondere im Hinblick auf den Paradigmenwandel zum holistischen, phänomenologischen Paradigma. Damit soll ein Bogen zwischen allen relevanten wissenschaftlichen Strömungen geschlagen werden, die das Arbeitsfeld für Ergotherapeutinnen und -therapeuten in der Neurologie berühren.

Literatur

Empfohlene Literatur zum Vertiefen

Hagedorn R. Ergotherapie. Theorien und Modelle. Die Praxis begründen. Stuttgart: Thieme; 2000.

Hummelsheim H. Neurologische Rehabilitation. Berlin: Springer; 1998.

ICIDH-2, International Classification of Functioning and Disability. Beta-2 draft. Full Version. ICF 2001, Genf: World Health Organisation; 1999. Deutschsprachiger Entwurf, Frankfurt am Main; Februar 2000: Verband Deutscher Rentenversicherungsträger (VDR)

Jerosch-Herold C [Hrsg.]. Ergotherapie. Reflexion und Analyse. Berlin: Springer; 1999.

Scheepers C. et al. Ergotherapie. Vom Behandeln zum Handeln. 2. Auflage. Stuttgart: Thieme; 2000.

Welter FL, Schönle PW [Hrsg.]. Neurologische Rehabilitation. Stuttgart: Gustav Fischer Verlag; 1997.

Weitere verwendete Literatur

BAR. Bundesarbeitgemeinschaft für Rehabilitation. Empfehlungen zur Rehabilitation von Patienten mit schweren und schwersten Hirnschädigungen in den Phasen B und C. Frankfurt/Main; 1995

Pschyrembel. Klinisch-therapeutisches Wörterbuch. CD-ROM Version 1.0. Berlin: de Gruyter; 1999/2000

Braus, D F. Wunderwerk Gehirn. Unveröffentlichtes Vortragsmanuskript des 45. Ergotherapie -Kongress des DVE, Leipzig: 25. -28. Mai 2000 und des 46. Ergotherapie -Kongress des DVE, Nürnberg: 17. -20. Mai 2001, Forschungsberichte aus dem Zentralinsitut für seelische Gesundheit, Postfach 12 120, 68 072 Mannheim

Steube D. Ethische Probleme in der neurologisch/neurochirurgischen Frührehabilitation. Neurologie & Rehabilitation. 2000; 1: 7

Dahl TH, Vik K: Die ICIDH-2. Für die Ergotherapie und Ergotherapeutinnen wichtig und verwendbar? Ergotherapie und Rehabilitation, 2001; 1: 7.

Deutscher Verband der Ergotherapeuten e. V. DVE. Satzung und Ethik. Postfach 2208; 76 303 Karlsbad; Stand 1999

Deutscher Verband der Ergotherapeuten e. V. (DVE) [Hrsg.]. Indikationskatalog Ambulante Ergotherapie. Idstein: Schulz-Kirchner Verlag; 2001.

Deutscher Verband der Ergotherapeuten e. V. (DVE). Definiton Ergotherapie. Ergotherapie und Rehabilitation. 1998; 2: 120.

Deutsches Institut für medizinische Dokumentation und Information (DIMDI). ICD-10. Internationale Klassifikation der Krankheiten und verwandter Gesundheitsprobleme, Bd. 1 Systematisches Verzeichnis; korrig. Nachdruck der 1. Auflage. Bern: Verlag Hans Huber; 1999.

Glöser S. Deutsches Ärzteblatt. 1999; 30

Gollwitzer PM (1986). In: Heckhausen H. Motivation und Handeln, 2. Auflage. Berlin: Springer; 1989.

Habermann C. Qualitätszirkel. Ergotherapie und Rehabilitation. 2001; 1: 7

Jentschura G [Hrsg.]. Beschäftigungstherapie. Grundlagen und Praxis. 3. Auflage. Stuttgart: Thieme; 1979.

Jerosch-Herold C. Evidenz-basierte Praxis. Ergotherapie und Rehabilitation. 2000; 5: 13.

Kandel ER [Hrsg.]. Neurowissenschaften. Heidelberg: Spektrum Akademischer Verlag; 1995

Marotzki U, Hack BM. Die Fiktion. In: Jerosch-Herold Ch. et al. Ergotherapie – Reflexion und Analyse. Konzeptionelle Modelle für die ergotherapeutische Praxis. Berlin: Springer; 1999.

Mertens G. Umwelten: Eine humanökologische Pädagogik. Paderborn: Schöningh; 1998.

Nida-Rümelin J. Angewandte Ethik. Die Bereichsethiken und ihre theoretische Fundierung. Ein Handbuch. Stuttgart: Kröne Verlag; 1996.

Presber W, de Nève W [Hrsg.]. Ergotherapie. Grundlagen und Techniken. 3. Auflage. Berlin: Ullstein Mosby; 1997.

Rudloff B. Ethik und ergotherapeutisches Handeln. Ergotherapie und Rehabilitation. 2000; 7: 7.

Schupp W. Phasenmodell der neurologischen Rehabilitation. In: Hummelsheim H. Neurologische Rehabilitation. Berlin: Springer; 1998.

Tausch B. Ärztliche Qualitätszirkel auf dem Prüfstand. Eine arbeits- und organisationspsychologische Analyse des betrieblichen und ärztlichen Qualitätszirkelkonzepts. Unveröffentlichte Dissertation. Albert-Ludwigs-Universität Freiburg; 2000.

Tausch B. Evaluation von Qualitätszirkeln in der Ergotherapie. Unveröffentlichter Projektbericht. Auftraggeber: DVE, Deutscher Verband der Ergotherapeuten e. V.; Postfach 2208; 76 303 Karlsbad; Mai 2000

Belletristik

Kübler-Ross E. Interviews mit Sterbenden. Stuttgart: Kreuz-Verlag; 1999.

Kübler-Ross E. Was können wir noch tun? 4. Auflage (gekürzte Taschenbuchauflage). Gütersloh: Verlagshaus Mohn; 1984.

2 Ergotherapeutische Grundprinzipien

Inhalt:

Einleitung

Carola Habermann

In diesem Kapitel soll erläutert werden, welche Voraussetzungen für eine ergotherapeutische Behandlung gegeben sind, von welchen Bedingungen eine neurologisch orientierte Ergotherapie abhängig ist und wie eine ergotherapeutische Behandlung aussehen kann.
Speziell zur Behandlung soll das Kapitel 2.4 vermitteln, welche Konzepte und Behandlungsformen als Elemente einer ergotherapeutischen Behandlung dienen könnten.

Auf die zunehmende Bedeutung der Handlungsfähigkeit bzw. ihre Beeinträchtigung im Rahmen der Aktivität und Partizipation wurde bereits im Teil 1 eingegangen. Hier soll die Bedeutung dieses Gesichtspunkts weiter betont werden, indem sowohl in der Befunderhebung als auch in der Behandlung darauf eingegangen wird. Die Handlungsfähigkeit wird dabei nach der Art und Qualität in der Aus- und Durchführung - der Performanz (Hagedorn 2000) - im Zusammenhang mit den sensomotorischen und neuropsychologischen Fähigkeiten berücksichtigt. Weitere relevante Bestandteile, die für ergotherapeutische Behandlungen eine Rolle spielen, sind zum einen der sozioökologische Hintergrund des Patienten, zum anderen seine Primärpersönlichkeit. Auch der Einfluss dieser Kriterien soll in diesem Abschnitt verdeutlicht werden.

2.1 Ergotherapeutische Befunderhebung

Carola Habermann

Der Befund eines Patienten dient dem Ziel, eine differenzierte Analyse der Faktoren zu erstellen, die zum Gelingen oder auch Nichtgelingen von Handlungen, Bewegungen und Informationsverarbeitung beitragen. Diese Analyse ist die Grundlage der Behandlung; sie ermöglicht eine Hypothesenbildung über die Fähigkeiten des Patienten sowie über die Ursache seiner Defizite. Weiterhin verhilft sie zur Einschätzung der Auswirkungen auf seine Handlungs- und Basisfähigkeiten. Jeder Befund dient der Erfassung des momentanen Status des Patienten und die Befunderhebung findet in verschiedenen zeitlichen und inhaltlichen Strukturen statt:

- Erstbefund zu Beginn einer Behandlung
- Zwischenbefund, um zwischenzeitliche Ergebnisse festzuhalten
- End- oder Abschlussbefund zum Ende einer Behandlung
- fortlaufende Befunde während der Behandlung

Mögliche Quellen für den Befund können u. a. die Anamnesen von anderen Mitgliedern des behandelnden Teams sein, die diese bereits über den Patienten und seine Erkrankung sowie seine soziale Situation mit ihm und seinen Angehörigen erhoben haben. Grundlage eines jeden Befundes ist dabei die Befragung und die Beobachtung des Patienten (s. HoDT, Kap. 2.4.7, S. 188). Der erste und ausführliche Befund kann bei Bedarf auch mehrere Therapieeinheiten dauern, da zugleich die Befunderhebung der Beeinflussbarkeit der Störungen als therapeutisches Setting stattfindet. Wichtig dabei ist, dass der Patient nicht durch zu langes Überprüfen seiner Störungen und Fähigkeiten in eine unangenehme „Prüfungssituation" gerät, sondern parallel die Beeinflussbarkeit seiner Störungen und seine vorhandenen Fähigkeiten erlebt. Daher ist es sinnvoll, den Befund in mehreren Teilschritten im Rahmen der Therapie zu erstellen. Die neurologisch orientierte Befunderhebung erfolgt nach bestimmten, im nächsten Abschnitt erläuterten Kriterien, die sich aber auch in Abhängigkeit vom jeweiligen Behandlungsbaustein (siehe dort) in den Schwerpunkten unterscheiden können.

2.1.1 Grundlagen und Ziele einer Befunderhebung

Der Befund hat eine wichtige Stellung im therapeutischen Prozess, nicht nur für die Ergotherapie, sondern auch für alle anderen beteiligten Berufsgruppen. Er dient der Dokumentation des Status, in dem der Patient sich befindet, der Informationsweitergabe an die anderen beteiligten Berufgruppen und der Erfolgskontrolle der Behandlung (Kolster/Habermann 2000 a). Wie oben bereits erwähnt, dient der Befund auch der differenzierten Beurteilung der möglichen Beeinflussbarkeit der vorgefundenen Störung. Ein gutes Beispiel für die Parallelen in der Befunderhebung und der Beobachtung der Beeinflussbarkeit der Störung findet sich in den

Ausführungen zum FOTT (siehe Kap. 2.4.5, S. 151).

Befunde in der neurologisch orientierten Ergotherapie werden sehr unterschiedlich gehandhabt. Die möglichen Schwerpunkte ergeben sich aus den Arbeitsbereichen und Behandlungsprinzipien der Institutionen, in denen sich die ergotherapeutische Abteilung befindet. Aber auch das Vorwissen und die Denkweise der jeweils tätigen Ergotherapeutin bestimmen die Form und den Inhalt der Befunderhebung.

Die vorwiegende Blickrichtung, nach der in der Neurologie Befunde erhoben werden, ist die Suche nach den sensomotorischen und neuropsychologischen Störungen, die ein Patient aufweisen könnte.

Anhand der Tabelle 2.**1** wird deutlich, dass mit diesem Befund noch keine ergotherapeutisch spezifische Behandlung beginnen kann. Der Bezug zum individuellen Handlungsrahmen des Patienten, in dem er nun in einer veränderten Situation agiert, muss hergestellt werden. Da die Handlung eines Individuums immer von seiner Persönlichkeit und seinem sozioökologischen Bedingungen mit abhängt, müssen diese von der Ergotherapeutin wahrgenommen und in die Befunderhebung aufgenommen werden. Wie diese Komponenten im Befund integriert werden können, zeigt die Tabelle 2.**2** (s. 28).

Um einen Befund zu erheben, kann die Ergotherapeutin verschiedene Settings wählen. Je nachdem, welchen Schwerpunkt anhand sensomotorischer, neuropsychologischer und/oder handlungsorientierter Kriterien sie einnehmen will, wird sie sich für folgende Situationen entscheiden:

- Die Therapeutin beobachtet gezielt den Patienten im Handeln, beispielsweise bei einer alltäglichen Tätigkeit wie Waschen oder Anziehen. Dabei stehen folgende Leitfragen im Vordergrund:
  - Wie und warum scheint der Patient so und nicht anders zu handeln?
  - Was hindert ihn, eine gewünschte Handlung auszuführen?
  - Wie lässt sich die Handlung von der Therapeutin beeinflussen?
  - Kann der Patient (auch angeregt durch die Therapeutin) die Handlung verändern und an eine neue Situation anpassen?

  (s. a. HoDT, Kap. 2.4.7, S. 188)
- Die Therapeutin betrachtet einzelne isolierte Funktionen, indem sie den Patienten zum Lösen einer spezifischen Aufgabe auffordert. Diese Maßnahme kann eine sensomotorische oder neuropsychologische Aufgabenstellung sein. Sie beobachtet, wie der Patient der Aufforderung nachkommt, anhand der Leitfragen:
  - Welche sensomotorischen Störungen lassen die Bewegung nicht zu?
  - Welche neuropsychologischen Störungen verhindern die Bewegung (beispielsweise anhand der Subsysteme wie im Kapitel 2.1.4 [S. 37] aufgezählt)?
  - Können die Störungen beeinflusst werden? Wie können sie beeinflusst werden?

(s. a. Bobath-Konzept, Kap. 2.4.2)

Tab. 2.**1** Beispiel für einen Befund nach der Erhebung sensomotorischer und neuropsychologischer Störungen; **Ernst N.**, zum Zeitpunkt des Aufenthalts in einer Tagesklinik.

Ernst N.: Bei Erkrankungsbeginn 54 Jahre alt, Befund bei Behandlungsbeginn in einer Tagesklinik, 6 Monate nach Eintritt der Erkrankung	
Diagnose	Hämorrhagischer zerebraler Insult links
Sensomotorik	Hemiplegie rechts mit deutlicher Tendenz zum Hypertonus *Obere Extremität:* paretischer Arm mit Schulterschmerz, mit elevierter und retrahierter Skapula, abduzierter, innenrotierter Schulter; Arm insgesamt im Beugemuster. *Untere Extremität:* im Becken retrahiert und seitlich hochgezogen, Hüfte abduziert, nach außen rotiert, Knie eher flektiert; Fußheberschwäche, die mit Dorsalflexion kompensiert wird. *Oberflächensensibilität* ohne Befund, Tiefensensibilität nicht sicher überprüfbar
Neuropsycholog. Störungen	Aphasie mit Sprechapraxie Verdacht auf Reste einer idiomotorischen Apraxie Verdacht auf Reste einer räumlich-konstruktiven Störung

Außer bei den Alltagshandlungen kann die Therapeutin den Patienten auch durch extra geschaffene Aufgaben beobachten, wie zum Bei-

Tab. 2.2 Beispiel für Anamnese der Primärpersönlichkeit und der sozioökologischen Bedingungen, **Ernst N.**, zum Zeitpunkt des Aufenthalts in einer Tagesklinik.

1. Umfeld des Patienten (sozial, ökologisch) *Häusliche Situation*		
Der Patient lebt zusammen mit seiner berufstätigen (30 Wochenstunden) Ehefrau und einer Schäferhündin in einer zweigeschossigen Wohnung, die über 8 Eingangsstufen erreicht wird. Der Schlafraum und das Bad befinden sich im Obergeschoss. Ein eingezäunter großer Garten befindet sich 50 m vom Haus entfernt. Die studierende Tochter wohnt im Nebenhaus.		
☐ selbstständiger Haushalt	☐ betreuende Angehörige in der Nähe	
☐ betreutes Wohnen	☐ Pflegeheim	behindertengerecht ☐ ja ☐ nein
Vorhandene Hilfen z. Zt.:	☐ Angehörige ☐ „Essen auf Rädern“	☒ Pflegedienst 2 × tägl. ☒ Pflegestufe 1
☐ Haushaltshilfen	☐ Hausnotruf	
☐ gesetzliche Betreuung für ____________________		
2. Primärpersönlichkeit des Patienten		
☐ Auskunft vom Patienten selbst	☒ Auskunft von: Ehefrau	
Der Patient hat bisher als Berater für technische Anlagen bis zu 14 Stunden am Tag außer Haus verbracht, gelegentlich auch auf Reisen. Außer dem Hund und den Urlauben pflegte er keine Hobbys. Der Bekanntenkreis ist gering und weit entfernt. Kontakt zur Nachbarschaft besteht nur über Gespräche an der Tür oder „über den Zaun“. Seine soziale Rolle besteht aus Arbeitnehmer, Ehemann und Vater. Der Schwerpunkt seiner Ich-Identität besteht für ihn aus diesen Rollen, seine bisherige Lebensaufgabe bestand überwiegend in der Rolle des finanziell Primärversorgenden und Ehemanns. Durch die Selbstständigkeit der Tochter ist die Lebensaufgabe des Erziehenden in den Hintergrund getreten, zugunsten einer gelegentlichen Rolle als Ratgeber.		

spiel Klötzchen einer Vorlage oder einem Modell entsprechend nachlegen, einen Gegenstand nach einer Aufforderung durch die Therapeutin aus einem Regal holen oder bei einer handwerklichen Tätigkeit.

Die von der Therapeutin erhobenen Befunde können in unterschiedlichen Dokumentationssystemen festgehalten werden. Dabei ist die Struktur des Befundes eng verbunden mit dem zugrunde liegenden System, und die Ergotherapeutin kann für ihre Befunderhebung unter verschiedenen Systemen wählen. Die dazugehörigen Dokumentationsbögen zeigen beispielsweise folgende Unterteilungen:

- **Interviewbögen,** die strukturierte Befragung des Patienten und/oder seiner Angehörigen ermöglichen
- **Beobachtungsbögen,** die eindeutige Kriterien zur gezielten Beobachtung festlegen
- **Protokollbögen** von Screeningverfahren, die verschiedenste Leistungen aus unterschiedlichsten Bereichen zunächst nur dokumentieren
- **Assessments,** die multidimensionell die Gesamterfassung und Bewertung des Patienten festhalten

Diese Befunde dienen - schriftlich festgehalten - der Dokumentation und sie sind, wie oben erwähnt, in Abhängigkeit von der Institution und der Ergotherapeutin unterschiedlich. Wünschenswert wäre, für bestimmte Bereiche und Schwerpunkte einheitliche Befundsysteme zu haben. Für Teilbereiche gibt es gebräuchliche und vereinheitlichte Befundsysteme, die aber nicht ausschließlich ergotherapiespezifisch sind (s. Tab. 2.**3**, S. 30). Handlungsorientierte Systeme erobern in Anlehnung an die Praxismodelle (siehe Teil 4) immer mehr auch die neurologisch orientierte Ergotherapie.

Es kann vorkommen, dass die Ergotherapeutin in Institutionen arbeitet, in denen noch kein Befundsystem vorhanden ist oder die verwendeten Befundsysteme nicht die ergotherapeutische Spezifizität widerspiegeln. Damit könnte sie aufgefordert sein, ein eigenes System ergotherapiespezifisch zu entwickeln.

2.1.2 Leitfragen einer funktionsorientierten Befunderhebung

Die im vorherigen Abschnitt aufgeführten Leitfragen geben der Therapeutin erste Hinweise darauf, was sich für den Patienten und seine Handlungsfähigkeit durch die Erkrankung verändert hat. Um nun weiterführend das seine Fähigkeiten beeinträchtigende neurologische Störungsbild genauer kennen zu lernen, kann sich die Therapeutin an folgenden Leitfragen orientieren:

- Wie ist der Gesamteindruck des Patienten, was fällt am meisten auf
  - an der Handlungsfähigkeit in der vorhandenen oder arrangierten Situation?
  - an der Sprache, dem Sprechvermögen und Ausdruck?
  - am Gesicht, an der Mimik und Kopfhaltung?
  - am Gangbild oder an der Sitzhaltung im Rollstuhl, in Abhängigkeit von Aktivitäten?
  - an Bewegungen der Extremitäten?
  - an der kognitiven Aufnahme und Verarbeitung der vorhandenen oder arrangierten Situation?
- Was kann der Patient nicht ausführen, welche Fähigkeitsstörungen liegen vor?
- Hat der Patient Schmerzen, werden Schmerzen durch bestimmte Reize ausgelöst?
- In welcher Ausgangssituation und -position fühlt sich der Patient am sichersten und wohlsten, im
  - Liegen, mit welcher Unterstützung?
  - Sitzen, ohne oder mit welcher Unterstützung?
  - Stand, ohne oder mit welcher Unterstützung?
- Scheint der Patient sich und seine Umwelt adäquat wahrzunehmen? Reagiert er adäquat auf Reize und Anforderungen seiner Umwelt?
- Ist er aktiv und nimmt am Leben aktiv teil?
- Hat er und benutzt er irgendwelche Hilfsmittel und Adaptationen?
- Wie ist seine soziale Situation beeinträchtigt?
- Wie ist sein psychosozialer Zustand?

Um der spezifischen Problematik der Bewegungsstörungen neurologischer Ursache gerecht zu werden, werden zu den weiter folgenden Punkten ebenfalls detailliertere Beobachtungen notiert:

- Welcher Tonus herrscht bei Bewegungen vor? Gibt es Widerstand in einer Bewegungsrichtung, in folgenden Körperabschnitten und Bewegungsketten
  - Kopf - Hals - Rumpf
  - oberer Rumpf - Arme
  - Arme - Hände - Finger
  - oberer Rumpf - unterer Rumpf
  - unterer Rumpf - Beine
  - Beine - Füße - Zehen
- Gibt es Einschränkungen der Beweglichkeit auf Grund von Kontrakturen?
- Kann der Patient in diesen Körperabschnitten sich oder die Extremitäten gegen die Schwerkraft halten?
- Spürt der Patient Berührungsreize auf der Haut?
- Spürt der Patient Stellung und Bewegung der Extremitäten?
- Kann der Patient sein Gleichgewicht halten, zeigt er Gleichgewichtsreaktionen?

  (nach Davies 1986/1990 und Paeth Rohlfs 2000; modifiziert von Habermann)

Anhand dieser Leitfragen kann die Therapeutin einen Befund formulieren und ihre Eindrücke für weitere Behandlungs- und Befundprozesse verwenden. Generell gilt, je spezifischer die Therapeutin mit dem Patienten an einer Störung arbeiten möchte, um so genauer und differenzierter muss sie den Befund erheben. Diese ausführliche Diagnostik hilft, der Komplexität der Folgen der neurologischen Schädigung für den Patienten gerecht zu werden.

Zur Dokumentation der Funktionsstörung und ihrer Folgen für die Aktivität und Partizipation gibt es, wie oben beschrieben, verschiedene Verfahren und Systeme. Es handelt sich dabei um Systeme, die überwiegend die Störungen und Beeinträchtigungen auf der Funktions- und Aktivitätsebene sammeln und zusammenfassen.

Allerdings ermöglichen manche Befundarten nicht die Klärung, warum der Patient eine Aktivität nicht ausführen kann. Die Therapeutin braucht diese Klärung, da der Therapieansatz

Tab. 2.**3** Vorstellung von Befundsystemen und Assessments, die sich auf Funktions- und/oder Aktivitätsebene befinden.

Messbereich	Name	Beurteilungs- und Bewertungskriterien:	Testkriterien, Autoren
ADL Skalen auch erweitert auf Funktionsbereiche	Barthel-Index	– Kontinenz, Mobilität, Körperversorgung (siehe Abb. 2.**2** am Ende des Abschnitts 2.1.5) – bewertet Alltagsfunktionen nach Nichtdurchführbarkeit, mit Hilfe durchführbar und Unabhängigkeit von Hilfe in 5-Punkte-Schritten	valide reliabel (Masur 1995)
	erweiterter Barthel-Index	– erweitert auf Items zu Orientierung, Erinnerungsvermögen, Verständnis, Sprache, Aktivitäten und Partizipationen – Bewertung wie oben	keine Angaben (Masur 1995)
	modifizierter Barthel-Index	– modifiziert in der Bewertungsskala – Bewertung mit differenzierterer Punkteskala, sonst wie oben	keine Angaben (Masur 1995)
	Frühreha-Barthel-Index	– modifiziert durch Parameter, die in der Frühreha relevant sind – Bewertung wie oben	keine Angaben (Welter 1997)
	FIM	– Selbstversorgung, Kontinenz, Transfers, Fortbewegung, Kognition, Kommunikation, Sozialverhalten (siehe Abb. 2.**3** am Ende des Abschnitts 2.1.5) – Bewertung der Selbstständigkeit, der eingeschränkten Selbstständigkeit und der Unselbstständigkeit in 7 Stufen	valide reliabel (Frommelt u. Habelsberger 1993)
	Freiburg-Karlsbader Ergotherapie Assessment	– Selbstversorgung, Lebensführung, Sensomotorik, neuropsychologische Fähigkeiten, psychosozialer Status – Bewertung der Einschränkungen in vier Stufen	anwendererprobt, Reliabilitätsstudie in Arbeit (Voigt-Radloff et al. 2000)
	Rivermead ADL-Skala	– ADL-Fähigkeiten – Bewertung von Unabhängigkeit, benötigter verbaler Assistenz und Abhängigkeit mit drei Punkten	valide reliabel (Whiting u. Lincoln 1980)
Skalen zur Beurteilung motorischer Fähigkeiten	Rivermead Motor Assessment	– allgemeine Grobmotorik, Bein- und Rumpffunktion, Armfunktion – Bewertung von Aktivitäten mit *möglich* oder *nicht möglich*	valide reliabel (Whiting u. Lincoln 1980)
	Ashworth-Spastik-Skala	– Tonusverhältnisse bei passiver Bewegung und Willkürmotorik – Bewertung des Grades der Tonuserhöung in 5 Abstufungen	keine Angaben (in Hüter-Becker et al. 1998) reliabel (in van Klaick 2001)

Tab. 2.3 Fortsetzung.

Messbereich	Name	Beurteilungs- und Bewertungskriterien:	Testkriterien, Autoren
Skalen zur Beurteilung sensomotorischer Fähigkeiten	Untersuchung zerebraler Handfunktionsstörungen nach Hermsdörfer	– Hand-Arm-Funktionen zusammen mit funktionalen Leistungen, – Sensibilitätsüberprüfung – Abgrenzung zur Apraxie – *Unterschiedliche Bewertungsvorgänge:* – vorhandene/nicht vorhandene Beschwerden – vorhandene Störungen in vierstufigen Ausprägungen – wahrgenommene Stimuli in drei Stufen – durchgeführte oder nicht durchgeführte Bewegungsaufforderungen	expertenerprobt in einer Stichprobe erfasst (Hermsdörfer 1994)
	Fugl-Meyer Test	– Beurteilung von Qualität und Ausmaß einfacher und komplexeren Bewegungen der oberen und unteren Extremität sowie Beurteilung des Gleichgewichts, der Sensibilität, des Berührungsempfindens und des Richtungssinns, Aussagen zu Schmerzen bei passiven Bewegungen, Reflexüberprüfung und Koordinationstest – Bewertung der Bewegungen durch *nicht*, *teilweise* oder *vollständig* bewältigt	standardisiert (Fugl-Meyer 1975) valide (Pinkowski 2001)
	Nine-Hole-Peg Test (NHPT)	– Beurteilung der Fingergeschicklichkeit (9 Dübel müssen ergriffen und je in ein Loch gesteckt und wieder entfernt werden) – Bewertung über die benötigte Zeit (umgerechnet in Dübel pro Sekunde)	standardisiert (Mathiowetz et al., 1985 b) valide (Goodkin et al. 1988)
Sensorische Beurteilung	Monofilamente der Testreihe Semmes-Weinstein	– Sensibilität auf punktuelles Druckempfinden – Bewertung nach Empfindung: *vorhanden* bzw. *nicht vorhanden*	keine Angaben (Scheepers et al. 2000)

abhängig von der Ursache der Störung und der daraus folgenden Beeinträchtigung ist.

Beispiel: Hat ein Patient beispielsweise im FIM (s. Abb. 2.**3** am Ende dieses Abschnitts, S. 42) im Selbstversorgungsbereich in allen Items weniger als die Höchstpunktzahl, so weiß die Therapeutin zunächst nur, dass er sich nicht oder nur schlecht selbst versorgen kann. Der ergotherapeutische Befund muss hier präzisieren und klären, ob es sich um eine sensomotorische, neuropsychologische, psychosoziale oder durch Störungen im Umfeld entstandene Ursache handelt (s. Tab. 2.**4**).

Tab. 2.**4** Präzisierung des Befunds der Aktivitätsebene (FIM) durch Ursachenanalyse auf der Funktionsebene.

Beschreibung der Funktionsstufen und ihre Bewertung (FIM) für Ernst N.				**Präzisierung des ergotherapeutischen Befundes zur Ursachenanalyse am Beispiel Ernst N., 6 Monate nach Erkrankungsbeginn**
A	Essen/Trinken	5	**mit Hilfsperson:** Supervision oder Vorbereitung; braucht Beaufsichtigung (...) oder Vorbereitung (...) oder eine Hilfsperson muss (Nahrung vorbereiten)	Er kann als Rechtshänder seine weniger betroffenen linken Arm-Hand-Funktionen nicht gut genug kompensatorisch einsetzen (motorische Funktion). Eine selbstständige Eigenversorgung hat für ihn keine Bedeutung (psychosoziale F.). Es besteht der Verdacht auf dyspraktische Störungen (neuropsychologische F.).
B	Körperpflege	5	*wie oben:* **mit Hilfsperson:** Vorbereitung, z. B. Bereitlegen der notwendigen Utensilien, Zahnpasta auf Bürste geben	*wie oben, zusätzlich:* Er benötigt Anweisungen und gelegentliche Führung, um die linke Arm-Hand-Funktion zum Zähneputzen und Rasieren einzusetzen (motorische und neuropsychologische F.).
C	Baden/Duschen/Waschen	2	**mit Hilfsperson:** ausgeprägte Hilfestellung; Patient erfüllt 25 % bis 49 % der Körperpflege	*wie oben, zusätzlich:* Seine Sitz- und Standgleichgewichtsreaktionen reichen noch nicht aus, um den Unterkörper und Rücken zu waschen (motorische Funktion).
D	Ankleiden oben	1	**mit Hilfsperson:** totale Hilfestellung; Patient erledigt weniger als 25 % der Aufgaben	*wie oben, zusätzlich:* Unter der Anstrengung erster Anziehversuche nimmt der pathologische Tonus zu und die o.g. Fähigkeitsstörungen treten ausgeprägter auf (motorische Funktionen). Dieses führt zur Frustration und Resignation (psychosoziale F.).
E	unten	1		
F	Intimhygiene	1		*Wie oben,* Stand- und Sitzgleichgewichtsreaktion nicht ausreichend.

Weitere Diagnostiksysteme befinden sich im Kapitel 2.4 (S. 74) und Teil 3 *„Störungsbilder“*.

Die im Kapitel 2.4 in den Behandlungsbausteinen aufgeführten Befunde dienen der spezifischen Blickrichtung auf den Hintergrund des jeweiligen Konzepts oder Behandlungsmethode, während im Teil 3 die auftretenden neurologischen Störungen durch die dort aufgeführten Befunde gezielt diagnostiziert werden können.

2.1.3 Die handlungsorientierte Befunderhebung

Grundlagen

Das Ziel einer ergotherapeutischen Befunderhebung des Patienten mit neurologischem Schadensbild ist, die Folgen der Störung in Bezug auf die Handlungsfähigkeit zu erfassen, um eine handlungsorientierte Zielformulierung und Behandlungsstrategie zu entwickeln. Diese Strategie soll der therapeutischen Effizienz dienen. Sie soll der Therapeutin ermöglichen, sich in dem ihr zur Behandlung zur Verfügung stehenden Zeitrahmen auf die für den Patienten wichtigsten Handlungsziele zu konzentrieren.

Allerdings gibt es noch wenig ergotherapiespezifische diagnostische Instrumente (siehe auch Teil 4, Modelle in der Ergotherapie), die der Diagnostik von Handlungsdefiziten neurologischer Patienten dienen. Sie sind überwiegend von Therapeutinnen selbst entwickelt worden und aus ihren Beobachtungen erfahrungsgeleitet entstanden. Da die Ergotherapie als globales Ziel die Wiederherstellung oder den Erhalt der Handlungsfähigkeit des Patienten postuliert, ist es sinnvoll, ein Befundsystem nach diesen Kriterien auszuwählen oder aufzubauen. Die dazu notwendigen Beobachtungskriterien können beispielsweise entlang der ICIDH/ICF-Kriterien (siehe Teil 1) entwickelt werden und die Funktionsstörungen auflisten, die an Aktivität und Partizipation hindern (siehe Tabelle 2.**5**). Hier spielen auch die Kontextfaktoren eine Rolle, da die Ergotherapie befunden muss, welche Umweltbedingungen den Patienten wie an der Aktivität und Partizipation hindern.

Ein weiteres Beispiel für die handlungsorientierte Befunderhebung ist der Canadian Occupational Performance Measure (COPM). Über die Hintergründe des COPM wird in Teil 4 berichtet. In der Anwendung ermöglicht er mit handlungsorientierten Beobachtungskriterien anhand notwendiger Alltagshandlungen folgende Bereiche gemeinsam mit dem Patienten zu bewerten:

Tab. 2.**5** Handlungsorientierte Beobachtungsmerkmale anhand der ICIDH/ICF-Kriterien.

Ernst N.: **Bei Erkrankungsbeginn 54 Jahre alt, Befund bei Behandlungsbeginn in einer Tagesklinik, 6 Monate nach Eintritt der Erkrankung**	
Ebene der Schädigung	hämorrhagischer cerebraler Insult, links Hemiplegie rechts mit deutlicher Tendenz zum Hypertonus, Aphasie mit Sprechapraxie
Aktivitätsstörungen	eingeschränkte Kommunikation, Fortbewegung und Selbstversorgung, Beeinträchtigung bei häuslichen und interpersonellen Aktivitäten
Einschränkung der Partizipation	Ernst N. kann nicht mehr seinem Beruf und seinen Hobbys nachgehen, seine Teilnahme am familiären und außerfamiliären Leben ist eingeschränkt.
Hindernisse durch die Kontextfaktoren	Er kann bestimmte Produkte, Werkzeuge, Konsumgüter nicht benutzen, seine physikalische Umwelt behindert ihn teilweise (z. B. Treppe zum Schlafraum).

Selbstständigkeit:
- Selbstversorgung
- Mobilität
- Regelung persönlicher Angelegenheiten

Produktivität
- bezahlte/unbezahlte Arbeit
- Haushaltsführung
- Spiel/Schule

Freizeitverhalten
- ruhige Freizeit
- aktive Freizeit
- soziales Leben

Durch die Bewertung der Wichtigkeit der oben genannten Kriterien, die der Patient (bei Bedarf mit Hilfe seiner Angehörigen) vornimmt, wird ein klientenzentrierter Therapieansatz gewährleistet.

Befund zur Anwendung von adaptiven Verfahren

Ein weiterer Inhalt handlungsorientierter Befunderhebung sind die Fragestellungen, ob der Patient Störungen seiner Handlungen kompensieren kann, ob er schon Hilfsmittel hat und verwendet, inwieweit schon Adaptationen als veränderte Kontextfaktoren die Aktivität und Partizipation erleichtern.

Berücksichtigt werden muss immer, dass die Kompensation keine Sekundärschäden verursacht oder weitere Lernprozesse verhindert, wie z. B. zu frühe Versorgung mit dem Einhänderbrett, zu frühe oder falsche Versorgung mit Gehhilfen. Die Versorgung mit Kompensationsmöglichkeiten und Adaptationen sollte also so geplant werden, dass sie bei weiteren Fortschritten des Patienten wieder abgebaut werden können.

Vorbereitende analytische Schritte:

1. Aus dem Befund der Handlungsbeeinträchtigung werden diese nach Kompensationsmöglichkeiten überprüft
   - nach Ersatz- oder Ausweichhandlungen (die Handlung wird an den Patienten angepasst),
   - nach möglicher Kompensation durch Hilfsmittel,
   - mit teilweisem Einsatz einer Hilfsperson.
2. Welche Basisziele müssen zunächst verfolgt werden,
   - um bestimmte Fähigkeitsstörungen zu verbessern?
   - um eine Kompensationsmöglichkeit anwenden zu können?
3. Wie kann die Umwelt an die Fähigkeiten des Patienten angepasst werden
   - durch Veränderungen im direkten Wohnumfeld?
   - durch Veränderungen in der Arbeitswelt (Schul- und Spielwelt)?
4. Wie können die Angehörigen (bei Bedarf auch weitere Hilfspersonen) miteinbezogen werden (generelle Kriterien siehe auch Kap. 2.3.3 und AOT, Kap. 2.4.9)
   - durch Anlernen zu konkreten Hilfsmaßnahmen?
   - durch Hilfsmittelberatung?

Befunderhebung zur Umwelt des Patienten

Da jegliche Handlungsanforderungen sich direkt auf die Umwelt des Patienten beziehen, ist es sinnvoll, auf deren Bedingungen besondere Aufmerksamkeit zu legen. Dazu wird zunächst das direkte Umfeld, in den meisten Fällen zunächst der klinische Alltag mit seinen Anforderungen, durchdacht. Für weitere Planungen wird der Befund der Umweltbedingungen notwendig sein:
- im Hausbesuch
- beim Besuch am Arbeitsplatz (Schule oder Kindergarten)

Dabei werden die im Tagesverlauf vom Patienten gewünschten und die notwendigen Handlungen überprüft und an die Handlungsmöglichkeiten des Patienten angepasst. Unter Umständen ergeben sich daraus auch weitere Ziele für die Therapie, um die Handlungsfähigkeit des Patienten wiederum zu verbessern. Um den Besuch zu Hause, am Arbeitsplatz oder in der Schule zu strukturieren und systematisch zu befunden, bieten sich verschiedene Befunderhebungsinstrumente an, die weiter unten vorgestellt werden.

Der Besuch im Umfeld des Patienten

Ein Besuch zu Hause, in der Schule oder am Arbeitsplatz eines Patienten hat mehrere Aspekte. Zum einen lassen sich gut die Anforderungen klären, die in seinem Alltag an ihn gestellt werden, zum anderen können Überlegungen gemacht werden, welche Hilfen und Adaptationen er benötigen wird, welche Hilfs- und Betreuungspersonen zur Verfügung stehen. Für den Patienten bedeutet dies, wenn aus der Klinik heraus ein gemeinsam durchgeführter Besuch stattfindet, dass er sich mit seiner Umwelt in seinem nun veränderten Zustand auseinandersetzen muss. Es bedeutet für ihn eine Konfrontation mit der Realität außerhalb des geschützten Klinikrahmens.

Sinnvoll ist es daher, den Besuch zu einem Zeitpunkt stattfinden zu lassen, wo die Behandlungsziele mit dem Patienten und seinen Angehörigen besprochen werden. Bei der Klärung des Hilfsmittelbedarfs und durchzuführender Wohnraumveränderungen sollte der Zeitraum eines weiteren Besuchs oder eines gemeinsamen Gesprächs hierzu so vor der Entlassung gewählt werden, dass die erreichten Fähigkeiten des Patienten berücksichtigt werden können. Es muss allerdings dennoch Zeit genug bleiben, um die wichtigsten Hilfsmittel zu organisieren. Manchmal erscheint es sinnvoll, zunächst auf größere Veränderungen zu verzichten, da eine stetige Verbesserung der Fähigkeiten der Patienten im häuslichen Umfeld erwartet werden kann.

Eine Checkliste, die es ermöglicht, den Hausbesuch strukturiert vorzubereiten und offene Fragestellungen direkt vor Ort zu klären, hat Hurtz (siehe Kap. 4.3.1) entwickelt. Dabei geht sie auf wichtige Befundinhalte ein, zu denen ein Hausbesuch verhelfen kann. Die Checkliste bezieht den Patienten in der Bewertung der Wichtigkeit und Zufriedenheit mit ein (angelehnt an den COPM, s. o.) und ermöglicht, damit Prioritäten für die Therapie festzulegen.

Eine sehr ausführliche Hausbesuchsdokumentation wurde von Girsig (1998) beschrieben. Sie wurde aus dem klinischen Alltag des Albertinen-Hauses, Zentrum für Geriatrie, von den dort tätigen Ergotherapeutinnen entwickelt. In diese Dokumentation soll der Befund der häuslichen Gegebenheiten und der Hausumgebung festgehalten werden. Im Bogen können schon erste Hinweise zu notwendigen Hilfsmitteln oder Änderungen notiert werden. In einer Zusammenfassung werden auf dem Bogen noch folgende relevanten Befunde dokumentiert:

- noch bestehende Einschränkungen des Patienten, die den häuslichen Aufenthalt gefährden, z. B. Sturzgefahr, Transfermöglichkeiten
- Therapieschwerpunkte, die den häuslichen Aufenthalt erleichtern würden
- Veränderungen im Wohnumfeld, die noch durchgeführt werden
- Informationen für den klinischen Sozialdienst über notwendige Hilfen, z. B. nötige Frequenz eines ambulanten Pflegedienstes, Notrufsystem
- notwendige Hilfsmittel, Ansprechpartner beim zuständigen Kostenträger und einem Sanitätshaus

Diese Bögen verhelfen der Ergotherapeutin zu einer strukturierten Befunderhebung der häuslichen Situation und erleichtern die Durchführung des Hausbesuchs. Dabei können gemeinsam mit dem Patienten und betreuenden Angehörigen der häusliche Alltag des Patienten in Ausschnitten erprobt werden. Erste Anleitungen zu veränderten Handlungen können gegeben, Hilfsmittel möglicherweise schon ausprobiert werden. Zusätzlich besteht die Möglichkeit, Umgestaltungen oder Umbauten des Wohnraums zu besprechen.

Der Schul- und Arbeitsplatzbesuch

Auch hier empfiehlt es sich, eine Checkliste vorzubereiten, die unter anderem folgende Fragestellungen berücksichtigt:

- Wie wird der Weg dorthin bewältigt, mit welchem Zeitaufwand?
- Wie wird das Gebäude, das Schul- oder Arbeitszimmer erreicht?
- Wie ist der Arbeits- und Sitzplatz eingerichtet?

- Wie sind Pausenräume oder Toiletten erreichbar?
- Welche Anforderungen werden an die neurophysiologischen, neuropsychologischen und psychosozialen Kompetenzen des Patienten gestellt?
- Welche Kontakte bestehen zu Mitschülern und Lehrern bzw. zu Kollegen?
- Welche Hilfspersonen stehen bei Bedarf zur Verfügung?

Die Fragestellungen sollten, wie im Hausbesuchsbogen oben vorgeschlagen, auch einer Bewertung nach Wichtigkeit und Zufriedenheit unterworfen werden. Damit wird die Priorisierung und Hierarchisierung der Therapieziele erleichtert. Ebenfalls analog zum Hausbesuch können Umgestaltungen, Anpassungen und Hilfsmittel besprochen und ausprobiert werden.
Besonders beachtet werden muss die Einbeziehung weiterer Hilfspersonen aus dem Schul- oder Arbeitsplatzumfeld. Es wird damit außer den Angehörigen des Patienten eine weitere Personengruppe zur Bewältigung seines Alltags involviert. Dies Gruppe ist allerdings nur in Teilbereichen bei der Alltagsbewältigung beteiligt. Dabei ist zu klären, inwieweit die Bereitschaft und Möglichkeit zu Hilfestellung gegeben ist und auch vom Patienten angenommen werden kann. Zu beachten sind dabei möglicherweise auftretende Rollen und Interessenskonflikte. Als Beispiel sei genannt, dass sehr einfühlsam geklärt werden muss, wenn der Patient Hilfe bei der Toilettenbenutzung benötigt oder welche Person bei der Überwindung von Treppenstufen mit dem Rollstuhl in Frage kommt und ähnliches mehr!

Befunderhebung des Bedarfs von Hilfsmitteln

Die in der Vorbesprechung oder in oben aufgeführten Besuchen festgestellten benötigten Hilfsmittel sollten, bevor der Arzt sie verordnet, nochmals einer sorgfältigen Überlegung unterzogen werden. In die Diskussion miteinbezogen sind neben den Patienten die betreuenden Angehörigen, die im Gebrauch des Hilfsmittels mitgeschult werden.

Bei der Auswahl eines Hilfsmittels ist zu bedenken, ob die Ergonomie in der Anwendung, aber auch die wirkliche Verbesserung des Tagesablaufs berücksichtigt wird. Weiterhin ist aufmerksam zwischen einer Über- und Unterversorgung abzuwägen; auch die Akzeptanz des Hilfsmittels seitens des Patienten und der Angehörigen muss genau geklärt werden. Ein besonders wichtiger Punkt ist die Schulung im Gebrauch des Hilfsmittels. Je automatisierter die Anwendung ist, desto sicherer wird das Hilfsmittel auch verwendet.

Dennoch kommt es immer wieder vor, dass Hilfsmittel nach der Verordnung und Auslieferung nicht benutzt werden und damit unnötige Mehrkosten zu Lasten der Solidargemeinschaft der Versicherten verursachen. In einer retrospektiven Untersuchung (Thiesemann, v. Renteln-Kruse 2000) wurden in einer Stichprobe an 190 Schlaganfallpatienten drei Monate nach der Entlassung die benutzten Hilfsmittel abgefragt. In einer Tabelle (Thiesemann, v. Renteln-Kruse 2000, Seite 88) fallen die gelegentlich und nichtbenutzten Hilfsmittel in beachtlicher Größenordnung auf:

Dusch-/ Badehilfsmittel:	83 verordnet	9 nicht	7 gelegentlich benutzt
Rollstuhl:	76 verordnet	11 nicht	16 gelegentlich benutzt
Therapietisch:	39 verordnet	10 nicht	9 gelegentlich benutzt
Toilettenstuhl:	39 verordnet	7 nicht	2 gelegentlich benutzt

Auffällig war in dieser Untersuchung auch die Bewertung, dass nur zwischen 46,1 % und 67,5 % der Befragten diese Hilfsmittel als sinnvoll erachteten.

Zwar konnte in dieser Studie weder die Akzeptanz des Hilfsmittels noch die nicht- bzw. gelegentliche Benutzung aufgrund Verbesserungen in der Aktivität erfasst werden, dennoch gibt die Studie der Ergotherapeutin den Hinweis, wie sorgfältig sie eben diese Überlegungen mit in ihre Beratung einbeziehen muss.

Um die Vielschichtigkeit der Produktpalette von Hilfsmitteln kennen zu lernen, deren Anwendung selber auszuprobieren und um sich zu Sinnhaftigkeit und Anwendbarkeit eine Meinung zu bilden, kann man sich in einem Sanitätshaus informieren. Hilfreich für diese Kenntnisse sind auch Messen und Ausstellungen zu diesem Thema.

Während des Hausbesuchs, des Besuchs am Arbeitsplatz (Kindergarten, Schule) sowie den Überlegungen zur Hilfsmittelversorgung wird mit dem Patienten und den betreuenden Personen laufend geklärt, ob sie mit den Überlegungen der Ergotherapeutin übereinstimmen können. Veränderungen und Adaptationen sind nur dann sinnvoll, wenn Patient und Angehöriger diese annehmen und akzeptieren können.

2.1.4 Der Befund von der Funktion zur Handlung

Die neurologisch orientierte Befunderhebung muss sehr vielschichtig gehandhabt werden, da die Handlungsfähigkeit des Individuums von zahlreichen Komponenten abhängt und beeinflusst wird. Diese Komponenten des Steuerungssystems ZNS sind für das Handeln des Individuums verantwortlich und sie alle greifen ineinander (siehe Abb. 2.**1**).

Daher ist die Besonderheit des ergotherapeutischen Befundes seine Orientierung entlang der neurologisch beeinflussten Handlungen und den dazu notwendigen anteiligen Fähigkeiten und Funktionen, wie in den vorherigen Abschnitten beschrieben. Die Analyse der Fähigkeiten und Funktionen, die für Handlungen nötig sind, ermöglichen Interpretationen der Ursachen einer gestörten Handlung. Um den Zusammenhang von Handlung und Funktion zu verdeutlichen, werden Subsysteme neuronaler Handlungsfähigkeiten durch einzelne Funktionen differenziert und Qualitäten untergliedert.

Folgend aufgeführte Subsysteme sind in Anlehnung an „Aspekte von Bewegungsstörungen" (Umphred 2000) ergänzt und überarbeitet für die ergotherapiespezifische Blickrichtung durch die Autorin. Die Subsysteme ergänzen sich und stehen in gegenseitiger Abhängigkeit zueinander.

Subsysteme sensomotorischer Handlungsfähigkeit

1. Bewegungsausmaß des Gelenks und der Muskulatur
2. Stärke der Bewegung
3. Bewegungsrepertoire und Tonussituation
4. Synergien
5. posturale Integration (Halten einer räumlichen Position, Kontrolle der Haltung in einem Segment, während ein anderes bewegt wird)
6. Gleichgewicht, im Sinne von statischer Gleichgewichtskontrolle im Sitzen und Stehen, bzw. dynamische Gleichgewichtskontrolle in Bewegungsübergängen
7. Geschwindigkeit und deren Qualität innerhalb einer Bewegung
8. zeitliche Koordination im Zusammenhang mit den folgenden Muskelaktivitäten
9. Richtungsänderung und Umkehr einer Bewegung
10. Muster und Bahn der Bewegung (fließend, ruckartig, Zusammenspiel von Bewegungsbahn, Geschwindigkeit und Beschleunigung)
11. Genauigkeit in der Einnahme einer gewünschten Stellung des Körpers oder einer Extremität

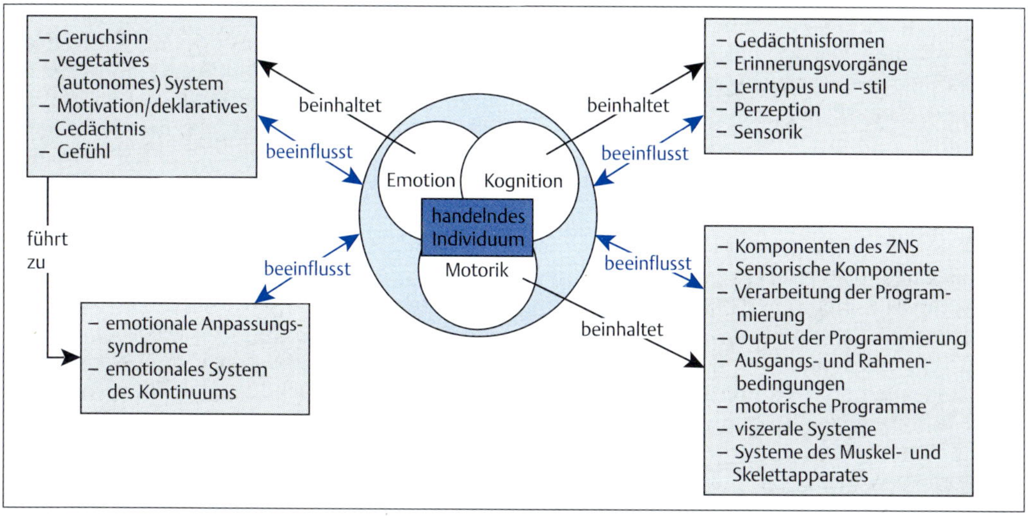

Abb. 2.**1** Systemisches Modell handlungsbeeinflussender Komponenten aus Umphred (2000), modifiziert nach Habermann

12. muskuläre und kardiopulmonale Ausdauer
13. sensorische Organisation (kinästhetische, propriozeptive, auditive, visuelle)

Subsysteme kognitiver/neuropsychologischer Handlungsfähigkeit

1. Bewusstheitsebene, Awareness
2. Bewusstheit und Entwicklungsstand der Wahrnehmung/Perzeption
3. Individuell bevorzugtes kognitives System (z. B. verbal, räumlich, visuell)
4. Individueller Lernstil
5. Individuelle kognitive Ebene
6. Prozessgestaltungs- oder Konzeptionsfähigkeit
7. Neuropsychologische Fähigkeiten (Praxis, Gnosis, Körper- und Umweltwahrnehmung, Raumkonstruktion, Exekutivfunktionen mit Gedächtnisfunktionen, Aufmerksamkeit etc.)

Subsysteme psychosozialer Handlungsfähigkeit

1. Volition (Selbstbild, Werte, Interessen)
2. Habituation (Rollen, Gewohnheiten)
3. Motivation
4. Gefühle
5. Interaktion
6. Krankheitsbewältigung (im Zusammenhang mit psychosozialen Subsystemen 1 bis 5)

Subsysteme der Handlungsfähigkeit im humanökologischen Kontext

1. psychosoziales Umfeld (Familie, Verwandte, Freunde, Kollegen, Vorgesetzte, die Therapeutin)
2. ökologisches Umfeld (Leben, Wohnen, Spielen, Arbeiten, Objekte hierzu)
3. aktuelles und wechselndes Setting (Klinik, Praxis, häusliche und außerhäusliche Räume)

Aus den Befunden zu den Subsystemen der Handlungsfähigkeiten und den dazugehörigen einzelnen Funktion wird es möglich, einen Überblick über die Performanz und Fertigkeiten (Skills) (MOHO, Kielhofner 1999) des Patienten aufzuzeigen. Dabei soll das komplexe Ausmaß der für ihn aus seiner neurologischen Erkrankung folgenden Störung und Beeinträchtigung seiner Fähigkeiten und Handlungen im Befund aufgezeichnet werden.

Ergotherapiespezifische Befunderhebungsinstrumente, die sowohl Handlungen des Patienten als auch seine Funktionen erfassen, und die auf ihre Anwendbarkeit und Messwirkung hin evaluiert wurden, sind noch eher selten.

Beispiele für anwendererprobte Befundsysteme: Eine von Ergotherapeutinnen entwickelte Möglichkeit für einen spezifischen Befund ist das Übergabeformblatt „**GUT IN FORM$_{\text{IERT}}$**“ von Brüggen und Grasse (2000). Es dient der Befunddokumentation und Übergabe zwischen Ergotherapeutinnen, vom klinischen Bericht in die Praxis, als Informationsweitergabe über den Behandlungsstand erwachsener Patienten mit neurologischen Erkrankungen. Dieses Formblatt berücksichtigt mehrere Faktoren menschlichen Handelns bzw. die Beschreibung der Handlungsbeeinträchtigung. Dazu dienen Felder im Bogen, die die derzeitige Situation des Patienten z. B. bezüglich seiner Ziele, seiner Einschränkungen, seiner Fortbewegung oder sozialer Rollen beschreibt. Auch das ökologische Umfeld des Patienten kann hier erörtert werden. Ein Hauptpunkt der Angabemöglichkeiten ist die Beschreibung des ergotherapeutischen Prozesses, wo Fähigkeiten und Einschränkungen dargestellt werden bezüglich der

Funktionen:	sensomotorisch kognitiv psychosozial
Aktivitäten:	ADL Freizeit Arbeit
Handlungskompetenz in	physikalischer, sozialer und kultureller Umwelt

Welche weiterführenden Informationen diese Art des Befundbogens bietet, zeigt die Tab. 2.**6** (S. 39).

Neuropsychologisches Befundsystem für die Ergotherapie (Michal 1996): Speziell für den neuropsychologischen Bereich der Befunderhebung hat die Ergotherapeutin Caroline Michal ein Screening entwickelt, welches einen Überblick über die möglichen neuropsychologischen Störungen geben kann.

Ein systematisierender Befundbogen und die dazu untergliederten Arbeitsblätter zur Befunderhebung der Teilbereiche ermöglichen es, die neuropsychologischen Fähigkeiten zu überprüfen. Die Arbeitsblätter enthalten hauptsächlich Papier-Stift-Aufgaben. Fragebögen unterstützen beim Differenzieren gestörter Leistungsbereiche und fordern teilweise die Beobachtung des Patienten in Alltagshandlungen. Um das komplette Screening durch-

Tab. 2.6 Beschreibung der Fähigkeiten und Einschränkungen von Ernst N. bei Entlassung aus der Tagesklinik als Übergabebericht an die ergotherapeutische Praxis.

in Bezug auf	Anfangstatus: 6 Mo. nach Erkrankungsbeginn	aktueller Status: 9 Mo. nach Erkrankungsbeginn
Funktionen:		
a) sensomotorisch	*zu a*) kurze Strecken (ca. 10 m) werden im pathologischen Gangbild (gestrecktes Bein, wird beim Gehen zirkumduziert) zurückgelegt, Arm-Rumpfbereich sehr hoher Tonus	*zu a*) Wegstrecke ist auf ca. 150 m angestiegen, Gangbild zeigt immer noch pathologische Züge, Tonus im Rumpf kann im Sitzen passiv gesenkt werden, nimmt bei Handlungen schnell wieder zu
b) kognitiv	*zu b*) Planung von Handlungen gering eigeninitiativ	*zu b*) unverändert
c) psychosozial	*zu c*) kann die Folgen seiner Erkrankung nicht einschätzen und sein Leben nicht an die neuen Umstände anpassen	*zu c*) beginnt, sich mit den Folgen auseinander zu setzen, reagiert subdepressiv darauf
Aktivitäten:		
a) ADL	*zu a*) wird in allen Bereichen komplett versorgt, ist mit suprapubischem Katheter versorgt	*zu a*) unverändert, bis auf Blasenkontrolle, Katheter ist entfernt, Toilettengang wird selbstständig initiiert
b) Freizeit	*zu b*) außer Fernsehen keinerlei Aktivitäten	*zu b*) beginnt, seine Frau bei kurzen Gängen mit dem Hund in den Garten zu begleiten
c) Arbeit	zu c) geht seit Erkrankungsbeginn keiner Arbeit nach	*zu c*) der Kostenträger strebt eine Berentung an
Handlungskompetenz in		
a) physikalischer,	*zu a*) Handlungen werden von Familie bzw. Personal der Reha-Institutionen angeleitet bzw. begleitet	*zu a*) steht morgens selbstständig auf, geht selbstständig zur Toilette
b) sozialer und	*zu b*) Ernst N. weigert sich, außer zur Familie und dem Klinikpersonal Kontakt aufzunehmen.	*zu b*) nimmt zu einer Nachbarin im Haus Kontakt auf, weigert sich aber weiterhin, entfernte Bekannte zu besuchen
c) kultureller Umwelt	*zu c*) zu Hause Fernsehen, in der Tagesklinik keine Handlungen	*zu c*) beginnt zu Hause mit Computerspielen, spielt (fehlerhaft) Schach mit Patienten in der Klinik

zuführen, ist ein umfangreicher Zeitbedarf zu berücksichtigen. Die erfahrene Ergotherapeutin kann aber auch einzelne Aufgabenbereiche auswählen, um Verdachtsbefunde von Störungsbildern zu verifizieren.

Das **Ergotherapeutische Assessment** (Voigt-Radloff et al., 2000) ist ein Befundsystem, welches mit Bewertungsskalen für die Ergotherapie relevante Kriterien abfragt und einschätzen lässt. Die beurteilten Bereiche sind *handlungsorientiert* entlang der ADL-Fähigkeiten und *kontextbezogen* durch Abfrage der sozialen und häuslichen Situation. Des Weiteren ist das Assessment *schädigungsorientiert* durch eine Bewertungsskala von 1-4 und beurteilt damit die möglichen Funktionen anhand von Aktivitäten. Durch die tabellarische Anordnung ermöglicht dieses Assessment den Punktevergleich einer Erst- und Zweitbefunderhebung.

A-One (Árnadóttir OT Activity of Daily Living Neurobehavioral Evaluation, Árnadóttir 1990).

Guðrún Árnadóttir, isländische Ergotherapeutin, hat nach ihrer Ausbildung in den USA begonnen, ein ADL-orientiertes Befundsystem zu entwickeln. Seit 1988 wird die Anwendung des A-One in 5-tägigen Testkursen gelehrt. Es dient der Erfassung des funktionalen Status und kortikaler Dysfunktionen. Der Befund bezieht sich auf die Bereiche An-/Ausziehen, Körperpflege, Ernährung, Mobilität und Kommunikation. Es soll so angewendet werden, dass das Neuroverhalten in standardisierten Situationen überprüft wird. Der Befund zeigt dann, wie groß die funktionelle Unabhängigkeit der Patienten in diesen Bereichen ist, welche neurophysiologischen und/oder neuropsychologischen Schädigungen der Patient hat und wie diese die Alltagshandlungen beeinflussen. Das besondere am A-One ist, dass sowohl die funktionelle Unabhängigkeit als auch der neuropsychologische Bereich in einem Setting erfasst werden können (nach Christopher 2000). Die Anwendung des Tests ist in der deutschen Ergotherapie nicht verbreitet, obwohl er bezeichnend dafür geeignet ist. Zudem liegt er ausschließlich auf Englisch vor.

Wie oben bereits erwähnt, finden sich weitere Befundsysteme im Kapitel 2.4 *„Bausteine ergotherapeutischen Handelns“* mit dem Blick auf den Hintergrund des jeweiligen Konzepts und im Teil 3 *„Störungsbilder“* mit entsprechendem Schwerpunkt auf neurologischen Störungen.

2.1.5 Befundbewertung

Die einzelnen erfassten Komponenten und Subkomponenten ermöglichen nun der Therapeutin, die Befundbewertung zu vollziehen. Sie analysiert und schlussfolgert, welche Subsysteme und welche der Komponenten sich gegenseitig beeinflussen und auf welche zuerst therapeutisch eingewirkt werden soll. Mit dem Patienten können dann Schwerpunkte für die Therapie gebildet werden. Die Therapeutin kann dem Patienten vermitteln, welche Komponente eine jeweilige andere beeinflusst.

Beispiele: Die Subkomponente des Bewegungsrepertoires ist u. a. beeinflusst von der Subkomponente der Koordination und/oder dem Gleichgewicht. Diese sind wiederum geprägt von Komponenten neuropsychologischer Fähigkeiten. Insgesamt wirkt auf diese u. a. noch das Umfeld, das Setting ein. Je nach Situation des Patienten wird die Befundbewertung eine andere therapeutische Intervention voraussehen:

Beispiel 1: Der Patient hat in der Klinik gelernt, sich im behindertengerechten Bad vom Rollstuhl aus hinzustellen und seine Waschutensilien aus dem seitlich angebrachtem Regal zu holen. Als er nach Hause kommt, ist sein Badezimmer natürlich anders eingerichtet und er muss den Ablauf anders planen. Darüber nimmt sein Tonus so zu, dass er auch zunächst nicht mehr aufstehen kann. Das andere Setting hat seine Subkomponenten Gleichgewicht, Koordination und seine Exekutivfunktionen negativ beeinflusst. Die Therapie wird also zunächst den Schwerpunkt auf der häuslichen Integration haben.

Beispiel 2: Ein Patient mit apraktischen Störungen und Hemiparese rechts zeigt seit einiger Zeit in der Klinik keinen Lernzuwachs mehr bzgl. Stand- und Gangsicherheit. Es wird verabredet, dass er mit einem Rollstuhl entlassen und zu Hause weiter mit ambulanten Therapien betreut wird. Dort erlernt er nach kürzester Zeit das Laufen ohne Hilfsmittel und das Treppensteigen. Das vertraute ökologische Umfeld beeinflusste positiv seine neuropsychologischen Fähigkeiten und dieses wiederum seine Subkomponenten des Bewegungsrepertoires. Der Therapieschwerpunkt kann auf andere Funktionsbereiche gelegt werden.

Zusammenfassend soll hier nochmals auf die Bedeutung des Befundes für die Störungsanalyse, die Befundbewertung und die Behandlungsplanung hingewiesen werden. Die gründliche und präzise Befunderhebung ermöglicht der Therapeutin zusammen mit dem Patienten
- die genaue Ursachenanalyse der Handlungs- und Bewegungsstörungen,
- die Bewertung der verschiedenen im Befund herausgefundenen Störungsbereiche und deren wechselseitige Beeinflussung,
- die Schwerpunkte der Behandlung zu hierarchisieren,
- und die Ziele der Behandlung festzulegen.

Eine große Bedeutung hat der Befund auch für die Dokumentation als Nachweis durchgeführter Behandlung und der Evaluation als Überprüfung der Wirksamkeit der Behandlung.
Nach Abschluss der gesamten Befunderhebung oder auch schon in Teilbereichen werden die gesammelten Informationen durch die Dokumentation oder in Besprechungen im behandelnden Team vorgestellt. Weiterhin wird geplant, welche Berufsgruppe im Team die neu befundeten Therapieschwerpunkte sowie die Angehörigenanleitung übernimmt.

Abb. 2.**2** Bathel-Index und seine Items

Barthel-Index

Datum ____________________

Patient ____________________

Prüfer ____________________

	Punkte
Essen	
• Unabhängig, isst selbstständig, benutzt Geschirr und Besteck	**10**
• Braucht etwas Hilfe, z. B. Fleisch oder Brot schneiden	**5**
• Nicht selbstständig, auch wenn o. g. Hilfe gewährt wird	**0**
Bett/(Roll-)Stuhltransfer	
• Unabhängig in allen Phasen der Tätigkeit	**15**
• Geringe Hilfen oder Beaufsichtigung erforderlich	**10**
• Erhebliche Hilfe beim Transfer, Lagewechsel, Liegen/Sitz selbstständig	**5**
• Nicht selbstständig, auch wenn o. g. Hilfe gewährt wird	**0**
Waschen	
• Unabhängig beim Waschen von Gesicht, Händen; Kämmen, Zähneputzen	**5**
• Nicht selbstständig bei o. g. Tätigkeit	**0**
Toilettenbenutzung	
• Unabhängig in allen Phasen der Tätigkeit (inkl. Reinigung)	**10**
• Benötigt Hilfe, z. B. wg. unzureichenden Gleichgewichts od. Kleidung/Reinigung	**5**
• Nicht selbstständig, auch wenn o. g. Hilfe gewährt wird	**0**
Baden	
• Unabhängig bei Voll- und Duschbad in allen Phasen der Tätigkeit	**5**
• Nicht selbstständig bei o. g. Tätigkeit	**0**
Gehen auf Flurebene bzw. Rollstuhlfahren	
• Unabhängig beim Gehen über 50 m, Hilfsmittel erlaubt, nicht aber Gehwagen	**15**
• Geringe Hilfen oder Überwachung erforderlich, kann mit Hilfsm. 50 m gehen	**10**
• Nicht selbstständig beim Gehen, kann aber Rollstuhl selbstständig bedienen, auch um Ecken herum und an einen Tisch heranfahren; Strecke mind. 50 m	**5**
• Nicht selbstständig beim Gehen oder Rollstuhlfahren	**0**
Treppensteigen	
• Unabhängig bei der Bewältigung einer Treppe (mehrere Stufen)	**10**
• Benötigt Hilfe oder Überwachung beim Treppensteigen	**5**
• Nicht selbstständig, kann auch mit Hilfe nicht Treppensteigen	**0**
An- und Auskleiden	
• Unabhängig beim An- und Auskleiden (ggf. auch Korsett od. Bruchband)	**10**
• Benötigt Hilfe, kann aber 50% der Tätigkeit selbstständig durchführen	**5**
• Nicht selbstständig, auch wenn o. g. Hilfe gewährt wird	**0**
Stuhlkontrolle	
• Ständig kontinent	**10**
• Gelegentlich inkontinent, maximal 1x/Woche	**5**
• Häufig/ständig inkontinent	**0**
Urinkontrolle	
• Ständig kontinent, ggf. unabhängig bei Versorgung mit DK/Cystofix	**10**
• Gelegentlich inkontinent, maximal 1x/Tag, Hilfe bei ext. Harnableitung	**5**
• Häufiger/ständig inkontinent	**0**
Summe:	☐

Abb. 2.**3** FIM-Items

Motorische Items			**Summierte Bewertung: 13 bis 91 Punkte**
A	**Selbstversorgung**	Essen/Trinken	1 bis 7
B		Körperpflege	1 bis 7
C		Baden/Duschen/Waschen	1 bis 7
D		Ankleiden oben	1 bis 7
E		Ankleiden unten	1 bis 7
F		Intimhygiene	1 bis 7
G	**Kontinenz**	Blasenkontrolle	1 bis 7
H		Darmkontrolle	1 bis 7
I	**Transfers**	Bett/Stuhl/Rollstuhl	1 bis 7
J		Toilettensitz	1 bis 7
K		Dusche/Badewanne	1 bis 7
L	**Fortbewegung**	Gehen/Rollstuhl	1 bis 7
M		Treppensteigen	1 bis 7
Kognitive Items			**Summierte Bewertung: 5 bis 35 Punkte**
N	**Kommunikation**	Verstehen	1 bis 7
O		Ausdruck (sich verständlich machen)	1 bis 7
P	**Soziales**	Soziales Verhalten	1 bis 7
Q		Problemlösungsfähigkeit	1 bis 7
R		Gedächtnis	1 bis 7
Keine Hilfspersonen erforderlich			
7	Völlige Selbstständigkeit		
6	Eingeschränkte Selbstständigkeit (Hilfsvorrichtung oder Sicherheitsbedenken)		
Eingeschränkte Unselbstständigkeit			
5	Supervision oder Vorbereitung		
4	Kontakthilfe		
3	Mäßige Hilfestellung		
Völlige Unselbstständigkeit			
2	Ausgeprägte Hilfestellung		
1	Totale Hilfestellung		

2.2 Therapieziele

Friederike Kolster

2.2.1 Einleitung

Therapieziele sind ein schwieriges und oft ungeliebtes Thema, auch im Arbeitsfeld Neurologie. Das Thema ist überaus facettenreich und bewegt sich auf mehreren Ebenen. Zwei Hauptebenen lassen sich unterscheiden: die formale und die inhaltliche - wobei diese Ebenen auch nicht scharf voneinander zu trennen sind.

Zur inhaltlichen Ebene gehört das *Erstellen* der Ziele, also die aus dem Befund und der Befundbewertung resultierende Auswahl der Ziele bezogen auf das Störungsbild und die Notwendigkeiten für den Patienten.

Dazu kommt die *Hierarchisierung* der Ziele - was ist wichtig, was weniger wichtig? Ferner die darausfolgende *Selektion:* Welche Ziele werden behandelt, welche (zunächst) nicht?

Schließlich folgt die *zeitliche Strukturierung:* In welcher Reihenfolge sollen die Ziele angegangen werden? Welche hintereinander, welche parallel - und welche Aufteilung auf die Berufsgruppen im interdisziplinären Team soll es geben?

Zur formalen Ebene gehört die Formulierung von Therapiezielen und deren Kategorisierung in Richt-/Grob-/Feinziele, die in manchen Schulen auch als Fern-, mittelfristige und Nahziele bezeichnet werden (ohne dass damit explizit die zeitliche Strukturierung gemeint ist).

In diesem Abschnitt werden wir uns vor allem mit der inhaltlichen Ebene beschäftigen.

Eine ausführliche Erörterung des Themas findet sich in Kolster (2001).

Deutlich ist, dass Therapieziele ein so komplexes Gebiet sind, vor allem für Lernende, dass es in der Ausbildung eher um ein Grundverständnis des Themas und seiner Facetten gehen kann als um ein wirkliches Durchdringen des gesamten Gebietes.

Trotz der ungeheuren Komplexität und den daraus folgenden Schwierigkeiten bei Erstellung, Formulierung, Kategorisierung, Hierarchisierung und Selektion ist die Wichtigkeit von Therapiezielen und dem klaren Umgang mit ihnen unbestritten. Wir möchten die Leserinnen dazu ermuntern, sich ergotherapiespezifisch, offensiv und motiviert mit diesem Thema zu beschäftigen – es lohnt sich!.

2.2.2 Bedeutung von Therapiezielen

Für folgende Bereiche haben Therapieziele eine hohe Bedeutung:

- **Patientenorientierung**
  Für eine patientenorientierte Ergotherapie ist es notwendig, dass der Patient und auch die Angehörigen die für ihn wichtigen Ziele benennen kann. Dies werden sowohl Ziele der Basisfähigkeiten (Arm besser bewegen können) als auch von Handlungsfähigkeiten (Brot zubereiten können) sein.
- **Behandlungsplanung**
  Versteht man die Behandlungsplanung als Geflecht zwischen Befund, Befundbewertung, Therapiezielerstellung und daraus folgender inhaltlicher und zeitlicher Strukturierung der Therapie, wird die Schlüsselrolle der Therapieziele deutlich.
- **Transparenz**
  Die Transparenz dem Patienten, den Angehörigen und dem interdisziplinären Team gegenüber ist ein wichtiger Faktor der Therapie. Oft bleibt sie auf den Therapieinhalt und die benutzten Medien beschränkt: „Wir machen heute Übungen für Arm und Hand mit den Therapiekegeln". Genauer und besser zu verstehen ist die Therapie für Patient, Angehörige und das interdisziplinäre Team, wenn die Therapieziele benannt werden: diejenigen, die heute erreicht und die, die später angestrebt werden. „Das Ziel bei diesen Übungen ist, dass sie Tonuserhöhungen, die beim Greifen auftreten, früh spüren können. Langfristig sollen diese Tonuserhöhungen dadurch so gut unter Kontrolle gebracht werden, dass sie nicht mehr auftreten, weil sie ihnen selbst entgegenarbeiten können." Wichtig ist auch, einen direkten Alltagsbezug herzustellen: „Damit kommen wir Ihrem Wunsch, eine Flasche zu greifen und sich etwas einzuschenken, näher."
  Die Therapieziele können im interdisziplinären Team gut miteinander besprochen und zum Teil sogar miteinander behandelt werden.
- **Dokumentation und Evaluation**
  Beide Elemente sind ohne klar formulierte Therapieziele kaum denkbar. Oft geschieht es, dass in der Dokumentation stattdessen ausschließlich Therapieinhalte benannt werden, deren Zielsetzung sich für Außenstehende jedoch nur schwer erschließen lässt.

2.2.3 Handlungs- und Basisziele

Grundlagen

Bei der Auswahl von Therapiezielen in der neurologischen Ergotherapie werden sowohl von bereits ausgebildeten Ergotherapeutinnen als auch von Schülerinnen in aller Regel vornehmlich *die* Ziele benannt, die sich direkt auf die Basisfähigkeiten beziehen. Sogenannte ADL-Ziele tauchen auch auf, aber meist nachrangig.

Diese Art der Struktur hat den Nachteil, dass das spezifisch Ergotherapeutische, nämlich der Zugewinn der Handlungsfähigkeit, unter „ferner liefen" erscheint. Wir stellen hier ein von der Autorin entwickeltes Konzept vor, das einen ergotherapiespezifischeren Umgang und zugleich wesentliche Erleichterungen bei der Hierarchisierung und Selektion ermöglicht: die Einteilung nach **Handlungsebene** und **Grundlagenebene.**

> **!** Leitfrage: Benennt das Ziel eine erwünschte Handlung oder bezieht es sich auf die Verbesserung von Basisfunktionen?

Von Vorteil ist diese Einteilung deshalb, weil sie einerseits das Ergotherapiespezifische, die Handlungskompetenz der Patienten, in den Vordergrund stellt und andererseits der Tradition der neurologischen Ergotherapie in Deutschland folgt, in der Therapie an Basisfunktionen anzusetzen und diese zu verbessern.

Es ist hilfreich, sich im Prozess der Zielerstellung - wann immer möglich - zuerst mit den Handlungszielen des Patienten zu befassen. Dies können seine eigenen Handlungswünsche sein oder auch „Sachzwänge", Handlungen, die derzeit oder später wichtig sind.

Wesentlich ist, dass bei den Handlungszielen der Patient als sein eigener Sachverständiger die Richtung vorgibt. Die Therapeutin hat eher beratende und strukturierende Funktion.

Ein hilfreiches Assessment bei der Erstellung der Handlungsziele ist beispielsweise das COPM (siehe Kapitel 4.3.1)

Beispiele für Handlungsziele:
- den Haushalt selbstständig/mit Hilfe führen können
- selbstständig Bus fahren können
- beim Frühstück das Brötchen mit der betroffenen Hand halten und drehen können
- den Toilettengang ohne/mit wenig Hilfe ausführen können
- selbstständig Bankgeschäfte erledigen können

Jede Handlung kann entweder übergreifend grob beschrieben werden:
- selbstständig im Supermarkt einkaufen können

oder feiner in Einzelbereiche zerlegt werden:
- gewünschte Gegenstände in den Regalen finden können
- andere Menschen gezielt auf Hilfe ansprechen können

Basisziele beziehen sich auf die Verbesserung von Basisfähigkeiten.

Sie werden ermittelt, nachdem die Therapeutin die Defizite der Basisfähigkeiten im Befund identifiziert hat. Anders als bei den Handlungszielen ist bei den Basiszielen die Therapeutin die Sachverständige, während der Patient „Mitspracherecht" hat.

Beispiele:
- koordiniertes Öffnen der Hand ohne distale Tonuserhöhung
- Verbesserung der Tiefensensibilität
- sicherer Stand bei gleichzeitiger Armaktivität
- zuverlässige visuelle Exploration nach links
- gleichmäßige Belastung beider Beine im Stand
- gezielte, tonusangepasste Manipulation von Gegenständen in der linken Hand
- vorausschauende Awareness für den Neglekt entwickeln

Auch die Basisziele können natürlich sehr grob beschrieben sein
- Verbesserung der Tiefensensibilität

oder sehr fein
- die genaue Position des Daumens spüren können

Strebt ein Patient ein bestimmtes Handlungsziel an, z. B.:
- gewünschte Gegenstände in den Regalen finden und herausnehmen können,

benötigt er dazu meist mehrere Basisfähigkeiten:
- zuverlässige visuelle Exploration nach links
- sicherer Stand bei gleichzeitiger Armaktivität
- Verbesserung der Tiefensensibilität

Hierarchisierung und Selektion

Die Einteilung in Handlungs- und Basisziele ist hilfreich für eine patientenorientierte Hierarchisierung und Selektion der Therapieziele.

Unserer Überzeugung nach ist es wichtig, sich bei Hierarchisierung und Selektion in der Regel an den Handlungszielen der Patienten zu orientieren.

Die **Hierarchisierung** der Therapieziele erfolgt vor allem nach 2 Faktoren: Vorrangigkeit und Bedingungsebene.

▶ **Beachtung der Vorrangigkeit**

Leitfrage: *Welches Handlungsziel ist für die betreffende Person am wichtigsten?*

- zunächst Einschenken von einem Glas Wasser
- dann selbstständiger Toilettengang
- dann die Jacke alleine auf- und zuknöpfen können

▶ **Beachtung der Bedingungsebene**

Leitfrage: *Welches Basisziel kann nur erreicht werden, wenn vorher ein anderes erreicht wurde?*

- zuerst Schmerzfreiheit in der Schulter, dann weitere Anbahnung der Arm- und Handfunktion
- zuerst Verringerung des visuellen Neglekts, dann Verbesserung der räumlich-visuellen Fähigkeiten

Die **Selektion** erfolgt anhand der vorrangigsten Handlungsziele.

Leitfragen: *Welche Ziele sollen erreicht werden? Auf welche Ziele kann oder muss verzichtet werden?*

Die für diese Handlungen notwendigen Basisziele werden - individuell verschieden von Patient zu Patient - identifiziert. Die anderen Basisziele, die für die gewünschten bzw. benötigten Handlungen nicht erforderlich sind, werden in der Behandlung zurückgestellt, d. h. in der Therapie zunächst vernachlässigt oder im Einzelfall auch ganz selektiert.

Dies ist eine radikale Forderung, die aber in der Diskussion um Effizienz und Effektivität von Therapie sehr sinnvoll ist, weil dadurch wenigstens bewusst und in Absprache mit dem Patienten selektiert wird und nicht durch das Ende des Klinikaufenthaltes!

Weitere Kategorisierung

Natürlich gibt es noch die formale Ebene, nach der die Ziele eingeteilt werden. Bei jedem Ziel (Handlungs- oder Basisziel) kann die Genauigkeit der Formulierung, der sogenannte **Grad der Konkretheit** (Richt-, Grob- und Feinziele) bestimmt werden. Die **zeitliche Erreichbarkeit** (nah, mittelfristig oder fern) bildet eine weitere Kategorie.

Wichtig ist hierbei, dass die beiden Kategorien - anders, als in vielen Ergotherapieschulen üblich - voneinander getrennt werden: ein Feinziel und ein Nahziel sind nicht identisch!

Schließlich kann man sich sehr fein formulierte Ziele (eine Jacke auf- und zuknöpfen können) auch für später vornehmen, während grob formulierte Ziele (Normalisierung des Rumpftonus) sehr bald bearbeitet werden können.

2.3 Ergotherapeutische Behandlung

Carola Habermann

2.3.1 Behandlungsplanung

Wie in den vorhergegangenen Abschnitten aufgezeigt, hat die Handlungsorientierung in vielen ergotherapeutischen Wirkungsfeldern ihren Schwerpunkt, so auch in der Behandlungsplanung. Ausgehend von den im Befund mit dem Patient geklärten Beeinträchtigungen und Fähigkeitsstörungen werden gemeinsam die Schwerpunkte und Ziele der Behandlung festgelegt. Auch die hierarchische Struktur, die sich aus den besprochenen Zielen ergibt, wird gemeinsam entwickelt (s. oben).

Die Therapeutin wird nun mit dem Patienten am gewünschten Ziel arbeiten. Dazu muss sie vorausplanen, welche Situation, welcher Raum und welche Medien für den Patienten sinnvoll sein können. Ihre Planung berücksichtigt auch die funktionellen Einzelschritte, die sie als Basisziele für die gewünschten Handlungsziele mit dem Patienten herausgearbeitet hat.

Dabei müssen die Störungen auf den möglichen Zeitaufwand eingeschätzt werden, den ihre Behebung benötigt. Dies dient der Therapieplanung hinsichtlich der Nah-, mittelfristigen und Fernziele, sowie der Schwerpunktabstimmung im therapeutischen Team. Weiterhin muss der organisatorische Aufwand bedacht werden, welche Ziele in welchem Setting verfolgt werden können, beispielsweise:

- Basisfähigkeiten für ADL im Klinikalltag:
  - Therapie im Bett bzw. auf einer Behandlungsliege
  - Therapie im Bad, im Patientenzimmer, in einer Übungsküche bzw. Therapie im Behandlungsraum

- Basisfähigkeiten für ADL im ambulanten Bereich
  - Therapie zu Hause bzw. Therapie im Behandlungsraum einer Praxis
- Handlungsfähigkeit für ADL
  - in einer Übungsküche/Übungsbad
  - im häuslichen Umfeld

Aufgrund des Gesamtbildes, das die Therapeutin sich vom Patienten gemacht hat, entscheidet sie sich für ein Behandlungskonzept oder einen Behandlungsansatz (siehe Kapitel 2.4, S. 74), der der Persönlichkeit und dem neurologischen Bild ihres Patienten nahe kommt sowie ihren Fähigkeiten und ihrer Persönlichkeit entspricht. Weiterhin trifft sie gemäß den individuellen Erfordernissen des Patienten die Entscheidung, ob sie die Behandlung in einer Einzeltherapie oder in einer Gruppe (siehe auch AOT, Kap. 2.4.8, S. 199) stattfinden lassen wird und wie sie die Angehörigen des Patienten einbeziehen kann.

Beispiel zur Behandlungsplanung: Ernst N. (siehe Tabellen 2.**1**, 2.**4**–2.**6**) wird nach seiner Entlassung aus der Tagesklinik aufgrund der Berufstätigkeit der Ehefrau in einer Tagespflegeeinrichtung versorgt. Dort erhält er Logopädie und Physiotherapie. Die Ergotherapie wird zu Hause durchgeführt. Das Therapieziel der Tagesklinik, seine Handlungsfähigkeiten bezüglich der ADL zu verbessern, wird hier fortgesetzt.
Funktionell ist er zum Entlassungszeitpunkt kompensatorisch in der Lage, sich selbstständig zu versorgen, dennoch lässt er die Körperpflege vom Pflegdienst und seiner Frau komplett verrichten.
Ernst N. muss seinen Tagesablauf damit an die Arbeitszeit seiner Frau und den Pflegedienst anpassen und früh aufstehen. Es wird deutlich, dass er gerne länger schlafen würde, aber dann seine Verrichtungen selbstständig durchführen müsste, bis er vom Fahrdienst zur Tagespflegeeinrichtung abgeholt wird. Die Ergotherapeutin *bespricht mit ihm und seiner Frau,* wie die Hygieneabläufe und das Anziehen morgens gestaltet werden könnten. Das *Handlungsziel* ist für ihn, nochmals die Vorgänge für Körperpflege und Anziehen mit der Ergotherapeutin zu trainieren, um sie ganz alleine zu schaffen. Da er noch unsicher im Stand ist, besonders wenn eine Aktivität, wie beispielsweise *Hose hochziehen* notwendig ist, wird geplant, zunächst am *Basisziel* Standsicherheit zu arbeiten. Die Therapeutin plant, die Standsicherheit *räumlich-situativ* direkt im Schlafzimmer zu üben und dabei auch vom Patienten mögliche Anziehsachen als *Medien* aus dem Schrank holen zu lassen. Die Analyse der sensomotorischen Funktionen hat im Befund ergeben, dass Ernst N. in der Standbeinphase kaum Gewicht auf das betroffene Bein übernimmt. Damit erhöht sich der Tonus im ganzen Körper und der Patient steht dann auch unsicher auf der weniger betroffene Seite. Auf diese Weise wird der Stand unökonomisch und kräftezehrend. Die Therapeutin plant, die Standsicherheit nach dem Behandlungskonzept *„Bobath"* zu erarbeiten, um die Standbeinphase des betroffenen Beins zur Tonussenkung zu fazilitieren.

Um zu einer gut aufgebauten Behandlung zu kommen, ist daher eine genaue Behandlungsplanung und eine Hierarchisierung der Störungsbilder des Patienten erforderlich. „Die für ihn störendste Einschränkung in seinem Handeln und Verhalten wird den Therapieschwerpunkt bestimmen" (Kolster 2000).

2.3.2 Weitere zu berücksichtigende Faktoren

Für die Behandlungsplanung spielen weitere, hier folgend aufgezählte Faktoren eine beeinflussende Rolle:

- Krankheits- bzw. störungsbezogene Faktoren
  - die Art der neurophysiologischen Störungen
  - ihre Wechselwirkungen untereinander
  - Wechselwirkungen mit weiteren – insbesondere neuropsychologischen – Einschränkungen
  - Beeinflussung durch zusätzliche Diagnosen
  - die Beeinträchtigung des Patienten durch die Störung, unabhängig von ihrer objektiven Größe
  - prognostische Faktoren (z. B. s. S. 233 u. 282)
- Patientenbezogene Faktoren
  - die an den Patienten gestellten Anforderungen in Alltag, Schule und Beruf
  - die Voraussetzungen des Patienten: Fähigkeiten (Anlagen) und Fertigkeiten (Geschick), Defizite/Schwierigkeiten/Probleme, Problemeinsicht, Problemlösungsversuche und -strategien, sowie Kompensationsmechanismen
  - die Beziehung zu den Angehörigen
  - persönliche Interessen und Neigungen
  - Befindlichkeit des Patienten: Gesundheitszustand, sozioemotionale Befindlichkeit, Tagesverfassung

- Therapiebezogene Faktoren
  - Interaktion und Zusammenspiel zwischen Therapeutin und Patient
  - Kommunikationsmöglichkeiten, vor allem Sprache und Sprachverständnis sowie nonverbale Kommunikation
  - Aufbereitung der therapeutischen Intervention gemäß dem Lernstil und den Fähigkeiten des Patienten (Umphred 2000)
  - strukturelle Voraussetzung der Abteilung, besonders Räumlichkeiten (sind die Räume auf die Bedürfnisse der Behandlung eingerichtet, reizarm/voller Anregungen), Medien, Länge der Therapieeinheiten, Häufigkeit/Frequenz und Dauer der Therapie)
  - qualitative Voraussetzungen, besonders die Fachkompetenz der Therapeutin, Kompetenz und Zusammenarbeit im interdisziplinären Team.

(nach Kolster 2000)

Diese beeinflussenden Faktoren verdeutlichen, dass alle Subsysteme des Individuums in seine Handlung eingegliedert sind und die Therapeutin bei der Planung ihrer Behandlungsform diese berücksichtigen muss. Dazu gehört auch, dass sie ihre eigene Person, sowie die Personen um den Patienten herum als Subsysteme im psychosozialen Umfeld des Patienten begreift und entsprechend in der Behandlung berücksichtigt.

2.3.3 Die Integration von Angehörigen

Der entscheidende Einfluss von Angehörigen ist bei der Behandlungsplanung und -durchführung mit zu berücksichtigen. Angehörige sind für die psychosozialen Subsysteme des Patienten wichtig. Zu ihrer früheren Rolle, die sie in Bezug zum Patienten hatten, kommt nun in den Phasen der Beeinträchtigungen des Patienten die Rolle der:

- Unterstützenden und Motivierenden
- Versorgenden und Pflegenden
- Kotherapeuten

Die Aufklärung und Anleitung ist damit Bestandteil der Behandlung des Patienten. Dabei werden die Angehörigen in die Therapie miteinbezogen oder in einer besonderen Therapieeinheit über die Veränderungen informiert.

Die Belastbarkeit der Angehörigen ist zu berücksichtigen, eine Überforderung ist zu vermeiden. Andererseits muss auch beachtet werden, dass die Angehörigen *den Patienten* nicht überfordern. Für den Patienten ist es wichtig, dass er die nun neuen Rollen in ihrer Beziehung akzeptieren kann. So bedeutet seine Erkrankung möglicherweise für ihn, dass er aus seiner früheren Rolle des „primär Versorgenden" sich nun in der Rolle des „Versorgtwerdenden" befindet und diese Veränderung akzeptieren lernen muss. Dabei können sich Kompetenzverluste für den Patienten ergeben und Kompetenzerweiterungen für die Angehörigen, was mit Konflikten verbunden sein kann. Durch die Vermittlung neuer Kompetenzen, sowohl beim Patienten als auch für die Angehörigen, im Umgang mit der Erkrankung ist die Ergotherapeutin in diesen Prozess involviert.

Diese Veränderung der Kompetenzen begleitet die Therapeutin durch die Angehörigenanleitung in einem kontinuierlichen Anpassungsprozess. Die Anpassung verläuft entlang der Fähigkeiten des Patienten und seiner Verwandten. Die Therapeutin vermittelt zwischen dem Hilfsbedarf des Patienten und dem Helfervermögen der Angehörigen. Mit Zunahme der Fähigkeiten des Patienten passt sie mit den Angehörigen die Hilfeleistungen reduzierend an. Aber auch wenn Angehörige zu bestimmten Hilfeleistungen nicht oder nicht mehr in der Lage sind, wird sie wiederum einen neuen Anpassungsprozess planen.

Beispiele für die Beteiligung Angehöriger werden auch im Kapitel 2.4 in den Therapiebausteinen sowie im Teil 3 bei den Störungsbildern beschrieben.

Alle bisher aufgeführten Vorüberlegungen und Berücksichtigungen der Voraussetzungen und Gegebenheiten des Patienten haben in jeder Behandlungseinheit eine Bedeutung. Sie werden im Verlauf jeder Therapie berücksichtigt, indem die Ergotherapeutin das Verhalten und Erleben des Patienten beobachtet, um bei Veränderungen den Behandlungsplan an neue Ziele des Patienten und seine veränderte Handlungsfähigkeit anzupassen. Damit wird das Besondere der ergotherapeutischen Behandlung von Patienten mit neurophysiologischen und neuropsychologischen Störungen deutlich. Sie berücksichtigt alle zuvor genannten Komponenten und Subsysteme, aber auch die einander beeinflussenden Faktoren der neurophysiologischen und neuropsychologischen Störungen.

2.3.4 Wirkung der ergotherapeutischen Behandlung

Bedeutend ist die ergotherapeutisch spezifische Handlungsorientierung auch deshalb für die Behandlung, weil jede funktionale Aktivität bestimmte notwendige Bewegungspläne beinhaltet. Diese gehören spezifisch zu dieser Aktivität (Umphred 2000). Das bedeutet, dass das ZNS durch die gelernten Erfahrungen in der Aktivität Bewegungs- und Verhaltenspläne gespeichert hat, die genau für diese Aktivität notwendig sind. Die Ergotherapie setzt also an den bekannten und vertrauten Handlungsfolgen einer Aktivität an und verhilft so dem Patienten zur neuronalen Vernetzung (siehe Teil 1, S. 7). Die Veränderung des gestörten Neuroverhaltens kann damit in der Ergotherapie eingeleitet werden, wenn der Patient und damit sein ZNS in der Handlung erfassen und verstehen kann, welche neurophysiologischen und neuropsychologischen Schritte für die Handlung notwendig sind (siehe Teil 1, S. 6).

Eine besondere Wirkung auf die psychosozialen Komponenten des Patienten hat die Ergotherapie durch ihren Handlungsbezug. Die alltagsnahen Handlungen fördern die Motivation des Patienten zur Therapie. Er erfährt sich wieder als handelnder Mensch und erlebt, wie sich seine einzelnen funktionelle Fähigkeiten wieder zu einer Handlung verbinden lassen.

2.3.5 Behandlung unter Berücksichtigung eines Handlungsziels

Grundlagen

Handlungsziele sind, wie unter Kap. 2.3 beschrieben, die gewünschten und/oder erforderlichen Handlungen der Patienten. Die Behandlungsplanung und die dann folgende Behandlung wird sich an der Leitfrage entlang ziehen, ob die Handlung durch Kompensation und/oder Adaptation (s. S. 53) verbessert werden soll, oder ob als Grundlagen für diese Handlung die Basisfähigkeiten gestärkt werden sollen.

Dabei besteht die Möglichkeit, jede Handlung in sequenzielle Schritte zu unterteilen, um die Handlung zu erleichtern und überschaubarer zu machen.

Die Tabelle 2.**7** soll dazu dienen, exemplarisch am Beispiel „Waschen" die Komponenten zu verdeutlichen, die als funktionale Basis für eine Handlung notwendig sind. Diese Übersicht ist daher nicht komplett und soll im Ansatz zeigen, wie komplex eine Handlung und ihre Störungen sein können. Die therapeutischen Interventionen der Tabelle 2.**8** (S. 50) dienen ebenfalls als Beispiel zur Übersicht. Damit soll hervorgehoben werden, wie die Behandlung einer Handlungsstörung sich in Therapie zur Anpassung der Handlung *und* Therapie zur Verbesserung der notwendigen Basisfunktionen aufteilen kann.

Die Besonderheit der Behandlung ist in jedem Fall die parallele Berücksichtigung von Basisstörungen. Selbst wenn deren Behandlung nicht im Vordergrund steht, sind sie dennoch ein Bestandteil der Behandlung. Auch wenn die Handlung der Schwerpunkt der Therapie ist, dürfen die Basisstörungen nicht unbeachtet bleiben, zumindest in dem Ausmaß, dass es nicht zu einer Verstärkung von pathologischen Verhältnissen kommt.

Tab. 2.7 Übersicht über das Handlungsbeispiel „Waschen“ und die Komponenten, welche als funktionale Basis notwendig sind.

Handlung	motorische Komponenten	sensorische Komponenten	neuropsychologische Komponenten
sich waschen	– annähernd freier, weitgehend stabiler Sitz/Stand bei mobilem/n Arm/en – Auseinandersetzung mit der Schwerkraft im Wechsel von der proximalen Stabilität zur distalen Mobilität im Sitz, Schulter-Arm-Bereich bis über Ellenbogen, Handgelenk und Finger	sensorische Informationen über – stabilen Sitz/Stand – Gleichgewichtsreaktionen innerhalb der Mobilität – sensorische Informationen durch Oberflächen- und Tiefensensibilität für die Waschutensilien – visuelle, auditive Kontrolle u. v. m.	neuropsychologische Informationen über – Raumanalyse des Umfeldes, Badezimmer und der Waschutensilien – Praxie für die Waschvorgänge und die Anwendung der Waschutensilien – Gnosis für die Waschutensilien – Aufmerksamkeit, Kenntnis für die Situation – Körperwahrnehmung u.v.m.

Tab. 2.8 Mögliche Störungen/Beeinträchtigungen und therapeutische Intervention (durchgeführt durch Patienten selber oder Therapeutin) im Rahmen der Behandlung, Beispiel 1.

Handlung: sich selber waschen		gestörter Handlungsanteil: instabiler Stand	
Beispiel: Ernst N.	**Ursachenanalyse**	**Prinzip der therapeutischen Intervention**	**Therapeutische Intervention: Ernst N.**
Ernst N. hat noch Probleme bei den Verrichtungen im Stand. Wenn er versucht, frei zu stehen, muss er sich am Waschbecken festhalten. Bei den geforderten Gleichgewichtsreaktionen reagiert er mit Tonuserhöhung.	**sensomotorische Komponenten:** – mangelnder Tonus für Standbein – zu hoher Tonus für Standbein – mangelnde sensorische Information über Stand – mangelnde Rumpfaktivität – mobiles Element Arm löst Instabilität aus	– Handlung vereinfachen, indem weitestgehend die Verrichtungen im Sitz durchgeführt werden – Kompensation für den Stand anbieten durch Nähe einer unterstützenden Fläche (Waschbecken, Wand usw.) – Basisstörungen behandeln (siehe nebenstehendes Beispiel)	Vermitteln des physiologischen Aufstehens vom Duschhocker, dabei gibt er sich selber sensomotorische Informationen an den Füßen, Knien und Becken durch Gewichtsverlagerung im Sitz. Er lernt Tonuserhöhungen zu beobachten und zu vermeiden. Der Stuhl wird zunächst an der Seite des Waschbeckens aufgestellt, als Kompensation durch die Nähe der Unterstützungsfläche Wand. Der Arm wird im Stand zunächst in der Nähe des Körpermittelpunkts eingesetzt, dann wird nochmals eine Standkorrektur durchgeführt, bevor die Waschvorgänge auf den Unterleib und die Beine übergehen.

Tab. 2.**8** Fortsetzung, Beispiel 2.

Handlung: sich selber waschen	**gestörte Handlungsanteile: alle Verrichtungen, die im Stand durchgeführt werden sollen**		
Beispiel: Friedrich S.	**Ursachenanalyse**	**Prinzip der therapeutischen Intervention**	**Therapeutische Intervention: Friedrich S.**
Friedrich S. findet das Körpergefühl Stand nur, wenn eine Person vor ihm steht, am Steißbein leichten Druck gibt, und eine Wand auf seiner rechten Seite ist. Sein linkes Bein muss von einer Hilfsperson dabei stabilisiert und stimuliert werden, sonst wird es durch die Standfunktion des rechten Beines ausgelöscht. Wenn der rechte Arm einen Bewegungsauftrag erhält, „pushed" Friedrich S. gelegentlich auch immer noch im Sitz; vermutlich ausgelöst durch ein Kapazitätsproblem bezüglich Kontrolle des rechten Bein und der Rumpfkontrolle.	**neuropsychologische Komponenten** – mangelnde Raumanalyse (bodyspace) – Neglekt – „Pusher"-Syndrom – Extinktionsphänomen	– Handlung auf Anteile reduzieren, die entweder ohne Stand oder ohne überwiegende neuropsychologische Anforderungen durchgeführt werden können – Handlungsanforderungen langsam steigern, entweder durch mehr Anteile an der Handlung oder mehr Anforderungen an das sensomotorische System – einzelne Basisstörungen behandeln (siehe nebenstehendes Beispiel)	Er erhält vor dem Aufstehen sensorische Informationen an den Füßen, Knien und Becken durch leichten Druck. Der Druck am Becken vermittelt sensorische Informationen über die Sitzgelegenheit, eine Wand und die Hilfsperson über die Senkrechte. Dabei muss der rechte Arm „abgelenkt" sein, sonst „pushed" Friedrich S. sich von der Wand weg. Durch Vorbereitungen im Sitzen und durch Stehen im „Halbstand" (Bett wird auf Oberschenkelhöhe gefahren und Friedrich S. sitzt fast nur noch auf der Bettkante) werden sensomotorische Informationen zusätzlich an der weniger betroffenen Seite langsam gesteigert um die Extinktion abzubauen. Kompensatorisches Waschen im Sitz ermöglicht den Gebrauch des rechten Arms trotz des „Pusher"-Syndroms.

Tab. 2.**8** Fortsetzung, Beispiel 3.

Handlung: sich selber waschen	**gestörter Handlungsanteil: Waschvorgänge am und mit dem plegischen Arm durchführen**		
Beispiel: Peter K.	**Ursachenanalyse**	**Prinzip der therapeutischen Intervention**	**Therapeutische Intervention: Peter K.**
Peter K. hat im Schulter-Arm-Bereich einen schlaffen Tonus, in der Hand einen Mischtonus und Reste einer Reflexdystrophie. Der Arm hängt ohne Funktion mit subluxierter Schulter neben dem Körper. Peter K. möchte seinen Arm besser pflegen können und Schmerzen in der subluxierten Schulter und der leicht geschwollenen Hand vermeiden.	**sensomotorische Komponenten:** – mangelnder Tonus für Armaktivität – zu hoher Tonus für Armaktivität – mangelnde sensorische Information über Armaktivität – mangelnde Rumpfaktivität – mobiles Element Arm löst Instabilität aus – schmerzhafte Schulter – Reflexdystrophie der Hand	– Erleichterung des Handlungsablaufs durch Veränderung der Ausgangssituation (eher im Sitzen, Arm geschützt im Waschbecken oder auf dem Schoß lagern) – bimanuelle Tätigkeit (bei ausgeschlossener Extinktion) führen – Aktivitäten zunächst körpernah ausführen – Kompensationen und Hilfsmittelgebrauch erarbeiten – Basisstörungen behandeln (siehe nebenstehendes Beispiel)	Durch verbesserte Lagerung und physiotherapeutische Maßnahmen (Lymphdrainage) wird über längere Zeit die geschwollene Hand verbessert. Fazilitierende Techniken bahnen etwas Anteversion, Retroversion und Ellenbogenextension an. Peter K. kann damit seinen Arm auf dem Waschbecken abstützen und sich diesen so besser waschen. Bestimmte Verrichtungen führt er bimanuell aus, allerdings nur die körpernahen, um den hemiplegischen Arm nicht in eine Subluxation zu führen. Seinen linken Arm wäscht er kompensatorisch mit aufgelegtem Waschlappen auf dem Waschbeckenrand, für den Rücken benützt er einen Badeschwamm mit Stiel.

Behandlungsformen unter Berücksichtigung spezifischer Handlungsanforderungen (adaptive Verfahren)

Um zu gewünschten Handlungen zu kommen, kann es erforderlich sein, mit dem Patienten kompensatorische Techniken und Adaptationen zu erarbeiten.

Die Grundüberlegung ist, ob die Handlung an sich adaptiert (vereinfachte Handlungsschritte, vorbereitete Materialien) oder die Fähigkeiten des Patienten kompensatorisch an die Tätigkeit (Einhändertraining, Rollstuhltraining) adaptiert werden muss.

Die Therapeutin muss zum einen mit dem Patienten planen, ob sie die gewünschte Handlung für den Patienten vereinfacht und ihm anbietet, eine gewohnte Tätigkeit auf einfacherem Weg zu lösen (Pulverkaffee statt gebrühtem Kaffee). Die andere Überlegung kann sein, mit dem Patienten zu erarbeiten, wie er die gewohnte Tätigkeit trotz einer Funktionsstörung kompensatorisch lösen kann (Antirutschfolie zum Brotbestreichen, sich mit dem Rollstuhl in der Küche bewegen), angepasst an die bis dahin möglichen Basisfunktionen.

Beispiel 1: Friedrich S. wird vom Pflegedienst morgens im Bad versorgt. Er möchte sich selber pflegen können. Die Ergotherapeutin bespricht mit ihm und seiner Frau, dass Schritt für Schritt Handlungsteile im morgendlichen Hygieneablauf übernommen werden sollten. Sie entscheiden sich als erstes für das selbstständige Rasieren. Damit ist die *Gesamthandlung* für ihn *vereinfacht* worden.
Seine neuropsychologischen Störungen verhindern, dass er im Rollstuhl sitzend den weniger betroffenen Arm frei über das Gesicht führt. Er nimmt immer noch häufig den indirekt betroffenen Arm zur Vergrößerung seiner Unterstützungsfläche (siehe Bobath-Konzept, Kapitel 2.4.2, S. 75) und lässt dann alles, was er zu dem Zeitpunkt in dieser Hand hält, fallen. Die Ergotherapeutin schlägt vor, dass er den Rasiervorgang morgens als erstes, noch im Bett erledigt, bevor der Pflegedienst ihn in den Rollstuhl transferiert. Dort, im Langsitz, unterstützt mit einem festen Kissen an der rechten Rumpfseite und damit für ihn ausreichender Spürinformation (siehe Affolter, Kap. 2.4.6), kann er den Arm frei bewegen und sich selber rasieren. Die *Handlung* ist auch hier für ihn *vereinfacht* worden, weil ein neuropsychologischer und sensomotorischer Basisanteil erleichtert wurde.

Beispiel 2: Ernst N. möchte sich sein Frühstück selber herrichten. Früher hat er sich Filterkaffee von Hand aufgebrüht, Brötchen geschnitten und belegt, einen Jogurt geöffnet und verzehrt.
Durch seine armbetonte Hemiparese rechts kann er alle Verrichtungen nur zeitverzögert mit der linken Hand erledigen. Die Ergotherapeutin erarbeitet mit ihm den Gebrauch einer Kaffeemaschine, rät zum Belegen von Schnittbrot mit fertig geschnittenem Belag. Zum Brot bestreichen und Joghurt öffnen erarbeitet sie mit ihm den Gebrauch einer „Anti-Rutsch-Folie". Den durch den automatischen Ablauf der Kaffeemaschine erhaltenen Zeitgewinn nützt Ernst N. für die anderen Verrichtungen. Die Adaption an die Einhandtätigkeit durch die schon geschnittenen Zutaten und die Adaption mit der „Anti-Rutsch-Folie" helfen ihm *kompensatorisch*, mit einer Hand sein Frühstück selber zuzubereiten.

In der besonderen Therapiesituation unter Anwendung von adaptiven Verfahren ist hier die Motivation des Patienten wichtig, die stark mit der Akzeptanz der veränderten Handlung bzw. dem Gebrauch der Adaption zusammenhängt. Diese Motivation ist auch von der Krankheitsverarbeitung (siehe Kap. 3.15) abhängig. Dabei muss zusätzlich die Komplexität in den sowohl kognitiven als auch sensomotorischen Anforderungen zur richtigen Handhabung eines Hilfsmittels beachtet werden.

2.3.6 Differenzierte Behandlung zur Erreichung von Basiszielen

Wenn eine Handlung undurchführbar ist, weil die dazugehörigen einzelnen Aktivitäten durch Störungen von Basisleistungen unmöglich oder schwierig sind, wird die Therapie an den Basisfähigkeiten ausgerichtet. Die Ergotherapie arbeitet dann mit dem Patienten an den Voraussetzungen, die der er benötigt, um wieder zu einer Aktivität und Handlung zu kommen. Je nach neurologischer Erkrankungsform können die Basisziele aufgrund der durch die Erkrankung hervorgerufenen unterschiedlichen Störungsbilder verschiedene Behandlungsformen erfordern (siehe auch Teil 3 „Störungsbilder").

Dabei wird eine mögliche parallele Behandlung von Basisstörungen, berücksichtigt, beispielsweise:

- Übungen für die Basisfähigkeit Stand helfen in der Therapie zur Tonusregulation und trainieren zusätzlich die somatosensorische Wahrnehmung der Gelenkstellungen, das Gleichgewicht und die Gleichgewichtsreaktionen
- Seitliche Lagerung in einer physiologischen Stellung der Schlüsselpunkte zueinander (siehe Kapitel 2.4.2, „Bobath", S. 75), trainiert die Körperwahrnehmung für die betroffene Seite, das Raum-Lagebewusstsein, die somatosensorische Wahrnehmung der Haut,

und verschiedenes andere mehr.

Die Behandlung wird also so kombiniert, dass die parallelen Effekte der Behandlung mit bedacht werden. Das bedeutet, dass die Therapeutin sowohl auf die fördernde Wirkung als auch auf eine mögliche Überforderung des Patienten achtet. In letzterem Fall müssen die therapeutischen Angebote so reduziert werden, dass in der Behandlung nur eine einzelne Basisfunktion oder geringere Anteile weiterer Funktionen verfolgt werden.

Zur Übersicht sind in der Tabelle 2.**9** in fünf Beispielen einige Funktionen aufgeführt, welche als Basis für die häufigsten Aktivitäten notwendig sind. Daran anschließend wird anhand von Patientenbeispielen aufgezeigt, welche Behandlung zur Verbesserung möglich wäre.

Nicht ausdrücklich erwähnt werden in den Beispielen die Komponenten des ökologischen und des psychosozialen Umfelds bzw. deren Bedingungen. Sie werden jederzeit berücksichtigt und ihre Bedeutung ist in Teil 1 beschrieben.

Die Tabelle 2.**9** beinhaltet nicht das komplette Bild möglicher Funktionen und therapeutischer Interventionen zur Verbesserung von Fähigkeitsstörungen. Anhand der aufgeführten Beispiele könnte jede beliebige Aktivität analysiert und in die dazu notwendigen Komponenten zerlegt werden.

Tab. 2.**9** Beispielhafte Übersichten über Funktionen, welche als Basis für Aktivitäten notwendig sind, sowie mögliche Störungen/Beeinträchtigungen und die therapeutische Intervention im Rahmen der Behandlung.

	Beispiel 1		
Funktion/Aktivität	**motorische Basisfunktionen**	**sensorische Basisfunktionen**	**neuropsychologische Basisfunktionen**
Liegen (als Aktivität der verschiedenen Anpassungssysteme)	Tonusanpassung an die Unterlage, Zudecke, das Kopfkissen usw.	– sensorische Information über Raumlage, Gelenkstellung, – Hautkontakt zur Umwelt	– Raum-Lage-Bewusstsein – Symmetrieempfinden (Mittelpunkte wahrnehmen) für den Körper und die Umwelt – Gnosis – Aufgabenverständnis – Aufmerksamkeit usw.
Basisziel: liegen können	**gestörte Basisfunktionen:** motorische Bewegungseinschränkungen links, V. a. sensorische Ausfälle; Neglekt, Pusher-Syndrom		
Beispiel: Friedrich S. Er liegt in Rückenlage häufig nach rechts verdreht im Bett, sein Rumpf ist rechts hyperton, das Bein wird unruhig angebeugt und gestreckt, die rechte Hand streicht unruhig auf und ab. Der Rumpf ist links hypoton, das linke Bein und der linke Arm ist im hypertonen Beugemuster, was sich durch die gesamte Unruhe weiter verstärkt. Die Seitlage wird in keiner Form von ihm toleriert.	**Ursachenanalyse, Folgendifferenzierung** Die linke Seite wird durch den Neglekt nicht/ungenügend wahrgenommen, mit den Folgen: – Lage wird nur ungern eingenommen, – das löst die Tonuserhöhung aus, – beides führt zu Unruhe des Patienten, er liegt häufig „schräg" im Bett, – das löst wiederum verstärkt Tonuserhöhungen aus.	**Prinzip der therapeutischen Intervention** – sensorische Information über Raumlage und Gelenkstellung vermitteln – deutlichen Hautkontakt zur Umwelt herstellen *Parallele Effekte* – sensomotorische, passive Bewegungen	**Therapeutische Intervention:** Friedrich S. *Tonus- und Perzeptionsregulation:* – unterstützende Lagerung (z. B. nach Bobath), – gewohnte Lagerungsmuster integrieren – unterstützende Lagerung, z. B. nach Affolter – deutliche sensorische Informationen an den Gelenken und der Haut, sowie an den Schlüsselpunkten (siehe Bobath) geben

Tab. 2.**9** Fortsetzung.

	Beispiel 2		
Funktion/Aktivität	**motorische Basisfunktionen**	**sensorische Basisfunktionen**	**neuropsychologische Basisfunktionen**
Drehen (als horizontale Rollaktivität, aber auch als vertikale Aktivität)	Tonusanpassung an den Lagewechsel Auseinandersetzung mit der Schwerkraft Stellreaktionen als Reflexaktivität	sensorische Information über Raumlage, Gelenkstellung, sensorische Information der Gleichgewichtssysteme Hautkontakt zur Umwelt	Raum-Lage-Bewusstsein Symmetrieempfinden für den Körper und die Umwelt Handlungsplanung zur Bewegungsausführung (Praxie) Gnosis usw.
Basisziel: sich drehen und Lageveränderung tolerieren können	**gestörte Basisfunktionen:** motorische Bewegungseinschränkungen links, V. a. sensorische Ausfälle; Neglekt, Pusher-Syndrom		
Beispiel: Friedrich S. Er lässt sich über die Seitlage nicht in das Sitzen auf die Bettkante transferieren. Versuche, ihn auf die linke Seite zu drehen, bereiten ihm große Angst, die er durch Schreien ausdrückt. Dabei erhöht sich der Tonus auf der rechten Seite extrem, mit dem rechten Arm drückt er sich an der Matratze oder am Körper der Helfer ab und ist nicht in der Lage, die unterstützende Fläche anzunehmen.	**Ursachenanalyse, Folgendifferenzierung** Die linke Seite wird durch den Neglekt nicht/ungenügend wahrgenommen, mit den Folgen: – Lageveränderung wird nur ungern toleriert, – Lageveränderung löst Tonuserhöhung aus, – Lageveränderung wird nicht durchgeführt bzw. ist nicht durchführbar.	**Prinzip der therapeutischen Intervention** – sensorische Information über Raumlage, Gelenkstellung und Bewegungen vermitteln – deutlichen Hautkontakt zur jeweils veränderten Umwelt herstellen *Parallele Effekte* – sensomotorische, passive Bewegungen	**Therapeutische Intervention:** Friedrich S. *Tonus- und Perzeptionsregulation:* – Schlüsselpunkte der Körperachse beachten (siehe Bobath) – gewohnte Bewegungsmuster integrieren – geführte Bewegungsübergänge, deutliche sensorische Informationen (siehe Affolter) an den die Drehung einleitenden und fortsetzenden Gelenken und der Haut geben – deutlich sensorisch (Affolter) und/oder verbal Bewegungsbeginn und -ende vermitteln – Hilfskonstruktionen wie z. B. eine feststehende Wand oder Polster in die Drehung miteinbeziehen (Affolter)

Tab. 2.**9** Fortsetzung.

Beispiel 3			
Funktion/Aktivität	**motorische Basisfunktionen**	**sensorische Basisfunktionen**	**neuropsychologische Basisfunktionen**
Armaktivität, z. B. Heben, Strecken, Beugen Beinaktivität, z. B. Standbein-, Spielbeinphase	– Tonusanpassung zur flexiblen Haltefähigkeit (Auseinandersetzung mit der Schwerkraft) des Körpers im Stand oder Sitz (Wechsel in der proximalen Stabilität zur distalen Mobilität) – Tonusregulation während der gewünschten Aktivität	– sensorische Information über Raumlage, Gelenkstellung – sensorische Information der Gleichgewichtssysteme – sensorische Information über die proximale Stabilität und die distale Mobilität	– Raum-Lage-Bewusstsein – Symmetrieempfinden für den Körper und die Umwelt – Handlungsplanung zur Bewegungsausführung (Praxie) – Wahrnehmung der mobilen Extremität – Gnosis, Aufgabenverständnis usw.
Basisziel: Arm passiv, Bein aktiv bewegen können	**Gestörte Basisfunktionen:** motorische Bewegungseinschränkungen rechts		
Beispiel: Theo E. Er hat einen Hypertonus in der gesamten rechten Körperhälfte, der Tonus der linken Körperhälfte ist aufgrund ihrer kompensatorischen Aufgaben auch eher erhöht. Armaktivitäten sind aktiv nicht möglich, passiv kann der Arm etwas in Anteversion gehoben werden, verbleibt aber meistens in Beugestellung des Ellenbogens, des Handgelenks und der Finger am Körper. Das Schulterblatt ist deutlich vom Rumpf abgehoben. Der Gang wird durch ein hypertones rechtes Standbein und unphysiologischer Schwungbeinphase bewältigt. Unter dem Gehen erhöht sich der Tonus im rechten Arm deutlich.	**Ursachenanalyse, Folgendifferenzierung** – Humeroscapularer Rhythmus des Armes ist gestört. – Stand-Spielbeinphase ist nicht rhythmisch. – Rumpfaktivität ist asymmetrisch Folgen: – Arm-/Beinaktivität löst erhöhten Tonus in den distalen Anteilen aus – Arm-/Beinaktivität verläuft nicht zielgerichtet und/oder in Massenbewegungen ab	**Prinzip der therapeutischen Intervention** – Vermitteln von Bewegungsmustern, die physiologischen Tonus zur flexiblen Haltefähigkeit zulassen – Erarbeiten von Tonusverhältnissen, die der Auseinandersetzung mit der Schwerkraft des Körpers im Stand oder Sitz dienen – Tonusregulation erarbeiten beim Wechsel in der proximalen Stabilität zur distalen Mobilität *Parallele Effekte* – Vermitteln von somatosensorischen Informationen	**Therapeutische Intervention**: Theo E. *Tonus- und Perzeptionsregulation* – Erarbeiten von physiologischen Bewegungsmustern (z. B. nach Perfetti) – Schlüsselpunkte in der Ausgangsposition beachten (Bobath) – gewohnte Aktivitätsmuster integrieren – Voraussetzungen wie z. B. eine rumpfstabile Sitzhaltung in die Bewegung einplanen

Tab. 2.**9** Fortsetzung.

	Beispiel 4		
Funktion/Aktivität	**motorische Basisfunktionen**	**sensorische Basisfunktionen**	**neuropsychologische Basisfunktionen**
Arm-Hand-Fingerfunktionen z. B. Halten, Greifen, Bewegen	– Tonusanpassung wie oben, (Auseinandersetzung mit der Schwerkraft im Wechsel von der proximalen Stabilität zur distalen Mobilität im Sitz, Schulter-Arm-Bereich, bis über Ellenbogen, Handgelenk und Finger)	– sensorische Informationen wie oben	– neuropsychologische Informationen wie oben – raumanalytische Fähigkeiten zur Erkennung von Greifobjekten – Praxie, Gnosis usw.
Basisziel: Arm aktiv bewegen können	**Gestörte Basisfunktionen:** motorische Bewegungseinschränkungen rechts, dezente Sensibilitätsstörung nach distal zunehmend, Hypersensibilität auf Kälte		
Beispiel: Ludwig T. Ludwig T. hat wechselnden Tonus zwischen normoton und hyperton in der gesamten rechten Körperhälfte. Armaktivitäten sind selektiv nicht möglich, passiv kann der Arm in allen ROM bewegt werden. Der Arm wird in Massenbewegungen benutzt, dabei erhöht sich der Tonus und es kommt zur Beugestellung des Ellenbogens, des Handgelenks und der Finger. Das Schulterblatt hängt leicht nach kaudal-lateral ab, eine leichte Subluxation der Schulter ist am in Schwerkraft hängenden Arm palpierbar. Der Rumpf ist eher hypoton.	**Ursachenanalyse, Folgendifferenzierung** – Wenn proximale Stabilitätsleistungen gefordert sind, kommt es zu erhöhtem Tonus in den distalen Anteilen. – Der Wechsel zwischen mobilen und stabilen Anteilen in der Bewegung löst Massenmuster aus. – Humeroscapularer Rhythmus ist gestört.	**Prinzip der therapeutischen Intervention** – Vermitteln von Haltungsmustern in proximalen Anteilen zur flexiblen Bewegungsfähigkeit in den distalen Anteilen – Erarbeiten von Tonusverhältnissen, die die Auseinandersetzung mit der Schwerkraft der distalen Anteile im Stand oder Sitz ermöglichen – Tonusregulation erarbeiten beim Wechsel von Stabilität zur Mobilität *Parallele Effekte* – Vermitteln von somatosensorischen Informationen	**Therapeutische Intervention:** Ludwig T. – *Tonus- und Perzeptionsregulation:* – Erarbeiten von physiologischen Bewegungsmustern (z. B. nach Perfetti) – geführte Bewegungsübergänge (z. B. nach Affolter) – besonderes Augenmerk auf das komplexe Zusammenspiel Schulter-Arm-Hand-Funktion – Voraussetzungen wie z. B. eine rumpfstabile Sitzhaltung in die Bewegung einplanen

Tab. 2.**9** Fortsetzung.

	Beispiel 5		
Funktion/Aktivität	**motorische Basisfunktionen**	**sensorische Basisfunktionen**	**neuropsychologische Basisfunktionen**
Hand-Finger-Funktionen (immer in Abhängigkeit von der Armaktivität!) z. B. Knöpfen, Schreiben, Essen	– Tonusanpassung wie oben	– Sensorische Informationen wie oben	– neuropsychologische Informationen wie oben – raumanalytische Fähigkeiten zur Erkennung von Zeichen, Schreibgerät usw.
Basisziel: Hand und Finger gezielt bewegen können	**Gestörte Basisfunktionen:** V. a. Störung der raumanalytischen Fähigkeiten zur körpereigenen Lokalisation und zur Erkennung von Gegenständen, Materialien und Geräten		
Beispiel: Margret S. Margret S. zeigt Störungen beim Schreiben. Sie nimmt den Stift ungelenk auf und hält ihn so in der Hand, dass sie nicht mit dem Schreiben beginnen kann. Die Therapeutin reicht ihr den Stift so an, dass die Patientin ihn richtig in der Hand hält und fordert die Patientin auf, Buchstaben abzuzeichnen. Die Patientin zeichnet versetzte Striche auf das Papier, die sich nicht zu Buchstaben zusammensetzen.	**Ursachenanalyse, Folgendifferenzierung** – Die Arm-Hand-Fingeraktivität ist sensomotorisch ohne Befund. – Der Raumbezug beim Abschätzen von gezeichneten Winkeln auf Papier gelingt nicht. – Der Raumbezug beim Zusammensetzen einfacher Konstruktionsaufgaben gelingt nicht. – Der Raumbezug beim Finden vom Armloch oder Knopfloch gelingt nicht.	**Prinzip der therapeutischen Intervention** – Raumbezüge körperbezogen wahrnehmen lassen – Raumbezüge im externen Raum vermitteln – Raumbezüge von Schreibgerät und Zeichen erarbeiten.	**Therapeutische Intervention:** Margret S. – deutliche sensorische Informationen zur eigenen Hand geben; beispielsweise die rechte Hand auf dem Tisch liegend mit dem linken Zeigefinger in ihrer Kontur abzeichnen, die Finger beider Hände (wie zum Beten) mit leichtem Druck aneinander legen – deutliche sensorische Informationen zu Gegenständen, Materialien und Geräten geben – Kognitive und sensorische Erarbeitung von Flächen und dreidimensionalen Gegenständen

2.3.7 Die Therapie von der Funktion zur Handlung

Ergotherapeutische Maßnahmen bedeuten, dass mit dem Patienten Basisfunktionen oder eine veränderte Handlung mit Kompensationen sowie der Gebrauch von Adaptationen eingeübt werden. Der Lernprozess für den Patienten kann dabei auf funktioneller Ebene zur Verbesserung seiner Basisstörungen oder auf der Handlungsebene stattfinden. Bei der Therapie an den Basisstörungen arbeitet die Therapeutin mit dem Patienten am Rande der Handlung und muss sich selbst, aber auch dem Patienten vergegenwärtigen, welchem Handlungsziel die Verbesserung der Basisstörung dient. Die Handlung selber ermöglicht dann die Überprüfung und Festigung der dazugewonnenen Funktion im realen Kontext.

Die handlungs- und die funktionsorientierte Therapie kann im unterschiedlichsten Setting (Übungsbad/-küche, häusliches Umfeld etc.) stattfinden: je alltagsnäher, desto besser. Für bestimmte Übungssituationen bietet sich auch die Kleingruppe an (siehe Kap. 2.4.8, AOT).

Die Therapeutin vermittelt dem Patienten, dass er mit dem Zugewinn an Basisfähigkeiten, aber auch mit Einschränkungen zu bestimmten Alltagshandlungen in der Lage sein wird. Sie erarbeitet mit ihm den Einsatz seiner vorhandenen und dazu gewonnenen Fähigkeiten und erläutert den Gebrauch von Hilfsmitteln, die Veränderung von Handlungen, die Anpassung an die Einschränkungen.

Beispiele (in Anlehnung an die Beispiele S. 53)
Kompensation:
- Friedrich S. lernt die ***vereinfachte Handlung***, den Anteil Rasieren der Handlung Körperhygiene.
- Ernst N. lernt mit *vereinfachten Handlungsanteilen* die Handlung Selbstversorgung mit Frühstück.

Training an der Basisfunktion:
- Friedrich S. erreicht durch das *Verändern der motorischen Basis* (Verringerung der „Pusher"-Symptomatik, Verbesserung der Rumpfstabilität) den Handlungsteil Rasieren der Handlung Körperhygiene.
- Ernst N. lernt durch *linkshändiges geschickteres Arbeiten* die Handlung Selbstversorgung mit Frühstück. Im Verlauf der Therapien lernt er, durch *Verändern der motorischen Basis* (Schulterblatt-Schultergürtelmobilisation, Verbesserung der Außenrotation im Schultergürtel und der Supination im Unterarm), seinen Hypertonus im rechten Arm so zu beeinflussen, dass schließlich der Körperabschnitt Arm-Hand als Gegenhalt funktionell beim Brot bestreichen eingesetzt werden kann.

2.3.8 Therapeutische Medien

Grundlagen

Alltagsgegenstände und weitere Medien werden als Kontextfaktoren in der Ergotherapie eingesetzt. Sie ermöglichen der Therapeutin, entweder handlungsorientiert oder funktionsorientiert dem Patienten bestimmte Aktivitäten anzubieten. Die Medien können sowohl zum Befund, als auch zur Behandlung neurologischer Störungen eingesetzt werden. Die Medienauswahl zu Befund oder Behandlung werden nach ihrer Art unterschieden. Ihr Einsatz erfordert eine genaue Analyse, insbesondere in ihren Anforderungen und Wirkungen.

- Unterscheidung nach der *Art der Medien*
  - Medien aus den Alltagsaktivitäten (Waschlappen - Seife; Küchenbrettchen - Messer; Computer - andere berufsspezifische Medien)
  - handwerklich-gestalterische Medien
  - Spiele
  - Kulturtechniken (Lesen, Schreiben, Rechnen)
- Unterscheidung nach *Anforderungen:*
  - benötigte Handlungskompetenz des Patienten: sensomotorisch, neuropsychologisch, kognitiv und psychosozial
  - benötigte Basisfähigkeiten der sensomotorisch-perzeptiven, neuropsychologisch-kognitiven und psychosozialen Subsysteme
  - möglicher Einsatz mit Kompensationen und/oder durch Veränderung des Mediums
- Unterscheidung nach *Wirkung*
  - auf die Handlungskompetenz und die Störungsbilder des Patienten
  - auf die Emotion und Motivation des Patienten

Tab. 2.10 ADL und Handwerk in der Therapie: 4 verschiedene Ebenen (Friederike Kolster).

ADL	Ebene des Einsatzes	Handwerk
– Frühstücken, um satt zu sein – Sich anziehen, um angezogen zu sein	**ADL zur Bewältigung des Alltags, Handwerk zum Herstellen eines Gegenstandes** **– Produktorientiert: Das Ergebnis steht im Vordergrund.**	– Seidenmalen, um ein Tuch zu haben – Töpfern, um eine Schale herzustellen
– Kochen, weil es Spaß macht – Staubwischen, weil es entspannt	**ADL oder Handwerk als Betätigung an sich** **– Prozessorientiert: Das eigene Erleben in der Handlung/Tätigkeit steht im Vordergrund.**	– Seidenmalen um des Malens willen – Töpfern um des Töpferns willen - weil es Spaß macht, entspannt
– Eine vorher vorbereitete oder jetzt gerade stattfindende Alltagstätigkeit wird zur gezielten Beobachtung genutzt.	**ADL oder Handwerk als Medium zur Befunderhebung** **– Eine vorher vorbereitete oder jetzt notwendige ADL-Situation wird zur gezielten Beobachtung genutzt.**	– Eine vorher vorbereitete oder jetzt gerade stattfindende handwerkliche Tätigkeit wird zur gezielten Beobachtung genutzt.
– Situation: Frühstück, Anziehen, Einkauf im Supermarkt... – Die Adaption der Situation an die Therapieziele ist zum Teil nur begrenzt möglich.	**ADL oder Handwerk als Therapiemedium** ausgehend von einer gemeinsamen Problem- und Situationsdefinition wird die Tätigkeit als Ausgangssituation zur Therapie genutzt: – **um direkt an der Basisfunktion zu arbeiten** z. B. Verbesserung der Exploration nach links, gezielter Einsatz der betroffenen Hand im Grobgriff, Verbesserung der Rumpfvorlage etc. – **um direkt an der Verbesserung der Performance zu arbeiten** z. B. gezielter Einsatz der betroffenen Hand bei Tätigkeiten wie Brotstreichen oder Halten eines Werkzeugs	– Situation: Ausführen einer vom Patienten gewünschten handwerklichen Tätigkeit – Die handwerkliche Aufgabenstellung kann meist sehr genau an die Therapieziele adaptiert werden.

Der Einsatz von Alltagsgegenständen und weiterer Medien hat also, wie bereits mehrfach erwähnt, als Kontextfaktor auf alle Subsysteme des Neurobewegens und -verhaltens seine Wirkung. Diese wird in der Ergotherapie gezielt und daher *differenziert* eingesetzt, um die Subsysteme anzusprechen.

Differenzierter Einsatz von Medien

Zunächst muss geklärt werden, auf welcher Ebene und mit welchem Ziel eine Alltagsaktivität oder ein anderes Medium angewendet wird. In der Tabelle 2.**10** wird in einer Gegenüberstellung von ADL und Handwerk als Therapiemedium diese Grundüberlegung verdeutlicht.

Die grundsätzliche Bewertung des Einsatzes von Spielen als therapeutisches Medium kann ebenso vorgenommen werden wie in der Bewertung des Einsatzes von ADL oder Handwerk. Dennoch gelten für Spiele noch besondere Kriterien als Leitfragen zur Planung ihres Einsatzes als Therapiemedium.

- Welche individuelle Wirkung (emotional und motivational) hat ein Spielangebot auf den Patienten?
- Impliziert das Spiel eine altersgemäße Wirkung?
- Welche sensomotorischen, kognitiven und neuropsychologischen Funktionen werden für das Spiel benötigt?
- Welche dieser Funktionen sollen im Mittelpunkt der Therapie stehen?
- Werden zusätzlich Funktionen gefordert, die der Patient (noch) nicht beherrscht?
- Soll das Spiel als Gruppenangebot gewählt werden? Mit welcher Zielsetzung für die Gruppe und den individuellen Patienten?

Anwendungsbedingungen von Medien

Vor dem Einsatz der Alltagstätigkeit oder eines Mediums zur Befunderhebung und/oder Therapie müssen sich Patient und Therapeutin darüber einig sein, um welche der in der Tabelle 2.**10** aufgeführten Ebene es gerade geht! Für den Patienten sind in der Regel zunächst nur die in der Tabelle aufgezeigten ersten beiden Ebenen vorrangig.

Beispiele:

- Die Therapeutin möchte mit dem Patienten ein Seidentuch im Stehen malen, um seine Standsicherheit bei gleichzeitig mobilen Armen zu verbessern. Der Patient sieht zunächst die handwerkliche Tätigkeit als Möglichkeit, für jemanden ein hübsches Geschenk herzustellen.
- Der Patient findet die „Anzieh-Methode" der Therapeutin sehr umständlich, weil sie seine Kleidung so weit von ihm weg platziert hat. Sie hat zum Ziel, die Rumpfvorlage zur Verbesserung des Transfers zu erarbeiten!
- Die Therapeutin bietet dem Patienten ein Legespiel an, um gezielt seine raumanalytischen Fähigkeiten zu beobachten. Der Patient lehnt Spiele als Betätigung generell ab.

Diese Beispiele sollen verdeutlichen, wie wichtig eine differenzierte Transparenz über den Einsatz von Alltagsaktivitäten und Medien zum Befund sowie über die mediengestützte Verfolgung von Therapiezielen mit entsprechenden Therapieinhalten ist.

2.3.9 Arbeitstherapeutische Maßnahmen

Grundlagen

Arbeit hat einen festen Stellenwert im System des Menschen und damit eine entsprechende Bedeutung (Weber et al., in Scheepers et al., 2000). Der Verlust des Arbeitsplatzes oder die länger andauernde Arbeitsunfähigkeit soll für den neurologisch betroffenen Patienten im Rahmen seiner Möglichkeiten verhindert werden. Die Überlegungen, ob und wie im Verlauf der Rehabilitation wieder mit Planungen zur Wiederaufnahme der Erwerbstätigkeit begonnen wird, kann in ergotherapeutischen Einrichtungen mit arbeitstherapeutischem Schwerpunkt durchgeführt werden. Die Arbeitstherapie soll zum einen die Fähigkeit des Patienten freisetzen, um Lösungen für seine berufliche Situation zu finden. Dabei soll er unter Berücksichtigung seiner veränderten Ressourcen die Ideen für notwendige Veränderungen entwerfen. Andererseits stehen die Therapeuten dem Patienten beratend zur Seite und entwickeln gemeinsam mit dem Patienten Lösungsvorschläge.

Dem neurologischen Patienten stehen unterschiedliche Ressourcen (seiner Fähigkeiten) zu unterschiedlichen Zeitpunkten (im Rehabilitationsverlauf) zur Verfügung. Die berufliche Rehabilitation des neurologisch betroffenen Patienten erfordert damit eine abgestufte, am gesamten Rehabilitationsverlauf orientierte Planung. Zu welchem Zeitpunkt die ersten Maßnahmen einsetzen können, muss nicht abhängig vom Wiedererlangen bestimmter Funktionen, sondern von Belastbarkeit und Ausdauer für die notwendigen Lernprozesse sein. Auch hier werden die Fragen der Handlungsfähigkeit relevant. Der Arbeitsplatz oder der Berufswunsch des Patienten werden nach den gleichen Grundüberlegungen wie im Ablauf in der Anwendung von adaptiven Verfahren analysiert:

- **Analyse des Arbeitsplatzes, des Berufswunsches**
  - nach notwendigen Fähigkeiten des Patienten und/oder
  - nach Umweltbedingungen des Berufs, des Arbeitsplatzes
- **Wie kann die Fähigkeitsstörung des Patienten für den Beruf, den Arbeitsplatz kompensiert werden?**
  - durch Veränderung der Handlung (die Handlung wird an den Patienten angepasst)

- durch Kompensation mit Hilfsmitteln
- durch teilweisen Einsatz einer Hilfsperson
- **Welche Basisfähigkeiten müssen noch verbessert werden, durch welche therapeutische Berufsgruppe?**
- **Wie kann die Umwelt an die Fähigkeiten des Patienten angepasst werden?**
  - durch Veränderungen in der Arbeitswelt
- **Wie können die Kollegen und Vorgesetzten miteinbezogen werden?**
  - zunächst durch Aufklärung über das Krankheitsbild, seine Basis- und Handlungsstörungen (dies im erforderlichen Maß angepasst an die Bedürfnisse des Patienten und in Übereinstimmung mit ihm, um seine Privatsphäre zu schützen)
  - durch Anlernen zu konkreten Hilfsmaßnahmen
  - durch Hilfsmittelberatung und Arbeitsplatzadaption

Der mögliche Verlauf einer beruflichen Rehabilitation und der therapeutischen Begleitmaßnahmen werden in der Tabelle 2.**11** (S. 64) aufgezeigt.

Die Fähigkeitsbefundung für den Arbeitsplatz

Um eine Befunderhebung für arbeitstherapeutische Maßnahmen einzuleiten, empfiehlt es sich, sowohl die Anforderungen des Arbeitsplatzes als auch die Funktionsmöglichkeiten des Patienten festzuhalten. Hierfür gibt es sehr spezifische Befundsysteme, Beispiele sind in der Tabelle 2.**12** (S. 65) aufgelistet und kurz erläutert.

Therapeutische Ziele und Maßnahmen zur Wiederherstellung der Arbeitsfähigkeit

Belastungserprobung

Die Belastungserprobung findet häufig noch in einer Rehabilitationsklinik statt. Hier kann eine ergotherapeutische Abteilung den Schwerpunkt auf die Belastungserprobung legen, indem Tätigkeiten mit unterschiedlicher Anforderung in einer zeitlichen Steigerung angeboten werden. Weitere Möglichkeiten können auch sein, je nach Ausstattung der Ergotherapie, erste Ansätze zu einer möglichen Berufsneuorientierung zu bieten. Einige Rehabilitationskliniken in Deutschland haben sich darauf spezialisiert.

Berufsfindung

Hierfür haben sich in Deutschland einige Berufsförderungswerke etabliert. Sie haben nicht mehr den klinischen und medizinisch-fachspezifischen Charakter einer Rehabilitationsklinik und sind auch nicht mehr krankheitsbildspezifisch orientiert. Dennoch können ärztlich-therapeutische Beratungen angeboten werden. An den Maßnahmen zur Berufsfindung sind die unterschiedlichsten Berufsgruppen beteiligt, eher noch selten im neurologischen Bereich ist die ergotherapeutische Beteiligung auf arbeitstherapeutischer Basis.

Der Schwerpunkt der Berufsförderungswerke liegt einerseits in der Beratung und in entsprechenden Trainingsangeboten zu allgemeinen Arbeitsfähigkeiten, wie z. B. Arbeitsplanung, Teamfähigkeit, Selbstständigkeit oder Reaktionsgeschwindigkeit. Andererseits besteht die Möglichkeit, die Arbeitsanforderungen zu bestimmten Berufen kennen zu lernen und zu erproben. Der Entscheidungsprozess zu einer Umschulung kann hier gefördert werden. Die funktionsorientierte Ergotherapie hat hier das Ziel, einzelne Bereiche der Handlungsfähigkeit zu verbessern, sowohl auf der sensomotorischen und/oder neuropsychologischen Ebene als auch im kompensatorischen Bereich, durch Adaptationen oder beispielsweise Geschicklichkeits- und Ausdauertraining des nichtdominanten Körperabschnitts Hand-Arm.

Berufserprobung und Umschulung

Die möglichen Institutionen hierfür sind ebenfalls die Berufsförderungswerke, aber auch be stimmte Fachschulen kommen für diese Maßnahmen in Frage (s. Tab. 2.**11**, S. 64). Der Schwerpunkt ist nun die bereichsspezifische Erprobung, z. B. in kaufmännisch-verwaltungstechnischen, handwerklich-technischen oder pflegerisch-sozialen Bereichen. Wenn der Bereich geklärt ist, werden konkrete Umschulungsmaßnahmen auf den gewünschten Beruf getroffen. Auch hier besteht das Ziel der Ergotherapie, wie oben aufgeführt, in der Verbesserung der Handlungsfähigkeit im gewünschten Beruf. Wird noch an der Verbesserung von Basisfähigkeiten oder Adaptationen gearbeitet, wird die hierfür notwendige Ergotherapie dann eher begleitend und außerhalb der Arbeitszeit durchgeführt.

Tab. 2.**11** Verlauf der beruflichen Rehabilitation von Theo E.

Zeitablauf	**Oktober 98 bis November 98**	**Dezember 99 bis Februar 2000**	**August 2000**	**November 2000**	**Januar 2001**
Institution	neurologisch-orthopädische Rehaklinik mit Arbeitstherapie	Rehaklinik mit arbeitstherapeutischem Schwerpunkt	Berufsförderungswerk A	Berufsförderungswerk B	private Wirtschaftsschule
Diagnosen und Verlauf	armbetonte Hemiparese rechts, mit Hypertonus, minimale Flüssigkeitssprechstörung, restliche leichte Konzentrations- und Aufmerksamkeitsstörungen	armbetonte Hemiparese rechts, mit Hypertonus, minimale Flüssigkeitssprechstörung, restliche leichte Konzentrations- und Aufmerksamkeitsstörungen	armbetonte Hemiparese rechts, mit Hypertonus		
Therapie/ Maßnahmen	Ergotherapie sensomotorisch und arbeitstherapeutische Maßnahmen, Physiotherapie, Logopädie	Ergotherapie sensomotorisch und arbeitstherapeutische Maßnahmen, Physiotherapie, Logopädie	Arbeitstraining in der Gruppe, Schreibmaschinentraining einhändig, arbeitspsychologische Testung	Ergotherapie, motorisch-funktionelles Einhandtraining	Ergo- und Physiotherapie (ambulant), Feststellungsmaßnahme für Organisation, Verwaltungs-, Büro- und Dienstleistungsberufe (BfA-finanziert)
Ziele	Tonusregulation und Bewegungsanbahnung erzielen, Gangverbesserung erzielen, Sprechflüssigkeit steigern, Grundarbeitsfähigkeiten testen und steigern, Computer-Einhandbedienung erlernen	Belastungserprobung und -steigerung, Tonusregulation und Bewegungserhalt erzielen, Gang mit hohem Gangstock (siehe Abbildung 3.**25**, S. 315) verbessern	Berufsfindung und -erprobung	Feinmotorik, Ausdauer, Schriftbild links verbessern, Maschinenschreiben/PC speziell auf „TASTA“ erlernen	Feststellung der Möglichkeiten zur Umschulungsmaßnahme, Beginn der Umschulungsmaßnahme

Tab. 2.12 Arbeitstherapeutisch orientierte Befundsysteme.

Name	Inhalt und Form
WRI = Worker Role Interview (Velozo et al. 1990)	Halbstrukturiertes Interview: Es wird die Umwelt und die psychosoziale Situation eines durch Unfall oder Krankheit betroffenen Klienten erfasst. Neben dem halbstrukturierten Interview erfolgen Beobachtungen konkreter Arbeitsübungen.
Ertomis/Ermittlung und Dokumentation des beruflichen Leistungsvermögens Behinderter EAM = Ertomis Assessment-Methode (Kring et al. 1995)	Beobachtungsinstrument zur Beurteilung von Fähigkeiten anhand von Arbeitsreihen. Für jedes Berufsfeld wird ein arbeitspädagogischer Beobachtungs- und Bewertungsbogen erstellt.
MELBA = Merkmalprofile zur Eingliederung Behinderter in Arbeit (Kring et al. 1995)	Verfahren zur Analyse der Leistungsfähigkeit des Klienten am Arbeitsplatz und zur Arbeitsplatzanalyse. Eingesetzt werden teilstandardisierte Interviews, Beobachtungen am Arbeitsplatz und Übungsaufgaben.

Berufsspezifische Anpassung an Adaptationen

Die Therapeutin erarbeitet mit dem Patienten, wie er im Rahmen seiner Einschränkungen seinen Arbeitsplatz und seine Arbeitsausführung gestalten kann. Sie erprobt mit dem Patienten den Gebrauch von Hilfsmitteln, die Veränderung von Arbeitsprozessen zur Anpassung an die Einschränkungen und berät den Arbeitgeber. Auch hier kann der Lernprozess für den Patienten auf der Handlungsebene des Arbeitsablaufs oder auf der funktionellen Ebene des Arbeitsprozess stattfinden.

Die gemeinsam erarbeiteten Veränderungen ermöglichen, dass der Patient unter Umständen entweder in seinen früheren Beruf zurückkehren kann, oder in einem neu erlernten Beruf die Möglichkeit hat, wieder in das Erwerbsleben zurückzukehren. Konjunkturelle und gesellschaftliche Prozesse können allerdings die Berufschancen behinderter Menschen sehr erschweren.

2.3.10 Modelle neurologischer Grundlagen zur Behandlung

Die Neurowissenschaften bringen durch verbesserte Forschungsmöglichkeiten stetig neues und ergänzendes Wissen bezüglich der Arbeits- und Lernvorgänge im ZNS hervor. Aber auch vorhandene Modelle von Bewegungskonzepten ergänzen das Wissen um mögliche Behandlungsformen. Daher sollen hier drei Modelle und Theorien von Bewegungs- und Lernkonzepten beispielhaft vorgestellt werden und zum Weiterlernen anregen. Diese Modellvorstellungen neuronaler Aktivität und Reaktivierung können als Grundlage sensomotorischer Therapie dienen. Das Wissen darum ermöglicht es der Therapeutin, Behandlungsbausteine, die sie anwendet oder kennen lernt, an neurophysiologischen Grundlagen zu evaluieren. In einem vierten Abschnitt versucht die Autorin einen Transfer der neurophysiologischen Modelle auf die Behandlungsgrundlagen neuropsychologischer Störungen zu leisten, um die Therapie- und Lernmöglichkeiten von Patienten zu veranschaulichen.

Die neuronalen Voraussetzungen des Lernens wurden schon im Kapitel 1 erläutert. Lernen wurde dort so beschrieben, dass Benutzung von angebahnten Bewegungen und Verhaltensverstärkung die Modifikation und den Ausbau von synaptischen Netzwerken bewirken. Durch Nichtbenutzung wird eine Reduktion der Netzwerke bewirkt, was Vergessen bedeutet. Diese Grundlage dient prinzipiell der Basis für die Therapie, und mit den folgenden Modellen kann die Anwendung der Bausteine ergotherapeutischer Behandlung begründet werden:

1. die *Theorie von Inhibition und Fazilitation* als Funktion neuronaler Aktivität und der darauf gründende Therapiebezug (siehe auch Kap. 2.4.2, Bobath)
2. das *systemische Modell motorischer Kontrolle* nach Newton (2000) als Beschreibung von Elementen normaler Bewegung und Bewegungslernen
3. das *Modell der normalen Bewegung* nach Bobath (1983,1990, Davies 1986, Paeth Rohlfs 1999). In der Anwendung des Bobath-Konzepts wird auf die Basis der normalen Bewegungen zurückgegriffen.

Weitere Modellvorstellungen neuronaler Aktivität und Reaktivierung finden sich im Perfetti-Konzept, S. 94 und Affolter-Konzept, S. 169.

Die Theorie von Inhibition und Fazilitation

Bei dieser Vorstellung der Funktion neuronaler Aktivität spielt das spinale α-Motoneuron als „Summationspunkt" jeglicher Einflüsse eine vorrangige Rolle. Da die Einflüsse sowohl von außen als auch aus dem ZNS heraus auf das α-Motoneuron einwirken können, haben alle therapeutischen Interventionen, aber auch Reizverarbeitungen des Patienten sowie Aspekte anderer Subsysteme einen Einfluss darauf. Das α-Motoneuron bewirkt durch diese Einflüsse eine Entladungsbereitschaft, die entweder eine Hemmung (Inhibition) oder eine Bahnung (Fazilitation) muskulärer Aktivität hervorruft. Es müssen mehrere „Fazilitationsquellen" gemeinsam wirken, um eine deutliche Fazilitation auszulösen.

Fazilitationstechniken (Hummelsheim 1998; s. a. Kap. 2.4.2, Bobath):

- kontinuierliche Reizapplikationen wie z. B. Bestreichen oder Beklopfen des Zielmuskels, Applikation von Vibrationsreizen
- phasische Muskeldehnung, je schneller, desto wirksamer, wie z. B. repetitiv-rhythmische Bewegungen einer Extensorengruppe
- Aktivierung intakter oder nur mäßig paretischer Muskelgruppen (die sowohl auf der betroffenen Körperseite als auch kontralateral liegen können), um damit eine kontrollierte Auslösung von physiologischen synergistischen und/oder assoziierten muskulären Reaktionen hervorzurufen (anregbare Vernetzung zwischen Neuronen, die für die Kontrolle von Muskeln gleicher oder ähnlicher Funktionen zuständig sind).

Inhibitionstechniken (Hummelsheim 1998; s. a. Kap. 2.4.2, Bobath):

- tonische Dehnung von Muskelgruppen, d. h. langsame und kontinuierlich über Minuten hinweg gesteigerte Dehnung, die zu einer verminderten Erregbarkeit des α-Motoneurons führt.
- regelmäßige passive Bewegung der Muskel- und Bindegewebe in dem zur Verfügung stehenden physiologischen Ausmaß („range of motion" = ROM)

(nach Hummelsheim 1998)

Beispiele:

- Fazilitationstechnik
  Peter K. hat eine rechtseitige Hemiparese mit armbetonten Mischtonus, der schlaffe Anteile hat, aber die Ab- und Adduktoren des Oberarms werden bereits wieder innerviert. Allerdings entsteht durch die Schwerkraftwirkung ein subluxiertes Schultergelenk. Zunächst setzt die Therapeutin vorbereitend *manuelle Reize,* besonders an den Zielmuskeln Deltoideus und Bizeps. Anschließend führt die Therapeutin den Arm, um mit dem Patienten ein großes Solitär zu spielen. Dabei hebt sie die Schwerkraftwirkung am Arm auf und erreicht eine *Aktivierung der mäßig paretischen Muskelgruppen.*
  Danach werden die Finger des Patienten auf dem Tisch liegend von der Therapeutin *repetitiv-rhythmisch in Extension* geführt, um die Streckmuskeln zu aktivieren und damit einer Flexionstendenz vorzubeugen.
- Inhibitionstechnik
  Ernst N. hat einen Hypertonus mit Beugemuster im rechten Arm, der sich durch *tonische Dehnung* des Rumpfes und der humeroscapularen Muskulatur in eine Streckung führen lässt. Diese *tonische Dehnung* wird durch die Streckstellung des Arms fortgeführt, und der Patient zum dynamischen Stützen – unter Mitwirkung der Therapeutin – auf den plegischen Arm gebracht. Dabei werden ihm verschiedene Aktivitäten, die

mit dem linken Arm bzw. der Hand zu verrichten sind, angeboten. Dadurch werden die *Muskeln und Bindegewebsstrukturen* des Hand-Arm-Rumpfbereiches *passiv* in ihrem *zur Verfügung stehendem „ROM"* bewegt.

Systemisches Modell motorischer Kontrolle

(siehe auch Newton, in Umphred 2000)

Dieses Modell beschreibt, wie die verschiedenen Systeme des ZNS unter Nutzung von Feedback-Regelkreisen zusammenarbeiten. Über die Aufnahme von Sinnesempfindungen, die über Wahrnehmungssysteme zur Reaktionsauswahl geführt werden, kommt es zur Ausführung der Reaktion. „Das beobachtbare Bewegungsverhalten ist das Ergebnis von Verarbeitung der Informationen und von Auswahl und Ausführung der gewählten Bewegungs- und Haltungsreaktion" (Newton 2000).

Aus verschiedenen Theorien hat Newton verschiedene Komponenten zusammengefasst, die er als Elemente für Ebenen zur Bewegungs- und Haltungskontrolle bezeichnet. Sie sind zusammen mit Beispielen in der Tabelle 2.**13** (S. 68) aufgeführt.

Alle genannten Komponenten hängen systemisch zusammen. Die Fähigkeit des Individuums, sie zu nutzen, hängt von seinen Möglichkeiten ab, Informationen aus der Umgebung zu verarbeiten, diese mit Erinnerung an frühere Bewegungsstrategien zu verbinden und situationsgemäß und an die Aufgabe angepasst auszuführen. Dieses Modell verdeutlicht nochmals die Zusammenhänge neuronaler Aktivität mit einzelnen Komponenten (bei Newton [2000] *Elemente* genannt) der Bewegungs- und Haltungskontrolle. Die Beobachtungen des Bewegungsablaufs eines Patienten können mit diesen Komponenten interpretiert werden. Zusätzlich ermöglichen sie, Varianten im Therapieangebot für Basisstörungen zu entwickeln und vorhandene Therapiekonzepte auf die Berücksichtigung der Komponenten zu überprüfen.

Das Modell der normalen Bewegung

(s. a. Kap. 2.4.2, Bobath, S. 77 und Paeth Rohlfs 1999)

Die Definition, was „normale" Bewegung sein kann, misst sich nicht an einer Gesamtnorm aller sich bewegenden Individuen. Normale Bewegung ist das, was der Patient vor dem Eintritt seiner Erkrankung als Bewegungsmuster gezeigt hat. Dennoch sind einige Grundlagen bestimmend für das, was „normale" Bewegung sein kann.

- **Mechanismen der Haltungskontrolle**
  Haltung ist kein statisches Moment, sondern in der Anpassung an die Schwerkraft eine minimierte Aktivität eines Haltungskontrollmechanismus des ZNS. Dieser Mechanismus reagiert auf Stimuli der Subsysteme des Umfeldes oder der inneren Subsysteme des Individuums mit sensomotorischer Antwort. Diese sensomotorische Aktivität ist zielgerichtet, wird ökonomisch ausgeführt, kann jederzeit an veränderte Umstände adaptiert werden und passt sich entweder automatisch an oder wird willkürlich zur Anpassung gesteuert.
- **Muskuläre Tonusaktivität der Haltung**
  Um die o. g. Aktivität einer Haltung durchzuführen, bedarf es einer Anpassung des Muskeltonus an die von der Schwerkraft geforderte Haltung. Dieser Tonus dient der Stabilität in der Auseinandersetzung mit der Schwerkraft und wird von mehreren Faktoren beeinflusst. Dazu zählt unter anderem die Position, in der sich das Individuum befindet, in Abhängigkeit von der Schwerkraft, die Vorstellung von einer Bewegung sowie die Geschwindigkeit der Durchführung, aber auch psychische und neuropsychologische Faktoren.
  Die durch den Haltetonus gegebene Stabilität beruht auf der Aktivität der reziproken Innervation des Muskelsystems.
- **Reziproke Innervation**
  Das Zusammenspiel aller Muskelgruppen beruht auf der wechselseitigen Führung einer Bewegung durch Agonisten und Antagonisten. Dabei haben die Muskelgruppen die Aufgabe, sich der jeweilig geforderten Funktion anzupassen und ggf. zwischen agonistischer und antagonistischer Innervation zu wechseln. Das Tonusniveau muss also jederzeit so sein, dass der Wechsel fortwährend

Tab. 2.**13** Elemente der Bewegungs- und Haltungskontrolle.

Elemente	Erläuterung	Beispiel
Zentraler Generator von Bewegungsmustern	im Sinne eines Umwandlers von Impulsen, die Reflexe und stereotype motorische Reaktionen auslösen	**Peter K.** spielte früher Tischtennis. Daher führt die Therapeutin seinen Arm in einer Form, wie er mit diesem früher Rück- und Vorhand gespielt hat. Somit greift die Therapeutin für den Patienten bekannte *stereotype motorische Reaktionen*, *adaptive Verhaltensformen* in gewohnter *Informationsverarbeitung* auf.
Informationsverarbeitung	serielle, parallele bzw. parallel-verteilte Verarbeitung, je nach benötigter Reaktionsgeschwindigkeit und der Strategie im Bewegungslernen	
Adaptives Verhalten	an die Anforderungen und Rahmenbedingungen der Umwelt	
Wechselseitigkeit	im Sinne eines Informationsflusses zwischen spezifischen Hirnzentren oder interagierenden Neuronengruppen und der jeweiligen Modifikation	**Wechselseitigkeit und Funktionsverteilung:** „Bei … Haltearbeit kommt es zu (außer in der motorischen Rinde) einer zusätzlichen Aktivierung der Basalganglien, des Thalamus, der anterioren Inselrinde, des anterioren Cingulums, des ipsilateralen prämotorischen Cortex, und der ipsilateralen supplementär motorischen Area." (Dettmers et al. 1997)
Funktionsverteilung	Es wird vorausgesetzt, dass Hirnzentren und Neuronengruppen mehr als eine Funktion haben, Funktionen miteinander teilen und überschneidende Funktionen haben.	
Konsens	Da mehrere Zentren zusammenarbeiten, muss eine Aktivität in Übereinstimmung der Zentren ablaufen, oder ein ungewöhnlicher Reiz löst die sofortige Reaktion eines Zentrums aus, z. B. Schreckreaktion.	
neu entstehende Eigenschaften	Während der Durchführung einer Bewegung werden verschiedene sensorische Informationen zusammen mit Erinnerungen an die frühere Bewältigung der Aufgabe benutzt, um daraus eine notwendige neue Bewegungsstrategie zu entwickeln.	**Theo E.** hat mit Perfetti-Übungen 1. und 2. Grades (Kapitel 2.4.3) eine *neue Eigenschaft* gelernt, die Anteversion des Armes ohne pathologischen Tonus einzuleiten. Als er sich per „Handschlag" von seiner Therapeutin verabschieden will, gelingt ihm diese Bewegung nicht mehr, sondern das mittlerweile *gewohnte Bewegungsmuster* des pathologischen Tonus wird abgerufen. Erst als die Therapeutin ihn auffordert, die *Erinnerung an die frühere Bewältigung der Aufgabe* in der Übung zu benutzen, gelingt ihm die Durchführung in diesem neuen Zusammenhang.

Tab. 2.**13** Fortsetzung.

Elemente	Erläuterung	Beispiel
Bevorzugte, nichtzwingende Bewegungsmuster	Gewohnte Bewegungsmuster werden bevorzugt eingesetzt, das intakte ZNS ist aber in der Lage, bei Bedarf auch mit anderen Mustern zu reagieren. Es ist nicht gezwungen, stereotype Bewegungsmuster einzusetzen.	
Kontrolle der Freiheitsgrade	Um keine überschießenden Bewegungen zu erhalten, müssen die möglichen Freiheitsgrade einer Bewegung koordiniert aktiviert werden, um angepasstes motorisches Verhalten zu erzeugen.	**Ingrid I.** hat mit Perfetti-Übungen 2. und 3. Grades (siehe Kapitel 2.4.3) gelernt, eine Fußheberschwäche zu überwinden. Dabei hat sie die *sensorische Kontrolle* über die Höhe des angehobenen Vorfußes mit Hilfe der Übung gewonnen, kann dies aber noch nicht in ihr (siehe **Patientenbeispiele** im Kapitel 3.5 Sensibilitätsstörungen) *koordiniert aktivieren*. Sie hat noch Fehler bei der *motorischen Kontrolle* und wird beim Gehen durch die Schrittfolge in der *Bewegungsausführung unterbrochen*. Die *sensorische Information* der Übung ist noch *unpassend* zum geforderten Bewegungsablauf; das bedeutet, sie kann die sensorische Information der Übung noch nicht in eine Alltagsbewegung umsetzen.
Rolle sensorischer Informationen	vorweggenommene Korrektur, Überprüfung der Bewegung, unter Berücksichtigung des Ergebniswissens Diese sind nach Newton (2000) nicht *zwingend* bei gewohnten Bewegungsmustern nötig, aber beim Erwerb oder Lernen von neuem Bewegungsverhalten.	
Fehler bei motorischer Kontrolle	durch falsch gewählte Bewegungsstrategie, durch unpassende sensorische Informationen, durch unerwartete Unterbrechung in der Bewegungsausführung	
Gleichgewichtsstrategie	Je nach Form der unerwarteten Störung reagiert das Individuum mit Anpassung im Bereich des Sprunggelenks, des Hüftgelenks oder mit einen Schritt, um ein Fallen zu vermeiden. Dieses kann sowohl im Stand als auch im Sitz beobachtet werden.	**Friedrich S.** hat nach einer rechtshirnigen Tumoreinblutung und -entfernung einen somatosensorischen und visuellen Neglekt sowie ein „Pusher"-Syndrom (siehe Kapitel 2.3.5). Seine *Gleichgewichtsstrategie* ist daher verändert. Sobald er von der Therapeutin in die objektive Senkrechte geführt wird, reagiert er mit seiner subjektiven *Anpassung* an die vermeintliche Schieflage bis hin zu einer *Schrittbewegung*, um das vermeintliche *Fallen* zu vermeiden.

möglich ist. Dieses Zusammenspiel der Muskelgruppen kann zur Stabilisation eines Körperabschnitts führen, während ein anderer sich bewegt, oder zur Bewegung beider Körperabschnitte.

Beispiel:

Tab. 2.**14** Beobachtung der normalen Bewegung, Beispiel 1.

Bewegungsanweisung für eine Person	Beobachtung des Tonus in der Auseinandersetzung mit der Schwerkraft
Verlagere immer mehr Deinen Körpermittelpunkt auf Dein Standbein.	– Wie verändern sich Standbein- und Rumpfmuskulatur? – Was machen dabei die Arme?
Beuge Dich langsam in der Hüfte, bis der Rücken waagerecht ist, strecke die Arme seitlich aus und *versuche*, auf einem Bein zu stehen.	– Wie findet die Auseinandersetzung mit der Schwerkraft statt? – Wo/wie findet in verschiedenen Bewegungsabschnitten die reziproke Innervation statt?

- **Koordination**
  Eine koordinierte Bewegung besteht aus den Komponenten der normalen zeitlichen und räumlichen Anteile einer Bewegung sowie dem Zusammenspiel mit selektiven Bewegungsmustern zu einer komplexen Bewegungseinheit. Die dabei stattfindenden neuromuskulären Aktivitäten bestehen aus:
  - agonistisch konzentrischer/antagonistisch exzentrischer Aktivität
  - synergistisch konzentrischer/synergistisch exzentrischer Aktivität
  - agonistisch exzentrische/antagonistisch konzentrische Aktivität
  - synergistisch exzentrische/synergistisch konzentrische Aktivität

Die Bewegungsmuster setzen sich dabei im Aufbau von Extension und Abbau von Flexion zusammen oder umgekehrt, wobei eine dieser Komponenten dominieren kann. Stattfindende Rotation ist kein eigenständiges Bewegungsmuster, sondern kann nur entstehen, wenn Extension und Flexion zu einem harmonischen Zusammenspiel fähig sind.

- **Gleichgewichtsaktivitäten**
  Die Fähigkeit zur Gleichgewichtsreaktion ergibt sich aus der Notwendigkeit einer Anpassung an die Anforderungen der Schwerkraft. Paeth Rohlfs (1999) unterscheidet nach:
  - *Equilibriumreaktionen*, die die kleinsten ablaufenden Gewichtsverlagerungen, die z. B. durch Atmen, Schlucken oder Augenbewegungen stattfinden, ausgleichen,
  - *Stellreaktionen*, die größere Verlagerungen innerhalb der Unterstützungsfläche mit ausgleichender Tonuserhöhung bewältigen müssen,
  - *Stützreaktionen*, die in der unteren Extremität zu einer Tonuserhöhung oder einer Schrittbewegung bzw. in der oberen Extremität zum Abstützen führen, um die jeweilige Unterstützungsfläche wiederherzustellen oder zu vergrößern.

Beispiel:

Tab. 2.**15** Beobachtung der normalen Bewegung, Beispiel 2.

Bewegungsanweisung für eine Person	Beobachtung der Bewegungen in der Koordination und den Gleichgewichtsreaktionen
Hebe einen schweren Gegenstand im Sitzen von einem vor dir stehenden Tisch hoch.	– Wo wird Extension auf- und Flexion abgebaut, bzw. umgekehrt? – Welches Bewegungsmuster ist agonistisch, welches antagonistisch?
Stelle Dich vor ein Regal und lege einen Gegenstand oben seitlich ab. Beuge Dich im Sitzen soweit zur Seite, bis Du Dich abstützen musst.	– Wo ist die Unterstützungsfläche? – Wohin verändert sie sich? – Welche Gleichgewichtsreaktionen werden benötigt?

Insgesamt beruhen die Abläufe der normalen Bewegung auf dem physiologischen Muster einer Haltungskontrolle und den notwendigen Gleichgewichtsreaktionen. Diese sind wiederum abhängig von einem Zusammenspiel der Informationen für das Individuum von seiner Außen- und Innenwelt.

Auch dieses Modell verhilft in der Therapie zur besseren Vorstellung, warum sich ein Patient in seiner spezifischen Art und Weise bewegt.

Beispiel: Theo E. hat Probleme mit dem plegischen Bein in der Spielbeinphase. Er setzt sein Bein in einer Zirkumduktion als Schrittfolge ein. Bei der genauen Beobachtung fällt auf, dass schon die erste Phase des Spielbeins mit einer notwendigen Zehenablösung nicht gelingt. Eigentlich müssten die Zehenflexoren nachlassen, damit der Oberschenkel sich etwas nach vorne unten bewegen kann und der Aufbau einer agonistisch konzentrischen Aktivität der Kniebeuger mit gleichzeitigem Abbau in antagonistisch exzentrischer Aktivität der Kniestrecker stattfindet. Aufgrund der für einen Schritt geforderten Anpassungsleistung an die Schwerkraft ist die antagonistische muskuläre Aktivität überschießend, das Bein bleibt gestreckt und wird aus dem Rumpf heraus nach vorne gebracht. Dieser Bewegungsablauf löst dann wiederum eine Tonuserhöhung in der Rumpfmuskulatur aus, das Gangbild wird zunehmend schlechter. Durch diese Beobachtungen lassen sich die Hauptprobleme des Gangbildes identifizieren und die Therapieschwerpunkte für die Basisstörungen danach abstimmen.

Neuropsychologisches Behandlungsmodell

Für die neuropsychologischen Störungen sind noch wenige, fest umrissene Modelle von neuronaler Aktivität und Reaktivierung entwickelt worden. Die Wirkung therapeutischer Intervention wird mit Restitution, Kompensation und Substitution (Goldenberg 1997) geschädigter Regionen umschrieben. Eine Generalisierung der Therapierfolge soll in der Anwendung von „neuerworbenen Strategien und Techniken in relevanten Alltagssituationen …als eigenständiges Ziel in die Therapie integriert werden“ (Goldenberg 1997).

Sturm (1997) führt dazu aus, dass es über die Reorganisationsprozesse noch keine klaren Vorstellungen gibt: „Theorien reichen von der Annahme einer multiplen Kontrolle und Redundanz von ZNS-Funktionen bis zur Vorstellung über eine völlige (dynamische) Reorganisation von Hirnfunktionen, für die es in begrenztem Umfang bereits psychobiologische Daten gibt. Sicher ist, dass durch Üben und neues Lernen morphologische Veränderungen in den assoziierten Hirngebieten hervorgerufen werden können.“

Wir dürfen also davon ausgehen, wie bereits im Kapitel 1 und auch hier ausgeführt, dass Lernen eine Modifikation und Verstärkung der synaptischen Netzwerke durch Benutzung und die Nichtbenutzung der Netzwerke eine Reduktion bewirkt. Die Autorin kann sich damit im übertragenen Sinn vorstellen, dass Fazilitation = Bahnung und Inhibition = Hemmung auch in der Therapie neuropsychologischer Störungen eine Behandlungsbasis bieten kann. Dem Patienten wird die Möglichkeit geboten, seine Handlung unter Vermeidung der Handlungsanteile durchzuführen, die neuropsychologische Störungen hervorrufen. Somit hat diese Handlung inhibitorischen Charakter. Wird die Handlung so angeordnet, dass die Aufgabe zwar die neuropsychologische Störung hervorrufen würde, aber die Therapeutin führt den Patienten an der Störung vorbei, hat sie fazilitierenden Charakter.

Der Lernprozess, unter Ausschaltung der Störungsanteile, ermöglicht damit die Modifikation und Verstärkung von neuronalen Netzwerken für sinnvolle Handlungen.

Zusammenfassung:

Die aufgeführten Modelle neurophysiologischer und neuropsychologischer Theorien dienen der Analyse des auftretenden Neurobewegens und -verhaltens des Patienten und der Bildung von Theorien zur Behandlung.

Nach einer neurologischen Schädigung auftretende Störungen sind über Vermittlung „normaler“ Bewegungs- und Verhaltensmomente beeinflussbar. Was für das Individuum normal ist, hängt unter anderem von seinem früheren Bewegen und Verhalten und seiner jetzigen Wahrnehmung ab.

Wichtig bei der Analyse einer Störung ist, genaue Kenntnisse zu haben, welche Funktionen des ZNS die beobachtete Aktivität zulassen bzw. verhindern oder stören. Diese Kenntnisse ermöglichen die korrekte Auswahl der möglichen therapeutischen Interventionen (siehe nachfolgende Abschnitte) und der Wahl des Settings zur Behandlung.

Literatur der Kapitel 2.1 bis 2.3

Empfohlene Literatur zum Vertiefen

G. The Brain and Behavior. Assessing Cortical Dysfunktion Throug Activities of Daily Living. St. Louis, USA: The C. V. Mosby Company; 1990.
Davies PM. Hemiplegie. Heidelberg: Springer; 1986.
Davies PM. Im Mittelpunkt. Heidelberg: Springer; 1990.
Dettmers C. Kortikale Kontrolle der Willkürmotorik. In: Neurologie & Rehabilitation; 1997; 3; 1: 15–27.
Girsig E. Dokumentation eines Hausbesuchs. Vorstellung eines Hausbesuch-Protokollbogens. In: Ergotherapie und Rehabilitation. 1998; 2: 106.
Götze R, Höfer B. AOT. Alltagsorientierte Therapie bei Patienten mit erworbener Hirnschädigung. Stuttgart: Thieme; 1999.
Goldenberg G. Neuropsychologie. Grundlagen Klinik Rehabilitation. Stuttgart: Fischer; 1997.
Hagedorn R. Ergotherapie. Theorien und Modelle. Die Praxis begründen. Stuttgart: Thieme; 2000.
Hummelsheim H. Neurologische Rehabilitation, Berlin: Springer;1998.
Jerosch-Herold, C (Hrsg.). Ergotherapie. Reflexion und Analyse. Konzeptionelle Modelle für die Ergotherapie. Berlin: Springer; 1999.
Klein-Vogelbach S. Funktionelle Bewegungslehre. 4. Auflage. Berlin: Springer; 1993.
Michal C. Neuropsychologisches Befundsystem für die Ergotherapie. Berlin-Heidelberg: Springer; 1996.
Minkwitz K, Platz T. Armmotorik nach Schlaganfall. Idstein: Schulz-Kirchner; 2001.
Paeth Rohlfs B. Erfahrungen mit dem Bobath-Konzept. Stuttgart: Thieme; 2000.
Scheepers C et al. Ergotherapie. Vom Behandeln zum Handeln. 2. Auflage. Stuttgart: Thieme; 2000.
Umphred DA. Neurologische Rehabilitation. Berlin: Springer; 2000.
Hermsdörfer J et al. Untersuchung zerebraler Handfunktionsstörungen. Dortmund: vml borgmann publishing; 1994.

Weitere verwendete Literatur

Bronfenbrenner U. Ökologische Sozialforschung. In: Mertens G. Umwelten: Eine humanökologische Pädagogik. Bd. II. Paderborn: UTB für Wissenschaft Verlag Schöningh; 1998: 113.
Brüggen S, Grasse K. Gut informiert. In: Ergotherapie und Rehabilitation. 2000; 5: 7
Christopher A. A-One. In: Scheepers et al. Ergotherapie. Vom Behandeln zum Handeln. 2. Auflage. Stuttgart: Thieme; 2000: 261.
Pschyrembel Klinisch-therapeutisches Wörterbuch; CD-ROM Version 1.0, Berlin: Walter de Gruyter GmbH & Co. KG; 1999/2000.
Erbsch, Laule, Wichmann: CMOP in Deutschland. Langenhagen: edition vita aktiva; 1999.
Filipp SH (Hrsg.). Kritische Lebensereignisse. 2. Auflage. München: Psychologie Verlags Union; 1990
Gray (1991) Beweishierarchie. In: Jerosch-Herold, Ch.; Evidenz-basierte Praxis. In: Ergotherapie und Rehabilitation. 2000; 5: 14.
Frommelt P, Habelsberger W. Beglaubigte Übersetzung des FIM-Leifadens Funktionaler Selbstständigkeitsindex. FIM-Projektgruppe Klinik Bavaria Schaufling, Steinweg 38, 94 315 Straubing; 1990.
Fugl-Meyer AR, Jääskö L, Leyman I, Olsson S, Steglind S. The post-stroke hemiplegic patient. Scandinavian Journal of Rehabilitation Medicine. 1975; 7: 13.
Gauggel S, Schoof-Tams K. Psychotherapeutische Interventionen bei Patienten mit Erkrankungen oder Verletzungen des Zentralnervensystems. In: Sturm et al. (Hrsg.). Lehrbuch der klinischen Neuropsychologie. Frankfurt/M und Lisse (NL): Swets & Zeitlinger GmbH; 2000.
Gauggel K, Wietasch. Neuropsychologische Rehabilitation. Ein Kompetenz- und Kompensationsprogramm. Weinheim: Psychologie Verlags Union; 1998.
ICIDH-2, International Classification of Functioning and Disability. Beta-2 draft, Full Version. Genf: World Health Organisation; 1999. Deutschsprachiger Entwurf, Frankfurt am Main; Februar 2000: Verband Deutscher Rentenversicherungsträger (VDR)
Jerosch-Herold C, Hack B, Marotzki U, Weber P. Konzeptionelle Modelle für die ergotherapeutische Praxis. Berlin: Springer; 1999.
Kielhofner G. Das Model of Human Occupation [MOHO]. In: Jerosch-Herold C et al. (Hrsg.). Ergotherapie. Reflexion und Analyse. Konzeptionelle Modelle für die Ergotherapie. Berlin: Springer; 1999.
van Klaick S. Armfunktionstests auf der Impairmentebene, In: Minkwitz K, Platz T. Armmotorik nach Schlaganfall. Idstein: Schulz-Kirchner; 2001.
Kolster F, Habermann C. (2000 a) Ergotherapeutische Befunderhebung. In: Scheepers et al. Ergotherapie. Vom Behandeln zum Handeln. 2. Auflage. Stuttgart: Thieme; 2000: 104

Kolster F, Habermann C. (2000 b) Diagnostische Verfahren. In: Scheepers et al. Ergotherapie. Vom Behandeln zum Handeln. 2. Auflage. Stuttgart: Thieme; 2000: 252

Kolster F. Therapieziele in der Neurologie. Unterricht – Konzeption – Anwendung. Neue Reihe Ergotherapie, Reihe 10, Bd. 6; Idstein: Schulz-Kirchner-Verlag; 2001.

Kring R et al. Hinweise auf Bewertungsinstrumente zur Qualitätssicherung in der Rehabilitation. Rehabilitation;1995; 34: 25

Law, Mary et al. Canadian Occupation Performance Measure. CAOT Publications 1994, lizensierte dt. Ausgabe von Barbara Dehnhardt et al. Langenhagen: edition vita aktiva; 1999.

Mahoney FI, Barthel DW. Functional evaluation. The Barthel index. Maryland State Medical Journey. 1965; 14: 61.

Masur H (Hrsg.). Skalen und Scores in der Neurologie. Stuttgart: Thieme; 1995.

Mathiowetz V, Weber K, Kashman N, Volland G. Adult norms for Nine Hole Peg Test of finger dexterity. American Occupational Therapy Journal of Research; 1985; 5: 25.

Mattingly C, Flemming M. Clinical Reasoning Forms of Inquiry in a Therapeutic Practice. Philadelphia: F. A. Davis Company; 1994.

Minkwitz K. Evaluation und Dokumentation sensomotorischer Störungen. In: Ergotherapeutische Dokumentation in der Neurologie. Deutscher Verband der Ergotherapeuten (Hrsg.). Neue Reihe Ergotherapie. Idstein: Schulz-Kirchner Verlag; 2000

Newton (2000). In: Umphred DA. Neurologische Rehabilitation. Berlin: Springer; 2000

Oerter R, Montada L (Hrsg.). Entwicklungspsychologie. 4. Auflage. Weinheim: Psychologie Verlags Union; 1998.

Oerter R, Montanda L (Hrsg.). Entwicklungspsychologie. Ein Lehrbuch. 4. Auflage. Weinheim: Psychologie Verlags Union; 1998.

Pinkowski C. Armfunktionstests auf der Disabilityebene. In: Minkwitz K, Platz T. Armmotorik nach Schlaganfall. Idstein: Schulz-Kirchner; 2001.

Pott U, Rosenbohm Ch. Entwicklung einer Handlungsempfehlung anhand des Procedural Reasoning am Beispiel der Apraxie, unveröffentlichte Diplomarbeit des Fachbereichs Ergotherapie der Hogeschool Limburg; 2000.

Protz et al. Therapieziele in der medizinischen Rehabilitation. Die Rehabilitation. 1998; 37: 24.

Riedel K. Das Occupational Self Assessment (OSA). Ein Bindeglied zwischen Theorie und Praxis. In: Lackenbauer, Riedel, Wahl: Das MOHO in der Praxis. Praxis Ergotherapie. Bd. 4. Dortmund: Borgmann; 1999: 291.

Scheiber I. Ergotherapie in der Psychiatrie. 2. überarbeitete Auflage. Köln, München: Stam Bardtenschlager Verlag; 1995.

Sturm W. Rehabilitation neuropsychologischer Funktionen. In: Hartje W. Poeck K. Klinische Neuropsychologie. 3. Auflage. Stuttgart: Thieme; 1997

Thiesemann R, v. Renteln-Kruse W. Hilfsmittelversorgung. In: Haas R, Blum H (Hrsg.) Determinanten der Schlaganfallrehabilitation. Stuttgart: Thieme; 2000.

Velozo et al. Worker Role Interview, 9. Version 1990. Übersetzung Dehnhardt B. Vertrieb im Selbstverlag Aha, Rohdehof 3, 30 853 Langenhagen.

Voigt-Radloff S, Schochat T, Heiss HW (2000). Das Ergotherapeutische
Assessment. Feldstudie zu Akzeptanz, Praktikabilität und
Prozessqualität. Die Rehabilitation. 39. Jahrgang. Stuttgart: Thieme Verlag: 2000: 255.

Webster DD. Critical analyses of the disability in Parkinson's disease. Modern Treatment 1980, 5: 257.

Weber B, Heil G. Ein neuer Weg in der Zielfindung. Langenhagen: edition vita aktiva, 1999.

Wenz C. Krankheitsverarbeitung. In: Götze R, Höfer B. AOT -Alltagsorientierte Therapie bei Patienten mit erworbener Hirnschädigung. Stuttgart: Thieme; 1999.

Whiting S, Lincoln N. An ADL-assessment for stroke patients. British Journal of Occupational Therapists. 1980; 43: 44.

Internetseiten:

Fim-Fundstelle: http://www.fischer-zim.ch/notizen/FIM-FAM-9711.htm

Bezugsquellen: „TASTA"-PC-Tastatur

zur Tabelle 2.**11**: Verlauf der beruflichen Rehabilitation von Theo E.
Berufsförderungswerk Heidelberg GmbH
Bonhoefferstr. 5
69123 Heidelberg
http://www.srh-gruppe.de

Nine-Hole-Peg Test

Smith & Nephew GmbH
Medical Divison
Max-Planck-Str. 1 – 3
34 253 Lohfelden
Tel. 0561/9514 – 0
Fax 0561/9 514 275

Weitere Testverfahren

Testzentrale
Postfach 3751
37027 Göttingen

2.4 Bausteine ergotherapeutischer Behandlung

2.4.1 Einleitung

Carola Habermann

In diesem Abschnitt sollen nun die in der Ergotherapie bewährten Behandlungskonzepte und -formen erläutert werden. Diese sind überwiegend erfahrungsgeleitet von Therapeutinnen oder Ärzten entwickelt worden. Eine wissenschaftliche Evaluation der Behandlungskonzepte und -formen ist teilweise begonnen worden, darauf wird in den einzelnen Abschnitten eingegangen.

Die Behandlung neurologischer Patienten basiert auf dem Wissen um neurophysiologische und neuropsychologische Prozesse. Wirksame Behandlung findet dann statt, wenn gezielte, geordnete, anhaltende und affektiv bedeutsame Interventionen aus der Umwelt des Individuums einen Umorganisationsprozess einleiten und verstärken (siehe auch Kap. 1). Die folgend aufgeführten Konzepte sind entwickelt worden unter Berücksichtigung ihrer Wirkung auf die neuronalen Prozesse. Sie finden daher alle ihre gleichberechtigte Anwendung, wenn sie in ihrer Wirkweise im oben genannten Sinn kontrolliert werden. Ihre Anwendung dient dem jeweiligen Patienten aufgrund ihrer spezifischen Wirkweise auf dessen neuronales System und seine entsprechenden perzeptiven, kognitiven und affektiven Kanäle. Die Konzepte sind somit Bausteine im Wiederaufbau eines gestörten neuronalen Systems (Braus 2000) und werden daher von uns hier so bezeichnet.

Erfahrene Therapeutinnen können in der Anwendung der Konzepte und Behandlungsformen über ihre Erfolge berichten und anhand des neurophysiologischen Wissens die Wirksamkeit begründen.

Die Anwendung obliegt der Therapeutin nach Fortbildungen, in denen der Einsatz des Konzepts gelehrt wird, selbstverantwortlich. Jede Therapeutin wird den Wissenszuwachs in ihre persönliche Behandlungsform integrieren und so anwenden, dass der für den Patienten richtige Effekt erzielt wird. Die Grundüberlegung wird dabei sein, die Behandlung so zu gestalten, dass die Zusammenhänge mit den *Subsystemen sensomotorischer, kognitiv-neuropsychologischer und psychosozialer Handlungsfähigkeit sowie der Handlungsfähigkeit im humanökologischen Kontext* erhalten bleiben. Die Anwendung eines oder mehrerer Konzepte soll so erfolgen, dass entsprechend *perzeptive, kognitive und affektive Kanäle* im ZNS des Patienten eingerichtet werden und eine neuronale Vernetzung stattfindet. Die Anwendung eines Behandlungskonzepts, einer Behandlungsform soll bewirken, dass *die Verarbeitung* der Interventionen, die von der Therapeutin angewendet werden *(Daten) durch diese Kanäle laufen* (*Umphred 2000*, siehe auch Kap. 2.3.10).

In den nun folgenden Kapiteln schildern erfahrene Therapeutinnen die jeweiligen Grundlagen des entsprechenden Konzeptes und geben Hinweise auf deren Anwendung in der Ergotherapie. Ein Einarbeiten und Vertiefen in die Konzepte über entsprechende Fortbildungen ist unumgänglich.

2.4.2 Bobath-Konzept

Carola Habermann

Einleitung

Das Bobath-Konzept ist ein Konzept auf neurophysiologischer Basis. Seine Grundidee besteht darin, dass ein direkter Vergleich zwischen den pathologischen Bewegungen, die durch eine neurologische Erkrankung hervorgerufen werden können, und physiologischen - sogenannten „normalen" - Bewegungen und Haltungen vollzogen wird. Der Gedanke, die Vermittlung „normaler", physiologischer Bewegung und Haltung durch sensomotorischen Input therapeutisch einzusetzen, wird in einem „24-Stunden-Management" fortgesetzt, das den Patienten in seinem Tagesverlauf und in seinen Ruhezeiten begleitet.

„Das Bobath-Konzept umfasst den problemorientierten Zugang in der Befundaufnahme und Behandlung von Individuen mit Störungen in Tonus, Bewegung und Funktion aufgrund einer Läsion des ZNS. Das Ziel der Behandlung ist die Optimierung der Funktion durch Verbesserung der Haltungskontrolle und der selektiven Bewegungen mittels Fazilitation. Funktion wird [im Bobath-Konzept] als zielgerichtete Aktivität definiert, in der sich eine Person in einer veränderbaren und effizienten Weise zu ihrer Umwelt verhält" (Kleinschmidt 2000).

Im Bobath-Konzept wird der Begriff der **Aktivität** sowohl im Zusammenhang mit Basisfunktionen, als auch mit **Tätigkeit und Handlung** verwendet. Um die begriffliche Unterscheidung von Funktionen und Handlungen zu verdeutlichen, werden in diesem Kapitel anstatt Aktivität die Begriffe **Tätigkeit und Handlung** immer dann verwendet, wenn es sich bei Aktivität um *mehr* als eine Funktion handelt. Diese beiden Begriffe umschreiben deutlicher die umfassenderen Aktivitäten, so wie sie in den anderen Abschnitten diese Buchs verstanden werden. Der Begriff Aktivität wird damit für einfache Bewegungsabläufe von Basisfunktionen verwendet.

Hintergrund der Therapieform

Die Basis des Konzeptes wurde von Berta Bobath (Physiotherapeutin) zunächst für Kinder, später auch für Erwachsene entwickelt und 1970 in einem Buch zur Befunderhebung und Behandlung erwachsener Hemiplegiker veröffentlicht (Bobath B 1990). Unterstützt wurde sie dabei von ihrem Mann Karel Bobath (Neurologe und Psychiater), der mit ihren und seinen Beobachtungen zu den neurophysiologischen Effekten bei Inhibition und Fazilitation die medizinische Basis legte (Bobath K 1959).

Zunächst war es ein Konzept, welches überwiegend von Physiotherapeuten angewendet wurde. Es fand aber schon sehr bald auch als Behandlungskonzept in der Ergotherapie Beachtung und setzte sich als interdisziplinäres Konzept für den Umgang und die Behandlung neurologisch geschädigter Patienten durch. Dieses entsprach Frau Bobaths Grundgedanken der Kooperation der beteiligten Berufsgruppen beim Umgang mit dem Hemiplegiker (Bobath B 1990).

Heute wird das Konzept von allen an der Rehabilitation beteiligten Berufsgruppen im Umgang mit neurologisch betroffenen Patienten angewendet. Dieses spiegelt sich auch in den Weiterbildungsangeboten für Ergotherapeutinnen, Physiotherapeutinnen, Logopädinnen, Pflegende und Ärzte wieder.

Auch die Ausdehnung auf Behandlung anderer neurologischer Erkrankungen über die Hemiplegie hinaus (Paeth Rohlfs 1999) zeigt, dass die Weiterentwicklung im Sinne eines Behandlungsbausteins den konzeptuellen Gedanken Berta Bobaths Rechnung trägt.

Schwerpunkte des Bobath-Konzepts

Fachbegriffe

Im Bobath-Konzept werden eine Reihe von spezifischen Ausdrücken verwendet, um eine einheitliche Sprache für die Beschreibung von Ausgangssituationen und Veränderungen am und mit dem Patienten zu erreichen. Daher sollen diese Begrifflichkeiten zur späteren Verständnissicherung hier zuerst erläutert werden.

Haltungskontrolle/-tonus: Im Bobath-Konzept wird mit Haltung und Bewegung in Bezug auf die Bewegungssysteme eine identische Funktion beschrieben. Haltung ist nicht starr, sondern fordert *bewegte Anpassung* des Tonus. „Eine Haltung ist Bewegung in ihrer kleinstmöglichen Amplitude“ (Paeth Rohlfs 1999). Haltungskontrolle und der Haltungstonus sind also kleinste fein abgestimmte muskuläre Aktivitäten.

Schlüsselpunkte (Abb. 2.**4** S. 76): Es handelt sich dabei um „gedachte“ Punkte im und am Körper, die im Umgang mit dem Patienten als Kontrollpunkte im Körper dienen. Von diesen aus kann der Haltungstonus im besonderen Maß beeinflusst werden.

- **Zentraler Schlüsselpunkt** (ZSP), ein sich vorzustellender Körpermittelpunkt, etwa auf der Höhe des Processus xyphoideus des Schlüsselbeins und des 7. und 8. Brustwirbels gelegen (zusätzlich als Schwerpunkt des Oberkörpers zu betrachten)
- Schlüsselpunkt **Becken** (zusätzlich der Schwerpunkt des gesamten Körpers auf Höhe des 2. sakralen Wirbels)
- Schlüsselpunkte beider **Schultergürtel**
- Schlüsselpunkte **Füße**
- Schlüsselpunkte **Hände**
- Schlüsselpunkt **Kopf**

Postural Set: ist das Haltungsmuster in Betrachtung der Stellung der Schlüsselpunkte zueinander und im Bezug des Körpers zur Unterstützungsfläche. Es dient der Analyse des notwendigen Haltungstonus.

Unterstützungsfläche (USF): ist die Fläche, die sich unterhalb eines Körpers in Bezug zur Schwerkraft befindet, die aber nicht unbedingt auch berührt werden muss. Unterschieden werden:

- Körper*eigene* Flächen, z. B. die Füße sind im Stand USF für den restlichen Körper. Sie sind *mobile* USF.

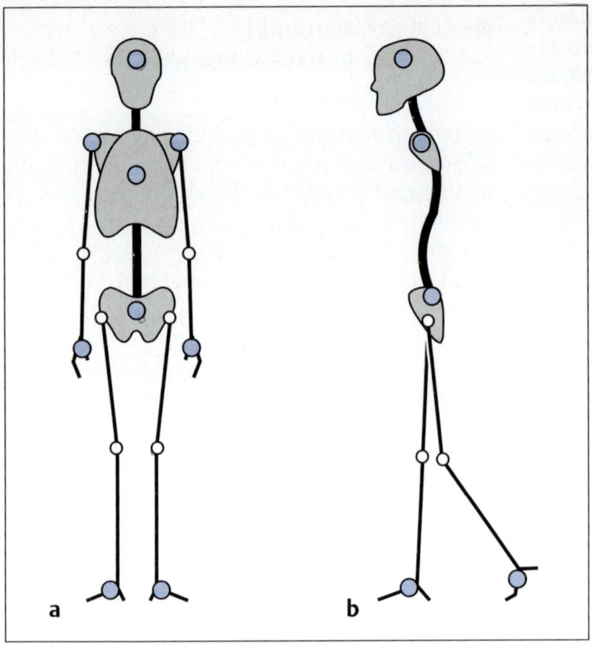

Abb. 2.4 Schlüsselpunkte.

- Körper*fremde* Flächen wie Boden (auch der Boden als Zwischenraum zwischen den Füßen), Sitzgelegenheiten, Tisch usw. Sie sind *stabil* zum Körper.
- Körper*fremde* Flächen, z. B. Fahrrad, Ski, Auto sind *mobile* USF.

Unterstützende Fläche (uF): ist die Fläche, die den Körper tatsächlich berührt. Hier gibt der Körper tatsächlich Gewichte an die Schwerkraft ab. Der für eine Haltung nötige Anpassungstonus verringert sich, je mehr uF für den Körper geboten wird.

Feedback: ist die Rückmeldung für das ZNS über die Veränderung während einer Bewegung. Die Rückmeldung wird von den Rezeptoren an den bewegten Muskeln, den Sehnen und der Haut an das ZNS geleitet. Das Feedback dient der Kontrolle über die Bewegung, um Veränderungen bzw. Korrekturen zu ermöglichen oder die Bewegung zu stoppen.

Feedforward: Man geht davon aus, dass im ZNS stets ein Wert über den momentanen Status der Körpermuskulatur präsentiert wird. Feedforward ist der Ausgangswert, bevor es zur Initiierung einer Haltungsveränderung und Bewegung kommt. Jede Veränderung von außen wird im ZNS sofort aufgenommen, verarbeitet und beantwortet. Es ermöglicht die Kontrolle durch das Voraussehen von Umständen, die die Bewegungskontrolle beeinflussen (Umphred 2000).

Alignment: ist eine kurzfristige, vorbereitende Position oder Stellung, bevor eine dynamische Bewegung oder ein Haltungsmoment für alle Strukturen eines Gelenks beginnt. Die Rezeptoren der daran beteiligten Knochen, Gelenkanteile, Muskeln mit Sehnen und Bändern weisen für jeden Bewegungsanteil ein bestimmtes Alignment auf.

(nach Paeth Rohlfs, 1999)

Neurophysiologische Grundlagen

Das Bobath-Konzept basiert heute auf einem neurophysiologischen Systemmodell, welches eine gleichzeitige und parallele Informationsverarbeitung des ZNS voraussetzt. Dabei stehen die Systeme zueinander in Abhängigkeit und Zusammenarbeit (s. a. S. 67). Für die Therapie werden daher folgende Grundannahmen berücksichtigt:

- Suche des Hauptproblems im Bewegungsverhalten des Patienten bzw. Berücksichtigung des gestörten Systems der Informationsverarbeitung im ZNS
- Förderung der Integration von neuronaler Anpassung an die Störung und Förderung einer physiologischen Haltungskontrolle
- Regulation der gestörten Anpassung und Haltungskontrolle durch vorausplanbare

Ausgangspositionen und Berücksichtigung der momentan möglichen neuronalen Anpassung
- Die Anpassung und Kontrolle von Verhalten und/oder Bewegungsstrategien erfolgt über ziel-/handlungsorientierte Aufgaben.

(nach Kleinschmidt 2000)

Grundlage „Normale Bewegung“

Wie oben bereits angeschnitten, basiert das Konzept auf dem Vergleich möglicher physiologischer Abläufe einer „normalen“ Bewegung (s. a. Kap. 2.3.10, Abschnitt *„Das Modell der normalen Bewegung“*, S. 67) mit der Analyse des pathologischen bzw. problematischen Tonus sowie von veränderten Haltungs- und Bewegungsmustern. Was dabei „normale Bewegung“ ist, wird zunächst individuell als Besonderheit eines jeden Menschen gesehen. Je nach seiner Entwicklung und Erfahrung, in Abhängigkeit von seinen konstitutionellen Bedingungen, ist er im Bewegungsverhalten und seiner Persönlichkeit geprägt. Trotzdem gibt es allgemeine Merkmale von Bewegungen, mit denen generelle Kriterien „normaler Bewegung“ aufgestellt werden können.

Die Bewegungsmuster der normalen Bewegung sind fein abgestimmt, fließend, zielgerichtet und ökonomisch. Dabei wird der Bewegungsbeginn, die Geschwindigkeit und das Ende der Bewegung harmonisch und zielgenau angepasst. Die Hand ist in der Lage, sich objektgenau zu öffnen und an die Oberfläche, Größe, Form und Materialbeschaffenheit anzupassen. Normale Bewegung ist das Ergebnis verschiedener Signale und Anforderungen aus der Außen- und Innenwelt eines Menschen. Sie laufen automatisch und unbewusst, angelernt und automatisiert ab, oder können bewusst durchgeführt werden. Alle Vorgänge können kurzfristig (automatischer Schutzschritt beim Stolpern) und abwechselnd (bewusstes Betätigen der Autobremse bei einer roten Ampel, automatisierte Bremsreaktion bei einem plötzlich auftauchendem Hindernis) auftreten. Diese komplexen normalen Bewegungen sind nach Schädigung des ZNS gestört. Kenntnisse über das, was normale Bewegung ausmacht, werden zur Analyse des veränderten Haltungs- und Bewegungsverhaltens eingesetzt.

Die Kriterien im Bobath-Konzept, an denen entlang die Beobachtung und Analyse grundsätzlicher Haltungs- und Bewegungskontrolle stattfinden können, sind in Tabelle 2.**16** (S. 78) aufgeführt. Zusätzlich zeigt die Übersicht über mögliche Störungen die Kriterien zur Analyse eines veränderten Haltungs- und Bewegungsverhaltens.

Die in der Tabelle aufgelisteten Kriterien werden im Folgenden erläutert:

Die Hauptaufgabe der neuromuskulären Steuerung ist also die aktive Kontrolle der Anpassung an die Schwerkraft. Durch die Veränderungen des Einflusses der Schwerkraft, wie beispielsweise durch Veränderung der unterstützenden Fläche (uF) und der Unterstützungsfläche (UFS), ist der Körper in einem sich ständig verändernden „normalen Haltungs-Kontroll-Mechanismus“ (Bobath K 1990, in: Paeth Rohlfs 1999). Dieser Mechanismus reguliert - wie in Tabelle 2.**16** (S. 78) beschrieben - den normalen Haltungstonus. Weitere Kontrolle erfolgt über die normale reziproke Innervation und die normale Koordination der Bewegung. Zusätzlich geschehen diese Abläufe in Abhängigkeit der Systeme, die das Gleichgewicht kontrollieren. Die bedeutenden Elemente der normalen Bewegung werden folgend aufgeführt (nach Paeth Rohlfs 1999):

Reziproke Innervation

Die reziproke Innervation ist die gegensinnige Innervation von Körperabschnitten oder Muskeln als eine ineinander übergehende Aktivität. Dieses Ineinanderübergehen erfordert eine hohe neurophysiologische Leistung des ZNS, da es zwischen erregenden, bahnenden Impulsen (Exzitation) und Hemmung der Bewegung (Inhibition) sorgfältig modulieren muss. Die Zusammenarbeit der Körperabschnitte kann wie folgt unterschieden werden:
- ein Körperabschnitt stabilisiert, ein anderer bewegt sich (1)
- beide Körperabschnitte bewegen sich (2)

Variationsmöglichkeiten in der reziproken Innervation bei der Zusammenarbeit von Körperabschnitten:
- reziproke Innervation zwischen den **beiden Körperhälften:** z. B. seitliche Gewichtsverlagerung, wobei die eine Rumpfseite verkürzt und die andere sich verlängert (2)
- reziproke Innervation zwischen **kranialen** und **kaudalen Körperabschnitten:** z. B. Schultergürtel dreht sich zur Seite, um mit beiden Armen einen Gegenstand zu greifen, während der Kopf schon geradeaus gerichtet ist, um das Ziel für den Gegenstand anzuvisieren (1)

Tab. 2.**16** Normale Bewegung und Haltung, sowie mögliche Störungen

Aspekte der Bewegung	Normale Bewegung	Störungen durch neurologische Schädigungen
Haltungs- und Bewegungskontrolle in koordinierten dynamischen und fortlaufenden Übergängen	**Haltung** ist *nicht statisch*, sie wird kontrolliert gesteuert über: – Tonus – reziproke Innervation – Bewegungskoordination **Haltung** wird permanent stabilisiert: – Tonus ist hoch genug, um gegen die Schwerkraft zu bestehen. – Tonus ist zugleich niedrig genug, um jederzeit in eine Bewegung überzugehen. Stabilität der ***Haltung*** ist *nicht* Fixation: – Sie wird erzielt durch reziproke Innervation auf einem hohen neurophysiologischen Niveau (höchste Anpassung des ZNS). – Auf die geringsten Veränderungen kann mit Equilibriumsreaktionen geantwortet werden.	Die Analyse des ZNS im Sinne der **Haltungskontrolle** ist gestört: – Der momentane Zustand des Tonus wird nicht korrekt analysiert. – Die Anpassung an die Schwerkraft findet ungenügend statt. – Die Haltungsstabilisierung in einem Körperabschnitt, die notwendig ist, um in eine Bewegung überzugehen, ist gestört. – Dadurch kann die Bewegung nur ungenügend durchgeführt werden. – Durch Anstrengungen, um die Störungen zu kompensieren, erhöht sich der Tonus noch mehr, die Abläufe werden noch schwerer.
	Bewegung entsteht aus der Haltung und ist in einer Bewegungsvorstellung („Feedforward“) vorbereitet (s. a. Handlung-Vorhandlung, S. 7): – Die Vorstellung beeinflusst den Haltungstonus, indem die Muskulatur mit Tonuserhöhung in Bereitschaft geht. – Das richtige Alignment ermöglicht im Bewegungsablauf, dass die korrekte Ausgangsposition für die Bewegung deutlich wird. Bewegung wird dann durch graduierte, selektive und ökonomische Tonusanpassung möglich. – Die Tonusanpassung muss genügen, um ein stabiles Element (beispielsweise den Rumpf) zu halten, damit ein anderes Element bewegen, also mobil sein kann. – Bei ***Bewegung*** ist wie in der Haltung eine permanente Tonusüberprüfung notwendig, um Qualität, Ausmaß und Geschwindigkeit einer Bewegung zu koordinieren.	– Die **Bewegung** ist nicht zielgerichtet und adäquat in der Geschwindigkeit, weil die Tonusanpassung überschiessend oder von assoziierten Reaktionen begleitet ist. – Sie ist nicht ökonomisch, da die Muskelaktivität nicht an die Aufgabe angepasst, sondern eher zu hoch ist. – Das Abrufen von automatisierten Bewegungen (erlernte, bekannte Abläufe), automatischen Reaktionen (angeborene Muster) und Willkürbewegungen ist gestört. – Die Positionen der Gelenkstrukturen der Körperabschnitte, die eine Bewegung einleiten sollen, stehen im falschen Alignment und die Bewegungsabläufe sind nicht oder unökonomisch durchführbar

Tab. 2.**16** Fortsetzung

Aspekte der Bewegung	Normale Bewegung	Störungen durch neurologische Schädigungen
Personale und ***Umweltfaktoren***	***Personale Faktoren***: – Psychische Faktoren, wie beispielsweise Emotionen, beeinflussen Haltungs- und Bewegungskomponenten.	– Freude und Angst lösen generell Tonuserhöhungen aus. – Die positive Motivation zu einer Bewegung verstärkt das „Feedforward“. – Die Pathologie wird gesteigert, in der Folge ist die adäquate Anpassung an die psychisch ausgelöste Tonusveränderung erschwert oder unmöglich.
	Umweltfaktoren: Die Unterstützungsfläche und die unterstützende Fläche beeinflussen den Haltungstonus: – Liegefläche, Sitzgelegenheit, die Art des Stehens, umweltbedingte Veränderungen in der Bewegung verändern die Position des Körpers in Relation zur Schwerkraft. – Das notwendige Haltungsmuster, das der Körper an sich in seinen Schlüsselpunkten hat (Postural Set), wird in Abhängigkeit von den Umweltfaktoren aufgebaut.	Die Anpassung an die Schwerkraft kann nicht oder nur ungenügend durch adäquaten Tonus bewirkt werden: – Die Größe und Art der unterstützenden Fläche kann nicht wahr- und angenommen und damit kein adäquater Anpassungstonus ausgelöst werden. – Der Übergang von einer Unterstützungsfläche zu einer anderen kann nicht mit adäquatem Tonus reguliert werden. – Das Postural Set entspricht nicht der momentanen Anpassungsfähigkeit des Patienten an die Schwerkraft.

- reziproke Innervation zwischen **proximalen** und **distalen Körperabschnitten,** wobei ein Wechsel im stabilen und mobilen Element stattfinden kann: z. B. distal stabilisiert der Rumpf und proximal heben die Arme/Hände etwas hoch (1), oder die distalen Arme werden beispielsweise an einer Turnstange stabilisiert und der proximale Rumpf bewegt sich in einer Turnübung (2)
- **intermuskuläre** reziproke Innervation: z. B. ein Beugemuskel ist Agonist, ein Streckermuskel Antagonist
- **intramuskuläre** reziproke Innervation: zwischen dem proximalen und distalen Anteil spezieller Muskeln, die in ihrem Verlauf zweigelenkig sind; beispielsweise der Musculus biceps brachii, der in seinem Schulteranteil bei der Abduktion zur Seite und nach oben, sowie bei der Adduktion des Armes beteiligt ist und im Unterarmbereich bei der Flexion und Supination

Insgesamt spielt die reziproke Innervation bei der geordneten Ausführung aller Bewegungen eine große Rolle. Dabei läuft die Innervation in allen Formen und Variationen ab. Ein detailliertes, übersichtliches Beispiel hierzu findet sich bei Paeth Rohlfs (1999).

Koordination

Dazu gehört die abgestimmte Bewegung in ihren verschiedenen Bewegungskomponenten muskulärer Aktivität:
- räumliche Koordination, Zielgenauigkeit
- zeitliche Koordination, Geschwindigkeit
- Koordination der neuromuskulären Bewegungsmuster im Auf- und Abbau von Extension und Flexion und ihre Kombination zur Rotation sowie der Kraftdosierung

Gleichgewichtsreaktion

Gleichgewicht wird benötigt, weil die Auseinandersetzung mit der Schwerkraft und den sich verändernden Unterstützungsflächen eine ständige Anpassung an die sich wandelnden Situationen erfordern. Dabei können verschiedene Formen von Gleichgewichtsreaktionen, die dem Erhalt des Gleichgewichts dienen, beobachtet werden:
- **Equilibriumreaktionen,** als kleinste Tonusveränderungen im gesamten Körper, die durch Gleichgewichtsverlagerungen verursacht werden, durch Herzschlag, Atmung, Blutkreislauf und Lymphe, Schlucken und Augenbewegungen, die ständig stattfinden. Besonders beteiligt an kleinsten Gewichtsverlagerungen sind die Augenbewegungen beim wachen Menschen.
- **Stellreaktionen,** als Ausgleichsbewegung bei Verlagerung größerer Gewichte innerhalb der Unterstützungsfläche. Sie gleichen durch entsprechende Reaktionen die Gewichtsverlagerung aus, denen nicht mehr nur durch Tonuserhöhung begegnet werden kann. Die Gewichte werden dann durch die Stellreaktion in die Gegenrichtung der Verlagerung bewegt. Es werden dabei Stellreaktionen des Kopfes auf den Rumpf, des Rumpfes auf die USF und Stellreaktionen der Extremitäten unterschieden.

Beispiel: Wenn etwas vorne gegriffen werden soll, was sich außerhalb der Reichweite des Armes befindet, wird der ZSP nach vorne verlagert, um die Reichweite des Armes zu vergrößern. Damit kein Ungleichgewicht entsteht, wird eine Stellreaktion der Füße mit Druck auf den Boden zum Ausgleich erfolgen.

- **Stützreaktionen** erfolgen automatisch, um eine sich verringernde Unterstützungsfläche bei Gewichtsverlagerung wieder zu vergrößern.

Beispiel: Um wie oben im Beispiel sicherer greifen zu können, würde der linke Arm sich an einer vorhandenen Unterstützungsfläche abstützen oder das linke Bein einen Schutzschritt nach links durchführen.

Diese Grundlagen normaler Bewegung dienen der Analyse der beim Patienten vorliegenden Bewegungsmöglichkeiten und der Ursachenforschung für seine pathologischen Bewegungen. Sie sind die Basis für den Befund und die Behandlung.

Der Befund im Bobath-Konzept

Der Befund spielt wie bei allen Behandlungsbausteinen auch im Bobath-Konzept eine entscheidende Rolle, da er der Analyse der Hauptprobleme und der Zielsetzung dient. Er wird anfangs erhoben und während der Behandlung immer wieder ergänzt und aktualisiert. In einem kontinuierlichen Regelkreis beobachtet die Therapeutin laufend den Patienten, so wie er momentan ist, vergleicht mit den ihr bekannten normalen Bewegungen und verändert die störenden Faktoren so für den Patienten, dass er einer normalen Bewegung nahe kommt.

Dokumentation

Um ein ausführliches Dokumentationsschema einheitlich zu ermöglichen, hat Frau Bobath schon in ihrem ersten Werk 1970 Beobachtungsschemata vorgeschlagen. Diese wurden im Laufe der Jahre von ihr immer wieder modifiziert (Bobath B 1983) und später auch von verschiedenen Bobath-Instruktorinnen (Davies PM 1986) verändert.

Einen gekürzten Basisbogen, der einen Überblick über Hauptprobleme, Arbeitshypothese und ersten Behandlungsplan gibt, stellt Paeth Rohlfs (1999) in „Erfahrungen mit dem Bobath-Konzept" vor (s. Abb. 2.**5**, S. 82). Die Anwendung dieses Bogens wird nach dem Absolvieren des Grundkurses sicher leichter fallen. Er ermöglicht aber, sich der Denkweise des Bobath-Konzepts zu nähern.

Dieser Bogen ist durchaus für die Ergotherapie geeignet, da er das psychosoziale und physikalische Umfeld des Patienten und in der Zielformulierung das Patientenziel berücksichtigt.

Befunderhebung Tonusüberprüfung

Im Bobath-Konzept werden verschiedene Ausgangsstellungen des Patienten benutzt, um den Tonus für Haltung und Bewegung zu beobachten. Die Bewegungen werden entweder von der Therapeutin geführt oder vom Patienten alleine bewerkstelligt; dabei werden verschiedene Qualitäten und Quantitäten der Bewegung analysiert. Wichtig dabei ist, dass die Therapeutin zu spüren lernt, wo und wie sich der Tonus verändert und womit und wie sie ihn durch Veränderung beeinflussen kann. Eine wichtige Unterstützung dabei ist die Palpation, das taktile Beobachten. „Palpieren heißt, mit den Fingern zu sehen" (Falkenberg 1999). Die Therapeutin sieht zwar Tonusveränderungen, aber um sich eine genaue Vorstellung zu machen, was unter der Haut geschieht, muss sie den Patienten anfassen. Die Palpation ermöglicht, Bewegung und Tonusveränderungen zu erspüren, aber auch Schmerz und Temperaturveränderungen zu kontrollieren. Im Bobath-Konzept werden zur Haltungs- und Bewegungsbeobachtung folgende Befundformen eingesetzt:

Placing

Placing bedeutet, dass die Therapeutin für den Patienten die Bewegung einer Extremität von einem distalen Schlüsselpunkt heraus durchführt. Bei Bedarf kann sie von proximal aus entsprechend unterstützen. Zu beobachtende Fragestellungen auf qualitativer und quantitativer Ebene sind:

- Ist der Tonus niedrig genug, um die Bewegung durchzuführen?
- Ist der Tonus zu hoch und wird Widerstand (in welcher Stärke?) gespürt?
- Baut beim Abstoppen der Bewegung der Tonus automatischen Halt gegen die Schwerkraft auf, so dass die Therapeutin die Gewichtsübernahme beim Abstoppen spürt?
- Wird die Gewichtsübernahme physiologisch durchgeführt oder entstehen Massenmuster und/oder assoziierte Reaktionen?

Holding

Holding bedeutet, dass die Therapeutin beobachtet, wie der Patient der Aufforderung, willkürlich die Extremität zu halten, nachkommt.

Zu beobachtende Fragestellungen auf qualitativer und quantitativer Ebene sind:

- Wird das Gewicht im normalen Bewegungsmuster übernommen oder entstehen Massenmuster (Bewegungen aller zur Verfügung stehenden Muskeln, Agonisten und Antagonisten) und/oder assoziierte Reaktionen (zusätzliche Bewegungen in anderen Körperabschnitten)?
- Sind normale Massenmuster durch die Anstrengung vorhanden oder lassen sie sich nicht mehr fraktionieren?

Beobachtung von assoziierten Reaktionen

Erkennen von assoziierten Reaktionen bedeutet, dass die Therapeutin überprüft, ob diese bei Bewegungsaufforderungen oder selektiven Bewegungen auftreten. Dabei muss unterschieden werden nach:

- **normalen** assoziierten Bewegungen im Sinne von Mitbewegungen in einem anderen Körperabschnitt, wie beispielsweise eine Zungenbewegung nach außen bei anstrengenden Aufgaben
- **abnormale** assoziierte Reaktion wie Tonuserhöhung,
  - die im gleichen Körperabschnitt stattfindet und sich nach Abschluss einer Bewegung nicht unter Kontrolle bringen oder hemmen lässt,

Befund/Behandlung

Name: Geburtsdatum:
Diagnose: Datum des Ereignisses:
Nebendiagnosen:
Beruf:
Hobby/ausgeführte sportliche Aktivitäten:
Soziales Umfeld (Familienstand, Wohnung, Clubs/Vereine/Nachbarschaft):
Datum der Befundaufnahme:
Therapeut/in:

Was kann der Patient allein ausführen?
- Beschreibung der analysierten **Funktion:**
- Abweichungen im **Bewegungsmuster:**
- Abweichungen der **Komponenten** des Bewegungsmusters:
- Abweichung der **neuromuskulären Aktivität** der Komponenten:

Beschreibung der assoziierten Reaktionen:
- Bei welcher Bewegung:

Beschreibung der auftretenden Bewegungsmuster:
- Graduierung:
- Messbarer Faktor:

Hypothese über den Grund der Abweichung der neuromuskulären Aktivität bzw. des Auftretens von assoziierten Reaktionen:

Überprüfung der Hypothese:
Was kann der Patient mit wenig Hilfe der Therapeutin ausführen?
- Beschreibung der analysierten **Funktion:**
- Abweichungen im **Bewegungsmuster**:
- Abweichungen der **Komponenten** des Bewegungsmusters:
- Abweichung der **neuromuskulären Aktivität** der Komponenten:

Worin besteht die Hilfe der Therapeutin? (Gewichtsabnahme, Hemmung von welcher abnormalen Reaktion, Fazilitation durch welche spezifischen Stimuli?)

Hauptproblem/Schlüsselproblem?
(Das Problem, durch dessen Behandlung sich gleichzeitig viele weitere untergeordnete Probleme verbessern)
Strategie, wie dieses Nahziel erreicht werden soll:
Womit wird in der Behandlung begonnen, wie wird fortgefahren?
Was sind die Nahziele in den nächsten Behandlungen?

(Fern)Ziel der Behandlung
- Aus der Sicht des Patienten:
- Aus der Sicht der Therapeutin:

Befund

Haltungstonus

stark	erniedrigt---	erhöht+++	Kompensation⊕⊕⊕
mittel	erniedrigt--	erhöht++	Kompensation⊕⊕
leicht	erniedrigt-	erhöht+	Kompensation⊕

Sensibilität

	Hyposensibilität	Hypersensibilität	Schmerz	
stark	###	***	ϟϟϟ	in Ruhe
mittel	##	**	ϟϟ	bei kleiner Bewegung
leicht	#	*	ϟ	endgradig

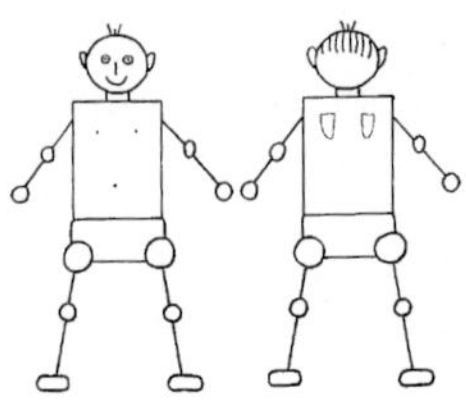

Abb. 2.5 Befundbogen, Arbeitshypothese und Behandlungsplan.

- die zu Massenbewegungen in einem Körperabschnitt führt, die selektive Bewegungen unmöglich machen,
- die in einem anderen Körperabschnitt stattfindet und sich nicht hemmen oder kontrollieren lässt.

Tonus und Kompensation (erhöhter Tonus der indirekt betroffenen Seite als Ausgleich) wird auch quantitativ beurteilt. Paeth Rohlfs (1999) schlägt eine dreistufige (schwer, mittel, leicht) Unterteilung vor und definiert diese qualitativ. Damit wird eine differenzierte Betrachtung und Beschreibung der von ihr aufgezählten folgenden Komponenten ermöglicht:

- Haltungstonus
- Rekrutierung motorischer Einheiten (ganzer Körperabschnitte, kurzer Bewegungsketten bis zu selektiven Bewegungen)
- motorische Antworten (Massenmuster, assoziierte Reaktionen)
- inhibitorische Kontrolle (überschießende oder kontrollierte Bewegungen)

Sensibilitätsüberprüfung

Im Bobath-Konzept wird der Sensibilitätsstatus in Form eines allgemeinen Screenings in Bezug auf die funktionelle Bewegung überprüft. Die Oberflächensensibilität wird mit Berührung und Druck durch den Finger getestet und im Seitenvergleich durchgeführt.

Die Überprüfung der Tiefensensibilität wird durch Bewegung einzelner Gelenke der Extremitäten vollzogen. Auch hier wird ein Seitenvergleich gemacht, das so genannte Mirroring. Zur präzisen Durchführung dieser Untersuchungen sowie zu möglichen Interpretationen der Ergebnisse des Mirroring finden sich im Kapitel 3.5 weitere Erläuterungen.

Die Stereognosie wird mit einem dem Patienten bekannten Gegenstand durchgeführt, der bei Bedarf durch die Therapeutin geführt umfasst werden kann (Davies 1986).

Berücksichtigung neuropsychologischer Störungen

Die klassische Literatur zum Bobath-Konzept (s. Abschnittsende) gibt keine Hinweise auf die Art einer Befunderhebung zu neuropsychologischen Problemen, aber berücksichtigt sie teilweise als fremderhobene Daten in ihren Dokumentationssystemen.

In den Falldarstellungen dieser Bücher werden vereinzelt Störungsbilder in den Behandlungsbeschreibung integriert. Vor allem die „Pusher-Symptomatik" (siehe Kapitel 3.9) findet in der Literatur ihre Beachtung, da sie Pat Davies 1984 als erste in einer therapeutischen Literatur (Davies 1986) erwähnt, und von ihr Behandlungsstrategien zur Beeinflussung des von ihr sogenannten „Pusher-Syndroms" entwickelt wurden.

In der neueren Literatur zum Bobath-Konzept (Paeth Rohlfs 1999) finden Ideen zur Berücksichtigung neuropsychologischer Störungen ihren Anteil im Behandlungskonzept.

Um der Wichtigkeit der Beeinflussung der motorischen Fähigkeiten durch neuropsychologische Faktoren, aber auch durch sensorische Faktoren Rechnung zu tragen, werden in diesem Buch im Kapitel 3 die Störungen und ihre gegenseitigen Wechselwirkungen ausführlich abgehandelt.

Befundbewertung

Bereits während die Therapeutin die Befunde erhebt, bekommt sie schon einen Eindruck über die sich gegenseitig beeinflussenden Faktoren. Insgesamt wird sie bewerten, welche Form der Kontrolle der Patient über seine Bewegungen hat, wo selektive Bewegungen stattfinden können oder wo und wie es zu assoziierten Reaktionen und/oder Massenbewegungen kommt. Gleichzeitig kann sie überprüfen, ob und wie ausreichende inhibitorische Kontrolle seitens des Patienten stattfindet, oder wo sie zunächst diese Kontrolle für ihn fazilitieren muss. Sie muss weiterhin herausfinden, wann und unter welchen Bedingungen der Tonus niedrig genug ist, um Bewegungen in einem Körperabschnitt möglich zu machen, und zugleich hoch genug ist, dass stabile Elemente in den anderen Körperabschnitten vorhanden sind.

Durch den Befund der Sensibilität in allen Qualititäten sowie einem Überblick über die neuropsychologischen Fähigkeiten wird sie eine Beurteilung über die tonusbeeinflussenden Faktoren möglicher Störungen in diesen Bereichen abgeben (s. Kap. 1 und 3).

Ergotherapeutische Tätigkeiten im Bobath-Konzept

Die Beispiele, die hier im Folgenden beschrieben werden, beziehen sich auf hemiplegische Patienten. Weitere Behandlungsbeispiele befinden sich auch im Kapitel 3.4, Hemiplegie/Hemiparese. Wenn die Grundlagen des Bobath-Konzepts in der Behandlung anderer neurologischer Krankheitsbilder eingesetzt werden sollen, kann die Behandlung analog wie beschrieben durchgeführt werden.

■ Voraussetzungen zur Behandlung

Das Bobath-Konzept ermöglicht eine präzise neurophysiologische Vorbereitung und Durchführung einer Tätigkeit. Die Therapeutin plant anhand des Befundes sorgfältig die Ausgangssituation bezüglich der unterstützenden Fläche, der Unterstützungsfläche und die Stellung der Schlüsselpunkte hierzu, *das Postural Set*, aus dem es zur Handlung kommen soll. Weiterhin finden alle grundlegenden neuropsychologischen und psychosozialen Faktoren in der Behandlung ihre Berücksichtigung (siehe auch Kap. 2.4.2).

Auswahl der Stellung und der Flächen

Tätigkeiten und Funktionsmöglichkeiten im Liegen

Natürlicherweise sind Tätigkeiten im Liegen eher gering und beschränken sich meist auf die Tätigkeit des Liegens an sich oder Liegen als Ausgangsbasis für eine Handlung, die zu einer Lageveränderung führt. In der Behandlung kommt dem Liegen insofern eine große Bedeutung zu, da es als tonusnormalisierende Grundhaltung sorgfältig angebahnt und kontrolliert werden muss.

Liegen ohne entsprechende Unterlagerung hat aufgrund der Stellung des zentralen Schlüsselpunktes zu den anderen Schlüsselpunkten (alle posterior zum ZSP) eine Wirkung in Richtung Extension des gesamten Körpers. Daher wird prinzipiell eine Lagerung angestrebt, die dem entgegenwirkt. Das hat den Grund, da vorherrschender Extensorentonus keine Flexion zulässt, diese aber für Bewegungsübergänge oder mobile Extremitäten benötigt wird. Die Lagerung wird also so vollzogen, indem der Schultergürtel etwas unterlagert und das Becken bei flektierter Hüfte nach posterior aufgerichtet wird.

Die Abbildungen 2.**6a** und **b** zeigen Postural Sets mit der jeweiligen Wirkung auf den ZSP, der sich in **b** nun fast auf einer Ebene mit den anderen Schlüsselpunkten befindet.

Eine weitere Beachtung findet die liegende Ausgangsstellung bei Überlegungen, welchem Einfluss der Schwerkraft der Patient für eine Tätigkeit ausgesetzt werden kann oder soll. Die Wirkung der Schwerkraft auf die Unterstützungsfläche ist bei der eben beschriebenen Lagerung reduziert, da die unterstützende Fläche im Liegen sehr groß ist. Diese Haltung dient also nicht nur der Ruhe und Erholung, sondern aus dieser heraus können verschiedene Tätigkeiten begonnen werden. Beispielsweise muss der Tonus vor dem Aufstehen durch entsprechende Lagerung so reduziert sein, dass die dafür notwendigen Bewegungsabläufe möglich sind (siehe auch Kap. 3.4, Hemiplegie/Hemiparese). Weiterhin kann die Aufmerksamkeit des Patienten für sensorische Wahrnehmungen oder neuropsychologische Funktionen eher möglich werden, wenn sein Körper nicht mit Tonusregulation überfordert ist.

Die Seitlage wird ebenfalls unter Berücksichtigung des Postural Sets herbeigeführt. Dabei sollen die Schultergürtel leicht anterior und das Becken leicht posterior des ZSP liegen (Paeth Rohlfs 1999). Die Seitlage auf der direkt betroffenen Seite bietet sich als Ausgangsposition für die Fortführung des Aufstehvorgangs an, aber auch, wie schon oben erwähnt, für Aufmerksamkeit auf Wahrnehmungsfunktionen.

Beide liegenden Positionen ermöglichen auch das Abrufen erster Arm-, Bein- und Rumpffunktionen, ohne dass schon erhöhte Haltungskontrolle wie im Sitzen gefordert ist. Besonders die Lage auf der indirekt betroffenen Seite ermöglicht unterschiedlichste Varianten von Armfunktionen (siehe auch Kap. 2.4.4, Johnstone-Konzept).

Tätigkeiten und Funktionsmöglichkeiten im Sitzen

Je nach Behandlungsziel wird der Sitz des Patienten so geführt, dass der gewünschte Tonus zu einer Tätigkeit vorherrschen kann. Der Sitz, den auch wir normalerweise einnehmen, ist bestimmt durch ein leicht nach dorsal gekipptes Becken und einem Flexionsmuster im vorderen Rumpf. Dadurch sind alle Schlüsselpunkte anterior des ZSP und der vorherrschende Tonus ist ein Flexionstonus. Da dieses Postural Set wenig Muskelaktivität erfordert, ist es ein ökonomisches, und Paeth Rohlfs (1999) empfiehlt es für bimanuelle Tätigkeiten in der Körpermittellinie. Allerdings warnt sie vor der ungünstigen Druckverteilung auf die Bandscheiben.

Der aufrechte Sitz, besonders wenn dieser auf einer leicht erhöhten Sitzfläche eingenommen wird, bringt die Schlüsselpunkte des Schul-

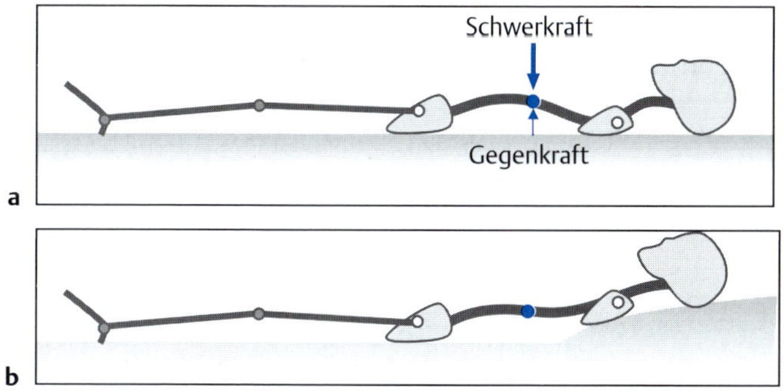

Abb. 2.**6 a** u. **b** Postural Sets der Rückenlage ohne (**a**) und mit (**b**) Lagerung (aus Paeth Rohlfs 1999).

tergürtels leicht anterior, was in der oberen Extremität wiederum zum Vorherrschen des Flexionstonus führt. Dieser ermöglicht wie im zuvor genannten Postural Set günstige Voraussetzungen für Hantierfunktionen der oberen Extremität. Die Schlüsselpunkte des Beckens befinden sich etwas posterior vom ZSP, was den Extensorentonus beeinflusst. Dieses dient der Stabilisierung des Beintonus, damit dieser zum Halt gegen die Schwerkraft fähig ist.

Die Abbildungen 2.**7 a** und **b** (S. 86) zeigen diese beiden Sitzhaltungen mit der Veränderung im Postural Set.

Da viele ergotherapeutische Handlungsangebote im Sitzen dem Patienten dargeboten werden, ist die sorgfältige Auswahl und Planung der Sitzgelegenheit und des umgebenden Mobiliars sehr wichtig. Beispielsweise muss das Sitzen im Rollstuhl zu einer Handlung nach den tonusverändernden Kriterien überprüft werden (Sitzhöhe, Stellung der Fußrasten, seitlicher Kontakt usw.). Sinnvoller ist allerdings immer, dem Patienten häufig das Sitzen auf einem alltäglicherem Sitzmöbel anzubieten.

Tätigkeiten und Funktionen im Stand

Die Schlüsselpunkte Schultergürtel und Becken befinden sich im aufrechten Stand in einer annähernd gleichen Position zum ZSP, wie es im aufrechten Sitz der Fall ist. Da aber sich Becken und ZSP weiter von der Unterstützungsfläche entfernt haben, steigt der Extensionstonus im unteren Rumpf und unterer Extremität. Mit einer Schrittstellung können Tonusveränderungen herbeigeführt werden. Wenn das vordere Bein Standbein ist, steigert sich der Extensionstonus noch weiter; wenn das Gewicht auf das hintere Bein verlagert wird, verringert sich dieser wieder.

Diese Kombinationsmöglichkeiten können therapeutisch genutzt werden, um einen guten Ausgangstonus für gewünschte Tätigkeiten zu erzielen. Sie erfordern aber auch eine bewusste Auswahl, da zusätzlich Equilibriums- und Stellreaktionen gefordert sind. Geeignet ist die Auswahl dieser Ausgangstellung für die Verbesserung der Spiel-/Standbeinphase in alltäglichen Handlungsvorgängen, beispielsweise in der Küche oder im Bad (siehe auch Kap. 3.4, Hemiplegie/Hemiparese).

Auswahl der Bewegung

Ein Hauptkriterium zur Bewegungsauswahl sollte das Wissen um die normale Bewegung sein (siehe auch Abschnitt *Grundlage „Normale Bewegung“*, S. 77). Der wichtige Aspekt der zielgerichteten Bewegung ist für die Therapiegestaltung vorrangig. Durch die weiteren zuvor erläuterten Inhalte ist auch deutlich geworden, dass ebenfalls eine erhebliche Voraussetzung für eine Bewegung eine stabile Ausgangsposition und die Fähigkeit zum Wechsel zwischen mobilen und stabilen Körperabschnitten ist. Dieser Haltungs-Kontroll-Mechanismus ermöglicht die Koordination der Bewegung zum Halten und zur Aktivität. Eine besondere Rolle spielt dabei die zeitliche Koordination von Bewegungen, um zu selektiven und ökonomischen Bewegungsabläufen zu kommen.

Zielgerichtete Bewegungen

Jedes Bewegungsangebot muss ein Ziel haben, damit das ZNS bereit ist, den Haltungs-Kontroll-Mechanismus zu aktivieren. In der Behandlung bedeutet das, dass dem Patienten das Ziel deutlich sein muss. Die Therapeutin fazilitiert die Bewegung zum Ziel und inhibiert ungezielte Bewegungen.

Ökonomische Bewegungen

Eine gezielte Bewegung soll mit einem möglichst geringen Haltungs- und Bewegungsaufwand durchgeführt werden. Die Auswahl der Bewegung erfolgt unter den Gesichtspunkten

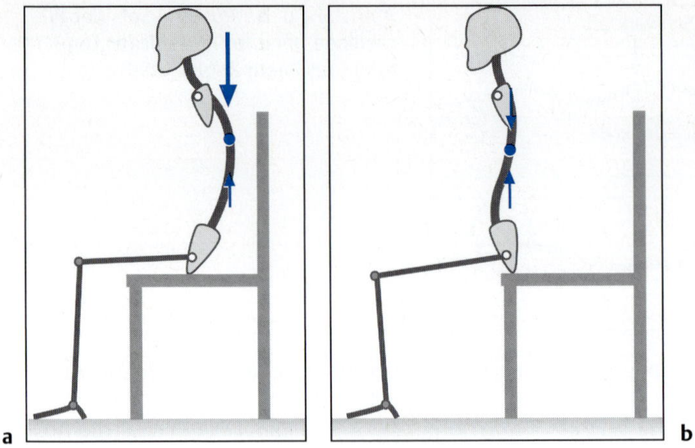

Abb. 2.7 **a** u. **b** Postural Sets von Sitzhaltungen im überwiegenden Flexorentonus (**a**) und durch Lageveränderung im Extensorentonus der unteren Extremität (**b**).

der Ökonomie, also: Wie kommt der Patient mit dem geringsten Aufwand zum gewünschten Ziel? Auch hier fazilitiert die Therapeutin in der Behandlung selektive und feine Bewegungen und inhibiert unerwünschte Massenbewegungen. Bedeutsam wird dieses Kriterium vor allem bei Residualbehinderungen, die sich in einer Feinmotorikstörung äußern. Hier muss der gesamte betroffene Bewegungsabschnitt überprüft werden, ob es nicht aufgrund einer Störung des Haltungs-Kontroll-Mechanismus proximal zu einer Störung distal kommt.

Angepasste Bewegungen

Die Bewegungsauswahl wird von der Therapeutin so getroffen, dass die Anpassungsleistungen für den Patienten möglich sind, oder sie wird die Ausgangsposition verändern. Wenn also der Patient von einer niedrigen Sitzgelegenheit aus seine Bewegung nicht so zum Aufstehen anpassen kann, wie es ihm von einem höheren Sitz aus möglich ist, wird sie mit ihm eine Anpassung erarbeiten. Dazu ist ein erhöhter Haltungstonus und ein angepasstes Postural Set nötig. Die Therapeutin leitet das ein, indem sie dem Patienten ein weites Nach-vorne-beugen ermöglicht, um damit seinen ZSP weiter in Richtung Mitte der neuen Unterstützungsfläche (Füße und der Raum zwischen beiden) zu bringen (s. Abb. 2.**8 a** u. **b**).

Automatisierte Bewegungen

Wie bereits im Abschnitt mit der „normalen Bewegung" verdeutlicht, laufen viele unserer Bewegungen automatisch durch genetisch vorgegebene Bewegungsmuster ab. Dazu gehören beispielsweise die Gleichgewichtreaktionen. Andere Bewegungen werden willkürlich initiiert und durchgeführt, wie bewusstes Greifen nach einem Gegenstand. Viele unserer Alltagsbewegungen verlaufen allerdings automatisiert, sie sind eintrainiert und brauchen nicht bei jeder Anforderung willkürlich abgerufen zu werden. Beispielsweise zählen die Bewegungsabläufe des Autofahrens dazu, die zunächst mehr oder weniger mühevoll mit einzelnen willkürlichen, durch den Fahrlehrer vorgegebenen Bewegungen nachvollzogen werden, aber sich unter zunehmender Benutzung automatisieren.

Der Patient hat diese Fähigkeiten in einem bestimmtem Ausmaß verloren. Viele Bewegungen soll er nun zunächst willkürlich wieder erlernen. Da jeder Bewegungsablauf sich aus sehr vielen Einzelbewegungen zusammensetzt, wäre es zu mühevoll, diese auch einzeln wieder zu üben. Daher muss in der Therapie auf vorhandene automatisierte Bewegungen zurückgegriffen werden, um darauf mit willkürlichen Bewegungen aufzubauen, die sich im zunehmenden Gebrauch wieder automatisieren sollen.

Beispiel zur Bewegungsauswahl: Greifen eines Gegenstandes von einem Regal
Die Abbildungen 2.**9 a – c** zeigen den Patienten Ludwig T., wie er einen Gegenstand von einem erhöhten Punkt nimmt. Die Abbildung 2.**9 a** zeigt seine unphysiologisch angepasste Bewegung. Da er aufgrund seines mangelnden Tonus im rechten Rumpfanteil kompensatorisch als erstes mit dem Heben des rechten Schultergürtels begonnen hat, stimmt der zeitliche Ablauf der Bewegung nicht mehr. Durch diese Bewegung wird eine leichte Innenrotation im Schultergelenk initiiert, was mit dem zeitgleichen Anheben der Schulter zur unökonomischen und anstrengenden Funktion führt und der Arm erreicht die Streckung nicht. Die Abbil-

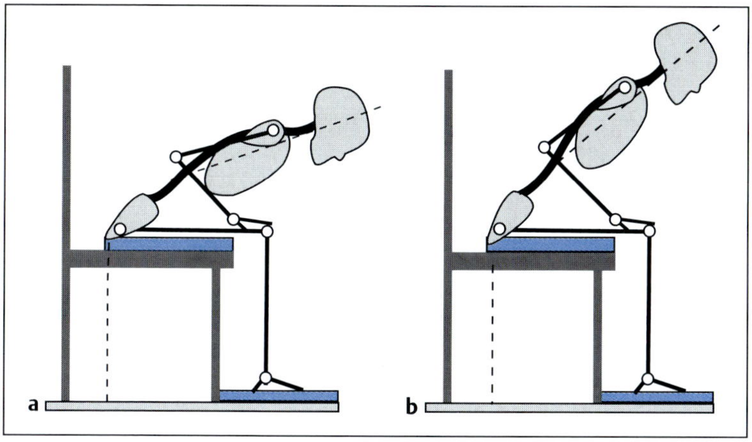

Abb. 2.**8 a** u. **b** Anpassung einer Bewegung an eine Aktivität.

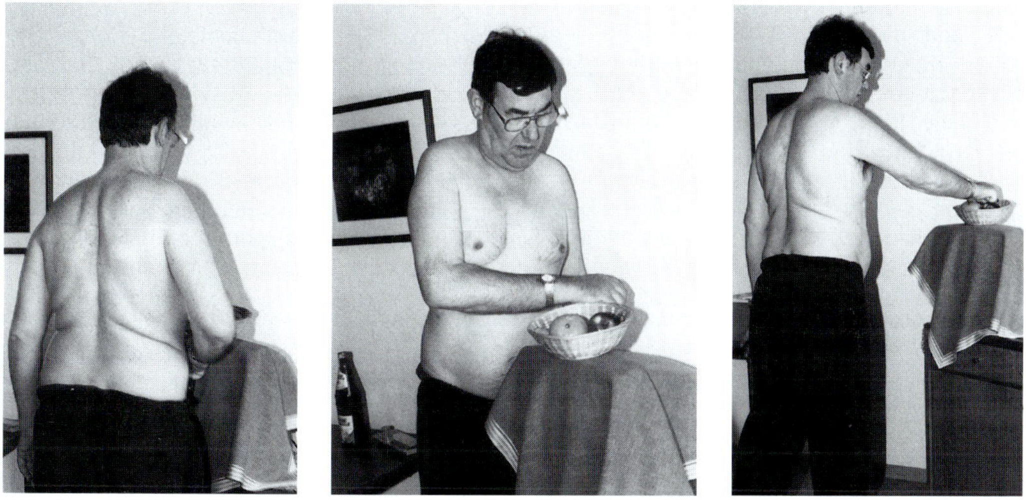

Abb. 2.**9 a-c** Falsche und richtige Bewegungsauswahl beim Greifen eines Gegenstandes.

dung zeigt die durch das Anheben der Schulter elevierte Skapula. Abbildung 2.**9 b** zeigt den nun leicht abduzierten Arm, der keine Streckung erreicht. Die Abbildung 2.**9 c** stellt eine günstigere Ausgangsposition dar, die Streckung im unteren Rumpf, im Becken und Bein wird durch die Schrittstellung und Gewichtsverlagerung auf das vordere paretische rechte Bein fazilitiert. Die Therapeutin hat zuvor durch leichte Gewichtsabnahme die Anpassungsleistung des Armes an die vorhandenen Fähigkeiten erleichtert. Damit kann sich die Skapula an der Wirbelsäule stabilisieren und der Bewegung des Armes folgen. Durch diese nun geschaffene Stabilisierung des Oberarms kann sich der mobile Unterarm zielgerichtet zum gewünschten Gegenstand hinbewegen.

Nonverbale Kommunikation

Im Bobath-Konzept ist die nonverbale Kommunikation über die Hände der Therapeutin ein Behandlungsschwerpunkt (s. a. Abschnitt „*Tonusüberprüfung*“, zur Palpation, S. 81). Die Hände dienen zum einen der Aufnahme von Spürinformationen über die Situation des Patienten, seinen Tonus und seinen Reaktionen, zum anderen geben die Hände der Therapeutin notwendige Impulse zu Haltung und Bewegung sowie zu deren Veränderung. Diese Hände fazilitieren durch behutsames Verlassen der geführten Situation auch die dann notwendigen Eigenbewegungen des Patienten. Dabei gibt sie dem Patienten - wie auch im Placing aufgeführt

- bei Bedarf taktile Hilfen. Die Berührungen beeinflussen den Patienten in seiner taktil-kinästhetischen Wahrnehmung; sie können ihm helfen, die Wahrnehmung seines Körpers zu verbessern. Die taktilen Hilfen ermöglichen:

- eine Bewegungsführung und Vermitteln einer Bewegungsrichtung
- Vermittlung von Ruhe und Entspannung, auch in einzelnen Muskeln
- Fazilitation durch Streichen und Klopfen
- Vermittlung von Zug und Druck
- Vermittlung von Sicherheit und Gleichgewicht

(nach Bürge 1999)

Zu beachten ist, dass der Einsatz von taktilen Hilfen aber auch ein Störfaktor sein kann, wenn diese unangenehme Reize beim Patienten auslösen oder nicht den gewünschten physiologischen Effekt haben, sondern pathologische Muster verstärken oder initiieren.

Um die Hände an der richtigen Stelle einsetzen zu können, muss die Therapeutin wissen, wo sie welche Rezeptoren anspricht, um entsprechende Reize an das ZNS weiterzuleiten. Ihre Hände geben weiche und ökonomische Spürinformationen, besonders an den Gewichtsschwerpunkten bzw. den Schlüsselpunkten des Körpers.

> **!** Grundprinzipien sind daher
> - Greifen unterhalb eines Körperabschnitts nimmt Gewicht ab und bedeutet Tonussenkung.
> - Greifen oberhalb eines Körperabschnittes lässt den Patienten Gewicht übernehmen und bedeutet Tonuserhöhung.

Schlüsselpunkte der Kontrolle am Patienten für die Hände der Therapeutin sind

- Becken (Gewichtsschwerpunkt des gesamten Körpers)
- Schlüsselbein oder seitlich am Brustkorb auf Höhe des ZSP
- Olekranon (Gewichtsschwerpunkt des Armes)
- handbreit proximal der Femurkondylen (Gewichtsschwerpunkt des Beins)

(nach Paeth Rohlfs 1999)

Weitere Wirkfaktoren

Wie in allen Behandlungskonzepten gleich, spielen die Umweltfaktoren und der Kontakt sowie die Zusammenarbeit mit der Therapeutin eine tonusbeeinflussende Rolle. Auch im Bobath-Konzept werden diese Faktoren berücksichtigt und miteinbezogen.

In der Tabelle 2.**17** sind einige Beispiele für tonussenkende und -erhöhende Wortwahl und Lautstärke aufgeführt (nach Paeth Rohlfs 1999).

Weiterhin spielen Berührung, geführte Bewegungen und andere Kontextfaktoren, auf die bereits eingegangen wurde, tonusbeeinflussende Rollen.

■ Aktivitäten des täglichen Lebens

Zum prinzipiellen Einsatz von ADL als Therapie wird auf Kapitel 2.3.8 verwiesen.

Auswahl der Postural Sets

Im Liegen

Wie bereits oben erwähnt, bietet das Liegen wenig Möglichkeiten zur Tätigkeit, kann aber aufgrund der reduzierten Anforderungen an die Haltungskontrolle für bestimmte Tätigkeiten genutzt werden. Wichtig ist dabei vor allem in der frühen Phase einer Hemiplegie, das Postural Set im Liegen so einzunehmen, dass es einem Haltungsmuster im gewünschten Tonus dient. Wenn also ein Patient im Liegen gewaschen wird und eigene Anteile übernehmen soll, muss ihm eine Lagerung im Langsitz mit entsprechender Unterstützungsfläche angeboten werden, um seinem Haltungstonus entgegen zu kommen (siehe Beispiel S. 321).

Im Sitzen

In dieser Position sind erheblich mehr Handlungen möglich. Allerdings muss die Sitzposition den gewünschten Postural Sets angepasst werden, um den notwendigen Haltungstonus zu erreichen. Sitzhöhe, Stellung der Beine zur Hüfte sowie Knie- und Fußstellung wirken sich tonusregulierend aus.

Ist der überwiegende Tonus zu niedrig, wird ein etwas erhöhter Sitz ausgewählt, um für das Haltungsmuster den Extensionstonus zu fördern. Ist der Tonus überwiegend zu hoch, muss beobachtet werden, in welcher Art und in welchen Körperabschnitten im Sitzen der Tonus zu hoch ist. Der je nach Haltung vorherrschende Tonus wurde im Abschnitt *„Auswahl der Stellung und der Flächen“* (S. 84) beschrieben. Die Sitzhaltung kann so arrangiert werden, dass der obere Rumpf sich in einem Flexionstonus befindet. Damit ist der Arm-/Handbereich auf Funktionen vorbereitet, die beispielsweise für die

Tab. 2.**17** Wortwahl und Lautstärke als tonusbeeinflussende Faktoren

Tonuserhöhung	
unspezifisch für den gesamten Tonus, laut ausgesprochen	**spezifisch für bestimmte Körperabschnitte**
– Achtung – aufpassen – mitmachen – bleiben	– lang machen – wachsen – krumm machen – kürzer machen
Tonussenkung **unspezifisch, leise und sanft ausgesprochen**	
– loooslassen – laangsam – Vooorsicht – naaachlassen – naaachgeben	

Tätigkeiten Greifen, Halten oder Holen benötigt werden. Der untere Rumpf kann sich dann in einem kombiniertem Postural Set in dem stabilitätsgebenden Extensionsmuster befinden.

Im Stand

Der Stand ermöglicht weitreichendere Tätigkeiten für den Patienten, muss aber auch sorgfältig vorbereitet werden. Günstige Vorüberlegungen sind:
- Welche Körperseite soll aktiv sein, wie muss dabei das Haltungsmuster aussehen?
- Wie soll sie aktiv sein (Strecken nach oben, Hantieren nach vorne), welches Haltungsmuster wird hierfür benötigt?
- Welcher Tonus soll in welchem Körperabschnitt wie erzielt werden?
- Wie müssen anhand der Entscheidung der zuvor genannten Fragestellungen die Postural Sets gestaltet werden?

Beispiel 1 (rechtsseitige Hemiparese): Das betroffene rechte Bein soll Standbein sein, Strecktonus aufbauen können, der betroffene rechte Arm soll eine Stützreaktion zeigen und dabei ebenfalls Strecktonus aufbauen können. Der Patient steht vor dem Waschbecken (Spülbecken), seine Waschutensilien (zu spülendes Geschirr) befinden sich soweit rechts von ihm, dass er sie mit der linken Hand erreicht, wenn er das Gewicht nach rechts verlagert. Die Therapeutin fazilitiert zunächst nur die Streckung im Bein, wenn der Patient einen Gegenstand mit der linken Hand greift. Dabei beobachtet sie, ob die Streckung bei Gewichtsverlagerung auf das linke Bein wieder nachlassen kann. Wenn das der Fall ist, führt sie bei weiteren Greifbewegungen des linken Arms den Rumpf der rechten Seite in eine Extension. Anschließend platziert sie den rechten Arm so im Alignment (Handgelenk und Unterarm in entsprechender Position zum Körper), dass eine Stützreaktion stattfinden kann, wenn der Patient sich noch weiter nach rechts verlagert. Beim Einsetzen des Armes wird die Rumpfwirkung vermindert, dafür erhält der Arm einen Impuls. Somit ist ein dynamisches Wechseln zwischen Strecktonus für die betroffene Seite und dem erneuten Nachlassen des Tonus gegeben.

Beispiel 2 (rechtseitige Hemiparese): Im betroffenen rechten Bein herrscht zu sehr die Extension als Massenmuster vor. Daher wird als Ausgangsposition ein Schrittstand mit dem weniger betroffenen Bein nach vorne gewählt. Die zur Handlung benötigten Gegenstände befinden sich so vor dem Patienten, dass er mehr Gewicht auf das vordere linke Bein legen muss. Wenn der Gegenstand erreicht ist, kommt der Patient eher wieder in eine mittlere Position mit leichter Tendenz auf das rechte hintere Bein. Damit ist ein minimaler Wechsel der Extension zwischen beiden Beinen gegeben und eine Verringerung der Extension für das betroffene Bein wird möglich.

Auswahl der Bewegung

Bewegungsübergänge in den ADL

In den ADL finden viele Bewegungen mit hohen Anforderungen an alle handlungsorganisierenden und durchführenden Systeme des ZNS statt.

Die Therapeutin muss eine gezielte Auswahl treffen, welche Bewegungsabläufe bewusst fazilitatorisch oder inibitorisch begleitet werden, oder ob der Fortgang der Handlung kompensatorisch erledigt werden muss. Kompensation ist in diesem Fall dann im Sinne der Handlungserleichterung gemeint (s. S. 53).

Grundsätzlich muss dabei darauf geachtet werden, dass die indirekt betroffene Seite nicht muskulär überkompensiert, was Funktionen der betroffenen Seite hemmt.

Beispiele: Oft genügt als Maßnahme zur Reduktion überkompensatorischer Rumpfaktivität der indirekt betroffenen Seite, wenn beim Aufrichten aus dem Liegen der direkt betroffene Arm vorsichtig geführt als Stütz- und Haltearm eingesetzt wird. Der Bewegungsübergang vom Sitz in den Stand mit ausreichender Verlagerung nach vorne kann durch einen Hocker, der vor dem Patienten steht, erleichtert werden. Wenn der plegische Arm es schon zulässt, kann er gemeinsam mit den indirekt betroffenen Arm dort abgestützt werden. Er fazilitiert damit die Vorlage des Rumpfes und inhibiert eine mögliche Überkompensation des indirekt betroffenen Rumpfanteils.

Weitere Beispiele für Bewegungsübergänge im ADL befinden sich im Kapitel 3.4 (Hemiplegie/Hemiparese) in den Tabellen 3.**9** und 3.**10** (s. S. 301 und 310).

ADL zur Automatisierung tonusregulierender Bewegungen

Bestimmte Bewegungsabläufe in den ADL dienen aufgrund des Ablaufs und ihrer Struktur besonders der Automatisierung von Bewegungen und Inhibition von erhöhtem Tonus. In der Tabelle 2.**18** finden sich Beispiele hierfür. Zu beachten sind hier die Tonusveränderungen aufgrund der Stellung der Schlüsselpunkte zueinander und des Aufbaus gewünschter Haltungsmuster. Die gezielte Planung dieser Bewegungsabläufe verhilft der Therapeutin, Elemente der ADL zur Tonusregulation einzusetzen.

Tab. 2.**18** Beispiele für tonusregulierende Bewegungen in den ADL.

Aktivität/Tätigkeiten	Bewegungsabläufe	Tonusveränderung
Transfer vom Bett auf einen Stuhl, in den Rollstuhl und zurück	ventrale Flexion im unteren Rumpf	Flexionsmuster im oberen Rumpf: Die Schlüsselpunkte des Schultergürtels sind anterior des ZSP.
Veränderung durch höhergestelltes Bett	beginnende Extension im Bein	Extensionsmuster im unteren Rumpf: Die Schlüsselpunkte des Beckens sind posterior des ZSP.
Waschen, Abtrocknen, Bekleiden des Unterkörpers im Sitzen, durchgeführt mit dem indirekt betroffenen Arm	ventrale Flexion im unteren Rumpf; passive Flexion des betroffenen Arms (Anteversion) im Schultergelenk und damit passive Aussenrotation der Scapula	Flexionsmuster: Die Schlüsselpunkte des Schultergürtels sind anterior des ZSP; Extensionsmöglichkeit für den Ellbogen.
Heranholen von Gebrauchsgegenständen, die seitlich vorne stehen	laterale Flexion auf der den Gegenständen gegenüber liegenden Rumpfseite und leichte ventrale Flexion im unteren Rumpf; Stellreaktionen	Extensionsmuster auf der Körperseite, wo sich die Gegenstände befinden; je weniger ventrale Flexion, desto mehr Extension
Abstützen mit beiden Armen auf dem Bett, das vor dem Patienten steht, um dann das Gesäß zum Hosenhochziehen anzuheben	Stabilisation der Schulterblätter (= normales Alignment für Extension des Rumpfes); Abduktion und Außenrotation des Oberarms, Extension des Ellbogens, Dorsalextension des Handgelenks (***Vorsicht***: nicht zuviel Druck auf dem plegischen Handgelenk ruhen lassen)	Aufbau von Extensionsmustern in der unteren Extremität, besonders für die Hüften eine vollständige Extension mit Abduktion und Außenrotation der Hüftgelenke (Paeth Rohlfs 1999)

Einsatz des Arms bei Hemiplegie/ Hemiparese

Auch wenn ein Arm noch keine Funktion hat, sollte er bei ADL weitgehend miteinbezogen werden. In dem Fall wird er vorsichtig mitgeführt, beispielsweise beim Waschen mit ins Waschbecken gelegt, wenn die Höhe des Waschbeckens mit der Körpergröße des Patienten übereinstimmt. Weiterhin wird der Arm beim Bekleiden immer zuerst berücksichtigt, was auch aus technischen Gründen notwendig ist.

Wenn er beginnende Funktion zeigt, kann die Therapeutin diese in der Handlung mitführen, wie beispielsweise bei ausreichendem Tonus im Schultergelenk und beginnender Ellenbogenstreckung und aktiver -beugung mit einem Waschhandschuh den anderen Arm, den vorderen Rumpfabschnitt oder die Oberschenkel waschen und anschließend eincremen. Auch beim Anziehen können entsprechende Funktionen unter Berücksichtigung des Postural Sets ausgenützt werden.

Zum Essen sollte der Arm möglichst gut gelagert sein, besonders wenn noch keine Funktionen vorhanden sind. Wichtig ist, dass assoziierte Reaktionen beachtet werden. Wenn diese vom Patienten noch nicht kontrolliert werden können, ist es sinnlos, den Arm während der Mahlzeiten auf dem Tisch neben einem Teller oder Brettchen zu lagern. Bei willkürlichen Bewegungen des Körpers, aber auch bei unwillkürlichen wie Niesen, Hustenreiz oder ähnlichem können die damit ausgelösten assoziierten Reaktionen mit Beugung im Ellenbogen das Geschirr vom Tisch wischen.

Der Einsatz deutlicher Armfunktionen in den ADL erfordert vom Patienten eine bewusste Entscheidung für ADL als therapeutisches Setting. Die Funktionen sind nicht so perfekt abgestimmt wie früher ohne Störungen. Gerade ein pathologischer Tonus der Hand wird gerne zum Greifen und Halten eingesetzt und damit verstärkt, anstatt dass selektives Greifen aufgebaut wird. Eine sorgfältige Abstimmung zum Ziel der Handlung und zu möglichen Veränderungen muss zwischen Patient und Therapeutin diese Handlung einleiten.

Erweiterte Handlungen mit Patient und Angehörigen

Das Bobath-Konzept soll die Ergotherapeutin in die Lage versetzen, jegliche Handlung mit einem Patienten so zu planen und durchzuführen, dass sie die direkt betroffene Seite stimuliert, aufbaut und zur indirekt betroffenen Seite hin wieder integriert. Einige Anteile hierzu wurden in den Abschnitten zuvor als Basismaßnahmen erläutert. Diese Grundlagen gilt es bei der Arbeit mit dem Patienten immer zu berücksichtigen und ihm und seinen Angehörigen zu vermitteln.

Jegliche Handlung, die mit dem Patienten durchgeführt wird, muss sich im Bobath-Konzept an den Grundlagen der Postural Sets und der damit verbunden Analyse des notwendigen Haltungstonus sowie der sich daraus möglicherweise entwickelnden Handlung orientieren.

Steht nur die Tätigkeit im Vordergrund, ohne Berücksichtigung der Konsequenzen für den Tonus, schleifen sich pathologische Bewegungsabfolgen zwangsläufig ein. Das Gehirn nimmt in seiner Plastizität auch die für den Patienten negativen Lernprozesse auf und ist dann ohne Inhibition nicht in der Lage, auf physiologische Bewegungsfolgen zurückzugreifen. Daher müssen der Patient und seine Angehörigen gleich von Anfang an darüber aufgeklärt werden, welche Bedeutung die konsequent tonusregulierenden Maßnahmen und Ausgangsstellungen für ihn haben. Beide sollen auch lernen, wie ein pathologisch aufgetretener Tonus nach tonuserhöhenden Handlungen wieder gesenkt werden kann.

Dem konsequent gelebtem physiologischem Durchführen einer Handlung gegenüber steht häufig der Wunsch, „egal wie" eine Handlung durchführen zu wollen und schnellstens selbstständig zu werden. Das ist zunächst auch mit Hilfe von Kompensationen im Sinn von Handlungsvereinfachungen möglich. Diese Kompensationen sollen in der Ergotherapie so ausgewählt und ausprobiert werden, dass sie im Sinne Bertha Bobaths das Potential der direkt betroffenen Seite nicht außer Acht lassen und nicht vernachlässigen (Bobath B. 1983, Vorwort zur ersten Auflage 1972). Dabei sollte der zweite Gedanke, der der indirekt betroffenen Seite gilt, nicht unbeachtet bleiben. Damit diese nicht überkompensiert, muss sie eher gehemmt werden, da sie sonst der direkt betroffenen Seite keine Impulse mehr zukommen lässt. Diese „Gratwanderung" wird mit dem Patienten und seinen Angehörigen in den Handlungen besprochen werden.

Dabei muss im therapeutischen Team mit dem Patienten und seinen Angehörigen diskutiert werden, wie „dogmatisch" an den Prinzipien des Bobath-Konzepts festgehalten wird.

Den betroffenen Menschen muss die Möglichkeit zur Bewältigung ihrer relevanten Handlungen gegeben werden. Sie müssen sich entscheiden dürfen, ob sie ihre Aktivitäten und Handlungen so durchführen, dass sie auf alle Fälle wie gewünscht erledigt sind, auch unter dem Kompromiss einer pathologischen Tonuserhöhung. Die Ergotherapeutin unterstützt jegliche Entscheidung mit ihrem therapeutischen Angebot. Sie ermöglicht dem Patienten in der Therapie, sich tonusregulierend zu halten und zu bewegen, die dazu notwendigen Vorgänge zu erlernen und in sein tägliches Leben zu integrieren. Sie erarbeitet mit ihm seine Handlungsfähigkeit auch im Zusammenhang mit problematischem Tonus.

Das große Ziel der Therapie nach dem Bobath-Konzept ist aber, erst gar keinen pathologischen Tonus aufkommen zu lassen und in jeder Handlung von Anfang an die Anpassung an normale Bewegung zu fördern.

Evaluation bei dieser Therapieform

Mittel zur Evaluation

Die klassische therapeutische Literatur zum Bobath-Konzept (s. Literaturverzeichnis) zeigt Ansätze zur Evaluation, indem sie anleitet, zu beobachten, ob fazilitatorische und inhibitorische Aktivitäten der Therapeutin zur Tonusnormalisierung beitragen.

Um die Handlungsfähigkeit zu evaluieren, werden auf Seite 80 f. und im Kapitel 4 verschiedene Instrumentarien vorgestellt.

Wenn aber der Einfluss des Bobath-Konzepts auf die Tonusnormalisierung überprüft werden soll, müssen die entsprechenden Kriterien des Befundes zu unterschiedlichen Zeitpunkten unter annähernd gleichen Bedingungen erhoben werden. Der hier in Abb. 2.**5** (s. S. 82) vorgeschlagene Befundbogen von Paeth Rohlfs kann für eine erneute Befunderhebung abgewandelt werden, wie in Tabelle 2.**19** vorgestellt. Durch diese Form soll der Bogen die Darstellung von Veränderungen ermöglichen. Er lehnt sich an die Terminologie des Bobath-Konzepts an und setzt damit für die Anwendung voraus, dass eine intensive Beschäftigung mit dem Konzept bereits erfolgt ist.

Bewertung der Evaluation

Die Überprüfung der Wirksamkeit von Konzepten ist allgemein sehr schwierig, da in der Neurologie sehr viele Komponenten eine Rolle spielen. Die Kontrolle von Veränderungen muss daher unter nahezu gleichen Bedingungen in der gleichen Ausgangssituation, möglichst sogar mit der gleichen Therapeutin gemacht werden, um zu einer weitgehend objektiven Aussage zu den Veränderungen zu kommen.

Da die Instruktorinnen des Bobath-Konzepts bisher noch keine validen Instrumentarien entwickelt und veröffentlicht haben, müssen weiterhin Diagnostikinstrumente herkömmlicher Art, wie in Kapitel 2 beschrieben, verwendet werden. Dabei werden die Veränderungen allgemeiner Fähigkeiten gemessen und nicht die gestörte Funktion in der Veränderung verglichen, die durch die Arbeit mit dem Bobath-Konzept erzielt wurde.

Zusammenfassung

Dieser Abschnitt soll nur eine kurze Einführung und einen ersten Überblick über das Bobath-Konzept geben. Er dient dem Einblick in die wichtigsten Begrifflichkeiten und Grundprinzipien. Um die Behandlungsmöglichkeiten, die dieses Konzept für die Ergotherapie schafft, nutzen zu können, sind die einführenden Kurse, aber vor allem der dreiwöchige Grundkurs bei ausgebildeten Instruktorinnen zwingend notwendig. In den meisten Fällen wird als Voraussetzung für die Teilnahme an einem Grundkurs ein Kurs zu „Normaler Bewegung" verlangt.

Da das Bobath-Konzept ein interdisziplinäres Konzept ist, eignet es sich besonders gut für eine gemeinsame und umfassende Behandlung mit dem Patienten und seinen Angehörigen.

Literatur

Empfohlene Literatur zum Vertiefen

Kandel E. et al. Neurowissenschaften: Eine Einführung. Heidelberg: Spektrum Akademischer Verlag; 1996.

Paeth Rohlfs B. Erfahrungen mit dem Bobath-Konzept. Stuttgart: Thieme; 1999.

Kleinschmidt U. Das Bobath-Konzept in der Behandlung Erwachsener mit Hemiplegie und anderen neurologischen Erkrankungen. In: Scheepers et al. Ergotherapie. Vom Behandeln zum Handeln. 2. Auflage. Stuttgart: Thieme; 2000.

Tab. 2.**19** Befundbogen zur Evaluation im Bobath-Konzept.

Evaluationsbogen „Bobath-Konzept"					
Name:			Geburtsdatum:		
			Datum des Ereignisses:		
Diagnose(n):					
Datum des Befundes	Therapeut/in		Datum des Befundes	Therapeut/in	
Selbstständige Funktionen					
Funktion	Abweichung[1]	Grad	Funktion	Abweichung[1]	Grad
Haltungstonus[2]					
Körperabschnitt	Holding/Placing Kompensation	Grad	Körperabschnitt	Holding/Placing Kompensation	Grad
Sensibiltiät[3]					
Körperabschnitt	Hypo/Hyper/ Schmerz	Grad	Körperabschnitt	Hypo/Hyper/ Schmerz	Grad

Graduierung:

[1]**Abweichungen**		[2]**Haltungstonus:**		
– *des Bewegungsmusters* – *in Komponenten des Musters* – *in einzelnen neuromuskulären Aktivitäten* – *assoziierte Reaktionen*	+++ stark ++ mittel + leicht	*erhöht* +++ stark ++ mittel + leicht	*erniedrigt* ––– stark –– mittel – leicht	*Kompensation* *** stark ** mittel * leicht
[3] **Sensibilität** Ausprägung stark mittel leicht	Hypo ### ## #	Hyper ~~~ ~~ ~	Schmerz ϟϟϟ ϟϟ ϟ	situativ: in Ruhe bei Bewegung endgradig
		0 = nicht mehr beobachtbar		

Davies PM. Hemiplegie. Heidelberg: Springer; 1986.
Bobath B. Die Hemiplegie Erwachsener. Befundaufnahme, Beurteilung und Behandlung. 3. Auflage. Stuttgart: Thieme; 1983.
Hüter-Becker A (Hrsg.). Physiotherapie mit allen Sinnen. Beobachten. Wahrnehmen. Deuten. Stuttgart: Thieme; 1999.

Weitere zitierte Literatur

Bobath B. Adult Hemiplegia: Evaluation and Treatment. 3rd Edition. Oxford: Butterworth-Heinemann; 1990.
Bobath K. The effect of treatment by reflex inhibition and facilitation in cerebral palsy. Psychiatrica, Neurologica et Neurochirurgica. Neerlandica: Folia.1959; 62: 448.
Bürge E. Taktile Hilfen geben: Wegweiser – Ortsschild. In: Hüter-Becker A (Hrsg.). Physiotherapie mit allen Sinnen. Beobachten. Wahrnehmen. Deuten. Stuttgart: Thieme; 1999.
Falkenberg B. Taktiles Beobachten. Palpieren heißt, mit den Fingern zu sehen. In: Hüter-Becker A (Hrsg.). Physiotherapie mit allen Sinnen. Beobachten. Wahrnehmen. Deuten. Stuttgart: Thieme; 1999.

2.4.3 Die kognitiv-therapeutische Übung nach Perfetti

Ruth Lehmann, Erika Hunziker, Bart van Hemelrijk, Dr. F. M. Conti

Einleitung

Die kognitiv-therapeutischen Übungen wurden hauptsächlich zur Rehabilitation von Hemiplegien (im Kindes- und Erwachsenenalter) und anderen neurologischen Erkrankungen mit motorischen Folgeerscheinungen entwickelt. Inzwischen wird die Methode ebenfalls erfolgreich in der Orthopädie eingesetzt. Basis des Konzepts bilden Erkenntnisse über die Organisation des Zentralnervensystems, Kenntnisse der Neuro- und der Entwicklungspsychologie sowie philosophische Gesichtspunkte. Es ist festzuhalten, dass es sich bei den kognitiv-therapeutischen Übungen um ein Behandlungsverfahren mit eigener Vorgehensweise und genau definierten Begriffen handelt. Auf der Grundlage von anerkannten und neuesten wissenschaftlichen Ergebnissen werden die kognitiv-therapeutischen Übungen laufend weiterentwickelt. Ziel der Methode ist die Reorganisation des geschädigten Systems, so dass differenzierte und flexible Handlungen, die sich unterschiedlichen Bedingungen anpassen können, wieder möglich werden.

Durch klar strukturierte Übungen sollen das Entstehen von pathologischen Elementen vermieden, Strategien zur Kontrolle dieser pathologischen Elemente eingeübt und das vorhandene Bewegungspotential des Patienten ausgebaut werden. Ein Merkmal des beschriebenen Therapiekonzeptes ist, dass es nicht auf die sichtbaren Phänomene, sondern auf die Elemente der zugrunde liegenden pathologischen Prozesse ausgerichtet ist.

Rehabilitation wird in diesem Konzept als Lernen unter pathologischen Bedingungen verstanden. Kognitiv-therapeutisch bedeutet, dass der Patient während der Therapie kognitive Prozesse aktivieren und mittels einer (in der Regel durch die Therapeutin unterstützten) Bewegung eine Erkennungsaufgabe lösen soll.

In diesem vorliegenden Kapitel möchten wir Ihnen die Grundlagen des Konzepts im Überblick darstellen und die wichtigsten Begriffe erläutern. Eine umfassende Beschreibung der gesamten Methode und exakte Behandlungsanleitungen würden den Rahmen dieser Einführung sprengen. Dazu möchten wir Sie auf das Buch „Der hemiplegische Patient. Kognitiv-therapeutische Übungen“ (Perfetti 1997) verweisen.

Entstehung der kognitiv-therapeutischen Methode

Der italienische Neurologe ***Professor Carlo Perfetti*** begann, die kognitiv-therapeutischen Übungen in den 70er-Jahren an der Universität Pisa zu entwickeln, weil ihm die Resultate der bestehenden Verfahren nicht ausreichten. Impuls zur Entwicklung einer neuen Therapiemethode gab ihm die Beobachtung, dass die Rehabilitation der unteren Extremität oft zu einem einigermassen zufriedenstellenden Resultat führt, was von der Rehabilitation der betroffenen oberen Extremität jedoch nicht behauptet werden kann. Außerdem fehlten ihm bei den bestehenden Konzepten die Verknüpfung von Kognition und Bewegung. Deshalb suchte er nach einem neuen Ansatz mit dem Ziel, die Rehabilitation von Hemiplegien zu verbessern. Er strebte dabei insbesondere eine Optimierung im Bereich der Handrehabilitation, eine Vermeidung des Auftretens von pathologischen Mustern wie die sogenannte „Spastizität“ und eine Lösung von weiteren häufig anzutreffenden Problemen an. Inzwischen hat Carlo Perfetti, der jetzt am „Ospedale Civile“ in Schio arbeitet, mit seinen Mitarbeiterinnen eine umfassende Methode aufgebaut, die in den genannten Problembereichen Lösungsansätze bieten kann und positive Resultate aufzuweisen hat. Des Weiteren gibt es eine Schule, in der die kognitiv-therapeutische Übung gelehrt und weiterentwickelt wird. Im Rückblick zeigt sich, dass die initialen Arbeitshypothesen von Professor Perfetti durch Resultate der Grundlagenforschung und Beobachtungen in der Praxis immer wieder bestätigt werden (Tuffery, Chatain, Rogers 1994, Lion 1988).

Verbreitung der Methode

Die kognitiv-therapeutischen Übungen fanden zuerst in Italien, dann im weiteren Europa Verbreitung. Heute wird die Methode zunehmend auch in Japan und Amerika angewandt. Mitbeteiligt an der Verbreitung sind zahlreiche Mitarbeiterinnen von Professor Perfetti. Stellvertretend möchten wir hier Frau Franca Panté erwähnen, der es immer wieder gelingt, den Studierenden, Therapeutinnen und Ärztinnen ihre reiche Erfahrung in der konkreten Arbeit am Patienten mit viel Freude und Elan zu vermitteln.

Theoretische Grundlagen

Normale Bewegung

Die normale Bewegung ist mit ihrer Variabilität anpassungsfähig und durch verschiedene hintereinander geschaltete und parallele Gelenke wird die „Fragmentierung" der Bewegung möglich.

Der Körper mit seinen Bewegungen ist ein wesentliches Mittel zur Kontaktaufnahme, Deutung und Sinngebung der Umwelt. Über die Bewegung (Sensomotorik) erhalten wir Informationen aus der Umwelt, die direkten Einfluss auf unser Verhalten haben. Handlungen können auf den ersten Blick identisch erscheinen. Dies betrifft jedoch nur die beobachteten Phänomene, z. B. die Dorsalflexion einer Hand beansprucht - abhängig vom Kontext, in welchem diese Handlung geschieht - andere zentrale, insbesondere kortikale neuronale Organisationen. Eine Handdorsalflexion bei einem Gruss oder bei Bewegung gegen Widerstand oder eine Teilbewegung zum Erreichen eines Objektes im extrapersonalen Raum sind Handlungen, die phänomenologisch fast deckungsgleich erscheinen, doch benötigen sie zu ihrer Verwirklichung andere Bewegungsplanungen. Da das Planen gemäss Engelkamp (1991) einen Teil des Tuns bildet, sollte es in der Therapie berücksichtigt werden.

Zur Interpretation einer motorischen Handlung müssen also weit mehr Aspekte als nur die beobachtbaren Phänomene bedacht werden. Motivation, Emotionen und Gefühle, Erinnerungen, Räumlichkeit, Planung und Aktivierung der Bewegung sowie Kontrolle und Anpassung an neue Bedingungen und die fortlaufende Aufnahme und Verarbeitung somatosensorischer Informationen während der Handlung sind zentrale Parameter, die bei der Beschreibung einer Handlung einbezogen werden müssen. Bei der Wahl der Übungen spielen diese Elemente des Verhaltens ebenso eine wichtige Rolle.

Spezifische motorische Pathologie des hemiplegischen Patienten

Voraussetzung für eine optimale Wiederherstellung ist, dass die Elemente, die zur „motorischen Pathologie" des Hemiplegiesyndroms führen, von der Therapeutin erkannt werden. Durch die kognitiv-therapeutischen Übungen sollen diese pathologischen Phänomene mit gezielten Vorgehensweisen verhindert oder zumindest reduziert werden. Folglich ist die exakte Definition der Pathologie und ihrer Elemente von großer Bedeutung. Dabei ist zu beachten, dass die im Vordergrund stehenden Aspekte der Pathologie einerseits in verschiedensten Kombinationen, andererseits isoliert und nur in einem Körpersegment auftreten können. Ferner können sie zu verschiedenen Zeitpunkten, in unterschiedlicher Ausprägung oder Kombination erscheinen. Die psychische Situation und die Komplexität der Handlung, zu welcher der Patient aufgefordert wird, wirken ebenfalls auf diese pathologischen Elemente ein.

> **!** Die kognitiv-therapeutische Übung (dies ist die Bezeichnung der Methode) differenziert die „spezifische motorische Pathologie" des Hemiplegiesyndroms in vier Elemente:
> - Rekrutierungsdefizit motorischer Einheiten
> - abnorme Reaktion auf Dehnung
> - abnorme Irradiation
> - abnorme Bewegungsschemata

Diese vier Elemente werden im Folgenden näher erläutert.

Rekrutierungsdefizit motorischer Einheiten

Rekrutierungsdefizit bedeutet, dass nicht alle für die Entwicklung der vollen Bewegungsfähigkeit notwendigen motorischen Einheiten organisiert werden können. Folge dieses quantitativen und qualitativen Rekrutierungsdefizits motorischer Einheiten ist die „motorische Schwäche", die häufig als Parese bezeichnet wird. Meist sind Paresen vorhanden, die sich durch mehr oder weniger große Einschränkung in der Bewegung der innervierten Muskelgruppen äußern. Die Kontraktionskraft der einzelnen Muskeln bzw. deren Defizit ist variabel.

Abnorme Reaktion auf Dehnung

Die passive Dehnung eines Muskels löst einen Rezeptorenmechanismus im Bereich der Alpha-Gamma-Schleife aus, der zur Anpassung an die neu erworbene Länge des Muskels führt. Dieser Vorgang wird kortikal beeinflusst und moduliert. Bei zentralnervösen Läsionen sind diese Dehnungsreflexe beeinträchtigt. Beim passiven Bewegen von Teilen der gelähmten Körperseite entsteht ein erhöhter Widerstand, d. h. eine abnorme Reaktion auf Dehnung in den bewegten Muskelgruppen. Deren Ausprägung ist abhängig von der Lokalisation der zugrunde liegenden Läsion und der Lagerung, d. h. den Unterstützungsflächen, die dem Patienten zur Verfügung stehen. Eine entscheidende Rolle spielt das Tempo, mit dem ein Körperteil bewegt wird; unter Umständen tritt die abnorme Reaktion auf Dehnung erst ab einer bestimmten Geschwindigkeit auf. Zusammenfassend kann festgestellt werden, dass die Ausprägung der abnormen Reaktion auf Dehnung sehr variabel und von vielen Parametern abhängig ist.

Abnorme Irradiation

Bei willkürlicher Innervation eines Körperbezirkes der hemiplegischen und/oder der indirekt betroffenen Seite treten ungewollte und unphysiologische, über diesen Bezirk hinausgehende Innervationen auf. Konkret sieht dies so aus, dass z. B. bei der Aufforderung zum Strecken/Extendieren des Zeigefingers diese Streckung nur teilweise realisiert werden kann, und dass gleichzeitig der Daumen adduziert und alle Finger flektiert werden. Dieses Phänomen verstärkt sich mit Zunahme der Intensität der Muskelkontraktion. Die Anweisung, den Zeigefinger energisch und mit voller Kraft zu strecken, wird stärkere abnorme Irradiationen (eine ausgeprägtere Flexionstendenz) bewirken. Diese abnormen Irradiationen motorischer Willkürimpulse in benachbarte Gebiete der Zielbewegung lassen sich vermutlich auf eine teilweise ungebremste Verbreitung der neuronalen Impulse im spinalen Bereich zurückführen.

Abnorme Bewegungsschemata

Bei Läsionen des Zentralnervensystems (ZNS), die zur Störung der regulierenden Führung des ersten Motoneurons führen, treten stereotype globale Bewegungsmuster der betroffenen Körperbereiche auf. Die Ursache ist wahrscheinlich phylogenetisch, in Form einer groben Antwort des Systems anzusehen. Ein solches abnormes Bewegungsschemata ist öfters bei spontanen Gehversuchen von Hemiplegiepatienten zu beobachten: Das Bein wird beispielsweise durch Hochziehen des Beckens mit einer Schwungbewegung aus dem Rumpf in eine außen rotierte gestreckte Stellung mit anschließender Halbkreisbewegung nach vorne gebracht und mit dem Vorfuß auf den Boden gestellt.

Diese globalen Bewegungsantworten werden spontan durch allgemeine Aufforderungen oder durch Aufforderung zum Nachahmen von Bewegungen hervorgerufen.

Zu der erwähnten motorischen Pathologie treten bei Hemiplegien in der Regel zusätzlich sensible und neuropsychologische Störungen auf (siehe Kap. 3.5 und 3.10). Der Einbezug dieser Begleitstörungen in die Behandlungsplanung ist für die Programmierung des Lernprozesses wesentlich.

■ Grundsätze der kognitiv-therapeutischen Übung

Grundlage der Methode bildet eine „systemische" Anschauung, die den Menschen als ein komplexes System betrachtet. Das bedeutet, dass menschliche Fähigkeiten wie Bewegung, Wahrnehmung und kognitive Leistungen nicht isoliert betrachtet werden dürfen, sondern eine funktionelle Einheit bilden, die nur im gegenseitigen Austausch Erkenntnisprozesse (Kognition) hervorbringen kann. Das bedeutet für die Motorik, dass zahlreiche Prozesse wie beispielsweise Motivation, Emotionen und Gefühle, Wahrnehmungsparameter, Planung und Aktivierung der Aktion sowie Kontrolle und Anpassung während der Ausführung aufeinander einwirken und so eine Variabilität und Anpassungsfähigkeit von

Bewegungen ermöglichen. Bezogen auf die Therapie bedeutet dies, dass neben vorwiegend sensomotorischen Leistungen auch kognitive Prozesse wie Aufmerksamkeit, Raumwahrnehmung, Gedächtnis sowie die Motivation des Patienten eine sehr wichtige Rolle spielen.

Im Vordergrund der Therapie steht eine geführte Lernsituation, die eine plastische Anpassung des Systems begünstigen soll.

Ziel der kognitiv-therapeutischen Übungen ist das Wiedererlernen von Bewegungen, die anpassungsfähig, veränderbar und fragmentierbar sind. Dabei sollte berücksichtigt werden, dass sich das Gehirn in einem pathologischen Zustand befindet und dadurch andere Lernbedingungen benötigt als unter normalen Umständen. Rehabilitation wird somit als Lernen unter pathologischen Bedingungen verstanden. Die Aktivierung von Denk- und Verarbeitungsprozessen spielt dabei für die Qualität und Nachhaltigkeit der Wiederherstellung eine entscheidende Rolle (Engelkamp 1991). Für die Programmierung und Ausführung von Bewegungen ist die Verarbeitung sensibler Informationen ausschlaggebend, denn durch diese erhält das Zentralnervensystem wesentliche Informationen von Körper und Umwelt. Das Lerngeschehen wird von der Therapeutin gesteuert und programmiert. Dies geschieht dadurch, dass sie Aufgaben vorlegt, die dem aktuellen motorischen und kognitiven Zustand des Patienten angepasst sind. Das Lösen dieser Aufgaben bedingt vom Patienten den Einsatz seiner kognitiven Fähigkeiten und der aktiven und gerichteten Aufmerksamkeit.

Um eine optimale Reorganisation des Systems zu ermöglichen, werden im Rahmen der kognitiv-therapeutischen Übung zielgerichtete Aufgabenstellungen durchgeführt. Der Prozess der Problemlösung erfolgt dadurch, dass mit dem Körper sensible Informationen (Formen, Positionen, Widerstände etc.) aufgenommen und mit bisherigen bzw. neuen Informationen verglichen werden. Jede Übung enthält sowohl die Aufnahme als auch die Verarbeitung von Informationen. Die Aufgaben sind so gestaltet, dass die maximale pathologiefreie sensomotorische Leistung eingesetzt und dadurch deren Wiedererlangung gefördert werden kann.

Der Patient arbeitet im ersten und zweiten Übungsgrad (s. Abschnitt „*Das 3-Stufen-Konzept der Übungen*“, S. 99) ohne visuelle Kontrolle, d. h. mit geschlossenen Augen. Im dritten Übungsgrad wird sie wieder eingeführt. Dieses Vorgehen basiert einerseits darauf, dass das Lernen im somatosensorischen Raum mit dem Körper stattfindet, und dass andererseits dadurch die Lenkung der Aufmerksamkeit auf die informationsaufnehmenden rezeptiven Oberflächen gesteigert werden kann.

Damit der Patient Neues lernen kann, ist es wesentlich, dass die Aufgaben weder zu schwierig noch zu einfach sind, d. h. der Schwierigkeitsgrad der Übung wird der aktuellen Situation angepasst. Ein Element der Wiederholung ist vorhanden, dabei sind natürlich Abweichungen bei der Durchführung unvermeidbar. Dies führt unter anderem zu der erwünschten Variabilität in der Handlung und den Denkprozessen. Diese systematische Durchführung der aufeinander abgestimmten Übungen verlangt eine präzise Arbeitsweise inklusive schriftlicher Protokollierung und Selbstreflexion der Therapeutin, so dass dadurch eine permanente Effizienz- und Qualitätskontrolle der therapeutischen Maßnahmen vorhanden ist. Sehr wichtig für die kognitiv-therapeutische Übung ist die Arbeit im interdisziplinären Team. In diesem Rahmen werden Informationen ausgetauscht, Behandlungsansätze besprochen und gegebenenfalls überarbeitet.

■ Anforderungen an die Patienten

Die Grundvoraussetzungen an die Patienten entsprechen den allgemeinen Bedingungen für therapeutische Interventionen. Dazu gehört ein Minimum an Aufmerksamkeit. Kognitive Störungen sowie aphasische Störungen bilden keine Einschränkungen in der Anwendung der Therapie. Im Gegenteil, sie gehören bei einer kognitiv orientierten Therapie zum Kernpunkt des Interesses.

Die Übungen werden entsprechend den Fähigkeiten des Patienten modifiziert. Zeigt ein Patient sehr große Sensibilitätsstörungen, wird ein weiter proximal gelegener Bereich gesucht (beispielsweise im Bereich der Schulter oder der Hüfte), in dem die Informationen erkannt werden können.

Sobald eine Aufgabe gefunden wurde, die vom Patienten adäquat gelöst werden kann, wird die Übung weiterentwickelt, gesteigert oder es werden zusätzliche sensomotorische und kognitive Leistungen gefordert. Auf die Vorgehensweisen bei weiteren besonderen klinischen Situationen wird später im praktischen Teil eingegangen.

Perzeptive Hypothese

Die perzeptive Hypothese (Berthoz 1997) wird im Alltag unbewusst und automatisch angewendet. Sie basiert auf dem Hintergrund, dass die stufenweise aufgebaute Motorik eine Automatisierung anstrebt. Wir erleben die perzeptive Hypothese beispielsweise, wenn eine Treppe eine ungewohnte Stufenhöhe aufweist und wir für kurze Zeit stolpern. Dabei haben wir die Stufenhöhe - auf unserer Erfahrung basierend, aufgrund früherer Perzeptionen - falsch eingeschätzt. Anders ausgedrückt: Wir sind von einer falschen perzeptiven Hypothese ausgegangen. In diesem Fall wird die perzeptive Hypothese durch das Anstoßen bewusst, so dass wir sie bei der nächsten Stufe korrigieren können.

Zur Bewältigung der kognitiven Aufgaben sollte der Patient ebenfalls von dieser perzeptiven Hypothese ausgehen. Das bedeutet, wenn er ein Objekt erblickt, hat er eine Erwartung - bspw. bezüglich der Oberfläche und Distanz -, basierend auf Erfahrungen, die im Gedächtnis gespeichert sind. Die Lösung des Problems wird demzufolge vorbereitet, indem der Patient sich antizipatorisch mit den Informationen der Bewegung oder den zu erkennenden Objekten bzw. Figuren auseinandersetzt. In Abhängigkeit von den Erwartungen plant und führt er seine Bewegung anders aus (Birbamer 2001). Jede Handlung setzt auf sensomotorischer Ebene Erwartungen (perzeptive Hypothese) voraus, die erfüllt werden oder nicht. Beim Nichterfüllen der Erwartungen wird durch bewusste Kontrolle eine Kette von Vorgängen eingeleitet, die für den Erfolg einer motorischen Handlung notwendig sind.

Motor imagery

Imagination oder mentale Vorbereitung findet in dem vorgestellten Konzept regelmäßig Anwendung. Der Einsatz der mentalen Vorbereitung von Bewegungen wird durch Forschungsresultate begründet. Dazu gehören Ergebnisse (Jeannerod 1999) die darauf hinweisen, dass bei der Vorstellung und Durchführung von Bewegungen dieselben Hirnareale aktiviert sind und dass die visuelle und motorische Vorstellung positive Auswirkungen auf die Ausführung von Bewegungen hat. Dabei spielt die präzise Imagination eine entscheidende Rolle. Aus diesem Grunde werden im Rahmen der kognitiv-therapeutischen Übungen die Vorstellungen jeweils mit der Ausführung der Bewegung verglichen. Die mentalen Vorstellung werden durch Beschreibungen des Patienten, zeitliche Faktoren und allgemeine Verhaltensbeobachtungen kontrolliert. Erfahrungen zeigen, dass mit mentaler Vorbereitung positive Resultate erzielt werden können (Perfetti 2000). Bei den Übungen ersten und zweiten Grades gehört die Bewegungsvorstellung zu den wesentlichen Grundmerkmalen (Perfetti 1997).

„Die 'motor imagery' scheint ein Teil des Prozesses der motorischen Programmierung zu sein, was auch für die Handlungen des täglichen Lebens zutrifft. Es scheint möglich, dass diese von den Patienten während der Rehabilitation zur sensomotorischen Reorganisation des ZNS genutzt werden können" (Baronti 2000). Imagination ist ein Mittel der Therapie, und ihr Einsatz muss genauso geplant werden wie andere Vorgehensweisen. Die Kommunikationsfähigkeiten des Patienten und der Therapeutin spielen hier eine wichtige Rolle.

Befund, Therapieplanung und Evaluation

Zu Beginn jeder Therapie wird ein Profil des Ist-Zustandes erstellt, in dem die Therapeutin das beobachtbare Verhalten des Patienten studiert und beschreibt. Dabei werden u. a. folgende Fragestellungen benutzt:
- Wie transferiert er?
- Wie sitzt er?
- Wie spricht und versteht er?
- Wie stellt er sich Aspekte der Bewegung vor?
- Wie nimmt er seinen Körper wahr?

Zusätzlich findet eine fundierte Abklärung statt. Mittels Beobachtungen der spontanen Bewegung des Patienten und verschiedenen Aufgabenstellungen werden Funktionen geprüft und in einen Beobachtungsbogen eingetragen. Im Weiteren werden die spezifischen Pathologien in wechselnden Situationen erfasst. Der Beobachtungsbogen bildet - zusammen mit zusätzlichen Verlaufsparametern - die Grundlage zur Erfolgsüberprüfung eines Behandlungsprozesses. Ausgehend von den Resultaten der Erstuntersuchung werden Hypothesen bezüglich der zu erwartenden Veränderung am Ende der Rehabilitation aufgestellt und ein Behandlungsplan ausgearbeitet. Die zu Beginn gestellten Hypothesen werden fortwährend überprüft und das Vorgehen wird den gegebenen Verhältnissen angepasst.

Selbstverständlich werden die angestrebten Ziele durch eine kooperative Interaktion zwischen Therapeutin und Patient erreicht.

„Die beiden Beteiligten an der Interaktion müssen über die Zweckmäßigkeit, dasselbe Ziel zu erreichen (Adoption), übereinstimmen. Das Ziel oder die Ziele der Interaktion können von keinem der Beteiligten alleine erreicht werden ohne Aktion des anderen (Abhängigkeit)" (Perfetti 1997, S. 92).

Prognose

Das Erstellen einer Prognose hängt von vielen Faktoren ab und ist oft schwierig. Aus therapeutischer Sicht scheint es uns, dass dem Prozess in den ersten Tagen nach dem Ereignis besondere Achtung geschenkt werden sollte; dies insbesondere, um unerwünschte Entwicklungen (s. Abschnitt *„Spezifische motorische Pathologie des hemiplegischen Patienten"*, S. 95) zu vermeiden. Basierend auf unseren Erfahrungen mit den kognitiv-therapeutischen Übungen wäre ein möglichst frühes Einsetzen der Therapie sinnvoll. Abhängig von der Läsion ist eine Behandlungsintensität in der stationären Phase 6-8-mal pro Woche sowie in der ambulanten Phase 2-6-mal pro Woche während jeweils 30-60 Minuten indiziert.

Therapeutisches Vorgehen

Das 3-Stufen-Konzept der Übungen

Die kognitiv-therapeutischen Übungen sind auf drei Stufen konzipiert. Allen Übungsgraden ist gemeinsam, dass die Stützflächen variiert werden. Dazu gehört die Wahl der Position (liegend, sitzend oder stehend) und die variable Einstellung der Sitzhöhe bei der Übungsdurchführung.

Bei den **Übungen 1. Grades** wird der Patient noch nicht zu einer Bewegung aufgefordert, sondern er konzentriert sich auf verschiedene Informationen (Oberflächen, Positionen, Formen), die er wiedererkennen bzw. miteinander vergleichen soll. Dabei hält er die Augen geschlossen. Die Aufmerksamkeit des Patienten ist ganz auf das (Wieder-)Erkennen der gebotenen Informationen gerichtet.

Die dynamischen Parameter der Bewegung werden vollständig von der Therapeutin übernommen. Der Patient ist, auch wenn er selber keine Bewegung ausführt, keineswegs passiv, sondern im kognitiven Bereich sehr aktiv. Um eine Aufgabe lösen zu können, kontrolliert er bei Dehnung der betroffenen Muskulatur die evtl. auftretenden abnormen Reaktionen, um damit die sensiblen Informationen besser wahr- und aufnehmen zu können. Auf dieser Ebene wird eine ganze Verkettung von Prozessen mobilisiert, die ebenfalls für normale Handlungsweisen charakteristisch sind (s. a. Erläuterung im Abschnitt *„Grundsätze der kognitiv-therapeutischen Übung"*, S. 97).

> **!** Auf dieser Stufe unterstützt die Therapeutin beim Spüren von unterschiedlichen Formen den Arm und die Hand des Patienten und führt die Bewegungen des Patienten aus. Der Patient hat die Augen geschlossen und konzentriert sich ganz auf das Erkennen der Form.

Bei den **Übungen 2. Grades** wird der Patient die ihm zur Verfügung stehende Motorik zur Aufnahme taktil-kinästhetischer Information zunehmend aktivieren, sei es, um gemeinsam mit der Therapeutin in eine bestimmte Position zu gelangen oder um ein bestimmtes Objekt zu erkennen. Die Bewegung wird weiterhin durch die Therapeutin unterstützt. Auf dieser Stufe soll der Patient lernen, Muskelinnervationen vermehrt einzusetzen und dabei gleichzeitig eine Strategie zu entwickeln, um abnorme Irradiationen zu vermeiden bzw. nicht auftreten zu lassen. Neben dem Erkennen und Verarbeiten von Informationen steht jetzt zusätzlich eine graduelle Steigerung der Mithilfe bei der Bewegungsausführung im Vordergrund. Im Laufe der Behandlung, wenn es dem Patienten immer besser gelingt, seine Motorik ohne Pathologie einzusetzen, wird die Unterstützung der Therapeutin schrittweise reduziert.

> **!** Im 2. Grad wird der Arm und die Hand des Patienten teilweise von der Therapeutin unterstützt. Beim Spüren von unterschiedlichen Formen wird die Bewegung gemeinsam ausgeführt. Der Patient hält die Augen geschlossen und konzentriert sich auf das Erkennen der Form und das Vermeiden von abnormen Irradiationen.

Bei den **Übungen 3. Grades** werden die Bewegungsabläufe immer komplexer. Die kinetische Kette verlängert sich unter Einbezug von zusätzlichen Teilen des Systems bis hin zur Erarbeitung harmonischer globaler Verhaltensweisen. Wie bei den Übungen 1. und 2. Grades werden Übungen mit distoproximalen (s. Glossar) sowie proximodistalen (s. Glossar) Schwerpunkten der Informationsaufnahme durchgeführt. Die Bewegungen werden größtenteils selbstständig durchgeführt. Der Patient soll das Auftreten von einfachen Gesamtantworten des Systems (s. Abschnitt *„Abnorme Bewegungsschemata"*, S. 96) vermeiden lernen. Die koordinierte Aktivierung der motorischen Einheiten verschiedener Muskelgruppen gehört zu den wichtigsten Voraussetzungen zum Wiedererlangen physiologischer Bewegungsabläufe. Einen weiteren Schwerpunkt auf dieser Stufe bildet die effiziente Wiedererlangung der Koordination bzw. Kraft der Agonisten und Antagonisten.

Steigerungen des Schwierigkeitsgrades: Die Aufgabenstellungen werden jetzt visuell kontrolliert wie beispielsweise beim präzisen Folgen einer Linie mit der betroffenen Hand oder dem Fuß. Teilweise geschieht dies zusätzlich auf einem instabilen, d. h. dynamischen Therapiemittel (s. Abschnitt *„Therapiemittel"*, S. 102). Übungen im Stehen oder Aufgaben unter Einbezug der nicht betroffenen Seite sowie mit langen Bewegungsbahnen sind weitere Beispiele für die Steigerung der Komplexität motorischer Aufgaben.

> **!** In diesem letzten Grad führt der Patient seine Hand - eventuell auf einer kleinen instabilen Unterlage wie z. B. einem Federbrett - mit geöffneten Augen verschiedenen auf ein Blatt gezeichneten Linien nach und achtet dabei auf eine physiologische Bewegungsausführung. Bei der schrägen, sich verändernden Ebene wird die Dreidimensionalität einbezogen.

Die Übergänge zwischen den einzelnen Übungsgraden sind fließend. So wird beispielsweise in einem Körperbezirk noch im 1. Grad gearbeitet, während in einem anderen bereits Übungen im 2. Grad durchgeführt werden. Der Wechsel von einem tieferen in einen höheren Grad geschieht, wenn die in den einzelnen Graden beschriebenen Elemente kontrolliert werden können. Der Zeitpunkt dafür kann durch genaue Beobachtung und Erprobung während der Übungen gefunden werden. Wichtig dabei ist eine genaue Überprüfung bezüglich dem Erschienen dieser pathologischen Elemente. Sobald diese auftreten, wird demnächst noch in einem niedrigeren Grad gearbeitet oder das Bewegungsausmaß wird verkleinert.

Bedeutung der Sprache

Bei der kognitiv-therapeutischen Übung nimmt die Sprache als zusätzlicher Informationskanal eine zentrale Rolle ein. Einerseits dient sie der Übermittlung von Inhalten, Bedeutungen und Aufgabenstellungen, andererseits ist sie eine Hilfe zur Interpretation der Körperwahrnehmung des Patienten. Die Informationsverarbeitung und Prozesse der Bewegungsvorbereitung werden durch die Sprache eingeleitet. Die Sprache wird jedoch nicht nur unterstützend eingesetzt, sondern hat ebenso eine wichtige Signalfunktion zur Einleitung innerlicher Prozesse des Bewegungsentwurfes. Für eine erfolgreiche Durchführung der Übung ist es empfehlenswert, über die Art der verbalen Anleitungen nachzudenken.

Eindeutige sprachliche Anweisungen präzisieren die Aufgabe und lenken die Konzentration des Patienten auf die exakte Fragestellung. Durch die sprachliche Anleitung kann eine Aufgabe vereinfacht oder verdeutlicht werden. Beispielsweise kann dem Patienten mittels Sprache explizit gesagt werden, worauf er sich konzentrieren soll.

Im therapeutischen Prozess ist es interessant, zu beobachten, welche Wörter/Sätze der Patient für seinen Körper gebraucht. Diese Beobachtung des Sprachgebrauchs gibt uns Hinweise über das Körperverständnis sowie über das bisherige bzw. aktuelle Körperschema. Es ist leicht nachvollziehbar, dass ein Patient, der seinen Fuß nicht fragmentieren kann und wenig Rekrutierung hat, diesen als Klotz bezeichnet. Die Praxis bestätigt, dass der sprachliche Ausdruck in Wechselwirkung mit dem Vorstellungs- und Bewegungsverhalten steht. Beispielsweise möchte die Therapeutin vom Patienten wissen, ob er erkennt, in welchem Gelenk eine Bewegung durchgeführt wird. Bei einer Extensions-Flexions-Bewegung im Ellenbogen antworten die Patienten häufig, dass die Hand bewegt wurde. Eine mögliche Interpretation dafür ist, dass in Bereich der Hand die größte räumliche Verschiebung empfunden wurde. Unsere Erfahrungen zeigen, dass viele Menschen keine sehr präzise Vorstellung über die Funktion und mögliche Bewegungsrichtungen eines Gelenkes haben.

Oftmals werden Formulierungen der Therapeutin wortwörtlich interpretiert. Dabei ist es sehr wichtig, dass in den einzelnen Übungsgraden auf exakte Formulierungen geachtet wird. „*Wir* folgen zusammen dieser Form“, wird vom Patienten mit großer Wahrscheinlichkeit als Aufforderung zum Rekrutieren verstanden und ist folglich als Anleitung für eine Übung ersten Grades nicht geeignet, da der Patient möglicherweise ein Zuviel an Aktivität zeigt und infolgedessen abnorme Irradiationen auftreten können. Beim Nichterkennen einer Figur wird die Information „Ich zeige Ihnen die Form nochmals“ den Patienten eher veranlassen, die Augen zu öffnen, als wenn er hört: „Ich gebe Ihnen die Figur nochmals zu spüren“.

Bei der Übungsausführung werden alle Anweisungen zeitlich auf die Bewegung abgestimmt, so dass dem Patienten das Fokussieren auf das Ziel erleichtert wird. Beim Ausführen einer Bewegung wird zu Beginn synchron mit dem verbalen Impuls „Wir folgen dieser Form, *jetzt!*“ die Bewegung gestartet und am Ende wird die Bewegung mittels *„Stopp!“* beendet.

Von großer Bedeutung sind konstruktive Rückmeldungen, wenn eine Aufgabe nicht korrekt gelöst wurde. In dieser Situation sollen vorzugsweise Formulierungen gewählt werden wie: „Möchten Sie noch einmal spüren? Wünschen Sie eine Wiederholung?“

Bei Patienten mit Aufmerksamkeits- oder Sensibilitätsdefiziten ist zu Beginn der Problemlösung ein sprachliches Fokussieren („Passen Sie auf, *jetzt!*“) nützlich. Solche Hilfestellungen sollten im Laufe der Behandlung reduziert werden. Aphasien sind kein Hinderungsgrund zur Anwendung der kognitiv-therapeutischen Übung, sie bedingen jedoch ein angepasstes Vorgehen, in Zusammenarbeit mit der behandelnden Logopädin, auf sprachlicher und inhaltlicher Ebene.

Therapieplanung

Die Planung des Lernprozesses basiert auf dem theoretischen Wissen, bisherigen Erfahrungen sowie eigenen Beobachtungen und Untersuchungsresultaten von anderen beteiligten Disziplinen. Aus diesem Profil werden die voraussagenden Elemente, die den Rehabilitationsverlauf beeinflussen können, abgeleitet und eine Hypothese über ein konkret überprüfbares Therapieziel erstellt. Davon ausgehend werden Zwischenziele definiert, Inhalte präzisiert und die Kombination von Übungen festgelegt. Dabei darf natürlich nicht vergessen werden, dass in gewissen Fällen durch die Pathologie Grenzen gesetzt sind, die in ihrer Art nicht voraussehbar sind.

Allgemeine Hinweise zur Durchführung einer Behandlung

Vor der Durchführung der einzelnen Aufgabenstellungen antizipiert die Therapeutin mögliche Reaktionsweisen des Patienten und denkt sich mögliche Vereinfachungen oder Erschwernisse der Übungen aus, wie bspw. die Unterstützungsfläche vergrößert oder eine komplexere Form gewählt werden könnte. Es ist wichtig, dass die gestellten Aufgaben für den Patienten lösbar sind. Dabei soll es weder zu einer Über-, noch zu einer Unterforderung kommen. Wenn eine Übung zu einfach ist, erfordert diese eine zu geringe Aufmerksamkeit und führt zu keinem Lerneffekt. Aus diesem Grunde ist die Steigerung des Schwierigkeitsgrades, die durch Änderungen des Kontextes im sensomotorischen und kognitiven Bereich geschieht, sehr wichtig. Andererseits besteht bei Überforderung die Gefahr, dass pathologische Muster auftreten und der Patient die Motivation verliert. Sehr relevant bei der Wahl des Schwierigkeitsgrades von Übungen ist die Berücksichtigung von neuropsychologischen Leistungen bzw. Defiziten. Die Aufgabenstellungen werden entsprechend den Störungen in diesem Bereich gewählt. Besteht bspw. eine kurze Aufmerksamkeitsspanne, werden im Vergleich zum üblichen Procedere, wo 3-6 verschiedene Elemente einbezogen werden, nur zwei unterschiedliche Elemente direkt miteinander verglichen.

Nach jeder Übung erfolgt eine Rückmeldung im konstruktiven Sinne (siehe vorherigen Abschnitt „*Bedeutung der Sprache*“), damit bei der nächsten Durchführung Prozesse eingeleitet werden können, die zu einer erfolgreicheren Informationsaufnahme führen. Denn in einem Lernprozess ist es wesentlich, dass der Patient über den Erfolg oder Misserfolg seiner Handlung informiert wird.

Therapiemittel

Die Therapiemittel stellen eine Vereinfachung der Umwelt dar, so dass bestimmte Elemente der Bewegung hervorgehoben und vom Patienten unter Zuhilfenahme des Körpers verarbeitet werden können. Die Therapiemittel ermöglichen dem Patienten eine Erleichterung in der Interaktion mit der Umwelt. Diese Interaktion sollte die kognitive Bedeutung des Raumes mit den Eigenschaften Ort, Richtung, Distanz („wo") sowie der Inhalte („was") hervorheben. Alltagsgegenstände sind keinesfalls geeignete Therapiemittel, denn diese würden aus dem Gedächtnis globale, sich auf unerwünschte Kompensationen basierende, bereits vorhandene Antworten hervorrufen. Wenn demzufolge ein Objekt zu viele Informationen enthält oder zu realitätsnah konstruiert ist, kann dies zu einer Überforderung, d. h. zu einer pathologischen Reaktion führen. Die verwendeten Therapiemittel (dazu gehören beispielsweise verschiedene T-Formen, verschieden lange Signalstäbchen oder eine Fläche mit verschiedenen aufgezeichneten Linien) sind reich an Informationen, aber immer im Bereich, in welchem das motorische Lernen ohne Überforderung geschieht. Objekte des Alltags werden entsprechend dem erreichten motorischen Können des Patienten zuerst unter Anleitung eingeführt und zunehmend vom Patienten spontan eingesetzt.

Durchführung der Übungen

Zur Planung einer Übung müssen folgende drei Komponenten berücksichtigt werden: **Inhalt, Modalität** und **Ziel.**

Übungsinhalte

Übungsinhalte beschreiben, was bzw. welche Strategie der Patient erlernen soll, um das definierte Ziel zu erreichen. Als Beispiele gelten die in den Übungsbeschreibungen (S. 103, Beispiele von Übungen) erläuterten Aufgaben.

Modalität

Unter Modalität wird die Art und Weise der Übungsausführung verstanden. Die Modalität umfasst alle Komponenten, die innerhalb einer Übung verändert werden können. Dies reicht von Anpassungen im Schwierigkeitsgrad, in der Ausgangstellung sowie im Übungsgrad über den Sprachgebrauch der Therapeutin bis zu den geforderten kognitiven Leistungen inklusive „motor imagery".

Die Aufgabe wird mit dem Patienten genau erarbeitet, damit er sich während des Übens auf die wesentlichen Informationen konzentrieren kann und nicht durch äußere Gegebenheiten verunsichert wird.

Durch die Hände tritt die Therapeutin mit dem Patienten in Kontakt und kommuniziert mit ihm. Sie erhält Informationen über die Geschehnisse im Körper des Betroffenen.

Der Grad der Unterstützung der Körpersegmente, die in der Übung vordergründig eingesetzt werden, nimmt vom ersten bis zum dritten Grad ab. Aus einer Übung ersten Grades kann fließend eine Übung zweiten Grades werden, wenn in einem bestimmten Körperbezirk die Unterstützung allmählich entzogen wird und somit der Patient die notwendige Innervation zur Durchführung der Bewegung selbst bietet. Das Finden der geeigneten Modalität erfordert eine präzise Reflexion der Therapeutin.

Übungsziele

„Als Ziel versteht man eine Leistung oder eine Reihe von Leistungen, die der Patient zu erbringen in der Lage sein muss, um zu beweisen, dass er das, was vorgesehen war, erlernt hat" (Perfetti 1997, S. 116).

Für jede Übung wird ein Ziel definiert, das mit dem Inhalt in direktem Bezug steht. Es ist unerlässlich, dass das Übungsziel mit dem Zwischenziel und dem Rehabilitationsziel übereinstimmt. Bei der kognitiv-therapeutischen Übung werden Ziele so gesteckt, dass nach einer definierten Zeiteinheit eindeutig über das Erreichen von beobachtbarem Verhalten entschieden werden kann.

> **!** Mögliche Ziele wären beispielsweise, den Arm 5 cm vom Tisch zu heben oder den Fuß 10 cm nach vorne zu schieben. Diese beiden Ziele sind mittels Messungen nachprüfbar.

Unterstützungsfläche

Als Unterstützungsfläche definieren wir die Stützflächen, auf welchen der Körper des Patienten während der Übung ruht oder sich stützt; z. B. in sitzender Position: beide Fußsohlen, beide Oberschenkel (in einem variablen Ausmaß, abhängig von der Stützfläche), dem Rücken (variabel abhängig von der Stützfläche), einer oder beide Vorderarme (ganz oder teilweise). Die Kombinationsmöglichkeiten sind somit zahlreich. Die gewählten Flächen werden dynamisch verändert. Das Ausmaß der Stützflächen beeinflusst den Schwierigkeitsgrad der Übungen. In der Regel wird nur ein Körperteil in die Therapie einbezogen. Wird an der Hand gearbeitet, ruht der indirekt betroffene Arm auf einer Stützfläche. In einer späteren Phase kann dieser Arm in die Übung involviert sein, so dass damit gleichzeitig eine zweite Aufgabe zu lösen ist. Ein weiteres Beispiel ist der gleichzeitige Einbezug des Armes und des Fußes. Während mit dem Arm Formen erkannt werden sollen, hat der Fuß die Aufgabe, über längere Zeit ein Kippbrett waagerecht zu halten. Mit diesem Vorgehen wird vom Patienten immer mehr posturale Anpassung des Rumpfes an die Bewegungen der Extremitäten verlangt.

Evaluation der Übungen

Im Anschluss an jede Therapieeinheit führt die Therapeutin eine Evaluation bezüglich der Veränderungen und des weiteren Vorgehens durch. Basis dieser Auswertung bilden die zu Beginn formulierten Ziele.

Tritt die angestrebte Veränderung des Könnens nicht auf, sind die Aufgaben möglicherweise nicht richtig gewählt oder in nicht geeigneter Art durchgeführt worden. Dies gilt ebenso, wenn ein Patient die gestellte Aufgabe nur teilweise oder mit wenig sinnvollen Kompensationen (zum Beispiel visuell oder akustisch) lösen kann. In diesem Fall sollte die Therapeutin eine optimalere Übungskombination auswählen oder unter Umständen entwickeln. Sinngemäß gelten diese Überlegungen für die einzelne Übung, wobei immer an die Bedeutung der Wiederholung der Übung für den Lernprozess zu denken ist.

Beispiele von Übungen

Jede Übung wird individuell gewählt, angepasst oder neu geschaffen. Sie ist abhängig von der Art und dem Ausmaß der Läsion, der Zeit und der Entwicklung seit dem Ereignis, der spezifischen Pathologie, den kognitiven Defiziten und den Zielvorstellungen des Patienten und der Therapeutin. Jede Übung wird bezüglich Inhalt, Modalität und Ziel definiert und beschrieben. Aufgaben, die auf den ersten Blick identisch aussehen, können unterschiedliche Beweggründe haben. Das Erkennen von Positionen mit der oberen Extremität (Perfetti 1997, S. 140 ff.) hat für einen Patienten mit einer linksseitigen Läsion und einer apraktischen Störung Ziele wie „Herstellen einer Beziehung zwischen der Position der Hand in Relation zur Schulter“ oder „Erlangen der Kontrolle über die abnorme Reaktion auf Dehnung im Bereich der Ellenbogenflektoren“. Bei einem Patienten mit rechtsseitiger Läsion und Aufmerksamkeitsschwankungen könnten folgende Hintergründe vorstellbar sein: „der aufgenommenen Information eine Bedeutung zuweisen“ oder „Erkennen, in welche Richtung die fokussierte Arbeitseinheit (Schulter) bewegt wird“.

Jeder Patient weist nach einer Läsion ein individuelles Fähigkeitsprofil bezüglich der sensomotorischen und kognitiven Defizite auf. Davon ausgehend werden fehlende Strategien, die der Patient wiedererlangen soll, definiert und entsprechende Zielsetzungen festgelegt. Dieses Vorgehen hat zur Folge, dass sowohl Übungsinhalte und -ziele nicht schematisiert werden können. Abhängig von den grundlegenden Inhalten verändert sich die Aufgabe, die Durchführung (Modalität), die sprachliche Anleitung bzw. Fragestellung sowie die Vorstellungsaufgabe (motor imagery). Im Folgenden werden zwei Übungen mit verschiedenen funktionellen Schwerpunkten exemplarisch dargestellt.

Übung für die Wiederherstellung der Arm-/Handfunktion

Die beschriebene Übung gehört zu den wichtigsten Instrumenten im Bereich der Arm-/Handrehabilitation. Die nachfolgenden Abbildungen zeigen einige Variationsmöglichkeiten dieser Übung auf.

Die Abbildung 2.**10** (S. 104) zeigt eine sehr körpernahe Platzierung, was bei starken abnormen Reaktionen auf Dehnung oder bei Schmerzen in der Schulter indiziert sein kann.

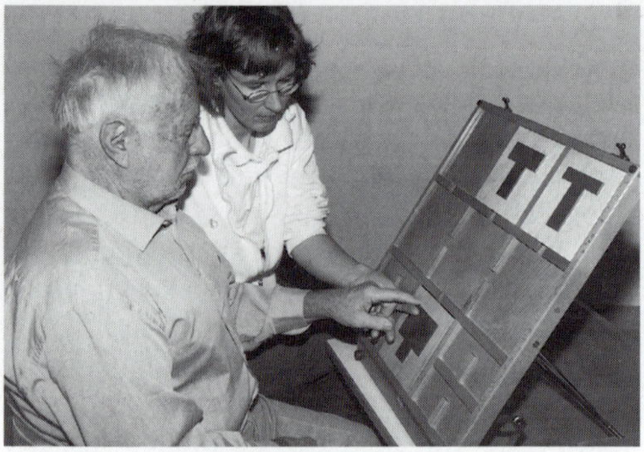

Abb. 2.**10** Körpernahe Plazierung der Tafel

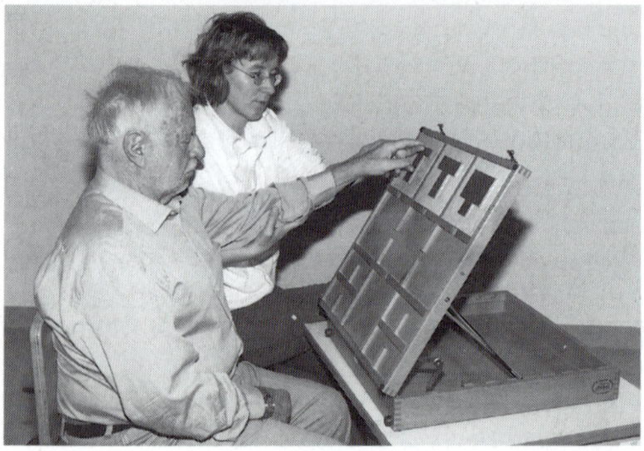

Abb. 2.**11** Körperferne Plazierung, die eine längere kinematische Kette erfordert

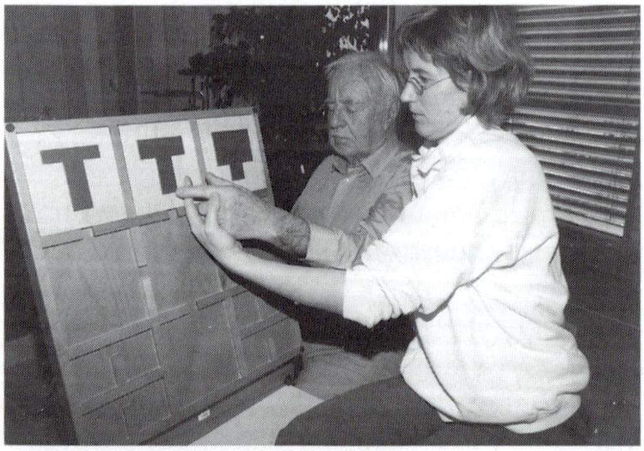

Wie in der Abbildung 2.**11** dargestellt, kann hier eine deutlich längere kinematische Kette benutzt werden, ohne dass beim Patienten Pathologien auftreten. Im Gegensatz zu Bild 2.**10** ist eine andere Anpassung des Rumpfes gefordert. Der Patient hat hier die Aufgabe, während der Armbewegung in Kontakt mit der Rückenlehne zu bleiben, um „En-bloc"-Bewegungen zu vermeiden.

Die Außenrotationsstellung wird in Abbildung 2.**12** vermehrt in einem lateralen Raum einbezogen. In dieser Position ist es für viele Patienten sehr schwierig, eine Kontrolle über die pathologischen Elemente zu erlernen.

Übungsinhalte

In der nachfolgenden Auflistung sind nur die wichtigsten Inhalte aufgezählt. In der Praxis werden diese abhängig von der Pathologie des Patienten verschieden kombiniert:
- Reduktion des Rekrutierungsdefizits
- Kontrolle der abnormen Reaktion auf Dehnung oder der abnormen Irradiationen von Muskelgruppen
- Kontrolle über die pathologischen Bewegungsschemata
- Verbesserung der taktilen und kinästhetischen Informationsaufnahme
- Ergreifen, Manipulieren oder Loslassen eines Objektes
- Orientierung der Hand und des Armes zu einem Objekt hin
- Erreichen eines Objektes
- Ausrichtung der Bewegung im Raum
- räumliche Wiedererkennung von Formen
- Erkennen und verbale Beschreibung signifikanter Unterschiede von Formen

Modalität

Wenn die Therapeutin die Unterstützung ihrer Hände reduziert, fordert sie, dass in einem Körpersegment (Schulter) im zweiten Übungsgrad gearbeitet wird, während gleichzeitig in einem anderen Segment (Hand) volle Unterstützung geboten wird, d. h. dass noch der erste Grad angewendet wird. Der vorgestellte Patient hat leichte Probleme in der Aufnahme der kinästhetischen Informationen, deshalb wird jeder Richtungswechsel durch eine kurze Bewegungspause verdeutlicht.

Übungsziel

In unserem Beispiel soll der Patient in der ersten Phase den Arm mit gestrecktem Ellenbogen und gestreckten Fingern bis 45° frontal nach vorne bringen können. Zusätzlich soll er anschließend mit der rechten Hand zeigen, an welchem beliebigen Punkt der Figur die Bewegung gestartet wurde.

Material/Therapiemittel

Tafel mit verschiedenen Formen und Oberflächen.

Zusätzlich zu den abgebildeten T-Formen gibt es eine Vielzahl von Formen und Oberflächen, die von „einfach" bis „zu sprachlich schwer zu beschreiben" variieren können. Der Einsatz derselben ist abhängig von den kognitiven Defiziten des Patienten.

Es gibt noch eine Reihe weiterer differenzierter Übungen zum Erlangen des Greifens, die im Rahmen eines Kurses erlernt oder in der Literatur (z. B. Perfetti, 1997) nachgelesen werden können.

Übung für die Wiederherstellung der Fortbewegung

Die nachfolgende Übung wird zum Wiedererlangen des Gehens sehr häufig angewandt, da damit sehr viele Strategien erlernt werden können. In der nachfolgenden Bilderserie (Abb. 2.**13-16**) wird vorwiegend die Reduktion der Unterstützungsfläche gezeigt, was immer mehr Eigenaktivität des Patienten fordert. So können Übungen in immer schwieriger zu

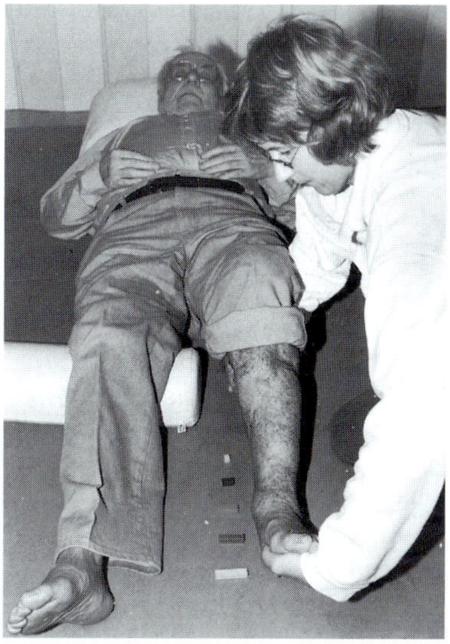

Abb. 2.**13**

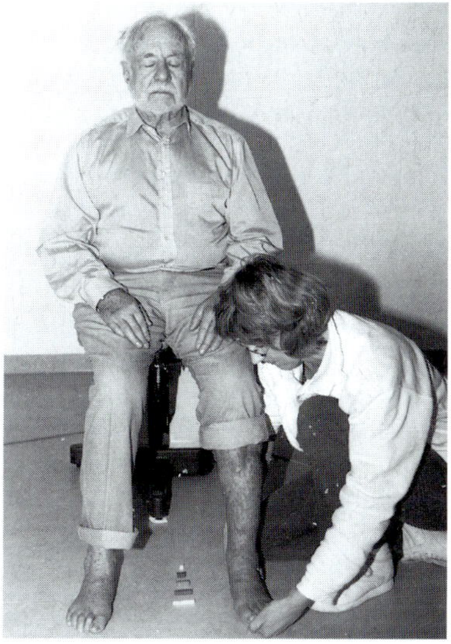

Abb. 2.**15**

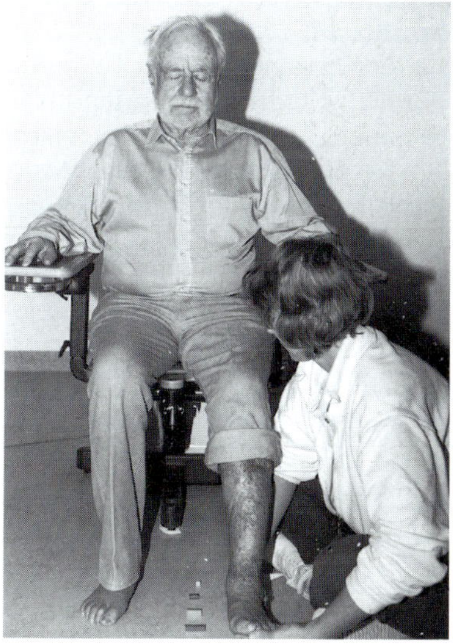

Abb. 2.**14**

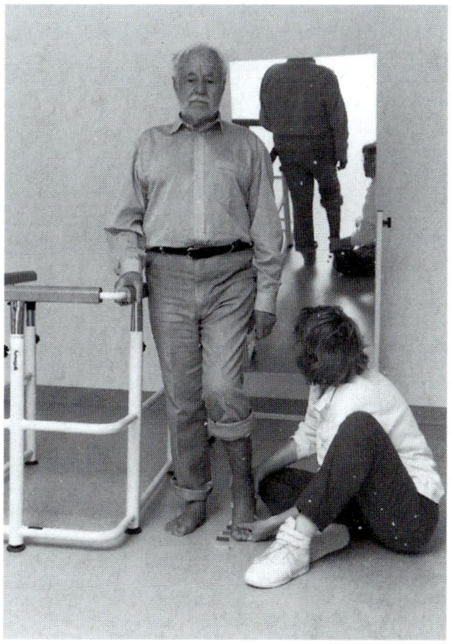

Abb. 2.**16**

Abb. 2.**13**, 2.**14**, 2.**15**, 2.**16** Abbildungen 2.**13**–2.**16** zeigen den Behandlungsaufbau bei Wiederherstellung der Fortbewegung kontrollierenden Positionen durchgeführt werden, bis der Patient Stehen und Gehen gelernt hat.

Übungsinhalte

Mögliche Beispiele von Inhalten für den oben dargestellten Patienten:

- Reduktion des Rekrutierungsdefizits
- Kontrolle der abnormen Reaktion auf Dehnung oder der pathologischen Irradiationen von Muskelgruppen
- Verbesserung der kinästhetischen Informationsaufnahme
- Differenzierung von zwei verschiedenen Informationen
- Herstellen einer Beziehung zum nicht plegischen Bein: Ist die Ferse parallel zur anderen Ferse, auf der Höhe der Wade oder des Knies platziert?
- Bein und Fuß nach vorne stellen

Modalität

Die Übung wird zuerst im Liegen durchgeführt, weil bei diesem Patienten allein so eine symmetrische, nicht pathologische Körperhaltung gewährleistet wird. In dieser Lage ist es für ihn einfacher, abnorme Reaktionen auf Dehnung kontrollieren zu lernen, wenn er nicht in mehreren Körperbezirken gegen die Schwerkraft arbeiten muss. Sobald die Kontrolle der abnormen Reaktion auf Dehnung im Liegen gelingt, kann die Unterstützungsfläche abgebaut werden (Abb. 2.**14** u. **15**, S. 105). Die Übungsgrade werden variiert. Das letzte Bild zeigt, dass der Patient im dritten Übungsgrad an seine Leistungsgrenze kommt: Er braucht viele verbale Impulse, um seinen Rumpf während der Übung immer wieder korrekt an die Bewegung der unteren Extremität anzupassen.

Übungsziel

Bei der dargestellten Situation im Sitzen (Abb. 2.**14**, S. 105) wäre folgende Zielformulierung möglich: Der Patient soll in einer Sitzposition mit Unterstützung im Rücken und aufgestützten Armen den Fuß mit Fersen- und Großzehenballenkontakt auf dem Boden 3 cm nach vorne schieben.

Material/Therapiemittel

Erkennen von Positionen mit Signalstäbchen auf gleichförmiger Unterlage in verschiedenen Ausgangslagen: Therapieliege, höhenverstellbarer Therapiestuhl, stehend am Barren.

Weitere Übungen sind der Literatur (Perfetti 1997) zu entnehmen oder werden in spezifischen Kursen vorgestellt und erarbeitet.

Behandlung von Gesichtslähmungen

Ursachen von Gesichtslähmungen können zentraler oder peripherer Natur sein. Wir möchten im Rahmen dieser Einführung der kognitiv-therapeutischen Übungen ebenfalls auf dieses Gebiet eingehen, da diese Behandlung häufig von Ergotherapeutinnen durchgeführt wird. Ein weiterer Grund dafür ist, dass nach unseren Erfahrungen mit diesem kognitiv-therapeutischen Ansatz sowohl bei peripheren wie bei zentralen Läsionen im Vergleich mit den sonst bekannten Therapieansätzen optimalere Resultate erzielt werden können.

Gesichtslähmungen sind immer mit beträchtlichen Auswirkungen auf organischer, funktioneller und psychischer Ebene verbunden. Die Mimik, das Essen und Trinken, das Kauen, das Sprechen sowie das Küssen sind betroffen.

Eine wesentliche Voraussetzung für die Therapie ist die Entspannung des Gesichtes. Deshalb liegt der Patient während der Therapie und soll während und zwischen den Übungen das Sprechen vermeiden. Die Verständigung geschieht mittels vereinbarten Handzeichen (s. Abb. 2.**17 b**). Das Therapiematerial besteht aus verschieden langen Signalstäbchen, Spateln mit verschiedenen aufgeklebten Materialien, verschiedener Dicke und speziell hergestellten sterilisierbaren Formen für den Mundinnenraum.

Der Spiegel wird nicht eingesetzt, da die für die Selbstkontrolle wesentlichen Informationen ebenso im gesunden Zustand über den taktilkinästhetischen Kanal laufen. Eis wird nicht verwendet, da dieses eine unsystematische Stimulation der Nerven zur Folge hat und somit keine gezielte Reorganisation des Systems möglich ist.

Die Aufgaben entsprechen den physiologischen Bewegungen des Gesichts. Die Muskulatur wird entweder in verschiedene Positionen (kurze, mittlere, lange Ausdehnung) bewegt, oder das Ziel der Bewegung ist, eine bestimmte Form oder Größe, die erkannt werden soll. Das Heben des Mundwinkels, Rümpfen der Nase, Schließen und Öffnen des Auges können mittels Positionen erarbeitet werden. Das (Wieder-)Erlernen von Fähigkeiten wie das Spitzen des Mundes (s. Abb. 2.**17 a**), das Runzeln der Stirne, das Heben der Augenbrauen sowie das Umstülpen der Ober- und Unterlippe erfolgt mit Hilfe von verschieden langen Signalstäbchen. Im Vergleich zu anderen Methoden werden zusätzlich Übungen innen in der Wangentasche und außen in Gegenrichtung des *Musculus zygomaticus* durchgeführt, letzteres, um Irradiationen zwischen Mund- und Augenbereich zu vermeiden (Baron 1997). Um Kompensationen, Irradiationen bzw. Synergien kontrollieren zu lernen, ist im Gesichtsbereich der Einbezug der gesunden Seite sehr wesentlich: einerseits durch Übungen, die beide Gesichtshälften einbeziehen und andererseits durch ständige Beobachtung der gesunden Seite während der therapeutischen Intervention auf der betroffenen Seite. Erfahrungen bei der Durchführung von mehreren Fazialisbehandlungen mit der kognitiv-therapeutischen Übung zeigten, dass die Dauer von einem halben Jahr bis zu 2,5 Jahren variieren kann. Solange mit der Prüfung durch das EMG Veränderungen feststellbar sind, sollte unseres Erachtens die Therapie fortgeführt werden.

Besondere Vorgehensweisen

Die Praxis zeigt, dass sich Patienten mit Sprachverständnisproblemen, wenn sie die Augen geschlossen haben, nicht auf die Interpretation der Situation, der Gestik, der Mimik mittels Visus verlassen können. Um dies zu kompensieren, „blinzeln" sie während der Übung. In einer solchen Situation ist es angebracht, die Übung zuerst mit offenen Augen durchzuführen, bis der Patient verstanden hat, welche Aufgabe er lösen soll.

Eine ausgeprägte Sensibilitätsstörung kann zu großer Unsicherheit und zu Angst führen, wenn der Patient bei fehlender visueller Kontrolle zu spüren glaubt, er könne jederzeit fallen. Hier empfiehlt es sich, in liegender Position und mit geöffneten Augen zu beginnen.

Bestehen Probleme in der kognitiven Verarbeitung, z. B. bei schweren kognitiven Defiziten insbesondere im Bereich der Aufmerksamkeit, werden die Aufgabenstellungen vereinfacht, indem eine Reduktion der Information stattfindet. Bei sehr kurzer Aufmerksamkeitsspanne empfiehlt es sich, die Unterscheidung auf zwei eindeutig unterscheidbare Informationen zu beschränken. Apraxie, Ataxie, schwere bereits bestehende „Spastik" sowie das Vorhandensein vom Syndrom des „Pushens" erfordern ebenfalls eine Adaptation des therapeutischen Vorgehens (s. Abschnitt „*Übertragung in den Alltag*", S. 111).

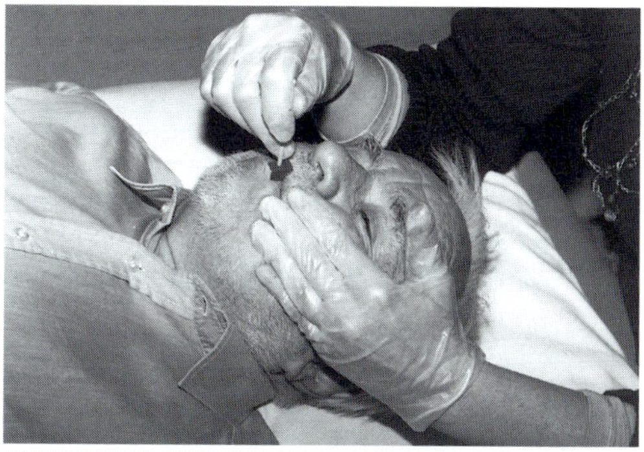

a

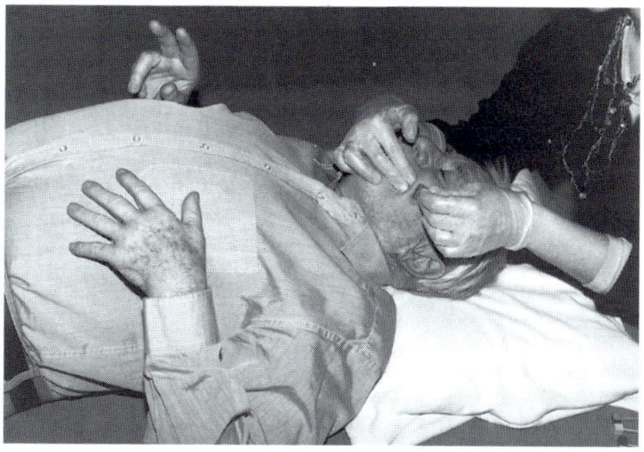

b

Abb. 2.**17 a** u. **b** Gesichtsbehandlung **a** Spitzen des Mundes wird hier mit Signalstäbchen erarbeitet, **b** Patient gibt Handzeichen zur Verständigung

Durch genaue Beobachtung des Verhaltens, durch Erfahrung und Literaturstudium lassen sich ebenfalls für schwer betroffene Patienten Möglichkeiten finden, wie spezifisch und kognitiv-therapeutisch gearbeitet werden kann.

Anwendungsmöglichkeiten der kognitiv-therapeutischen Übung bei weiteren Störungsbildern

Im Folgenden wollen wir exemplarisch drei Verfahren vorstellen, wie die kognitiv-therapeutischen Übungen bei „anderen" Störungsbildern eingesetzt werden können.

Behandlungsmöglichkeiten bei apraktischen Störungen

Im Kapitel Apraxie (Kapitel 3.12) wird ausführlich auf das Störungsbild eingegangen. Wir beschreiben im folgenden die theoretischen Grundlagen und Behandlungsmöglichkeiten aus der Sicht der kognitiv-therapeutischen Übung. Bisherige Definitionen und Terminologien von Apraxie gehen weit auseinander und genügen aus rehabilitatorischer Sicht nicht, um eine erfolgreiche therapeutische Intervention zu planen (Tate und Mcdonald 1995).

Wir gehen von der Annahme aus, dass bei der Ausführung von bewussten Bewegungen motorische Aktivität und höhere kognitive Funktionen nicht zu trennen sind (Luria 1978). Ein Beispiel für die komplexe Interaktion zwischen kognitiven Operationen und der Produktion von Bewegungen ist die Gestik. Wenn also kognitive Operationen notwendig sind, um bewusste Bewegungen zu kreieren, dann kann Apraxie als Symptom einer Dysfunktion dieser kognitiven Operationen interpretiert werden (Luria 1978, Harrington/Haaland 1997). Da Apraxie und Aphasie oft gleichzeitig auftreten, wäre es denkbar, dass die kognitiven Dysfunktionen vor allem der Aphasie zuzuschreiben sind. Das scheint jedoch nicht der Fall zu sein, da der Grad der motorischen Dysfunktion häufig nicht mit dem Schweregrad der Aphasie übereinstimmt (Goodglass/Kaplan 1972, Lehmkuhl et al. 1983, Rothi/Heilman 1984). Apraxie gilt demzufolge als eine kognitiv-motorische Störung an und für sich (Harrington und Haaland 1992), die unabhängig von Aphasie vorkommen kann (De Renzi et al. 1980/1982).

Von Geschwind und Damasio (1985) wurde Apraxie als Störung in der Ausführung von gelernten Bewegungen definiert. Patienten mit Apraxie zeigen mehr Schwierigkeiten beim Lernen eines motorisches Verhaltens als Patienten ohne Apraxie (Poeck 1997, Heilman et al. 1975). Deshalb kann sich Apraxie auch als Lernstörung bezüglich motorischem Verhalten auswirken, wobei das Problem in der gestörten Organisation der Systeme liegt, die die Bewegung kreieren (Heilman 1985, Rothi et al. 1991, De Renzi/Faglioni 1990, Perfetti/Pieroni 1996).

Der Aufbau der kognitiv-therapeutischen Übung bei Apraxien basiert auf den Begriffen Parapraxien und Dissoziationen (Perfetti/Pieroni 1996).

Parapraxien

Parapraxien sind Fehler in der Kinematik der Bewegung bzw. in deren Ablauf. Dazu gehören Substitutionen (z. B. wird ein Gelenk anstelle eines anderen eingesetzt), Überschussbewegungen, Auslassungen, „Conduite d'approche", „body-part-as-object"-Fehler und Perseverationen (Poeck 1997). Kinematische Fehler nach Poizner (1990) sind Fehler der räumlichen Orientierung, der Gelenkskoordination mit Kompensation von proximalen Gelenken für fehlende Koordination distaler Gelenke, zeitliche Fehler und eine Entkopplung zeitlich-räumlicher Beziehungen in der Bewegung.

Da apraktische Patienten öfters Probleme haben, die absolute und relative Position und die Bewegung der Gelenke der oberen und unteren Extremitäten wahrzunehmen, wurden Übungen entwickelt, um die Aufmerksamkeit auf die *Kinematik* der Bewegung des Körpers oder auf Körperteile zu schulen (Magnusson 1997, Marchetti 1996, Pantégravé;/Rizzello 2000):

- Der Patient soll erkennen, welches Gelenk von der Therapeutin bewegt wird.
- Wenn ein Patient die bewegten Gelenke gut erkennt, kann er zusätzlich nach Richtung, Ausmaß oder Tempo der gemachten Bewegung befragt werden.
- Erkennen von Positionen einer Extremität in Bezug auf definierte Positionen im externen Raum (Punkte auf dem schräggestellten Tisch). Dabei wird eines oder mehrere Gelenke bewegt, um die Position zu erreichen, ohne dass diese berührt wird.
- In einem nächsten Schritt lernt der Patient zu erkennen, in welcher Ebene (frontal, sagittal oder horizontal) eine Bewegung durchgeführt wird (siehe Abbildung 2.**18**). Beispielsweise wird die Therapeutin mit dem Arm des Patienten ein Dreieck in die Luft zeichnen. Der Patient muss erkennen, ob dieses Dreieck „liegt", „vor dem Gesicht" oder „seitlich neben dem Körper steht", also in welcher Lage es gezeichnet wurde.
- Als Steigerung der Aufgabenkomplexität werden dem Patienten einzelne bis mehrere Formen wie Dreieck, Quadrat und Kreis wiederum in den drei Ebenen zum Wiedererkennen mit taktilem Kontakt angeboten. Die taktile Information rückt hier in den Vordergrund (auch wenn die kinematische Komponente weiter einbezogen bleibt), da die Figuren vergleichend durch Nachfahren der Konturen erkannt werden sollen. Der Patient soll erfassen, in welcher Ebene er die Form gespürt hat und um welche es sich handelt. Die Komplexität der Übungen wird dadurch erhöht.
- Zur Steigerung des Schwierigkeitsgrades werden auf der nächsten Stufe die Unterschiede zwischen den zu erkennenden Ebenen verkleinert. Bspw. werden zwischen frontaler und horizontaler Ebene 3 verschiedene Ebenen gewählt, in welchen mehrere Formen erkannt werden sollen.

- Die Durchführung der Übungen in distalen Körperbezirken (Hand) wird zuletzt geübt, da diese für die Patienten häufig am schwierigsten zu lösen sind. Auch hier werden Gelenkslokalisation, Richtungen, Ebenen, Bewegungsamplituden und Tempo als Erkennungsaufgabe gestellt, bevor man mit dem taktilen Kontakt beginnt (s. Abb. 2.**19**).

Alle oben beschriebenen Übungen werden im ersten Grad durchgeführt.

Dissoziationen

Einzelne apraktische Patienten können eine Aufgabe lösen, wenn eine bestimmte Informationsquelle vorliegt (z. B. visuell), bei anderen Informationskanälen (z. B. taktil) gelingt es ihnen jedoch nicht. Es bestehen also Probleme in der Dekodierung oder/und in der Transformation von Informationen. Der Patient nimmt bspw. bei guter Sensibilität taktile Informationen auf, kann diese gespürte Figur aber auf der visuellen Ebene nicht wiedererkennen. Diese Störungen können sich zu andern Symptomen im Rahmen eines Hemisyndroms hinzugesellen und die Handlungsdurchführung erschweren.

In diesem Fall beinhaltet die Übungsgestaltung zwei Hauptthemen. Die Aufmerksamkeit des Patienten wird auf die Dekodierung und Transformation spezifischer Information (visuell, verbal oder somästhetisch) gelenkt. In der Folge soll der Patient lernen, Bewegungen aufgrund von visuellen oder verbalen Anleitungen durchzuführen, wie auf der Abbildung 2.**20** demonstriert wird:

- Zu Beginn wird vom Patienten eine visuelle Transformation verlangt. Er soll erkennen, ob eine zweidimensionale Abbildung dieselbe ist, wie sie ihm von der Therapeutin im dreidimensionalen Raum gezeigt wird. Bei dieser Aufgabe muss der Patient Informationen bezüglich des Raumes analysieren. Wir sprechen deshalb von Dekodierung.
- Nun soll er eine somästhetische Information wie das Spüren einer Position eines Körperteils in eine visuelle transformieren, indem er sie auf einer Abbildung erkennt. Auch hierbei handelt es sich um Dekodierung und Transformation.
- In einem nächsten Schritt kann vom Patienten die Produktion einer Bewegung verlangt werden. Er soll eine Bewegung nach visueller Anleitung (ausgewähltes Bild) ausführen, die von der Therapeutin erkannt werden soll.

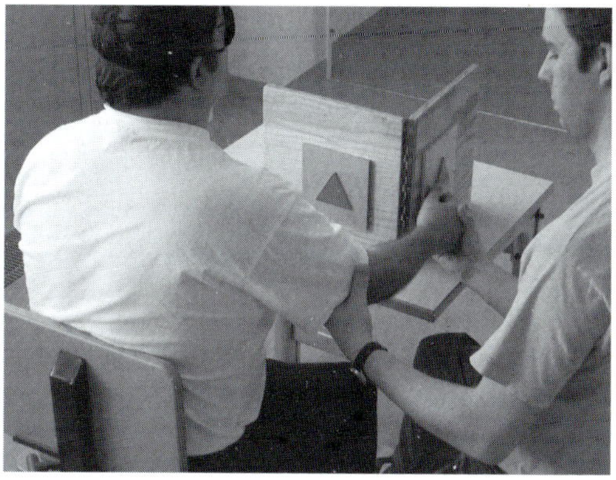

Abb. 2.**18** Patient erkennt die Ebene, in der eine Bewegung durchgeführt wird.

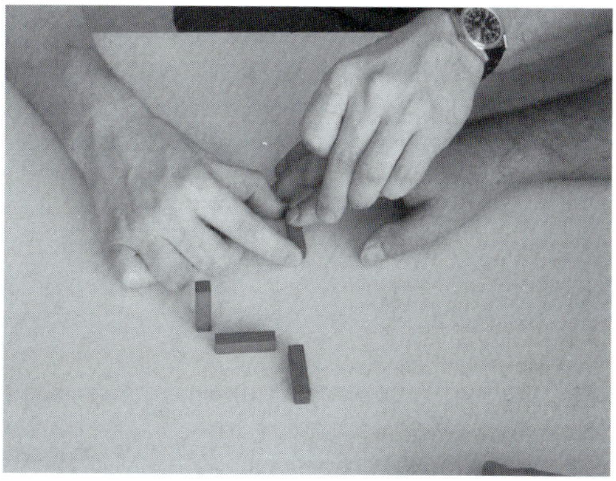

Abb. 2.**19** Patient erkennt die Richtung, in der die Bewegung durchgeführt wird.

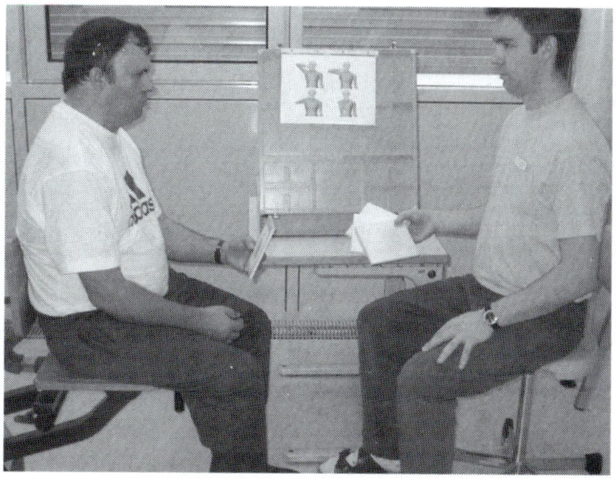

Abb. 2.**20** Patient decodiert und transformiert spezifische Informationen.

Tab. 2.20 Übung bei Parapraxie:

Aufgabe des Patienten	spezifische Transformation	Leistung des Patienten
Der Patient soll eine Position des Körpers (z. B. eine bestimmte Armstellung), die die Therapeutin dreidimensional vorzeigt, auf einer zweidimensionalen Abbildung wiedererkennen.	dreidimensional visuell zweidimensional visuell	Dekodierung visueller Information
Der Patient soll eine Position des Körpers, in die die Therapeutin ihn bringt, mit geschlossenen Augen erfassen und danach mit offenen Augen auf einer Abbildung wiedererkennen.	somästhetisch-visuell	Dekodierung von somästhetischer Information
Der Patient wählt eine Abbildung aus, die er mit seinem Körper nachstellt.	visuell-somästhetisch	Dekodierung visueller Informationen und Produktion von Bewegungen nach visueller Anleitung
Der Patient hat eine Abbildung gewählt, die er der Therapeutin nicht zeigt. Die Therapeutin stellt Fragen über mögliche Positionen. Der Patient antwortet mit ja oder nein, bis die Therapeutin die gewählte Position erkennen kann.	verbal-visuell	Dekodierung verbaler Informationen
Der Patient beschreibt die von ihm gewählte Abbildung, so dass die Therapeutin herausfinden kann, welche Abbildung gemeint ist.	visuell-verbal	Dekodierung von visueller Information und Produktion von Sprache

- Transformationen verbal-visueller Art können vom Patienten folgendermaßen erlernt werden: Er wählt eine Abbildung mit einer bestimmten Körperposition aus, ohne diese der Therapeutin mitzuteilen. Diese muss über Fragestellungen wie „Ist das Handgelenk höher als der Ellenbogen?“ das gewählte Bild identifizieren.
- Der Patient soll nun selbst die gewählte Abbildung so gut beschreiben können (Produktion), dass die Therapeutin sie korrekt nachbilden kann. Dabei handelt es sich um eine verbal-visuelle Transformation.

Alle Übungsvorschläge müssen natürlich an die spezifische Problematik des Patienten und an seine Zielsetzungen angepasst werden (Tabelle 2.20). Gerade für die Patientengruppe mit Apraxie sind noch einige Entwicklungen zu erhoffen.

Kognitiv-therapeutische Übungen bei zerebellär ataktischen Patienten

Beim Lernen neuer sensomotorischer Fähigkeiten, insbesondere bei komplexen Handlungen, ist das Kleinhirn besonders aktiv (Decety 1990). Mittels der kognitiv-therapeutischen Übungen kann die Funktion des Kleinhirns mitbeeinflusst werden. Doyon (1997) und Jueptner/Weiller (1998) weisen darauf hin, dass die zerebelläre Rinde eine wichtige Struktur für den Erwerb von neuen und für die Perfektionierung von bekannten motorischen Sequenzen ist. In Weiteren wissenschaftlichen Publikationen wird angeführt, dass der zerebelläre Kortex bei motorischen (taktil-kinästhetischen) und sogar bei nichtmotorischen (taktilen) Unterscheidungsaufgaben aktiv ist.

Diese oben erwähnten Forschungsergebnisse über die Funktion des Kleinhirns haben Folgen für die Planung und Inhalte der Therapie. Bei der kognitiv-therapeutischen Methode hat dies zur Folge, dass dem zerebellär ataktischen Patienten immer wieder neue Aufgaben zum Erkennen gegeben werden.

Symptom des Pushens

Bei Läsionen der rechtseitigen Arteria cerebri media zeigen die Patienten mit überdurchschnittlichen Sensibilitätsstörungen unter Umständen ein Syndrom, das als „Pushen" bezeichnet wird (vgl. Kapitel 3.9). Das Auftreten und die Ausprägung dieser Symptomatik wird aus unserer Sicht - basierend auf unseren Erfahrungen mit der Anwendung der kognitiv-therapeutischen Übung - hauptsächlich durch zu frühes Aufrichten und zu frühe Gehversuche gefördert. Die Patienten müssen dabei eine globale motorische Organisation bieten, die sie erst noch wieder erlernen müssten. Der stufenweise, nichtüberfordernde Aufbau der Therapie – von der Übung ersten bis dritten Grades und insbesondere das bereits erwähnte Vorgehen bei der Einführung der stehenden Position (s. Abschnitt „*Übung für die Wiederherstellung der Fortbewegung*", S. 105) – reduzieren die Entwicklung dieses Syndroms unserer Erfahrung nach auf ein Minimum.

Alle Übungen wurden exemplarisch vorgestellt. Für spezifische Probleme des Hemiplegikers und andere Störungsbilder liegen entsprechende Übungsmöglichkeiten vor, die abhängig von der programmierten Lernsituation gewählt oder bei Bedarf sogar kreiert werden können. Grundlagen hierzu werden in den entsprechenden Kursen vermittelt.

Übertragung in den Alltag

„Die Alltagshandlungsfähigkeit und die maximal mögliche Selbstständigkeit der Patienten muss in jedem Konzept das höchste Ziel sein und ist auch der Prüfstand, wie gut ein Konzept ist. Bei bestimmten Läsionen wurde gezeigt, dass ein Training von Alltagsaktivitäten keinen Globalisierungseffekt hat" (Hagmann/Goldenberg 1997, S. 4). Die kognitiv-therapeutische Methode geht von der Hypothese aus, dass für eine Generalisierung im Alltag die Erarbeitung grundlegender Verhaltensmöglichkeiten von großer Bedeutung ist. Diese Verhaltensweisen sollten im ZNS des Patienten so gut engrammiert sein, dass er sie variabel und spontan in vielen Alltagsaktivitäten einsetzen kann. Dies wird natürlich nicht dem Zufall überlassen. Die Therapeutin fordert den Patienten zu Beginn einer Therapieeinheit auf, einige Schritte am Barren zu gehen, oder sie lässt ihn ein Kleidungsstück ausziehen. Die selben Aktivitäten lässt sie zum Schluss nochmals ausführen und vergleicht diese Durchführung mit derjenigen zu Beginn. Dadurch erhält sie Hinweise, wie die Inhalte der Übungen vom Patienten gelernt und in Alltagsaktivitäten angewandt werden und wie man sie gegebenenfalls anpassen muss.

Neben der sensomotorischen Therapie besuchen die Patienten in der Klinik Bethesda Tschugg ein Werkatelier, eine Kochgruppe oder eine andere kreative oder alltagsorientierte Gruppe. Die Zielsetzung solcher Gruppen ist die Anwendung von bereits gelernten pathologiefreien Bewegungen bzw. die Überprüfung der Globalisierungsfähigkeit des Gelernten in den Alltag. Diese Gruppen sind zusätzlich bedeutsam für das Selbstvertrauen des Patienten, den Erfahrungsaustausch mit anderen Betroffenen und natürlich auch für die Krankheitsverarbeitung.

Selbstständiges Ausführen von Übungen

Einige Patienten möchten selbstständig zu Hause Übungen im 3. Grad durchführen. Diese werden sorgfältig in Übereinstimmung mit der Therapieplanung ausgewählt, und sollten möglichst wenig Fehlermöglichkeiten beinhalten. Dabei ist festzuhalten, dass bei eher kürzeren kinematischen Ketten weniger Fehler wie z. B. Kompensationen auftreten. Die Übungen werden mit dem Patienten präzise erarbeitet, und es werden ihm Kontrollmöglichkeiten gezeigt. In regelmäßigen Abständen findet die Kontrolle durch die Therapeutin bezüglich der korrekten Durchführung im Hinblick auf das Übungsziel statt.

Andere Patienten haben den Wunsch, dass Angehörige mit ihnen Übungen durchführen. Hier klärt die Therapeutin zuerst die Belastbarkeit der Beziehung zwischen Patient und Angehörigen ab. Übernimmt ein Ehemann die ganze Pflege seiner Gattin und führt den Haushalt, schränken zusätzliche Aufgaben wie „Übungen durchführen" die Lebensqualität des Paares massiv ein. Angehörigen wird deutlich erklärt, dass ihr Beitrag zur Rehabilitation sinnvoll und unterstützend ist, dass sie aber nicht die Verantwortung für das Gelingen der Rehabilitation übernehmen sollen. Es ist wichtig, dass die Angehörigen eine sorgfältige Instruktion erhalten und ihr Vorgehen immer wieder überprüft wird.

Hinweise zum Einsatz von Hilfsmitteln, Gehhilfen, Spezialschuhen, Fußheberschienen usw.

Häufig verhindert ein zu früh im Rehabilitationsprozess eingeführtes Hilfsmittel die Entwicklung einer normalen evoluierten Bewegung. Denken wir beispielsweise an den Einsatz von Gehstöcken aller Art. Diese führen zu einer Beibehaltung der Mehrbelastung der weniger betroffenen Körperseite und haben somit eine Verstärkung in der Rumpfasymmetrie zur Folge. Der Einsatz von Stützschuhen oder statischen Fußheberschienen verhindert die Abrollphase während des Gehens. Aus den genannten Gründen werden Hilfen erst am Schluss der Rehabilitation eingesetzt, wenn sie unumgänglich sind, d. h. wenn der Rehabilitationsprozess über längere Zeit stagniert.

Transfer

Der Patient lernt gleich zu Beginn der Behandlung Transfermöglichkeiten, bei denen er die plegische Körperseite nicht oder nur soweit belastet, dass keine Pathologie entsteht. Dies kann am Anfang ein passiver tiefer Schwungtransfer durch die Therapeutin sein. Bald wird ein aktiver Transfer des Patienten über den Stand mit vorwiegender Gewichtsübernahme des nichtplegischen Beins und Symmetrie des Rumpfes erlernt. Sobald der Patient genügend Rekrutierung und Kontrolle über die Pathologie hat, wird er seine wiedererworbenen Bewegungsmöglichkeiten einsetzen und beide Beine belasten.

Lagerung bzw. Nachtlagerung

Der Schlaf dient primär der Erholung. Der Patient soll so bequem wie möglich liegen. Dekubitus- und Schmerzprophylaxe werden selbstverständlich sehr ernst genommen, d. h. der Patient wird - wenn notwendig - mehrmals umgelagert. Die Lagerung dient aber keinem direkten therapeutischen Ziel. Bestimmte Stellungen über längere Zeit werden vermieden, da diese zu nicht erwünschten, d. h. nicht funktionellen Engrammierungen - zum Beispiel vom Arm in einer Extensionsstellung - führen können.

Vorteile und Grenzen der kognitiv-therapeutischen Methode

Besonderheiten des Konzeptes

Das hier vorgestellte Konzept ist ausgehend von einer kognitiven Theorie der Rehabilitation entwickelt worden. Wie weiter oben ausgeführt, basiert es auf Kenntnissen über die Reorganisation des Zentralnervensystems. Beim postulierten Lernprozess unter pathologischen Bedingungen bildet die Überprüfung perzeptiver Hypothesen mittels Einsatz rezeptiver Oberflächen die Basis für die Lösung des kognitiven Problems der Übungen.

Die Grundlagen der Reorganisation gelten für alle sensomotorischen Fähigkeiten, d. h. also für das Stehen und Gehen, das Greifen und Manipulieren und ebenfalls für das Sprechen wie für kognitive Funktionen. Die Kognition ist sehr wichtig für das beschriebene Konzept. Dennoch wird von einer nichthierarchischen Vision des ZNS ausgegangen, d. h. Kognition und Motorik sind einander gleichgestellt oder anders gesagt, sie bedingen einander. Im therapeutischen Prozess werden, wenn immer möglich, gleiche Prinzipien des Vorgehens angewandt. Deshalb ist eine enge Zusammenarbeit der Ergo- und Physiotherapeutinnen, der Logopädinnen, Neuropsychologinnen und der Ärzte zentral. Dadurch findet eine gegenseitige Stimulation und Wissenserweiterung statt.

Eine Besonderheit des Konzeptes bildet die Tatsache, dass Carlo Perfetti für die kognitiv-therapeutische Übung eine eigentliche Rehabilitationstheorie entwickelt hat. Dies bedeutet, dass im therapeutischen Alltag spezifische Arbeitshypothesen, auf den Grundannahmen des Konzeptes für die Therapieplanung gebildet werden. Die Überprüfung der Hypothesen geschieht im Rahmen der Übungsdurchführung d. h. beim Erreichen bzw. Nichterreichen der gesetzten Ziele.

Vorteile der kognitiv-therapeutischen Methode

Da es sich bei den kognitiv-therapeutischen Übungen um ein relativ neues Konzept handelt, bestehen bisher noch keine Studien. Die nachfolgende Zusammenfassung der Methode basiert auf unseren bisherigen Beobachtungen und Erfahrungen.

- Es handelt sich bei der Methode um eine kognitive Therapie, bei welcher der Patient aktiv am Geschehen beteiligt ist. Er lernt dadurch seine Situation kennen und einzuschätzen und erhält im Laufe der Behandlung immer mehr Eigenständigkeit und Selbstkompetenz, so dass keine Abhängigkeit von der Therapeutin entsteht.
- Wurde ein Patient konsequent mit der kognitiv-therapeutischen Übung behandelt, ist feststellbar, dass die typisch pathologischen Muster in viel geringerem Ausmaß auftreten, als bei mit bisher bekannten Methoden behandelten Patienten. Denn die Patienten haben gelernt, den Muskeltonus mittels kortikaler Kontrolle der Situation anzupassen und die Bewegungen ohne pathologische Komponenten einzusetzen.
- Durch den sanften stufenweisen Aufbau der Bewegung und die nicht zu frühe Belastung durch die Schwerkraft werden Probleme in den Gelenken, insbesondere Schulterschmerzen und Schultersubluxationen, vermieden.
- Durch die kognitiven Aufgabenstellungen werden neuropsychologische Funktionsstörungen (z. B. im Bereich des Gedächtnisses, der Aufmerksamkeit, der räumlichen Vorstellung und der Sprache) miteinbezogen und positiv beeinflusst.

Grenzen und Möglichkeiten

Wie anderen Konzepten sind auch den kognitiv-therapeutischen Übungen Grenzen gesetzt. Die Behandlung erweist sich bei Neurosen, überlagerten psychischen Erkrankungen, bei schweren Hirnverletzungen und -erkrankungen, die mit schwersten Beeinträchtigungen einhergehen, als schwierig.

Eine Adaptation des Konzeptes auf andere Krankheitsbilder ist, insbesondere durch die Definition der spezifischen Pathologie des Hemiplegikers, nicht ohne weiteres möglich. Übertragungen erfordern eine Festlegung der spezifischen Pathologien, sei es im Bereich der Orthopädie, der Pädiatrie oder bei Erkrankungen wie MS oder dem Parkinson-Syndrom. Konzepte für diese Patientengruppen befinden sich in Entwicklung.

Bezugs- und Informationsquellen:

Schweiz
Dr. med. F. M. Conti
Medizinischer Direktor/Chefarzt
Präsident des VFCR
Klinik Bethesda
CH-3233 Tschugg
Tel. 0041-(0)32 – 338 01 11 (Zentrale)
Fax 0041-(0)32 – 338 01 01
E-Mail: conti.f@klinik-bethesda.ch

Österreich
Frau S. Wopfner-Oberleit
Vizepräsidentin des VFCR
Sebastian-Scheelstr. 2 a
A-6020 Innsbruck
Tel./Fax 0043(512) 93 52 29

Deutschland
Herr
G. Weigl
Ergotherapeut/Logopäde
Sekretär des VFCR
D-78 224 Singen
Tel. 0049-(07 731) 6 76 64
Fax 0049-(07 731) 6 18 82

Italien
A.R.S. Accademia Riabilitativa
Scledense
Segreteria M.T. Vargiù
Via Carvour 5
I-36 015 Schio (VI)
Tel. (Vorwahl Italien+) 0445 59 116
Fax (Vorwahl Italien+) 0445 598 358

Danksagungen

Zum Schluss dieses Kapitels möchten wir der Direktion der Klinik Bethesda Tschugg für die zur Verfügung gestellte Arbeitszeit bestens danken. Ebenfalls großen Dank gilt Susanne Wopfner-Oberleit, Erwin Borremans und Andy Wolfs für ihre fachliche Unterstützung.

Literatur

Empfohlene Literatur zum Vertiefen

Birbaumer G, Beyer J. Therapie durch Lernen. Kognitiv-therapeutische Übungen in der neurologischen Rehabilitation. In: Krankengymnastik, Zeitschrift für Physiotherapeuten, 1999; 6: 979.

Lehmann R, Messerli R, Kauffeld U, Kunz C. Kognitive Rehabilitation: Schwerpunkt Schulter bei Hemiplegie. In: praxis ergotherapie, 2000; 2: 104.

Lurija AR. Das Gehirn in Aktion. Einführung in die Neuropsychologie. Hamburg: Rowohlt; 1992.

Perfetti C. Der Hemiplegische Patient. Kognitiv-therapeutische Übungen. München: Pflaum; 1997.

Weitere verwendete Literatur

Albus JS. A theory of cerebellar function. In: Math. Biosciences. 1971; 10: 25.

Asanuma H, Arissian J. Experiments on functional role of peripheral input to motor cortex during voluntary movements in the monkey. In: J. Neurophysiology. 1984; 52: 212.

Baron MR. L'esercizio terapeutico conoscitivo nelle paralisi del VII n. c. In: Riabilitazione e Apprendimento. 1997; 3: 229.

Baronti F. Motion Imagery et l'exercice thérapeutique cognitif. CL LANG="DE"Zusammenfassung des Vortrages in Leuven, Belgien, vom 9. 12. 2000.

Bateman A, Riddoch MJ. Neuropsychological Perspectives on 'Pusher Syndrome'. In: Eur j phys med rehabil. 1996; 6: 93.

Berthoz A. Le sens du mouvement. ((Ort??)): Editions odile Jacobs; 1997.

Bower JM. Control of sensory data acquisition. In: International Review of Neurobiology. 1997 b; 41: 489.

Braitenberg V. The cerbellar network: Attempt at a formalization of its structure. In: Network. 1993; 4: 11.

Chollet F, Di Piero V, Wise RJS. The functional anatomy of motor recovery after stroke in humans. A study with positron emission tomography. In: Ann. Neurol. 1991; 29: 265.

Decety J, Sjöholm H, Ryding E, Stenberg G, Ingvar DH. The cerebellum participates in mental activity: tomographic measurements of regional cerebral blood flow. In: Brain research. 1990; 535: 313.

Decety J, Jeannerod M. L'imagerie et son substrat neurologique. In: Revue neurologique. 1995; 151: 474.

De Renzi E, Motti F, Nichelli P. Imitating gestures. A quantitative approach to ideomotor apraxia. In: Arch Neurol. 1980; 37: 6.

De Renzi E, Faglioni P, Sorgato P., Modality-specific and supramodal mechanisms in apraxia. In: Brain. 1982; 105: 301.

De Renzi E, Faglioni P. Aprassia. In: Denes G, Pizzamiglio L (Hrsg.). Manuale di Neuro-psicologia. Bologna: Zanichelli; 1990.

Doyon J. Skill learning. In: International Review of Neurobiology. 1997; 41: 273.

Eccles JC. The cerebellum as a computer: Patterns in space and time. In: Journal of Physiology. 1973; 229: 1.

Engelkamp J. Das menschliche Gedächtnis. 2. Auflage. Göttingen, Toronto, Zürich: Dr. C. J. Hogrefe; 1991.

Frackowiak RSJ. Motor Recovery from Functional Imaging Studies. In: Toole JF, Good DC (Hrsg). Imaging in Neurologic Rehabilitation. New York: demos vermande; 1996.

Freund H, Dietz V, Wita C, Kapp H. Discharge characteristics of single motor units in normal subjects and patients with supraspinal motor disturbance. In: New developments in electromyography and clinical neurophysiology. Basel: Karger; 1973.

Georgopulus AP, Kalaska J. F, Caminiti R, Massey JT. On the relations between the direction of two-dimensional arm movements and cell discharge in primate motor cortex. In: J. Neurosci. 1982; 2: 1527.

Geschwind N, Damasio AR., Apraxia. In: Devinsky O, Schachter SC (Hrsg.). Selected publications on language, epilepsy and behaviour. Newton MA: Butterworth-Heinemann Inc. 1985: 195.

Goodglass H, Kaplan E. The Assessment of Aphasia and Related Disorders. Philadelphia: Lea and Febiger; 1972.

Hagmann S, Goldenberg G. Therapie von Alltagsfertigkeiten bei Patienten mit Apraxie. In: praxis ergotherapie. 1997; 10: 4.

Harrington DL, Haaland KY. Motor sequencing with left hemisphere damage. Are some cognitive deficits specific to limb apraxia? In: Brain. 1992; 115: 857.

Harrington DL, Haaland KY. Representations of Actions in Ideomotor Limb Apraxia. Clues from motor programming and control. In: Rothi LJG, Heilman KM (Hrsg.) Apraxia. The Neuropsychology of Action. Hove East Sussex: Psychology Press; 1997.

Heilman KM, Schwartz HD, Geschwind N. Defective motor learning in ideomotor apraxia. In: Neurology. 1975; 25: 1018.

Heilman KM. Apraxia. In: Heilman KM, Valenstein E (Hrsg.). Clinical Neuropsychology. New York: Oxford University Press; 1985.

Ito M. Cerebellar long-term depression. In: Trends Neuroscience. 1996; 19: 11.

Jeannerod M, Frak V. Mental imagin of motor activity in humans. In: Neurobiology. 1999; 9: 735.

Jueptner M, Weiller C. A review of differences between basal ganglia and cerebellar control of movements as revealed by functional imaging studies. In: Brain. 1998; 121: 1437.

Liu Y, Pu Y, Gao JH, Parsons LM, Xiong J, Liotti M, Bower JM, Fox PT. The Human Red Nucleus and Lateral Cerebellum in Supporting Roles for Sensory Information Processing. In: Human Brain Mapping. 2000; 10: 147.

Lurija AR. Higher Cortical Functions in men. 2. überarbeitete und erweiterte Auflage. New York: Consultants Bureau; 1980.

Kawashima R, Roland PE, O'Sullivan BT. Fields in human motor ares involved in preparation for reading, actualreaching and visuomotor learning: A positron emission tomography study. In: Journal of Neuroscience. 1994; 14: 3462.

Lehmkuhl G, Poeck K, Willmes K. Ideomotor apraxia and aphasia: an examination of types and manifestations of apraxic symptoms. In: Neuropsychologia. 1983; 21: 199.

Lion J. Reéducation des hémiplégies. In: Kinésithérapie scientifique. 1988; 274: 5.

Löslein H, Kolster F. Posturaler Hemineglekt – Neubewertung des Pushersyndroms und Vorschläge für die Therapie. Krankengymnastik. 2001; 53: 17.

Luria AR. Higher Cortical Functions in Man. 2. Auflage. New York: Consultants Bureau; 1980.

Magnusson P. Il trattamento riabilitativo di un soggetto aprassico: la pianificazione del lavoro. In: Riabilitazione e Apprendimento. 1997; 4: 335.

Marr D. A theory of cerebellar cortex. In: Journal of Physiology. 1969; 202: 437.

Marchetti A. Ipotesi di esercizi. In: Riabilitazione e Apprendimento. 1996; 3: 171.

Merzenich MM, Recanzone G, Jenkins WM, Allard TT, Nudo RJ. In: Rakic P, Singer W (Hrsg.). Neurobiology of Neocortex. New York: John Wiley; 1988.

Merzenich MM, Recanzone GH, Jenkins WM, Grajski KA, Cold Spring Harbor Symp. Quant. Biol. 1990; 55: 873.

Monakow CV. Die Lokalisation im Großhirn und der Abbau der Funktion durch kortikale Herde. Wiesbaden: J. F. Bergmann; 1914.

Nashner LM, McCollum G. The organisation of human postural movements: a formal basis and experimental synthesis. In: Behaviour Brain Science. 1985; 8: 136.

Pantégravé F, Rizzello C. L'Esercizio Terapeutico nella aprassia (Teil 1). In: Riabilitazione Cognitiva, 2000; 1: 63.

Pantégravé F, Rizzello C. L'Esercizio Terapeutico nella aprassia (Teil 2). In: Riabilitazione Cognitiva. 2000; 2: 129.

Perfetti C, Grimaldi L, Orsini P. Verso una nuova rieducazione neuromuscolare. In: La Riabilitazione. 1973; 6: 147.

Perfetti C. Le afferenze tattili nella rieducazione dell'arto superiore. II stage aggiornamento S. I. N. P. I. Pisa: Stella Maris; 1976.

Perfetti C. Esercizio specifico e rieducazione motoria. In: Eur Med Phys. 1980; 16: 307.

Perfetti C, Grimaldi L, Ambrosino M. The rules of recovery and recovery of rules. In: Riabilitazione e apprendimento. 1980; 1: 5.

Perfetti C. Riabilitatzione, apprendimento e processi organizzativi. In: Riabilitatione e Apprendimento. 1981; 2: 205.

Perfetti C. Condotte terapeutiche per la rieducazione motoria dell'emiplegico. Milano: Ghedini Editore; 1986.

Perfetti C. La rieducazione motoria dell'emiplegico. Milano: Ghedini Editore; 1988.

Perfetti C, Pieroni A. La logica dell' esercizio. Idelson Italiana, Collana di riabilitazione. 1992.

Perfetti C. Esercizi per una memoria riabilitativa. Idelson Italiana; 1992.

Perfetti C, Pieroni A. Ipotesi per una interpretazione riabilitativa dell'agire aprassico. In: Riabilitatione e Apprendimento. 1996; 3: 129.

Perfetti C. Immagine motoria, rappresentatzione mentale ed esecizio terapeutico. In: Riabilitazione Cognitiva. 2000; 1: 13.

Poeck K. Motorische Apraxie. Stuttgart: Thieme; 1997.

Poizner H, Mack L, Verfaellie M, Rothi LJG, Heilman KM. Three-dimensional computergraphic analysis of apraxia. In: Brain. 1990; 113: 85.

Rizzolati G, Scandalora C, Matelli M, Gentilucci M. Afferent properties of periarcuate neurons in macaque monkeys. Somatosensory respons. Behav. Brain. 1981; 2: 125.

Roland PE, Seitz RJ. Positron emission tomography studies of the somatosensory system in man. In: Exploring brain functional anatomy with positron tomography. Wiley, Chichester (Ciba Foundation Symposium 163). 1991: 113.

Rothi LJG, Heilman KM. Acquisition and retention of gestures by apraxic patients.

In: Brain and Cognition, 1984; 3: 426.

Rothi LJG, Heilman KM, Ochipa C. A cognitive neuropsychological model of limb apraxia. In: Cogn Neuropsychol. 1991; 18: 443.

Sasaki K, Gemba H. How Do the Different Cortical Motor Areas Contribute to Motor Learning and Compensation Following Brain Dysfunction? Motor Control: Concepts and Issues. In: Humphrey DR,. Freund HJ. (Hrsg) John Wiley a. Sons; 1991.

Seitz RJ, Roland PE, Bohm C, Greitz T, Stone-Elander S. Motor learning in man: a positron emission tomographic study. In. Neuro Report. 1990; 1: 57 – 60.

Strick PL, Preston JB. Two representations of the hand in area 4 of a primate. II. Somatosensory input organisation. In: J. Neurophysiolgy. 1982 b; 48: 150.

Tate RL, McDonald S. What is Apraxia? The Clinician's Dilemma. In: Neuropsychological Rehabilitation, 1995; 5 (4):273

Tuffery R, Chatain M, Roques CF. Du concept à la pratique de la méthode de Perfetti. In: Simon L. Problèmes en médecine de rééducation, Nr. 27, Paris, Milan, Barcelone: Masson; 1994.

Belletristik

Damasio AR. Descartes' Irrtum; Fühlen, Denken und das menschliche Gehirn. 3. Auflage. München: dtv; 1998.

Lurija AR. Romantische Wissenschaft; Forschungen im Grenzbezirk von Seele und Gehirn. Reinbeck bei Hamburg: rororo; 1993.

Lurija AR: Der Mann, dessen Welt in Scherben ging. Zwei neurologische Geschichten. Reinbeck bei Hamburg: rororo; 1995.

2.4.4 Neurotherapeutischer Behandlungsansatz nach Johnstone

Franziska Wälder

Einleitung

Margaret Johnstone - Kurzbiographie

Die Begründerin dieses Behandlungsansatzes ist die schottische Physiotherapeutin Margaret Johnstone. Nachdem sie 1943 ihr Berufsdiplom in Edinburgh erhielt, arbeitete sie mit Kriegsverletzten in einem Militärspital. Die Rehabilitationserfahrungen, welche sie mit Poliopatienten und Hirnverletzten sammelte, veranlassten sie, sich zeitlebens mit den Fragen der Neurorehabilitation zu beschäftigen (Selz, Cox-Steck 2000).

Entstehung und Entwicklung des Behandlungsansatzes

Margaret Johnstone ließ die in den 60er Jahren bekannten Behandlungsmethoden von Kabat, Bobath und Rood in ihre Arbeit einfließen. Die Prinzipien ihres Behandlungsansatzes gehen aus dem damaligen neuropathophysiologischen Wissensstand hervor. Das Bestreben der therapeutischen Intervention ist es, bei Patienten mit Läsion im ZNS durch taktile, propriozeptive und verbale Stimulation normale, physiologische Bewegungsmuster anzubahnen und den Haltungskontrollmechanismus wiederherzustellen.

Sie erkannte bald, dass die Therapiesitzungen mit qualifizierten Therapeuten nicht ausreichen, um das Erholungspotential auszuschöpfen und die in der Einzeltherapie erreichten motorischen Verbesserungen zu erhalten. Aus diesen Gründen erarbeitete sie in den 70er Jahren einen Behandlungsansatz zur Rehabilitation erwachsener Hemiplegiker und entwickelte dazu in Zusammenarbeit mit einer dänischen Firma die URIAS-Luftbandagen als Therapiehilfsmittel. Diese Luftbandagen sind in Therapeutinnenkreisen auch unter dem Namen Johnstone-Splints bekannt.

Doch der neurophysiologische Wissensstand in den 70er Jahren erlaubte es den Therapeutinnen nicht, die Patienten zu selbsttätigen, auf die paretische Körperseite konzentrierte Armaktivitäten anzuleiten. Der aktive Gebrauch dieser Luftbandagen wurde nicht verstanden. Damals wies man die Hemiplegiker an, bilateral symmetrische Armaktivitäten mit gefalteten Händen auszuführen. Das Falten der Hände oder das Mitführen des gelähmten Armes durch den nichtbetroffenen Arm hat je nach Problemstellung auch heute noch seine Berechtigung. Es trägt aber nichts zur Verhinderung des erlernten Nichtgebrauchs der hemiplegischen Körperseite (Taub et al. 1993) und zur Förderung des spontanes Einsatzes der betroffenen Hand bei.

Trotz der damals skeptischen Haltung gegenüber der aktiven Therapie mit Luftbandagen blieben ihr Gebrauch in Therapeutinnenkreisen nicht unbeachtet.

- Die biomechanischen Vorteile für Patient und Therapeutin,
- die neurophysiologische positive Wirkung des anhaltenden, zirkulären Druckes sowie
- die Vielfalt der Einsatzmöglichkeiten zu Übungszwecken

waren unübersehbar.

Patient und Therapeutin als Problemlöser

Das Hauptanliegen von Margaret Johnstone war es von Anfang an, den Patienten und seine Angehörigen als aktive Mitwirkende im Genesungsprozess einzubinden. Sie erkannte damals schon ein wesentliches Lernprinzip: den problemlösenden Ansatz, d. h. das Suchen nach individuellen Lösungen unter Berücksichtigung der sozialen Strukturen und der häuslichen Umgebung der Betroffenen. Sie lebte das Prinzip des problemlösenden Lernens und konnte deshalb auch ihre Patienten dazu befähigen, aktive Problemlöser im Rehabilitationsprozess zu werden. Ihre therapeutische Grundhaltung wurde zur Lebensphilosophie. Sie setzte alles daran, die Betroffenen während der stationären Rehabilitationszeit auf die Weiterführung der Therapie in der häuslichen Umgebung vorzubereiten. Sie löste dieses Problem, indem sie die Luftbandagen und weitere Hilfsmittel wie z. B. den Schaukelstuhl so früh wie möglich als therapeutisches Übungsmittel im Rehabilitationsprogramm integrierte. Diese Hilfsmittel ermöglichen es dem Patienten, einfache, jedoch wirkungsvolle motorische Aktivitäten selbsttätig auszuführen.

Johnstone-Ansatz - damals und heute

Bei den sogenannten neurotherapeutischen Fazilitationstechniken, denen auch die meisten Rehabilitationskonzepte aus der damaligen Zeit zuzuordnen sind, spielt die manuelle Führung durch die Hände des Therapeuten eine bedeutende Rolle. Durch Entwicklungen in den Neurowissenschaften erfolgt jedoch ein Paradigmenwechsel. Heute werden die neurotherapeutischen Fazilitationstechniken daher diskutiert. Auch das medizinisch-therapeutische Übungsmodell von Margaret Johnstone verschiebt sich in Richtung therapeutisch-pädagogisches Lernmodell. Heute geht man von der Annahme aus, dass die Bewegungskontrolle durch wiederholte, zielgerichtete, handlungsorientierte Aktivitäten unter ständig wechselnden Konditionen erlernt oder wiedererlernt wird. Da sensomotorische Fähigkeiten sich aus dem Bedürfnis heraus entwickeln, handlungsspezifische Aufgaben zu lösen, werden die Patienten vom ersten Tag an als aktive Problemlösende in den Rehabilitationsprozess einbezogen. Die Klienten sollen dazu befähigt werden, ihr Lernziel zu formulieren und Sinn und Zweck einer motorischen Aufgabe zu erkennen, die Durchführung selbsttätig zu initiieren, das Resultat der Ausführung zu überprüfen und falls notwendig zu korrigieren. Die erreichte motorische Kontrolle wird sukzessiv in das alltagsrelevante Bewegungsrepertoire der Betroffenen integriert.

Dieser Gesinnungswandel erlaubt uns Neurotherapeutinnen, von rigiden Behandlungsstrategien wegzukommen und gibt uns die Freiheit, neugierig zu werden und Alternativen in bestehende, jahrzehntelang bewährte Behandlungsformen zu integrieren. Verschiedene Behandlungsmethoden und Techniken können untereinander kombiniert werden, solange das Verständnis für die Grundprinzipien dieser Methoden und das Wissen darüber, wie der Mensch Bewegung lernt, vorhanden ist (Umphred 2000).

Verbreitung des Johnstone-Ansatzes in der Ergotherapie

Anfang der 80er Jahre begann Margaret Johnstone auch in den deutschsprachigen Ländern Seminare zu erteilen. Die Ergotherapeutinnen erkannten, dass der neurotherapeutische Behandlungsansatz von Margaret Johnstone nicht in Konkurrenz mit den bestehenden Behandlungsverfahren steht, sondern als Ergänzung zu den bisher bekannten Methoden und Konzepten einen wichtigen Beitrag leistet. Von den Übungsbehandlungen mit den Johnstone-Splints und den weiteren im Beitrag beschriebenen Therapiehilfsmitteln profitieren insbesondere neurologische Patienten, die erhebliche, schwer behandelbare Funktionseinbußen erlitten haben. Das sensomotorische Training von einfachen, repetitiven Bewegungsabläufen in reflexhemmender Stellung lässt oft kaum erwartete Funktionsgewinne erzielen, die langfristig anhalten.

Sensomotorischer Behandlungsansatz

Neurophysiologischer Hintergrund

„Das sensomotorische Konzept gründet auf der Vorstellung, dass ein Organismus in einem Kreislauf sensorischer Informationen von innerhalb und außerhalb des Körpers steht. Diese werden im Gehirn verarbeitet, wo über die notwendigen Handlungen entschieden wird. Wenn eine Handlung ausgelöst wird, bestätigt das Feedback aus sensorischen Endorganen, ob diese zielgemäß ausgeführt wurde. Die Handlungsantwort wird ständig überwacht und laufend angepasst, um sicherzustellen, dass sie gemäß dem Bewegungsplan erfolgt beziehungsweise unterhalten wird. Wenn dieses System verletzt ist, werden tiefer gelegene Reflexantworten auftreten können. Als Folge einer Störung des fein ausbalancierten inhibitorisch-fazilitatorischen Gleichgewichts entstehen Abweichungen von Muskeltonus und Haltung" (Johnstone 2000, dt. Ausgabe, S. 46).

Der neurotherapeutische Behandlungsansatz von Margaret Johnstone zielt primär darauf ab, Tonus, Haltungs- und Bewegungsmuster zu kontrollieren, so dass die neurologische Reorganisation des ZNS optimal angeregt wird.

Neurophysiologische Ziele

- Beeinflussen des abnormalen Haltungstonus
- Erhöhung des somatosensorischen Inputs
- Bahnen spezifischer neuromuskulärer Antworten
- Verbessern der Haltungskontrolle
- Wiederherstellen verlorener Bewegungsmuster
- Fazilitation von kortikaler Kontrolle durch Anregung des Feedforward- und Feedbacksystems

Schwerpunkte der Johnstone-Therapieform

Repetitives Üben - Einsatz von Hilfsmitteln - motorisches Lernen

Schon 1978 betonte Margaret Johnstone die Wichtigkeit der beharrlichen Repetition von physiologischen Bewegungsabläufen als Basis, um die motorische Funktionserholung anzuregen. Die Luftbandagen stabilisieren den distalen Extremitätenabschnitt in gewünschter Stellung und erleichtern dem Patienten das selbstständige, repetitive Training von einfachen Bewegungsabläufen. Die Splints und weitere Hilfsmittel bieten den Patienten die Möglichkeit, während ihres Klinikaufenthaltes und auch danach die freie Zeit durch selbsttätiges, individuelles Training vermehrt zu nutzen (Feys et al. 1998, De Weerdt, Selz et al. 2000). Denn die einmal erreichte motorische Kontrolle in den schwächeren Muskelgruppen muss täglich konsequent wiederholt werden, damit sich das neu erlernte Bewegungsrepertoire im Zentralnervensystem festigen und sich später eine alltagsrelevante Bewegungsstrategie entwickeln kann. Repetitives Üben ist besonders angezeigt bei schwerbetroffenen, den sogenannten „low-level"-Patienten, die nicht mit einer Spontanremission rechnen können.

Motorisches Lernen vollzieht sich in der Auseinandersetzung mit der Umwelt. Es sind also nicht die Luftbandagen, die motorisches Lernen bewirken, sondern die zielorientierten Aufgaben in der von der Therapeutin strukturierten Lernumgebung. Die Luftbandagen und die weiteren therapeutischen Hilfsmittel sind Bestandteil dieser strukturierten Lernumgebung. Sie dienen hauptsächlich der Erarbeitung von Basiszielen (Tab. 2.**21**).

■ Mitarbeit der Angehörigen und Laienhelfer

Margret Johnstone setzt in ihrem Therapieprogramm den Hauptakzent auf den Einbezug von Angehörigen und krankenhausexternen Pflegekräften. Die Übungskontinuität ist für die „low-level"-Patienten im Anschluss an den Aufenthalt im Krankenhaus oder in der Neurorehabilitations-Klinik von größter Bedeutung. Das mit enormen Einsatz des Betroffenen und großem therapeutischen Aufwand neu erlernte Bewegungsrepertoire geht je nach emotionalem Zustand und perzepto-kognitivem Potential des Patienten schnell wieder verloren. Daher wäre es bedauerlich, wenn das in der Klinik gewährleistete 24-Stunden-Rehabilitationsprogramm abrupt abgebrochen würde. Aus diesen Gründen muss die Vorbereitung auf die Entlassung das Einüben von verbessernden oder mindestens zustandsbewahrenden Maßnahmen beinhalten. Der Betroffene selbst, die Angehörigen

Tab. 2.**21** Leitsätze zur Vorgehensweise in der Übungsbehandlung nach Johnstone

Leitsätze zur Vorgehensweise in der Johnstone-Übungsbehandlung
– mit der Rehabilitation beim Rumpf beginnen, gleichzeitig die assoziierten Reaktionen in den Extremitäten während der Rumpfaktivitäten mit Hilfe der Splints kontrollieren und die Tonusausbreitung in das erwünschte Bewegungsmuster lenken
– abnormale Antworten bezüglich Tonus und Bewegung minimieren durch angepasste Ausgangsstellung und angemessene sensomotorische Aktivität und Verwendung der Johnstone-Splints
– selektive, repetitive Bewegungsabläufe als geschlossene Aufgabe zur Stärkung benachteiligter muskuloskelettärer Strukturen in funktionellen Synergien trainieren
– insbesondere bei 'low-level'-Patienten, die erhebliche, schwer behandelbare sensomotorische und neuropsychologische Dysfunktionen aufweisen, erreichte motorische Kontrolle durch ständiges Wiederholen festigen
– psychomotorische Entwicklungsschritte des Kleinkindes nach Möglichkeit im Behandlungsprogramm integrieren
– Luftbandagen und therapeutische Geräte einsetzen, sofern sie physiologische Bewegungen assistiv oder selbsttätig ermöglichen
– motorische, selektive Funktionsgewinne sofort in zielgerichtete Aktivitäten einbauen
– Vermitteln der Erfahrung von normalen Bewegungsabläufen in Verbindung mit problemlösenden, handlungsorientierten Aufgaben
– selbstständiges Trainieren der Betroffenen ist in Ergänzung zu den Einzelsitzungen Bestandteil des Rehabilitationsprogramms
– Heimprogramm langfristig planen, falls erforderlich: Angehörige und Laienhelfer beim häuslichen Training einbeziehen

sowie das Pflegepersonal erlernen, die Luftbandagen korrekt anzulegen. Hilfspersonen werden angeleitet, um den Betroffenen - falls erforderlich - die nötige Supervision bei der selbsttätigen Ausführung der täglichen Übungen zu geben.

Therapiehilfsmittel - wesentliche Bestandteile des neurotherapeutischen Behandlungsansatzes

Luftbandagen für die therapeutische Übungsbehandlung

Zuerst entwickelte Margaret Johnstone die Luftbandagen für die Behandlung von Hirnschlagpatienten mit Hemiplegie. Inzwischen gibt es eine Vielzahl von ein- und doppelkammerigen Luftbandagen für die oberen und unteren Extremitäten. Sie werden in der Rehabilitation von diversen neurologischen Erkrankungen bei Kindern und Erwachsenen angewandt. Abbildung 2.**21** zeigt einen Langarm-Splint aus dem Sortiment, der in der Größe und Breite variierenden Kindermodelle.

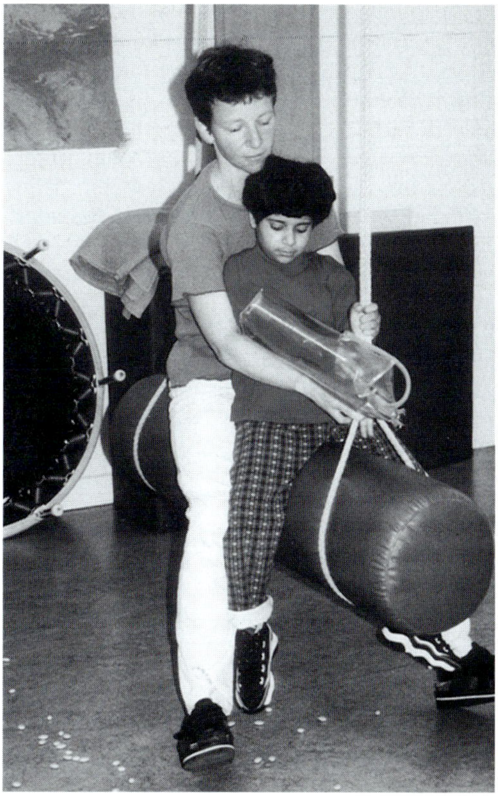

Abb. 2.**21** Der sonst flektierte Ellbogen und die gefaustete Hand von N. sind während den Aktivitäten auf der Schaukelrolle in reflexhemmender Stellung positioniert. (Langarm-Splint Kindermodell).

Luftbandagen für erwachsene Hemiplegiker

Die Luftbandagen sind unter der Bezeichnung „URIAS Stroke Rehabilitation Splint" erhältlich. In Tabelle 2.**22** sind die Splints für erwachsene Hemiplegiker aufgelistet.

Tab. 2.**22** Luftbandagen für erwachsene Hemiplegiker.

Obere Extremität	
Langarm-Splint	einkammrig, zwei verschiedene Längen (70 cm, 80 cm)
Ellenbogen-Splint	einkammrig, eine Standardlänge
Unterarm-Splint	einkammrig, eine Standardlänge
Hand- und Handgelenk-Splint	zweikammrig, eine Standardlänge
Hand-Splint	zweikammrig, eine Standardlänge
Baby-Splint	für die Langfinger, zweikammrig, eine Standardlänge
Anmerkung: Der Baby-Splint wurde ursprünglich für die Hand von Kleinkindern entwickelt. Bei Erwachsenen eignet er sich für die Stabilisation der Langfinger zur aktiven und passiven Mobilisation in Intrinsic-Plus-Stellung.	
Untere Extremität	
Bein-Splint	zweikammrig, drei verschiedene Längen (60, 70 und 75 cm)
Fuß-Splint	ohne Fußsohle, deshalb nicht zum Stehen zu verwenden, sondern vielmehr zur intermittierenden Druckapplikation und bei Mattenaktivitäten
Schuh-Splint	zweikammrig, mit Fußsohle, deshalb über dem Schuh zu tragen, zur Stabilisation des Sprunggelenks bei Steh- und Gehtraining

Die Splints werden mit dem Mund aufgeblasen. Die warme Atemluft bewirkt eine perfekte Anpassung der PVC-Folie an die gelähmte Extremität. Um eine Schweißirritation zu vermeiden, soll ein dünner Baumwollschlauch unter dem Langarm-, dem Ellenbogen- und dem Unterarm-Splint getragen werden. Der Bein-Splint wird meistens über die Hose angelegt. Es bedarf deshalb keinen Baumwollschlauch. Hand- und Fuß-Splint werden direkt auf die Haut appliziert. Die Tragdauer soll nie länger als eine Stunde ohne Unterbrechung sein. Dies gilt besonders für die Ruhelagerung. Die Luftbandagen können selbstverständlich mehrmals täglich angelegt werden.

Einsatz der Luftbandagen im Rehabilitationsverlauf

In allen Phasen der Rehabilitation müssen den Patienten alle erdenklichen Mittel und Wege angeboten werden, damit sie Tonus in den biomechanisch benachteiligten Muskelgruppen aufbauen können (Feys et al. 1999).

Die Johnstone-Splints sind therapeutische Hilfsmittel, welche hauptsächlich zur Tonusnormalisierung während der Bewegungsanbahnung und zur Sensibilitätsverbesserung und Kontrakturenprophylaxe eingesetzt werden. Margaret Johnstone betont, dass im Anschluss an die Übungsbehandlung mit den Luftbandagen unbedingt Übungen mit der gleichen oder ähnlichen Zielsetzung ohne Luftbandagen erfolgen sollen. Der Patient hat nun die Möglichkeit, selber zu spüren und zu prüfen, ob er beispielsweise die Extremität stabilisieren oder die assoziierten Reaktionen ohne Splint während einer Handlung kontrollieren kann. Die durch das Training im Splint erreichte Funktions- und Sensibilitätsverbesserung muss für den Übenden nach Entfernung der Luftbandage unmittelbar überprüfbar sein (siehe Behandlungsbeispiel A, S. 132).

Anwendungsbereiche und Wirkungsweise der Luftbandagen

Die Luftbandagen werden unter anderem für folgende Maßnahmen eingesetzt:

Stabilisation der oberen Extremität

In der hypotonen Phase nach zerebrovaskulärem Insult hat der Betroffene wenig bis keine Möglichkeit, den Arm einzusetzen. In diesem Stadium bietet beispielsweise der Langarm-Splint eine hilfreiche, gelenkstabilisierende Unterstützung in Ellenbogen und Hand- und Fingergelenken, während die Therapeutin dem Patienten dazu verhilft, proximal im Schulterbereich Tonus aufzubauen.

Stabilisation der unteren Extremität

Der Bein-Splint stabilisiert das Knie, damit im Stand rumpfstabilisierende Aktivitäten sowie die Standbeinphase geübt werden können. Der Schuh-Splint stabilisiert das Sprunggelenk bei der Gewichtsverlagerung auf das betroffene Bein und beim Gehtraining.

Auf die weiteren Splints wird an anderer Stelle eingegangen.

Normalisierung der Muskelspannung

In einem späteren Stadium erhöht sich der Muskeltonus. Meistens dominiert das synergistische Flexorenmuster die Armaktivität. Die Luftbandage für den ganzen Arm oder aber auch diejenige für den Ellenbogen ermöglichen dem Patienten, Aktivitäten mit gestrecktem Ellenbogen auszuführen. Somit kann die Entwicklung des unerwünschten Bewegungsmusters auf einem Minimum gehalten werden, und die schwächere, antagonistische Extensorengruppe hat die Möglichkeit, sich zu kontrahieren.

Verminderung des Hypertonus in den Extremitäten

Der Patient erhält im Splint einen anhaltenden, gleichmäßig verteilten Druck auf die sensorischen Nervenendigungen. Unmittelbar nach Entfernung des Splints ist eine deutliche Tonussenkung zu beobachten. Patient und Therapeut nutzen diesen Zustand, um beispielsweise taktile und propriozeptive Wahrnehmungsaufgaben auszuführen. Der konstante Druck im Splint bewirkt also eine Akkommodation der sensorischen Nervenendigungen.

Normalisierung der Muskellänge

Der Splint stabilisiert die distalen Gelenke und die sie umgebenden Weichteilstrukturen in optimal gedehnter Stellung, während die proximalen Gelenke vom Patienten aktiv/assistiv bewegt oder durch die Therapeutin passiv mobilisiert werden. Die Strukturen der proximalen Körperabschnitte werden gedehnt, während der Patient versucht, die Extremität in der gedehnten Stellung zu halten und zu bewegen. Diese Maßnahme können wir als Dehnen in der Bewegung betrachten. Dabei soll die hypertone

Muskulatur befähigt werden, exzentrisch zu arbeiten. Die Splints helfen, die Muskellänge zu erhalten und die drohende Weichteilverkürzung zu vermeiden.

Kontrakturenprophylaxe

Als Beispiel sei das Problem der drohenden Extensionskontraktur der Langfinger erwähnt. Bei Patienten, die sowohl ein aktives wie auch ein passives Faustschlussdefizit aufweisen - die Fingergrundgelenke sind meistens am stärksten betroffen, weil der Patient diese selber nicht optimal mobilisieren kann -, führt der Therapeut manuelle Gelenkmobilisation aus. Anschließend fixiert er die Langfinger mittels Tape und Stoffverband in der bestmöglichen Faustschlussstellung. Die Prozedur „Faust im Splint" muss sanft erfolgen und darf keinesfalls Schmerz verursachen. Die gefaustete Hand wird im Unterarm-Splint stabilisiert. Der Daumen ist gestreckt und das Handgelenk in Mittelstellung positioniert. Diese Maßnahme sollte so häufig erfolgen, bis die Weichteilstrukturen und Gelenke (Kapsel, Bänder) der Langfinger mindestens passiv gut beweglich sind. Erst wenn dieser Zustand wieder hergestellt ist, können wir hoffen, dass der Patient irgendwann funktionelle Bewegung initiieren kann (siehe Abb. 2.**34**, S. 147). Die Hand von Herrn M. wurde zur Faust gebunden und im Unterarm-Splint stabilisiert. Der Patient führt während dieser Maßnahme selbstständig eine Druckaktivität durch. Im erwähnten Beispiel gibt Herr M. Druck auf das Vibrationskissen. Dabei wird der Splint leicht zusammengepresst. Aufgrund dessen variiert der Luftdruck im Splint, und die Gelenke erfahren eine sanfte Kompression. Die Maßnahme „Faust im Splint" wird vorzugsweise während dynamischer Aktivitäten in die Übungsbehandlung eingebaut (s. Absatz *„Therapeutische Überlegung zur Druckaktivität und Stützfunktion"*, S. 134).

Schutz und therapeutische Wirkung bei Schmerz und Ödem

Die positive Wirkung des zirkulären Luftpolsters bei einem schmerzhaften Handgelenk und/oder bei der geschwollenen Hand wurde von erfahrenen Therapeuten beobachtet. Mit dem Langarm-Splint kann das Handgelenk behutsam passiv in Flexion und Extension mobilisiert werden.

Die passive Handgelenksmobilisation im Langarm-Splint kann auch zur Ödemreduktion beitragen. Diese Maßnahme sollte ins tägliche Übungsprogramm integriert werden, um speziell in der Frühphase die Entstehung eines schmerzhaften Handgelenks und/oder einer geschwollenen Hand zu vermeiden.

Der Fuß-Splint schützt das geschwollene und/oder schmerzhafte Sprunggelenk. Er schützt die Zehen vor einer evtl. schmerzhaften Fehlstellung beim Bewegungsübergang vom Stand in den Vierfüßler und bei Mattenaktivitäten.

Verstärkung der somatosensorischen Stimulation

Druckveränderung im Splint bei Gewichtsübernahme und Widerstand:

Der Druck im Langarm-Splint variiert, wenn das Handgelenk durch die Therapeutin in Dorsalextension gehalten und mobilisiert wird (s. Abb. 2.**30 a**), oder wenn der Patient im Sitz seitliche Be- und Entlastung auf den im Splint stabilisierten Arm ausführt. Der Bein-Splint liefert bei Knieflexions-/-extensionsübungen im Stand ebenfalls somatosensible Inputs. Die Mechanorezeptoren werden durch die Druckveränderung im Splint, welche durch die dynamische Aktivität bewirkt wird, angeregt.

■ Intermittierende Druckapplikation

Bei Verlust der taktilen und propriozeptiven Wahrnehmung verwenden wir intermittierenden Druck mittels einer Luftdruckpumpe (Bezugsquelle s. S. 150), welche am Splint angebracht wird. Der Patient nimmt eine Ruheposition ein, zum Beispiel sitzend im Schaukelstuhl (Abb. 2.**22**, S. 150) oder liegend. Die Druckveränderung im Splint kann von 10 mmHg auf 40 mmHg variieren. Die zeitlichen Abstände liegen zwischen 3 und 10 Sekunden. Damit die Behandlung erfolgreich sein kann, sollte sie über längere Zeit, wenn möglich ein- bis zweimal täglich, während 45 Minuten angewendet werden. Der Wechseldruck bewirkt Bewegung innerhalb des Gewebes. Intermittierende Druckapplikation fördert die somatosensible Wahrnehmung.

■ Propriozeptive Stimulation

Auch bei Übungen zur Förderung der propriozeptiven Wahrnehmung wird der distale Extremitätenabschnitt im Splint stabilisiert. Die Luftbandagen eignen sich zur Schulung der Lageempfindung in den körpernahen Gelenken, welche nicht im Splint stabilisiert sind. Der Splint erleichtert dem Patienten, sich auf die Veränderung der Gelenkstellung zu konzentrieren und

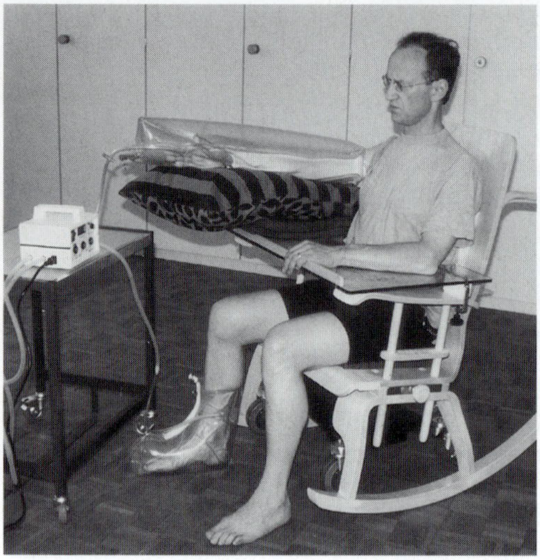

Abb. 2.**22** Vermittlung von propriozeptiven und taktilen Stimuli durch intermittierende Druckapplikation während einer Ruheposition im therapeutischen Schaukelstuhl 'dondolergo'. Dazu werden Langarm-Splint und Fuß-Splint verwendet.

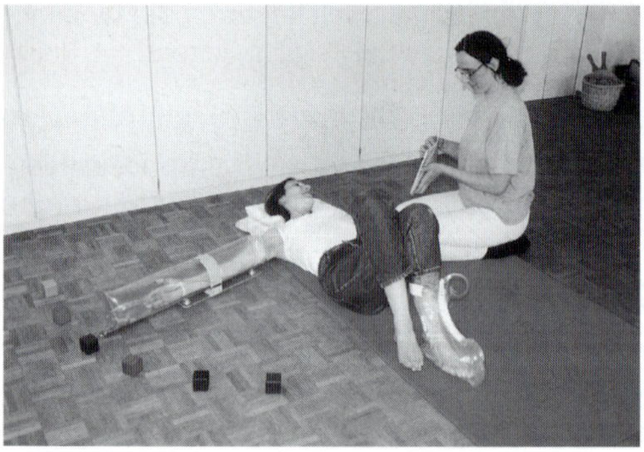

Abb. 2.**23** Sensibilitätstraining mit Langarm-Splint auf Rollbrett fixiert. Frau B. zielt ohne visuelle Kontrolle die von der Therapeutin gezeigten farbigen Klötze an. Der Fuß-Splint schützt den Fuß vor schmerzhafter Fehlstellung während der Mattenaktivitäten.

verhindert, dass die übende Person durch die manipulierenden Hände der Therapeutin abgelenkt wird. Das Übungsbeispiel auf Abb. 2.**23** demonstriert, wie Frau B. (mit globaler Aphasie) ohne visuelle Kontrolle die farbigen Klötze anzielt. Sie schaut zur Therapeutin, welche ihr den anzuzielenden farbigen Klotz auf der vorgängig besprochenen und gemeinsam gezeichneten Skizze zeigt. Der Arm ist im Langarm-Splint stabilisiert und in leichter Außenrotation auf dem langen Rollbrett fixiert. Das Rollbrett hat die Funktion, den Reibungswiderstand aufzuheben. Die aktive Ab-/Adduktion und die Außenrotation im Schultergelenk wird fazilitiert.

■ Taktile Stimulation der Handinnenfläche

Bei dieser therapeutischen Übung wird der Hand-Splint etwas entfremdet eingesetzt. Auf der unteren Kammer wird Schlauch und Deckfolie (falls die Schweißnähte defekt sind und die Kammer nicht mehr zu gebrauchen ist) herausgeschnitten. Die Therapeutin füllt die dorsale Kammer mit Luft und stabilisiert die Finger in Streckung. Die so geöffnete Hand und die Fingerspitzen können taktile Impulse durch die dünne Plastikfolie aufnehmen.

Beispiel: Der Patient lässt seine Hand über den Fußmassage-Roller gleiten (Wälder 1999). Die Palmarseite der Hand ist das wichtigste Tastorgan. Dank dem Hand-Splint können der geschlossenen oder hypotonen Hand vermehrt taktile Stimuli vermittelt werden.

Korrekte Applikation der Luftbandagen

Bevor wir die Wirkungsweise der Luftbandagen besprechen, noch ein Wort zur korrekten Applikation. Es ist von größter Bedeutung, dass während dem Anlegen der Luftbandagen die Extremität aus dem synergistischen Massenmuster in eine reflexhemmende Stellung geführt wird.

Der Arm wird nach Möglichkeit in Außenrotation und der Unterarm in Supination in der Luftbandage stabilisiert. Je nach Problemstellung liegt die Hand flach oder gefaustet im Splint. Bei Hypertonie und/oder Flexionskontraktur in der Hand sollen die Langfinger adduziert und gestreckt, der Daumen abduziert und gestreckt sein. Der Patient kann nun seine Handinnenfläche anschauen und durch die Plastikfolie berühren. Bei schlaffer Parese und/oder Extensionskontraktur in den Fingern (s. Abschnitt „*Kontrakturenprophylaxe*“, S. 121) hat es sich bewährt, die Langfinger mittels Tape und Stoffverband während der Therapiesitzung zur Faust zu binden.

Beim Anlegen der Luftbandagen sind je nach Modell und Funktion gewisse Punkte zu beachten. In den Büchern von M. Johnstone wird die Vorgehensweise bei der Applikation ausführlich beschrieben (Johnstone 1987, 1991, 2000).

Der **Langarm-Splint** wird am besten in Rückenlage angelegt. Der Patient dreht den Kopf zu seiner betroffenen Seite und beobachtet den Vorgang. Die Therapeutin mobilisiert und positioniert den Arm in bestmöglicher reflexhemmender Stellung und zieht den Baumwollstrumpf über. Der Reißverschluss ist geschlossen. Die Therapeutin legt die Bandage an ihrem eigenen, gleichseitigen d. h. rechter Arm an, wenn der rechte Arm des Patienten betroffen ist. Sie umfasst die Hand des Patienten im Begrüßungsgriff und zieht die Bandage über den Arm des Patienten bis unterhalb des Ansatzes vom M. deltoideus hoch. Es muss sichergestellt werden, dass der Arm des Patienten nach außen gedreht ist, dass der Ellenbogen, das Handgelenk und die Finger gestreckt sind und dass der Daumen abgespreizt ist. Der Reißverschluss muss auf der Seite des Kleinfingers des Patienten liegen. Das Ende der Bandage sollte wegen der Druckverteilung einen Abstand von 6-8 cm zu den Fingerspitzen aufweisen. Der Splint wird nun mit dem Mund vollständig aufgeblasen. Dank der warmen Atemluft schmiegt sich die dünne PVC-Folie an der zu behandelnden Extremität leichter an. Es empfiehlt sich, den von derselben Firma hergestellten Luftfeuchtigkeitsfilter zu verwenden, um die Ansammlung von Feuchtigkeit im Splint zu vermeiden.

Der **Unterarm-Splint** kann in Rückenlage oder aber auch sehr gut im Sitzen am Tisch angezogen werden. Die Therapeutin mobilisiert und positioniert den Unterarm in bestmöglicher Supinationsstellung mit Extension des Handgelenkes und der Finger. Der Reißverschluss ist geschlossen und liegt auf der Kleinfingerseite. Wie beim Langarm-Splint führt die Therapeutin mit der gleichseitigen Hand (linker betroffener Patientenarm, linke Therapeutinnenhand) den Unterarm in den Splint. Der proximale Rand der Bandage soll nur so weit hochgezogen werden, dass der Splint beim Bewegen die Ellenbogenflexion nicht behindert.

Der **Ellenbogen-Splint** ist kurz und so breit, dass er über den Hand-Splint angezogen werden kann. Der Reißverschluss kommt beim Anlegen auf die Innenseite des Ellenbogens. Der Reißverschluss wird geschlossen und nahe zur Armoberfläche gelegt. Die Therapeutin rafft nun mit ihrer gegenseitigen Hand den hinteren Teil der Bandage, während die gleichseitige Hand den Arm stabilisiert. Erst während dem Aufblasen wird der Handgriff am Kunststoff graduell gelockert, so dass die größte Luftmenge an die äußere, dorsale Seite geleitet wird. So angelegt, unterstützt das Luftpolster die Ellenbogenextension.

Der **Hand-Splint** hat zwei Kammern. In den meisten Fällen wird die dorsale Luftkammer zuerst aufgeblasen, damit die Extensorenaktivität stimuliert wird. Erst im zweiten Schritt folgt die palmare Kammer. Je nach Einsatzweise kann aber auch nur eine der beiden Kammern mit Luft gefüllt werden. Es empfiehlt sich, die Luftbandagen für die obere Extremität nicht im Stehen anzuziehen, sondern eine Ausgangsstellung zu wählen, bei der Arm und Hand entspannt auf einer stabilen Unterlage liegen. Beim Anziehen des Hand-Splints im Sitz ist ein Brett (z. B. ein Spielbrett aus der Ergotherapie) die ideale Unterlage. Die Therapeutin sitzt dem Patienten gegenüber. Das Brett liegt auf den Knien von beiden Personen. So entsteht ein niedriger kniehoher Tisch bei dem der Ellenbogen nicht über die Kante gleiten kann. Der 'Knietisch' verhindert das Hochziehen des Schultergürtels und faziliert die Ellenbogenstreckung bei therapeutischen Aktivitäten.

Der **Bein-Splint** wird - wenn möglich - im Stehen angezogen und zwar so, dass der Reißverschluss auf der lateralen Seite zu liegen kommt. Der Patient soll bequem stehen, die Füße hüftbreit auseinander nach vorne gerichtet. Das obere Ende des Splints soll wenn immer möglich bis zum Tuber ischiadicum reichen. Wichtig ist die Reihenfolge beim Aufblasen der Kammern. Die dorsale Luftkammer muss zuerst fest aufgeblasen werden. Gleichzeitig verlagert der Patient das Gewicht auf das hemiplegische Bein. Die Therapeutin kontrolliert die Fußstellung, insbesondere der Fersenkontakt zur Unterlage. Die dorsale Kammer bewirkt eine leichte Beugung im Kniegelenk. Zum Schluss wird die vordere Kammer mit Luft gefüllt. Es entsteht ein stabilisierender Druck um das Kniegelenk. Die Therapeutin überprüft nochmals die Fußstellung und sichert die Hüftextension. Anmerkung: Da die Beinbandage das Kniegelenk stabilisiert, darf sie nicht zum Gehen verwendet werden (Steudel 1987).

Der **Fuß-Splint** wird mit geöffnetem Reißverschluss angelegt. Die Bandage soll einen Winkel von 90 Grad im Sprunggelenk gewährleisten. Deshalb muss die Ferse des Patienten mit der Ferse des Splints übereinstimmen.

Der Reißverschluss wird geschlossen und der Vorderteil mit der Hand gerafft, um die Fersenstellung zu halten. Erst während des Aufblasens wird der Handgriff am Kunststoff graduell gelockert. Anmerkung: Dieser Splint hat keine Sohle. Er kann deshalb nicht für das Einüben der Standbeinphase oder zum Gehen verwendet werden (s. Abschnitt „Schutz und therapeutische Wirkung bei Schmerz und Ödem“, S. 121).

Der **Schuh-Splint** wird über dem Schuh getragen. Er hat eine Fußsohle und wird deshalb bei Gangaktivitäten eingesetzt. Er hat zwei Kammern. Um die Pronationsstellung des Fußes zu fazilitieren, muss zuerst die laterale Kammer aufgeblasen werden. Anschließend folgt die mediale Seite. Der Schuh-Splint stabilisiert das Sprunggelenk bei Gangaktivitäten.

In der Regel werden alle Splints von einer dafür geschulten Hilfsperson angelegt, mit Ausnahme der beiden kleinsten Splints. Gewisse Patienten sind in der Lage, ihre Hand im Hand-Splint oder die Langfinger im Baby-Splint korrekt zu positionieren.

Kontraindikationen

Wie bei jeder therapeutischen Maßnahme müssen auch hier gewisse Ausschlusskriterien beachtet werden.

> **!** Die Splints sollen bei Patienten mit **akutem Lungenödem** und **tiefer Venenthrombose** nicht gebraucht werden. Angezeigt ist vorsichtiger Einsatz bei Patienten mit **chronischer Herzinsuffizienz.**

■ Schaukelstuhl

Neben den Luftbandagen sind Schaukelgeräte wie z. B. die laterale Schaukelbank oder der Schaukelstuhl weitere wichtige Hilfsmittel im Johnstone-Ansatz. Der Schaukelstuhl wird an dieser Stelle ausführlicher besprochen.

Anwendung

Für motorisch schwerbehinderte Patienten wurde der 'dondolergo' (s. Abb. 2.**22** S. 122) entwickelt: ein Schaukelstuhl mit fahrbarem Untergestell, für den Transfer arretierbar und in der Sitzhöhe verstellbar. Die abnehmbaren Seitenlehnen sind in der Höhe variabel und die Breite der Auflagefläche lassen den paretischen Arm korrekt lagern. Der 'dondolergo' ist Sitzmöbel, Schaukelstuhl und Transportmittel in einem. Deshalb eignet er sich zur Aktivierung von erwachsenen, motorisch schwerstbehinderten Menschen (Bezugsquelle s. S. 150). Auch ein herkömmlicher Schaukelstuhl eignet sich vorzüglich für die Bewegungsförderung in der Wohnung der weniger betroffenen Patienten.

Aktivität

Beim dynamischen Sitzen im Schaukelstuhl kann der Betroffene mit minimalstem Eigenpotential Aktivität entfalten. Im Rollstuhl hingegen ist der Patient zwar mobil, aber nicht beweglich. Statisches Sitzen, wie es im Rollstuhl oder im Lehnstuhl der Fall ist, ermüdet die Muskulatur und führt zu Unbehagen und Abnahme der Aufmerksamkeit.

Wirkung

Die Bewegung im Schaukelstuhl stimuliert den Raumlage- und Bewegungssinn, fördert die Körpereigenwahrnehmung, vertieft die Atmung, regt die Stoffwechselfunktionen an, unterstützt die Dekubitus- und Kontrakturenprophylaxe und wirkt ausgleichend auf den Gemütszustand (Wälder 1998). Das dynamische Sitzen hat folglich eine gesundheitsfördernde Wirkung und soll deshalb auch schwerstbehinderten Erwachsenen zugänglich sein.

Spezifische Aktivitäten und Wirkweise bei der Hemiplegiebehandlung

Tonusaufbau

Nur schon die Intention, sich zu bewegen, verändert Körperspannung und Wachheitszustand. Bei hypotonen Patienten wirkt die Schaukelbewegung anregend und tonusaufbauend.

Tonusregulation

Beim Schaukeln im Schaukelstuhl kann der Mensch seinen Aktionsradius vergrößern, ohne die Stabilität zu verlieren, da der Körperschwerpunkt innerhalb der Unterstützungsfläche verlagert wird. Es muss folglich keine tonische Reflexaktivität aufgebaut werden, welche den Körper vor dem Fallen bewahrt.

Die sanfte, rhythmische, repetitive Bewegung im Schaukelstuhl wirkt tonusnormalisierend bei hypertonen Patienten.

Gewichtsverlagerung

Schaukeln löst Equilibriumreaktionen aus bei stabiler Körperhaltung. Die assistierte oder aktive Gewichtsverlagerung im Schaukelstuhl ist eine Mobilisationsmöglichkeit, die nicht mit dem Üben von Gleichgewichtsreaktionen verwechselt werden soll. Die repetitiven, stereotypen Bewegungen wirken stimulierend auf das vestibuläre und propriozeptive System.

Mobilisation des paretischen Beines

Die Bewegung im Schaukelstuhl ist für die Rehabilitation der unteren Extremität von großem Nutzen. Als Beispiel eines gezielten Einsatzes des Schaukelstuhls sei hier die Übung zur Förderung der Fußheberfunktion beschrieben.

Normalerweise leitet ein Gesunder die Schaukelbewegung mit dem Vorfuß ein. Bei den Hemiplegikern müssen wir dies vermeiden, weil dadurch das pathologische Bewegungsmuster verstärkt würde. Die Schaukelbewegung soll über das betroffene Bein via Ferse eingeleitet werden. Aus diesem Grund muss das paretische Bein korrekt positioniert und die Ferse achsengerecht belastet werden.

Um sicherzustellen, dass die Vorfußaktivität ausgeschaltet ist und um die Zehenbeugertendenz zu kontrollieren, benutzen wir den Hand-Splint und den Handextensionszügel (Abb. 2.**24**; beide Hilfsmittel sind hier „entfremdet" eingesetzt und werden im nächsten Abschnitt genauer beschrieben). Der Vorfuß ist im Hand-Splint stabilisiert. Nur die Kammer des Fußrückens ist mit Luft gefüllt. Der Zügel hebt den Vorfuß bei der Schaukelaktivität leicht vom Boden ab. Die Ferse wird in gewünschter inhibitorischer Stellung belastet und das Fußgelenk passiv mobilisiert. Nach Beendigung der Schaukelübung und nach Entfernung der Hilfsmittel ist in vielen Fällen eine Verbesserung der willkürlichen Vorfußaktivität und der Zehenextension zu beobachten, weil die assoziierten Reaktionen in den Zehen während der dynamischen Fersenbelastung gehemmt werden konnten.

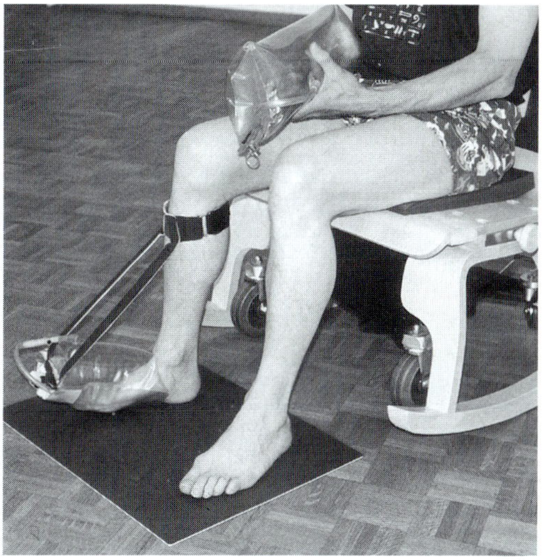

Abb. 2.**24** Sprunggelenkmobilisation, Tonusaufbau und somatosensorische Stimulation im Bein durch Fersendruckaktivität im Schaukelstuhl. Hand-Splint und Extensionszügel an Fuß und Bein fixiert verhindern die unerwünschte Vorfußaktivität.

Handextensionszügel

Anwendung

Dieser Zügel (Bezugsquelle s. S. 150) wird in Kombination mit dem Hand-Splint getragen. Proximal befestigt man den Zügel unterhalb des Ansatzes vom M. deltoideus. Die beiden Zügel kreuzen sich dorsal auf der Höhe des Ellenbogens. Distal werden Zügel und Hand-Splint durch die Flausch-/Hakenverbindung aneinander fixiert. Der Zügel stabilisiert das Handgelenk in Dorsalextension und kompensiert die fehlende Streckung der Finger. Der Winkel im Handgelenk darf bei handlungsorientierten Aktivitäten oder in Ruheposition ca. 30-40° betragen. Bei Mattenaktivitäten, z. B. beim Kriechen oder im Vierfüßlerstand, soll der Zügel das Handgelenk in ca. 60-70° stabilisieren. Der Hand-Splint wird auf dem Handrücken aufgeblasen. Die palmare Luftkammer kann leer bleiben oder mit wenig Luft ein dünnes Polster bilden.

Aktivität

Auf diese Weise können die Betroffenen vielfältige Schiebe-, Druck- und Stützaktivitäten mit der offenen Hand sowie taktile Wahrnehmungsaufgaben mit der flachen Hand und den Fingerspitzen durchführen (s. Abschnitt *„Therapeutische Überlegung zur Druckaktivität und Stützfunktion"*, S. 134).

Wirkung

Arm-, Hand- und Fingerextensoren haben erst jetzt die Möglichkeit, konzentrisch zu arbeiten, weil die permanente Hyperaktivität des synergistischen Flexorenmusters im Handgelenk durch den Zügel und in den Fingern durch den Splint minimiert wird.

Balancierstab

Anwendung

Der teleskopische Balancierstab (siehe Abb. 2.**25 a** u. **b**) bildet mit der Handplatte zusammen eine mobile, in der Höhe verstellbare

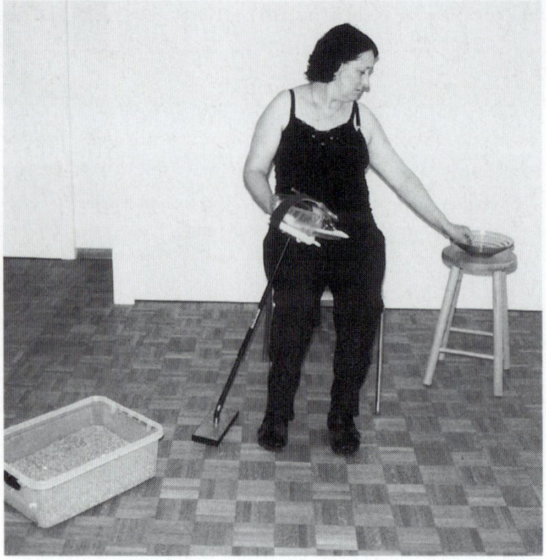
a

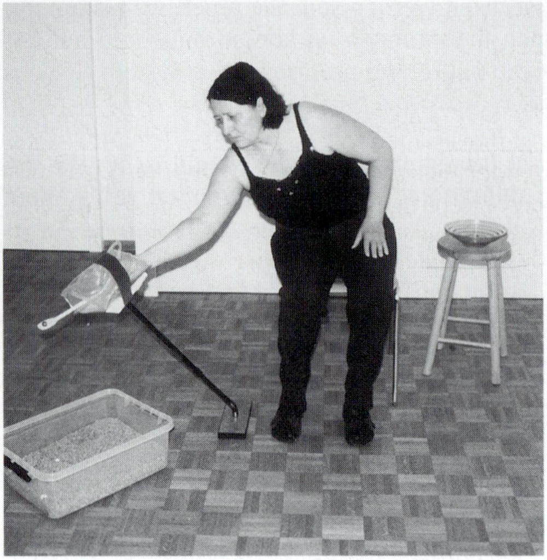
b

Abb. 2.**25 a-b** **a, b** Bimanuelle, zielorientierte Aktivität in der Einzeltherapie. Frau J. transportiert Kugeln von einem Behälter in den anderen. Zu beachten: Die Hand ist im Hand-Splint in Supination auf dem Balancierstab fixiert.

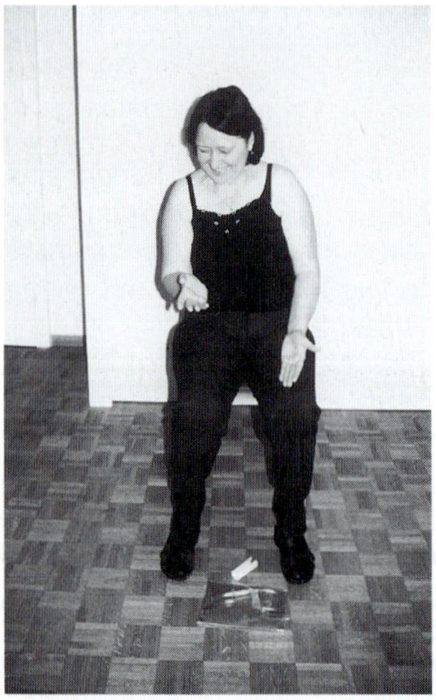

Abb. 2.**26** Nach Beendigung der Übung entfernt Frau J. den Hand-Splint und die Daumenstabilisationshülse. Sie freut sich über die neuerworbene Fähigkeit, die Hand zu öffnen und dem Gesicht zuwenden zu können.

Unterstützungsfläche. Er kommt mit oder ohne Hand-Splint zum Einsatz. Die Hand wird auf der Platte in Pronation, Mittelstellung oder Supination fixiert. Um die Körpersymmetrie zu erhalten, wird die nichtbetroffene Hand häufig ebenfalls auf einem Stab fixiert und in den Bewegungsablauf einbezogen (s. a. Abb. 2.**32** S. 146).

Aktivität

Zielorientierte Aufgaben und reziproke, dreidimensionale, rhythmische Bewegungsabläufe sind beliebte Aktivitäten in der Einzel- und Gruppentherapie sowie beim Training zu Hause. Geübt werden kann in sitzender oder stehender Ausgangsposition.

Die Abbildungen 2.**25 a** u. **b** zeigen Frau J. bei der Bewegungsanbahnung mittels einem Balancierstab. Hauptziel dieser Übung ist es, die durch die Therapeutin passiv erreichte Dehnung in Supination durch eine zielgerichtete Aktivität über einen kurzen Zeitraum beizubehalten. Dazu ist die paretische Hand in Supinationsstellung auf der Platte des Balancierstabes fixiert. Zu diesem Zweck wird nur eine Kammer der Luftbandage, und zwar diejenige, welche auf der Hohlhand liegt, mit Luft gefüllt. Die Patientin transportiert mit Hilfe eines Kochlöffels Glaskugeln von einer Seite zur anderen, um sie in den mit Linsen gefüllten Behälter zu schütten.

Wirkung

Auf Abbildung 2.**26** demonstriert Frau J., wie sie im Anschluss an diese Übungssequenz die Handinnenfläche dem Gesicht zuwenden kann. Der Wunsch, diese Handbewegung wieder ausführen zu können, um das Gesicht mit Wasser abzuspritzen, wie es in ihrer Kultur üblich ist, formulierte sie in der Zielsetzung bei der Befundaufnahme. Dies ist auch ein Beispiel, wie während der Trainingssequenzen immer wieder der Bezug zum Alltag hergestellt wird.

Übungen mit dem Balancierstab fördern die reziproke Innervation und die Stabilisation in Schulter-, Ellenbogen- und Handgelenk. In sitzender Ausgangsposition können Muskeln, insbesondere die Außenrotatoren und Extensoren der oberen Extremität, Aktivität entfalten, was ohne mobile Unterstützungsfläche noch nicht möglich wäre.

Bewegungstrainer

Anwendung

Der elektrisch angetriebene Bewegungstrainer mit auswechselbaren Handgriffen und Fußpedalen (Bezugsquelle s. S. 150) verhilft dem Patienten, Bewegung zu initiieren und selbstständig zu üben. Die Abbildung 2.**27 a-c** zeigt Herrn F. beim Heimtraining mit dem 'therafit'-Übungsgerät. Die Hand ist im Hand-Splint in Pronation auf dem Fußpedal fixiert. Die dorsale Kammer ist mit Luft gefüllt. Die Luftbandage stabilisiert das sonst flektierte Handgelenk und die gefaustete Hand in optimaler Streckung.

Aktivität

Die langsame, repetitive, vorgegebene Bewegung kann vom Patienten durch aufmerksames, aktives Mittun beschleunigt werden (Abb. 2.**27 a** u. **b**). Je nach Problemstellung unterstützt der Patient zum Beispiel die Bewegung nach vorne unten. Er versucht, den Widerstand, welchen ihm das Gerät aufgrund der Geschwindigkeitswahl entgegensetzt, zu überwinden und etwas schneller nach unten zu bewegen. Arm- und Handextensoren haben die Gelegenheit, aktiv mitzuwirken, während die Flexorengruppe exzentrisch nachlassen muss.

Selbstverständlich übt Herr F. nicht nur mit dem Splint (s. Abb. 2.**27 c**). Aktives Halten können im Faustschluss sowie den Griff in verschiedenen Stellungen montiert, gehört ebenfalls zum Trainingsprogramm.

Wirkung

Die dynamischen Gleit-, Stoß- und Zugbewegungen ermöglichen reziproke Innervation. Dies führt zur Tonusnormalisierung. Zusätzlich bietet die Betätigung des Gerätes taktil-kinästhetischen Input, was besonders bei ausgeprägtem somatosensiblem Defizit vorteilhaft ist. Nach Beendigung des Trainings empfindet Herr F. seinen Arm leichter und zu ihm gehörig. Die übermäßige Muskelspannung hat in der ganzen oberen Extremität etwas nachgelassen, so dass er die Hand trotz komplettem Sensibilitätsaus-

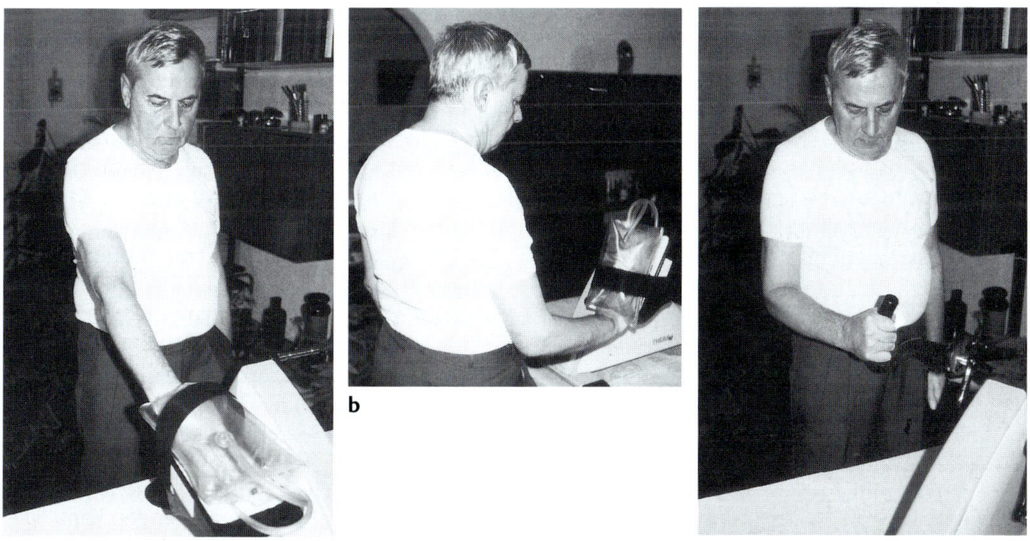

a b c

Abb. 2.**27 a-c** **a, b** Die Finger sind gestreckt im Hand-Splint auf den Fußpedalen fixiert. Mit höchster Konzentration verfolgt Herr F. die Bewegung der Pedale und versucht, noch etwas schneller zu sein als das vorgegebene Tempo.

c Aktiver Faustschluss, Unterarm in Mittelstellung erfordert höchste Konzentration wenn der Griff sich bewegt und Herr F. das Tempo zusätzlich beschleunigen will. Per Knopfdruck kann die Bewegungsrichtung mit oder gegen den Uhrzeigersinn gewechselt werden.

fall mit visueller Kontrolle öffnen und zum Beispiel einen Apfel ergreifen kann (s. Abschnitt *„Zustandserhaltende Maßnahmen durch Selbsttraining und mit therapeutischer Supervision als Behandlungsziel"*, S. 135).

Befund im Rahmen des Johnstone-Behandlungsansatzes

In der von Margaret Johnstone beschriebenen Befundanalyse (Johnstone 1991) werden sensomotorische Basisfähigkeiten untersucht: Mobilität im Bett und auf der Matte, Gleichgewicht in Sitz und Stand, Gewichtsverlagerung, motorische Fähigkeiten der oberen und unteren Extremitäten. Um einzelne Beobachtungskriterien präziser dokumentieren zu können, empfiehlt das Johnstone-Weiterbildungsinstitut in Solothurn, Schweiz die Handhabung des Chedoke McMaster Stroke Assessment (Gowland und Van Hullenaar et al. 1995). Dieses Messinstrument bezieht die ICIDH-2-Klassifikation von Körperfunktion und -struktur, Aktivität und Partizipation mit ein und erfasst neben der Motorik von Rumpf, Arm, Hand, Bein, Fuß auch den Schulterschmerz.

Für die neurotherapeutische Befunderhebung bestehen verschiedene Assessmentverfahren. Die Befunderhebung nach Bobath (siehe Kap. 2.4.2) eignet sich ebenfalls für den Behandlungsansatz nach Johnstone.

Bezieht die Therapeutin bei ihren Rehabilitationsmaßnahmen den Behandlungsansatz nach Johnstone mit ein, überlegt sie sich bei der Befunderhebung und beim Erstellen des Behandlungsplans folgende Leitfragen:
- Optimiert der Einsatz von Luftbandagen und weiteren Geräten das Behandlungsresultat?
- Erleichtert der Einsatz von Hilfsmitteln die Übungsbehandlung?
- Ermöglicht der Einsatz von Hilfsmitteln dem Patienten wirkungsvolles Eigentraining?
- Sind Angehörige und Laienhelfer in der Lage, den Betroffenen beim Eigentraining mit den Splints - falls notwendig - zu unterstützen?
- Welche Medien sollen zu welchem Zeitpunkt eingesetzt und wann sollen sie wieder aus dem Behandlungsprogramm entfernt werden?

Tabelle 2.**23** gibt einen Überblick über mögliche Probleme, welche durch die Befunderhebung sichtbar werden. Die Tabelle zeigt die Splints und die weiteren Therapiehilfsmittel auf, die zur Lösung spezifischer Probleme eingesetzt werden und nennt die zu erwartende Wirkung aufgrund der vorgeschlagenen Maßnahmen.

Therapeutische Aktivitäten mit dem Johnstone-Behandlungsansatz

Wann immer möglich, versucht die Ergotherapeutin das sensomotorische Training mit den Luftbandagen in Kombination mit handlungsorientierten, kognitiven Aufgaben zu gestalten. Wichtig dabei ist, dass Beweggrund und Zielpunkt für den Patienten ersichtlich sind und die Handlung Aufforderungscharakter hat.

Behandlungsziele

Je nach Ausmaß der Hirnverletzung, des Fähigkeitspotentials und der Vorstellungen und Wünsche der Betroffenen definieren wir die Behandlungsziele und die mögliche Vorgehensweise. Aufgrund des Rehabilitationsverlaufs und des Zeitpunktes der Rehabilitationsphase, in der sich der Patient befindet, überlegen wir, ob wir mit unseren Maßnahmen den motorischen Lernprozess weiterhin verbessern können oder ob wir uns schwerpunktmäßig auf Maßnahmen konzentrieren sollen, welche dazu beitragen, die erreichten funktionellen Fähigkeiten zu erhalten. Auf das Thema 'zustandserhaltende Maßnahmen' und 'selbstständiges Übungsprogramm mit Supervision' wird am Ende dieses Abschnittes unter *„Zustandserhaltende Maßnahmen durch Selbsttraining und mit therapeutischer Supervision als Behandlungsziel"* anhand des Patientenbeispiels von Herrn F. nochmals eingegangen.

Je nach Rehabilitationsstadium entscheiden wir uns, ob wir vorerst an den sensomotorischen Basisfunktionen arbeiten, um anschließend in Teilschritten zu zielorientierten Aktivitäten überzuleiten, oder ob wir gleich Handlungsziele anvisieren. Nach Möglichkeit verbinden wir das Hinarbeiten auf Basisziele, zum Beispiel die Verbesserung der Rumpf-, Schultergürtel- und Ellenbogenstabilität mit problemlösenden sensomotorischen Aufgaben. Der Übergang vom Üben der Basisfunktionen zu handlungsorientierten Aktivitäten findet fließend statt. Jede Therapiesitzung soll konkretes, selbsttätiges Hantieren mit Gegenständen mit Hilfe des Splints und später ohne Splint und Hilfsmittel zum Ziel haben.

Das Erlangen der Fähigkeit, die Hand bei Halteaktivitäten spontan einzusetzen, kann für „low-level"-Patienten je nach Erholungspoten-

Tab. 2.**23** Problemlösungen mit Einsatz der Splints und ihre Wirkung.

Problemlösungen mit Einsatz der Splints und ihre Wirkung **Beeinflussung spezifischer Probleme durch Einsatz von Splints und weiteren Therapiehilfsmitteln bei Patienten mit Hemiplegie**		
Probleme	**Splints und weitere Therapiehilfsmittel**	**Wirkung (durch Maßnahme)**
Hypotonus, mangelnde Stabilität in Rumpf und OE, assoziierte Reaktionen	Langarm-Splint Ellenbogen-/Unterarm-Splint Hand-Splint	Tonusaufbau – selektive Bewegung: – durch frühzeitige Gewichtsübernahme auf die im Splint stabilisierte Extremität – durch Arbeiten gegen Widerstand (Overflow) und Arbeiten gegen die bzw. mit der Schwerkraft, während der Splint den distalen Extremitätenabschnitt unter inhibitorischer Kontrolle hält
Hypertonus, mangelnde Stabilität in Rumpf und OE, assoziierte Reaktionen	Langarm-Splint Ellenbogen-/Unterarm-Splint Hand-Splint	Tonussenkung – selektive Bewegung: – durch Mobilisation in Rumpf und proximalen Gelenken, während der Splint die distalen Extremitätenabschnitte unter inhibitorischer Kontrolle hält – durch Gewichtsübernahme auf die im Splint stabilisierte Extremität – durch Vermeidung der Etablierung von Massenmustern mit Hilfe der Splints
Abnormaler Haltungstonus in der OE, fehlende reziproke Innervation, mangelnde Handkraft, mangelnde Propriozeption, Neglektsymptomatik	Bewegungstrainer kombiniert mit Hand im Hand-Splint oder ohne Splint mit bandagierter Faust am Griff, unilateral	Tonusnormalisierung in Arm und Hand, Anbahnen selektiver Bewegungen, taktil-kinästhetischer Input, Aufmerksamkeit auf die betroffene Seite
Hypotonus, mangelnde Stabilität in Rumpf und UE	Bein-Splint Schuh-Splint	Tonusaufbau durch frühzeitige Gewichtsübernahme auf das im Splint stabilisierte Knie und Fußgelenk

Tab. 2.**23** Fortsetzung.

Problemlösungen mit Einsatz der Splints und ihre Wirkung Beeinflussung spezifischer Probleme durch Einsatz von Splints und weiteren Therapiehilfsmitteln bei Patienten mit Hemiplegie		
Probleme	**Splints und weitere Therapiehilfsmittel**	**Wirkung (durch Maßnahme)**
Abnormaler Haltungstonus in Rumpf und oberen sowie unteren Extremitäten, mangelnde selbsttätige Bewegung, unbewegliche Körperhaltung durch anhaltendes statisches Sitzen	therapeutischer Schaukelstuhl 'dondolergo' oder herkömmlicher Schaukelstuhl	Beeinflussung des Haltungstonus in Rumpf und Extremitäten, propriozeptive Stimulation im Bein durch Fersendruckaktivität beim Schaukeln Verbesserung der Körpereigenwahrnehmung und Körpersymmetrie (Pushersymptomatik), psychomotorische Aktivierung
Subluxationstendenz und Kontrakturgefahr im Handgelenk, Schmerz im Handgelenk, Handödem	Langarm-Splint	Erhalten der Gelenkbeweglichkeit und Schmerzfreiheit, Handödemreduktion durch passive, rhythmische Mobilisation des Handgelenkes im Langarm-Splint
Kontrakturgefahr und Schmerz im Handgelenk, Handödem	Hand-Splint und Balancierstab	Erhalten der Gelenkbeweglichkeit und Schmerzfreiheit, Handödemreduktion durch Ausführen von feindosierten Bewegungen in Schulter-, Ellenbogen- und Handgelenk mit Hand im Hand-Splint auf dem Balancierstab fixiert
Handödem	Langarm-Splint kombiniert mit intermittierender Druckapplikation	Verbesserung des lymphatischen und venösen Abflusses durch intermittierende Druckapplikation und Armhochlagerung im Langarm-Splint
Hypersensibilität und Berührungsschmerz	alle Splint-Modelle	Desensibilisierung während der Mobilisation durch gleichmäßig verteilten, variablen Druck im Splint
Hyposensibilität in der OE	Langarm-/oder Unterarm-Splint kombiniert mit intermittierender Druckapplikation	Verbesserung der taktil-kinästhetischen Wahrnehmung

Tab. 2.**23** Fortsetzung.

Problemlösungen mit Einsatz der Splints und ihre Wirkung Beeinflussung spezifischer Probleme durch Einsatz von Splints und weiteren Therapiehilfsmitteln bei Patienten mit Hemiplegie		
Probleme	**Splints und weitere Therapiehilfsmittel**	**Wirkung (durch Maßnahme)**
Hyposensibilität in der UE	Fuß-Splint od. Bein-Fuß-Splint (spezielles Modell für MS-Patienten) kombiniert mit intermittierender Druckapplikation	Verbesserung der taktil-kinästhetischen Wahrnehmung
Hyposensibilität speziell – in Handinnenfläche – an Fußsohle	Hand-Splint mit Extensionszügel an Hand und/oder Fuß befestigt, div. Material für Sensibilitätstraining, z. B. Fußmassage-Roller	Verbesserung der taktil-kinästhetischen Wahrnehmung
Fußfehlstellung, Weichteilkontraktur durch Inversion/Plantarflexion, mangelnde Dorsalextension der Zehengelenke	therapeutischer Schaukelstuhl 'dondolergo' oder herkömmlicher Schaukelstuhl kombiniert mit Schuh und Schuh-Splint oder Hand-Splint mit Extensionszügel am Vorfuß befestigt	Kontrakturprophylaxe im Fuß- und den Zehengelenken durch korrektes Positionieren von Bein und Fuß bei der Schaukelaktivität, Fazilitieren der Zehenheberaktivität durch inhibitorische Kontrolle der Zehenbeuger im Splint

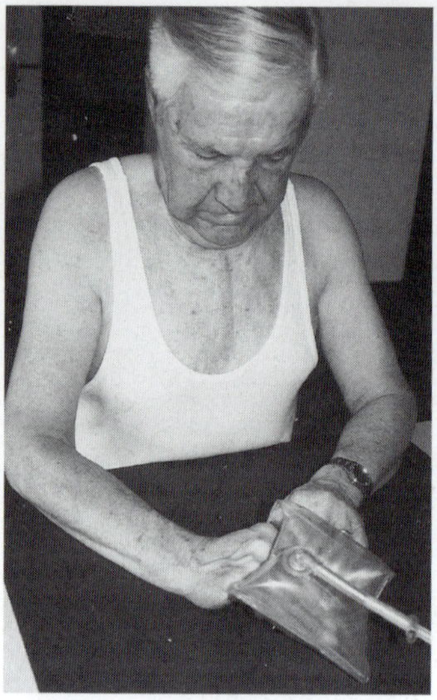

a

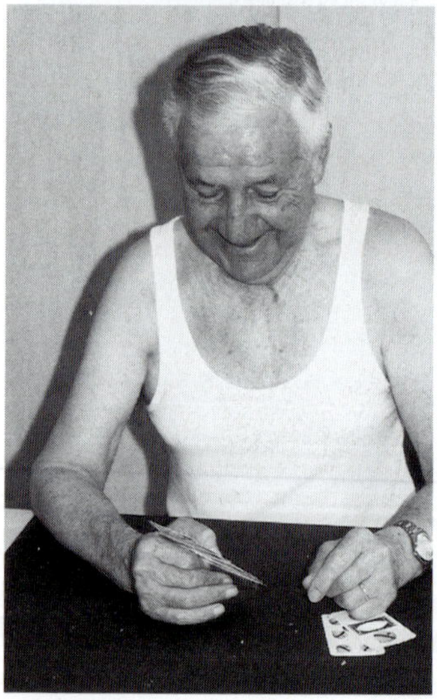

b

Abb. 2.**28 a-b** **a** Aktives Beugen und Strecken in den Grundgelenken in Intrinsic-Plus-Stellung. Der Baby-Splint stabilisiert die Mittel- und Endgelenke in Streckung.
b Spielkarten halten können ist das Übungsziel. Es gelingt ansatzweise.

tial bereits ein hochgestecktes Behandlungsziel sein. Dazu benötigen wir die Stabilisationsfähigkeit in Schultergürtel und Ellenbogen und mindestens die passive Dorsalextension des Handgelenks. Druck- und Halteaktivitäten sind geeignete Maßnahmen, diese Funktionen aufzutrainieren. Ein Beispiel dazu wird im folgenden Abschnitt unter Behandlungsbeispiel C (Abb. 2.**28 d** u. **e**) beschrieben.

Ergotherapeutische Behandlung

Das Patientenbeispiel soll die ergotherapeutische Spezifität des Handlungsbezugs verdeutlichen. Der folgende Ablauf einer Therapiesitzung illustriert, wie die Basisziele mit den Handlungszielen verknüpft werden können.

Die kontinuierliche Befunderhebung und die daraus abgeleiteten Behandlungsschwerpunkte bestimmen die Gestaltung der Therapiestunde. Als einstimmende Aktivität können wir den Patienten demonstrieren lassen, welche Übungen er selbstständig übt und kontrollieren, ob er diese korrekt ausführt. Wir vergewissern uns, dass der Splint richtig angelegt wird und erkundigen uns nach neu erlernten Fertigkeiten.

Behandlungsbeispiel A Herr M. demonstriert, wie er zu Hause dank dem Baby-Splint die Binnenmuskulatur der Hand selektiv trainieren kann (s. Abb. 2.**28 a**). Dieser Splint stabilisiert die Mittel- und Endgelenke der Langfinger in Streckung, während Herr M. die Grundgelenke zuerst assistiv, anschließend aktiv mobilisiert. Er konzentriert sich darauf, das Handgelenk in Dorsalextension zu stabilisieren. Sein Handlungsziel ist, Spielkarten halten können (s. Abb. 2.**28 b**).

Behandlungsbeispiel B Die funktionelle Druckaktivität 'Vibrationskissen betätigen' hat zum Ziel, die Ellenbogenstreckung anzubahnen und die Schultergürtelprotraktion zu fördern. Um die Fingergelenke in voller Extension und Flexion beweglich zu erhalten, kombinieren wir die Druckaktivität mit der passiven Maßnahme der Kontrakturenverhütung. Die Maßnahme 'Faust im Splint' dient der Verhütung der Extensionskontraktur in den Fingergelenken und zur Anbahnung der kontrollierten Faustschlussaktivität (siehe Abb. 2.**28 c**).
Herr M. sitzt auf dem therapeutischen Schaukelstuhl 'dondolergo'. Bei dieser Übung sind die Kufen vom Boden abgehoben, so dass der Stuhl auf den arretierten Rädern steht und eine stabile Sitzfläche bietet. Herr M. bringt den Oberkörper in Vorlage und führt den Arm in Außenrotation nach vorne

unten. Handgelenk und Faust sind im Unterarm-Splint stabilisiert, während der Ellenbogen aktiv stabilisieren muss. Herr M. achtet darauf, den Druck nur mit dem betroffenen Arm auszuüben. Die durch den Patienten selbst dosierte und rhythmisch initiierte Druckaktivität bewirkt eine Minderung der Flexorenspastizität und fördert die Extensorenaktivität. Bei genügend Druck aktiviert er das Vibrationskissen und erhält dadurch ein somatosensibles und akustisches Feedback.

Behandlungsbeispiel C Herr M. heftet (s. Abb. 2.**28 d**) mit dem Heftgerät Skripte zusammen. Die Aktivität erfordert eine exakte Hand-Augen-Koordination und stimuliert die Stabilisationsfähigkeit im Ellenbogen. Herr M. achtet darauf, dass er die Bewegung aus dem Schultergürtel macht und nicht den Oberkörper kompensatorisch nach vorne neigt. Die Bedienung des Heftgerätes erfordert viel Druck. Hand-Splint und Extensionszügel halten Arm und Finger in reflexhemmender Stellung. Ohne Splint wäre es aufgrund der assoziierten Reaktionen in Finger- und Handgelenk unmöglich, diese Tätigkeit auszuführen. Druckaktivitäten mit dem Handballen stimulieren die Druckrezeptoren und fördern die Normalisierung des Muskeltonus in Arm und Hand.
Anschließend wird das Greifen und Loslassen trainiert (s. Abb. 2.**28 e**). Herr M. soll nun die gehefteten Skripte mit dem Langstiel-Locher lochen. Der Ellenbogen-Splint gibt den nötigen Halt im Ellenbogen. Beim Fassen und Loslassen des Griffes muss Herr M. die rechte Hand mit seiner linken führen. Die Stabilisationsfähigkeit in Handgelenk und die reziproke Innervation in den Fingern ist noch mangelhaft. Die Beispiele zeigen, wie Basisziele mit Handlungszielen verknüpft werden.

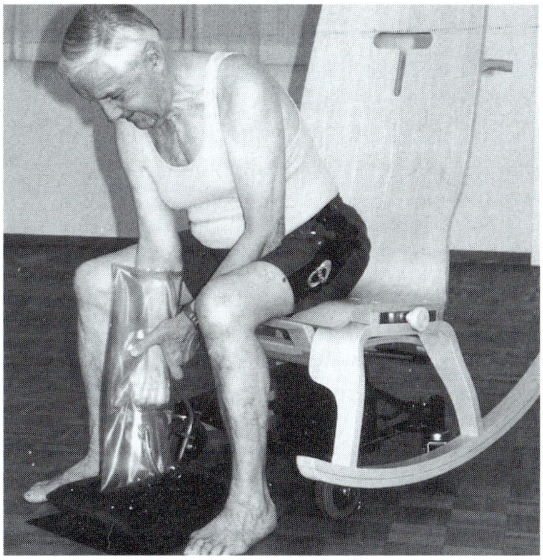
c

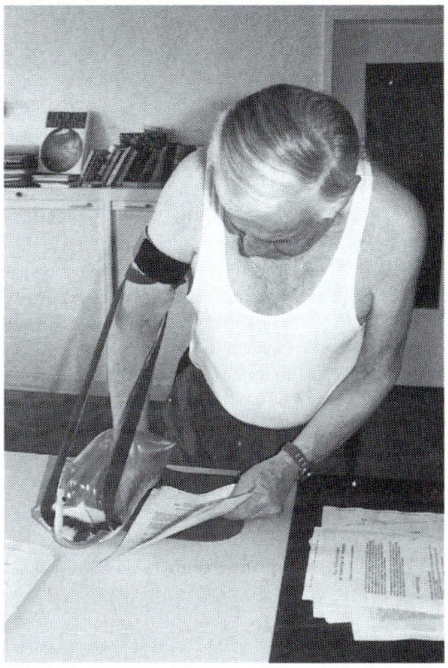
d

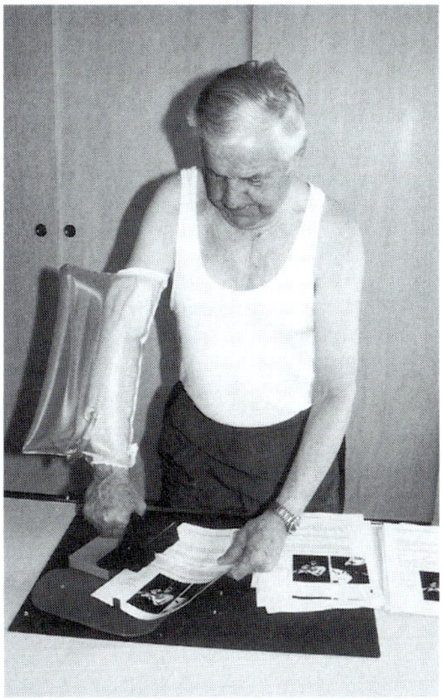
e

Abb. 2.**28 c** **c** 'Faust im Splint': Eine Maßnahme ▷ zur Kontrakturenverhütung in den Fingergelenken kombiniert mit einer funktionellen Druckaktivität.
Abb. 2.**28 d-e** Verknüpfung von Basiszielen mit Handlungszielen bei bimanuellen Aktivitäten im Stand
d Skripte heften mit Druck auf Handballen. Hand-Splint und Extensionszügel stabilisieren Arm und Hand in reflexhemmender Stellung
e Skripte lochen. Der Ellbogen-Splint stabilisiert den Arm in Streckung. Herr M. nimmt seine linke Hand, um die rechte auf den Griff des Gerätes zu platzieren.

Therapeutische Überlegung zur Druckaktivität und Stützfunktion

Im Standardwerk über funktionelle Bewegungslehre definiert Klein-Vogelbach (1984) Druckaktivität wie folgt: „Wenn wir den Druck des Körpers an einer Kontaktstelle mit seiner Unterlage verstärken, sprechen wir von Druckaktivität. Dabei entsteht an den betroffenen Gelenken eine Pression. Druckaktivität ist identisch mit einer Schwerpunktverschiebung in Richtung derjenigen Kontaktstelle Körper/Unterlage, an der die Druckzunahme stattfinden soll"(Klein-Vogelbach 1984, S. 94).

Die Stützfunktion wird wie folgt definiert: „Wenn ein Extremitätenkörperabschnitt mit einer Unterlage Kontakt hat und auf diese mehr Druck ausübt, als seinem Eigengewicht entspricht, so befindet er sich in einem Aktivitätszustand, den wir Stützfunktion nennen" (Klein-Vogelbach 1984, S. 91).

Die Druckaktivität ist folglich nicht mit der Stützfunktion gleichzusetzen, bei der die Extremität mehr Druck ausübt, als ihrem Eigengewicht entspricht. Bei funktionellen Druckaktivitäten, welche mit der geöffneten Hand im Splint ausgeführt werden, soll der Patient Gegenstände auf einer Unterlage fixieren, verschieben oder zusammendrücken. Arm und Hand haben vorwiegend die Funktion, Gegenstände zu manipulieren (schieben, halten, drücken). Dabei soll sich der Patient nicht auf die Unterlage oder Objekte abstützen. Die betroffene Hand wäre sonst unfähig, die notwendige Wahrnehmungs- und Manipulationsaufgabe auszuführen. Druckaktivitäten mit Hilfe des Hand-Splints und Extensionszügels sollen so häufig wie möglich im Übungsprogramm integriert werden.

Druckaktivitäten mit Hand-Splint und Extensionszügel wie beispielsweise 'mit flacher Hand Silikonknetmasse zur Schlange rollen und mit Handballen schrittweise flach drücken' oder 'die unterschiedliche Stärke der diversen Knetmassen mit Handballendruck erkennen' sind geeignete Aktivitäten, um die Haltefunktion anzubahnen und das Handgelenk zu mobilisieren.

Bei leicht geschwollener Hand, bei Schmerzen oder Bewegungseinschränkung im Handgelenk sind die oben beschriebenen funktionellen Druckaktivitäten den Stützaktivitäten vorzuziehen.

Anfänglich mag dem Patienten die Stellung des Handgelenks durch die anhaltende Dorsalextension mit dem Zügel und gleichzeitiger Fingergelenksextension mit dem Hand-Splint etwas ungewohnt erscheinen. Er wird sich während der Tätigkeit rasch daran gewöhnen.

Die funktionelle Aufgabe 'Gegenstand drücken oder schieben' lenkt von der eigentlichen Maßnahme 'Handgelenkmobilisation' ab. Der Patient dosiert die Druckstärke. Er mobilisiert das Handgelenk nur bis zu einem für ihn tolerierbaren Bewegungsausschlag. Er wird das Handgelenk nicht übermäßig strapazieren oder sich Schmerzen zuführen. Die Wirkung der Druckaktivitäten ist eine muskuläre und kapsuläre Dehnung in der Bewegung. Funktionelle Aktivitäten, welche den Tonusverhältnissen angepassten mechanischen Widerstand bieten, verstärken die propriozeptive Stimulation, ermöglichen reziproke Innervation und fazilitieren die gewünschte neuromuskuläre Antwort.

Einsatz des Bein-Splints zur Förderung des Stehvermögens während funktioneller Aktivitäten

Unzählige Alltagsaktivitäten werden im Stand ausgeführt. Für viele Hemiplegiker ist stehen und gleichzeitig tätig sein enorm schwierig, besonders wenn Rumpf- und Beinstabilität noch unzureichend sind. In der Ergotherapie braucht die Therapeutin bei Aktivitäten im Stehen ihre Hände, um die Patientenhände zu führen oder um den Handlungsablauf zu fazilitieren und kann sich nicht um die Standfähigkeit des Patienten kümmern. Benötigt der Patient zuviel Hilfestellung beim Stehen, führt das unweigerlich dazu, dass Patient und Therapeutin sitzende Tätigkeiten vorziehen. Dies wiederum ist nicht förderlich, um die Ausdauer bei Stehaktivitäten zu erhöhen.

Anwendung

Der Bein-Splint wurde entwickelt, um frühzeitig die Standbeinphase zu üben. Er stabilisiert das Knie in leichter Semiflexion. Bei Aktivitäten im Stand soll das Bein in reflexhemmender Stellung positioniert sein; das heißt: Hüfte gestreckt, Knie in leichter Semiflexion und Ferse mit gutem Bodenkontakt.

Aktivität

Patientenbeispiel: Herr B. schneidet mit der bimanuell verwendbaren Schneidmaschine Makulaturpapier zu Notizzetteln. Der Bein-Splint ermöglicht ihm, während dem Stehen beide Beine gleichmäßig zu belasten. Somit kann er sich auf die Tätigkeit konzentrieren.

Dieses Patientenbeispiel weist darauf hin, dass die Luftbandagen häufig die sog. dritte, fehlende Hand der Therapeutin ersetzen. Die Therapeutin hat ihre Hände frei, um dem Patienten beim Betätigen der Schneidmaschine durch Führen seiner linken Hand Hilfestellung zu geben.

Wirkung

Der zirkuläre, gleichmäßig verteilte Druck im Splint vermittelt den Druckrezeptoren einen Input. Dieser Input gibt dem Patienten das Gefühl von „hier ist mein Bein" und vermittelt Sicherheit durch Stabilität während des Stehtrainings. Die frühzeitige Gewichtsbelastung auf das betroffene Bein normalisiert den Haltetonus in Rumpf und unterer Extremität. Stehen bei manuellen Tätigkeiten fördert die Ausdauer bei Stehaktivitäten. Dies wiederum erweitert den Handlungsspielraum im Alltag.

Zustandserhaltende Maßnahmen durch Selbsttraining und mit therapeutischer Supervision als Behandlungsziel

Wie bereits mehrmals betont, ist es ein Behandlungsziel von Margaret Johnstone, die Betroffenen auf den Therapieunterbruch oder den Abschluss vorzubereiten und ihnen ein Medium in die Hand zu geben, mit dem sie den erreichten motorischen Zustand erhalten können. Das Beispiel von Herrn F. veranschaulicht, wie selbst Jahre nach dem Ereignis durch zustandserhaltende Maßnahmen eine Zustandverbesserung erreicht werden konnte, mit der Fachpersonen kaum je zu rechnen wagten.

Herr F. erlitt vor viereinhalb Jahren einen zerebrovaskulären Insult mit schwerem armbetontem Hemisyndrom und einer globalen Aphasie. Ein halbes Jahr nach dem Insult wurde die Physiotherapie gestoppt. Die Ergotherapie wurde vor sechs Monaten beendet. Heute, viereinhalb Jahre nach dem Ereignis, besteht immer noch ein kompletter Sensibilitätsverlust auf der ganzen rechten Körper- und Gesichtseite.

Die Aussicht auf ergotherapeutische Supervision nach Beendigung der Einzeltherapie motivierte Herrn F. und seine Frau mit der notwendigen Ausdauer und Beharrlichkeit, das zustandserhaltende Motoriktraining konsequent durchzuführen.

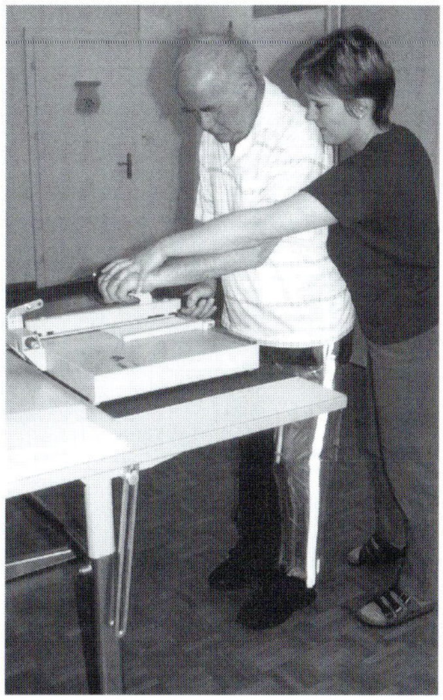

Abb. 2.**29** Stehen mit Hilfe des Bein-Splints während einer bimanuellen Tätigkeit.

Beim Hausbesuch demonstriert Herr F., wie er in den letzten sechs Monaten gelernt hat, den Ellenbogen selektiv zu bewegen und die Hand ohne Hilfe der nichtbetroffenen Hand zum Grüssen entgegenzuhalten, zu drücken und wieder loszulassen. Er kann die Hand mit visueller Kontrolle bei ADL-Aktivitäten, wie z. B. den Rasierapparat halten, Mantel aufhängen, einsetzen. Diese Zustandverbesserung hat Herr F. nur Dank der intensiven Mithilfe seiner Frau bei dem regelmäßigen, täglichen Training mit dem Hand-Splint und dem Bewegungstrainer (siehe Abb. 2.**27** S. 127) und bei den Bewegungsübungen im Schwimmbad erreicht.

Behandlungsvorschläge mit den Luftbandagen und deren Zielsetzung

Die Tabelle 2.**24** (S. 136) enthält Behandlungsvorschläge. Die Zusammenfassung ist nicht vollständig. Sie gibt lediglich einen Eindruck über die Vielfalt der therapeutischen Übungen mit den Splints für die obere Extremität. Anregungen und Vorschläge zur Durchführung von funktionellen Aktivitäten mit den Splints werden in Kursen weitergegeben.

■ Bodenübungen

Im Rehabilitationsprogramm von Margaret Johnstone dienen die Sequenzen der motorischen Entwicklung des Kleinkindes als Leitfaden:

Tab. 2.**24** Behandlungsvorschläge mit den Luftbandagen für die obere Extremität.

Maßnahmen	Ausgangsposition	Luftbandagen und ggf. weitere Medien	Basisziele
Obere Extremität: Übungsvorschläge für die Behandlung mit Luftbandagen			
Zuerst werden Maßnahmen mit dem Langarm-Splint, dann mit dem Unterarm-Splint, anschließend mit dem Hand-Splint, dem Ellenbogen-Splint und zum Schluss mit dem Baby-Splint vorgestellt. Die Liste nennt die am häufigsten durchgeführten Aktivitäten. Es gibt jedoch unzählige weitere Möglichkeiten, mit den Splints zu arbeiten.			
Langarm-Splint			
Ruhelagerung im Bett	– Rückenlage – Seitlage auf betr. Seite – Seitlage auf indirekt betr. Seite	– Langarm-Splint – Lagerungskissen	Etablieren von unerwünschten Halte- und Bewegungsmustern vermeiden
intermittierende Druckapplikation während Ruhelagerung im Bett	– Rückenlage – Seitlage	– Langarm-Splint – Lagerungskissen – Druckluftpumpe	Ödemprophylaxe und -reduktion, somatosensorische Stimulation
passive Handgelenks-Mobilisation, Extension/Flexion	– Rückenlage im Bett oder auf Matte	– Langarm-Splint – Lagerungskissen	Vorbeugen der drohenden Fehlstellung in den Handwurzelknochen, Ödemprophylaxe und -reduktion, somatosensorische Reizverarbeitung anregen
passive Schultergürtelmobilisation zur Vorbereitung für assistive/aktive Bewegung in Rumpf und Schulter	– Rückenlage im Bett oder auf Matte	– Langarm-Splint	Tonusnormalisation im Schultergürtel: Tonusaufbau in der hypotonen Muskulatur, Tonus senken in der hypertonen Muskulatur
Schultergürtelmobilisation, alternierend rechte/linke Schulter in Protraktion	– Rückenlage im Bett oder auf Matte – beide Arme in vertikaler Stellung	– Langarm-Splint	Tonusnormalisation im Schultergürtel, aktive Schultergürtelprotraktion, Arm in vertikaler Stellung
Stabilisation und Mobilisation in Schultergürtel und Schultergelenk	– Rückenlage im Bett oder auf Matte	– Langarm-Splint – *im Bett* am Kopfende Lagerungskissen als Zielpunkt – *auf Matte* am Kopfende Stuhlkante als Zielpunkt	Arm halten können in vertikaler Stellung, Arm bewegen können aus der vertikalen Stellung heraus

Tab. 2.**24** Fortsetzung.

Obere Extremität: Übungsvorschläge für die Behandlung mit Luftbandagen			
Zuerst werden Maßnahmen mit dem Langarm-Splint, dann mit dem Unterarm-Splint, anschließend mit dem Hand-Splint, dem Ellenbogen-Splint und zum Schluss mit dem Baby-Splint vorgestellt. Die Liste nennt die am häufigsten durchgeführten Aktivitäten. Es gibt jedoch unzählige weitere Möglichkeiten, mit den Splints zu arbeiten.			
Maßnahmen	**Ausgangsposition**	**Luftbandagen und ggf. weitere Medien**	**Basisziele**
Schultergürtelprotraktion bei ca. 80° Schulterflexion	– Seitlage im Bett oder auf Matte – betr. Arm liegt auf Kissen oder Rollen – betr. Bein angewinkelt auf Lagerungskissen	– Langarm-Splint – Lagerungskissen für Bein – Kissen oder Rollen von ca. 25 cm ∅ für Arm	assistive/aktive Pro- und Retraktion des Schultergürtels bei Arm in horizontaler Stellung, Skapulamobilisation
Beispiel: Dies ist nach Johnstone eine der elementarsten Schulteraktivitäten insbesondere in der Frühphase der Rehabilitation. Deshalb wird das Vorgehen genauer beschrieben: Der Patient liegt auf seiner indirekt betroffenen Seite. Der betroffene Arm ruht auf zwei Rollen. Der Langarm-Splint stabilisiert den Arm in reflexhemmender Stellung und in korrektem Alignment. Die Therapeutin steht/kniet hinter dem Patienten. Mit der einen Hand stellt sie sicher, dass der Patient nicht mit der Nackenmuskulatur kompensiert. Mit der anderen Hand führt sie den Schultergürtel in Protraktion und fazilitiert das Schulterblatt bei der Rotation nach kranial und zurück nach kaudal.			
Mobilisation von Skapula und Schultergürtel, Rotation im oberen Rumpf (Patient führt mit der nichtbetr. Hand seinen betroffenen Arm auf die Gegenseite)	– Rückenlage im Bett oder auf Matte – beide Beine gestreckt und abduziert – paretischer Arm liegt in Außenrotation ca. 70° vom Körper abduziert	– Langarm-Splint – Lagerungskissen oder Stuhlkante als Zielpunkt auf der Gegenseite	Tonusnormalisierung im oberen Rumpf und im Schultergürtel, aktive Protraktion im Schultergürtel
Gewichtsübernahme auf den betroffenen Arm und bspw. Flexion/Extension der Wirbelsäule mit Skapulamobilisation	– Vierfüßlerstand auf Matte	– Langarm-Splint	Schultergürtelstabilität, Verbesserung der Rumpfaktivität und der Armextensorenaktivität
Gewichtsübernahme auf den betroffenen Arm	– Seitsitz auf Matte	– Langarm-Splint	Schultergürtelstabilität, Rumpfverlängerung, Armextensorenaktivität

Tab. 2.**24** Fortsetzung.

Obere Extremität: Übungsvorschläge für die Behandlung mit Luftbandagen			
Zuerst werden Maßnahmen mit dem Langarm-Splint, dann mit dem Unterarm-Splint, anschließend mit dem Hand-Splint, dem Ellenbogen-Splint und zum Schluss mit dem Baby-Splint vorgestellt. Die Liste nennt die am häufigsten durchgeführten Aktivitäten. Es gibt jedoch unzählige weitere Möglichkeiten, mit den Splints zu arbeiten.			
Maßnahmen	**Ausgangsposition**	**Luftbandagen und ggf. weitere Medien**	**Basisziele**
rhythmisch/dynamische Gewichtsbe- und -entlastung auf den betroffenen Arm	– Sitz auf Behandlungsbank – Füße mit oder ohne Bodenkontakt – od. nichtbetr. Bein über betr. Bein gelegt	– Langarm-Splint	aktive Gewichtsverlagerung auf die betroffene Po-Seite und den Arm, aktive Rumpfverlängerung und Armextensorenaktivität, somatosensorische Stimulation
Unterarm-Splint Bewegungsanbahnung in Schultergürtel und Ellenbogen	– Rückenlage im Bett oder auf Matte – Oberarm in vertikaler Stellung und in Außenrotation (mit Th.Hilfe)	– Unterarm-Splint	aktive Schulterstabilisation in Außenrotation und 90° Flexion, selektive Ellenbogenextension/-flexion in Supination
Bewegungsanbahnung im Ellenbogen	– Seitlage auf betroffener Seite im Bett oder auf Matte – Schultergürtel gut in Protraktion positioniert – betr. Bein gestreckt – nichtbetr. Bein angewinkelt auf Lagerungskissen positioniert	– Unterarm-Splint – Lagerungskissen	selektive Ellenbogenflexion/-extension, Steigerung: Extension gegen Widerstand der Therapeutin
Hochkommen aus der Rückenlage über die betroffene Seite und Gewichtsübernahme auf den Unterarm im Splint	– Rückenlage auf Matte – betr. Arm in Mittelstellung leicht vom Körper abduziert – Beine gestreckt und abduziert	– Unterarm-Splint	Rumpf- und Schultergürtelstabilität, Aufbau der Rumpfstabilität für Übergang in den Langsitz

Tab. 2.**24** Fortsetzung.

Obere Extremität: Übungsvorschläge für die Behandlung mit Luftbandagen

Zuerst werden Maßnahmen mit dem Langarm-Splint, dann mit dem Unterarm-Splint, anschließend mit dem Hand-Splint, dem Ellenbogen-Splint und zum Schluss mit dem Baby-Splint vorgestellt. Die Liste nennt die am häufigsten durchgeführten Aktivitäten. Es gibt jedoch unzählige weitere Möglichkeiten, mit den Splints zu arbeiten.

Maßnahmen	Ausgangsposition	Luftbandagen und ggf. weitere Medien	Basisziele
Oberkörpervorlage, Fingerspitzen zeigen in Richtung Boden, nichtbetroffene Hand führt Arm im Splint nach vorne unten in Außenrotation und Supination. Steigerung: Aktivität gegen Widerstand	– Sitz auf Stuhl oder Bettkante – Füße mit Bodenkontakt	– Unterarm-Splint – Vibrations-Kissen	Schultergürtelprotraktion, Ellenbogenextension, Oberkörpervorlage als Vorbereitung zu ADL-Aktivitäten (z. B. Schuhe binden), Schultergürtelstabilität in Protraktion, Schulter in Außenrotation, Ellenbogenstabilisation in Extension
Hand-Splint Bewegungsanbahnung im Handgelenk, Unterarm in vertikaler Ausgangsstellung	– Seitlage auf betroffener Seite im Bett oder auf Matte – Schultergürtel gut in Protraktion oder Sitz am Tisch	– Hand-Splint	selektive hubarme Extension/Flexion im Handgelenk
Bewegungsanbahnung im Handgelenk in fortgeschrittenen Stadium, Unterarm in horizontaler Ausgangsstellung	– Sitz seitlich am Tisch, Handgelenk über Tischkante	– Hand-Splint	selektive Extension/Flexion sowie radiale/ulnare Abduktion im Handgelenk mit Schwerkrafteinfluss
Pro-/Supination im Unterarm mit und ohne Hilfe der nichtbetroffenen Hand	– Sitz am Tisch – die Hand liegt im Splint wie auf einer Halbkugel	– Hand-Splint (nur palmar mit Luft gefüllt)	drohender Weichteilverkürzung im Unterarm vorbeugen, aktive Pronation/Supination im Unterarm

Tab. 2.**24** Fortsetzung.

Maßnahmen	Ausgangsposition	Luftbandagen und ggf. weitere Medien	Basisziele
Obere Extremität: Übungsvorschläge für die Behandlung mit Luftbandagen			
Zuerst werden Maßnahmen mit dem Langarm-Splint, dann mit dem Unterarm-Splint, anschließend mit dem Hand-Splint, dem Ellenbogen-Splint und zum Schluss mit dem Baby-Splint vorgestellt. Die Liste nennt die am häufigsten durchgeführten Aktivitäten. Es gibt jedoch unzählige weitere Möglichkeiten, mit den Splints zu arbeiten.			
Hand-Splint und Handextensionszügel Selbstmobilisation bei Aktivitäten mit der offenen, dorsal extendierten Hand (z. B. nicht betroffene Hand fasst den betroffenen Arm volar und proximal vom Handgelenk und führt Arm und Hand in Außenrotation über die Körpermittellinie zur Gegenseite nach unten)	- Sitz auf Stuhl oder an Bettkante - nichtbetr. Bein liegt über betr. Bein	- Hand-Splint - Handextensionszügel	Dehnen der Flexorengruppe in bestgehemmter Stellung zur Vorbeugung von Weichteilverkürzungen
Unilaterale und bimanuelle handlungsorientierte Aktivitäten mit der offenen, dorsal extendierten Hand	- Stand am Tisch	- Hand-Splint - Handextensionszügel	Anbahnen selektiver Schulter- und Ellenbogenaktivität, Förderung des spontanen Einsatzes der paretischen Hand, Etablierung des 'erlernten Nichtgebrauchs' vorbeugen, taktile Stimulation der Handinnenfläche

Beispiele:
Der Handextensionszügel wird in Kombination mit dem Hand-Splint bei handlungsorientierten Aktivitäten in der Ergotherapie häufig gebraucht. Die Finger sind im Splint gestreckt und das Handgelenk durch den Zügel dorsal extendiert. Zur Anregung sind sechs Beispiele aufgeführt.
Schiebeaktivität: Die Platten vom 15er Spiel werden mit dem Handballen der betroffenen Hand verschoben.
Druckaktivität mit wenig Widerstand: Eine Kugel wird durch einen Stoffschlauch von der Körpermitte weg zur seitlichen Tischkante bewegt, indem der Patient die Kugel mit der ulnaren Handfläche der betroffenen Hand wegdrückt.
Druckaktivität mit viel Widerstand: Zwei Wasserbälle sind mit Luft gefüllt und durch einen Kunststoffschlauch miteinander verbunden. Die Luft wird nun von einem Ball in den anderen gepresst. Beide Hände werden eingesetzt.
Halteaktivität: Fotos werden aus einem Bildkalender abgerissen. Die betroffene Hand hält den Kalender, damit die nichtbetroffene Hand das Bild abreißen kann.
Stoßaktivität: Der Tisch, an dem der Patient sitzt, wird vor dem Aufstehen mit den Handballen beider Händen weggestoßen.
Tastaktivität: Der Patient kann durch die dünne PVC-Folie des Hand-Splints diverses Material und Formen ertasten oder er kann mit der Hand über den Fußmassageroller gleiten.

Tab. 2.**24** Fortsetzung.

Obere Extremität: Übungsvorschläge für die Behandlung mit Luftbandagen			
Zuerst werden Maßnahmen mit dem Langarm-Splint, dann mit dem Unterarm-Splint, anschließend mit dem Hand-Splint, dem Ellenbogen-Splint und zum Schluss mit dem Baby-Splint vorgestellt. Die Liste nennt die am häufigsten durchgeführten Aktivitäten. Es gibt jedoch unzählige weitere Möglichkeiten, mit den Splints zu arbeiten.			
Maßnahmen	**Ausgangsposition**	**Luftbandagen und ggf. weitere Medien**	**Basisziele**
Gewichtsbelastung auf den betroffenen Arm bei Mattenaktivitäten (z. B. beim Kriechen oder beim Vierfüßlerstand in Supination)	– am Boden auf der Matte	– Hand-Splint – Handextensionszügel	Tonusnormalisierung in Rumpf und Schultergürtel, Aktivierung der Armextensoren, ganzheitliche Förderung der körperlichen Beweglichkeit
Hand-Splint und Balancierstab Aktivitäten mit ***einem*** Balancierstab, unilaterale rhythmisch-dynamische Stabilisation unter hubarmen Bedingungen	– im Sitz auf Stuhl ohne Seitenlehnen (oder Hocker, Bettkante, Schaukelstuhl 'dondolergo') – im Stand	– Hand-Splint – ***ein*** Balancierstab	Tonusnormalisierung und Förderung der reziproken Innervation in der OE, Arm in sitzender oder stehender Ausgangsposition in verschiedenen Richtungen bewegen und anhalten können, passive/belastungsfreie Mobilisation des Handgelenks
Aktivitäten mit ***zwei*** Balancierstäben, bilaterale, symmetrische oder reziproke Bewegungsabläufe unter hubarmen Bedingungen	– im Sitz auf Stuhl ohne Seitenlehen (oder Hocker, Bettkante, Schaukelstuhl 'dondolergo') – im Stand	– Hand-Splint – ***zwei*** Balancierstäbe	zeitliche und räumliche Bewegungskoordination beider Arme, sonst wie oben
Ellenbogen-Splint Ellenbogenstabilisation bei Gewichtsübernahme oder bei Druck-, Schiebe- oder Halteaktivitäten	alle Ausgangspositionen möglich: – am Boden auf Matte – im Stand am Tisch	– Ellenbogen-Splint mit Hand-Splint und eventuell Handextensionszügel kombiniert	Bewegungsanbahnung im Schultergürtel und in den Armextensoren
Baby-Splint Passive und aktive Mobilisation der Fingergrundgelenke in Intrinsic-Plus-Stellung	alle Ausgangspositionen möglich: – am besten aber in Rückenlage – oder im Sitz am Tisch	– Baby-Splint	Bewegungsanbahnung und Kräftigung der Handbinnenmuskulatur, Faustschluss/Fingerextension, Ab-/Adduktion der Finger

- sich zur Seite drehen
- um die eigene Achse rollen
- in Bauchlage in den stabilisierenden Unterarmstütz
- über die Seite in den Langsitz
- in den Vierfüßlerstand zum Kriechen
- vom Kniestand in den Stand gelangen

Dies sind geeignete Bewegungsabläufe, welche propriozeptive Inputs vermitteln und helfen, die Stabilität in Rumpf und den proximalen Gelenken aufzubauen. Beim heutigen neurophysiologischen Erkenntnisstand über motorisches Lernen verlieren Mattenaktivitäten bei gewissen Neurotherapeutinnen an Bedeutung. Denn „[.. .] früher nahm man hypothetisch an, dass ein Patient, um seine Bewegungen bei einer spezifischen funktionellen Aktivität steuern und die Bewegung lernen zu können, die Funktion aller Bewegungsmuster erwerben muss, die ein Kind vor der Entwicklung dieser Fähigkeit durchführen kann. Heute hat die Forschung gezeigt, dass die zur Ausführung einer funktionalen Aktivität notwendigen Bewegungspläne spezifisch zu dieser Aktivität gehören. Man kann nicht länger annehmen, dass die Fähigkeit, ein frühkindliches Entwicklungsmuster auszuführen von dieser Stufe automatisch zu einer anderen Stufe führen wird“ (Umphred 2000, S. 22).

Dennoch ist es von großem Nutzen, die genannten Bewegungsabläufe im Rehabilitationsprogramm zu integrieren. Der Boden ist die sicherste und größte Übungsfläche. Bei Rumpfaktivitäten werden die Arme als stützende Elemente auf natürliche Art und Weise eingesetzt. Dies ist im Gegensatz zur Ausgangsstellung im Sitz auf dem Stuhl oder im Stand ein wesentlicher Vorteil.

Behandlungsbeispiel auf der Matte Bei Aktivitäten am Boden bietet die lange Luftbandage die nötige Stabilität in Ellenbogen, Handgelenk und Fingern. Patientin und Therapeutin konzentrieren sich auf die Verbesserung des skapulohumeralen Rhythmus sowie den Tonusaufbau im Schultergelenk mit verschiedenen motorischen Aktivitäten in Rücken- und Seitlage. Anschließend wird das Handgelenk im Splint durch die Therapeutin mobilisiert und auf die Gewichtsübernahme im Vierfüßlerstand vorbereitet.

Bevor sich die Patientin in den Vierfüßlerstand begibt, mobilisiert die Therapeutin das Handgelenk in Dorsalextension (s. Abb. 2.**30 a**). Durch das Zusammenpressen der Luftbandage variiert der Druck. Dies hat eine Hautstimulation zur Folge und begünstigt den venösen und lymphatischen Abfluss. Um das Handgelenk später mobil zu erhalten, darf diese Übung vor allem in der Frühphase in keinem Behandlungsplan fehlen.

Frau R. dreht sich über die indirekt betroffene Seite in den Vierfüßlerstand. Die Therapeutin muss bei dieser Positionsveränderung das Handgelenk in Dorsalextension halten und den paretischen Arm achsengerecht auf der Matte platzieren (s. Abb. 2.**30 b** u. **c**). Ohne therapeutische Unterstützung mobilisiert Frau R. ihr Schulterblatt in Protraktion, indem sie die Wirbelsäule flektiert und extendiert. Als nächstes setzt sie sich auf die Fersen und kommt einmal nach rechts, dann nach links in den Seitsitz. Ohne Langarm-Splint wären die schwierigen Bewegungsübergänge noch nicht durchführbar. Die Therapeutin müsste die assoziierten Reaktionen in den Fingern kontrollieren und Handgelenk und Ellenbogen stabilisieren. Zu einem späteren Zeitpunkt wird Frau R. fähig sein, in der Kleingruppe und zu Hause die nun eingeübten Bewegungsabläufe mit dem Hand-Splint und dem Extensionszügel alleine durchzuführen.

Setting im Eigenprogramm

Neben der Einzelbehandlung legt Margaret Johnstone großen Wert auf das tägliche Eigentraining sowohl während dem stationären Aufenthalt in der Klinik wie auch im Anschluss an die Entlassung in die häusliche Umgebung. Das ständige Üben ist wichtig, damit die wiedererlernten Fähigkeiten im ZNS gefestigt und spontan abrufbar werden. Die Johnstone-Splints und die weiteren Medien erleichtern den Betroffenen das Eigentraining in verschiedenen Alltagssituationen und unabhängig von der Umgebung.

Ortsbezogenes Setting

Lernen und trainieren zu Hause ist eine anspruchsvolle Aufgabe für die schwerbetroffenen Patienten. Bevor Einzelbehandlungen reduziert oder beendet werden, suchen Patient und Therapeutin gemeinsam nach Möglichkeiten, die Luftbandagen im Alltagsablauf anzuwenden (s. Abschnitt „Trainingsprogramm zu Hause“, S. 143). Die aktiven und die passiven Eigenübungen mit den Luftbandagen müssen auf einfache Art im Privatleben und im Tagesablauf integrierbar sein. Zu den passiven Übungen gehören z. B. die Dehnlagerung im Bett mit dem

Langarm-Splint oder die korrekte Position des Armes am Tisch im Unterarm-Splint. Zu den aktiven Übungsmaßnahmen zählt man zum Beispiel das Schaukeln im Schaukelstuhl mit Splint und Extensionszügel oder das Schwimmen im Hallenbad mit Unterarm-Splint.

Personenbezogenes Setting

Bei Einzelbehandlungen im stationären und ambulanten Bereich ist die Therapeutin immer die „Wissende", die Expertin auf diesem Gebiet. Das ist die klassische Situation des Lehrenden und Lernenden.

Bei Gruppenbehandlungen in der Klinik mit stationären Patienten ist die Therapeutin zwar immer noch die Lehrende, die Betroffenen entwickeln sich aber nach und nach selber zu „Experten". Die Gruppenbehandlung in der Klinik hat eine andere Funktion als die kontinuierlich stattfindende Gruppenbehandlung mit ambulanten Patienten im ambulanten Bereich. Im Sinne des neurotherapeutischen Behandlungsansatzes von M. Johnstone wird die Abhängigkeit an die therapeutische Einzelbeziehung sukzessiv abgebaut. Außerhalb der Klinik werden die lernenden Gruppenteilnehmer auch zu Lehrenden. Das heißt, Patienten, bei denen das Ereignis noch nicht lange zurückliegt, können viel lernen von den Erfahrungen der anderen Patienten. Die Therapeutin steht dabei im Hintergrund. Sie koordiniert die Teilnehmer, „fazilitiert" den Gruppenprozess und bietet - wenn nötig - individuelle Hilfestellung beim Eigentraining an. Sie gestaltet das Übungsprogramm, bereitet die Splints und die weiteren Therapiehilfsmittel vor und richtet den Raum ein. Das gemeinsame wöchentliche Üben in der medizinisch-therapeutisch geführten Kleingruppe hat eher den Charakter einer Selbsthilfegruppe. Die Betroffenen übernehmen so weit wie möglich die Eigenverantwortung über ihren Genesungsprozess (s. Abschnitt „Üben in Kleingruppen", S. 145).

Trainingsprogramm zu Hause – langfristige Rehabilitationsmaßnahmen

Für schwerbetroffene Patienten muss auf den kostspieligen stationären Aufenthalt in der Rehabilitationsklinik unbedingt eine therapeutische Nachsorge folgen, um die erreichten Behandlungsergebnisse zu sichern. Wer im ambulanten Therapiebereich arbeitet, kann immer wieder feststellen, dass auch nach dem Reha-Aufenthalt manchmal Monate oder gar Jahre später noch Verbesserungen in der Bewegungskontrolle möglich sind. Die Reorganisation des Gehirns erfordert auf jeden Fall eine auf lange Zeit ausgerichtete, kontinuierliche und angemessene Stimulation. Dazu dient auch das Trainingsprogramm zu Hause.

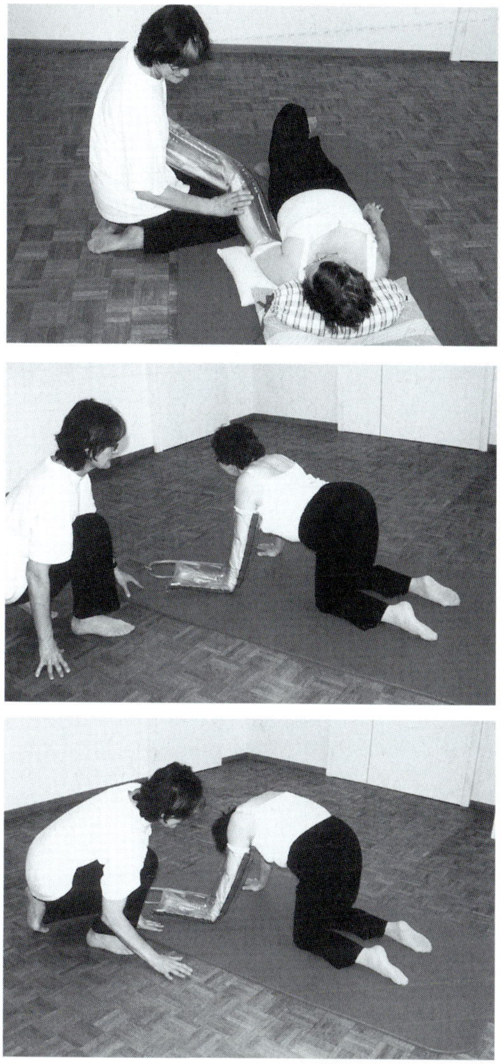

a b c

Abb. 2.**30** **a-c** **a** Frau R. während der Handgelenk-Mobilisation zur Kontrakturenprophylaxe und zur Vorbereitung auf die Gewichtsübernahme im Vierfüßlerstand.
b, c Frau R. während der Schulterblattprotraktion im Vierfüßlerstand durch Extension und Flexion der Wirbelsäule.

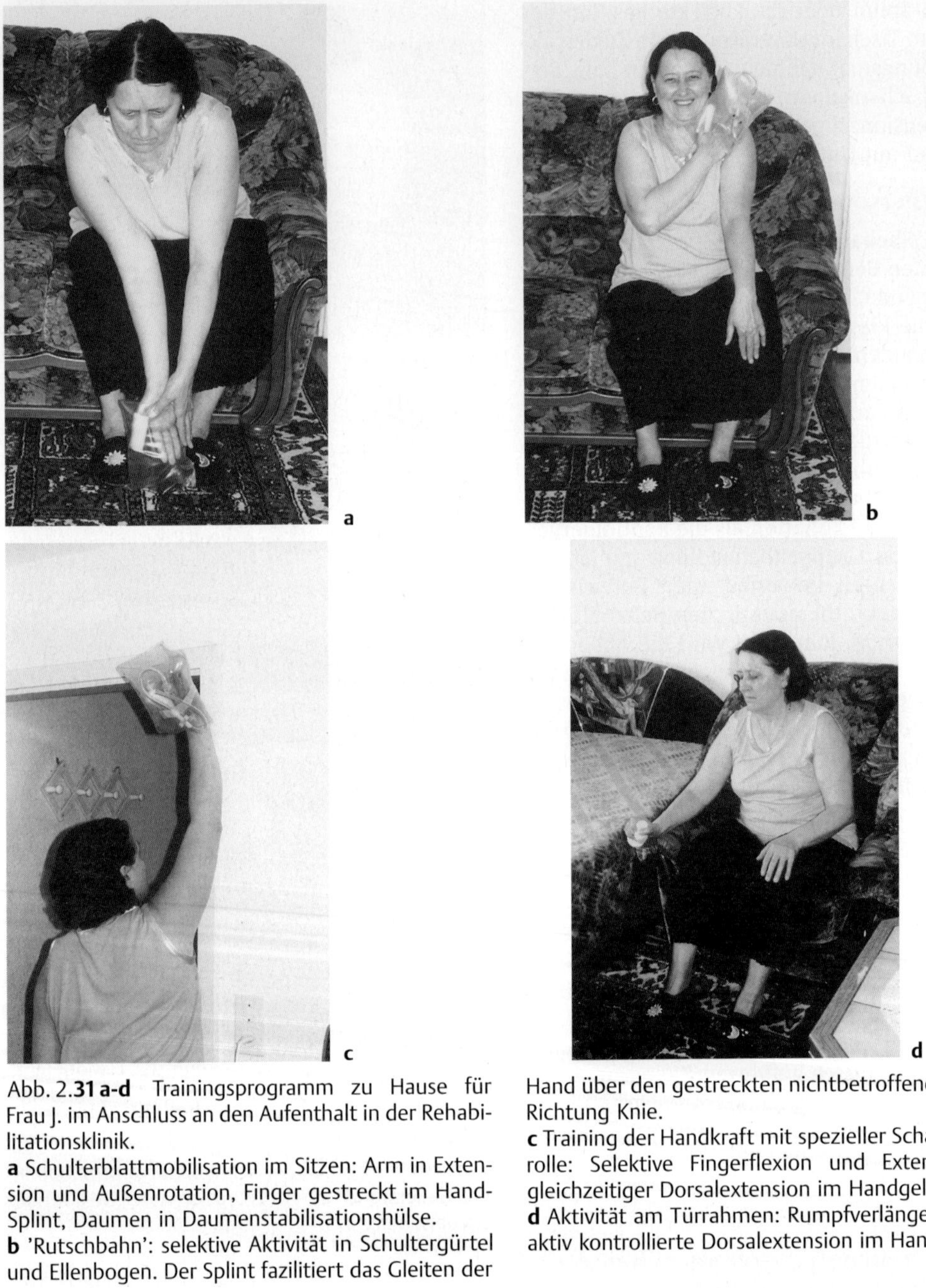

Abb. 2.**31 a-d** Trainingsprogramm zu Hause für Frau J. im Anschluss an den Aufenthalt in der Rehabilitationsklinik.
a Schulterblattmobilisation im Sitzen: Arm in Extension und Außenrotation, Finger gestreckt im Hand-Splint, Daumen in Daumenstabilisationshülse.
b 'Rutschbahn': selektive Aktivität in Schultergürtel und Ellenbogen. Der Splint fazilitiert das Gleiten der Hand über den gestreckten nichtbetroffenen Arm in Richtung Knie.
c Training der Handkraft mit spezieller Schaumstoffrolle: Selektive Fingerflexion und Extension bei gleichzeitiger Dorsalextension im Handgelenk.
d Aktivität am Türrahmen: Rumpfverlängerung und aktiv kontrollierte Dorsalextension im Handgelenk.

Es ist sehr nützlich, das Heimprogramm in der häuslichen Umgebung des Klienten zusammenzustellen. Eine Sofortbildkamera erleichtert die Arbeit beim schriftlichen Festhalten der Übungen. Gemeinsam wird z. B. erprobt, in welcher Ausgangsstellung der Klient den Hand-Splint selbstständig applizieren kann. Bei stark gefausteter Hand eignet sich z. B. die Rückenlage auf dem Bett oder Sofa dazu. Miteinander wird auch die beste Ausgangsstellung für die Übungen überlegt. Das Therapieprogramm wird den jeweiligen Fortschritten angepasst und in kleinen Dosen verordnet. Zeitlich verbindliche Vorgaben motivieren, das gesteckte Ziel zu erreichen.

Patientenbeispiele Abbildung 2.**31 a-d:** Frau J. führt zu Hause ihr tägliches Training mit dem Hand-Splint durch. Die Finger der sonst gefausteten Hand sind im Splint gestreckt. Der Daumen ist zusätzlich in einer Plastazothülse stabilisiert. Diese ist aus demselben Material, wie es für Griffverdickungen verwendet wird. Nur die obere Kammer der Bandage ist mit Luft gefüllt, damit Handfläche und Fingerspitzen durch die dünne Plastikfolie, welche die Handinnenfläche bedeckt, taktile Impulse erhalten. Frau J. führt die rechte, paretische Hand nach vorne unten und mobilisiert dadurch das Schulterblatt. Die nichtbetroffene Hand dreht den paretischen Arm in bestmögliche Außenrotation und Supination (s. Abb. 2.**31 a**).

Frau J. platziert die paretische Hand mit der linken Hand auf die linke Schulter. Nun versucht sie, die rechte Hand über ihren linken, gestreckten Arm nach unten gleiten zu lassen (s. Abb. 2.**31 b**).

Frau J. setzt sich wieder auf den Sessel und entfernt die Luftbandage. Nun trainiert sie den Faustschluss mittels einer speziellen Schaumstoffrolle. Sie konzentriert sich darauf, die Fingerbeugung nur so weit zuzulassen, wie sie die Finger anschließend wieder entspannen kann. Kontrolliertes Zufassen und Loslassenkönnen sind wesentliche Merkmale einer funktionsfähigen Hand. Der aktive Faustschluss und die aktive Streckung der Finger bei gleichzeitiger Handgelenkdorsalextension gehören ins tägliche Trainingsprogramm. Der spontane Einsatz der paretischen Hand im Alltag hängt zum großen Teil von diesen Fähigkeiten ab (s. Abb. 2.**31 d**).

Im Stand führt Frau J. ihre rechte Hand mit der linken dem Türrahmen nach in die Höhe. Dann versucht sie, ohne die Hilfe der linken Hand, den Ellenbogen gestreckt zu halten. Gleichzeitig versucht sie, das Handgelenk dorsal zu extendieren und die Handinnenfläche vom Türrahmen weg zu bewegen. Frau J. nutzt den Einfluss der Schwerkraft aus. Die Flexoren können exzentrisch kontrahieren. Ohne Hand-Splint könnte Frau J. die assoziierten Reaktionen nicht unter Kontrolle halten. In dieser anspruchsvollen Ausgangsstellung wäre die Hand gefaustet, das Handgelenk flektiert. Frau J. hat diese Übung selber entwickelt. Ihr Ziel, wieder Wäsche aufhängen zu können, hat sie dazu motiviert. Es ist zu betonten, dass diese Übung an Patienten mit unkoordiniertem skapulohumeralen Rhythmus nicht empfohlen werden darf (s. Abb. 2.**31 c**).

Üben in Kleingruppen

Es kann nicht oft genug wiederholt werden: Die in der Einzeltherapie erreichten Fortschritte sind nur von Dauer, wenn sie langfristig weitertrainiert werden. Das gemeinsame Üben in der Kleingruppe (zwei bis maximal vier Teilnehmer pro Therapeut) motiviert dazu, „am Ball zu bleiben" und Ausdauer zu entwickeln. Die Zusammensetzung der Gruppenmitglieder richtet sich nach ihrem motorischen und kognitiven Potential. Gelingt es dem Therapeuten, die Teilnehmenden bei der Gestaltung des Bewegungsprogramms mit einzubeziehen, auf ihre Wünsche, Möglichkeiten und Vorlieben einzugehen, fühlen sich die Betroffenen als aktive Mitwirkende im Gruppengeschehen ernst genommen. Am Schluss der Trainingsstunde reflektieren die Teilnehmenden, welche Übungen besonders Spaß machten oder wirkungsvoll waren und welche zu Hause selbstständig durchgeführt werden können. Eine gemeinsame Auswertung regt alle Beteiligten zur Eigenwahrnehmung an. Davon profitiert wiederum der Therapeut. Es ist zu bedenken, dass ein gesunder, nichtbehinderter Mensch sich nur teilweise in die Bewegungsproblematik der Hemiplegiker einfühlen kann. Die Übungen werden folglich häufig mit den Patienten gemeinsam und unter Berücksichtigung ihrer individuellen Fähigkeiten entwickelt.

In Abbildung 2.**32 a** u. **b** (S. 146) ist Frau J. zu sehen, wie sie den beiden anderen Gruppenteilnehmerinnen Bewegungsübungen mit dem Balancierstab und der Handluftbandage vorzeigt. Sie übernimmt die Anleitung. Es ist zu beachten, dass Frau J. zu diesem Zeitpunkt die Luftbandage nicht mehr trägt. Sie hat selbst entschieden, dass sie sie nicht mehr benötigt. Die Bewegung auf Abbildung 2.**32 a** hat zum Ziel, die Außenrotation der paretischen Schulter sowie die aktive Ab- und Adduktion der Schulterblätter zu üben, ohne das Handgelenk durch Gewichtsübernahme zu gefährden. Bei der Abbildung 2.**32 b** unterstützt die Therapeutin die Patientin im Schulterbereich, da die Abduktion in Mittelstellung mit gestrecktem Ellenbogen noch nicht ohne Kompensation möglich ist.

ADL-Aktivitäten und Übertrag in den Alltag

Bei allen Sequenzen der Übungsbehandlungen versucht die Ergotherapeutin, sich an den normalen, physiologischen Handgriffen und Ausgangsstellungen, welche im täglichen Leben vorkommen, zu orientieren.

Die Abbildung 2.**32 c** zeigt als Beispiel eine bimanuelle Aktivität während der Gruppenbehandlung. Die Teilnehmenden wischen die

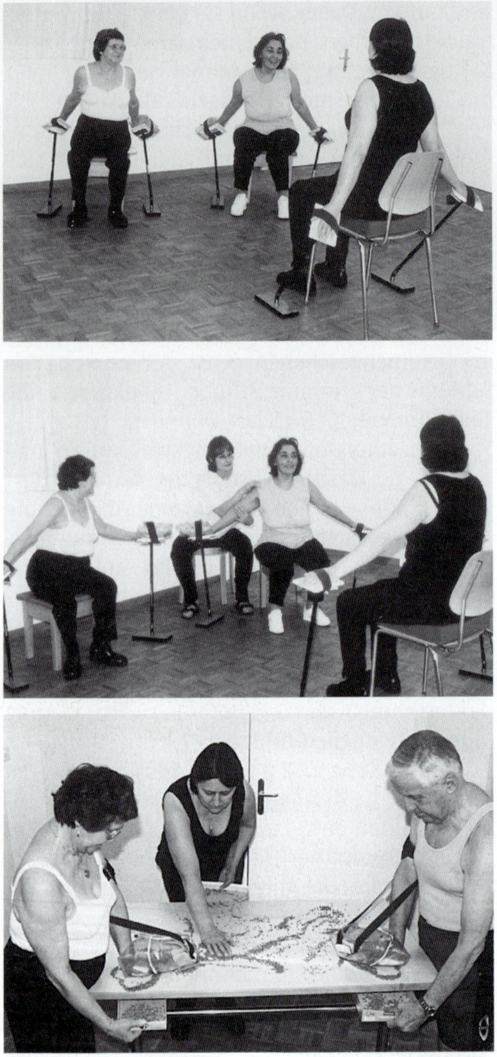

a

b

c

Abb. 2.**32 a-c** Üben in der Gruppe mit Balancierstab und Hand-Splint.
a Außenrotation im Schultergelenk und Ab-/Adduktion des Schulterblatts durch Flexion/Extension der Wirbelsäule.
b Gewichtsverlagernde Rumpfaktivitäten bei abduzierten Armen.
c In der Gruppe mit Hand-Splint und Handextensionszügel Linsen in Behälter wischen.

während dem Sensibilitätstraining ausgeschütteten Linsen von der Tischplatte in den Behälter. Ziel im Alltag: Tisch abputzen. Der Hand-Splint kontrolliert die assoziierten Reaktionen. In Kombination mit dem Extensionszügel wird das flexorensynergistische Muster gehemmt. In der Mitte der Gruppe steht Frau J. Sie hat inzwischen genügend selektive Handgelenk- und Fingeraktivität entwickelt, so dass sie die Luftbandage nicht mehr benötigt.

Frau J. berichtet über ihre bimanuellen, neuerworbenen Fähigkeiten. Nun kann sie zu Hause die lange Pfeffermühle mit der betroffenen Hand halten und mit der anderen das Mahlwerk bedienen. Mit den Stabübungen in der Einzelsitzung haben wir darauf hingearbeitet (Abb. 2.**33 a**). Sie stabilisiert die Schulter in Außenrotation und das Handgelenk in Dorsalextension bei gleichzeitiger Flexion der Langfinger, um den Stab zu halten, während die andere Hand aktiv ist. Auf Abbildung 2.**33 b** steckt sie die Wäscheklammern mit der paretischen Hand auf den Querstab. Dies gelingt ihr mit leichter Kompensation in Rumpf und Schultergürtel.

■ Therapeutische Aktivitäten in Schule, Arbeitsplatz und in der Freizeit

Die Luftbandagen können zu jeder dem Klienten passenden Tageszeit auch außerhalb der häuslichen Umgebung angezogen werden (Abb. 2.**34**). Zum Beispiel bietet sich im Berufsvorbereitungszentrum die Gelegenheit, während dem Einhänder-Tastaturschreibtraining die flektierten Hand- und Fingergelenke im Unterarm-Splint in reflexhemmender Stellung zu lagern.

Der Unterarm ist gut unterstützt. Die beiden Schultergürtel sind auf gleicher Höhe symmetrisch eingestellt.

Freizeitaktivitäten im Schwimmbad sind ebenfalls eine ausgesprochen geeignete Maßnahme zur Bewegungsförderung bei Hemiplegikern. Der Halbarm-Splint hat sich bei den Schwimmversuchen sehr bewährt. Er stabilisiert das flektierte Handgelenk und die gefaustete Hand in Mittelstellung und Streckung und vermittelt gleichzeitig ein Gefühl der Sicherheit im Wasser.

Schwimmen war schon vor dem Insult eine beliebte Freizeitaktivität von Frau K. Eine Hilfsperson konnte zur freiwilligen Mitarbeit für die Schwimmnachmittage gewonnen werden. Dieses Beispiel aus dem Alltag verdeutlicht, dass der neurotherapeutische Behandlungsansatz nach Johnstone alle drei Bereiche der ICIDH-2 Richtlinien, d. h. die Behandlung auf der Schädigungsebene, die Förderung auf der Aktivitätsebene und die Unterstützung auf der Partizipationsebene verbindet (s. Abb. 2.**35**).

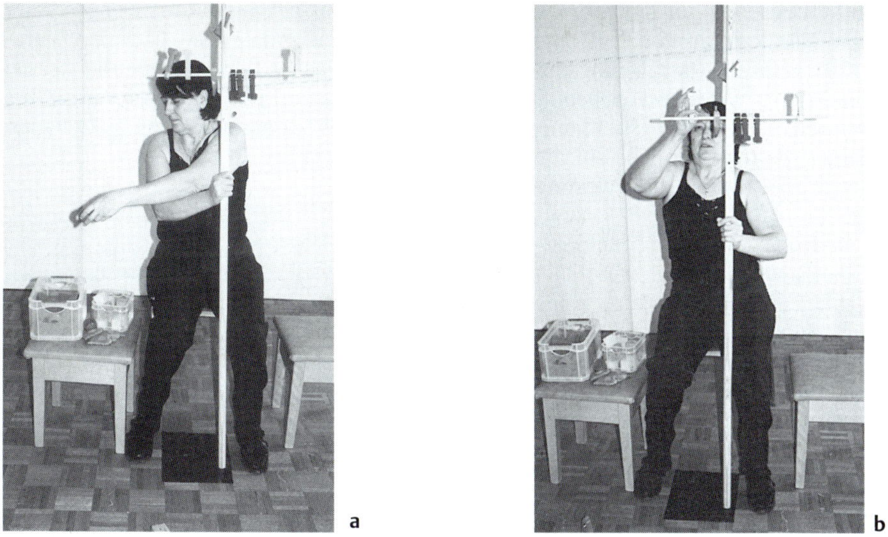

Abb. 2.**33 a** u. **b** Bimanuelle Aktivitäten von Frau J. zur Förderung von Greifen und Loslassen.
a Beispiel für bimanuelle Aktivität; die betroffene Hand hält, während die andere manipuliert.
b Über Kopf Wäscheklammern greifen können ist das Übungsziel.

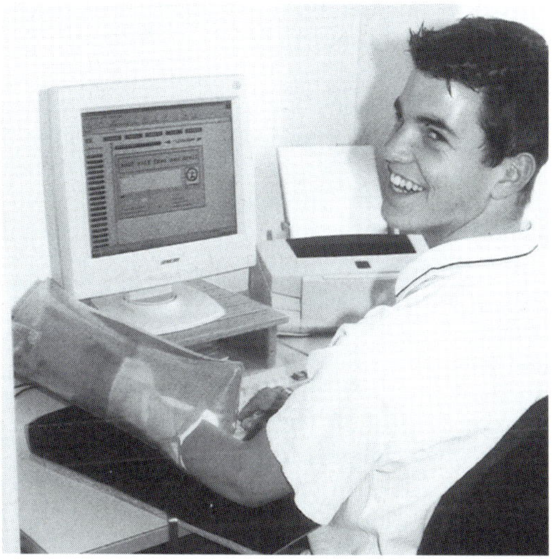

Abb. 2.**34** Herr M. lagert seinen Arm im Unterarm-Splint während der Arbeit am Bildschirm.

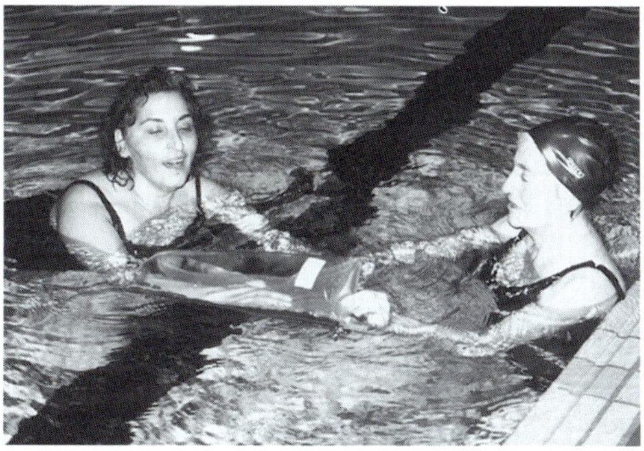

Abb. 2.**35** Freizeitaktivität im Schwimmbad. Der Arm ist im Unterarm-Splint stabilisiert.

Evaluation im Johnstone-Behandlungsansatz

Ergebniskontrolle

Jede problemorientiert arbeitende Neurotherapeutin stellt sich immer wieder kritisch die Frage, ob sie mit ihrer Behandlungsmaßnahme das bestmögliche Erholungspotential ausgeschöpft hat oder ob sie gar zur Entstehung von unerwünschten Bewegungsverhalten oder sekundären Komplikationen beigetragen hat. Je mehr Behandlungserfahrung die Therapeutin hat und je mehr sie um die verschiedenen Behandlungskonzepte und Ansätze in der Neurorehabilitation weiß, um so mehr kann sie einschätzen, ob die von ihr gewählte Behandlung mit den Luftbandagen bei einem bestimmten Patienten die erwünschte Wirkung zeigt.

Die Therapeutin überprüft fortlaufend, ob die in der Befundaufnahme erkannten Probleme (s. Tab. 2.**23** S. 129) während der Übungsbehandlung mit den Splints wirkungsvoll beeinflusst werden konnten, ob die Übungsmaßnahmen mit den Splints positiven Einfluss auf die Alltagsbewältigung haben und ob ihre Wirkung langfristig anhält.

Sie stellt sich die Frage, ob Dank der Behandlung mit den Luftbandagen die erwünschte Wirkung eher und früher erreicht wurde als ohne deren Anwendung. Konnten Übungssequenzen durchgeführt werden, die ohne Splint und weiteren Medien zum gegebenen Zeitpunkt nicht praktizierbar gewesen wären? Zum Beispiel im Frühstadium die frühzeitige Gewichtsbelastung auf das betroffene Bein mit Hilfe des Bein-Splints, oder Platzieren und Haltenkönnen des Armes in Rückenlage mit korrektem Alignment dank Stabilisation im Langarm-Splint?

Der Einsatz von Hilfsmitteln wie Luftbandagen und weiteren Geräten kommt nach Einschätzung erfahrener Therapeutinnen im frühen Behandlungsstadium allen Patienten zugute. Doch je nach individuellem Genesungspotential können die Aktivitäten mit den Luftbandagen bei Patienten mit Spontanerholung frühzeitig aus dem Behandlungsplan gestrichen werden. In diesem Fall ist es nicht leicht, festzustellen, ob die Splint-Behandlung zum Erfolg maßgeblich beigetragen hat. Hingegen bei der Patientengruppe mit niedrigem Erholungspotential, d. h. für diejenigen Betroffenen, bei denen Rehabilitation „harte Knochenarbeit" ist, ist die Wirkung der Splint-Behandlung für die erfahrene Therapeutin deutlich erkennbar und somit messbar.

Patientenzufriedenheit

Fragt man Patienten nach ihrer Meinung, äußern sie häufig die gleichen Erfahrungen: Während den Übungen im Splint fühlt sich ihr Arm leichter an und sie können ihn im Splint viel besser bewegen. Wird der Splint entfernt, spüren sie ihren betroffenen Arm stärker als vor der Übungsbehandlung.

Dass die Patienten ihren Arm im Splint vermeintlich besser bewegen können, hat damit zu tun, dass sie sich weniger mit den unerwünschten Kompensationsmechanismen und assoziierten Reaktionen befassen müssen. Der Übende kann sich auf einen spezifischen Spür- oder Handlungsauftrag konzentrieren, ohne zusätzlich den anspruchsvollen Bewegungsablauf kontrollieren zu müssen. Die Bewegung macht Spaß, weil sie korrekt ausgeführt werden kann und weil weniger verbales Feedback der Therapeutin erforderlich ist. Diese Gegebenheit ist bei „low-level"-Patienten mit schwerer Parese, bei denen kaum auf Spontanerholung aufzubauen ist, besonders wichtig.

> **!** Wenn langfristig trainiert werden soll, muss das Üben lustbetont sein. Freude an der Bewegung entsteht dann, wenn sie korrekt, selbsttätig und ohne große Anstrengung ausgeführt werden kann. In dieser Absicht hat Margaret Johnstone die Luftbandagen entwickelt, und darin liegt einer der Vorzüge ihres Behandlungsansatzes.

Bewertung dieser Therapieform

Fallstudie

Die Studie von Feys et. al (1998), welche mit Schaukelstuhl und Langarm-Splint an hundert Schlaganfallpatienten in der Akutphase durchgeführt wurde, untersucht die Wirksamkeit des neurotherapeutischen Behandlungsansatzes von Margaret Johnstone in Bezug auf die obere Extremität. Während sechs Wochen konnten Patienten der Experimentiergruppe zusätzlich zum regulären Therapieprogramm 5 × wöchentlich 30 Minuten täglich im Schaukelstuhl ihren paretischen Arm mobilisieren. Der Arm wurde in ca. 80° Schulterflexion und das Handgelenk in Dorsalextension im Langarm-Splint auf einer speziellen Vorrichtung gelagert.

Die kontinuierlich-repetitive, selbstinitiierte Muskelstimulation, welche durch die Schaukelbewegung erfolgte, förderte die Bewegungsanbahnung von Arm und Hand. Mit dem Brunnström-Fugl-Meyer-Test (Fugl-Meyer et al.1975) konnte ein bedeutender Funktionsgewinn auf Impairmentebene (ICIDH-2) bei der Experimentiergruppe nachgewiesen werden. Die durch repetitives Training erreichten, willentlich kontrollierbaren, grobmotorischen Bewegungen sind die Voraussetzung, um dem Phänomen des erlernten Nichtgebrauchs vorzubeugen, und um zielorientierte Aktivitäten und problemlösende Aufgaben im Rehabilitationsprogramm integrieren zu können.

Aus der zwölf Monate späteren Kontrolluntersuchung ging hervor, dass der Funktionsgewinn durch repetitives Training langfristig anhält.

Eigene Bewertung

Meine über 20-jährige ortsgebundene Tätigkeit in der Neurorehabilitation gibt mir die Gelegenheit, den Rehabilitationsverlauf von schwerbetroffenen Hemiplegikern über viele Jahre hinweg zu verfolgen und daraus zu lernen.

Ich stelle fest, dass insbesondere die „low-level"-Patienten, welche mit den Luftbandagen selbstständig arbeiten und bei denen in den Therapiesitzungen die Behandlungsphilosophie von Margaret Johnstone einfließt, ihr Fähigkeitspotential erhalten und manche von ihnen dies sogar ausbauen können. Die bei Übungen im Stand, im Sitz oder bei Rumpfaktivitäten am Boden individuell erarbeitete Sicherheit und Routine ermutigt die Patienten, regelmäßig zu trainieren. Die Betroffenen haben den Wunsch, langfristig körperlich beweglich zu bleiben. Deshalb sind sie interessiert, beim Übungsprogramm die reflexhemmenden Maßnahmen mit den Splints und den weiteren Hilfsmitteln anzuwenden.

Patienten berichten, dass sie ihren Arm bzw. ihre Hand weniger im synergistischen Flexorenmuster halten und selektiv besser bewegen können als vor Beginn der Trainingsmaßnahmen mit den Luftbandagen. Andere Betroffene konnte ich beobachten, wie sie selbst Jahre nach dem zerebrovaskulären Ereignis bei außerordentlich hypotonem Haltetonus dem ZNS motorisch zielgerichtete Aktivität entlocken konnten. Zum Beispiel während einer Druck- und Halteaktivität im Stand den Schultergürtel spontan mitbewegen, den Ellenbogen in Kokontraktion stabilisieren, das Handgelenk passiv oder aktiv in Dorsalextension auf der Unterlage legen und gleichzeitig die Hand offen halten. Funktionsgewinne wie diese - auch wenn sie uns noch so unbedeutend erscheinen - sind die motorische Grundvoraussetzung, damit der hemiparetische Arm bei funktionellen Aktivitäten spontan eingesetzt werden kann.

Ich bin der Ansicht, dass die therapeutische Arbeit mit den Luftbandagen, mit dem Schaukelstuhl und weiteren Hilfsmitteln in dem Maße in der Neurorehabilitation erfolgreich ist, wie es die Therapeutin versteht, diese Hilfsmittel im Rehabilitationsprogramm einzusetzen, unabhängig von ihrem jeweiligen neurotherapeutischen Ansatz. So handelt sie im Sinne der undogmatischen Maxime von Margaret Johnstone: „If it works, use it!" Dieser Leitsatz - so pragmatisch wie universell - sollte unsere Suche nach der bestmöglichen Behandlungsform für ein spezifisches Problem und unsere therapeutische Vorgehensweise in der Neurorehabilitation immer begleiten.

Literatur

Empfohlene Literatur zum Vertiefen

Carr J, Shepherd R. Neurological Rehabilitation. Oxford: Butterworth-Heinemann; 1999.

Davies PM. Hemiplegie. Berlin: Springer; 1985.

Davies PM. Im Mittelpunkt. Selektive Rumpfaktivität bei der Behandlung erwachsener Hemiplegiker. Berlin: Springer; 1991.

Johnstone M. Therapie der vaskulären Hemiplegie. Übersetzt von Selz B und Cox -Steck G. München: Richard Pflaum Verlag; 2000.

Johnstone M. Therapy for Stroke. Edinburgh: Churchill Livingstone; 1991.

Mauritz KH et al. Rehabilitation nach Schlaganfall. Stuttgart: Kohlhammer Verlag; 1994.

Umphred DA. Neurologische Rehabilitation. Bewegungskontrolle und Bewegungslernen in Theorie und Praxis. Band 52. Berlin: Springer Verlag; 2000.

Wälder F. Das Johnstone-Konzept. Ein Beitrag zur Neurorehabilitation. In: praxis ergotherapie. 1994; 4: 98.

Wälder F. Die zentral bedingte hemiplegische Schulter. Behandlungsansätze im Johnstone-Konzept und deren Übertrag in die Ergotherapie. In: praxis ergotherapie. 1999; 10: 348.

Weitere verwendete Literatur

Ada et al. Stroke Rehabilitation: Does the Therapy area provide a physical challenge? In: Australian Journal of Physiotherapy. 1999; 45: 33.

Boissy P. Maximal grip force in chronic stroke subjects and its relationship to global upper extremity funktion. In: Clinical Rehabilitation. 1999; 13: 354.

Bütefisch C et al. Repetitive training of isolated movements improves the outcome of motor rehabilitation of the centrally paretic hand. In: Journal of the Neurological Sciences. 1995; 130: 59.

Carr J, Shepherd R. Movement Science. Maryland/USA: Aspen Publishers; 1987.

Cox-Steck G. Neurorehabilitation nach dem Konzept von Margaret Johnstone. In: SPV, Schweiz. Physiotherapeuten Verband. 1993; 10: 20 und 11: 30.

Cox-Steck G. Clinical Tools and Interventions for forced-use and active rehabilitation for the low-level stroke patient. Solothurn: unveröffentlichtes Manuskript; 1999.

De Weerdt W, Selz B et al. Times use of stroke patients in an intensive rehabilitation unit. A comparison between a Belgian and a Swiss setting. In: Disability and Rehabilitation. 2000; 22: 4; 181–186

Feys H et al. Effect of a Therapeutic Intervention for the Hemiplegic Upper Limb in the Acute Phase After Stroke. A Single-Blind, Randomized, Controlled Multicenter Trial. In: Stroke. 1998; 29: 785.

Fugl-Meyer AR, Jaasko L, Leyman I, Olsson S, Steglind S. The post-stroke hemiplegic patient. A method for evaluation of physical performance. In: Scand. J. Rehabil. Med. 1975; 7: 13.

Gowland C, VanHullenaar S et. al. Chedoke-McMaster stroke assessment, development, validation and administration manual, 1995.

Harrison M. Physiotherapy in Stroke Management. Edinburgh: Churchill Livingstone; 1995.

Hochstenbach J, Mulder T. Neuropsychology and the relearning of motor skills following stroke, In: International Journal of Rehabilitation Research. 1999; 22: 11.

Horak Fay B. Assumptions Underlying Motor Control for Neurologic Rehabilitation, Contemporary Management of Motor Problems. Proceedings of the II STEP Conference. Alexandria/Virginia: The Foundation for Physical Therapy; 1991.

ICIDH-2: Internat. Classification of Functioning and Disability. Beta-2 draft, Full Version, Genf: World Health Organization; 1999.

Johnstone M. Restoration of Normal Movement after Stroke. Edinburgh. Churchill Livingstone; 1995.

Johnstone M. Home Care for the Stroke Patient. Edinburgh: Churchill Livingstone; 1996.

Kesselring J. Eine Neurologie des Verhaltens als Grundlage der Neurorehabilitation. In: Schweiz. med. Wochenschrift. 1992; 33: 1197.

Klein-Vogelbach S. Funktionelle Bewegungslehre. 3. Auflage. Berlin: Springer Verlag; 1984.

Kunkel A, Kopp B, Müller G, Villringer K, Villringer A, Taub E, Flor H. Constraint-Induced Movement Therapy for Motor Recovery in Chronic Stroke Patients. In: Arch Phys Med Rehabil. 1999; 80: 624.

Langhammer B, Stanghelle J. Bobath or Motor Relearning Programme? A comparison of two differnt approaches fo physiotherapy in stroke rehabilitation: a randomised controlled study. In: Clinical Rehabilitation. 2000; 14: 361.

Majsak M. Application of Motor Learning principles to the Stroke Population. Maryland/USA: Aspen Publishers; 1996.

Miltner R et al. Bewegungsvorstellung in der Therapie von Patienten mit Hirninfarkt. In: Neurol Rehabil. 1999; 5;(2):66.

Rand D et al. Does Proprioceptive Loss Influence Recovery of the Upper Extremity After Stroke? In: Neurorehabilitation and Neural Repair. 1999; 13: 15 – 21

Ryerson S, Levit K. The Shoulder in Hemiplegia. In: Donatelli R. Physical Therapy of the Shoulder. Edinburgh: Churchill Livingstone; 1987.

Shapero Sabari J. Motor Learning Concepts Applied to Activity-Based Intervention with Adults with Hemiplegia. In: American Journal of Occupational Therapy. 1990; 9.

Steudel H. Unveröffentlichtes Skript. Zürich: Schule für Physiotherapie; 1987.

Taub E, Miller NE, Novack TA, Cook EW III, Fleming WC, Nepomuceno CS et al. Technique to Improve Chronic Motor Deficit after Stroke. In: Arch Phys Med Rehabil. 1993; 74: 347.

Taub E, Crago JE, Uswatte G. Constraint Induced Movement Therapy: A New Approach to Treatment in Physical Rehabilitation. In: Rehabil Psychol. 1998; 43: 152.

Wälder F. Der Schaukelstuhl als therapeutisches Mittel für erwachsene Hemiplegiker und Schwerbehinderte. In: Ergotherapie.1998; 11: 34.

Bezugsquellen

Luftbandagen:

Deutschland, Österreich:
Richard Kaphingst GmbH
Niederwettersche Str. 1
D-35094 Lahntal

Schweiz:
Franz Hüsler AG
Chriesbaumstr. 6
CH-8604 Volketswil

INVATEC GmbH
Felsenrainstr. 1
CH-8052 Zürich

Schaukelstuhl 'dondolergo', Balancierstab, Hand-Extensionszügel, Rollbrett

Ateliers Besson
La Caussine
F-34360 Pardailhan

Hand-und Fusstrainer 'therafit'

Medizintechnik GmbH
Blumenweg 8
D-88454 Hochdorf

Intermittierende Luftdruckpumpe 'Pulse Press Stroke'

MJS Healthcare Ltd.
Faldo Road Industrial Estate
Barton Le Clay
GB-Bedfordshire, MK45 4 RT

2.4.5 F.O.T.T.™ – Therapie des fazio-oralen Traktes

Claudia Gratz

Einleitung

Vorbemerkung

Essen und Trinken ebenso wie (non-)verbale Interaktion mit anderen sind von außerordentlicher Bedeutung für unsere Existenz.

Die Aufrechterhaltung vitaler Funktionen, Lust und Freude am Essen ebenso wie die Äußerung von Bedürfnissen und der Austausch unserer Gedanken hängen in erster Linie mit unseren Möglichkeiten zusammen, Nahrung aufzunehmen und uns der Funktionen unseres Sprechapparates angemessen zu bedienen.

Die Funktionsweise des fazio-oralen Traktes steht in engster Beziehung zum Gesamtsystem Mensch. „Fazio-oraler Trakt" bezeichnet und umfasst das Gesicht, den Mund und mit dem Mund beginnend den Weg, den die Nahrung durch den Rachen und die Speiseröhre bis in den Magen nehmen muss. Teile dieses Traktes, wie Mund, Rachen und Kehlkopf, dienen u. a. ebenso dem Transport unserer Atemluft, dem Sprechen und dem Schutz der Atemwege.

Kaum eine Begegnung von Menschen gestaltet sich ohne Essen und/oder Trinken. Die nachfolgende, stichwortartige Sammlung verdeutlicht die allgegenwärtige Präsenz der Nahrungsaufnahme in unserer Gesellschaft.

Wir essen eigentlich „immer":
- Mahlzeiten als Tagesstrukturelemente in der Familie, aber auch im Beruf (Mittagszeit)
- Feste, Festtage und ihre speziellen Gerichte
- Besuche zu Kaffee und Kuchen
- „auf einen Kaffee vorbeikommen"
- Snacks beim Fernsehen oder im Kino
- Jahrmärkte und ihre vielen Buden
  - diverse Buden für den kleinen Hunger während des Einkaufsbummels
  - angegliederte Cafes oder Restaurants in Kaufhäusern oder Museen
- Restaurantbesuche als soziales Erlebnis
- „Wartezeit" überbrücken, z. B. in Bahnhofsgaststätten
- Getränke- und Snackautomaten

Entsprechend gravierend sind die Folgen von **Beeinträchtigungen** bis hin zum **Verlust** der Funktionen des fazio-oralen Traktes für das Individuum, aber auch für die Familie und das soziale Umfeld des Betroffenen.

Beeinträchtigungen, wie z. B. ein asymmetrisches Gesicht (bedingt durch eine Fazialisparese) oder permanenter Speichelfluss (bedingt durch Sensibilitätsdefizite, mangelnde orale Kontrolle und reduzierte Schluckfrequenz), fallen sofort auf. Der Betroffene weicht von einem Normbild ab und hat ganz offensichtlich Probleme. Patienten, die über ihren äußeren Eindruck reflektieren können, vermeiden häufig soziale Kontakte in der Öffentlichkeit, wie z. B. Restaurantbesuche. Nicht selten mündet dieser Weg in soziale Isolation.

Mit dem **Verlust** aller Voraussetzungen, oral Nahrung zu sich nehmen zu können, ebenso wie mit dem **Verlust** der verbalen und nonverbalen Kommunikationsmöglichkeiten ist der Betroffene von grundsätzlichen Aspekten menschlichen Seins abgeschnitten, denn dies bedeutet, nicht mehr essen, trinken, sprechen und gestikulieren zu können!

Entwicklung des Konzeptes

Die F.O.T.T (s. Abb. 2.**36**), in englischer Originalübersetzung „Face and oral tract therapy" bezeichnet ein Konzept zur Behandlung neurologisch bedingter Dysphagien, gestörter Ausdrucksbewegungen des Gesichtes und nonverbaler Kommunikationsmöglichkeiten eines Patienten, und geht auf die Begründerin des Konzeptes **Kay Coombes** zurück. Kay Coombes, *speech and language therapist,* Bobath-Tutor und Senior F.O.T.T.-Instruktor in Großbritannien, arbeitete von 1969 an mehrere Jahre mit dem Ehepaar Bobath am Bobath-Center in London zusammen.

Das Bobath-Konzept entwickelte sich aus der klinischen Erfahrung der Krankengymnastin

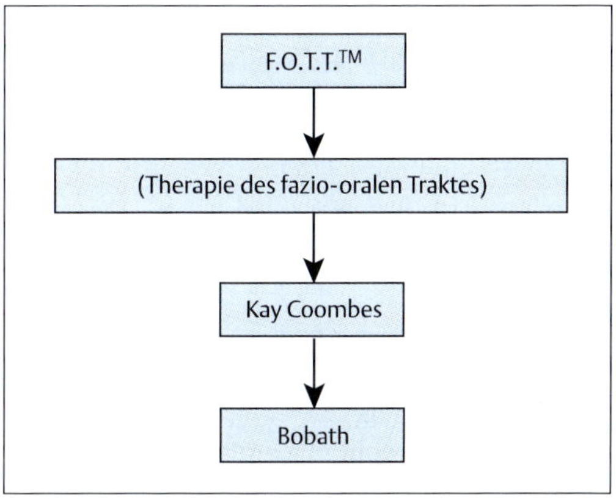

Abb. 2.**36** F.O.T.T.

Bertha Bobath und wurde zunächst von ihrem Mann, dem Neurologen Karel Bobath neurophysiologisch untermauert. Der theoretische, wissenschaftlich fundierte Rahmen des Konzeptes wird durch immer neue Erkenntnisse aus den Neurowissenschaften aktualisiert (siehe Kap. 2.4.2, S. 74).

> **!** **„Das Bobath-Konzept** versteht sich als eine Problemlösemethode in Befundung und Behandlung von Personen mit Beeinträchtigungen von Funktionen, Bewegung und Tonus in Zusammenhang mit einer Läsion im zentralen Nervensystem“ (IBITA 2000).

Kay Coombes übertrug die fundamentalen Erkenntnisse der Bobaths hinsichtlich der Voraussetzungen für normale Haltung und Bewegung auf die komplexen Zusammenhänge der Schlucksequenz und der Ausdrucksbewegungen des Gesichtes.

Sie schuf damit eine strukturierte Methode für die Befundung und Behandlung von Patienten mit neurologisch bedingten Beeinträchtigungen der Mimik, oraler Bewegungen, des Schluckens und der Atmung, die auf dem Bobath-Konzept basiert.

Noch vor 20 Jahren waren Probleme der Nahrungsaufnahme und der (non-)verbalen Kommunikation nach einer Hirnschädigung weltweit ein weitestgehend vernachlässigtes Behandlungsfeld.

Literatur zu diesem Thema erscheint in deutscher Sprache oder Übersetzung erst ab Mitte der achtziger Jahre und bezieht sich zunächst auf die Behandlung von Kindern und Hemiplegiepatienten (Davies 1986, Morales 1991, Morris/Dunn Klein 1995).

Erstmals wird in „Hemiplegie“ von P. M. Davies 1986 (Originalausgabe „Steps To Follow 1985) praxisnah die Behandlung des Gesichtes und des Mundes beschrieben. Die dort in ihrem Kapitel „Das vernachlässigte Gesicht“ (S. 271 ff.) beschriebenen Untersuchungs- und Behandlungsmethoden basieren auf dem (unveröffentlichten) Unterrichtsmaterial von Kay Coombes.

Seit dem Anfang ihrer Unterrichtstätigkeit 1975 in der Schweiz und dem großen Ausbau ihrer Kurse seit 1990 in Deutschland hat Kay Coombes ihr Konzept in Hunderten von Grund-, Aufbau- und Refresherkursen international an Therapeutinnen, Pflegende und Ärzte weitergegeben, so dass sich das sogenannte „Niemandsland“ (Davies 1995) Gesicht und Mund mittlerweile zu einem Behandlungsschwerpunkt in vielen neurologischen Rehabilitationskliniken entwickelt hat.

F.O.T.T.-Kurse werden grundsätzlich multidisziplinär für Ergotherapeutinnen, Physiotherapeuten, Pflegende, Logopäden und Ärzte ausgeschrieben. Sie werden von Kay Coombes oder von ihr ausgebildeten F.O.T.T.-Instruktoren gegeben. Der Zugang zur Instruktorenausbildung ist ebenfalls multidisziplinär. Der Anteil der Ergotherapeutinnen in den Grundkursen ist oft überproportional hoch und liegt bei ca. einem Drittel der Teilnehmer. Nicht zuletzt darin spiegelt sich die (weiter zunehmende) Bedeutung der F.O.T.T. für Ergotherapeutinnen wider.

■ Schwerpunkte der F.O.T.T.

Die vier Aspekte der F.O.T.T™
1. Nahrungaufnahme
2. Mundhygiene
3. nonverbale Kommunikation (Mimik, Gestik)
4. Atmung und Stimme

Abb. 2.**37** Die vier Aspekte der F.O.T.T.

Nahrungsaufnahme

Oral, enteral, parenteral

Der Mensch isst und trinkt, solange keine Einschränkungen bestehen, über den Mund. Probleme in der oralen Nahrungsaufnahme können aber eine enterale Ernährung via Nasen- oder PEG-Sonde (perkutane endoskopische Gastrostomie-Sonde) erforderlich machen.

Da eine Nasensonde eine Reihe von Problemen mit sich bringt, die u. a. die Behandlung einer bestehenden Schluckproblematik erschweren, sollte die Indikation für eine PEG „bei einer zu erwartenden Sondenernährung von vier Wochen und länger“ (Lipp/Schlaegel 1996) gestellt werden. In der Akutphase ist häufig zunächst eine parenterale Ernährung über Infusion erforderlich.

Ziel der F.O.T.T. ist im optimalen Verlauf die Wiederentwicklung der vollständigen oralen Nahrungsaufnahme.

Nicht immer ist dieses Ziel realistisch. Oft erlangt der Patient im Rehabilitationsverlauf eine teilweise orale Nahrungsaufnahme, wobei sich *teilweise* auf die Quantität und die Konsistenz der Nahrung bezieht.

Bei progredient verlaufenden Erkrankungen wie z. B. ALS (amyotrophe Lateralsklerose), Multiple Sklerose oder Morbus Parkinson geht es, besonders im fortgeschrittenen Stadium, in erster Linie um den Erhalt noch vorhandener Essfähigkeit, die rechtzeitige Adaptierung der Kostform und ggf. die rechtzeitige Empfehlung zur PEG-Anlage.

Soziale Aspekte

In der F.O.T.T. wird die Nahrungsaufnahme auch in Verbindung mit ihrem gesellschaftlichen und kulturellen Hintergrund gesehen. So wird in der Therapie z. B. berücksichtigt, dass in unserem Kulturkreis zumeist in Gesellschaft gegessen wird oder dass die Mahlzeiteneinnahme in einer bestimmten Weise erfolgt. Dies beginnt beim Sitzen am Tisch, beinhaltet das Essen mit Besteck und das Anrichten des Essens selbst, denn „das Auge isst mit". Es kommt besonders dann zum Tragen, wenn Patienten zwar grundsätzlich wieder in der Lage sind, zu essen und zu trinken, aber aufgrund von motorischen und/oder perzeptiven Problemen noch Schwierigkeiten haben, eine Mahlzeit zum einen selbstständig zu gestalten und zum anderen unabhängig von fremder Hilfe zu sich zu nehmen.

Mundhygiene

Ein sauberer, gepflegter Mund ist nicht nur im zwischenmenschlichen Bereich angenehm, sondern ist auch bester Garant für die Vermeidung sekundärer Probleme wie z. B. Karies und Zahnfleischentzündungen.

Bei Patienten mit neurologisch bedingten Problemen im fazio-oralen Bereich verbleiben nach einer Mahlzeit oft Speisereste zwischen Zahnfleisch und Wangen auf einer Seite oder beiden Seiten des Mundes.

Ziel der F.O.T.T. ist es zum einen, an den dahinter liegenden Ursachen anzusetzen und z. B. die Sensibilität des Mundes und die Bewegungsmöglichkeiten der Zunge zu verbessern. Zum anderen ist es Aufgabe der Therapie, ein strukturiertes Vorgehen für die Mundpflege vorzugeben.

Bei sehr schwer betroffenen Patienten (z. B. im Wachkoma) ist es oft über Wochen und manchmal über Monate hinweg nicht möglich, die Kauflächen der Zähne und den Mundinnenraum zu säubern, weil der Mund fest geschlossen bleibt. Hinzukommen können Biss- und Druckstellen an den Lippen und Wangen, die schmerzbedingt wiederum die Symptome des sogenannten phasischen Beißens verstärken.

Ziel der F.O.T.T. ist es in diesem Fall, die Mundöffnung zu erreichen, damit eine ausreichende Mundpflege gewährleistet ist. Der Weg dazu führt über ein strukturiertes Vorgehen mit klarem Input und Hemmung abnormaler Haltungs- und Bewegungsmuster.

Nonverbale Kommunikation (Mimik und Gestik)

Nonverbale Kommunikation beinhaltet die Ausdrucksbewegungen des ganzen Körpers, insbesondere aber des Gesichtes, des Kopfes und der oberen Extremität.

Freie Kopfbeweglichkeit ermöglicht normale visuelle und auditive Informationsgewinnung. Angepasste Tonusverhältnisse von Nacken und Schultergürtel wirken sich günstig auf die orale und pharyngeale Phase der Schlucksequenz aus (s. a. Abschnitt „*Vier Phasen der Schlucksequenz*", S. 154).

Das in unserem Kulturkreis immer unverhüllte Gesicht mit schnell veränderbaren, fein dosierten Bewegungen ist unser wichtigster Kommunikator. Mit frei beweglichen Armen und Händen und mit Bewegungsveränderungen des ganzen Körpers begleiten wir ausdrucksvoll, was wir sagen.

Ziel der F.O.T.T. ist es, dem Patienten nonverbale Kommunikation zu ermöglichen.

Atmung und Stimme

Atemluft ist von besonderer Bedeutung für die Stimmproduktion und für den Schutz der Atemwege vor Aspiration. Normale Atem-Sprech-Koordination ist ein komplexer Vorgang, ebenso wie die normale Atem-Schluck-Koordination.

Für die Nahrungsaufnahme bedienen wir uns nahezu derselben Strukturen wie zum Sprechen. Bei Patienten, die nicht sprechen, kann ein **Ziel der F.O.T.T.** sein, dem Patienten zunächst grundsätzlich zur Ton- oder Lautbildung zu verhelfen. Weitere Ziele liegen u. a. im Schutz der Atemwege durch effektives Husten und Räuspern sowie in einer Besserung von Atem-Schluck- und Atem-Sprech-Koordination (Abb. 2.**38** S. 154).

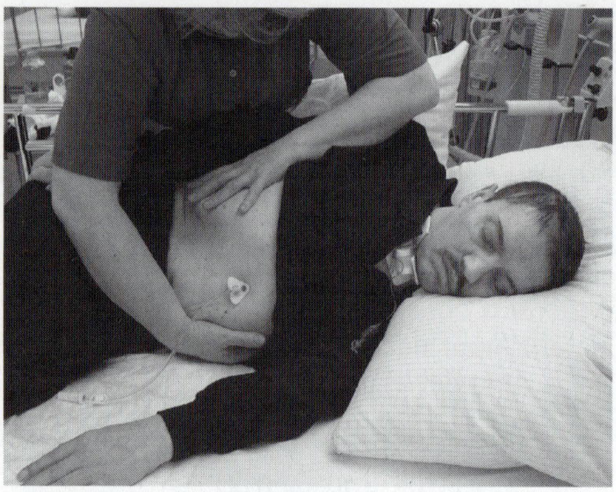

Abb. 2.**38** Atemunterstützung. Die Therapeutin unterstützt die Ausatmung eines Patienten mit Trachealkanüle, indem sie die physiologische Bewegung des Brustkorbs mit ihren Händen leicht verstärkt.

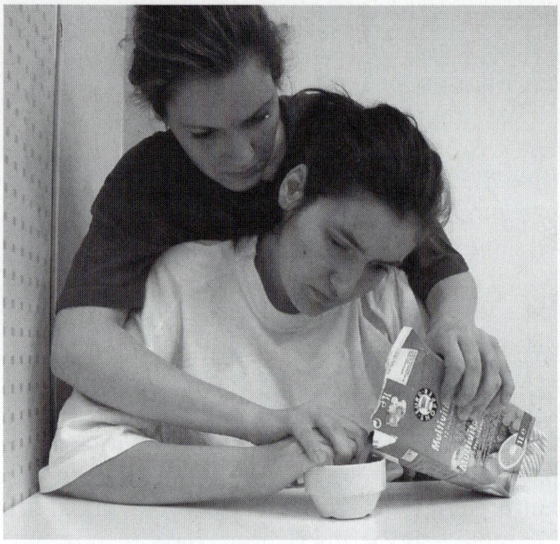

Abb. 2.**39** Präorale Phase. Die Hände der Therapeutin auf den Händen der Patientin wird diese dabei geführt, Saft in eine Tasse einzuschenken.

Vier Phasen der Schlucksequenz

In der F.O.T.T. wird der Schluckakt in folgende Phasen aufgeteilt:

1. präorale Phase (Vorbereitung)
2. orale Phase (lateraler und horizontaler Transport)
3. pharyngeale Phase (Transport durch den Pharynx)
4. ösophageale Phase (Bolustransport durch den Magen)

(zur ausführlichen Beschreibung aller Phasen außer der präoralen Phase s. a. Kap. 3.6).

Coombes hebt die besondere Bedeutung einer **präoralen Phase** in Befundung und Behandlung hervor. Nicht zuletzt deshalb kommt ihr an dieser Stelle besondere Aufmerksamkeit zu. Darüber hinaus berührt die präorale Phase in ihrer therapeutischen Gestaltung ganz besonders die alltagsorientierten Arbeitsschwerpunkte von Ergotherapeutinnen.

Betrachtet man eine Aktivität einschließlich der Art und Weise, wie sie beginnt, gewinnt ihre Vollständigkeit besondere Bedeutung. Die normale präorale Phase beinhaltet das notwendige „Bereitmachen" für die Nahrungsaufnahme. Sie beinhaltet alles, was geschieht, bevor die Speise in die Mundhöhle gelangt. Es gehören die antizipatorische Speichelproduktion und ebenso mögliches nachfolgendes Schlucken als Reaktion auf Riechen oder Sehen der Speise dazu. Der für die präorale Phase spontan eingenommene Haltungshintergrund („background posture") erlaubt freie Kopfbeweglichkeit, ausreichende visuelle Informationsgewinnung, Auge-Hand-Koordination, geschicktes Hantieren beider Hände bei der Vorbereitung, z. B. beim Schälen einer Apfelsine oder dem Öffnen eines Joghurts, und ein sowohl zeitlich als auch räumlich angepasstes, selektives Öffnen des Mundes.

Die klinische Erfahrung zeigt, dass die präorale Phase wesentlich den Beginn und den physiologischen Ablauf der oralen Phase beeinflusst. Dies ist um so bedeutsamer, weil die Schluckproblematik des neurologischen Patienten Teil einer Gesamtproblematik ist, die auch die Verständnisebene betrifft. In der präoralen Phase liegt oft der Schlüssel zum Situationsverständnis für den Patienten, dem sich eine Anforderung oft viel eher durch praktisches Tun in einem konkreten Geschehnis erschließt als durch abstrakte Aufforderungen (Abb. 2.**39**).

Die orale Phase wiederum beeinflusst das Timing und die Koordination der pharyngealen Phase. Die Abbildung 2.**40** veranschaulicht die Lokalisation der vier Phasen in der F.O.T.T.

In der präoralen Phase liegen viele therapeutische Möglichkeiten, den Patienten in ein konkretes Geschehnis einzubeziehen. Die Möglichkeiten der präoralen Phase lassen sich im Zusammenhang mit der Mahlzeitenvorbereitung und -gestaltung erweitern, wie Abbildung 2.**41** zeigt.

Ein Beispiel für die erweiterte Sicht der präoralen Phase verdeutlicht die Abbildung 2.**42.**

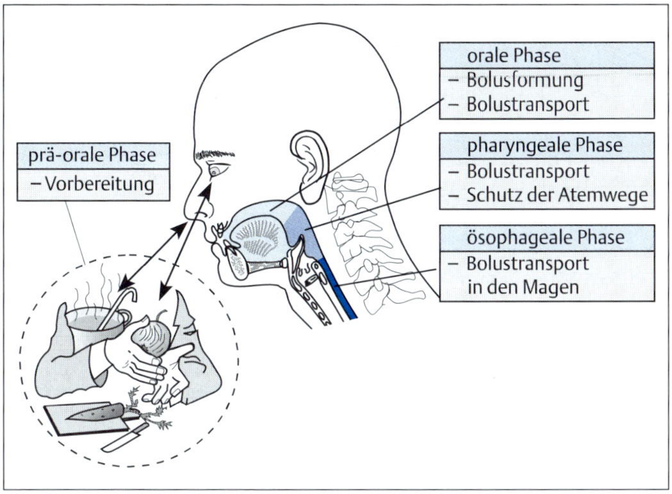

Abb. 2.**40** Vier Phasen der Schlucksequenz.

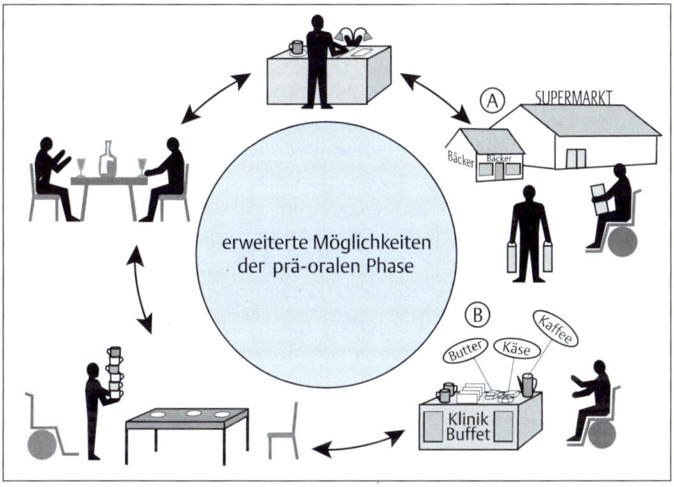

Abb. 2.**41** Erweiterte präorale Phase. Nahrungsmittel müssen vor dem unmittelbaren Verzehr gekauft, besorgt, zusammengestellt und oft vor- und zubereitet werden.

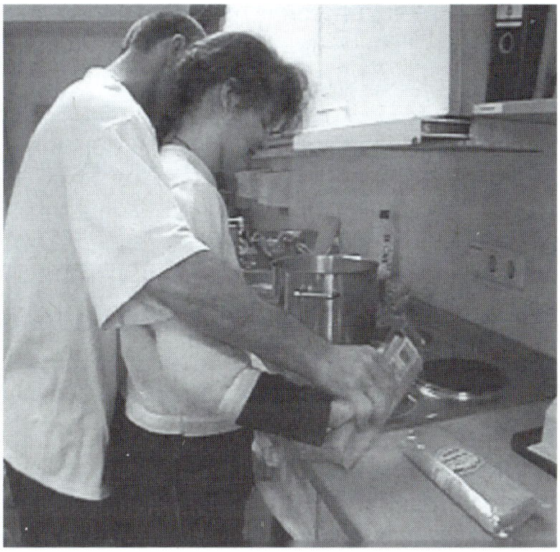

Abb. 2.**42** Erweiterte präorale Phase innerhalb einer Kochgruppe. Eine Patientin, die auch bei den Mahlzeiten therapeutische Unterstützung des Essens benötigt wird beim vorbereitenden Kochen geführt.

Auswirkungen abnormaler Haltungsmuster auf die Schlucksequenz

Schlucken ist ein hoch komplexer physiologischer Prozess zum Transport von Speichel und Nahrung von der Mundhöhle in den Magen (Neumann, in: Bartolome 1999) unter gleichzeitigem Schutz der Atemwege. Sowohl das Zusammenspiel der anatomischen Voraussetzungen zum Schlucken als auch die physiologischen Abläufe stehen in unmittelbarem Zusammenhang mit dem Körperalignment. Niemand wird z. B. zum Kauen und Schlucken spontan seinen Kopf in den Nacken legen, denn aus dieser Position ergeben sich mehrere Probleme für den Schluckakt:

- negative Schwerkraftwirkung wegen erschwerter oraler Kontrolle
- veränderte Kieferstellung
- fixierender Zug auf Strukturen, die sich bewegen müssen, wie z. B. Kehlkopf und Hyoid

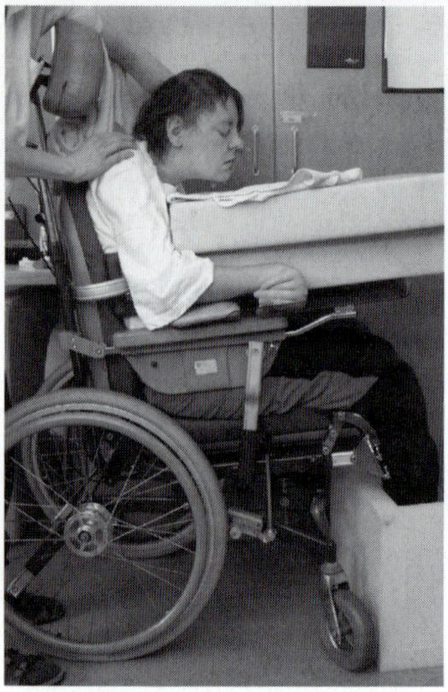

Abb. 2.**43** Ungünstiger Haltungshintergrund. Der für den physiologischen Schluckakt erforderliche Haltungshintergrund ist in allen Aspekten schwer beeinträchtigt.

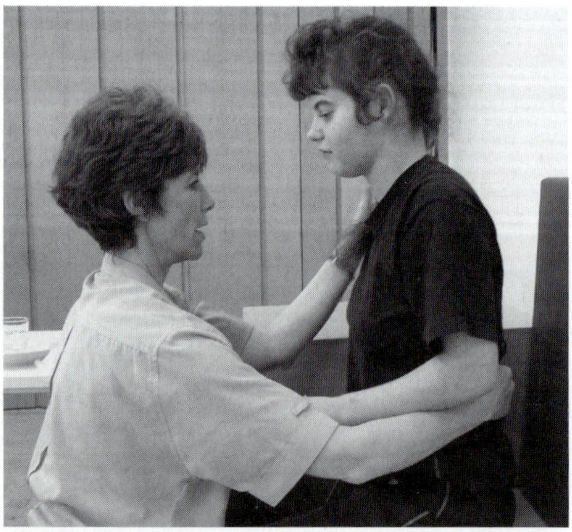

Abb. 2.**44** Fazilitation einer aufrechten Sitzhaltung. Das optimale Zusammenspiel aller am Schluckakt beteiligten Strukturen wird grundsätzlich möglich.

Jede einzelne dieser Auswirkungen erhöht selbst im neurologisch nicht betroffenen Menschen die Gefahr der Aspiration.

Die typischen Probleme nach einer Hirnschädigung wie abnormale Tonusverhältnisse, sich ausprägende, pathologische Haltungs- und Bewegungsmuster, Sensibilitätsdefizite im Sinne von Hyper- oder Hyposensibilität, aber auch Hypo- oder Hyperreagibilität, ungenügendes oder fehlendes Gleichgewicht und Koordinationsstörungen zeigen sich im ganzen Körper des Patienten.

Ein kurzes Beispiel soll die gravierenden Auswirkungen, die oben genannte Probleme auf die Schlucksequenz haben, deutlicher machen.

Ein stark nach dorsal gekipptes Becken zieht einen flektierten Rumpf und einen translatierten Kopf nach sich. Die funktionelle Einheit von HWS, Kopf und Kiefer ist empfindlich gestört. Superior-anterior Bewegung von Larynx und Hyoid sind beeinträchtigt. Ein retrahierter Kiefer bietet zudem ungünstige Voraussetzungen für die Transportbewegungen der Zunge. Orale Bewegungen werden erschwert oder unmöglich. Die in Beugung fixierten Arme und Hände schränken den Hand-Mund-Bezug und die Hand-Hand-Koordination ein. Der Schutz der Atemwege muss in Frage gestellt werden.

Eine normale Nahrungsaufnahme mit ihren Anforderungen an die vier Phasen der Schlucksequenz ist unter den gegebenen Bedingungen nicht realistisch. Die Abbildungen 2.**43** und 2.**44** machen den Unterschied im Haltungshintergrund für die Schlucksequenz deutlich.

Befundaufnahme und Behandlung

Grundgedanken

Die Behandlung des fazio-oralen Traktes orientiert sich grundlegend an der funktionellen und alltagsbezogenen Relevanz eines formulierten Therapieziels.

Beispiel: Herr F., 42 Jahre alt mit Z. n. SHT, bewegt auf verbale Aufforderung seine Zunge nicht in den linken Mundwinkel. Platziert die Therapeutin jedoch ein wenig Joghurt am linken Mundwinkel des Patienten und bietet zudem ein mimisches Modell, indem sie selbst seine Zunge zum Mundwinkel bewegt, versteht Herr F. die Situation und versucht seine Zunge lateral in Richtung Joghurtklecks zu bewegen, was ihm mit leichten Einschränkungen gelingt.
Diese Beobachtung zeigt, dass Herr F. Mühe hat, verbale Aufforderungen zu verstehen. Er spürt aber den Joghurtklecks und reagiert angemessen darauf. Er kann grundsätzlich seine Zunge bewegen. Aber die Bewegungsqualität ist herabgesetzt. Eine qualitative Verbesserung des Bewegungsablaufs ist erforderlich, um eine prompte, ausreichende Mundsäuberung zu erreichen.

Es bedarf keiner kognitiven Kooperationsfähigkeit des Patienten. Er muss verbale Aufforderungen nicht verstehen, um behandelt werden zu können.

Normales Schlucken, Essen und Trinken, aber auch Mimik und Gestik unseres Körpers haben nur bedingt mit bewusster Reflektion zu tun. Über die erstgenannten Vorgänge denken wir nicht nach und letztere werden stark von unserer Gefühlswelt beeinflusst.

So wird es in der Therapie z. B. vermieden, den Patienten verbal zum Schlucken aufzufordern. Vielmehr werden über taktilen Input einerseits die horizontale Transportbewegung der Zunge stimuliert und andererseits die Möglichkeiten des Patienten, Speichel und Nahrungsrückstände im Oro- und Hypopharynx zu spüren, verbessert.

Der Patient soll lernen, wieder spontan zu schlucken, wenn es erforderlich ist und ohne daran zu denken, dass er schlucken müsste.

Die nachfolgenden Zitate geben einen Einblick in weitere, dem Behandlungskonzept zugrunde liegende Gedanken:

> **!** Das Gehirn lernt, solange es lebt. Dies wird Plastizität genannt. Das Zentralnervensystem hat die Möglichkeit, sich zu reorganisieren und verloren gegangene Funktionen neu zu lernen (Meier-Baumgartner 1987).

Dem Patienten zu einer Reorganisation zu verhelfen, ist Aufgabe eines interdisziplinären Behandlungsteams. Dazu gehört es, dem Patienten möglichst normalen Input anzubieten.

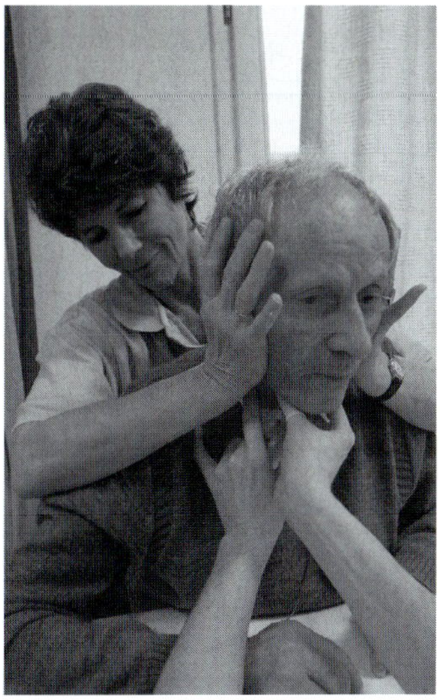

Abb. 2.**45** Unterstützung der Flexion des Kopfes und taktile Fazilitation des Schluckens bei einem Patienten mit zugehaltener Trachealkanüle.

Beispiel: Ein Patient benutzt ein abnormales Bewegungsmuster zum Schlucken und kommt erst nach vielen sogenannten „pumpenden“ Zungenbewegungen in Verbindung mit Auf- und Abbewegungen des Kiefers und des Mundes zu einem laut klingenden Schlucken.
Mittels Kieferkontrollgriff wird von Therapeutinnenseite der Kiefer stabilisiert und der Lippenschluss fazilitiert. Die Zunge hat nun bessere Möglichkeiten, ihre horizontale Transportbewegung auszuführen. Da der Mund geschlossen bleibt, wird keine Luft mitgeschluckt und das Schlucken klingt leise (Abb. 2.**45**).

> **!** Das Gehirn weiß nichts von Muskeln, nur von Bewegung (Vereinigung der Bobath-Therapeuten Deutschland 1991).

Zumeist werden nicht einzelne Muskeln oder Muskelgruppen unabhängig von einem Geschehnis beübt. Statt dessen werden zielgerichtete Bewegungsabläufe ermöglicht, wie z. B. beim Zähneputzen oder dem Säubern des Mundes von Nahrungsresten (Abb. 2.**46** u. 2.**47** S. 158).

> **!** Neurogene Schluckstörungen sind immer als komplexer Teil einer ganzkörperlichen Problematik zu sehen (Gratz/Woite 1998).

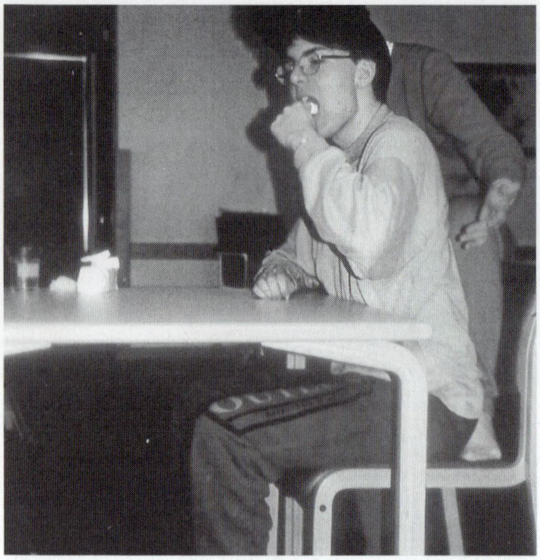

Abb. 2.**46** Extensionsmuster. Ohne Unterstützung benutzt der Patient ein ausgeprägtes Extensionsmuster von Oberkörper und Kopf, um das Apfelstück in Gaze zum Mund zu führen. Eine wenig hilfreiche Erfahrung.

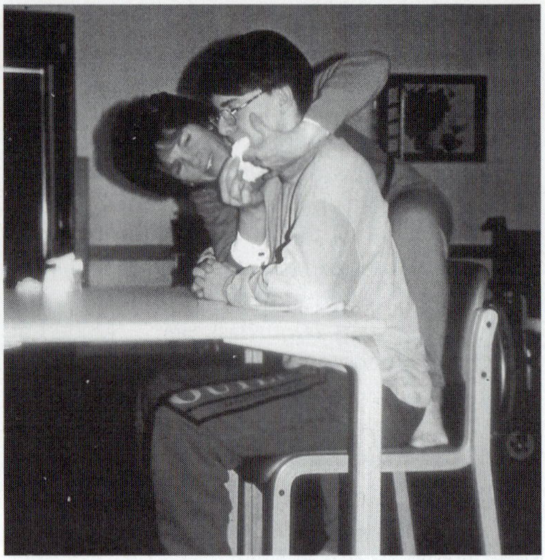

Abb. 2.**47** Hemmung des Extensionsmusters. Das Becken des Patienten ist aufgerichtet, beide Arme liegen auf dem Tisch. Dies ermöglicht ihm eine gute Vorlage des Oberkörpers. Kieferkontrolle seitens der Therapeutin und zentrales Anreichen des Apfelstücks unterstützen die Flexion seines Kopfes und eine angepasste Mundöffnung.

Eine ständig hochgezogene Stirn des Patienten wird nicht als isoliertes Symptom verstanden und beeinflusst. Als Teil eines bestehenden Extensionsmusters begriffen, das negative Auswirkungen auf den fazio-oralen Trakt hat, beginnt die Behandlung z. B. mit der Erarbeitung einer gut unterstützten Ausgangsstellung in Vorlage. Damit hat der Patient bereits bessere Möglichkeiten für eine entspannte Stirn, denn „die posturale Haltung beeinflusst die gesamte willkürliche Bewegungsfähigkeit entscheidend und bildet einen der wichtigsten Bausteine der Grundmotorik. Die aktive Haltung geht der Bewegung voraus" (Bader-Johansson 2000).

> **!** Das Erlernen einer Bewegung erfolgt durch Empfinden, d. h. durch Sensomotorische Erfahrung (Bobath B 1984).

Beispiel: Frau D., 64 Jahre mit Z. n. rechtshirnigem Insult, hat eine ausgeprägte Fazialisparese der linken Gesichtshälfte. Versucht sie ihre Nase zu rümpfen, zieht ihr gesamter rechter Nasen-, Wangen- und Lippenbereich stark nach rechts und sie kneift dabei auch das rechte Auge zu. Die linke Gesichtshälfte zeigt keine Aktivität, die rechte hingegen ein Übermaß. Die Therapeutin hemmt zunächst die überaktive rechte Seite und das linke Gesicht von Frau D. passiv langsam in die Bewegung „Naserümpfen". Sie wiederholt dies ein zweites Mal und fordert die Patientin am Ende der passiven Bewegung auf, diese zu halten. Zeitlich etwas verzögert löst sie die Hemmung der rechten Gesichtsseite. Auf diese Weise wird es Frau D. möglich, die Bewegung linksseitig zunächst überhaupt zu spüren, ohne dass dieser Bewegungserfahrung sofort die dominante Aktivität ihres rechten Gesichtes im Wege steht. Die Feedbackstufen sensomotorischen Lernens sind bei Woite/Gratz (2000) beschrieben.

> **!** Durch erfolgreiches Ausführen physiologischer Abläufe, deren Wiederholungen und Variationen erhält der Patient entsprechende sensorische Rückmeldungen, die ein Wiedererlangen der Bewegungsabläufe möglich macht (Nusser-Müller-Busch 1997).

Das Wiedererlernen vom Kauen ist oft ein längerer Weg, und feste Speisekonsistenzen sind für viele Patienten am schwersten sicher zu bewältigen. Kauen lernt man nur durch ein entsprechendes Angebot zum Kauen. Mit dem Therapiemedium „Kauen in Gaze“ wird der hoch koordinierte Kauvorgang angebahnt oder verbessert. Häufige Wiederholungen, eine immer wieder neu gestaltete präorale Phase (z. B. das geführte Schneiden eines Apfels, von dem der Patient dann ein Stück in Gaze gewickelt zu kauen bekommt) und ein abwechslungsreiches Angebot an Nahrungsmitteln geben dem Patienten den nötigen Input, um zu Aktivität zu gelangen oder aber diese qualitativ auszubauen.

Befundaufnahme

Eine standardisierte Befundaufnahme gibt es zum gegenwärtigen Zeitpunkt nicht. Die Befunderhebungsbögen variieren von Klinik zu Klinik.

Grundsätzlich versteht sich ein **F.O.T.T.-Befund als klinische Befundaufnahme.** Er beinhaltet immer Aussagen über:

- **Tonus, Haltungs- und Bewegungsmuster** und ihren Einfluss auf die Gesamtkörperhaltung, assoziierte Reaktionen und Bewegungen.
- **Tonusverhältnisse und Sensibilität im Gesicht:** Es erfolgt eine visuelle und taktile Untersuchung des Gesichtes, die die mimischen Ausdrucksmöglichkeiten des Gesichtes einschließt. Es wird darauf geachtet, ob das Gesicht symmetrisch ist und beide Seiten gleichermaßen bewegt werden können. Sind Bewegungen möglich, ist die Qualität zu beurteilen. Dabei kommt es z. B. darauf an, ob eine Bewegung prompt begonnen und auch wieder gestoppt werden kann und ob sie mehrfach wiederholbar ist. Überempfindlichkeitsreaktionen müssen beachtet und interpretiert werden.
- **Tonusverhältnisse und Sensibilität im Mund:** Es erfolgt eine visuelle und taktile Untersuchung des Mundes. Hierbei werden z. B. die oralen Strukturen wie die Zunge nach Form und Lage beurteilt, das Gaumensegel auf symmetrische Hebung hin untersucht, Stellung und Bewegung des Kiefers beurteilt. Eventuell vorhandene Speisereste geben Aufschluss über sensibles Empfinden und Einschränkungen der Zungenbeweglichkeit.
- **spontanes und fazilitiertes Schlucken:** Es wird auf Qualität und Häufigkeit des Schluckens geachtet. Kann der Patient Töne von sich geben oder sprechen, wird die Stimme hinsichtlich eines feuchten, belegten oder gar gurgeligen Klanges interpretiert, der wiederum ein Hinweis auf Penetration und/oder Aspiration von Speichel sein kann.
- **Schutz der Atemwege:** Räuspert und hustet der Patient spontan? Wie ist die Qualität? Ist die Hustenkraft groß genug, um Sekret oder aspirierte Nahrungsteile so weit hoch zu husten, dass sie abgeschluckt oder ausgespuckt werden können? Erfolgt nach dem Husten wirklich ein Schlucken oder rutscht das Sekret passiv wieder in den Kehlkopfbereich?
- **aktuelle Ernährungssituation:** Erfolgt die Ernährung oral, enteral über Nasensonde, PEG oder kombiniert? In welchem Ernährungszustand ist der Patient?
- **Atmung:** Atemrhythmus, -tiefe und -frequenz werden beobachtet und in Zusammenhang mit den Haltungs- und Bewegungsmöglichkeiten des Patienten gesehen. Atmet der Patient über eine Trachealkanüle müssen die Auswirkungen beurteilt werden. So kann der Patient z. B. nicht mehr riechen und differenziert schmecken. Er kann nicht mehr sprechen und nur unphysiologisch husten (nach Coombes 1996).

Zusätzlich werden zur Gesamtbeurteilung des Befundes auch die Ergebnisse aus der medizinischen, apparativen, bildgebenden Diagnostik wie der Videofluoroskopie, der Rhinolaryngoskopie und ggf. der Bronchoskopie herangezogen.

Die Rhinolaryngoskopie ist aus therapeutischer Sicht von besonderer Bedeutung, weil sie während der Untersuchung eine hohe gleichzeitige Einflussnahme seitens der Therapeutin ermöglicht und diese zu einem gewissen Grad beurteilbar macht. So kann z. B. die Wirksamkeit eines fazilitierten (Nach-)Schluckens hinsichtlich seiner Reinigungsfunktion unmittelbar beobachtet werden, ebenso wie der Einfluss von Körper- und Kopfhaltung auf den Schluckakt (Abb. 2.**48** S. 160).

Der F.O.T.T.-Befund beinhaltet also auch ggf. bestehende Befunde aus Rhinolaryngoskopie und Videofluoroskopie oder hält fest, ob eine weitere medizinische Diagnostik aus therapeutischer Sicht erforderlich erscheint.

In der F.O.T.T. stellt der Befund keine bloße Sammlung von Symptomen und Defiziten dar, sondern:

> **!** Befundaufnahme ist zugleich Behandlungsaufnahme.

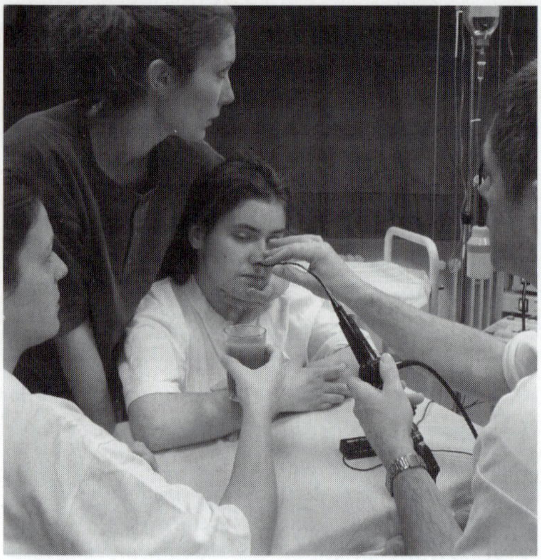

Abb. 2.**48** Rhinolaryngoskopie im interdisziplinären Team. Die Ergotherapeutin hält den Kopf der Patientin mittels Kieferkontrollgriff in einer für das Schlucken günstigen Position. Von der Logopädin wird ein mit Lebensmittelfarbe angefärbtes Getränk angereicht. Der Arzt führt die Untersuchung durch.

Ein Problem des Patienten wird beobachtet, interpretiert und unmittelbar beeinflusst. Die Reaktion des Patienten auf die erfolgte Intervention wird wiederum beobachtet und wenn nötig beeinflusst.

Patientenbeispiel: Herr K., 29 Jahre alt mit Z. n. SHT im Wachkoma, wird im Rahmen der ergotherapeutischen F.O.T.T.-Befundaufnahme zum zweiten Mal behandelt. Eine unterstützte, sitzende Ausgangsstellung ist erarbeitet worden. Nach entsprechender Vorbereitung beginnt die Therapeutin mit der Mundstimulation. Sie soll ihr Aussagen über Tonus und sensibles Empfinden im Mund des Patienten ermöglichen. Der Aufteilung des Mundes in vier Quadranten folgend fängt sie an einer Seite unten an, am Zahnfleisch des Patienten mit ihrem Finger mit konstantem Druck entlang zu streichen. Die Routineuntersuchung sieht ein dreimaliges Vorgehen vor.

Bereits nach dem ersten Mal dreht der Patient aber seinen Kopf nach rechts weg. Gleichzeitig steigt der Tonus in seinen Beinen. Die Therapeutin hält in ihrer Bewegung inne und versucht den Kopf des Patienten wieder in Mittelstellung zu bringen. Aber erst nachdem sie ihren Finger aus seinem Mund genommen hat, lassen sich Kopf und Beine korrigieren. Beim zweiten Versuch reagiert Herr K. genauso wie beim ersten Mal. Die Therapeutin bringt nun die rechte Hand des Patienten zu seinem Mund und führt die streichende Bewegung entlang des Zahnfleisches mit seinem Zeigefinger aus. Herr K. bleibt ruhig. Beim erneuten Versuch, mit ihrem Finger in seinen Mund zu gehen, legt sie seine Hand zuvor auf ihren Unterarm, so dass Herr K. zusätzlich zur Berührung seines Mundes eine analoge Bewegung seines Armes spürt. Herr K. bleibt ruhig.

Zusammenfassung: Die Therapeutin wendet zunächst ein Vorgehen an. Die zweimalige Reaktion des Patienten wird von ihr als hyperreagibel interpretiert. Aus ihrer Interpretation heraus ändert sie dann ihr Vorgehen. Damit geht die Befundung in Behandlung über. Wiederum wird daraufhin erneut das Verhalten im Sinne von Reaktion des Patienten beobachtet und erneut befundet.

Evaluation

Ebenso wie es zur Befundaufnahme derzeit keine standardisierten

Erhebungsbögen gibt, so hat man bisher auch keine standardisierte Evaluation der F.O.T.T. In der Entwicklung befindet sich jedoch das F.O.T.T.-OMT (Outcome Measurement Tool) von P. Fuchs-Ziegler, City University London, mit dem Fortschritte in der Therapie des fazio-oralen Traktes messbar gemacht werden sollen.

Standardisierte Messinstrumente wie EFA (Early Functional Abilities) und FIM (Functional Independent Measure) erfassen Teilaspekte der F.O.T.T. zu statistischen Zwecken.

Der EFA-Bogen ist ein Erfassungsbogen, mit dem klinisch beobachtbare Veränderungen des Patienten in verschiedenen Funktionsbereichen dokumentiert werden können, ehe sie in Skalen messbar werden, die den Grad von Unabhängigkeit von fremder Hilfe bewerten (wie z. B. der FIM).

Einer der Funktionsbereiche ist der „fazio-orale Bereich".

Bewertet werden hier

- Mundstimulation, Mundhygiene, Zähneputzen
- Schlucken
- Zungenbeweglichkeit, Kauen
- Mimik

Beim FIM finden sich Parameter wie „Selbstversorgung" und „Kommunikation", unter denen man dann die Aspekte „Essen" und „Ausdruck" bewertet.

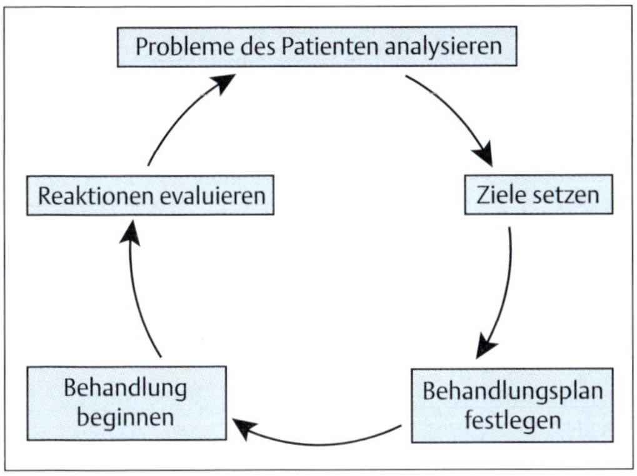

Abb. 2.**49** Der fortlaufende Prozess von Evaluation und Behandlung.

In der unmittelbaren Arbeit mit dem Patienten befinden wir uns dahingegen in einem Prozess von Evaluierung und Behandlung, wie in Abbildung 2.**49** dargestellt.

Für das klinische Behandlungsteam zählt die Videodokumentation zum wichtigsten und eindrücklichsten Dokumentations- und Evaluationsmedium.

Sowohl der Verlauf des Patienten wird festgehalten als auch die Reflexion der eigenen Arbeit erleichtert.

Mit einer regelmäßigen Fotodokumentation lassen sich z. B. Zahn- und Kieferfehlentwicklungen festhalten. Dies ist insbesondere bei schwer betroffenen Kindern von Bedeutung für eine vorausschauende Behandlungsplanung, die z. B. rechtzeitig einen Kieferorthopäden und ggf. eine Apparateversorgung im Mund mit einbezieht.

Ergotherapeutische Aktivitäten im Rahmen der F.O.T.T.

Problembezogene Arbeitsschwerpunkte

In welchem Rahmen und in welcher Intensität eine Ergotherapeutin in der F.O.T.T. tätig ist hängt von der Klientel ab, mit der sie überwiegend arbeitet. Zwei Arbeitsbereiche lassen sich hier unterscheiden: zum einen die Arbeit an den Grundvoraussetzungen und Basisfunktionen, zum anderen die Erarbeitung von Handlungen und Abläufen, die für den fazio-oralen Trakt von Bedeutung sind.

Die nachfolgende Übersicht (Abb. 2.**50** S. 162) soll einen groben Eindruck vermitteln, mit welchen Schwerpunkten die Therapeutin in den verschiedenen Phasen des Behandlungsverlaufs des Patienten arbeitet. Aus dieser Übersicht wird auch deutlich, dass sich originäre Ergotherapieschwerpunkte wie z. B. die motorisch-funktionelle Behandlung, die Hilfsmittelversorgung und interaktive Gruppengestaltungen (hier z. B. Frühstücksgruppe, Kochgruppe etc.) mit eher unvertrauten Aufgabenfeldern wie z. B. der Trachealkanülenentwöhnung mischen.

Aktivitäten des täglichen Lebens Mahlzeitenbegleitung

Wie aus der Übersicht im Abschnitt „*Schwerpunkte der F.O.T.T.*“ deutlich wird, berührt der fazio-orale Trakt sehr weitläufig die Aktivitäten des täglichen Lebens, in denen gerade Ergotherapeutinnen mit ihren Behandlungsansätzen beheimatet sind.

Die Nahrungsaufnahme steht sehr oft (aber durchaus nicht immer!) im Mittelpunkt der therapeutischen Behandlung. Dies hängt natürlich mit der fundamentalen Bedeutung des Essens und Trinkens einerseits für das Individuum und andererseits für den Menschen als soziokulturelles Wesen zusammen.

Ist ein Patient mit einer neurogenen Schluckstörung in der Rehabilitation des fazio-oralen Traktes wieder in der Lage, eine mahlzeitenorientierte Menge oral zu sich nehmen, schließt sich in der Regel eine längere therapeutische Begleitung bei den täglichen Mahlzeiten an. Die Therapeutin muss sich im Vorfeld mehrere Fragen hinsichtlich der Gestaltung der individuellen Essenssituation stellen, z. B.:

Wo soll der Patient essen?

- im Essensraum auf der Station
- in seinem Zimmer (z. B. bei unruhigen oder leicht ablenkbaren Patienten)
- in der Therapieküche, um ein größeres Tätigkeitsfeld nutzen zu können, z. B. um Kaffee mit dem Patienten zu kochen (erweiterte präorale Phase).

Wo soll der Patient sitzen?

- mitten im Raum
- mit seitlicher Begrenzung, um eine vernachlässigte Seite besser spüren zu können (oder als Sicherheit)
- Von welcher Seite soll die therapeutische Hilfe erfolgen (wichtig z. B. beim Einbezug eines hemiplegischen Armes)?

① Erarbeitung basaler Grundvoraussetzung für die orale Nahrungsaufnahme	② Stabilisierung der Grundvoraussetzungen Erarbeitung von selektiven Bewegungen „Therapeutisches Essen“
– Haltungshintergrund – Rumpf- und Kopfkontrolle – Hand-Mund-Bezug – Speichelschlucken – Schutz der Atemwege – Mundpflege – Trachealkanülenentwöhnung – Einbezug der Angehörigen	– Haltungshintergrund – Rumpf- und Kopfkontrolle – Hand-Mund-Bezug – Kaubewegungen – koordinierte Bewegungen von Zunge und Kiefer – Nachschlucken – verbesserte Qualität des Schutzes der Atemwege – Trachealkanülenentwöhnung – Einbezug der Angehörigen

③ Beginn oraler Kostaufbau	④ Ausbau des oralen Kostaufbaus
– wie 1 + 2 – Konzistenzauswahl – ½ tägl. Mahlzeit (oft Breikost) – Ausgangsposition – Hilfsmittel – Dekanülierung (als Voraussetzung!) – Mahlzeitengestaltung (Frühstücksgruppe...)	– Mengensteigerung – Häufigkeit der Mahlzeiten – ggf. Adaptierung der Konsistenzen – Anleitung der Pflege – Anleitung der Angehörigen – Kochgruppenteilnahme – Restaurantbesuche

Abb. 2.**50** Problembezogene Arbeitsschwerpunkte.

Worauf soll der Patient sitzen?

- auf einem Stuhl, der Therapiebank, einem Hocker etc.

Anmerkung: Je nachdem wird ein Transfer erforderlich, der auf sehr unterschiedliche Weise gestaltet werden kann und oft wesentlich mehr beinhaltet als den Weg von A nach B. Im Idealfall erreichen wir dabei bereits verbesserte/-n Haltungskontrolle/-hintergrund.

Welche Hilfsmittel kommen zum Einsatz?

- Packs, Keile, Kissen zur Unterstützung der Ausgangsposition
- Trinkbecheraufsatz, z. B. nach Kay Coombes
- adaptiertes Geschirr und Besteck, z. B. Cheyne spoon nach Coombes
- Andickungsmittel zur Konsistenzveränderung

Welche Vorbereitungen sind notwendig?

- Mundstimulation
- Kauen in Gaze

Wie ist der Einsatz eines plegischen oder paretischen Armes möglich?

- als Haltehand
- assistiv geführt

Wie sieht die Nachbereitung aus?

- Mund ausspülen
- Zähneputzen (ggf. Zahnprothese reinigen)
- ca. fünfzehnminütiges Sitzenbleiben des Patienten, bevor der Patient ins Bett gelegt wird, damit eventuelle Retentionen (Rückstände) im Rachenbereich und Kehlkopfübergang in dieser sichereren Ausgangsstellung vollständig abgeschluckt werden können.

Zu Beginn des oralen Kostaufbaus sind Portionsgröße und Häufigkeit des Essens zumeist noch reduziert. Das macht eine genaue Bilanzierung der aufgenommenen Nahrungs- und Trinkmenge erforderlich. Diese muss die Therapeutin nach Abschluss der Mahlzeit vornehmen und dann den Patienten mit relevanten Informationen an die zuständige Pflegekraft oder den nachfolgenden Therapeuten übergeben.

Zähneputzen

Das Zähneputzen schließt sich in der Regel an eine Mahlzeit an oder aber ist Bestandteil der morgendlichen Hygiene und gehört damit zum Waschen und Anziehen (Wasch- und Anziehtraining), mit dem Ergotherapeutinnen zumeist ihren (klinischen) Arbeitstag beginnen.

Im Zusammenhang mit dem fazio-oralen Trakt stehen für die Therapeutin nachfolgende Gesichtspunkte im Vordergrund:

A) Patient kann Teile des Ablaufes selbst übernehmen:

Planung und Organisation des Ablaufes (präorale Aspekte), z. B.:
- realistische Umgebung (im Bad, vor dem Waschbecken)
- Ausgangsposition (Sitzen oder Stehen)
- Einstieg in das Geschehnis (geführt oder selbstständig)

Beurteilung der Qualität der Ausführung, z. B.:
- Zerfall des Haltungshintergrunds bei selbstständiger Ausführung
- Vernachlässigung eines Teils des Mundes
- ausreichende Dauer des Putzens
- Ausspülen des Mundes möglich?

B) Patient ist vollständig auf Hilfe angewiesen:

Planung, Organisation und Durchführung des Ablaufes (präorale Aspekte), z. B.:
- realistische Umgebung, soweit möglich (im Bad, vor dem Waschbecken)
- Ausgangsposition (Sitzen, Seitlage im Bett oder auf der Therapiebank, Stehen mit Schienen)
- geführter Einstieg in das Geschehnis (z. B. Zahnbürste in die Hand geben)
- angemessene Vorbereitung des äußeren Gesichtes (mit den Händen des Patienten, durch die Hände der Therapeutin)
- ggf. Mundstimulation
- ggf. angesammelten Speichel aus dem Mund zuvor mit dem Finger und einem Gazetuch entfernen
- weitestgehender Einbezug des Patienten in das Geschehnis

Aus den jeweiligen Problemen des Patienten ergibt sich die Hilfestellung oder Unterstützung seitens der Therapeutin.

Patientenbeispiel zu A) Frau B., 35 Jahre alt mit Z. n. Mediainfarkt links, rechtsseitiger, armbetonter Hemiparese sowie rechtsseitiger Fazialisparese mit deutlich herabgesetzter Sensibilität der rechten Mundseite.

Die Therapeutin hat die Patientin vom Rollstuhl auf einen Stuhl vor dem Waschbecken umgesetzt. Sie führt die (direkt) betroffene rechte Hand der Patientin zum Spiegelschrank und legt dort ihre Finger um den Türgriff. Auf diese Weise öffnet sie gemeinsam mit ihr den Schrank. Danach lagert sie den betroffenen Arm gut unterstützt auf dem Waschbecken. Frau B. nimmt spontan Zahnputzbecher, Zahnbürste und Zahnpasta mit ihrer linken Hand aus dem Schrank heraus und versucht sogleich, die Zahnpastatube linksseitig aufzudrehen. Die Therapeutin greift ein, führt Frau B. dabei, die Tube von der linken in die rechte Hand zu geben, wobei sie selbst die rechte Hand der Patientin umschlossen hält, damit diese nun als Haltehand einbezogen werden kann. Frau B. versteht und geht im Geschehnis mit. In dieser präoralen Vorbereitung des eigentlichen Zähneputzens liegt das Hauptaugenmerk auf der Organisation des Geschehnisses und dem Einsatz des (direkt) betroffenen Armes.

Nachdem Wasser in den Becher gefüllt und Zahnpasta auf die Bürste gegeben wurde, rückt die starke Sensibilitätsproblematik im Mund der Patientin in den Vordergrund. Die Therapeutin bittet Frau B., ihre rechte Wange zu berühren und hilft ihr dabei, mit ihrem linken Finger in die Wange hineinzugehen. Danach gibt sie mit ihrem Finger, den sie zuvor in Eiswasser taucht, am oberen und unteren Quadranten der rechten Mundseite taktilen Input. Sie wiederholt diesen Vorgang am oberen, rechten Quadranten und putzt dann mit der Zahnbürste die obere Zahnreihe der Patientin. Genauso verfährt sie mit der unteren, rechten Zahnreihe. Dann gibt sie der Patientin die Zahnbürste in ihre linke Hand und sie putzt sich selbstständig ihre linke Mundseite.

Dies stellt eine Möglichkeit dar, diese Patientin beim Zähneputzen therapeutisch zu unterstützen.

Patientenbeispiel zu B) Frau K., 24 Jahre alt mit Z. n. schwerem SHT im Wachkoma, keinerlei Rumpf- und Kopfkontrolle, hypotone Extremitäten. Es besteht Monitorpflicht.

Frau K. wird von der Therapeutin auf einer Therapiebank im Zimmer der Patientin auf der linken Seite in Schrittstellung gelagert. Alle für das Zähneputzen nötigen Utensilien sind auf einem Tisch neben der Therapiebank vorbereitet. Die Therapeutin berührt zunächst die rechte, auf der Hüfte der Patientin gelagerte Hand und führt sie dann langsam über ihre linke Schulter zu ihrem Gesicht. Nachdem die Patientin auf diese Weise erst ihre eigene Wange spürt, berührt sie auch ihren eigenen Mund. Danach wird ihre Hand langsam auf ein Kissen vor ihrem Bauch zurückgeführt und dort gelagert. Die Therapeutin stellt den Zahnputzbecher neben Frau K. auf die Therapiebank und führt erneut die Hand der Patientin. Diesmal aber taucht sie ihren Zeigefinger in den mit Wasser gefüllten Becher und führt ihn dann zum Mund der Patientin. Frau K. zeigt keine Reaktion am Mund, reagiert aber mit vermehrtem Lidschlag ihrer Augen. Auf dem Monitor wird eine Erhöhung der Atemfrequenz sichtbar.

Die Therapeutin bereitet nun die Patientin auf das Zähneputzen vor, indem sie zunächst eine taktile Mundstimulation durchführt. Dabei gelingt es ihr nicht, auch die Zunge und den Gaumen von Frau K. zu berühren, da die Patientin ihren Kiefer fest geschlossen hält. Sie gibt der Patientin die Zahnbürste in die rechte Hand, wobei deren Finger passiv um den Bürstengriff gelegt werden und von der Therapeutin gehalten werden. Auf diese Weise führt sie wieder die Hand von Frau K. zu ihrem Mund und schiebt die Zahnbürste behutsam seitlich in ihren Mund. Nachdem sie kleine Putzbewegungen ausgeführt hat, öffnet Frau K. ihren Mund einen wenig. Die Therapeutin interpretiert diese Reaktion als Situationsverständnis und führt Frau K. nun bei den Putzbewegungen der Kauflächen. Frau K. beginnt mit Schmatzbewegungen. Die Therapeutin unterbricht das Putzen, bewegt die Hand der Patientin mit der Bürste aus ihrem Mund heraus und unterstützt mit einem Fazilitationsgriff am Mundboden den Schluckversuch. Frau K. schluckt. Dem geführten folgt das passive Zähneputzen durch die Therapeutin. Abschließend geht die Therapeutin noch mal mit ihrem Finger, um den sie etwas Gaze gewickelt hat, in den Mund der Patientin und säubert diesen. Erneute Schmatzbewegungen der Patientin werden im Sinne einer Schluckeinleitung interpretiert und, wie beschrieben, unterstützt.

Beendet wird das Geschehnis damit, dass die Therapeutin Frau K. ein Handtuch in ihre linke Hand gibt und die Patientin dabei führt, sich den feuchten Mund abzutrocknen. Um möglichst eindeutig zu sein, führt sie die Hand der Patientin nicht wischend, sondern tupfend. Der beschriebene Ablauf dauert ca. 30 Minuten. Anschließend wird Frau K. umgelagert.

Erweiterte Aktivitäten des täglichen Lebens

Zu den erweiterten Aktivitäten des täglichen Lebens, die den fazio-oralen Trakt berühren und die hauptsächlich in das Tätigkeitsfeld von Ergotherapeutinnen fallen, gehören z. B. Einkäufe (beim Bäcker, Metzger, im Supermarkt), die Kochgruppengestaltung und der Restaurantbesuch. In Abhängigkeit vom jeweiligen Klinikkonzept sind es zumeist die fortgeschritteneren Patienten, die in diese Aktivitäten eingebunden werden.

Arbeit im interdisziplinären Team

Ist die Ergotherapeutin die „Expertin" für die Behandlung des fazio-oralen Traktes, so liegt auch die Anleitung der anderen Teammitglieder und der Angehörigen in ihrer Verantwortung.

Teammitglieder: Innerhalb eines Therapietages bzw. einer Therapiewoche muss es zeitliche Rahmen geben, in denen Information ausgetauscht werden und Anleitung stattfinden kann.

Insbesondere zwischen Ergotherapeutinnen und Krankenpflege ist eine intensive Zusammenarbeit unabdingbar. Beginnt für einen Patienten z. B. der orale Kostaufbau, ist es sinnvoll, die personelle Kapazität für die Mahlzeiten aufzuteilen. Die wesentlichen Informationen zur Essenssituation des Patienten sind von der Ergotherapeutin in einer „Information zur oralen Aufnahme" (Abb. 2.**51**) festgehalten und mit der Bezugspflegekraft besprochen worden. Die Übertragung der Mahlzeitenbegleitung auf mehrere Berufsgruppen ist zum einen zwingend notwendig, da Therapeutinnen nicht rund um die Uhr in der Klinik sind. Zum anderen benötigen Patienten, solange sie keine Normalkost essen können, intensive Behandlung ihrer spezifischen Probleme im fazio-oralen Trakt und dazu braucht es therapeutische Kapazität.

Innerhalb eines interdisziplinären Behandlungsteams sind fortlaufende Schulungen in der

Informationen zur oralen Aufnahme

für Herrn/Frau : ____________________

Datum : ____________________

Stimulationsphase / **nur** therapeutisches Essen ☐

Orale Nahrungsaufnahme : ☐ Ja ☐ Nein

Essen : ☐ Püreekost-Phase ☐ Weichkost-Phase ☐ Übergangskost-Phase ☐ Normalkost

☐ Diät : ____________________

Menge : ☐ 1 / 1 ☐ 1 / 2 ☐ 1 / 4

Häufigkeit : ☐ 1 x ☐ 2 x ☐ 3x ☐ 4x

Hilfsmittel : ☐ Ja ☐ Nein welche : ____________________

Mit wem : ☐ Therapie ☐ Pflege ☐ Angehörige ☐ Pat. ißt selbständig

Trinken : ☐ Ja ☐ Nein **Menge :** __________ml oral/Tag __________ml p.Sonde/Tag

Andickung : ☐ Ja ☐ Nein **Viskosität :** ☐ löffelfest ☐ cremig ☐ sirupähnlich ☐ wässrig

Was/wieviel: __________ml = ______ Anzahl der Teelöffel

Hilfsmittel : ☐ Ja ☐ Nein welche : ____________________

Mit wem : ☐ Therapie ☐ Pflege ☐ Angehörige ☐ Pat. trinkt selbständig

Vorgehensweise :

Ausgangsposition : ____________________

____

Vorbereitung : ____________________

____

____

Besonderheiten : ____________________

____

____

Nachbereitung : ____________________

____

Bei Fragen wenden Sie Sich bitte an : ____________________

____________________ Unterschrift des/der Ergotherapeuten/-in

____________________ Unterschrift des Stationsarztes

Abb. 2.**51** Information zur oralen Nahrungsaufnahme.

F.O.T.T. erforderlich, damit der Patientenbehandlung ein gemeinsames Fundament zugrunde liegen kann. Auf dieser Grundlage können Informationen, wie sie z. B. aus der „Information zur oralen Aufnahme" (Abb. 2.**51** S. 165) hervorgehen, auch von nicht ständig mit dem Patienten arbeitenden Therapeutinnen und Pflegekräften verstanden und umgesetzt werden. Dies bezieht sich z. B. auf Urlaubsvertretungen, Vertretungen im Krankheitsfall, Schicht- bzw. Dienstwechsel in der Krankenpflege und Wochenenddienste im therapeutischen Bereich.

> **!** Anleitung im Team kann erfolgen:
> - im direkten Gespräch
> - durch stationsinterne, wöchentliche Fortbildungen
> - durch patientenbezogene Workshops (mit oder ohne den Patienten)
> - durch gemeinsame Behandlung des Patienten

Anleitung von Angehörigen

Die Angehörigen sind oft ein wichtiges Bindeglied zwischen Patienten und Therapeutin. Sie sollten so früh wie möglich in die Behandlung miteinbezogen werden.

Dass der Patient möglichst schnell wieder normal essen und trinken kann, ist eines ihrer Hauptanliegen. Dass es bis dahin je nach Schwere der Betroffenheit oft ein langer Weg ist, ist für sie häufig nur schwer zu verstehen.

Um so wichtiger ist es, den Angehörigen frühzeitig verständlich und nachvollziehbar zu machen, was wir tun. Ohne Einbezug in den Rehabilitationsprozess muss es für jemand Außenstehenden vollkommen unverständlich sein, was z. B. die Arbeit im Mund des Patienten mit unseren Fingern bezwecken könnte. Und ebenso bliebe es unverständlich, wieso ein Patient, der sich zwar Brot in den Mund stecken kann, trotzdem eine schwere Schluckproblematik haben kann.

Dabei sollte meines Erachtens das „Selberspüren" und „Selbertun" in den Mittelpunkt unserer Bemühungen rücken. Das heißt, dass Angehörige mit Griffen und Vorgehensweisen vertraut gemacht werden müssen. Wir können Selbsterfahrungen nutzen, um z. B. Faktoren, die eine Bedrohung für den Schutz der Atemwege darstellen, auch dem Nichtbetroffenen erfahrbar zu machen. Wie jeder im Team müssen auch Angehörige wissen, wie sie dem Patienten im Falle von Aspiration am besten helfen können.

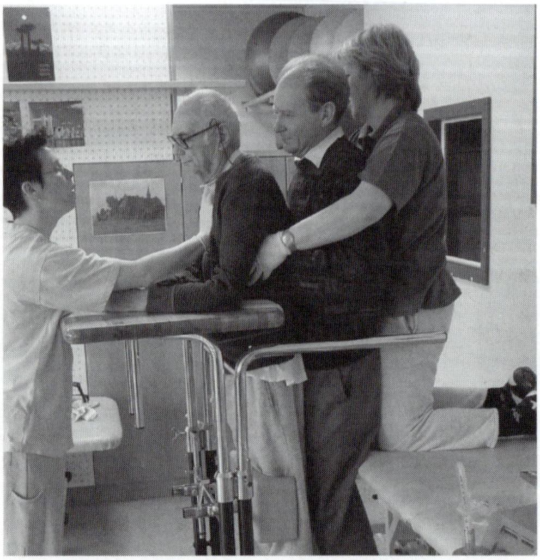

Abb. 2.**52** Anleitung eines Angehörigen zur unterstützten Ausatmung des Patienten, die sowohl zum effektiven Husten als auch zur Lautbildung erforderlich ist.

Beispiel: Normalerweise klopfen wir jemandem, der sich verschluckt, auf den Rücken. Instinktiv klopfen wir dabei in der Ausatemphase des Hustens. Dies ist nicht schwer, weil wir ein normales Hustenmuster zeigen. Das Husten läuft jedoch beim neurologisch betroffenen Patienten oft anders ab: Anstatt in Flexion zu gehen, tendieren insbesondere viele schwerer betroffene Patienten dazu, in ein Extensionsmuster zu gehen. Aufgrund mangelhafter Rumpfkontrolle und herabgesetzter Thoraxstabilität husten die Patienten weniger kraftvoll. Atmet der Patient zudem über eine Trachealkanüle, ist ein gut koordiniertes Husten zumeist unmöglich.
Das Klopfen auf den Rücken ist in jedem Fall kontraindiziert, weil es die Tendenz, in Extension zu gehen, verstärkt und damit forcierte Inspiration provoziert, wo kräftiges Ausatmen notwendig wäre.
Angehörige brauchen Anleitung am eigenen Leib und am Patienten, wie sie diesen in der Ausatemphase beim Husten sinnvoll taktil unterstützen können.

Angehörige, die verstehen was wir tun und die sich sicher fühlen im Umgang mit dem Patienten, können zur Übernahme von Aktivitäten angeleitet werden.

Dies kann z. B. auch die vorbereitende Mundstimulation vor dem Zähneputzen bei einem schwer betroffenen Patienten sein. Angeleitete Angehörige unterstützen damit tatkräftig die Rehabilitation des Patienten innerhalb des 24-Stunden-Konzepts.

Einem Angehörigen, der immer ja auch Betroffener ist, ist mehr geholfen, wenn er selber etwas tun kann, als nur neben dem Patientenbett oder dem Rollstuhl als Zuschauer stehen zu müssen.

> **!** Angehörigenarbeit im Rahmen der F.O.T.T. beinhaltet:
> - Anwesenheit
> - Information
> - Selbsterfahrungen
> - Anleitung (z. B. zur Mundpflege, Essensbegleitung, Haltungsunterstützung etc.)
> - Anleitung zur Durchführung eines Heimprogramms
> - Umgang mit Notfallsituationen (Verschlucken, Würgen, Erbrechen)

Interdisziplinarität der F.O.T.T.

Kay Coombes hat vom Beginn ihrer Unterrichtstätigkeit an ihr Behandlungskonzept als interdisziplinären Therapieansatz weitergegeben.

F.O.T.T.-Kurse werden für Ärzte, Ergotherapeutinnen, Krankenpfleger, Logopäden und Physiotherapeuten ausgeschrieben.

Damit sind die Berufsgruppen zusammengefasst, die nahezu immer auch

das neurologische Rehabilitationsteam darstellen, welches zum einen über einen fundierten medizinischen und therapeutischen Hintergrund verfügt und zum anderen direkt mit den vielschichtigen Aspekten neurologisch bedingter Beeinträchtigungen des fazio-oralen Traktes zu tun hat.

Es steht dabei natürlich außer Frage, dass alle Mitglieder des Behandlungsteams über Grundkenntnisse der F.O.T.T. verfügen sollten.

Interdisziplinarität bedeutet nicht, dass alle alles und alles gleich machen.

Die Mitglieder einer Schiffsbesatzung tun - jeder nach seinem Aufgabenbereich - etwas anderes, aber das Tun aller dient dem Schiff und seinem Auftrag.

Beispiele:

1. Verschluckt sich ein Patient, muss der, der gerade mit dem Patienten zu tun hat, in der Lage sein, qualifizierte Hustenhilfe zu geben. Ein Patient verschluckt sich an seinem Speichel in der Physiotherapie genauso wie beim Waschen mit der Krankenpflege.
2. Hat ein Patient Mühe, überhaupt seinen Speichel zu schlucken, wird darin ein grundsätzliches Behandlungsziel z. B. für die Ergotherapeutin als Hauptverantwortliche liegen. Beim Umlagern des Patienten muss aber auch die Pflegekraft den Umstand von Speichelansammlung in der Wange des Patienten berücksichtigen und den Speichel vorher mit Gaze aus seinem Mund nehmen. Auch in der Logopädie wird dem Patienten bei der Arbeit, z. B. beim Benutzen einer Kommunikationstafel, Speichel aus dem Mund laufen. Die Logopädin muss wissen, wie sie ihn beim Schlucken fazilitieren kann.
3. Jeder im Team sollte im Gespräch mit einem Dysphagiepatienten, der im Rollstuhl sitzt, den Umstand berücksichtigen können, dass wir vor dem Patienten stehend eine wenig hilfreiche Kopfhaltung („kurzer Nacken“) herausfordern und uns dementsprechend in die Hocke begeben.

Ganz wesentlich bestimmt die Struktur einer Klinik, eines Pflegeheims oder einer Institution die Aufgabenbereiche der jeweiligen Berufsgruppe.

In der Regel wird in jeder Klinik einer Berufsgruppe die Therapie des fazio-oralen Traktes als Aufgabenschwerpunkt und Hauptverantwortungsbereich übertragen. Welche Berufsgruppe dies ist, hängt von verschiedenen Faktoren ab:

- Vorgaben der Klinikleitung
- personelle Kapazität
- Qualifikation der Mitarbeiter
- tatsächliche praktische Anwendung
- persönliches Interesse

In Deutschland und der Schweiz findet man in verschiedenen Rehabilitationseinrichtungen alle oben genannten Berufsgruppen (die Ärzte ausgenommen) als Hauptvertreter der F.O.T.T.

Aus-, Fort- und Weiterbildung

F.O.T.T.-Kurse werden derzeit als fünftägige Grund- und dreitägige Auffrischungskurse (Refresherkurs) angeboten.

Die Grundkurse werden mittlerweile fast alle von F.O.T.T.-Instruktoren, die von Kay Coombes ausgebildet wurden, angeboten. Derzeit (Mitte 2001) gibt es acht F.O.T.T.-Instruktoren in Deutschland und der Schweiz, die sich aus vier Ergotherapeutinnen, einer Logopädin, einem Sprachtherapeuten, einer Physiotherapeutin und einer Krankenpflegerin zusammensetzen.

Refresherkurse werden ausschließlich von Kay Coombes unterrichtet und setzen einen Grundkurs voraus. Die Kursinhalte werden in Form von Vorträgen, Selbsterfahrungen, Workshops und praktischer Arbeit mit Patienten vermittelt.

Daneben bieten die F.O.T.T.-Instruktoren auch Einführungsseminare in die Therapie des fazio-oralen Traktes an, die zumeist an Wochenenden stattfinden. Seit vier Jahren wird jährlich zudem ein viertägiges Seminar zur Therapie des fazio-oralen Traktes bei Patienten mit Trachealkanüle angeboten. Die hier genannten Fortbildungsmöglichkeiten finden grundsätzlich interdisziplinär statt.

Adressen

Auskunft für Veranstaltungsorte, S.I.G.-Meetings (Special Interest Group), Adressenkartei

F.O.T.T.™ – International
Sekretariat
Heike Sticher
Gotthardstr. 10
CH – 4054 Basel
Tel./Fax: 0041/61/3 030 613

Bezugsadresse für Trinkbecheraufsatz und Cheyne spoone

ARCOS
Whitbourne Lodge
137 Church Street
Malvern, Worcs. WR 14 2 AN
U.K.
Tel.: 0044 1684 576,795
Fax: 0044 1684 576 895

Literatur

Zitierte und verwendete Literatur

Affolter F, Bischofberger W. Wenn die Organisation des zentralen Nervensystems zerfällt – und es an gespürter Information mangelt. Villingen-Schwenningen: Neckar-Verlag GmbH; 1993.

Bartolome G et al. Schluckstörungen – Diagnostik und Rehabilitation. 2. Auflage. München, Jena: Urban & Fischer; 1999.

Bader-Johannson C. Motorik und Interaktion. Stuttgart: Thieme; 2000.

Coombes K. Skript zum Grundkurs F.O.T.T.™. 1996.

Davies PM. Hemiplegie. Rehabilitation und Prävention. 18. Auflage. Berlin, Heidelberg, New York, Tokyo: Springer; 1986.

Gratz C, Woite D. Die Therapie des Fazio-oralen Traktes bei neurologischen Patienten – Zwei Fallbeispiele. Idstein: Schulz-Kirchner; 2000.

Hochschild J. Strukturen und Funktionen begreifen – Funktionelle Anatomie – Therapierelevante Details. Stuttgart, New York: Thieme; 1998.

Lipp B, Schlaegel W. Wege von Anfang an. Villingen-Schwenningen: Neckar-Verlag GmbH; 1996.

Morales RC. Die Orofaziale Regulationstherapie. München: Pflaum;1991.

Morris SE, Klein MD. Mund- und Esstherapie bei Kindern – Entwicklung, Störung und Behandlung orofazialer Fähigkeiten. Stuttgart: Gustav Fischer; 1995.

Vereinigung der Bobath-Therapeuten Deutschland e. V. Zum Gedenken an Dr. h. c. Bertha Bobath. Bremerhaven: Druckhaus Lehe-Nord GmbH; 1991.

Weitere Grundlagenliteratur

Davies PM. Wieder Aufstehen. Frühbehandlung und Rehabilitation für Patienten mit schweren Hirnschädigungen. Rehabilitation und Prävention 30. Auflage. Berlin: Springer; 1995.

Groher M. Dysphagia – Diagnosis and Management. 3. Auflage.

Boston, London, Oxford: Butterworth-Heinemann; 2000.

Jones B, Donner MW. Normal and abnormal Swallowing – Imaging in diagnosis and therapy. New York, Berlin, Heidelberg: Springer; 1991.

Lipp B et al. Gefangen im eigenen Körper – Lösungswege. Villingen-Schwenningen: Neckar-Verlag GmbH; 2000.

Logemann JA. Evaluation and Treatment of Swallowing Disorders. 2. Auflage. Austin/Texas: pro-ed; 1998.

Empfehlung zur Vertiefung

Dikeman KJ, Kazandjian MS. Communication and Swallowing Management of Tracheostomized and Ventilator Dependent Adults. San Diego, London: Singular Publishing Group; 1997.

Oetter P, Richter EW, Frick SM. M. O. R. E. Ein entwicklungstherapeutisches Konzept. Der Mund als Quelle sensorisch-integrativer Funktion. Dortmund: verlag modernes lernen; 1999.

Logue AW. Die Psychologie des Essens und Trinkens. Heidelberg, Berlin, Oxford: Spektrum Akademischer Verlag GmbH; 1995.

Artikel, Zeitschriften

Landel R, Fischer B. Musculoskeletal Considerations in the Neurologically Impaired Patient. 1993; 3/2000.

Meier-Baumgartner. Das Bobath-Konzept. In: Zeitschrift für Gerontologie. 1987.

Nusser-Müller-Busch R. Therapie des Fazio-oralen Traktes (FOTT) zur Behandlung fazio-oraler Störungen und Störungen der Nahrungsaufnahme. In: Forum Logopädie. 1997; 2: Sonderdruck.

Nusser-Müller-Busch R. Therapieansätze bei Störungen der Nahrungsaufnahme – Eine Standortbestimmung. In: Forum Logopädie. 1997; 2.

Pinnington L, Hegarty J. Effects of Consistent Food Presentation on Oral-Motor Skill Acquisition in Children with severe Neurological Impairment. In: Dysphagia. 2000; 15: 213–223.

Tittmann D. F.O.T.T.™. Ein interdisziplinärer Ansatz. In: not. 2001; 2: Sonderdruck.

Többeck S. Kau- und Schluckstörungen bei Schlaganfallpatienten. In: Diät + Information. 1996; 5.

Woite D. Therapie des Fazio-oralen Traktes nach Coombes. In: Praxis Ergotherapie. 1997; 10.

2.4.6 Das Affolter-Konzept

Margo Arts

Einleitung

Vielfältiger Art und komplex sind die Probleme, die neurologische Krankheitsbilder bei Menschen mit sich bringen können. Nicht allein Motorik und Sensorik sind mehr oder weniger stark gestört, beeinträchtigt sind auch Konzentration, Gedächtnis, Kommunikation, Verhalten und Körperbewusstsein sowie räumliche und zeitliche Wahrnehmung. In der Ergotherapie sehen wir, dass bei diesen Patienten die Planung von Alltagsaktivitäten und deren Ausführung oft nur eingeschränkt möglich sind. Diesen Menschen zu ermöglichen, sich in ihrem Leben zurechtzufinden, ist eine wichtige Aufgabe der Ergotherapie. Ein unterstützendes Konzept, um dieses Ziel zu erreichen, ist die Therapie nach Affolter. Das Affolter-Konzept wird auch „Arbeiten nach dem St. Galler Modell" oder „Geführte Interaktionstherapie" genannt.

Diese Therapie ermöglicht es den Patienten, praktisch und alltagsbezogen zu lernen.

Beschreibung des Therapiekonzepts

Durch die Auseinandersetzung mit der Umwelt im Rahmen von problemlösenden Alltagsgeschehnissen gelangt ein Mensch zum Wissen, wie die Beziehung zwischen seinem Körper und der Umwelt beschaffen ist; er erhält gespürte Wahrnehmungsinformation.

Bei gestörter Wahrnehmung kann man durch gezieltes *Führen* an Händen und Körper während alltäglichen Geschehnissen zur Verbesserung der gespürten Informationssuche beitragen. *Führen* bedeutet, dass eine andere Person (Therapeutin, Angehörige, Pflegepersonal etc.) mit dem Körper des Patienten Handlungen so ausführt, dass gemeinsam Beziehungen zwischen Patient und Umwelt hergestellt und exploriert werden.

Das Hauptziel des Führens ist es, den wahrnehmungsgestörten Menschen zu angemessener Spürinformation in seiner Interaktion mit der Umwelt zu verhelfen. Um dieses Ziel zu erreichen, wird der Mensch mit Wahrnehmungsstörungen beim Lösen alltäglicher Probleme am Körper geführt. Dadurch kann er mit der Umwelt in eine Spürinteraktion treten und beim Lösen alltäglicher Probleme Spürerfahrungen sammeln. Der Patient erhält mit dem Führen eine Hilfestellung für eine Spürerfahrung, die er alleine nicht gewinnen kann. Spürinformationen sollen über das Führen vermittelt werden, wobei man erfahren kann: „Wo bin ich?" und zu gleicher Zeit „Wo ist meine Umwelt?" Wenn der Patient weiß, wo er ist, können auch Ursache-Wirkungsbeziehungen wahrgenommen werden.

Durch *Führen* kann gespürte Information über das Interaktionsgeschehen so vermittelt werden, als hätte man die Interaktion selbst ausgeführt (Bischofberger 1989).

Die Therapie nach Affolter kann man als eine Art „Ordnungstherapie" betrachten, mit der die Probleme der Desorganisation des Gehirns angegangen werden können.

Ziele des Affolter-Konzeptes

Allgemeines Ziel des Führens ist die Verbesserung der Wahrnehmungsorganisation, nicht die motorische Fertigkeit. Eine Erweiterung der gespürten Erfahrung steht im Vordergrund.

- Es geht darum, über das Führen den wahrnehmungsgestörten Menschen zu einer besseren Wahrnehmungsorganisation und an-

gemessener Hypothesenbildung zu verhelfen. Hypothesenbildung bedeutet in diesem Sinne, sich Gedanken zu machen über das Geschehnis: Was, wann, wo, und wie muss ich es machen?
- Durch das Führen können Informationen entstehen, die es dem Patienten ermöglichen, seine Informationssuche sowohl zur *Position seines Körpers in der Umwelt* (Wo bin ich? - Wo ist meine Umwelt?) als auch zum *Geschehen* (Was ist die Ursache? - Was ist die Wirkung?) angemessener zu organisieren (überarbeitet nach http://www.wahrnehmung.ch).

Dadurch können die betroffenen Menschen im Laufe der Zeit ein größeres Verständnis, mehr Flexibilität, Selbstständigkeit und verbesserte sprachliche Leistungen erreichen.

Beim Führen werden die folgenden Aspekte berücksichtigt:

1. Der Patient wird geführt in **alltäglichen Geschehnissen.**
2. Der Patient befindet sich in einer **stabilen Ausgangsposition:** im Liegen, Sitzen oder Stehen. Sein Körper hat soviel Kontakt mit der stabilen Umwelt wie nötig und möglich: mit der Unterlage (Boden), an den Seiten (Wände, Ecken, Schränke).
3. Die Therapeutin **sitzt** oder **steht** hinten dem Patienten oder seitlich von ihm.
4. Die Aufgabe, das **Ziel** wird dem Patienten **kurz erklärt.** Beispiel: Wir probieren aus dem Bett aufzustehen oder wir machen einen Toast Hawaii.
5. **Die Hände der Therapeutin sind beim Führen während einer Alltagsaktivität in Kontakt mit den Händen des Patienten.** Die Therapeutin führt den Patienten so, wie sie die Tätigkeit selbst ausführen würde. Die rechte Hand der Therapeutin liegt auf der rechten Hand des Patienten, ihre linke Hand auf der linken Hand des Patienten. Die Hände bedecken einander kongruent. Hierdurch können Spürinformationen über die ganze Hand inklusive Fingerspitzen vermittelt werden.
6. **Die Körperseiten werden abwechselnd geführt** (Abb. 2.**53**). Es wird ein Handlungsschritt auf der rechten Seite geführt, zum Beispiel das Messer ergreifen. Nach dieser Aktion wird auf der selben Seite Spürinformation über das Geschehnis ***und*** über die Position vermittelt. Diese Informationssuche zeigt sich zum Beispiel in Explorationsbewegungen an der Hand auf dem Messer (Spürinformation über das Geschehen). Danach wird das Gesäß leicht auf der Unterlage bewegt, damit der Patient seine Position in Bezug zur Unterlage spürt. Es folgt nun ein Handlungsschritt auf der linken Seite. Hierdurch erhält der Patient Spürinformationen über das Geschehnis und über seine Position in der Umwelt.
7. **Während des Führens wird nicht gesprochen,** damit der Patient sich aufs Spüren konzentrieren kann. Vor oder nach dem Führen jedoch kann man mit dem Patienten gesprochen werden.

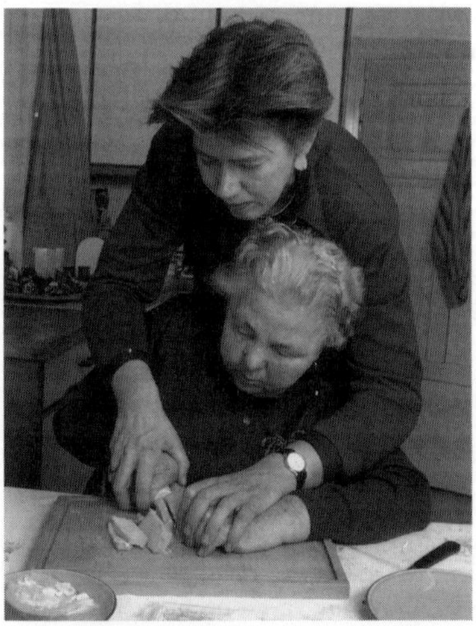

Abb. 2.**53** Die Patientin mit linksseitiger Hemiplegie wird beim Käseschneiden zu Hause geführt.

Stabile Umwelt bedeutet (siehe Abb. 2.**53**):
- Die Füße sind auf dem Boden.
- Die Patientin sitzt auf einem Hocker, mit ihrem Rumpf gegen den Tisch geneigt.

Mit der linken Hand hält die Patientin den Käse fest. Die Therapeutin hilft ihr mit dem Suchen nach Spürinformation. Sie vermittelt über ihre Hände den Händen der Patientin folgende Spürinformationen über das **Geschehen:**
- In der linken Hand befindet sich der Käse.
- Der Käse ist fest.
- Durch den Käse ist das Brett und der Tisch spürbar.
- Der Tisch ist stabil und hart.

Am linken Handgelenk erspürt die Therapeutin mit der Patientin die Beziehung Handgelenk-

Brotbrett-Tisch. Am linken Unterarm und Ellbogen lässt die Therapeutin den Kontakt mit dem Tisch spüren.

Mit ihrer rechten Hand hält die Patientin das Messer und schneidet den Käse.
Die Therapeutin lässt spüren:
- Das Messer hat einen harten Griff.
- Wenn wir das Messer hin und her nach unten bewegen, können wir den Käse durchschneiden.
- Das Schneiden ist fertig, wenn wir mit dem Messer das Brotbrett erreichen.

Die Messerbewegung wird von der Tischplatte gestoppt, der Käse ist durchgeschnitten. Das Brotbrett bedeutet in diesem Fall einen festen Widerstand, ein spürbares klares Ende.

Danach wird das Becken der Patientin leicht auf dem Hocker bewegt, damit die Patientin spürt dass sie sitzt. So wird Spürinformation über die Position vermittelt.

Anwendungsbereiche des Affolter-Konzepts

- entwicklungsauffällige Babys und Kleinkinder
- sprachauffällige Kinder und Erwachsene
- Kinder mit Schul- und Lernschwierigkeiten
- Kinder mit Verhaltensauffälligkeiten
- Jugendliche mit Schwierigkeiten in der beruflichen Eingliederung
- autistischen Kinder und Erwachsene
- POS/MCD-Kinder
- Kinder und Erwachsene mit erworbenen Hirnschädigungen
- Kinder und Erwachsene mit anderen neurologischen Krankheitsbildern
- geriatrische Patienten
- Erwachsene mit psychiatrischen Krankheitsbildern

(überarbeitet nach http://www. wahrnehmung.ch)

Entstehung des Therapiekonzeptes

Frau Dr. F. Affolter ist klinische Psychologin, ausgebildete Logopädin, Lehrerin und Gehörlosenlehrerin. Affolters lerntheoretische Ausrichtung wurde stark von der Arbeit des Genfer Kinderpsychologen Jean Piaget (1896-1980) beeinflusst, dessen Annahmen sie um neuere Erkenntnisse in der kognitiven Psychologie und der Informationsverarbeitung erweiterte.

Affolter ist Master in Audiology (University of Minnesota) und promovierte in den Sprachwissenschaften (Pennsylvania State University). Sie gründete in St. Gallen in der Schweiz das Zentrum für Wahrnehmungsstörungen und die Sonderschule für Kinder mit Wahrnehmungsstörungen.

Affolter fragte sich schon immer: „Warum versagen wahrnehmungsgestörte Kinder und hirngeschädigte Erwachsene im Alltag?" Um auf diese Frage Antwort zu finden, hat sie mehr als 30 Jahre lang Forschungen durchgeführt. Diese wurden unter anderem vom Schweizerischen Nationalfonds zur Förderung der wissenschaftlichen Forschung (SNF) finanziert. Die Forschungen stützten sich auf die klinische Arbeit mit gehörlosen und sprachgestörten Kindern und hirngeschädigten Erwachsenen.

Sie setzt sich mit der Fragestellung auseinander: *Wie lernt der Mensch?* Bei seiner Geburt ist der Mensch ein hilfloses Wesen, total abhängig von anderen Menschen. Wenn er erwachsen ist, ist er zu komplexen Leistungen fähig: Er kann sprechen, lesen, schreiben. Er erkennt Abbildungen und kann diese auch selber herstellen. Er imitiert und reproduziert. Der Mensch kann sich außerdem immer wieder an sich dauernd verändernde Situationen anpassen. Die Besonderheit des Menschen ist, dass er *kreativ* und *flexibel* handelt.

Laut Affolter findet diese Entwicklung statt, weil der Mensch gelernt hat. Das Baby, der Mensch, braucht, um zu lernen bzw. um sich zu entwickeln, unbedingt die ständigen Interaktionen und Auseinandersetzungen mit der Umwelt. In ihrer Arbeit hatte Affolter mit Kindern zu tun, die hörten, aber nicht fähig waren, zu sprechen. Sie fragte sich, warum diese Kinder nicht sprechen lernten. Sie waren nicht vernachlässigt oder körperlich behindert.

Bei ihren Untersuchungen verglich sie diese auffälligen Kinder mit gehörlosen Kindern. Die gehörlosen Kinder lernten, sich selber anzuziehen, zu essen, wurden selbstständig im Alltag, obschon sie keine sprachliche Informationen erhielten. Dies deutete darauf hin, dass sprachliche Informationen nicht unbedingt notwendig sind, um Alltagsaktivitäten auszuführen, was bedeutet, dass Alltagsaktivitäten im Wesen nonverbal sind (Affolter 2000).

Dann beobachtete sie die Kinder mit verzögerter Sprachentwicklung. Diese fielen vor allem bei nichtsprachlichen Leistungen auf. Sie spielten oft in der gleichen Art und Weise, waren dauernd in Bewegung, meist unselbstständig und hatten Mühe, mit anderen Kindern zusammen zu spielen. So zeigten sie zum Beispiel große Manipulationsschwierigkeiten beim Verschließen einer Flasche mit einem Deckel. Daneben waren die auditiven und visuellen Leistungen unauffällig (Affolter 1983 in Bischofberger 1989). Das Verhalten dieser Kinder war andersartig. Was war die Basis dieses Verhaltens? Affolter beobachtete, dass diese Kinder Schwierigkeiten mit dem adäquaten Berühren, Bewegen, Umfassen ihrer Umwelt hatten (der Begriff der Umwelt umfasst dabei Menschen, Gegenstände, Materialien, Tiere, Pflanzen und die feste Umwelt mit Unterlagen und Seiten). Frau Dr. Affolter zog daraus die Schlussfolgerung: Diese wahrnehmungsgestörten Kinder versagten in Alltagssituationen, weil sie die Spürinformationen nicht richtig verarbeiten konnten. Deshalb konnte die Sprache sich bei diesen Kindern nicht entwickeln.

Ende der siebziger Jahre kam der damalige Chefarzt der schweizer Rehabilitationsklinik Valens, Dr. med. W. M. Zinn in Kontakt mit Frau Dr. Affolter. Durch ihn lernte sie in der genannten Rehabilitationsklinik Patienten mit schwerer Hirnschädigung kennen. Es waren Patienten, bei denen man auf Grund ihrer Verhaltensauffälligkeiten an einer Grenze angelangt war. Mit den verschiedensten therapeutischen Konzepten kam man bei diesen Patienten nicht weiter.

Frau Dr. Affolter kam nach intensiver Beobachtung dieser erwachsenen Patienten zu der Schlussfolgerung, dass auch diese hirngeschädigten Patienten Schwierigkeiten mit dem Suchen und Entnehmen von Spürinformationen aus der Umwelt haben. So entstanden diese Verhaltungsauffälligkeiten.

Die Anwendung des Therapiemodells nach Affolter als interdisziplinärer Prozess wird bei neurologischen Patienten seitdem erfolgreich in vielen Kliniken angewendet. Es verhilft nicht nur Ergotherapeutinnen, sondern auch Ärzten, Physiotherapeuten, Logopäden, Pflegenden - also dem gesamten Rehabilitationsteam - ihre Ziele mit den Patienten, deren Angehörigen und Bezugspersonen zu erreichen.

Das Affolter-Konzept wird stets weiter entwickelt und wissenschaftlich unterbaut. Frau Dr. Affolter reist jährlich zu Forschungen an der Universität von Minnesota in die USA.

Schwerpunkte des Affolter-Konzepts

Affolter und Mitarbeiter haben sich sehr intensiv mit dem Spürsinn, dem *taktil-kinästhetischen System* befasst. Nach Affolter ist das taktil-kinästhetische System für den Menschen besonders wichtig. Es vermittelt und verarbeitet

- die sensorischen Qualitäten Berührung, Druck, Vibration, Wärme, Kälte und Schmerz aus der Haut und
- aus dem Körperinnern die Spannung der Muskeln, Sehnen, Bänder, Stellung der Gelenke, insbesondere auch deren Stellungsänderungen.

Dies wird alles zur gleichen Zeit verarbeitet, deshalb spricht man von einem System. Das taktil-kinästhetische Sinnessystem ist das einzige Sinnesorgan, womit der Mensch wirklich mit der Realität in Kontakt kommt. Beim Sehen und Hören ist kein direkter Kontakt mit der Realität vorhanden. Das taktil-kinästhetische System dagegen verleiht der wahrgenommenen Welt Substanz und Wirklichkeit.

Beispiel: Durch das Anschauen einer Orange erhalte ich keine genaue Information über sie. Auch über das Hören kann ich keine Information bekommen. Wenn ich die Orange in die Hand nehme, kann ich sie richtig wahrnehmen. Ich spüre, sie ist rund, uneben, leicht warm und beim Drücken gibt sie leicht nach.

Das taktil-kinästhetische System ermöglicht es dem Menschen, leichter und schneller zu lernen. „Viele komplexe Faktoren und Einflüsse spielen beim Lernen eine Rolle, aber das Nervensystem lernt durch Tun", wie Moore ausführt (1980 in Davies 1995). Sie fährt fort, dass, obwohl Lernen auch durch Beobachten möglich ist, „dies nie so effektiv wie aktives Lernen war. Der Organismus muss sozusagen an einer Handlung teilhaben und erst durch diesen Erfahrungsprozess werden dauerhafte Engramme angelegt.". So dürfte es unmöglich sein, nur durch das Zuschauen oder nur durch verbale Instruktionen schwimmen, Auto fahren oder Tennis spielen zu lernen (Davies 1995). Um diese Fertigkeiten zu lehren, ist es unbedingt notwendig, diese Handlungen geführt zu spüren.

In der Rehabilitation hat man gesehen, dass das Führen, das Geben von Spürinformationen eine große Unterstützung ist, z. B. um hirngeschädigten Erwachsenen das Anziehen oder das Gehen erneut zu lehren. Führen ist die klarste und effektivste Instruktionsart.

Die Bedeutung des taktil-kinästhetischen Sinnessystems (Bischofberger 1989)

Zwischen dem Mensch und seiner Umwelt besteht eine andauernde Wechselwirkung. Damit der Mensch im Alltag richtig handeln kann, braucht er Informationen. Diese Informationen über seine Umwelt erhält er über verschiedene Sinnessysteme: Gehör, Geruch, Sehvermögen, Geschmacksinn, Vestibulärsystem, taktil-kinästhetisches System oder Spürsinn.

In Bezug auf die anatomisch-physiologische Organisation unterscheidet sich das Spüren vom Sehen und Hören durch

- den multimodalen Charakter,
- das Stabphänomen,
- die Kombination von Aufnahme- und Ausführungsorgan.

Diese Begriffe werden im Folgenden erläutert.

Multimodaler Charakter: Dieser Begriff wurde 1962 von Gibson beschrieben. Er hielt fest, dass die Spürinformation äußerst komplex sei. Sie setze sich aus gesetzmäßigen Kombinationen von Modalitäten zusammen, nämlich: Wärme und Kälte, Oberflächen- und Tiefensensibilität, Schmerz sowie Erregungen des Vestibulärapparates. In Testsituationen können wir die Oberflächen- und Tiefensensibilität getrennt prüfen. Im Alltag, beim Handeln, gibt es keine Trennung dieser beiden Sinnessysteme. Sie arbeiten eng zusammen.

Gibson (1962) schrieb ferner, dass es keine einzelne Struktur oder ein Organ für das Spüren gebe, wie dies beim Auge und beim Ohr der Fall sei. Der gesamte Körper ist am Spüren beteiligt. Als Beispiel führte Gibson das Abtasten eines Objektes an: Bewegungen des Abtastens verursachen Veränderungen der Winkel zwischen den Fingern, zwischen Fingern und Hand, Hand und Arm, Unter- und Oberarm, Oberarm und Schultergürtel, Schultergürtel und Rücken. Alle diese Veränderungen tragen zur Information über das abgetastete Objekt bei. Diese Information wird mit weiteren Hinweisen kombiniert: von den Vestibulärorganen und der Haut im Kontakt mit dem Objekt und der Unterlage.

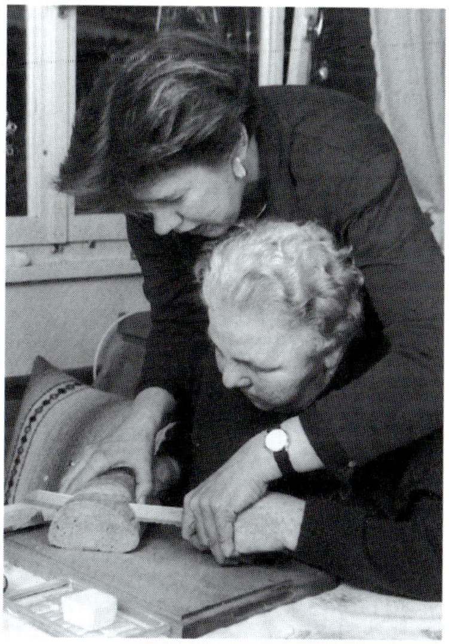

Abb. 2.**54** Stabphänomen: Die Patientin wird beim Brotschneiden geführt. Durch das Messer spürt sie mit ihrer linken Hand das Brot und mit ihrer rechten Hand durch Brot und Brotbrett den Tisch, die stabile Unterlage.

Beispiel: Wenn ich einen Apfel aus einer Obstschale nehmen möchte, die auf einem tiefen Tisch steht, strecke ich meine rechte Hand zum Apfel aus. Gelenkstellungsveränderungen finden statt von den Fingern über das Handgelenk, dem Unterarm, dem Oberarm bis zur Schulter. Der Oberkörper beugt sich leicht nach vorne und unten. Gleichzeitig spüre ich mit meiner rechten Hand den runden kühlen Apfel und die harte Obstschale, ferner mit den Füßen den Boden, die stabile Unterlage. Das Vestibulärsystem ist außerdem dafür zuständig, dass ich bei diesen Handlungen mein Gleichgewicht behalte.

Das Stabphänomen beschrieb Gibson (1962) als eine weitere Eigenschaft, die nur im taktil-kinästhetischen Sinnessystem zu finden ist, beim Hören und Sehen aber nicht auftrete (Abb. 2.**54**).

Von den Blinden ist bekannt, dass sie mit ihrem weißen Langstock den Weg abtasten, wobei sie nicht nur mit Markierungen (Randstein), sondern auch mit anderen Gegenständen in Berührung kommen. Sie spüren durch den Stock, ob ein Gegenstand rund oder eckig ist, ob er verschoben werden kann oder nicht. All dies kann der Blinde mit der Spitze des Stabs wahrnehmen (= Stabphänomen).

Mittels des Spürsinns können wir also durch Gegenstände „hindurch spüren", dadurch erfahren wir topologische und Ursache-Wirkungsbeziehungen in Relation zur Unterlage, Seite und uns selbst. Diese Erfahrungen sind von wesentlicher Bedeutung für die räumlich-visuelle Wahrnehmung und Orientierung.

Kombination von Aufnahme- und Ausführungsorgan: Beim Berühren liegen Informationsaufnahme und Ausführungsbewegungen beieinander (Gibson 1962 in Bischofberger 1989).Wenn ich etwas berühre, nehme ich Spürinformation auf. Gleichzeitig kann ich das, was ich berühre, verändern.

Beispiel: Wenn ich einen nassen Waschlappen in meiner Hand bewege, um mich selber zu waschen, finden viele Widerstandsveränderungen mit dem Waschlappen statt. Gleichzeitig spüre ich auch, dass der Waschlappen nass, dünn, kalt und glitschig ist.

Schlussfolgerung: Das taktil-kinästhetische System kombiniert also empfangende und erkennende Funktionen sowie sinnliche und motorische Prozesse. Es ist durch seine Vielfalt wie keine andere Modalität befähigt, Informationen über die Beschaffenheit und die wechselseitigen topologischen Beziehungen von Gegenständen zu erwerben. Es ist das geeignetste System, um die Dreidimensionalität des Raumes und unseres Agierens in ihm zu erfassen.

Interaktion

Im Affolter-Konzept ist die *Interaktion zwischen Person und Umwelt* von großer Bedeutung.

Der **Alltag** verlangt ständig **Interaktion.** Wenn ich aufstehe, mich wasche, Frühstück zubereite usw., bin ich aktiv, führe ich **Aktionen** aus. Dies wird im zweiten Teil des Wortes Interaktion durch den Begriff **Aktion** (Handlung) angedeutet. Woher aber kommt das Wort **„inter"** (lat.: zwischen)?

Alltägliche Aktivitäten oder Geschehnisse haben nicht nur mit dem **Akteur/Person/ Mensch,** z. B. mir selbst, etwas zu tun. Sie beziehen jeweils auch die **Umwelt** mit ein: „Umwelt" nicht nur im Sinne von Unterlagen/Seiten/Gegenständen, sondern auch Personen. Dies heißt, dass im Laufe der Geschehnisse nicht nur ich, sondern mit mir sich immer auch die Umwelt verändert, dass also etwas **„zwischen"** mir und der Umwelt geschieht.

Damit wird etwas ganz Wichtiges ausgesagt: Alltag mit seinen Interaktionsgeschehnissen verlangt ***Veränderungen:*** Ich ziehe Kleidungsstücke an, bereite Kaffee zu und trinke ihn, nehme dazu Geschirr aus dem Schrank, versorge es später wieder. Im Alltag sind wir andauernd beschäftigt mit Berühren, Umfassen, Festhalten, Aufheben, Wegnehmen, Loslassen, Trennen, Zusammenbringen und Transportieren von Gegenständen und Menschen. Das heißt, Interaktion beinhaltet Veränderungen topologischer Beziehungen: zwischen Körper, Unterlage, Seiten, Gegenständen und Personen.

Diese Veränderungen verlangen unbedingt Berührung. Die topologischen Veränderungen sind zielorientiert und haben einen Anfang und ein Ende. Sie schließen Ursache-Wirkungsbeziehungen mit ein (Affolter 2000).

Veränderte taktil-kinästhetische Wahrnehmung und Interaktion

Menschen mit Wahrnehmungsstörungen haben Probleme in der zentralen Organisation von Wahrnehmungsprozessen. Sie interagieren auf Grund ihrer gestörten taktil-kinästhetischen Wahrnehmung auf andere Art und Weise im Alltag. Sie versagen dadurch oft im Alltag. Mit einigen Beispielen soll deutlich gemacht werden, dass wahrnehmungsgestörte Menschen auf die verschiedenste Art und Weise Probleme haben, topologische Veränderungen richtig durchzuführen.

- Sie haben oft Schwierigkeiten, Handlungen zu beginnen, weiterzuführen oder zu stoppen (Abb. 2.**55**).
- Auch können Schwierigkeiten in der Planung der Reihenfolge von Handlungen entstehen.
- Oft wird bei der Ausführung von Handlungen zu viel oder zu wenig Kraft angewendet.
- Handlungen werden zu schnell, zu langsam oder zu aufwändig ausgeführt. Oft fallen Gegenstände auf den Boden.
- Es besteht oft Unsicherheit, welche Gegenstände benützt werden sollen, oder wie die Gegenstände für eine bestimmte Handlung verwendet werden. Die Patienten haben Schwierigkeiten, die Gegenstände zueinander in Beziehung zu bringen.
- Es können Gedächtnisprobleme auftreten.
- Das Verhalten ist auffällig, unangepasst. Das kann sich bei jedem Patienten unterschiedlich zeigen. Es wird als Hektik, Passivität, Angst, Unmotiviertheit, Aggressivität usw. interpretiert.

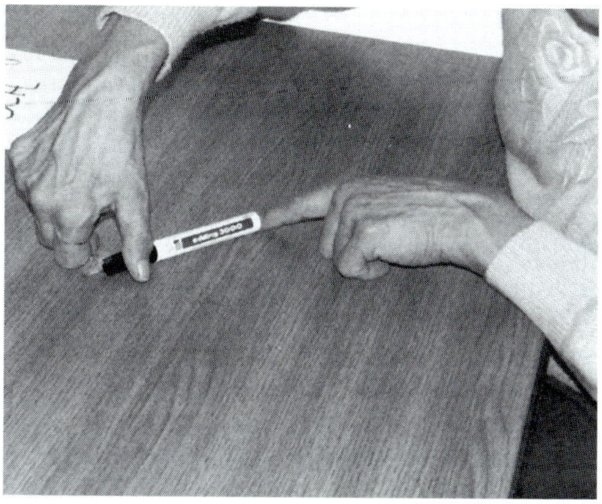

Abb. 2.**55** Der Patientin gelingt es nicht, einen Verschluss von einem Stift zu entfernen, um zu schreiben.

- Die Patienten sind nicht fähig, ihre Bewegungsmöglichkeiten im Alltag einzusetzen.
- Es fehlt an Aufmerksamkeit, Ausdauer und Belastbarkeit.
- Sie haben Mühe, innerhalb einer Aktivität verschiedene Bedingungen gleichzeitig zu berücksichtigen, z. B. abzuwaschen und außerdem darauf zu achten, dass die Suppe nicht überkocht.
- Der Körpertonus kann sich erhöhen oder reduzieren; im ganzem Körper oder in bestimmten Körperteilen.
- Probleme mit der Zeiteinteilung können auftreten.
- Das Einschätzen von Distanzen kann erschwert sein.

Diese Aufzählung ist sicher nicht vollständig, jeder Patient hat wieder andere (individuelle) Probleme.

Interaktionsregeln

Eine wichtige Aufgabe der Ergotherapie ist es, dem Patienten zu ermöglichen, dazuzulernen. Um dem Patienten vermehrt Lernmöglichkeiten anbieten zu können, ist es notwendig, zu verstehen, wie Menschen während ihrer Entwicklung und später als Erwachsene lernen. Dies ist nicht nur essentiell, weil der Patient Funktionen wieder zurückgewinnen muss, die er lange vorher in einer früheren Entwicklungsphase erworben hat, sondern weil zwischen beiden Lernformen enge Verbindungen zu bestehen scheinen (Davies 1995).

Affolter hat intensiv studiert, wie Babys lernen. Vor allem die ersten 18 Monate sind dabei wichtig. Das gesunde Kind ist unermüdlich damit beschäftigt, seine Umwelt zu „begreifen". Über das Berühren, Umfassen, Bewegen und Verändern seiner Umwelt sammelt das Kind gespürte Erfahrungen über die Umwelt *und* über sich selbst in Bezug auf seine Umwelt.

Hieraus können wir verstehen, wie der Mensch lernt, mit der Umwelt in Kontakt zu treten. Affolter hat aus ihren Beobachtungen von Babys wichtige Interaktionsregeln entwickelt. Die Erkenntnisse dieser Interaktionsregeln sind Grundlagen für die geführte Interaktionstherapie mit wahrnehmungsgestörten Menschen. Die wichtigsten Interaktionsregeln werden im Folgenden besprochen.

Interaktionsregeln nach Affolter (2000)

Regel des Berührens (0-7 Monate)

Das Berühren - die elementarste Interaktionseinheit!

Die Regel des Berührens ist die Basisregel und ist die erste, die das Baby lernt. Um in Kontakt mit der Umwelt zu kommen, ist Berührung notwendig. Das sind Grundregeln. Um topologische Veränderungen in der Umwelt zustande zu bringen, ist immer ein Berühren der Umwelt notwendig. Indem das Kind etwas berührt, stößt es auf Widerstand. Dieser Widerstand ist Grundlage der Erkenntnis: Hier ist etwas Anderes als ich, hier ist „die Welt" - und somit auch: „Hier bin Ich". Das Kind erfährt: „Ich berühre die Umwelt ..." und gleichzeitig „...die Umwelt berührt mich". Berühren ist so der erste Schritt für eine Interaktion zwischen mir und der Welt (Affolter 1987). Die Veränderungen von topologischen Beziehungen zwischen seinem Körper und der Umwelt erlauben dem Baby, sich selber immer mehr differenzierter zwischen Unterlage, Seite und Gegenstand wahrzunehmen.

Regel der Unterlage und Seite (0-3 Monate):

a) Regel der Unterlage: Nach seiner Geburt steht das Kind andauernd in Kontakt zu seiner Umwelt; es spürt, sieht, hört, riecht und schmeckt. Es sucht und entnimmt aus seiner Umwelt Information. Die Hand-Augen-Koordination ist noch nicht vorhanden.

Folgende Erkenntnisse macht das Kind nach seiner Geburt:

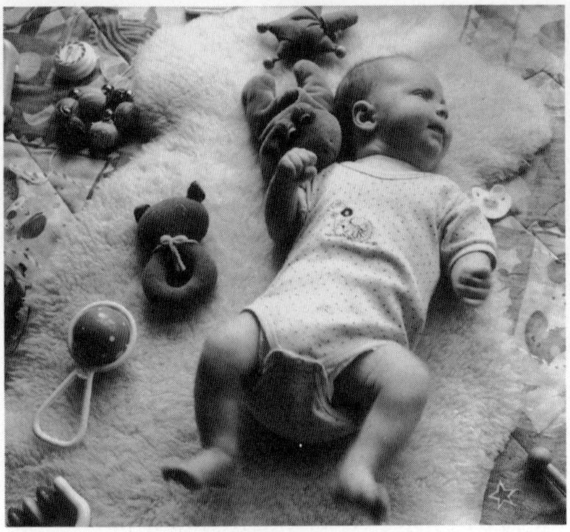

Abb. 2.**56** Der Säugling liegt auf dem Rücken und strampelt mit den Beinen im freien Raum. Er ist auf Informationssuche. Diese findet im Bereich des Beckens statt. Er spürt, dass der das Becken auf der stabilen Unterlage bewegen kann.

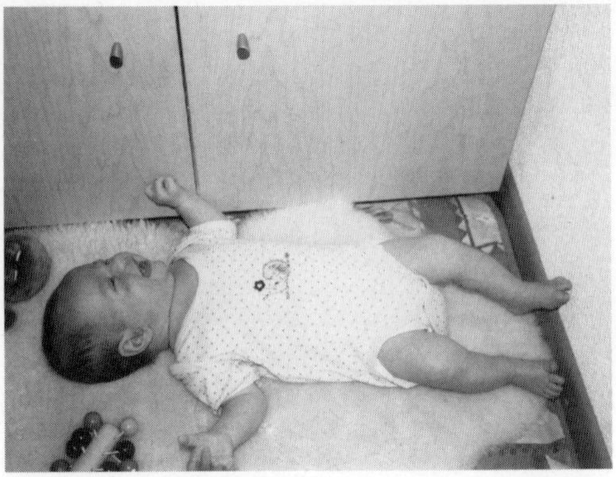

Abb. 2.**58** Der Säugling liegt mit den Füßen zur Wand. Mit seiner linken Hand berührt er manchmal die andere Wand. Er erfährt eine Nische. Die Füße berühren abwechselnd die Wand. Bei der Berührung mit *einem* der Füße hält der Säugling kurz inne. Er erkundet die Wand.
Wir sehen: Wenn die räumliche Beziehung Kind/Umwelt sich ändert, ändert sich auch das Bewegungsmuster des Kindes (vgl. auch Abb. 2.56).

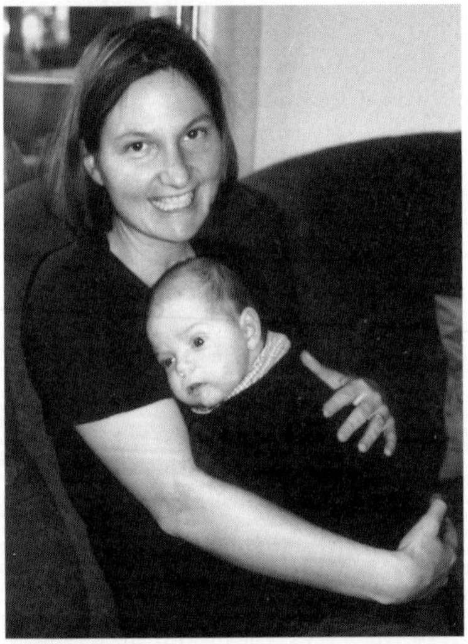

Abb. 2.**57** Der Säugling berührt seine Mutter mit seinem Gesicht, seinem Rumpf, mit Armen und Beinen. Er spürt die stabile Unterlage, die die Mutter bietet: ihren linken Arm, ihre linke Seite. Der Körper der Mutter bildet eine Nische. Durch diese Spürinformation spürt er einerseits seine Umwelt (Mutter) und andererseits seinen Körper. Das Kind lernt zugleich, sich im Raum wahrzunehmen.

Es befindet sich auf einer **stabilen Unterlage** und entdeckt ihren Widerstand. Mit Unterlage sind die Arme der Mutter, des Vaters oder andere Betreuungspersonen gemeint, der Boden z. B. der Wiege. Das Kind entdeckt: Die Unterlage ist stabil und auch, dass es sich auf ihr **bewegen** kann. **Weil der Boden stabil ist, kann das Kind merken, dass es sich bewegt.** Es entdeckt allmählich, **wo** es sich in Bezug zu seiner Umwelt befindet.

Affolter hat beobachtet, dass diese **Informationssuche** vor allem **im Becken** passiert. Dies ist eine sehr wichtige Erkenntnis: *Der Anfang der Spürinformationssuche des Menschen findet im Becken statt.* So erkennt der Mensch seine Position in Bezug zur Unterlage/Schwerkraft (Abb. 2.**56**).

b) Regel der Seite: Der Säugling liegt auf der Unterlage und bewegt sich. Er fährt mit Händen und Füßen darüber. Diese Bewegungen des Körpers auf der Unterlage werden öfters durch einen Widerstand gestoppt: ein Widerstand, der seitlich gespürt wird. Es entsteht also eine Widerstandsveränderung zusätzlich zur Unterlage. Sie betrifft nicht die Schwere des Körpers, sondern ist eine Widerstandsveränderung an der Seite des Körpers, z. B. durch den Rumpf der Mutter, des Vaters, anderer Betreuungspersonen, durch die Seite der Wiege oder eine Wand (Abb. 2.**57**).

Die Regel der Unterlage und die Regel der Seite verhelfen dem Säugling zur Erkenntnis, dass es eine Welt „unter“ und gleichzeitig „neben“ ihm gibt. Es ist die Situation der **Nische** (Abb. 2.**58**).

Hinweis für die Therapie mit hirngeschädigten Erwachsenen:

Patienten sollen Informationen von der stabilen Unterlage und der stabilen Seite erhalten. Sie sind essentiell, um die Interaktion im Alltag zu ermöglichen. Ehe der Mensch handeln kann, muss erwissen, wo die Umwelt ist und gleichzeitig, wo er selbst ist. Damit Patienten *adäquate Rückmeldungen* über die topologischen Veränderungen innerhalb eines Geschehnisses erhalten, müssen diese Veränderungen in Beziehung zu einer stabilen Umwelt stattfinden. Spürinformation kann nur sinnvoll gesucht werden, wenn eine stabile Referenz vorhanden ist (Abb. 2.**59**).

Außerdem ist es wichtig, beim Führen Spürinformation am Becken zu geben. Hierdurch kann der wahrnehmungsgestörte Mensch erkennen, **wo** er ist.

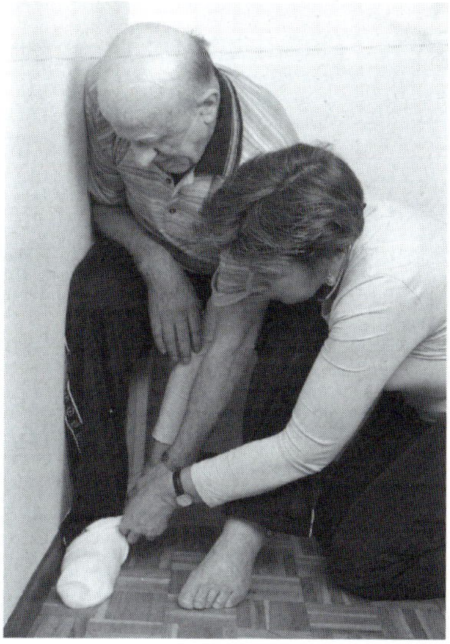

Abb. 2.**59** Herr L. (mit Hemiplegie) wird beim Anziehen seiner Socken geführt. Er sitzt in einer Ecke und spürt sich dadurch selbst besser im Raum. Die stabile Wand und die stabile Unterlage ermöglichen es ihm, sich zu bücken und helfen ihm, seinen Fuß und die Socken wahrzunehmen.

Bewegen und Halten/Aufheben (3-4 Monate)

Nach dem das Kind die Veränderungen zwischen Körper und Unterlage erfahren hat, findet es in Veränderungen von topologischen Beziehungen Gesetzmäßigkeiten zwischen Körper und Unterlage sowie Gegenständen und Personen auf dieser Unterlage heraus. Mit 3-4 Monaten entdecken Kinder bei der Berührung von Gegenständen, dass diese einen Widerstand aufweisen und sie von der Unterlage entfernt werden können. Die Unterlage ist stabil. Dadurch spürt das Kind, dass es etwas von der Unterlage entfernen kann.

Durch die vielen gespürten Erfahrungen mit und in der Umwelt, wird diese dem Kind immer vertrauter. Dies ermöglicht dem gesunden Kind, Gespürtes mit Gesehenem und Gehörtem zusammenzubringen. **Die Hände lehren die Augen das Sehen:** Der Säugling berührt einen Gegenstand, er verweilt etwas bei dieser Berührung und dann plötzlich blickt er auf das gespürte Objekt. Die Hand-Augen-Koordination entwickelt sich.

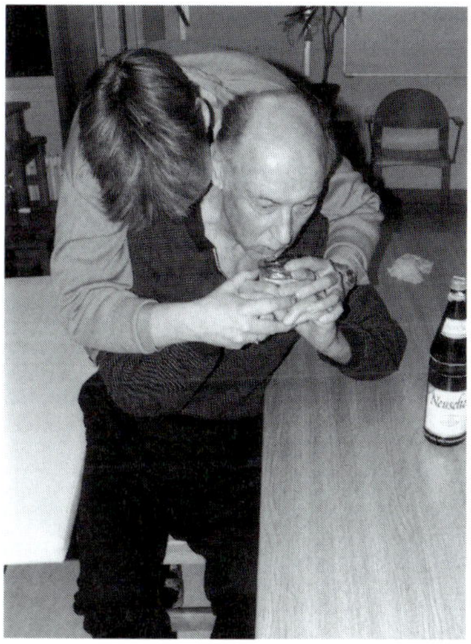

Abb. 2.**60** Herr N. (mit Hemiplegie) trinkt bei schöner Hand-Augen-Koordination mit beiden Händen ein Glas Wasser.

Hinweis für die Therapie mit hirngeschädigten Erwachsenen:

Viele gespürte Erfahrungen im Alltag bezüglich Veränderungen von topologischen Beziehungen zwischen Körper, Unterlage, Seite sowie Gegenständen und Personen auf dieser Unterlage sind notwendig, damit sich die Hand-Augen-Koordination bei Patienten entwickeln kann (Abb. 2.**60**).

Regel des Wirkens (ab 7 Monaten)

Die Handlungen des Kindes werden immer komplexer. Komplexere Handlungsregeln haben mit vielfachen Veränderungen von topologischen Beziehungen zwischen Körper, Unterlage, Gegenständen und Personen zu tun.

a) Elementare Handlungsregel – Regel der Wegnehmbarkeit (Trennen und Loslassen mit Verschieben): Das Kind bemerkt, dass Gegenstand und Unterlage voneinander getrennt sind und gleichzeitig zusammengehören können. In dieser Regel der Wegnehmbarkeit ist die Entdeckung eingeschlossen, dass man Gegenstände voneinander trennen und wieder zusammenführen kann und auch, dass man Gegenstände loslassen kann. Die Wegnehmbarkeit einschließlich des Loslassens betrifft also Beziehungen des Getrennt- und Zusammenseins zwischen Unterlage, Gegenstand und eigenem Körper.

Hierdurch wird ein Ordnen von Ursache-Wirkungserfahrungen erlaubt. Wenn das Kind anfängt, sich über den Boden fortzubewegen, entdeckt es: „Ich kann etwas wegnehmen von der Unterlage, ich kann es zu einem anderen Ort auf der Unterlage bringen und dort loslassen."

Beispiel: Ein Kind sieht, wie ein Ball auf der Unterlage liegt. Es schaut in die Richtung des Balles. Es bewegt sich zum Ball, nimmt ihn auf, steckt ihn in den Mund, dreht sich auf den Rücken, lässt ihn mit der rechten Hand wieder los.

b) Komplexere Handlungsregel – Regel der Nachbarschaft: Das Kind entdeckt, dass es mit einem Gegenstand einen anderen, der sich auf derselben Unterlage befindet, berühren und vielleicht sogar bewegen kann. Mehrere Gegenstände stehen also über die Unterlage miteinander in Relation. Das Kind entdeckt die nachbarschaftlichen Beziehungen (Affolter 1987). Es exploriert mit Gegenständen Möglichkeiten des „Herausholens" und des damit verbundenen „Hineinbringens". Die so gemachten Erfahrungen bilden die Grundlage für das Erfassen von Ursache-Wirkungszusammenhängen in verschiedensten Situationen, wie auch - später - für sprachliche und rechnerische Begriffe.

Beispiel: Das Kind räumt Töpfe und Pfannen aus dem Schrank. Es bringt Sand mit einem Löffel in einen Eimer und holt den Sand später wieder mit einem anderen Becher heraus.

Hinweis für die Therapie mit hirngeschädigten Erwachsenen:

Das Vorausplanen, das Vorausschauen, die topologische Veränderung richtig durchzuführen, bereitet den Patienten oft Mühe.

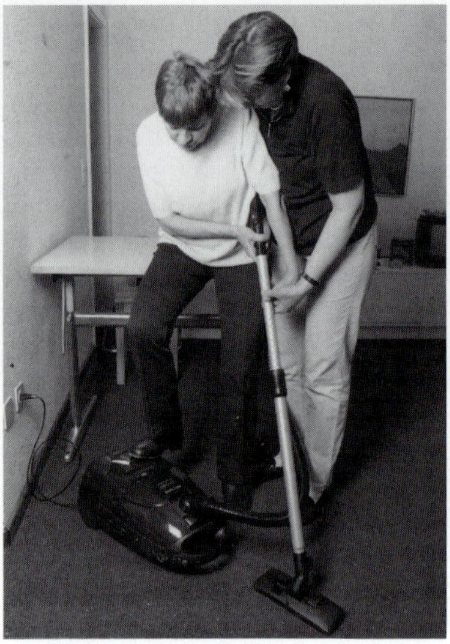

Abb. 2.**61** Die Patientin wird beim Starten des Staubsaugers geführt. Damit und bevor sie das rechte Bein heben kann, muss sie nach Spürinfomationen suchen: mit dem Becken am Tisch und mit ihrem linken Bein.

Beispiel:

Greifen: Die Hand im Voraus öffnen, um einen Hammer zu greifen.

Essen: Den Mund im Voraus öffnen, um eine Erdbeere zu essen.

Einschenken: Kaffee in die Tasse und nicht daneben einzuschenken.

Rollstuhlfahren: Fähig sein beim Begegnen eines anderen Rollstuhls, diesem auszuweichen.

Anziehen: Das Bein rechtzeitig heben, um es ins Hosenbein zu bringen.

Damit Vorausschauen und Vorausplanen sowie das Zustandebringen von adäquaten topologischen Veränderungen mit Gegenständen möglich werden, sind viele gespürte Erfahrungen in geführten problemlösenden Alltagsaktivitäten wichtig. Beim Führen sollen vor allem die stabile Unterlage und die stabile Seite berücksichtigt werden. Variationen sind in der Körperposition als auch im Tätigkeitsfeld anzubringen (Abb. 2.**61**).

Zusammenfassung: Im Verlauf der Entwicklung des Kindes werden immer komplexere topologische Beziehungen zwischen Körper und Umwelt kennen gelernt. Dabei erkennt das Kind immer komplexere Gesetzmäßigkeiten der Interaktion und differenziert die Organisation innerhalb des taktil-kinästhetischen Systems und anderen Sinnessystemen immer weiter.

Mit 18 Monaten hat das Kind nun Verständnis für Alltagsgeschehnisse und nimmt aktiv an diesen teil. So hilft es z. B. der Mutter beim Wäscheaufhängen oder bringt dem Vater seinen Schuh, den er zum Anziehen benötigt.

Um wahrnehmungsgestörten Menschen das Lernen zu ermöglichen können, ist es wichtig, während der geführten „problemlösenden Geschehnisse" Widerstandsinformationen zu vermitteln: Veränderungen der Widerstandsverhältnisse beim Berühren, Umfassen, Bewegen und Loslassen - zwischen Unterlage und Gegenstände und dem eigenen Körper. Wichtig ist, die Regeln der Berührens, die Regeln der Unterlage und der Seite sowie die Regeln des Wirkens, die der Wegnehmbarkeit und der Nachbarschaft in der Therapie anzuwenden.

Der Befund im Affolter-Konzept

Grundprinzip: Beim Befund geht es darum, die Wahrnehmungsprobleme des Patienten kennen zu lernen und zu verstehen. Berücksichtigt werden auch Anamnese, Auskünfte der Angehörigen, soziale Situation, Beruf u. ä. sowie die aktuelle Umgebungssituation (z. B. ist der Patient in einer Rehabilitationsklinik, in einem Pflegeheim, zu Hause, in einer Wohngruppe etc.).

Vor der Aktivität - nichtgeführte Situation

Beobachtungen: Um für die Behandlung Aufschlüsse zu erhalten, wie der Patient nach Spürinformationen sucht und wie er mit ihnen umgeht, wird der Patient **sorgfältig in vielen unterschiedlichen alltäglichen Situationen** beobachtet. Der Alltag ist sehr komplex. Er ist durch sich ständig verändernde Bedingungen und unvorhersehbar auftauchende Probleme gekennzeichnet. Immer muss sich der wahrnehmungsgestörte Mensch auch an neue Situationen anpassen.

Beobachtungen im Alltag des Patienten werden - wenn möglich - mit Videoaufnahmen dokumentiert und schriftlich festgehalten. Hierdurch wird es möglich, das Verhalten des Patienten und seine Lösungsversuche anschließend in kurzen Sequenzen **detaillierter zu analysieren.**

Beispiel einer Beobachtung aus dem Klinikalltag: Herr W. soll aufstehen. Er **berührt** wiederholt die Bettdecke, kommt aber nicht zum Umfassen. Dabei redet er ständig mit der Krankenschwester. Er geht ins Bad ohne Probleme. Es gelingt ihm, den Duschhebel zu starten. Der Patient braucht Hilfe, um Seife auf den Waschlappen zu geben. Während dieser Problemsituation redet Herr W. wieder. Er braucht Hilfe beim Stehen unter der Dusche. Beim Gehen zum Frühstückszimmer schaut Herr W. zu seinen Füssen. Er geht aber alleine. Die Arme bewegen sich beim Gehen nicht mit. Einem Patient im Rollstuhl, der ihm entgegenkommt, kann er gerade noch ausweichen.

So wird der Patient auch in der Ergotherapie beobachtet, draußen im Garten, in der Physiotherapie, wenn er mit seiner Frau Kaffee trinkt etc. Auf Grund dieser genauen Betrachtungen kommt man zu folgenden **Interpretationen:**
Der Patient hat Probleme mit
- unklaren Widerstandsveränderungen (z. B. Bettdecke, Waschlappen umfassen und hantieren),
- dem Gehen auf nassem oder unebenem Boden (z. B. in der Dusche, im Garten),
- mit dem Vorausschauen und Vorausplanen (z. B. beim Gehen: die Augen sind zum Boden gerichtet, er reagiert zu spät auf den Rollstuhl etc.),
- der Konzentration (z. B. Herr W. redet viel).

Schlussfolgerung: Bei diesem Patienten ist es wichtig, dass er während der problemlösenden Alltagsaktivitäten, sowohl im Sitzen, wie im Stehen, als auch beim Gehen geführt wird.

Während der Aktivität - geführte Situation

Auf Grund der gemachten Beobachtungen wird der Patient geführt. Während die Ergotherapeutin dies tut, erhält auch sie Spürinformationen. Sie spürt den Geführten, seine Reaktionen, seine Aufmerksamkeit, seine Spannungsveränderungen, seine Wärme, seine Ruhe oder Unruhe. Auch können von der Therapeutin Veränderungen im Muskeltonus, im antizipierenden Verhalten und in der aktiven Teilnahme des Patienten gespürt werden. Es entsteht ein Austausch an Gespürtem zwischen dem Menschen, der geführt wird, und derjenigen, die führt. Es kommt zu einer gespürten Interaktion (Affolter 1987). Verbesserungen können beobachtet werden, z. B. der Patient übernimmt während des Führens Handlungen, der Tonus normalisiert sich in bestimmten Körperteilen. Aber auch noch bestehende Schwierigkeiten können festgestellt werden, z. B. redet der Patient noch viel oder er schlägt um sich.

Für detaillierte Analysen werden auch hier wieder Videoaufnahmen der gesamten geführten Aktivität gemacht. Das Analysieren der Aufnahmen hilft, um festzustellen wie der Patient mit den ihm angebotenen Spürinformationen umgeht. Basierend auf dieser Analyse kann für die nächste Behandlung z. B. die Umwelt und/oder die Aktivität sowie der Einstieg ins Geschehnis anders gestaltet werden.

Beispiel: Herr W. wird geführt, wenn er die Bettdecke zur Seite schiebt. Danach wird sein Becken auf der Unterlage bewegt. Er spürt, dass er liegt. Herr W. ist ruhig dabei und redet nicht.
Auch beim Duschen wird er geführt. Dabei steht er in einer Ecke. Es gelingt ihm dadurch immer besser, die Waschlappen zu umfassen. Er redet fast nicht. Wenn er zum Frühstück geht, geht er an der Wand entlang. Zwischendurch werden kleine Widerstandsveränderungen zwischen dem Gesäß und der Wand herbeigeführt:
Die Therapeutin lässt ihn für einen kurzen Moment die Wand spüren. Herr W. spürt dabei die stabile Seite (die Wand) und die stabile Unterlage (den Boden) unter seinen Füßen. Dabei hält er kurz inne und schaut herum ...

Folgerungen und Interpretationen

Das Verhalten des Patienten in nichtgeführten und geführten Situationen wird miteinander verglichen. Man beobachtet, ob es zum Beispiel Verhaltungsänderungen gibt. Auf Grund dieser Beobachtungen werden dann Folgerungen gezogen und die Behandlung entsprechend angepasst.

Beispiel: Wenn man das Verhalten von Herrn W. in der nichtgeführten Situation mit der geführten Situation vergleicht, kann man feststellen, dass Herr W., wenn er geführt wird und von der Umwelt viel Spürinformation erhält, bedeutend ruhiger ist, motorisch qualitativ mehr leistet, visuell mehr Informationen aufnehmen kann.

Das Führen

Wie führe ich?

Das Führen findet während **eines problemlösenden Alltagsgeschehnisses** statt. Der Patient wird möglichst von hinten geführt. Mittels dieser Stellung kann die Therapeutin ein Maximum an Spürinformationen vermitteln und selbst aufnehmen.

Das Ziel des Führens erklärt man den Patienten *vor der Aktivität.* Beispielsweise: „Ich möchte mit Ihnen aufstehen, um duschen zu gehen" oder „Ich möchte mit Ihnen eine Suppe kochen".

Die Therapeutin muss stets ein Therapieziel haben, woran sie mit dem Patient arbeiten möchte. Dieses muss realistisch, für den Patient erreichbar sein und zum Erfolg führen können. Die Aktivität, die wir mit oder für den Patienten auswählen, soll dem momentanen Leistungsstand der Wahrnehmung des Patienten entsprechen. Der Patient muss verstehen, erkennen, welches Ziel durch die Aufgabe erreicht werden soll, gleichgültig über welche Möglichkeiten der Patient verfügt. Das Ziel ist in ein Geschehnis eingebaut. Damit der Patient das Ziel erkennt, kann man ihn mit dem Gegenstand oder den Gegenständen in Berührung bringen oder die Gegenstände in das Gesichtsfeld des Patienten stellen.

Bei einem Patienten, der z. B. schwerbehindert ist und nicht selber planen kann, ist es wichtig, dass man ihn direkt mit dem Gegenstand im Berührung bringt. Dann versteht er das Ziel der Aktivität und kann eine richtige Hypothese bilden. Auch sollen sich alle wichtigen Gegenstände von Anfang an im Gesichtsfeld des Patienten befinden.

Beispiel: Herr J., Z. n. Schädelhirntrauma, wartet in seinem Rollstuhl im Gang. Die Ergotherapeutin kommt und fragt: „Herr J. kommen Sie mit mir in die Küche? Wir trinken ein Glas Apfelsaft zusammen." Herr J. stampft mit beiden Füßen auf den Boden und stößt die Ergotherapeutin weg. Er hat sie nicht verstanden und weiß nicht, was sie von ihm möchte. Daraufhin holt die Ergotherapeutin die Apfelsaftflasche und ein Glas aus der Küche. Sie bringt die Flasche in Berührung mit seiner rechten Hand, das Glas legt sie auf seinen Schoß und bringt es in Kontakt mit seiner linken Hand. Daraufhin kommt Herr J. mit. Er hat das Ziel der Aktivität verstanden.

Man kann jemanden irgendwo **an seinem Körper führen:** an den Armen/Händen/Fingern, am Rumpf, an den Beinen/Füßen oder am Becken. Jedoch die Entscheidung, wo und wie geführt wird, hängt von den körperlichen Möglichkeiten und Wahrnehmungsfähigkeiten des Patienten sowie von dem Ziel der Alltagsaktivität ab, welche die Therapeutin durchführen möchte.

Am häufigsten werden die Hände geführt. Hierbei liegt die rechte Hand der Therapeutin auf der rechten des Geführten, ihre linke auf dessen linker Hand. Die Handinnenfläche des Therapeuten liegt auf dem Handrücken des Patienten. So ist es möglich, die Hände des Patienten zu führen und mit ihm gemeinsam Alltagshandlungen zu verursachen und zu bewirken.

Im Alltag benützt man beide Hände. Dabei übernimmt die rechte Hand eine andere Bewegung als die linke. Dies berücksichtigt man auch beim Führen.

Mit jeder Körperseite wird abwechselnd nach Spürinformationen gesucht: Es wird ein Handlungsschritt auf der rechten Seite geführt. Nach der Aktion werden auf derselben Seite Spürinformationen über das Geschehnis und über die Position vermittelt. Es folgt nun einen Handlungsschritt auf der linken Seite. Veranschaulicht wird dieses Vorgehen durch die Abbildungen 2.**62** und 2.**63.**

Für das Führen sind *beide Hände gleichermaßen wichtig,* denn Informationen werden über beide aufgenommen und die Wahrnehmungsstörung ist auf den ganzen Körper bezogen. Eine Spürinformation, die auf einer Seite gewonnen wird, beeinflusst auch die andere Seite positiv und hat auf den Berührungssinn des Patienten als Ganzes einen fördernden Einfluss (Davies 1995).

Die Dominanz einer der beiden Hände wird beim Führen nicht berücksichtigt. Denn das Ziel des Führens ist die Übermittlung von Spürinformationen. Im Vordergrund steht, die Organisation der Wahrnehmung zu verbessern. Gespürt wird sowohl rechts wie links. Wichtig ist das Zusammenspiel von rechts und links, damit beide Hirnhälften lernen, zusammen zu arbeiten. Diesbezüglich muss man die Wahrnehmungsleistung ganz klar von der motorischen Leistung abgrenzen. In der Motorik hat man eine dominante Seite, nicht aber in der gespürten Wahrnehmung. Daher soll nochmals betont werden, dass die Dominanz einer Hand beim Führen nicht berücksichtigt wird.

Die Bewegungen von Therapeut und Patient sind aufeinander abgestimmt. Sie zeigen normales Tempo. Der Therapeut bewegt sich mit dem Patienten so, wie dieser sich natürlicherweise, normalerweise allein bei einer Tätigkeit bewegen würde.

Das bedeutet, dass die Therapeutin den Handlungsablauf der Tätigkeit, die sie mit dem Patienten durchzuführen vorgenommen hat,

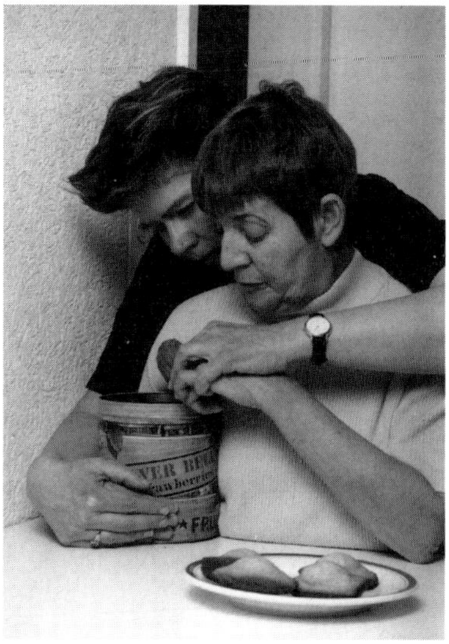

Abb. 2.**62** Die Patientin (mit Hemiplegie) wird am Tisch (stabile Unterlage) geführt, während sie Kekse in eine Dose legt. Sie sitzt mit der rechten Seite an der Wand (stabile Seite), damit sie ihre Körperposition und ihre Handlungen mit Gegenständen gut wahrnehmen kann. Mit ihrer rechten Hand, dem Unterarm und dem Rumpf hält sie die Dose fest. Mit der linken Hand legt sie die Kekse hinein. Sie erfährt die topologisch-räumlichen Beziehungen zwischen Körper und Unterlage/Seite bzw. zwischen Körper und Gegenstand bzw. Gegenständen.

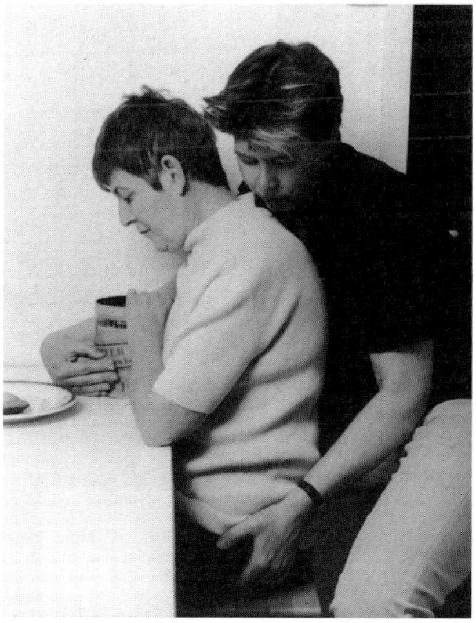

Abb. 2.**63** Nach diesem Handlungsschritt wird das Gesäß der Patientin leicht auf der Sitzfläche bewegt. Sie spürt, dass sie sitzt und erhält Spürinformation über ihre Position.

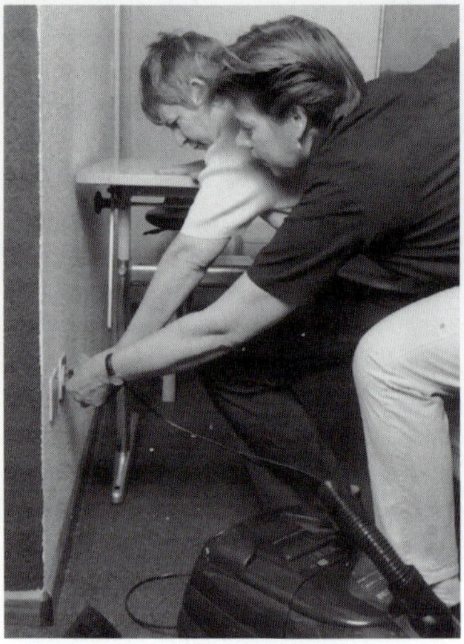

Abb. 2.**64** Die Patientin wird beim Einführen eines Steckers in die Steckdose geführt. Mit ihrer rechten Körperseite spürt sie die stabile Seite des Tisches. Das erleichtert ihr das Bücken. Sie erhält nun regelmäßig Spürinformation am Becken. So spürt sie, dass und wo sie steht.

genau kennen muss. Sie sollte wissen, wie man die verschiedensten Gegenstände und Werkzeuge handhabt, damit sie diese Handhabungen dem Patienten über das Führen vermitteln kann. Beim Kaffeekochen z. B. muss die Therapeutin wissen, wie man einen Papierfilter aus der Schachtel nimmt und ihn in den Filterbehälter der Kaffeemaschine bringt.

Eigene Impulse des Patienten werden in der Behandlung integriert.

Beispiel: Der Patient wird beim Brotschneiden geführt. Beim Schneiden der ersten Brotscheibe braucht der Patient Führung. Bei der 2. Brotscheibe spürt die Therapeutin, dass der Patient die Bewegung des Schneidens mit dem Messer übernimmt. Die Therapeutin kann dann ihre Hände wegnehmen. Während der selbstständigen Ausführung durch den Patienten vermittelt die Therapeutin Informationen bezüglich *„Wo bin ich, wo ist meine Umwelt?"*, in dem sie das Gesäß des Patienten etwas auf der Unterlage bewegt. Stößt der Patient im Verlauf des Geschehen an ein Problem, z. B. Butter aufs Brot zu streichen, greift die Therapeutin wieder führend ein.

Damit der Patient viel Spürinformationen erhält, ist es wichtig, *die Körperstellung* und *Bewegungen* so oft wie möglich zu *variieren*. Die Körperstellungen sollen zu einem sinnvollen Geschehnis gehören. Vorschläge, wie Körperhaltungen variiert werden können, sind z. B.:
- sich bücken, um den Stecker vom Staubsauger einzuführen (Abb. 2.**64**),
- rückwärts gehen, um die Kühlschranktür öffnen zu können, damit die Butter weggeräumt werden kann,
- sich strecken, um die Fenster zu putzen oder einen Apfel zu pflücken.

Mündliche Anweisungen werden bei geführten Alltagsaktivitäten vermieden. Vor dem Führen kann man sprechen und dem Patienten die Aufgabe kurz erklären. Während des Führens wird nicht gesprochen, damit der Patient sich ganz aufs Spüren konzentrieren kann. Das Sprechen würde nur ablenken. In den kleinen Pausen kann man kurz Erfahrungen austauschen. Aber die Therapeutin setzt das Führen bald fort, damit der Patient im Spüren bleibt. Nach dem Führen kann man mit dem Patienten über das Geschehnis sprechen, z. B. als Gedächtnis- oder Sprachübung.

Informationsvermittlung beim Führen

Um Verhaltensänderungen zu realisieren, ist es wichtig, dass man beim Führen zwei verschiedene Arten von Information anbietet (Affolter 2000):
- Eine Information, durch die der Patient spürt: „Wo bin ich, wo ist die Umwelt?"
- Eine weitere Information ist auf das Geschehnis ausgerichtet und die topologische Veränderungen, die darin stattfinden.

Eine Information, wodurch der Patient spürt „Wo bin ich - wo ist die Umwelt?", ist eine Spürinformation, die zur *Erkenntnis über die Position* führt. Wir müssen den Patienten ermöglichen, die topologischen Beziehungen zwischen ihrem Körper und der Umwelt wahrzunehmen. Veränderungen von topologischen Beziehungen sind essentiell, um die Körperposition wahrzunehmen und zu erkennen.

Beispiel: Ich führe den Patienten beim Hinsetzen auf einen Stuhl. Wenn der Patient auf dem Stuhl sitzt, bewege ich leicht sein Becken dort, wo er den Stuhl berührt, so dass er die Informationsquelle zwischen Becken und Stuhl spüren kann. Hierdurch erhält er die taktile Information, dass er sitzt.

Die Informationsquellen der taktilen Information befinden sich also zwischen dem Körper und der Umwelt bzw. dem Gegenstand oder der Person, die berührt wird.

Der Mensch mit Wahrnehmungsstörungen hat große Schwierigkeiten zu spüren, „Wo bin ich jetzt, und wo ist in dieser Situation die Umwelt?"

Beispiele:
- Er kann nicht lernen, sich im Bett umzudrehen, weil die Matratze zu weich ist.
- Der Patient kann nicht gut lernen, aus seinem Rollstuhl aufzustehen, weil die Bremsen seines Rollstuhls nicht gut funktionieren.

Der Patient kann deshalb nicht erfahren bzw. erkennen: „Bewege *ich* mich oder die Matratze, bewege *ich* mich oder der Rollstuhl?" oder „Bewege *ich* mich oder die Umwelt?" Aus vielerlei Beobachtungen hat Affolter festgestellt, dass diese Patienten besser wahrnehmen könnten, wenn ihnen eine stabile Umwelt angeboten wird. Diese ist für den Patienten eine Referenz, eine Orientierung. Daraus resultiert die Notwendigkeit einer stabilen Unterlage und einer stabilen Seite.

Beispiele stabiler Unterlagen:
- feste Matratze im Bett
- stabiler Stuhl, Füße sollen möglichst Bodenkontakt haben
- gut funktionierende Bremsen am Rollstuhl
- als Arbeitsfläche ein fest stehender, nicht wackelnder Tisch

Beispiele stabiler Seiten:
- Wände und Nischen in die Therapie einbauen. Hat der Patient im Alltag Berührungskontakt mit ein oder zwei Wänden (mit einer Nische), spürt er seinen Körper beim Stehen oder Sitzen besser im Raum.

Berücksichtigt man die Maßnahmen der *stabilen Unterlage* und *stabilen Seite,* können viele Probleme von wahrnehmungsgestörten Menschen angegangen werden. Hierdurch kann der Patient besser lernen, sein Handeln in der Umwelt wahrzunehmen.

Beispiel: Herr W., 70 Jahre alt, Diagnose Alzheimer: Im Pflegeheim kann er nachts nicht schlafen. Er läuft dann oft den Gang hin und her. Sein Bett steht mitten in seinem Zimmer. Daraufhin empfehle ich, sein Bett in einer Ecke gegen die Wand zu stellen. Daraufhin schläft Herr W. sehr gut.

Eine weitere Information, die man beim Führen anbieten sollte, ist auf das **Geschehnis** ausgerichtet und auf die **topologischen Veränderungen,** die darin stattfinden. Diese Information bezieht sich auf das Geschehnis: *Was ist Ursache, was ist die Wirkung?*

Um z. B. Mineralwasser in ein Glas einzuschenken, muss ich die Flasche kippen. Die Ursache ist, die Flasche in Richtung Glas zu kippen. Die Wirkung ist, dass das Wasser ins Glas fließt.

Immer wenn wir im Alltag handeln, finden also topologische Veränderungen bei uns selbst und in der Umwelt statt. Wenn wir uns z. B. anziehen, müssen wir uns selbst und die Umwelt verändern.

Wenn die Therapeutin einen Patient führt und klare Ursache-Wirkungsbeziehungen übermitteln möchte, soll sie sich auch überlegen, welche Information sie selbst benötigen würde, wenn sie sich nicht auf das Sehen, sondern nur auf das Spüren verlassen würde..

In den problemlösenden Alltagsaktivitäten, die wir wahrnehmungsgestörten Menschen anbieten, sollen daher topologische Veränderungen stattfinden, die **klare Widerstandveränderungen** (s. u.) beinhalten, weil hierbei die Ursache-Wirkungsbeziehungen am besten wahrgenommen werden können. Der Patient soll nach jeder topologischen Veränderung spüren können, ob er sein Ziel erreicht hat und ob seine Handlungen die gewünschte Wirkung erhalten haben.
- *klare Widerstandsveränderungen:* z. B. Brot schneiden, eine Tür schließen, den Deckel auf einer Flasche drehen. Bei diesen Handlungen gibt es ein klares Ende, einen klaren Stopp.
- *unklare Widerstandsveränderungen:* z. B. Butter aufs Brot streichen, sich waschen, eine Salatgurke schälen. Das Ende der Handlung ist nicht klar.

Überlegungen für erfolgreiches Führen

Beim Anwenden des Affolter-Konzepts berücksichtigt die Therapeutin neben der Wahrnehmungsleistung auch die individuelle Persönlichkeit des Patienten und integriert diese in der Therapie. Bevor man den Patienten führt, ist es wichtig, sich gut vorzubereiten, sich Ruhe und

Zeit zu nehmen und sich folgende Gedanken zu machen:

- **Wie begegne ich dem Patienten?** Das Führen eines Patienten verlangt von einer Therapeutin viel Einfühlungsvermögen, Kreativität, Flexibilität, Geduld und Aufmerksamkeit. Die Therapeutin soll ihre ganze Aufmerksamkeit auf den Geführten und auf das Geschehen ausrichten. Dieses Gerichtetsein überträgt sich auf den Geführten. Unsicherheit, Angst, Hektik sollen bei der Behandlung des Patienten vermieden werden, weil diese Empfindungen sich leicht auf den Patienten übertragen können. Die Therapeutin soll sicher, ruhig, entspannt sein. Sie soll sich für den Patienten Zeit nehmen. Wichtig ist, einen guten Kontakt mit ihm herzustellen. Dies kann mittels einer kurzer Begrüßung erfolgen, wenn wir ihm unsere Hand geben. Durch *Berührung* kommen wir miteinander in Kontakt. Der Patient spürt unseren Händedruck, nimmt uns wahr, anderseits können wir viel von ihm selbst aufnehmen: Ist die Hand warm oder kalt, sind Bewegungen in der Hand vorhanden, kann er meine Hand loslassen, schaut er mich an?
- **In welcher Ausgangsstellung des Patienten wende ich das Führen an?** Wenn die Therapeutin führt, sitzt oder steht sie hinter dem Patienten. Sie kann auch seitlich führen. Die Therapeutin soll während des Führens darauf achten, dass sie den Patienten nicht einengt oder sich auf ihn lehnt. Der Patient kann im Liegen, im Sitzen und im Stehen geführt werden. Die Körperposition, die Ausgangsstellung, in der der Patient geführt wird, sollte für den Patienten angenehm und machbar sein. Die Umwelt wird an die Problematik des Patienten angepasst. Für das Geschehnis „Pullover anziehen" z. B. ist das Sitzen auf einem Hocker in einer Nische sinnvoll. Die Therapeutin sollte darauf achten, dass sie in einer geeigneten, für sie rückenschonenden Haltung führen kann. Mit Hilfe von Lagerungsblöcken, Kissen, Kisten, Tischen, Wänden etc. kann das Arbeiten für Therapeutinnen und Patienten erleichtert werden. Beide können dadurch besser Spürinformationen von der Umwelt aufnehmen. Manchmal muss der Patient mit 2 oder 3 Therapeutinnen behandelt werden.
- **Wo arbeite ich?** Die Therapeutin sollte sich Gedanken dazu machen, *wo* sie mit den Patienten arbeitet: in einer vertrauten Umgebung, z. B. dem Schafzimmer, oder in einer eher unvertrauten Umgebung, z. B. in der Ergotherapieküche. Sie sollte auch darüber nachdenken, wo im Raum sie mit dem Patienten arbeitet, z. B. in einer Ecke, am Tisch, am Waschbecken. Bleibt sie am Ort, z. B. am Tisch, oder wechselt sie das Tätigkeitsfeld und geht mit dem Patienten zum Abfalleimer, um den Kaffeesatz wegzuwerfen. Wichtig ist, wenn möglich, regelmäßig die Orte zu wechseln. Es ist nicht gut, den Patienten immer im gleichen Raum zu behandeln. Er soll immer neuen Input erhalten über seine Position und sein Wirken in der Umwelt. Wir können darum die Orte, wo wir behandeln, variieren: z. B. sich im Badezimmer schminken, Geschirr in der Küche abwaschen, das Bücherregal im Wohnzimmer putzen, draußen im Garten Blumen pflücken. Dies ermöglicht dem Patienten das Wiedererkennen und befähigt ihn, sich immer wieder anzupassen an neue Situationen. Wichtig ist, dass die Orte, die wir auswählen, der Wirklichkeit, dem gewohnten Alltag entsprechen.
- **Was möchte ich als Problem aus dem Alltag anbieten?** Bei der Auswahl der geführten Aktivität berücksichtigen wir die körperliche und psychische Verfassung des Patienten, seine Interessen, seine Persönlichkeit und seinen Beruf, den momentanen Leistungsstand seiner Wahrnehmung, seiner augenblicklichen Bedürfnisse. Diese persönlichen Bedürfnisse können z. B. am Morgen, wenn der Patient aufsteht, das Waschen und Anziehen sein, oder um 16 Uhr das Kaffeekochen. Wir müssen uns auch Gedanken über die Inhalte des Geschehens machen. Soll der Patient bei einem vertrautem Geschehen wie sich zu waschen oder anzuziehen geführt werden oder bei einem eher unvertrauten neuen Alltagsgeschehnis wie z. B. dem Umtopfen von Pflanzen?
- **Wie strukturiere ich die Alltagsaktivität?** Wichtige Ziele des Affolter-Konzepts sind die Verbesserung der Gehirnorganisation und die Verbesserung des Lösens von Problemen im Alltag. Um diese Ziele zu erreichen, muss der Patient innerhalb einer Aktivität Informationen dazu erhalten: „Wo bin ich - wo ist meine Umwelt?" und „Was ist das Geschehen; was ist die Ursache, was ist die Wirkung?"

Darüber hinaus muss aber auch die Komplexität eines Geschehnisses auf den Anforderungsstand des Patienten angepasst sein. Am Beispiel „etwas trinken“ wird gezeigt, wie man den Schwierigkeitsgrad einer Alltagsaktivität steigern kann.

- Ist der Patient in der Lage, nur „Schritt für Schritt“ vorzugehen, muss das Geschehen einfach sein, z. B. wird das Glas zum Mund geführt.
- Bei Patienten, die bereits Verständnis für kleine Umwege haben, kann das Geschehen komplexer sein. Das Getränk wird aus der Flasche in ein Glas gegossen und dann zum Mund geführt.
- Kann der Patient bereits Umwege ausführen, können wir das Geschehen noch komplexer gestalten, wir können bewusst Gegenstände weglassen, damit der Patient sie suchen oder holen muss. Wir arbeiten an verschiedenen Orten: Eine Flasche Apfelsaft wird aus dem Kühlschrank geholt. Der Flaschenöffner muss gesucht werden. Dann wird am Tisch die Flasche geöffnet, Saft in ein Glas gegossen und getrunken. Nachher wird die Flasche in einem anderen Raum entsorgt und das Glas wird abgewaschen, abgetrocknet und aufgeräumt.
- Eine weitere Steigerung: Wir können viele Gegenstände anbieten, damit der Patient eine Auswahl treffen muss; zum Beispiel der Patient soll eine Flasche Orangensaft im Supermarkt einkaufen. Er muss aus dem Regal die richtige Marke auswählen, anschließend ins Wohnzimmer gehen und den Saft trinken.
- Noch eine Steigerung: Wir besuchen mit der Straßenbahn einen Biergarten und trinken dort ein Glas Cola. Auch dort können wir den Patienten bei eventuellen Problemen führen.

Wir dürfen nicht vergessen, dass der Alltag sehr komplex ist. Wichtig ist, dass wir dem Patienten ermöglichen, sich immer an neue Situationen anzupassen.

Bewertung der Wirksamkeit des Führens

Wie weiß ich, dass die Aktivität, die Umweltgestaltung und das Führen angemessen waren, dass der Patient mit Verständnis dabei ist? Merkmale dafür sind:

- Patient wird ruhig und spricht nicht, ist sehr konzentriert
- Atmung ruhig
- Tonus normalisiert sich (ein erhöhter Tonus lässt nach; ist ein Hypotonus vorhanden, kann mit dem Führen der Tonus leicht zunehmen)
- Augen sind auf die Aufgabe gerichtet (Patient lässt sich nicht ablenken. Es kann auch sein, dass der Patient nicht immer zuschauen kann, er sogar die Augen schließt. Dies kann passieren, weil er sich aufs Spüren konzentriert.)
- Motorik wird ruhiger, angepasster und selektiver
- Patient übernimmt Handlungsschritte während des Führens; kommt von Passivität in die Aktivität

Verschiedene Arten des Führens

Es gibt verschiedene Möglichkeiten des Führens, die bei Alltagsaktivitäten angewendet werden können. Die zwei wichtigsten Arten, das *pflegerische* und das *einfache Führen* werden hier besprochen. Grundsätzlich gilt: Geführt wird in alltäglichen Geschehnissen. Die Therapeutin versucht immer, die eigenen Impulse und Initiativen des Patienten in die Behandlung zu integrieren.

Pflegerisches Führen: Die Therapeutin macht die Handlung für den Patienten und gibt dabei optimale Spürinformationen, vor allem am Becken.

- *Schwerpunkt:* Wo bin ich? Wo ist die Umwelt?
- *Indikationen:* Bei unselbstständigen Patienten, z. B. Schwerkranken, Menschen im Koma oder Halbkoma, Patienten mit Schlaganfall, Schädelhirntrauma, Multipler Sklerose, Demenz, bei unruhigen, verwirrten Menschen.

Ein Beispiel für pflegerisches Führen zeigen die Abb. 2.**65 a-e** (Socken im Bett anziehen).

Einfaches Führen: Die Therapeutin führt die Alltagshandlungen **zusammen** mit den Patienten durch und gibt dabei regelmäßig Spürinformation am Becken.

- *Schwerpunkt:* Wo bin ich - wo ist die Umwelt? Ferner lässt sie die Ursache-Wirkungsbeziehungen in der Umwelt erspüren.
- *Indikationen:* bei Patienten, die bald Handlungen übernehmen können oder für die es gut ist, dass sie Handlungen mit Gegenständen erfahren; ferner bei Patienten, die Probleme mit der Planung und Ausführung von Handlungen haben, z. B. Patienten mit Schlaganfall, Schädelhirntrauma, Menschen

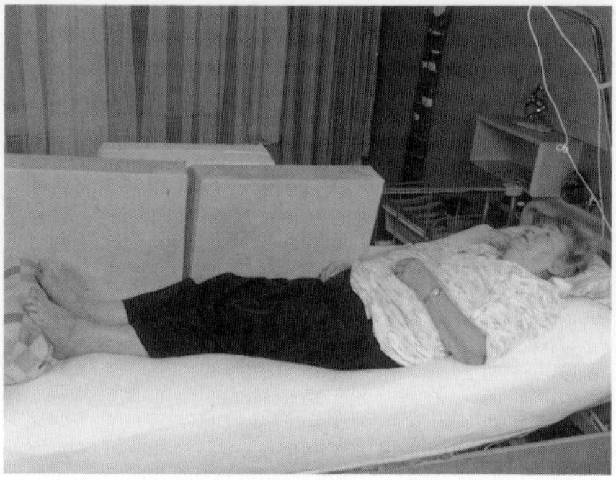
a

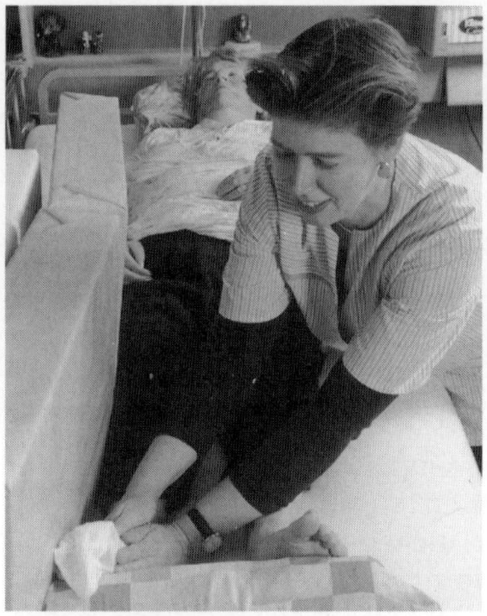
b

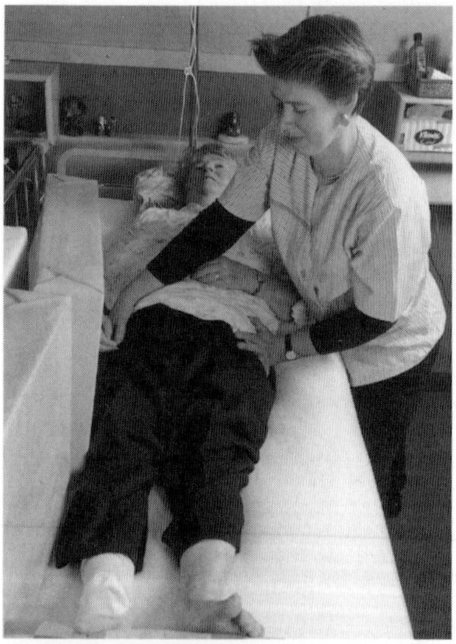
c

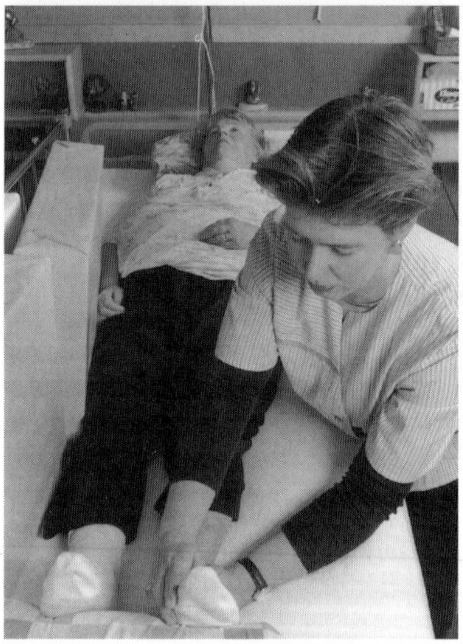
d

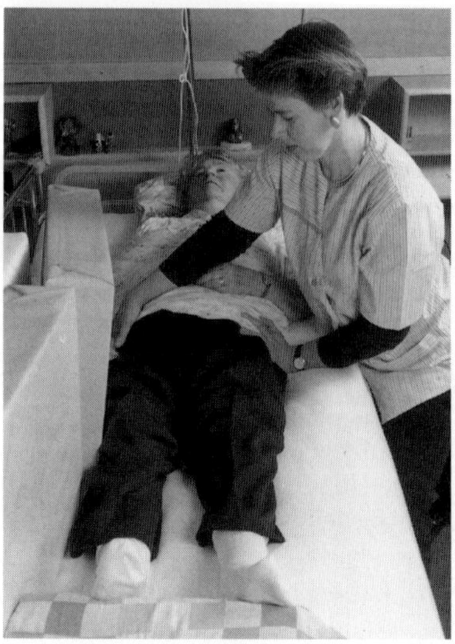
e

Abb. 2.**65** Pflegerisches Führen: Eine Patientin mit Hemiplegie beim Anziehen der Socken.
a Durch die Lagerungsblöcke spürt die Patientin ihre rechte Seite (angebotene Spürinformation: stabile Unterlage, stabile Seite, der Körper wird besser in der Umwelt gespürt).
b Die Therapeutin zieht die Socke über den rechten Fuß der Patientin. Mittels des Lagerungsblocks und des Kissens am rechten Fuß kann die Patientin gut spüren, was passiert.
c Die Therapeutin bewegt das Becken leicht. Dadurch spürt die Patientin die Informationsquelle zwischen Becken und Matratze/Unterlage. Sie spürt, dass sie liegt.
d Die Therapeutin zieht ihr die zweite Socke an.
e Danach bewegt die Therapeutin wieder leicht das Becken der Patientin.

im Koma oder Halbkoma, Multipler Sklerose, Parkinson, Alzheimer, geriatrischen Krankheitsbildern, Sehstörungen.

Ein Therapiebeispiel (Pullover anziehen) zeigt Abbildung 2.**66.**

Beachte: Es gibt viele verschiedene Möglichkeiten, einen Pullover anzuziehen.

- Der Pullover wird mittels Führung über der rechten Arm gebracht.
- Das Becken wird danach auf der Stuhlsitzfläche bewegt. Der Patient spürt, wo er sitzt und gleichzeitig, dass er sitzt; er spürt seinen Körper im Raum.
- Zusammen mit dem Patienten wird der Pullover bis an die Achselhöhle hochgezogen, wo die Bewegung durch einen klaren Widerstand gestoppt wird. Hier ist ein klar ersichtliches Ende.
- Danach wird das Becken auf der Stuhlsitzfläche bewegt.
- Zusammen mit dem Patienten wird der Pullover über den Kopf gebracht.
- Wieder wird das Becken auf der Stuhlsitzfläche bewegt.
- Der Patient schlüpft ins linke Armloch.
- Das Becken wird auf Stuhlsitzfläche bewegt. Der Patient spürt, dass er sitzt.

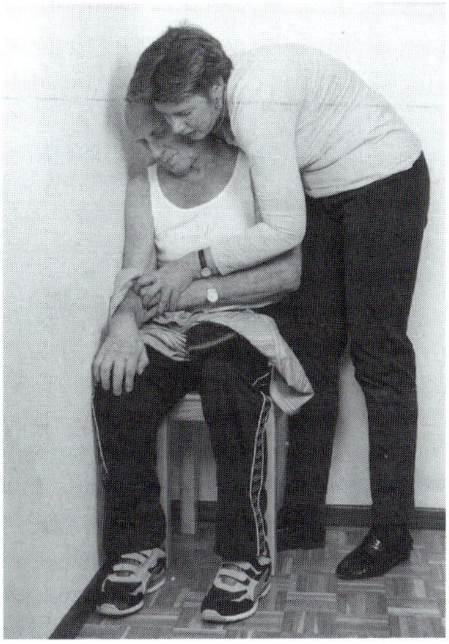

Abb. 2.**66** Der Patient (mit Hemiplegie) sitzt in einer Ecke/Nische und erhält damit viel Spürinformation von der Umwelt. Zusammen mit dem Patient wird der Pullover über den rechten Arm gebracht.

Zusammenfassung

Das Entwicklungsmodell

Die Hauptaussagen des Affolter-Modells lassen sich wie folgt zusammenfassen:

- *Entwicklung* beruht auf einer Interaktion zwischen Person und Umwelt. Das heißt, dass die Entwicklung einerseits durch die Aktivitäten der Person, andererseits durch andere Menschen und Geschehnisse (Umwelt) beeinflusst wird.
- *Interaktionsgeschehen* begleitet den Menschen sein ganzes Leben lang. Eine wesentliche Bedingung für angemessene Interaktionen ist die Fähigkeit, eigene Ziele zu verfolgen und mit auftretenden Problemen entsprechend umzugehen.
- Das *taktil-kinästhetische System* (das 'Spüren') hat durch seinen Stellenwert innerhalb der Interaktion und durch seine Beziehung zu anderen Wahrnehmungssystemen eine herausragende und führende Bedeutung für die Entwicklung des Menschen. Die Suche nach gespürten Informationen umfasst zwei Aspekte: zum einen die Informationssuche nach dem „*Wo*" im Sinne von: „Wo bin ich? – Wo ist meine Umwelt?", und zum anderen die Informationssuche nach dem „*Was*" im Sinne von: „Was geschieht?".

Merke: Gespürte Interaktionserfahrungen innerhalb problemlösender Alltagsgeschehnisse werden als Wurzel der Entwicklung angesehen.

Affolter vergleicht ihr Modell mit einem Baum. Die gespürte Interaktionserfahrung in problemlösenden Alltagsgeschehnissen wird als Wurzel, als Stamm der Entwicklung angesehen. Die einzelnen Entwicklungsleistungen bilden die Äste. Je mehr gespürte Erfahrungen ein Kind in der Interaktion verinnerlicht hat, desto kräftiger wird die Wurzel. Durch Interaktion wird *Evolution* ermöglicht (Affolter 2000). Erst eine Ausweitung oder Neuorganisation der Wurzel ermöglicht ein Fortschreiten in der Entwicklung, d. h. das Hervorbringen neuer Entwicklungsleistungen und -stufen (überarbeitet nach http://www.wahrnehmung.ch).

Ist z. B. bei einer Pflanze die Wurzel krank, kann ich lange an den verschieden Trieben der Pflanze und den Ästen der Baumes herumdoktern. Die Pflanze wird nicht genesen. Stattdessen begieße ich besser die Wurzel. Genauso ist es beim wahrnehmungsgestörten Menschen: Es bringt lt. dem geschilderten Modell diese Menschen nicht weiter, wenn ich mit ihnen einzelne

Fertigkeiten übe (z. B. das Anziehen, Sprechen, Rollstuhlfahren). Denn dann wird an den Symptomen und nicht an der Ursache therapiert. Wichtig ist es, an der Wurzel anzusetzen.

Wir müssen bei den wahrnehmungsgestörten Menschen innerhalb der Alltagsaktivitäten die Informationsgewinnung angehen. Dies passiert, wenn wir dem wahrnehmungsgestörten Menschen innerhalb problemlösender Alltagsgeschehnisse über das Führen angemessene Spürinformationen vermitteln.

Schlusswort: Erfahrene Therapeuten beurteilen das Affolter-Konzept als ein sehr wertvolles Modell für die Ergotherapie, weil es direkt alltagsbezogen ist. Das Leben verlangt von uns täglich Problemlösungen. Wahrnehmungsgestörte Menschen sollen auch wieder lernen, die Probleme im Alltag anzupacken. Das Affolter-Konzept bietet diese Möglichkeit. Bei diesem Therapiemodell lernt der Patient im Alltag mittels geführter Alltagsaktivitäten, Probleme zu lösen.

Die meisten Patienten erfahren und erleben diese Therapie als sehr angenehm. Die Patienten spüren am eigenen Körper, dass sie wirklich durch jemanden wahrgenommen werden. Jeder Mensch braucht Berührung, damit er sich selber erspürt und wohlfühlt.

Das Affolter-Konzept hat neben diesen positiven Einflüssen auf die Perzeption und Kognition auch eine sehr positive Auswirkung auf die Psyche und Lebensqualität.

Wichtige Adressen

Internet: Affolter-Konzept vom Zentrum für Wahrnehmungsstörungen, St. Gallen; http://www.wahrnehmung.ch

Zentrum für Wahrnehmungsstörungen

Florastrasse 14, 9000 St. Gallen, Schweiz.

Arbeitsgemeinschaft für Probleme bei Wahrnehmungsstörungen (APW)

Dr. W. Bischofberger, Ober Bendlehn 28, 9042 Speicher, Schweiz.

Fragile

Zeitschrift der Schweizerischen Vereinigung für hirnverletzte Menschen. Beckenhofstr. 70, 8006 Zürich, Schweiz.

Schulungszentrum Burgau

Dr.-Friedlstr. 1, 89 331 Burgau, Deutschland.

Literatur

Empfohlene Literatur zum Vertiefen

Affolter F. Wahrnehmung, Wirklichkeit und Sprache. Villingen-Schwenningen: Neckar-Verlag; 1987.

Affolter F, Bischofberger W. Wenn die Organisation des zentralen Nervensystem zerfällt – und es an gespürter Information mangelt. Villingen-Schwenningen: Neckar-Verlag; 1993.

Bischofberger W. Aspekte der Entwicklung taktil-kinästhetischer Wahrnehmung. Villingen-Schwenningen: Neckar-Verlag; 1989.

Davies P. Wieder Aufstehen. Heidelberg: Springer-Verlag; 1995.

Lipp B, Schlaegel W. Wege von Anfang an. Villingen-Schwenningen: Neckar-Verlag; 1996.

Weitere verwendete Literatur

Affolter F, Stricker E. Perceptual processes as prerequisites for complex human behavior. Bern, Stuttgart, Wien: Hans Huber Verlag; 1980.

Affolter F, Bischofberger W. Nonverbal perceptual and cognitive processes in Children with language disorders. Toward a new framework for clinical intervention. Mahwah, New Jersey, London: Lawrence Erlbaum Associates, Publishers; 2000.

Gibson JJ. Observations on active touch. In: Psychological Review. 1962; 69: 477.

Stockmann I. APW Informationsblatt no. 2. Das St. Galler Modell der geführten Bewegung. Das St. Galler Modell in der USA. APW – Arbeitsgemeinschaft für Probleme bei Wahrnehmungsstörungen; 1987.

Stockmann I. APW Informationsblatt Nr. 6/2001. Theoretische Verbindungen zu Affolter-Behandlungskozept in den USA. APW – Arbeitsgemeinschaft für Probleme bei Wahrnehmungsstörungem; 2001.

2.4.7 Handlungsorientierte Diagnostik und Therapie (HoDT)

Friederike Kolster

Einleitung

Die Handlungsorientierte Diagnostik und Therapie (HoDT) ist ein spezifisch ergotherapeutisches Therapiekonzept, das für erwachsene Patienten mit neuropsychologischen Störungen entwickelt wurde. Inzwischen wird es auch bei

Patienten mit sensomotorischen Beeinträchtigungen angewandt. Anwendbar ist es in jeder Rehabilitationsphase, in der Klinik ebenso wie im häuslichen Umfeld.

Die HoDT versteht sich als patientenorientierte Diagnostik- und Therapieform. Unter dem Einfluss ergotherapeutischer Praxismodelle entstanden, wird durch das Konzept versucht, eine im deutschen Gesundheitssystem gangbare Synthese herzustellen zwischen der bewährten (ergo-)therapeutischen Praxis, die Therapie an den Basisfähigkeiten auszurichten *und* stark patientenorientiert an den Handlungswünschen der Patienten orientiert zu arbeiten. Ziel der HoDT ist die Verbesserung bzw. die Erweiterung der Handlungskompetenz der Patienten.

Das Konzept nimmt „Handlung" als zentrales, richtungsweisendes Element für
- die Durchführung des Befundes,
- die Sichtweise/Interpretation der Beeinträchtigung,
- die Zielsetzung der Therapie,
- die Art der Behandlung:
  - Medienwahl
  - Methodik
  - therapeutisches Vorgehen
- die Evaluation und Dokumentation des Therapieerfolges.

Leitsätze der HoDT (Abb. 2.**67**)

Ein wesentlicher Aspekt der Betrachtungsweise der Patienten und des Umgangs mit ihnen ist die sogenannte „Handlungslogik" der Patienten, auf die auf Seite 191 genauer eingegangen wird.

Auf dieser Grundlage lassen sich folgende **Leitsätze der HoDT** beschreiben:

> **!**
> - **Die Befunderhebung** wird durch gezielte Beobachtung und Intervention in Alltagsituationen, ggf. unterstützt durch Computer- oder Papier-Stift-Diagnostik, durchgeführt.
> - **Bei der Zielerstellung** wird nach Handlungs- und Basiszielen unterschieden.
> - **Die Behandlung** orientiert sich an den gewünschten/benötigten Handlungszielen. Je nach Störungsbild und Ausprägung kann die Therapie direkt an einzeln identifizierten Basiszielen ansetzen; dann findet sie oft nicht in der Alltagssituation statt.

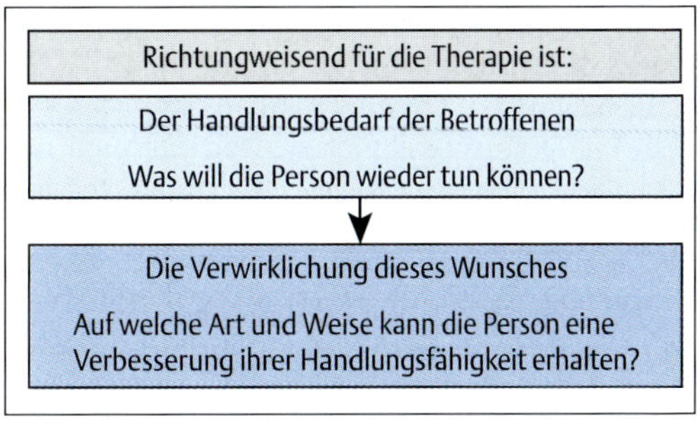

Abb. 2.**67** Richtungweisende Faktoren für die Therapie.

Entwicklung der HoDT

Die HoDT wurde von der Autorin seit 1994 entwickelt. Eine der Ursachen für die Entstehung war, dass im Bereich der neuropsychologischen Störungen in Deutschland bis dahin defizitorientierte Befund- und Therapiemodelle vorherrschten. Anders als im Bereich neurophysiologischer Störungen, bei denen zu dieser Zeit Alltagshandlungen zunehmend mehr eine Rolle in der Therapie spielten, lag der Fokus vor allem in der Befunderhebung auf Papier-Stift-Befunden bzw. dem Befund mit spezifischen Materialien. So wurden die Basisfähigkeiten bzw. deren Störungen ermittelt. Zusätzlich wurde die funktionelle Unabhängigkeit der Patienten befundet. Die genaue Art und Weise, *wie* und *wie sehr* die neuropsychologischen Störungen das Alltagsverhalten des Patienten beeinflussen, und wie man dieses durch gezielte Beobachtung im Alltag feststellen kann, wurde als diagnostisches Element wenig berücksichtigt.

Die Anfänge des Konzeptes lagen in einer neuen Betrachtungsweise/Interpretation des Verhaltens von Patienten mit ausgeprägten neuropsychologischen Störungen. Viele „Phänomene" der Störungen wurden von der Autorin als „handlungslogisch" interpretiert, als „normale", nachvollziehbare Verhaltensmuster auf der Grundlage der durch die Hirnläsion veränderten Verarbeitung. Diese Sichtweise forderte eine Veränderung der Befund- und Behandlungsstrategien (vgl. hierzu Tab. 2.**25**, S. 192).

Beeinflusst wurde das Konzept neben anderem von der sehr ergotherapiespezifischen Diagnostik „A-ONE" (Arnadottir 1990), Grundgedanken der Validation (Feil 1999, 2000), einzelnen Elementen aus der sensorischen Integrationstherapie (Ayres/Flemig 1992) und dem klientenzentrierten Ansatz ergotherapeutischer

Praxismodelle, vor allem des CMOP (Canadian Model of Occupational Performance).

Es ist von den Grundgedanken her spezifisch ergotherapeutisch, eignet sich im Rahmen des transdisziplinären Arbeitens aber auch für andere Berufsgruppen des interdisziplinären Teams.

Das Interesse von Ergotherapeutinnen und anderen therapeutischen Fachberufen am Konzept der HoDT ist groß, wie die Nachfrage und die Teilnehmerinnenzahlen der Kurse zeigen. Begründet wird das Interesse von den Teilnehmerinnen besonders in den Grundkursen unter anderem dadurch, dass ein Bedürfnis nach spezifisch ergotherapeutischen Sicht- und Arbeitsweisen vorliegt. Insbesondere verstärkt wird dies durch den in Deutschland stattfindenden Paradigmenwechsel, der mit einer zunehmenden Handlungsorientierung einerseits und Patientenorientierung andererseits einhergeht.

Die Wirksamkeit des Konzeptes zeigt sich durch positive Rehabilitationserfolge auch bei Patienten, die bis dahin als schwer rehabilitierbar galten, z. B. Patienten mit stark ausgeprägtem Neglekt, Pusher-Symptomatik oder Apraxien und in einer hohen Akzeptanz der behandelten Patienten (interne Umfrage, unveröffentlicht). Studien zur Wirksamkeit des Konzeptes sind in der Planung (Stand 2001).

Der spezifische Befund der HoDT

Der Befund erfolgt im Rahmen der HoDT als gezielte Beobachtung in Alltagssituationen. Hierbei wird die Occupational Performance des Patienten bei Handlungen, die der Patient durchführt, beobachtet. Diese Handlungen können entweder zur Zeit notwendig oder vom Patienten bzw. der Therapeutin gewünscht sein. Mögliche Handlungen sind bspw. aus dem Bereich der *Selbstversorgung* (Waschen, Anziehen, Essen, Mobilität), aus dem Bereich der *Produktivität* (Kochen, Einkauf, Elemente aus dem Berufsleben) oder der *Freizeit* (z. B. Handwerk). Das Setting kann, je nach Art der Handlung, von der Einzelsituation im Patientenzimmer oder Therapieraum über das Frühstücken in einer Gruppensituation bis zum Einkauf im Supermarkt variieren. Während und nach der Beobachtung bildet die Therapeutin ihre Hypothesen (vgl. Kap. 1, Clinical reasoning, S. 18 und Abb. 2.**68**).

Während der Handlung des Patienten kann die Therapeutin sowohl zurückhaltend beobachten als auch gezielt intervenieren und die Verhaltensänderung, die durch die Intervention erfolgt, ebenfalls beurteilen. Diese gezielte Intervention gibt ihr weitere Hinweise auf den Befund und vor allem auf die therapeutisch relevante Beeinflussbarkeit der Störung. Dieses Vorgehen ist in der sensomotorischen Befunderhebung üblich, wurde jedoch bisher bei neuropsychologischen Störungen entweder „inoffiziell" angewandt oder bei einzelnen Tests (Arnadottir 1990) im Rahmen einer Minimalunterstützung, um den Patienten das Erfüllen der Aufgabe zu ermöglichen.

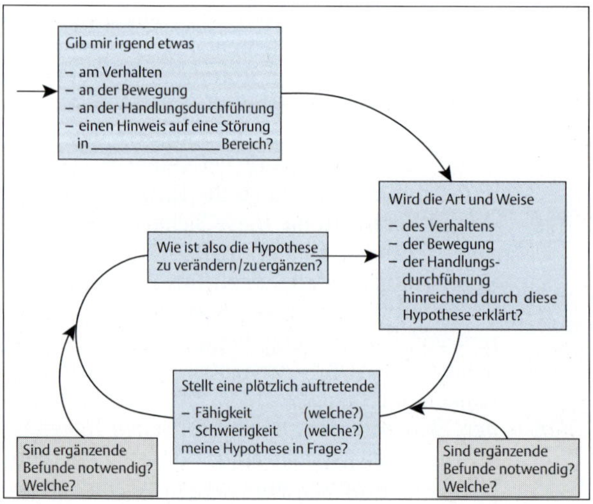

Abb. 2.**68** Grundfragen der Hypothesenbildung bei der Beobachtung von Handlungen

Die Befunderhebung im Rahmen der gezielten Beobachtung und gezielten Intervention durchzuführen, hat erhebliche Vorteile:

- Sie ist nicht wie die meisten Papier-Stift-Aufgaben störungsbildspezifisch: Mehrere Störungsbilder können gleichzeitig befundet und die Differenzialdiagnose erhoben werden. Daher ist sie sehr effektiv.
- Es besteht ein sinnvoller Bezug zum Alltag des jeweiligen Patienten.
- Es entsteht im Vergleich zu Papier-Stift-Aufgaben in der Regel weniger Leistungsdruck für die Patienten, da es sich nicht um eine „Extra-Prüfungssituation" handelt.
- Die Therapeutin erhält Informationen über das Ausmaß der Störung, über deren Einfluss auf die Performance und v. a. für die Therapie sehr relevante Informationen über die Beeinflussbarkeit der Störung.

> ! Gezielte Beobachtung mit gezielter Intervention in Alltagssituationen – spontan oder gezielt vorbereitet – gibt Informationen über die Art und Größe der Störung, ihre Auswirkung auf den Alltag der Person und über die Beeinflussbarkeit der Störung.

Die **Leitfragen** während der Beobachtung sind:

- Auf welche Weise handelt die Person zur Zeit?
- Über welche Handlungsmöglichkeiten verfügt sie unter welchen Bedingungen?
- Was genau scheint die Person in diesem Moment - in dieser Situation - an der erfolgreichen Ausführung der Handlung zu hindern?
- Welche therapeutischen Interventionen beeinflussen die Performance? Auf welche Art und Weise?

Wenn nötig, kann das Befundergebnis durch weitere störungsbildspezifische Befunde und Tests abgesichert werden.

Die Ergebnisse der Befunderhebung werden, soweit möglich, mit dem Patienten besprochen und das weitere Vorgehen mit ihm abgestimmt.

Grundprinzipien und Leitlinien des ergotherapeutischen Vorgehens

Im Folgenden werden die „Schlüsselworte" und Grundprinzipien der HoDT erläutert. Diese bilden die Basis und die Leitlinien des therapeutischen Vorgehens.

- Handlungslogik
- Neuzuordnung neuropsychologischer Phänomene
- Awareness als wesentliches Element der Therapie
- Schlüsselsituationen
- Reduktion und gezielte therapeutische Intervention
- Handlungs- und Basisziele
- Handlungskompetenz
- Transparenz
- Information
- Angehörigenarbeit

Handlungslogik

Die wesentliche Grundannahme der HoDT ist, dass die Art und Weise, wie eine Person handelt, oft die innere Handlungslogik dieses Menschen widerspiegelt. Unter Handlungslogik versteht man die spezifische Herangehensweise eines Menschen an eine Handlung, die sich folgerichtig (logisch) auf seine stattgefundene Wahrnehmung und Verarbeitung sowie seine Handlungsvorerfahrungen gründet.

Unser Verhalten ist so stark davon geprägt, dass wir uns nicht auf der Grundlage dessen verhalten, was in der Realität vorhanden ist, sondern auf Grundlage dessen, was wir von der Welt in uns aufgenommen, als inneres Bild gespeichert haben (s. a. Goldenberg 1998). Die HoDT geht davon aus, dass es anhand des beobachtbaren Verhaltens möglich ist, Vermutungen über diese innere Handlungslogik anzustellen und damit etwas über die Verarbeitungsmechanismen des Patienten zu erfahren bzw. Theorien hierüber zu bilden.

Beispielsweise fiel einer Teilnehmerin bei einem Kurs in einem mir nicht bekannten Seminarhaus eine Tasse um. Sie stand auf, ging aus dem Raum und holte ein Tuch aus dem WC; beim Zurückkommen sah sie, dass im Raum ein Waschbecken mit Papierhandtüchern war! Da sie es vorher nicht bemerkt hatte, war ihr Verhalten in dieser Situation handlungslogisch - ebenso handlungslogisch wie das Verhalten eines Patienten, der auf der Suche nach einer Toilette im Stationsgang auf und ab fährt, weil er aufgrund seines ausgeprägten Neglekts die in seinem Zimmer links liegende Badezimmertür nicht bemerken konnte.

Für die Therapie folgt daraus:

- Die Gleichwertigkeit der Wahrnehmung bzw. Handlungslogik wird nicht in Frage gestellt.

Tab. 2.**25** Beispiele für die Neuzuordnung neuropsychologischer Phänomene

	Handlungslogische Folgen der Funktionsstörung im Sinne einer:		
	Funktionsstörung (Beispiele)	**Aktivitätsstörung (Beispiele)**	**Partizipationsstörung (Beispiele)**
Neglekt (nach links)	Aufmerksamkeit kann nicht/nur unzureichend auf den linken Halbraum gerichtet werden/die „linke Welt“ ist nicht repräsentiert	Der Patient handelt nur im für ihn vorhandenen Halbraum und er sucht Ursachen für Fehler nur dort – er kommt mit dem Rollstuhl nicht weiter und überprüft mehrfach seine rechte Bremse, die Fußraste, den Reifen, sucht rechts nach Hindernissen ... Er bemerkt nicht, dass er links am Türrahmen fest hängt	Der Patient fühlt sich oft vernachlässigt oder belogen (weil er z. B. das hingestellte Getränk nicht findet), was die Betreuungspersonen wiederum aufbringt ... schwere Störungen des sozialen Gefüges können die Folge sein
Apraxie	Funktionelle Details werden nicht erkannt und der Zugriff auf das mechanische Arbeitswissen ist nicht vorhanden	Der Patient handelt mit ihm eigentlich vertrauten Objekten, als ob er sie nicht kennt und schafft nicht, den Deckel einer Flasche abzuschrauben, um sich ein Glas Wasser einzuschenken	Die ständigen, vom Patienten sehr stark erlebten, Handlungsmisserfolge können dazu führen, dass der Patient sich zunehmend aus dem öffentlichen Leben zurückzieht.
Räumlich-visuelle und räumlich-konstruktive Störungen	Längen und Winkel können nicht/nur schwer eingeschätzt/analysiert werden	Der Patient findet sich im „Dschungel“ seines Pullovers nicht zurecht und kann sich nicht anziehen	Das eingeschränkte „Lesen“ in der Mimik anderer bewirkt, dass die Stimmungen der Gesprächspartner oft falsch eingeschätzt werden und der Patient sich daher unadäquat benimmt. Dies führt zu Konflikten.
Pusher-Symptomatik	Verdrehung der subjektiven Senkrechte um einige Grad nach links und hinten	Der Patient setzt sich (objektiv) schräg hin, wenn er (subjektiv) gerade sitzt, hat deshalb keinen stabilen Sitz, hält sich ständig mit seiner indirekt betroffenen Hand fest und hat für weitere Aktivitäten keine Hand mehr frei	Durch das „Aufrichten“ durch die Therapeutin fühlt der Patient sich bedroht und drückt um so mehr dagegen – es kommt häufig zu Auseinandersetzungen

- Es wird erarbeitet, ob und auf welche Weise die innere Handlungslogik den Erfolg der Handlungen beeinträchtigt. Dieses geschieht so weit wie möglich gemeinsam mit den Patienten.
- Auf dieser gemeinsamen Basis entstehen die weiteren Therapieziele und -wege.

Neuzuordnung neuropsychologischer Phänomene

Auf der Grundlage der vorausgegangenen Überlegungen werden die neuropsychologischen Phänomene in der HoDT neu zugeordnet. Die Neuzuordnung, also die neue Betrachtungsweise besteht darin, dass ein Teil der Phänomene/Störungen im Sinne der ICIDH-2 als Funktionsstörungen bewertet werden, andere als daraus logisch folgende Aktivitätsstörungen oder Partizipationsstörungen (siehe Tab. 2.**25**).

Eine Differenzierung der Phänomene in diese drei Bereiche ist wichtig, da jeweils andere Behandlungsansätze notwendig sind.

Die Perseveration des Neglektpatienten aus Tabelle 2.**25** und Tab. 2.**29** (S. 195), bei der er den Fehler immer wieder an der falschen Stelle, nämlich in dem für ihn vorhandenen rechten Halbraum, sucht, ist also die handlungslogische Folge seiner Funktionsstörung. Es wäre unserer Meinung nach falsch, seine Perseveration zu unterbinden, da er sich ja auf der Grundlage seines Erlebens „richtig" verhält: Er sucht intensiv die Ursache dafür, dass er nicht weiterkommt.

Eine Verhaltensmodifikation ist nur über eine Veränderung der Ursachen dieses Verhaltens zu erreichen: Will man das Verhalten des Patienten nachhaltig beeinflussen und nicht nur „steuern", muss man an der Ursache, nämlich der Wahrnehmung und Einbeziehung des linken Halbraumes arbeiten.

Für Befund und Therapie folgt daraus:
- Störungen der Aktivität und Partizipation werden daraufhin untersucht, an welchem Punkt genau der Patient überfordert ist, wodurch genau seine Handlungsfehler und „Verhaltensstörungen" verursacht sein könnten.
- In der Therapie werden diese Punkte als Ansatzpunkte der Therapie genommen.
- Abhängig vom Störungsbild ist es teilweise nötig, direkt an den Basisfunktionen zu arbeiten, da oft die Anwendung dieser Basisfunktion in einer Aktivität schon eine zu hohe Anforderung darstellt.

Awareness als wesentliches Element der Therapie

Unter Awareness versteht man das Störungsbewußtsein, die Krankheitseinsicht der Patienten. McGlynn und Schacter (1989) teilen sie in vier Stufen ein (Tab. 2.**26**).

Solange ein Patient keine Awareness für sein Störungsbild hat, ist wirksame Therapie an diesem Störungsbild sehr schwer, da sozusagen gegen die Überzeugung des Patienten therapiert wird. Tabelle 2.**26** zeigt die Stufen des Awareness.

In der Literatur wird zunehmend auf die zentrale Rolle der Awareness für den Lernprozess der Patienten hingewiesen (s. a. McGlynn/Schacter 1989, 1990; Wenz in: Götze/Höfer 1999).

Ein wichtiges Element der HoDT ist, dass der Patient seine Fähigkeiten und Defizite einschätzen kann und sein Verhalten darauf abzustimmen lernt. Dazu gehört auch die Entwicklung der Vorstellung, bei welchen geplanten/gewünschten Handlungen seine Defizite auftreten können und wie er damit umgehen könnte (im Sinne einer vorausschauenden Awareness).

Eine wesentliche Auswirkung der Unawareness ist, dass Patienten Störungen im eigenen Alltag nicht/zu wenig mit der eigenen Erkrankung in Zusammenhang bringen können. Dieses hat weitreichende Auswirkungen (Tab 2.**27**, S. 27).

Tab. 2.**26** Stufen der Awareness

Globale Unawareness	Informelle Awareness	Auftauchende Awareness	Vorausschauende Awareness
Nichtwahrnehmen/Leugnen der Störung Überraschte Reaktion auf Demonstration des Defizits durch andere (Synonym: Anosognosie).	Der Patient beschreibt sein Defizit verbal. Dies hat jedoch keine Konsequenz für die Handlung.	Das Defizit wird im Moment eines Versagens wahrgenommen.	Der Patient ist sich des Defizits bewusst und berücksichtigt es im Alltag entsprechend. Er erwägt Konsequenzen und ihre Auswirkungen für sich und andere.

Kerkhoff 1999, nach McGlynn und Schacter

Tab. 2.**27** Auswirkungen der Unawareness:

Störungen im eigenen Alltag werden nicht/zu wenig mit der eigenen Erkrankung in Zusammenhang gebracht.		
⇓	⇓	⇓
– Auswirkungen der Störung auf den jetzigen und zukünftigen Alltag können nicht erkannt und abgeschätzt werden – Wirksame Strategien zur Alltagsbewältigung können nicht entwickelt werden	– Therapiebedürftigkeit kann – für diesen Bereich – nicht gesehen werden – Eigene Therapieziele, vor allem auf Basisebene, können nicht formuliert werden – Aktive Partizipation am Therapieverlauf ist kaum möglich	– Kontakte zu andere Personen werden durch die ständigen „Mißverständnisse“ stark, oft dauerhaft beeinträchtigt – Das „Teilen“ der Krankheit ist für beide Seiten nicht möglich

Tab. 2.**28** Phasen der Awareness im Therapieprozess

Globale Unawareness	**Informelle Awareness**	**Auftauchende Awareness**	**Vorausschauende Awareness**
	Erkenntnis: etwas läuft falsch! →	Erkenntnis: wie läuft es falsch? warum? in welcher Situation? →	Erkenntnis: Für meinen Alltag bedeutet dies folgendes ...
Nichtwahrnehmen/ Leugnen der Störung Überraschte Reaktion auf Demonstration des Defizits durch andere	Patient benennt das Defizit verbal. Dies hat jedoch keine Konsequenz für die Handlung.	Das Defizit wird im Moment eines „Versagens“ wahrgenommen.	Der Patient ist sich des Defizits bewusst und berücksichtigt es im Alltag entsprechend. Er /Sie erwägt Konsequenzen und ihre Auswirkungen für sich und andere.

modifiziert nach Kerkhoff 1999

Für die Therapie folgt daraus:

- Als Basis der Therapie neuropsychologischer Störungen ist es wichtig, mit dem Patienten an der Entwicklung seiner Awareness zu arbeiten.
- Daher ist die Therapie der Awareness in der HoDT integraler Bestandteil der Therapie (vgl. Tab. 2.**28** und Patientenbeispiel in Tab. 2.**29**).

Schlüsselsituationen

„Schlüsselsituationen“ werden in der HoDT die Alltagssituationen genannt, in denen der Patient „offen“ ist für die Funktionen, die er wieder neu erlernen muss - die Einbeziehung des linken Halbraums z. B. oder die Wichtigkeit der funktionellen Details.

Therapie in Schlüsselsituationen ist besonders wirksam, um die Entwicklung der Awareness bei Patienten zu erreichen und um die Kenntnis des Patienten darüber, auf welche Weise seine neuropsychologische Störung ihn „stört“, herzustellen oder zu verbessern.

Je nach Störungsbild unterscheiden sich die Schlüsselsituationen voneinander. Sehr oft sind diese Schlüsselsituationen Momente, in denen der Patient eine Handlung ausführt und bemerkt, dass diese keinen Erfolg zeigt, aber nicht versteht, warum dieses so ist. In diesem Moment *sucht* er die Ursachen seines Scheiterns - und kann von der Therapeutin angebotene Lösungen des Problems leichter annehmen. Versucht man in anderen Situationen, den Patienten zu Verhaltensänderungen zu bewegen, kann er diese oft schlecht annehmen, weil er keinen Grund dafür sieht.

Der oben geschilderte Neglektpatient, der den linken Halbraum gar nicht vermisst und noch keine Awareness für seinen Neglekt hat, wird beispielsweise wenig Grund dafür sehen,

Tab. 2.**29** Therapiebeispiel zur Erarbeitung einer Informellen Awareness in einer Schlüsselsituation

Herr D. hat nach einem Mediainfarkt re eine Hemiparese links und einen ausgeprägten multimodalen Neglekt nach links. Auf dem Weg zur Ergotherapie ist Herr D. mit der linken Seite des Rollstuhls und seinem Knie an einem Türrahmen hängen geblieben. Er ärgert sich, dass er nicht weiterkommt. Er versucht alles mögliche, um zu verstehen, warum der Rollstuhl plötzlich stehengeblieben ist: Er wackelt an der rechten Bremse, versucht, weiter vorwärts zu fahren, dreht am rechten Rad und schaut, ob etwas unter dem Reifen ist. Die Ergotherapeutin kommt vorbei und spricht ihn von rechts an.

Eth: Guten Tag, Herr D.
Herr D.: Guten Tag, Frau Brandt. Ich will gerade zu ihnen, aber der Rollstuhl fährt nicht mehr, der ist wohl kaputt.
Eth.: Sie kommen nicht weiter?
Herr D.: Nein, das Ding fährt nicht. *(Probiert weiter)*
Eth.: Sie haben hier auf dieser Seite schon alles versucht: die Bremse, das Rad, – aber hier hat sich nichts verklemmt.
Herr D.: ich versteh das nicht.
Eth.: Das der Rollstuhl nicht mehr fährt, liegt nicht an der Bremse oder dem Rad. Der Grund, warum es nicht weitergeht, liegt woanders. Seit dem Schlaganfall können sie eine Seite nicht mehr wahrnehmen.
Herr D.: So ein Blödsinn. Das hat der Arzt auch schon gesagt. Aber das stimmt nicht. Mir fehlt nichts.
Eth.: Der Rollstuhl und ihr Knie hängen in der Tür fest. Soll ich sie „befreien“ oder darf ich ihre rechte Hand führen, damit sie die Tür spüren können?
Herr D.: Wir müssen doch zur Therapie!
Eth.: Ich würde ihnen gerne erklären, warum der Rollstuhl oft nicht so fährt, wie sie das wollen. Das kann ich auch hier auf dem Flur machen.
Herr D.: Ja gut.
Eth.: Darf ich ihre Hand dahin führen, wo der Rollstuhl festhängt?
Herr D.: Okay
Eth.: *hockt inzwischen vor dem Patienten, damit er sie sehen kann und führt seine Hand von rechts nach links.* Das ist hier vorne: da ist ihr eines Knie, dann das andere, und da ist jetzt der Türrahmen. Daran hat sich der Rollstuhl festgeklemmt
Herr D.: *guckt weiter nach rechts* Oh! *zieht seine Hand zurück*
Eth.: Haben sie den Türrahmen gespürt?
Herr D.: Ja, da war was.
Eth.: Darf ich ihre Hand noch mal führen? Versuchen sie dabei, unseren Händen zuzusehen
Herr D. *verfolgt die Hände bis zur Mittellinie und blickt dann wieder nach rechts:* Ich sehe nichts. Aber mit meinen Augen stimmt irgendwas nicht seit einiger Zeit.
Eth.: Ich befreie sie jetzt mal und drehe ihren Rollstuhl so, daß sie die Tür sehen können. *Sie dreht seinen Rollstuhl so, daß er den Türrahmen rechts im Gesichtsfeld hat*
Herr D.: Ach nee. Wo kommt der denn her'?
Eth.: Hier am Türrahmen haben sie mit ihrem Knie *(faßt fest darauf)* und dem Rollstuhl festgehangen. Darf ich sie noch mal zurückdrehen, wie sie eben waren, und sie probieren, ob sie den Türrahmen sehen können?
Herr D.: das machen sie mal.
.. . *Beide probieren dort noch eine Weile herum. Die Eth. zeigt Herrn D., wie sich der Rollstuhl und sein Knie am Türrahmen verhakt haben. Sie erklärt ihm, daß er das wegen des Schlaganfalls nicht bzw. nur mit Unterstützung wahrnehmen und sich im Moment auch noch nicht selbst behelfen kann. Anschließend schiebt sie seinen Rollstuhl in Fahrtrichtung. Herr D. will selbst weiterfahren, und sie geht neben ihm zum Ergotherapieraum.*

Kärtchen von einem Tisch abzusammeln, die die Therapeutin ihm zur Verbesserung der visuellen Exploration vorgelegt hat. Dagegen ist das Festhängen an der links gelegenen Tür deshalb eine Schlüsselsituation, weil der Patient ja nach den Ursachen seiner Immobilität sucht.

Für die Therapie folgt daraus:
- Für jeden Patienten werden seine spezifischen Schlüsselsituationen ermittelt.
- Da Schlüsselsituationen meist bei der Bewältigung von Alltagssituationen auftreten, bieten sich diese als therapeutisches Setting besonders an.

Reduktion und gezielte therapeutische Intervention

Unsere Alltagshandlungen, die uns so „normal" und „einfach" vorkommen, sind überaus komplex und nur durch jahrelange Übung für uns einfach geworden. Jede Handlung besteht aus einer Folge von Problemstellungen, die gelöst werden müssen. Für diese Problemlösungen benötigen wir eine Vielzahl von Funktionen, deren Zusammensetzung je nach Handlung unterschiedlich ist.

Patienten mit neuropsychologischen Störungen können diesen Problemlöseprozess oft nicht mehr bewältigen. Damit sie eine Handlung erfolgreich durchführen und daran lernen können, wie die Bewältigung dieser Handlung funktioniert, ist es notwendig, in der Therapie die Anforderungen der Situation überaus stark zu reduzieren.

In der therapeutischen Umsetzung bedeutet dies beispielsweise Folgendes: Das Anziehen stellt so hohe Anforderungen an Raumanalyse und räumliche Konstruktion, dass Patienten mit Störungen in diesem Gebiet fast zwangsläufig daran scheitern und sich in den Kleidungsstücken verheddern, ohne sie ordnen und zu ihrem Körper in Beziehung bringen zu können. Mit therapeutischer Unterstützung, die den bisherigen Verfahrensweisen folgt, gelingt zwar das Anziehen, aber nicht das Begreifen des Problemlöseprozesses, weil diese Situation zu komplex ist. Reduziert die Therapeutin die Anforderung an den Patienten auf eine sehr einfache Ebene, nämlich z. B. dass er ausschließlich das Herauf- bzw. das Herabziehen von bereits „in Position gebrachten" Kleidungsstücken durchführen soll (den Ärmel über den Arm ziehen, den Pullover am Bauch herunterziehen, die Hose hochziehen etc.), kann er hierbei die Wirkweise des räumlichen Prozesses beim Anziehen im Wortsinne be***greifen.***

In der Apraxietherapie erfolgt diese Reduktion auf andere Weise (vgl. Kap. 3.11). Derart reduzierte Situationen können dann (fast) verfremdet wirken (s. a. Goldenberg 1998). Wie genau die Therapeutin die Anforderung reduzieren muss, findet sie durch gezielte Intervention heraus (siehe Kap. 3.11).

Die Reduktion kann auch dadurch erfolgen, dass nicht mehr unmittelbar handlungsbezogen, sondern mit anderen Therapiematerialien direkt an der Basisfunktion des Patienten gearbeitet wird (siehe hierzu die Therapievorschläge der einzelnen Kapitel zu neuropsychologischen Störungen). Erst anschließend wird der Handlungsbezug wieder hergestellt.

Handlungs- und Basisziele

(siehe hierzu auch Kap. 2, Therapieziele, S. 43)

Infolge der Patientenorientierung der HoDT werden mit dem Patienten Handlungsziele vereinbart. Für die Identifizierung der Alltagsprobleme des Patienten und eine darauf gründende gemeinsame Erstellung der Handlungsziele eignet sich in hohem Maße das COPM. Inzwischen liegen Untersuchungen zur Anwendbarkeit des COPM in Deutschland im Arbeitsfeld der Neurologie vor (Weber/Heil 2000, Erbsch et al. 2000).

Da der zur Verfügung stehende klinische Therapiezeitraum in Deutschland in der Regel nur kurz ist, empfiehlt es sich, die Handlungsziele nach Vorrangigkeit zu gewichten.

Die Auswahl bzw. Selektion der Basisziele ist in der HoDT in der Regel davon abhängig, ob diese für das Erreichen der vereinbarten Handlungsziele notwendig sind. Sind bei der Auswahl und der zeitlichen Gliederung der Handlungsziele der Patient und sein unmittelbares Umfeld bestimmend, liegt die Analyse der dafür notwendigen Basisfunktionen und die Festlegung der Basisziele in der Verantwortung der Therapeutin. Es ist sehr wichtig, dem Patienten deutlich zu vermitteln, auf welche Weise die Basisziele mit den von ihm angestrebten Handlungszielen in Verbindung stehen. Der gesamte Prozess erfordert notwendigerweise eine enge Zusammenarbeit mit dem Patienten und dem gesamten interdisziplinären Team (Kolster 2001).
Für die Therapie folgt daraus:

- Die Ziele beziehen sich auf die Verbesserung gewünschter Handlungsfähigkeiten.
- Es werden wenige Ziele angestrebt, die in der Therapie dann aber kontinuierlich erarbeitet werden und deren Erreichen an der Verbesserung der Performance kontinuierlich evaluiert wird.
- Hieraus folgt eine „Reduktion" der Therapie - diese erfolgt kleinschrittiger und wirkt damit zunächst langsamer. Stehen die angestrebten Handlungskompetenzen dem Patienten dann wirklich zur Verfügung, bleiben die erreichten Therapieerfolge wesentlich besser erhalten, als wenn die Ziele für den zur Verfügung stehenden Zeitraum zu weit gefasst werden (interne Umfrage, unveröffentlicht; vgl. Kolster/Habermann 2000, Heil/Weber 2000).

Handlungskompetenz

Damit ein Patient das in der Therapie Erlernte wirklich zur Verfügung hat, ist es notwendig, nicht nur die Grundfunktion zu vermitteln, sondern auch die Anwendung in verschiedenen Situationen. Nach Hagedorn (2000) kann eine Person dann „kompetent handeln, wenn sie in der Lage ist, alle Anforderungen einer Aufgabe zu erfüllen, den Anforderungen in jeder Art von Umwelt gerecht zu werden und mit Hilfe erlernter Fertigkeiten in jeder Situation angemessen zu agieren, zu interagieren und zu reagieren" (Hagedorn 2000).

Als Leitsatz für die Therapie ist dies sicher eine Anforderung, die bei der Kürze der klinischen Rehabilitationszeiten in Deutschland nur schwer erreicht werden kann. Trotzdem sollte diese Art der Handlungskompetenz für die vorrangigen Handlungsziele zumindest angestrebt werden. Soll der Patient die gewünschte(n) Handlung(en) in verschiedenen benötigten Situationen ausführen können, muss in der Therapie auch hierauf eingegangen werden, da die Übertragung des Gelernten auf andere Situationen ein komplexer Lernvorgang ist.

Für die Therapie folgt daraus:

- Bei jedem angestrebten Handlungsziel wird geprüft, wie eingeübt, wie „automatisiert" der Patient diese Handlungen beherrschen sollte. Anschließend wird in der Therapie und ggf. im Eigenprogramm die gewünschte Handlungsfähigkeit gefestigt. Die therapeutische Unterstützung nimmt dabei kontinuierlich ab, während „Ablenkungen", z. B. durch das Einnehmen der Mahlzeit in einer Gruppe, kontinuierlich zunehmen.
- Zudem wird geprüft, in welchen Variationen der Patient diese Handlung ausführen können sollte. Dabei wird der Prozess von einer erfolgreichen Handlung in einem *etablierten Setting* (im Frühstücksraum am vorbereiteten Essplatz eine Scheibe Brot mit einem bestimmten Messer mit Margarine bestreichen und mit Schnittkäse belegen) bis zum *variablen Einsatz dieser Handlungen* (in unterschiedlichen Situationen Brot oder Brötchen mit Butter oder Margarine und mit unterschiedlichen Belagen zubereiten können) therapeutisch begleitet.

> **!** **Zu beachten:** Werden - um Therapiezeit zu sparen – verschiedene Handlungen immer nur angerissen, ohne dass der Patient wirkliche Kompetenz in ihnen erlangt, besteht die Gefahr, dass er diese im Alltag nicht ausführen kann und die Therapiezeit sozusagen „vergeudet" war.

Transparenz

Die Patientenorientierung des Konzeptes wird nur möglich durch eine dem Patienten und seinen Kapazitäten angepasste Transparenz der Therapieziele und -inhalte. Nur dann ist ihm möglich, seine partnerschaftliche Rolle im Therapieprozess auszufüllen. Je besser der Patient einordnen kann, woran er gerade arbeitet (und eben nicht: woran die Therapeutin gerade arbeitet!) und was diese Arbeit mit seinem Alltag und dem Erwerb/der Verbesserung von Handlungskompetenzen zu tun hat, desto größer ist der Lern- bzw. Therapieerfolg. *Eine* Folge dieser Transparenz ist eine Verselbstständigung des Lernens, da das eigene Lernen im Alltag aktiviert wird.

Information

Als Grundlage patientenorientierten Arbeitens und um mit dem Patienten eine vorausschauende Awareness und eine adäquate Krankheitsverarbeitung sowie Copingstrategien (s. Kap. 3 S. 499) erarbeiten zu können, ist eine patientengerechte Information über das Störungsbild und behutsame Prognosen über die mögliche Entwicklung/Verbesserung der Performance wichtig. Diese sollte von allen Berufsgruppen angestrebt und gegeben werden.

Angehörigenarbeit

Eine wichtige Säule des Konzeptes ist die Angehörigenarbeit. Hierzu gehört:

- Absprachen über die Handlungsziele
- Information über das Störungsbild des Patienten und der Auswirkungen auf den Alltag (nach Absprache im interdisziplinären Team)
- Absprachen darüber, wie das bereits Gelernte bzw. zu Lernende in den häuslichen Alltag übertragen werden kann
- Einschätzungen der jetzigen Performance und vorsichtige Prognosen über die Entwicklung der Performance in einem überschaubaren Zeitraum

- im Einzelfall: Absprache zur unterstützenden Begleitung der Patienten durch die Angehörigen

Zusammenfassend lässt sich in der HoDT folgende **Therapiestrategie** als „Faustregel" vorstellen:

> !
> - dem Patienten die eigene Handlungslogik erschließen
> - einige gemeinsam ausgewählte Handlungen so reduzieren, dass sie, mit gezielter therapeutischer Intervention für den Patienten erfolgreich ausführbar sind. Die dazu notwendigen Basisfunktionen werden möglicherweise außerhalb von Handlungen „isoliert" erarbeitet.
> - Die erfolgreiche Handlung wird repetitiv verstärkt, bis sie dem Patienten in verschiedenen Situationen zur Verfügung steht.

Schnittstellen, Interdisziplinarität, Transdisziplinarität

Die Handlungsorientierte Diagnostik und Therapie kann alleine in der Ergotherapie angewandt werden, ist aber besonders wirksam, wenn auch andere Berufsgruppen sie in ihre Therapie miteinbeziehen. Wie im Kapitel 2 S. 43, Ziele, erläutert, kann die Therapiestrategie des gesamten interdisziplinären Teams sich nach den Handlungszielen richten.

Wie bei allen Therapieformen, bei denen eine Erweiterung der Handlungskompetenz im Zentrum der Therapiestrategie des interdisziplinären Teams steht, wird auch bei der HoDT transdisziplinär gearbeitet. Die Physiotherapeutin sollte die visuelle Exploration beim Frühstückstraining ebenso unterstützen können wie die Ergotherapeutin den symmetrischen Gang (siehe auch Kap. 2.4.8, AOT S. 202).

Dokumentation und Evaluation bei dieser Therapieform

Der Befund und die weiteren gezielten Beobachtungen im Therapieverlauf werden sorgfältig dokumentiert. Art und Struktur der Dokumentation obliegen der Therapeutin, es gibt keine festen Dokumentationsbögen.

Als Zwischenstatus und zum Ende der Therapie wird die Evaluation des Therapieergebnisses nach Möglichkeit in drei Bereichen erfolgen:

- durch erneute gezielte Beobachtung einer Alltagssituation, die bereits zuvor befundet wurde und Vergleich der Dokumentation
- durch wiederholte Durchführung des COPM
- durch ein abschließendes Gespräch mit dem Patienten über seine Bewertung der Entwicklung der Performance, ggf. mit Einbeziehung der Angehörigen

Bewertung dieser Therapieform

Die HoDT kann im Vergleich zu anderen in diesem Buch verwendeten Therapieformen noch auf keine lange Geschichte verweisen.

Die Ergebnisse dieses Therapieansatzes sind bisher erfolgreich.

Die Therapie betreffend berichten die Therapeutinnen von einem schnelleren Zugang zu den „Schlüsselpunkten der Störung" und dadurch einem schnelleren und effektiveren Therapieweg vor allem auch bei Patienten, bei denen vorher die Therapieerfolge stagnierten.

Die frühestmögliche Ausrichtung der Therapie am Alltag des Patienten ist, wie oben beschrieben, effektiv und hilft, den Therapieerfolg zu sichern und dem Patienten auf Dauer verfügbar zu machen (interne Umfrage, unveröffentlicht).

Die Anforderungen an die ausführende Therapeutin sind hoch, weil gleichzeitig Kompetenzen in der Handlungsanalyse, der differenzierten Zielerstellung und Kenntnisse der verschiedenen neuropsychologischen Störungen und ihrer Behandlungsansätze erforderlich sind.

Fortbildungen

Die Autorin bietet einwöchige Grundkurse und dreitägige Aufbaukurse bei verschiedenen Instituten an.

Literatur

Empfohlene Literatur zum Vertiefen

Götze R, Höfer B. AOT. Alltagsorientierte Therapie. Stuttgart: Thieme; 1999.

Heil G, Weber B. Ein neuer Weg in der Zielfindung. Reihe 2. Limburger Reihe. Langenhagen: edition vita activa; 2000.

Kolster F. Therapieziele in der Neurologie. Neue Reihe Ergotherapie. Reihe 10, Bd. 6. Idstein: Schulz-Kirchner-Verlag; 2001.

Kolster F, Habermann C. Neuropsychologische Behandlungsverfahren. In: Scheepers C. Vom Behandeln zum Handeln. 2. korr. Auflage. Stuttgart: Thieme; 2000.

Weitere verwendete Literatur

Arnadottir G. The Brain and Behavior. St. Louis: Mosby; 1990.

Ayres AJ. Bausteine der kindlichen Entwicklung. Heidelberg, Berlin: Springer; 1992.

Feil N. Validation in Anwendung und Beispielen. 2. überarbeitete Auflage. München, Basel: Ernst Reinhardt Verlag; 2000.

Erbsch W, Laule C, Wichmann A. CMOP in Deutschland. Reihe 2. Limburger Reihe. Langenhagen: edition vita activa; 2000.

Gauggel S. et al. Neuropsychologische Rehabilitation. Weinheim: Beltz; 1998.

Goldenberg G. Neuropsychologie. 2. überarb. Auflage. Stuttgart: Fischer; 1998.

Hagedorn L. Ergotherapie – Theorien & Modelle. Stuttgart: Thieme; 2000.

Law M et al. Canadian Occupational Performance Measure. CAOT publications; 1994. Lizensierte deutsche Ausgabe von Barbara Dehnhardt et al. Langenhagen: edition vita aktiva; 1999.

2.4.8 AOT – Alltagsorientierte Therapie bei Patienten mit erworbener Hirnschädigung

Renate Götze

Einleitung

In diesem Beitrag wird das handicaporientierte Konzept der Alltagsorientierten Therapie (AOT) dargestellt. Aspekte der Krankheitsverarbeitung, Gruppentherapie und Angehörigenarbeit werden in diesem Zusammenhang näher erläutert.

Die AOT wurde für Patienten mit erworbener Hirnschädigung in der Abteilung für Neuropsychologie des Krankenhauses München Bogenhausen entwickelt. Sie befasst sich bereits während des Klinikaufenthaltes des Patienten mit der Bewältigung seines außerhäuslichen Alltags. Durchgeführt wird die Therapie im Rahmen von Einzeltherapien oder in einer kleinen Patientengruppe, die dann von einem interdisziplinären Therapeutinnenteam betreut wird. Für eine Teilnahme an der Gruppe sprechen interdisziplinäre und gruppentherapeutische Aspekte, auf die auf den Seiten 202 und 206 eingegangen wird. Dagegen fällt eine erste Etablierung des Konzepts in Klinik oder Praxis vielleicht im einzeltherapeutischen Kontext leichter, da hier der organisatorische Aufwand geringer ist.

Den Rehabilitationseinrichtungen sind klare Grenzen in der Nachahmung des außerhäuslichen Alltags gesetzt. Demzufolge wird im beschützenden Rahmen der Klinik häufig noch eher isoliert an einzelnen Basisfunktionen, wie z. B. gehen, greifen, lesen, sprechen oder Problemlösung gearbeitet. Im Alltag ist der Patient hingegen immer mehrfach gefordert, so muss er sich z. B. beim Gehen orientieren und vielleicht gleichzeitig noch einer Unterhaltung folgen. Bei scheinbar simplen Tätigkeiten wie dem Einkaufen von Äpfeln im Supermarkt muss er u. a. die Regale gut absuchen, einen Preisvergleich durchführen, die Äpfel in eine Tüte geben, diese transportieren und vielleicht eine Waage bedienen. Hier setzt die AOT an: Sie findet in realen Situationen z. B. auf der Straße, im Supermarkt oder im Reisebüro statt. Dabei versteht sie sich nicht als Ersatz, sondern als wichtige Ergänzung der eher an den Basisfunktionen ansetzenden Einzeltherapien in der Klinik.

Ausführlich und mit vielen Falldarstellungen sind die Einsatzmöglichkeiten der AOT und ein entsprechend spezifisch therapeutisches Vorgehen bei Patienten mit Beeinträchtigungen in den Bereichen Sensomotorik, Sprache und Kommunikation, Apraxie, Neglekt, Awareness, Antrieb, Handlungskontrolle und Krankheitsverarbeitung bei Götze und Höfer (1999) beschrieben.

Entwicklung der AOT

Hintergrund der AOT ist ein alltagspraktischer Ansatz von Dr. U. Schuri, Dr. E. Wolf und I. Henkes, wobei unter diagnostischen Aspekten verschiedene Alltagssituationen jeweils einmalig mit einer Patientengruppe erprobt wurden. Das Konzept wurde seit 1993 von der Autorin mit Unterstützung verschiedener Physio- und Sprachtherapeuten (Krankenhaus München Bogenhausen) weiterentwickelt. Die Zusammensetzung des Therapeutenteams war zufällig, jede andere Kombination verschiedener Professionen ist genauso denkbar und wünschenswert. Auf Seite 202 wird genauer auf die Vorteile inter- und transdisziplinären Arbeitens eingegangen.

Der Ergotherapie kam bei der Entwicklung der AOT ein besonderer Stellenwert zu. Dies ist nicht zuletzt darauf zurückzuführen, dass das Erhalten bzw. das Wiedererlangen individueller Handlungskompetenzen im täglichen Leben ein Leitgedanke des Berufsbildes Ergotherapie ist. Als Folge besuchen vorrangig Ergotherapeutinnen die Fortbildungen zum Thema AOT, um den Ansatz in der eigenen Einrichtung bzw. Praxis zu etablieren.

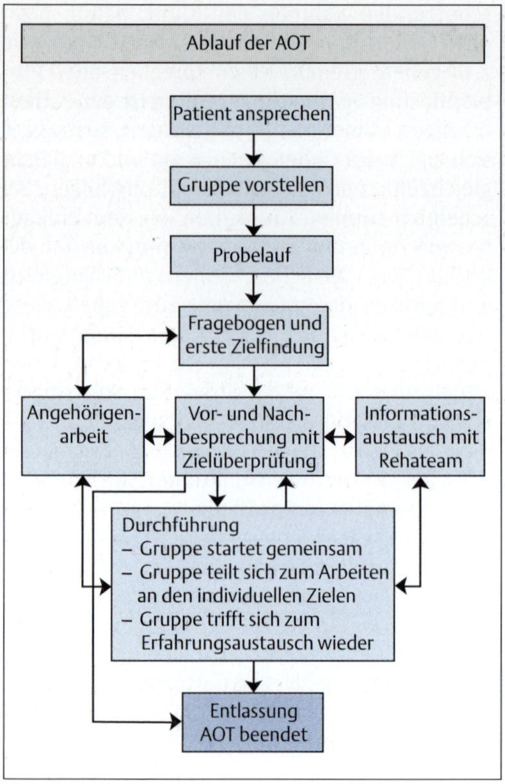

Abb. 2.**69** Ablauf der Gruppen-AOT.

Vielfach wurde und wird in der Klinik im Alltagstraining nur begrenzt an ausgewählten persönlichen und häuslichen ADLs (waschen, anziehen) und iADLs (kochen, Wäsche zusammenlegen) gearbeitet. Das Konzept der AOT hat hier über die Jahre den Prozess des Umdenkens unterstützt, vermehrt auch außerhäusliche Aktivitäten in der Therapie zu berücksichtigen.

Die Auseinandersetzung mit Fähigkeiten und Schwierigkeiten von Patienten mit erworbener Hirnschädigung im Alltag gewann auch in der Forschung in den letzten Jahren ständig an Beachtung. In der Literatur wird zunehmend auf die Wichtigkeit alltagsnaher Therapien hingewiesen, die Autoren beziehen sich dabei beispielsweise auf die Behandlung reduzierter Basisfunktionen, die eine schlechte Generalisierung zeigen, wie Problemlösestörungen und Antriebslosigkeit (Goldenberg 1997) oder Apraxien (Hagmann u. Goldenberg 1998). Mathes und von Cramon (2000) weisen darauf hin, dass Patienten mit Beeinträchtigung der exekutiven Funktionen, wie Planen, Problemlösen, Antrieb und Handlungskontrolle, große Schwierigkeiten beim Übertragen von Kompensationsstrategien auf ihren Alltag haben. Gerade bei der Behandlung dieser Patienten kommt Ansätzen wie der AOT neben den an den Basisfunktionen orientierten Einzeltherapien in der Klinik große Bedeutung zu, da sie sich stark an den konkreten, individuellen Alltagsanforderungen des einzelnen Patienten orientiert.

Ablauf der AOT

Der Ablauf der AOT von der Patientenauswahl (s. a. Höfer 1999) bis hin zur konkreten Durchführung ist in Abb. 2.**69** schematisch dargestellt.

Patientenauswahl

Für einen Patienten mit erworbener Hirnschädigung ist die Aufnahme in die AOT zu erwägen, wenn:

- von einer bleibenden Beeinträchtigung auszugehen ist
- der Transfer von in der Therapie erarbeiteten Inhalten in den Alltag ungenügend ist
- wenig eigene Ideen zur Lösung von Alltagsproblemen entwickelt werden
- ein Vermeidungsverhalten aufgrund übermäßiger Ängstlichkeit, Scham oder Depression zu beobachten ist
- eine geringe Einsicht in vorhandene Alltagsschwierigkeiten besteht.

Darüber hinaus gibt es zwei weitere wichtige Fragestellungen, die über die Aufnahme in die AOT-Gruppe entscheiden:

- Ist der Patient multimodal betroffen, sodass ein interdisziplinäres Therapeutinnenteam von Nutzen ist?
- Ist für den Patienten ein Arbeiten in der Gruppe sinnvoll (s. a. S. 206)?

Werden diese beiden Fragen verneint, empfiehlt es sich, mit dem Patienten eine weniger aufwendige Einzel-AOT durchzuführen.

Auf der anderen Seite gibt es auch Aspekte, die gegen eine AOT sprechen, wie z. B. eine zu geringe körperliche Belastbarkeit oder fehlende Wohnortnähe bei Patienten, die nur schwer einen Transfer von einer Situation auf eine andere vollziehen können (z. B. Brot im Tante Emma-Laden statt beim Bäcker kaufen). Entscheidet sich ein Patient eindeutig gegen die Teilnahme an der AOT, sollte dies akzeptiert und ihm gegebenenfalls die Möglichkeit eines späteren Einstiegs angeboten werden.

Zielfindung (Befund)

Zur individuellen Zielerfassung wird im Rahmen einer Einzelstunde ein klientenorientierter Fragebogen mit dem Patienten bearbeitet. Die Befragung kann sowohl von der später zuständigen AOT-Therapeutin als auch von einer Therapeutin, die den Patienten in der Einzeltherapie betreut, durchgeführt werden. Zuvor kann im Einzelfall ein Probenachmittag notwendig sein, z. B. wenn ein Patient noch keine Erfahrungen mit seinen aktuellen Fähigkeiten und Problemen im Alltag sammeln konnte und somit nur schwer Ideen für Ziele entwickelt. Darüber hinaus ist für Patienten, die eine Auseinandersetzung mit ihrer Krankheit eher vermeiden, das Angebot eines unverbindlichen Probenachmittags oft die einzige Chance, eine Auseinandersetzung mit dem außerhäuslichen Alltag zu erreichen. Für diese Patienten ist es schon ein hohes Ziel, sich ohne konkrete Aufgabe auf die angstbesetzte Alltagssituation einzulassen.

Um die wichtigsten Ziele einzugrenzen, werden z. T. auch die Angehörigen mit einbezogen (z. B. bei aphasischen Patienten zur besseren Verständigung). Der verwendete Fragebogen (Götze, Höfer 1999) wurde in Anlehnung an das COPM (Law et al. 1994, 1999) entwickelt. Er erfasst die subjektive Wichtigkeit und Einschätzung der Fähigkeiten für Tätigkeiten des außerhäuslichen Alltags, die für den Patienten von Relevanz sind (Abb. 2.**70**).

Aus diesen Fernzielen lassen sich Nahziele auf der Basis- und Handlungsebene ableiten. Zum Erreichen der gemeinsam mit den Patienten festgelegten Handlungsziele ist das Erarbeiten von Basiszielen in den Einzeltherapien notwendig. Beispiele derartig aufeinander abgestimmter Ziele sind in Abb. 2.**71** (S. 202) dargestellt.

Vor- und Nachbesprechung

Zwei Tage vor der Exkursion findet eine einstündige Vor- und Nachbereitung statt. In der ersten Hälfte dieser Stunde treffen sich die Therapeutinnen zu einer ersten Evaluationsphase. Sie dokumentieren die Erreichung der Zielsetzungen der letzten Exkursion und diskutieren dabei Fähigkeiten und Schwierigkeiten der einzelnen Patienten aus den verschiedenen fachspezifischen Blickwinkeln. Zudem planen sie bereits grob die nächste Exkursion und mögliche spezifische Aufgabenstellungen für den Patienten.

In der zweiten Hälfte kommen die Patienten dazu. Zunächst soll jeder Patient aus seiner Sicht berichten, was ihm bei seinen Unternehmungen während der letzten AOT schwer fiel und was ihm gut gelungen ist. Danach folgen die genaue Planung und individuelle Festlegung des

Nr.	Alltagstätigkeit	wichtig	Fähigkeiten	erwartete Schwierigkeiten
1	Lebensmittel einkaufen	2	4	Läden können zu eng sein Angst etwas umzufahren kann vielleicht nicht sehen, was der Verkäufer hinter der Verkaufstheke macht
2	U-Bahn fahren	1	3	Stufe in die U-Bahn überwinden Lift finden (man muss halt wissen, wo er ist)
3	Gänge aufs Postamt	3	6	Treppe am Eingang überwinden
4	Kleidung einkaufen	4	3	Kleidungsstücke wieder zusammenlegen Etiketten innen finden z.B. Pulli aus einem Stapel herausziehen

Abb. 2.**70** Ausschnitt aus dem AOT-Fragebogen eines Patienten mit Hemiparese, Neglekt und räumlich-konstruktiver Störung (Bewertungsskala 1–6 wie bei den Schulnoten).

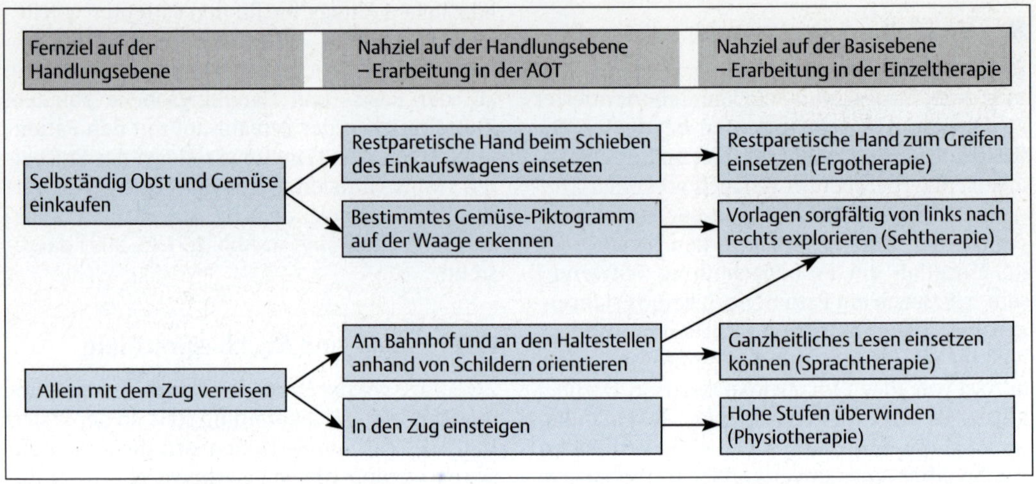

Abb. 2.**71** Beispiel für Fernziele mit entsprechenden Nahzielen auf der Basis- und Handlungsebene.

Ziels für den nächsten Therapienachmittag (endgültige Evaluation). Die zwei Tage zwischen Vorbesprechung und Durchführung dienen den Patienten für eventuelle Vorbereitungen ihrer spezifischen Aufgaben wie z. B. Einkaufszettel schreiben, telefonische Auskünfte einholen oder die günstigste Verbindung mit dem öffentlichen Nahverkehr heraussuchen. Ferner kann es notwendig sein, z. B. in der Sprachtherapie eine spezifische Kommunikationssituation im Rollenspiel vorzubereiten, oder in der Ergotherapie, zunächst in einer ruhigen Situation, z. B. das einhändige Einpacken von Lebensmitteln in einen Rucksack zu üben.

Durchführung

Eine konstante Patientengruppe von drei bis vier Patienten verlässt regelmäßig an einem festgelegten Nachmittag in der Woche für drei Stunden die Klinik. Die einzelnen Patienten nehmen im Durchschnitt ca. zehn bis zwölf Mal an der AOT teil. Die Gruppe besteht stets aus erfahrenen und neuen Patienten. Betreut werden sie von einem interdisziplinären Therapeutinnenteam, das sich in unserem Fall aus einer Ergotherapeutin, einer Logopädin und einer Physiotherapeutin zusammensetzt. Den Großteil des Nachmittags wird in einem einzeltherapeutischen Setting an den individuellen Zielsetzungen der Patienten gearbeitet (s. S. 205). Am Ende trifft sich die gesamte Gruppe beispielsweise in einem Café zum Erfahrungsaustausch (siehe Abb. 2.**69** S. 200). In dieser Zeit kommen, wie in der Vor- und Nachbereitung in der Klinik, die

Tab. 2.**30** Wesentliche Bestandteile des Konzepts

- inter- und transdisziplinäres Arbeiten
- Therapie und Diagnostik im **außerhäuslichen** Alltag
- einzel- und gruppentherapeutische Elemente
- Angehörigenarbeit

auf der Seite 206 aufgezeigten gruppentherapeutischen Aspekte zum Tragen.

Wesentliche Bestandteile des Konzepts

Im Folgenden werden die in Tab. 2.**30** aufgeführten wesentlichen Elemente des Konzeptes der AOT beschrieben.

Inter- und transdisziplinäres Arbeiten

Wie bereits in der Einleitung erwähnt, benötigt der Patient im Alltag häufig sensomotorische, visuelle, kognitive oder soziale Basisfunktionen in ein und derselben Situation (Abb. 2.**72**).

Dadurch ist nicht nur der Patient, sondern auch die begleitende Therapeutin stark gefordert und evtl. auch einmal überfordert. Durch das Arbeiten im interdisziplinären Team kann jede Therapeutin schnell und unkompliziert auf das Fachwissen der anderen zurückgreifen und so im Lauf der Zeit die eigenen Kompetenzen erweitern. Wendet eine Therapeutin fachfremde Therapiemaßnahmen an, spricht man von „transdisziplinärem Arbeiten" (Drechsler 2000). Hierzu einige Beispiele:

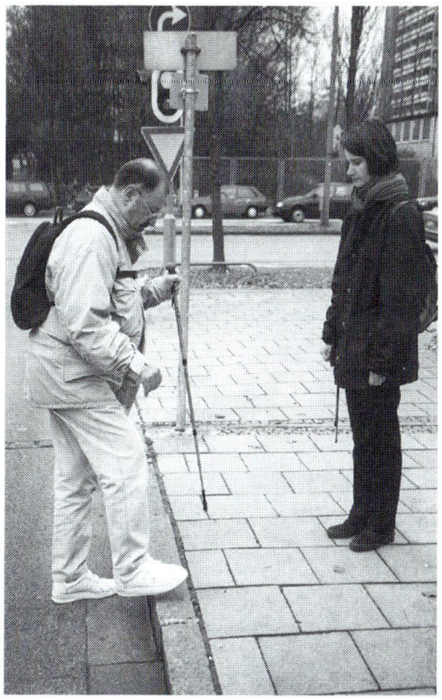

Abb. 2.**72** Patient benötigt seine ganze Konzentration zur Überwindung des Hindernisses. Deshalb muss er die zuvor geführte Unterhaltung unterbrechen.

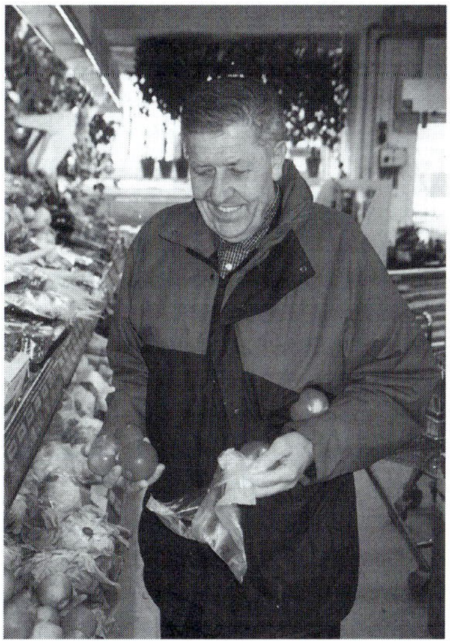

Abb. 2.**73** Die Restapraxie des Patienten zeigt sich hier noch beim Einkaufen von Äpfeln.

- Eine Sprachtherapeutin unterstützt nach Absprache mit der Physiotherapeutin den Patienten beim Überwinden von Hindernissen (z. B. einzelne Stufen vor einem Geschäftseingang).
- Die Physiotherapeutin erfragt bei der Sehtherapeutin, welche Strategien zur Verbesserung der visuellen Exploration erarbeitet wurden (z. B. um diese beim Orientieren im Kaufhaus einzusetzen).
- Die Ergotherapeutin nutzt verschiedene verhaltenstherapeutische Vorgehensweisen, um relevante Abläufe und Strategien durch ständiges Wiederholen einzuschleifen (Wenz 1999 b, Wenz, Gallasch 1996).

Bei einem solchen fachübergreifenden Vorgehen ist es notwendig, dass die einzelne Therapeutin sehr bewusst ihr eigenes therapeutisches Handeln reflektiert und ihre Grenzen einzuschätzen lernt. Auf diese Weise kann sie mit wachsender Erfahrung zunehmend eigene Kompetenzen in ihr zuvor fachfremden Gebieten erwerben.

Diagnostik im außerhäuslichen Alltag

Über die verschiedenen therapeutischen Möglichkeiten hinaus stellt die AOT ein reiches diagnostisches Feld mit wertvollen Anregungen für Inhalte der Einzeltherapien dar.

Manche Störungen, wie beispielsweise ein Restneglekt, kommen häufig erst in der komplexen Alltagssituation zum Vorschein, während der Patient in der Klinik unauffällig ist (s. a. Abb. 2.**73**).

Auch das Vorhandensein bzw. das Ausmaß von Verhaltensstörungen zeigt sich im stark strukturierten Klinikalltag nicht immer im realen Ausmaß. Hier sind genaue Alltagsbeobachtungen z. B. in Einkaufssituationen oder im Straßenverkehr unerlässlich.

Weitere typische diagnostische Fragestellungen für die Beobachtung der Patienten in verschiedenen Alltagssituationen sind:

- Werden in der Klinik erarbeitete Strategien bereits eingesetzt bzw. erweisen sie sich als geeignet?
- Braucht der Patient noch weitere oder andere Lösungsmöglichkeiten?
- Kann er eigene Lösungsstrategien entwickeln und umsetzen?

Therapie im außerhäuslichen Alltag

In erster Linie umfasst die AOT vielfältige therapeutische Möglichkeiten. Sie bietet einerseits eine notwendige Unterstützung beim Transfer von in der Einzeltherapie erarbeiteten Fähigkeiten (Benennleistung, Gehen) und Kompensationsstrategien (Umschreibungen, Gehen mit Stock) in den außerhäuslichen Alltag. Andere Therapiein-

2.**31** Beispiele möglichen therapeutischen Vorgehens bei verschiedenen neuropsychologischen Defiziten

Beeinträchtigung	Handlungsziel	Mögliches therapeutisches Vorgehen
schwere globale Aphasie	drei Brötchen beim Bäcker kaufen	**Modelling:** Therapeutin kauft drei Brötchen indem sie mit dem Finger darauf deutet. Anschließend ermutigt die Therapeutin den Patienten ihre Handlung nachzuahmen.
Gedächtnisstörung	externe Hilfen beim Einkaufen einsetzen	**Cueing:** Denkt der Patient nicht von alleine an den Einsatz des Einkaufszettels, kann die Therapeutin ihn über Cues langsam hinführen: „War da noch etwas?“, „Was könnte Ihnen jetzt helfen?“, „Könnte der Einkaufszettel jetzt helfen?“
Neglekt	Rolltreppe fahren	**Selbstinstruktion:** Gemeinsam mit dem Patienten in seiner Wortwahl eine Selbstinstruktion entwickeln: „Vor der Rolltreppe stehen bleiben. Gewicht nach links verlagern. Mit rechts starten.“
Unawareness für die Sprechstörung: Patient spricht zu leise	Bahnfahrkarte im Reisebüro kaufen	**Geführtes Scheitern:** (Voraussetzung ist eine gute therapeutische Beziehung!) Die Therapeutin bittet den Patienten die Aufgabe auszuführen, um sicherzustellen, dass er wirklich keine Schwierigkeiten hat. In der Situation bekommt der Patient nur auf explizite Anforderung Hilfestellungen von der Therapeutin. Aufgetretene Schwierigkeiten, wie ein wiederholtes Nicht-Verstandenwerden von der Verkäuferin, werden direkt in bzw. nach der Situation analysiert und Konsequenzen abgeleitet.
Apraxie: gestörte Handlungsfolgen	Obst und Gemüse sollen an der Waage im Supermarkt abgewogen werden	**Geführtes fehlerfreies Lernen:** Der Patient bekommt, sobald er auf Unsicherheiten im Ablauf stößt, unaufgefordert Hilfestellungen von der Therapeutin. Ziel ist die fehlerfreie Durchführung des Ablaufs. Hilfestellungen können verbal, gestisch, durch Deuten oder durch Führen gegeben werden.
Globale Aphasie, Apraxie: gestörte Gestenproduktion	eine Tasse Tee im Café bestellen	**Coaching:** Der Patient setzt die im Gestentraining erlernte Geste ein, wird aber nicht gleich verstanden. Die Therapeutin ermuntert ihn verbal und gestisch es noch einmal zu probieren und bestärkt ihn darin, dass sein erster Versuch gut verständlich war.

halte sind wiederum so stark an die jeweilige Alltagshandlung gebunden, dass sie in der Klinik nur sehr begrenzt vorbereitet werden können (Bus fahren, Orientierung in großen Kaufhäusern). Tab. 2.**31** zeigt konkrete Vorschläge, welches therapeutische Vorgehen bei einzelnen neuropsychologischen Beeinträchtigungen in spezifischen Alltagssituationen sinnvoll sein kann.

Ein anderer wesentlicher therapeutischer Inhalt ist häufig die gezielte Unterstützung bei der Krankheitsverarbeitung. Den Prozess der Krankheitsverarbeitung beschreiben Unverhau und Babinsky (2000) als die Anpassung des Selbstkonzepts an die krankheitsbedingten Veränderungen. Dabei können mangelnde Erfahrungen und/oder die für den Patienten nicht repräsentative Kliniksituation ihn zu der Annahme verleiten: „Zuhause werde ich schon wieder zurechtkommen.“ Deshalb plädieren die Autoren dafür, dass lebenspraktische Ziele für die Therapien formuliert werden, um eine Veränderung der Selbstwahrnehmung durch erfahrungsorientiertes Lernen zu ermöglichen. Dies gilt sowohl für Patienten mit problematischer, als auch für Patienten mit eher gelungener Krankheitsverarbeitung.

Für die AOT werden häufig gerade solche Patienten ausgewählt, die eine problematische Krankheitsverarbeitung aufweisen. Diese kann grob unterteilt durch Angst, Depression, Trotz und Ablehnung oder Verleugnung gekennzeichnet sein. Bei diesen Patienten sollte das Vorgehen in der AOT stets gut mit der behandelnden Psychotherapeutin abgesprochen werden. Ein Therapieschritt besteht darin, die Bewältigungskompetenz des Klienten im Umgang mit seiner Erkrankung zu fördern. Dabei müssen verschiedene Faktoren berücksichtigt werden (Jungnitsch 1992).

- medizinische Bedingungen wie die medizinische Diagnose (z. B. Media-Teilinfarkt, SHT), die sensomotorische oder die neuropsychologischen Diagnosen (z. B. Hemiparese, Neglekt), die Prognose und die psychische Verfassung
- Umweltbedingungen wie die soziale Lebenssituation und das häusliche Umfeld
- Lernbedingungen wie das im Laufe des Lebens angeeignete Lernverhalten und aktuelle Bedingungen, die das Verhalten gegenwärtig aufrecht erhalten.

All diese Aspekte sollten bei der Planung und Durchführung der AOT in enger Zusammenarbeit mit dem betreuenden Arzt und den involvierten anderen Fachtherapeutinnen berücksichtigt werden.

Spezifische therapeutische Maßnahmen für die AOT bei Patienten mit problematischer Krankheitsverarbeitung beschreibt Wenz (1999 a).

Einzeltherapeutische Elemente

Unter dem Punkt Durchführung wurde bereits darauf hingewiesen, dass der größte Teil der AOT in Rahmen einer Einzelbetreuung stattfindet. Nur so kann die Therapie optimal auf die realen Alltagsanforderungen des Einzelnen und seine aktuellen Probleme abgestimmt werden. Für Therapeutin und Patient ist es von großer Wichtigkeit, die jeweiligen Alltagssequenzen (z. B. ein Verkaufsgespräch) vorher gut zu besprechen: Wer wird welchen Part haben? Wird die Therapeutin von sich aus bei Schwierigkeiten eingreifen oder soll sie auf eine entsprechende Bitte des Patienten warten? Ein derart strukturiertes Vorgehen ermöglicht erst eine gute Auswertung der Aufgaben und eine Anpassung des weiteren therapeutischen Vorgehens. Ziel ist dabei immer, dass sich der Patient zunehmend mehr Selbstständigkeit erarbeitet. Konkret bedeutet dies, vorausschauend die Anforderungen spezifischer Alltagssituationen zu analysieren, um bereits im Vorfeld notwendige

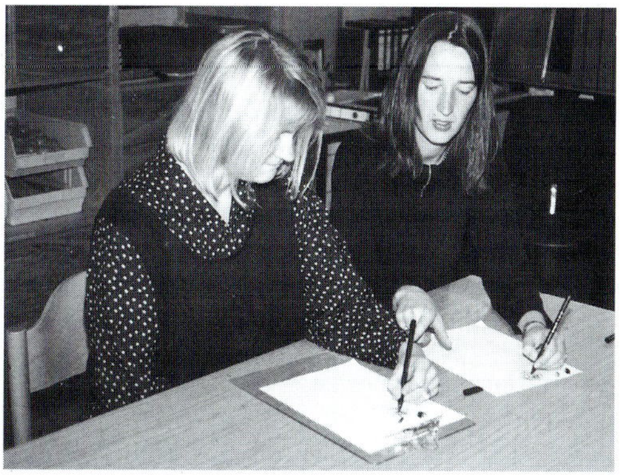

Abb. 2.**74** Schreibtraining in der Klinik mit einer Patientin mit rechtsseitiger Hemiparese.

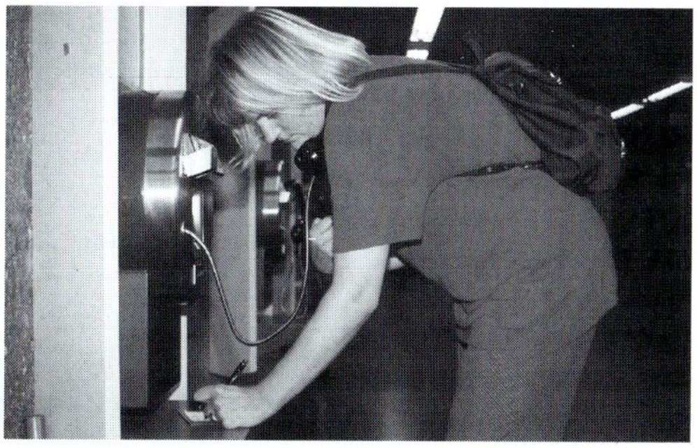

Abb. 2.**75** In der AOT erprobt die Patientin das Mitschreiben von Notizen beim Telefonieren. Sie nutzt dabei ein kleines Klemmbrett.

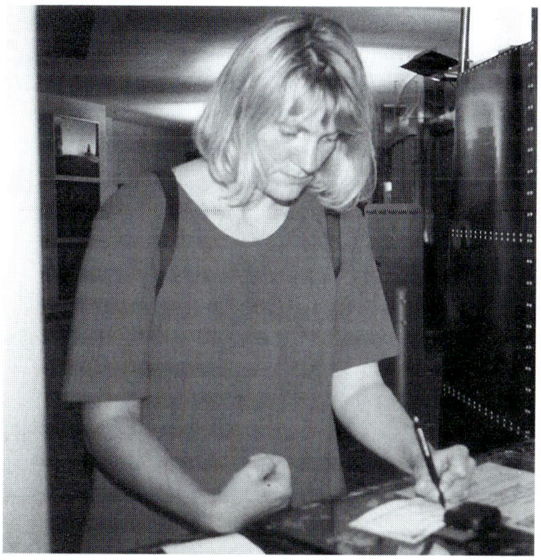

Abb. 2.**76** Ausfüllen eines Überweisungsformulars.

Hilfsmittel und/oder Strategien zu antizipieren (z. B. den Einkaufszettel griffbereit haben, einen Stock für die Bewältigung längerer Strecken mitführen, Abb. 2.**74**, 2.**75**, 2.**76**).

Gruppentherapeutische Elemente

Ein bedeutender Aspekt des AOT-Konzepts ist die Gruppenarbeit. Neben den zuvor beschriebenen Vorteilen der interdisziplinären Zusammensetzung der Therapeuten spielt die Patientengruppe eine zentrale Rolle. Zunächst ist die Gruppe an sich ein sozialer Reiz und fördert so die Realitätsnähe (Hinsch u. Pfingsten 1998). In der Gruppe kommt es häufiger als in der Zweiersituation zu Konkurrenz- oder Drucksituationen. Jeder möchte einmal zu Wort kommen oder seine Interessen ausreichend berücksichtigt wissen. Es ist nicht mehr immer nur eine Therapeutin, die dem Patienten Feedback und Verstärkung gibt, sondern auch einmal jemand, der ebenfalls betroffen ist. So kann der Patient lernen, seine Situation besser anzunehmen und zu akzeptieren, außerdem können sich die Patienten gegenseitig bei der Entwicklung von Lösungsstrategien unterstützen. Zum Teil lernen sie auch am Modell des anderen: Setzt beispielsweise ein ebenfalls Betroffener in der Nachbesprechung oder im Café Notizen erfolgreich zur Unterstützung der Kommunikation ein, regt das häufig mehr zur Nachahmung an, als die vielfachen verbalen Aufforderungen vonseiten der Therapeutin. Yalom (1996) befasste sich eingehend mit der Erforschung derartiger therapeutischer Faktoren in der Gruppentherapie. Er weist darauf hin, dass die Bedeutung dieser Faktoren von der Art der Gruppentherapie abhängt. Einige für die AOT relevante therapeutische Faktoren sind in Tab. 2.**32** in Anlehnung an Yalom dargestellt.

Tab. 2.**32** Beispiele relevanter gruppentherapeutischer Faktoren für die AOT (in Anlehnung an Yalom 1996)

- zu einer Gruppe gehören und von ihr angenommen werden
- Erkenntnis, dass die eigenen Schwierigkeiten nicht einmalig sind – „wir sitzen alle im selben Boot."
- ehrliche Rückmeldung von anderen Gruppenmitgliedern
- Erkenntnis, dass das eigene Verhalten/Handeln andere manchmal verwirrt
- Erkenntnis, dass andere peinliche Dinge sagen/tun bzw. Risiken eingehen und davon Nutzen haben können, kann helfen, das Gleiche zu tun
- das Entdecken und Akzeptieren schwer annehmbarer Züge der eigenen Person
- Erleben von Fortschritten anderer Gruppenmitglieder kann ermutigend wirken
- anderen helfen kann zu mehr Selbstachtung und Selbstvertrauen führen.

Zur Veranschaulichung ein kurzes Patientenbeispiel:

Frau L. hatte aufgrund einer Hemiparese noch Gleichgewichtsstörungen. In Begleitung einer Therapeutin meisterte sie seit Wochen ohne Zwischenfall Fahrten mit der U-Bahn und führte in der Stadt Erledigungen aus. Das nächste Ziel, Teilstrecken alleine zurückzulegen, lehnte sie aufgrund ihrer großen Angst vor einem Sturz jedoch immer wieder ab. Indessen waren die Therapeutinnen der Überzeugung, dass sie gut zurechtkommen würde. Um Frau L. etwas mehr aus der Reserve zu locken, beschloss die Therapeutin, sie nicht mehr alleine zu betreuen, sondern noch einen zweiten Patienten mitzunehmen. Unterwegs registrierte Frau L., dass der Mitpatient viel hilfsbedürftiger war als sie selbst. Aus Sorge um den anderen schlug sie von sich aus vor, sie könne doch schon einmal eine Besorgung alleine erledigen, damit die Therapeutin sich ganz auf den anderen Patienten konzentrieren könne. Erst aus den Gegebenheiten dieser Gruppensituation heraus machte Frau L. die Erfahrung, dass sie, trotz weiter bestehender Angst, alleine in der Stadt unterwegs sein kann. An diesem Beispiel lässt sich demonstrieren, wie Hilfestellung leisten für Andere die Überwindung der eigenen Ängste erleichtern und zur besseren Nutzung der eigenen, vorhandenen Fähigkeiten beitragen kann.

Angehörigenarbeit

Durch die Erkrankung des Patienten verändert sich häufig das gesamte Familienleben. Oftmals kommt es zu Rollenumverteilungen, wodurch in den meisten Fällen die Angehörigen eine Mehrbelastung erfahren. Das kann über die Zeit zu Erschöpfungserscheinungen bis hin zu ernsthaften Erkrankungen von Familienmitgliedern führen. Um hier entgegenzuwirken, benötigen die Angehörigen wieder eigene Freiräume und manchmal auch eine eigene psychologische Betreuung (Pössl u. Kühne 1999, Gadomski 1995).

Trotz oder gerade wegen der Notwendigkeit von Entlastung ist das Einbeziehen von Angehörigen in die Therapie in der Regel nicht zu umgehen. Dies kann nicht nur, wie bereits erwähnt, im Rahmen der Zielfindung geschehen, häufig

2.**33** Hauptziele für die Angehörigenarbeit in der AOT

Zielsetzung	Beispiel
Aufzeigen der Fähigkeiten und noch bestehender Schwierigkeiten des Patienten in bestimmten Alltagsaufgaben	Patient kann in ruhiger Situation Verkäufern seine Wünsche mitteilen; diese Leistung ist aber noch stressanfällig und kann bei zunehmender Hektik um ihn herum nicht mehr erbracht werden
Sicherung des Transfers bereits erreichter Leistungen in den persönlichen Alltag	Vater soll erkennen, dass seine antriebsgeminderte Tochter trotz ihrer motorischen Verlangsamung sicher alleine öffentliche Verkehrsmittel nutzt
Aufzeigen von Gefahrensituationen	Patient schätzt motorische Fähigkeiten immer noch falsch ein, und gefährdet sich und andere beim Versuch alleine Rolltreppe zu fahren
Genaue Absprachen über Art und Dosierung benötigter Hilfestellungen bzw. Vorbereitungen, die erst ein Gelingen verschiedener Aufgaben ermöglichen.	Der Partnerin wird gezeigt, wie genau der Einkaufszettel vorbereitet werden muss, damit ihr schwer aphasischer Lebensgefährte im Supermarkt zum Ziel kommt

ist es auch sinnvoll, sie direkt zu einem oder mehreren Therapienachmittagen einzuladen. Alltagsfähigkeiten, die sich die Patienten wieder neu erarbeitet haben, werden sie auf die Dauer nur erhalten können, wenn das Erlernte auch regelmäßig nach der Klinikentlassung umgesetzt wird. Voraussetzung dafür ist eine genaue Aufklärung der Angehörigen über den momentanen Leistungsstand des Patienten. Nicht selten löst es bei ihnen große Verwunderung aus, was der Betroffene bereits wieder alleine bewältigt. Die Erfahrung, dass die Therapeutin dem Patienten bestimmte Situationen wieder selbstverständlich zutraut, erleichtert den Angehörigen, ihn wieder ein Stückchen weiter aus ihrer Obhut zu entlassen. Prinzipiell sollten Angehörige immer nur sehr gezielt in die AOT eingebunden werden. Dies ist für die gesamte Gruppensituation von Wichtigkeit. So nimmt die Beratung und Aufklärung der Angehörigen Kapazitäten der Therapeutin in Anspruch, die sonst alleine dem Patienten zugute kämen. Darüber hinaus ist zu bedenken, dass eine größere Gruppe schneller in Untergruppen zerfällt.

Die hauptsächlichen Zielsetzungen für die Angehörigenarbeit in der AOT sind in Tabelle 2.**33** dargestellt.

Ausblick

Das Konzept der Alltagsorientierten Therapie ist im Krankenhaus München Bogenhausen und nunmehr vielen weiteren Rehabilitationseinrichtungen und ergotherapeutischen Praxen zu einem wichtigen Bestandteil des Rehabilitationsangebotes geworden. Dabei hat sich die Einbettung der AOT in die Klinik sehr bewährt. Es hat sich als vorteilhaft erwiesen, Therapieinhalte aus den klassischen Einzeltherapien und der AOT im ständigen Wechselspiel miteinander verknüpfen zu können (siehe auch Abb. 2.**69** S. 200). Einzelne Sequenzen von Alltagshandlungen, wie z. B. der Umgang mit einem Rucksack, die Produktion einer eindeutigen Geste beim Bezahlen im Café oder das Erstellen eines Einkaufszettels für die geplante Besorgung, können in den Einzeltherapien vorbereitet werden. Die AOT unterstützt die Einzeltherapien wiederum beim Transfer erarbeiteter Fähigkeiten und Strategien in den Alltag. Beispiele dafür sind der Ausbau der Gehstrecke und der Einsatz von externen Hilfen wie Kommunikations- oder Gedächtnisbüchern in verschiedenen Alltagssituationen. Somit rechtfertigt eine gezielte AOT ihren verhältnismäßig hohen therapeutischen und organisatorischen Aufwand.

Firmenverzeichnis

Fortbildungsveranstalter, an denen derzeit von Frau Götze und Frau Pallas zweitägige Seminare zum Thema AOT angeboten werden.

- EKN
  Entwicklungsgruppe
  Klinische Neuropsychologie
  Städtisches Krankenhaus
  München Bogenhausen
  Dachauer Str. 141
  80992 München
- Leibniz Kolleg
  Am Pferdemarkt 84 a
  30853 Langenhagen

Literatur

Empfohlene Literatur zum Vertiefen

Götze R, Höfer B. Alltagsorientierte Therapie bei Patienten mit erworbener Hirnschädigung. Stuttgart: Thieme; 1999.

Gaugel S, Kerkhoff G. Fallbuch der Klinischen Neuropsychologie. Praxis der Neurorehabilitation. Göttingen: Hogrefe; 1997.

Weitere verwendete Literatur

Drechsler R. Interdisziplinäre Zusammenarbeit. In: Sturm W, Herrmann M, Wallesch CW. Lehrbuch der Klinischen Neuropsyhologie. Lisse: Swets u. Zeitlinger; 2000.

Gadomski M. Die Bedeutung der Angehörigen für die Rehabilitation hirngeschädigter Patieten. In: Voß KD, Blumenthal W, Mehrhoff F, Schmollinger M. Aktuelle Entwicklung in der Rehabilitation am Beispiel neurologischer Behinderungen. Ulm: Universitätsverlag Ulm GmbH; 1995: 25–8.

Goldenberg G. Neuropsychologie. Grundlagen-Klinik-Rehabilitation. Hrsg. Goldenberg G. Stuttgart: Gustav Fischer; 1997: 91–111.

Hagmann S, Goldenberg G. Therapie von Alltagsfertigkeiten bei Patienten mit Apraxie. praxis ergotherapie. 1997; 10: 4–9.

Hinsch R, Pfingsten U. Gruppentraining sozialer Kompetenzen (GKS). Weinheim: Psychologie Verlags Union; 1998.

Höfer B. Patientenauswahl. In: Götze R, Höfer B. Alltagsorientierte Therapie bei Patienten mit erworbener Hirnschädigung. Stuttgart: Thieme; 1999.

Jungnitsch G. Schmerz- und Krankheitsbewältigung bei rheumatischen Erkrankungen - psychologische Hilfen im Einzel- und Gruppentraining. München: Quintessenz Verlags-GmbH; 1992.

Law M, Baptiste S, Carswell A, McColl MA, et al. Canadian Occupational Performance Measure. CAOT Publications ACE; 1994.

Law M, Polatajko H, Carswell A, etal. Das Kanadische Modell der Occupational Performance und das Canadian Occupational Performance Measure. In: Jerosch-Herold C, Marotzki U, Hack B M, Weber P. Konzeptionelle Modelle für die ergotherapeutische Praxis. Berlin, Heidelberg: Springer; 1999.

McGlynn SM, Schacter DL. Unawareness of deficits in neuropsychological syndromes. Journal of Clinical and Experimental Neuropsychology. 1990; 11: 143–50.

Mathes G, von Cramon DY. Störung exekutiver Funktionen. In: Sturm W, Herrmann M, Wallesch CW. Lehrbuch der Klinischen Neuropsyhologie. Lisse: Swets & Zeitlinger; 2000.

Pössl J, Kühne W. Psychosoziale Konsequenz und Interventionen für Partner und Familien. In: Frommelt P, Grötzbach H. NeuroRehabilitation. Berlin, Wien: Blackwell Wissenschaftsverlag; 1999: 355–69.

Unverhau S, Babinsky R. Problemanalyse, Zielsetzung und Behandlungsplanung in der neuropsychologischen Therapie. In: Sturm W, Herrmann M, Wallesch CW. Lehrbuch der Klinischen Neuropsyhologie. Lisse: Swets & Zeitlinger; 2000.

Wenz C, Gallasch M. Verhaltenstherapeutische Anwendungsfelder in der Neuropsychologie. Verhaltensmodifikation und Verhaltensmedizin. 1996; 17(4):269–94.

Wenz C. Krankheitsverarbeitung. In: Götze R, Höfer. Alltagsorientierte Therapie bei Patienten mit erworbener Hirnschädigung. Stuttgart: Thieme; 1999 a.

Wenz C. Allgemeine Grundlagen therapeutischen Handelns. In: Götze R, Höfer. Alltagsorientierte Therapie bei Patienten mit erworbener Hirnschädigung. Stuttgart: Thieme; 1999 b.

Yalom ID. Theorie und Praxis: Gruppenpsychotherapie. München: Pfeifer; 1996.

2.4.9 Neurotraining

Verena Schweizer

Einleitung

Das Neurotraining ist ein neuropsychologisch fundiertes, anspruchsvolles Therapieprogramm, das seit Jahren erfolgreich zur Schulung geschädigter kognitiver Fähigkeiten (z. B. Konzentration/Aufmerksamkeit, Lernen und Gedächtnis, visuell-konstruktive Fähigkeiten, Planung, Lesesinnverständnis, sprachliche Ausdrucksfähigkeit) bei Patienten nach einer Hirnschädigung eingesetzt wird. Es basiert auf einer breiten therapeutischen Erfahrung und wurde in der praktischen Arbeit mit Patienten mit einer leichten bis mäßigen Beeinträchtigung der Hirnleistungsfähigkeit kontinuierlich weiterentwickelt.

Bereits in „Neurotraining" (Schweizer 1989) und in der komplett überarbeiteten 2. Auflage 1999 werden Grundlagen und Durchführung beschrieben, das Therapiematerial vorgestellt und Beispiele zur Anleitung gegeben. Die folgenden Ausführungen geben einen Einblick in dieses Programm.

Entwicklung des Neurotrainings

Als es anfangs der 70er-Jahre darum ging, an der Klinik Valens (Schweiz) hirngeschädigte Patienten mit kognitiven Funktionsstörungen sozial und möglichst auch beruflich wieder einzugliedern, fehlte es im deutschsprachigen Raum weitgehend an geeignetem Therapiematerial. In enger Zusammenarbeit mit der Neuropsychologin Marlène Kohenof hat die Autorin deshalb ein Therapiematerial entwickelt und ausgearbeitet, das dem Training gestörter Hirnfunktionen dient. Da dieses Material auf einer klinisch orientierten Diagnostik beruht, wurde sein therapeutischer Einsatz als „neuropsychologisches Training" oder abgekürzt „Neurotraining" bezeichnet.

Ziel des Neurotrainings

Das Ziel des Neurotrainings ist es, den Patienten in die Lage zu versetzen, möglichst viele seiner früheren Aktivitäten wieder ausführen zu können. Dabei geht es vorwiegend um eine Verbesserung des Hirnleistungsniveaus (siehe auch Kap. 3.12, Störungen höherer kognitiver Funktionen). Neben den einzelnen Hirnfunktionen werden beim Neurotraining auch Lern- und Problemlösungsstrategien berücksichtigt. Da es bei der Ausführung vieler Aufgaben auf die Abfolge und Koordination einzelner (Hand-)Bewegungen ankommt, fördert das Training gleichzeitig auch die motorischen Fertigkeiten. Um eine optimale soziale Reintegration des Patienten zu erreichen, werden beim Training auch Verhalten und Krankheitsverarbeitung thematisiert. Dem Patienten bietet das Neurotraining eine Gelegenheit, in geschützter Umgebung und unter therapeutischer Führung neue Erfahrungen zu machen.

Um dem verunsicherten Patienten neues Selbstvertrauen zu geben, liegt der Schwerpunkt des Neurotrainings zunächst darin, Funktionsbereiche, welche vergleichsweise gut erhalten sind, hervorzuheben und zu stärken. Der nächste Schritt ist das gezielte Eingehen auf die gestörten Funktionen. Im Verlauf des Trainings lernt der Patient, mit seinen Schwierigkeiten umzugehen und erfährt, wie diese sich eingrenzen und/oder kompensieren lassen. Indem der Patient versteht, welche Hirnleistungen intakt sind und wo seine Schwierigkeiten liegen, gelangt er zu einer besseren Selbsteinschätzung und Selbstakzeptanz, was sich positiv auf die weitere psychosoziale und berufliche Eingliederung auswirkt.

Durch die Auseinandersetzung mit einem bestimmten Therapie-Inhalt (Stadtplan, Garten, Sportplatz etc.) kann beim Patienten auch Interesse für neue Gebiete geweckt werden. Er wird angeregt, beispielsweise über ein bestimmtes Thema ein Buch zu lesen, Bilder genau zu betrachten, eine Fernsehsendung anzuschauen oder sich vermehrt seiner Umgebung zuzuwenden. Dies ist von besonderer Bedeutung, da oft frühere Hobbys durch die Behinderung nicht mehr gepflegt werden können. Durch das Interesse am Inhalt erhöht sich auch die Lernbereitschaft und die Motivation. Der Patient soll wieder „lernen, zu lernen" und die für ihn nun geeignetste Lernstrategie herausfinden und im Alltag anwenden. Lernen bedeutet in diesem Fall die Verknüpfung und Anpassung alter Erfahrungen an neue Situationen.

Der Befund im Neurotraining

Zur diagnostischen Erfassung neuropsychologischer Funktionsstörungen liegen klinisch orientierte Testverfahren vor, die meist auch standardisiert sind. Ausführlich beschrieben sind sie bei Beaumont (1987), Spreen u. Strauss (1991) sowie bei von Cramon et al. (1995). Neuropsychologische Befunde bilden die Grundlage des Neurotrainings. Ergotherapeutinnen erheben diese Befunde oft nicht selbst, sondern stützen sich auf Testergebnisse der Neuropsychologen.

Liegt kein spezifischer neuropsychologischer Befund vor, muss die Ergotherapeutin selbst die neuropsychologischen Ausfälle eines Patienten erfassen können. Gründliche Kenntnisse der neuropsychologischen Funktionen sind Voraussetzung, um mittels guter Beobachtung und genauer Analyse der Aufgaben anhand von Neurotrainingselementen die Defizite festzustellen. Das Vorgehen ist ausführlich beschrieben bei Schweizer (1999) (siehe auch Aufgabe „Gärtnerei", S. 210/211, Abb. 2.**80** bis Abb. 2.**82** sowie Kapitel 3.12). Zur Erfassung eignet sich auch das von Michal (1996) für die Ergotherapie zusammengestellte neuropsychologische Befundsystem.

Ergotherapeutische Aktivitäten im Rahmen des Neurotrainings

Basis des Neurotrainings

Das Neurotraining basiert einerseits auf einer Reihe von Übungen und Problemlösungsaufgaben mit ihren entsprechenden Anpassungsmöglichkeiten, andererseits auf den genauen Kenntnissen der neuropsychologischen Funktionen. Die von Schweizer (1999) im Buch „Neurotraining“ beschriebenen Aufgaben eignen sich für Patienten mit einer leichten bis mäßigen Beeinträchtigung der Hirnleistungsfähigkeit, lassen sich aber mit entsprechender Vereinfachung und Anpassung auch bei schwerer beeinträchtigten Patienten einsetzen. Als ein Beispiel sei hier die Aufgabe „Gärtnerei“ in ihrem Ablauf beschrieben. Dieser darf aber nicht schematisch übernommen werden. Die Übungen sollen flexibel gehandhabt und individuell den Bedürfnissen und Fähigkeiten eines Patienten angepasst werden.

Gärtnerei

Diese Aufgabe kann sowohl zur Erfassung für den Befund wie auch zum Training der in der Aufgabe vorkommenden Funktionen verwendet werden.

Notwendiges Material:

Mosaikstücke (Abb. 2.**77**), Bilder der Pflanzen, Wortkarten, Text (s. Abb. 2.**80**), Konzentrationsblatt (s. Abb. 2.**81**), Protokollblatt (s. Abb. 2.**82** S. 112)

Vorgehen:

Die Therapeutin legt die Grundform mit den leeren Mosaikstücken vor. Diese Form gilt als Vorlage:

- Patient baut die Grundform mit Mosaikstücken nach.
- Patient zeichnet die Grundform auf die Rückseite des Protokollblattes ab.
- Patient baut die Grundform auswendig nochmals. Es steht nun eine weitere Grundform zur Verfügung, die für Merkfähigkeitsaufgaben und zur Selbstkontrolle des Patienten verwendet werden kann.

Beobachtbare Funktionen: visuell-räumliche, konstruktiv-praktische und zeichnerische Fähigkeiten sowie visuell-räumliches Gedächtnis. Die gebaute Grundform stellt eine Gärtnerei dar.

- Patient legt anhand des Textes nun die Bilder auf die Mosaiksteine der ersten Grundform (jeder Mosaikstein beinhaltet ein Beet, auf welchem etwas wächst, pro Stein ein Bild oder Wort)

Beobachtbare Funktionen: Leseverständnis, Umsetzen des Gelesenen auf einen Plan, Umgehen mit räumlichen Begriffen wie rechts/links oder davor/dahinter.

- Patient legt nun auswendig die Wörter an den entsprechenden Platz auf die Mosaiksteine der zweiten Grundform und kann anschließend anhand der Vorlage korrigieren. Dieser Schritt kann wiederholt werden.

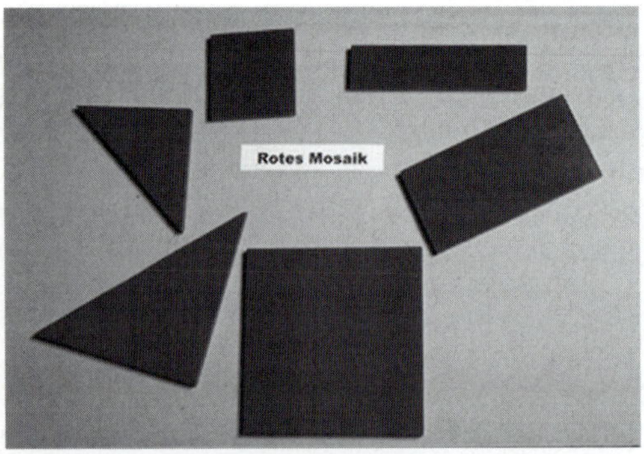

Abb. 2.**77** Grundmaterial Rotes Mosaik (aus: Schweizer V. Neurotraining. Berlin: Springer; 1999).

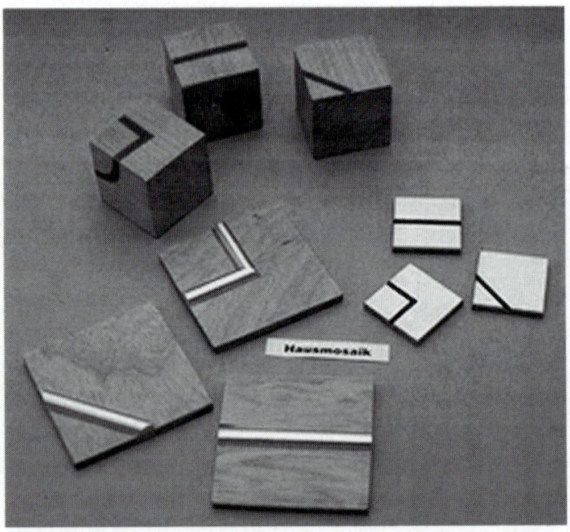

Abb. 2.**78** Grundmaterial Hausmosaik (aus: Schweizer V. Neurotraining. Berlin: Springer; 1999).

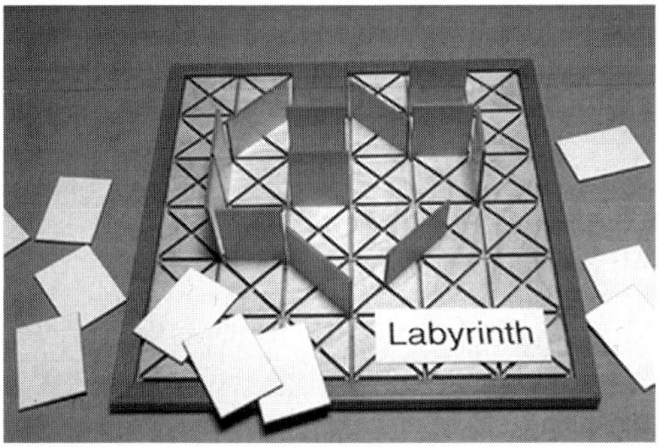

Abb. 2.79 Grundmaterial Labyrinth.

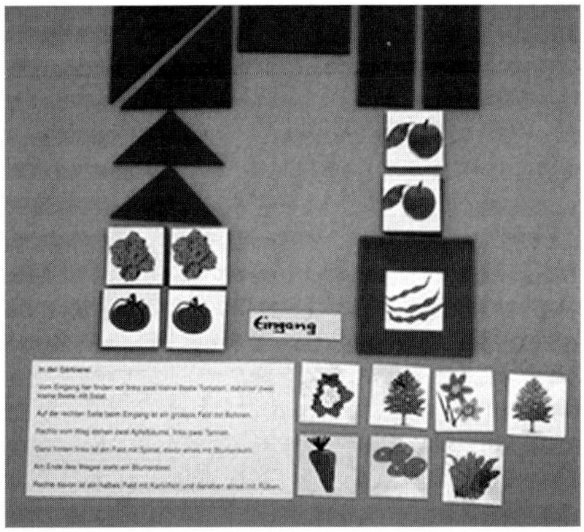

Abb. 2.80 Aufgabe Gärtnerei mit dem Grundmaterial Rotes Mosaik. ▷

Beobachtbare Funktionen: Merkfähigkeit und die visuell-räumliche Lernfähigkeit mit stark sprachlichem Inhalt.

- Patient löst das Konzentrationsblatt und streicht die Pflanzen, die sich im falschen Beet befinden durch. Als Vorlage dient die gebaute Form mit den Wörtern.

Beobachtbare Funktionen: selektive Aufmerksamkeit, systematisches Vorgehen.

- Patient zählt auswendig alle Pflanzen der Gärtnerei auf.

Beobachtbare Funktionen: sprachliches (Wörter) und visuelles (Bilder) Kurzzeitgedächtnis.

- Patient schreibt in seine gezeichnete Form der Gärtnerei nach einer Unterbrechung die entsprechenden Pflanzen wieder ein.

Beobachtbare Funktionen: sprachliches Gedächtnis (Erinnern der Wörter), sprachlich-visuell-räumliches Gedächtnis (was lag wo), Schreibfähigkeit.

Mit dieser Übung können bereits viele Funktionen beobachtet werden, da diese relativ isoliert nacheinander verlangt werden.

- konstruktive Fähigkeit: nachbauen, abzeichnen, auswendig bauen
- sprachliche Fähigkeit: Texte lesen, verstehen, umsetzen
- Lern- und Gedächtnisfunktionen für kurze Zeit

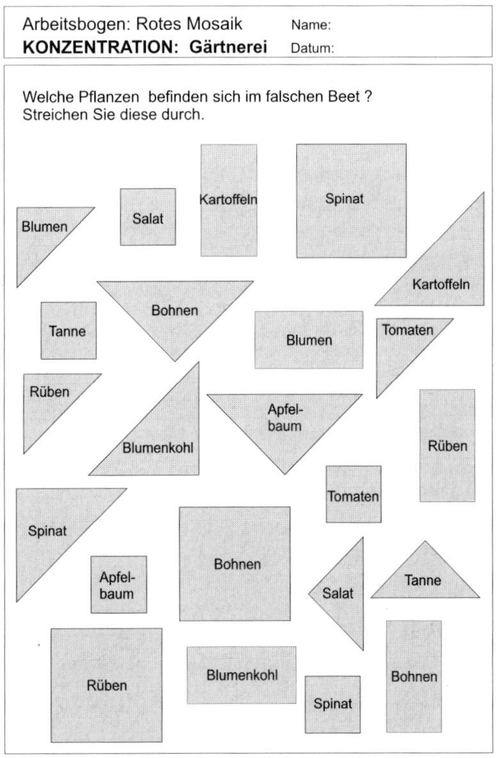

Abb. 2.81 Gärtnerei: Konzentrationsaufgabe (aus Schweizer V. Neurotraining. Berlin: Springer; 1999).

Protokollblatt: Rotes Mosaik: Name:
GÄRTNEREI Datum:

- Form nachbauen
- Form abzeichnen
- Form auswendig bauen
- Bilder nach Text legen

- **Wörter/Bilder auswendig legen**
- **Pflanzen aufzählen**

Tomaten
Salat
Tannen
Blumenkohl
Spinat
Blumen
Rüben
Kartoffeln
Apfelbäume
Bohnen

- Konzentrationsaufgabe: Die Pflanzen, die sich im falschen Beet befinden, durchstreichen
- Anschließend alle Pflanzen aufzählen

Unterbrechung

- Wörter in Zeichnung schreiben

Abb. 2.**82** Protokollblatt zur „Gärtnerei" (aus Schweizer V. Neurotraining. Berlin: Springer; 1999).

- Konzentration (selektive Aufmerksamkeit): Während des Lösens der Konzentrationsaufgabe beschäftigt sich der Patient zusätzlich noch auf eine andere Art mit dem Inhalt, wodurch dieser besser gespeichert werden kann.
- Langzeitgedächtnis

Die Leistungen des Patienten werden auf dem zur Aufgabe gehörenden Protokollblatt (s. Abb. 2.**82**) festgehalten.

Durch die Verbindung der Aufgaben mit einer bestimmten Vorstellung (z. B. Gärtnerei, Sportplatz, Wohnung) wird einerseits der Bezug zum Alltag gefördert, andererseits können durch Vorstellungen Assoziationen angeregt werden, die wiederum die Verarbeitung erleichtern und das Gedächtnis unterstützen können. Die Übungen sind meist mehrschrittig, sodass an einem Thema mit verschiedenen Funktionen gearbeitet werden kann. Dies ergibt für den Patienten Struktur. Der nächste Schritt baut auf dem vorherigen auf, und die geübten Funktionen werden in einer anderen Situation wieder verlangt, was den Anforderungen des Alltags oftmals gleich kommt. Bei der Aufgabe „Gärtnerei" z. B. wird die Grundform, die am Anfang keine Bedeutung hat, in der Folge als Garten weiterverwendet. Für jeden Schritt einer Aufgabe sind die geforderten Funktionen definiert worden. Dazu sind Beobachtungen beschrieben, die der Therapeutin helfen, das Lösungs- sowie das Allgemeinverhalten eines Patienten zu erfassen. Die Beurteilung des kognitiven Leistungsniveaus muss allerdings sorgfältig und vorsichtig geschehen, vor allem wenn die Therapeutin noch wenig Erfahrung hat. Bevor eine Beurteilung erfolgt, sollte ein Patient beim Lösen verschiedener Aufgaben und in verschiedenen Situationen beobachtet werden. Wichtig ist, Beobachtungen präzise festzuhalten und mit Interpretationen vorsichtig zu sein.

Beispiel: Die Aussage, der Patient hat eine Apraxie, differenziert seine Schwierigkeiten zu wenig. Beobachtet man aber, dass der Patient Mühe hat, unter verschiedenen Werkzeugen das Richtige auszuwählen, kann man sich ein Bild von seinen Schwierigkeiten machen.

Material

Neurotraining wird mit verschiedenen Materialien durchgeführt. Einerseits gibt es Papier-Bleistift-Aufgaben, andererseits wird ein Grundmaterial (s. Abb. 2.**77**–2.**79** S. 210–211) verwendet. Dieses Grundmaterial wurde von der Autorin entwickelt und kann selbst hergestellt oder teilweise auch im Handel erworben werden (Adressen dazu in der Literaturliste). Es lässt sich immer wieder neu kombinieren und z. B. mit Texten, Bildern und Wortkarten erweitern, wie dies das Beispiel der „Gärtnerei" zeigt. Ausgehend von einer bestehenden Aufgabe können ohne viel Aufwand weitere Parallelaufgaben selbst entwickelt werden. Auch Stadtpläne, Stundenpläne etc. lassen sich in Aufgaben mit verschiedenen Schwierigkeitsgraden einbauen.

An das Material für das Neurotraining werden besondere Anforderungen gestellt: Es soll
- *den erwachsenen Menschen ansprechen.*
- *klar und verständlich sein,* d. h. klare Bilder, eindeutige Formen, keine Nebensächlichkeiten enthalten.
- *stabil sein.* Hirngeschädigte Patienten sind oft in ihren Bewegungen durch Paresen, Ataxien und/oder Sensibilitätsstörungen eingeschränkt. Unstabiles Material erschwert das Handeln.

- *vielseitig verwendbar und abstufbar sein.* Mit dem gleichen Material sollen je nach Übungsaufbau verschiedene Hirnfunktionen trainiert werden können. Durch Kombination des Grundmaterials mit anderen Elementen (Bildern, Texten etc.), durch die Anzahl der verwendeten Teile und durch die Aufgabenstellung lassen sich im Schwierigkeitsgrad abgestufte Aufgaben entwickeln.
- *eine genügende Anzahl von Elementen zur Verfügung haben.* Da viel mit Vorlagen gearbeitet wird, wird das Material in doppelter Ausführung benötigt. Durch den Vergleich mit der Vorlage kann der Patient seine Leistung selbst kontrollieren. Eine genügende Anzahl von Elementen ist ebenfalls notwendig, wenn später mit dem gleichen Material weitere Übungen entwickelt werden.

Grundprinzipien des Neurotrainings

Das Neurotraining ist eine Therapieform, welche die aktive Mitarbeit des Patienten erfordert. Es stellt für den Patienten eine Lernsituation dar, in der verschiedene Lernstrategien ausprobiert und trainiert werden können. Einige Punkte sind dabei zu beachten:

Vielseitigkeit

Das gesamte Neurotraining wie auch die einzelne Therapiestunde ist möglichst vielseitig zu gestalten. Diese Vielseitigkeit bezieht sich nicht nur auf den Therapieinhalt und das Therapiematerial; es ist auch darauf zu achten, dass an der Lösung der gestellten Aufgaben unterschiedliche Funktionen und Modalitäten beteiligt sind.

Der Inhalt soll die Interessen des Patienten berücksichtigen, um eine Erhöhung der Motivation zu erreichen. Abwechslung in der Auswahl des Materials ist in zweifacher Hinsicht notwendig: Einerseits ist die Motivation aufrecht zu halten, andererseits sollte der Patient nicht auf ein bestimmtes Material „konditioniert" werden, sondern lernen, sich auf neues Material „umzustellen". Wird das gleiche Material verwendet, ist es mit möglichst verschiedenen Aufgabenstellungen und Inhalten einzusetzen. Zweckdienlich ist es, bei einer Aufgabe in mehreren Modalitäten (visuell, sprachlich, taktil, auditiv) zu arbeiten.

Förderung der gut erhaltenen Funktionen

Zu Beginn des Neurotrainings stehen die gut erhaltenen Funktionen im Vordergrund. Es gilt, diese so differenziert wie möglich zu stimulieren. Dadurch entsteht eine höhere Bereitschaft, sich mit gestörten Hirnfunktionen auseinander zu setzen. Durch Erfolgserlebnisse steigt das Vertrauen des Patienten in seine kognitive Leistungsfähigkeit. Auch können und müssen die gut erhaltenen Funktionen als Stütze im spontanen Umgang wie auch im gezielten Training mit den gestörten dienen. So ermöglicht z. B. das logisch-kategorische Denken das Gruppieren und Kategorisieren von Informationen, was eine Stütze für das Gedächtnis sein kann.

Beispiel: Statt für den Einkauf 10 Artikel ungeordnet im Kopf zu behalten, lassen sich diese in Sparten gliedern (Gemüse, Früchte, Milchprodukte usw.), was das Gedächtnis entlastet.

Aufbau der gestörten Funktionen

Der Wiederaufbau einer schwer gestörten Funktion bedingt, dass die Aufgaben in ihren Anforderungen gut abgestuft sind. Die Funktion ist anfangs einzeln zu trainieren. Begonnen wird auf einer konkreten Stufe mit einfachen alltagspraktischen Aufgaben.

Beispiel: Trainieren der Größenwahrnehmung: Schrauben nach Größe ordnen; Uhrzeiger an einer Modelluhr einstellen.

Der Patient hat das Material vor sich und kann damit handeln. Das Handeln stellt einen der anschaulichsten Lernwege dar, da die einzelnen Schritte praktisch „erlebt" werden. Er ist jedoch zeitaufwändig.

Bei Patienten mit schweren Beeinträchtigungen ist denkbar, dass bereits wesentliche Teile der Aufgabe gelöst sind und der Patient nur noch den letzten Schritt selbst ausführen muss.

Erst wenn sich die gestörte Funktion erkennbar gebessert hat, lassen sich andere Funktionen miteinbeziehen. Die Aufgaben werden in zunehmendem Maße abstrakter; der Patient muss vermehrt aus seiner inneren Vorstellungsfähigkeit heraus arbeiten.

Mit der Steigerung des Schwierigkeitsgrades ist darauf zu achten, dass der Patient den Lösungsweg alleine findet und die einzelnen

Schritte selber plant. Es werden dafür sogenannte Problemlösungsaufgaben verwendet.

Beispiel einer Problemlösungsaufgabe: Der Patient soll ein Plakat gestalten, indem er Bilder aus Reiseprospekten ausschneidet und aufklebt. Dabei müssen verschiedene Bedingungen in Bezug auf Größe des Plakates, der einzelnen Bilder, Anzahl und Inhalt der Bilder beachtet werden. Der Patient bekommt die schriftliche Zielformulierung und das Material. Wie er nun vorgeht, mit was er beginnt, bleibt ihm überlassen. Natürlich werden anschließend Vorgehen und Durchführung besprochen.

Ermittlung der Lösungsstrategie

Bei jeder Aufgabe ist festzuhalten, welche Funktionen dabei gefordert werden. Dann wird genau beobachtet, wie der Patient zur Lösung gelangt. Auf diese Weise lassen sich die Strategien, die verwendet werden, ermitteln.

Fragen zur Ermittlung der Lösungsstrategie:

- Lernt der Patient durch Versuch/Irrtum?
- Vermag der Patient nur einzelne Schritte auf einmal zu berücksichtigen?
- Hat der Patient einen Gesamtüberblick oder nimmt er nur Teilaspekte wahr?
- Ist das Vorgehen systematisch oder eher zufällig?

Als nächstes werden die Fehler analysiert. Der Patient wird aufmerksam gemacht, welche Fehler immer wieder vorkommen und wie er diese vermeiden kann. Auch soll der Patient aus verschiedenen Lösungsstrategien herausfinden, welche für ihn jetzt die besten Resultate bringt.

Klare Aufgabenstellung

Bei der Auswahl der Übung ist auch zu überlegen, wie die Aufgabenstellung zu vermitteln ist. Eine Aufgabe lässt sich mündlich erklären, kann aber auch schriftlich vorgelegt oder anhand einer Demonstration bzw. mit Bildern veranschaulicht werden. Diese verschiedenen Möglichkeiten lassen sich auch kombinieren. Neben einer mündlichen Vorgabe der Aufgabe kann ein Teil zusätzlich vorgezeigt werden. Eine weitere Möglichkeit ist, dass sich der Patient bei der mündlichen Erklärung Notizen macht und die Aufgabe dann anhand derselben löst. Bei komplexeren Aufgaben, bei denen mehrere Bedingungen zu berücksichtigen sind, ist eine schriftliche Anleitung vorteilhaft. Dabei ist allerdings sicherzustellen, dass der Patient (vor allem beim Vorliegen einer Aphasie) diese tatsächlich verstanden hat.

Förderung der kognitiven Flexibilität

Viele Patienten zeigen nach einer Hirnschädigung eine Tendenz zur Perseveration. Durch zu viele Wiederholungen, mangelhafte Vorbereitung, Eintönigkeit in der Wahl der Therapiemittel oder durch Bequemlichkeit einer Therapeutin kann sich diese Tendenz noch verstärken.

Die Förderung der kognitiven Flexibilität sowie der Kreativität soll ein wichtiger Schwerpunkt des Neurotrainings sein. Die Aufgabenstellungen werden deshalb immer wieder modifiziert, sodass stets neue Bedingungen berücksichtigt werden müssen. Kreativität hilft, über die übliche Routine hinauszukommen. Dabei können eigenwillige und unkonventionelle Lösungen gefunden werden. Dieses unterstützt Menschen, die plötzlich eine Handlung wegen einer Behinderung nicht mehr in gewohnter Weise ausführen können, im Finden von Alternativstrategien. Durch das Ausprobieren von Neuem in geschütztem Rahmen innerhalb der Therapie soll der Patient ermutigt werden, die Angst vor Fehlern und Misserfolg zu überwinden und neue Lösungsmöglichkeiten zu suchen.

Vermittlung von Erfolgserlebnissen, Vermeidung von Frustration

Der Schwierigkeitsgrad einer Aufgabe wird so an den Patienten angepasst, dass ein Mindestmaß an Erfolg gewährleistet ist. Es kommt also darauf an, die Stufe zu finden, auf der der Patient gerade steht. Zu überlegen ist, wo beim Patienten Schwierigkeiten auftreten könnten und welche Hilfestellungen notwendig wären, um sie zu überwinden.

Selbstkontrolle

Um die Kritikfähigkeit und Selbsteinschätzung zu erhöhen, ist es günstig, wenn der Patient die Möglichkeit hat, seine Aufgaben selbst zu kontrollieren.

Deshalb wird oft mit Vorlagen gearbeitet, sodass der Patient seine Arbeit damit vergleichen kann. Eine andere Möglichkeit, vor allem bei Konzentrationsaufgaben, sind transparente Korrekturfolien.

Neurotraining und sein Bezug zum Alltag

Es ist notwendig, zwischen den Neurotrainingsübungen und den Alltagsanforderungen des Patienten einen Bezug herzustellen. Es muss für den Patienten einsichtig werden, wo die gelernten Funktionen und Strategien im täglichen Leben verlangt werden. Es wird die Übertragung des Gelernten auf eine modifizierte Situation, z. B. eine alltägliche Handlung, angestrebt, beispielsweise Gedächtnisstrategien benützen, diejenige Lerntechnik anwenden, die zur Zeit am meisten hilft, Lerninhalte in kleine Lernschritte aufteilen usw.

Um die Übertragung in den Alltag zu fördern, kann der Patient auch abgesprochene Aufgaben selbstständig außerhalb des geschützten Rahmens einer Therapiestunde lösen (z. B. Informationen am Bahnschalter oder im Touristikbüro einholen, an einem bekannten/unbekannten Ort einkaufen, gezielt Telefonate führen, etwas organisieren etc.). Alltagsorientierte Aufgaben sind so zu stellen, dass sie den Einsatz der im Neurotraining geübten Funktionen erfordern. Anfänglich wird der Patient bei der Planung und Durchführung noch begleitet; in zunehmendem Maße soll er die Aufgaben aber alleine lösen. Selbstverständlich ist mit dem Patienten zu besprechen, wie seine Bemühungen ausgefallen sind.

Die Übertragung in den Alltag wird um so besser gelingen, je genauer die Therapeutin weiß, was die Anforderungen an den Patienten in seinem Alltag sind und welche Hobbys er pflegt.

Evaluation im Neurotraining

Die Erfolgskontrolle im Neurotraining kann auf verschiedene Arten geschehen:

1. durch Beobachtung des Patienten
   - in Parallelaufgaben, die die gleichen Funktionen verlangen, wie eine Aufgabe, die der Patient am Anfang des Trainings gelöst hat
   - in seinem Verhalten im Alltag
2. durch Auswertung der bei den einzelnen Aufgaben erstellten Protokollblättern (Beispiel s. Abb. 2.**81** S. 211)
3. durch standardisierte neuropsychologische Tests (Erfassung von Veränderungen der neuropsychologischen Funktionen durch die Testung vor und nach einer Trainingsphase)
4. durch Rückmeldungen des Patienten und von Menschen aus seiner Umgebung in Bezug auf das Zurechtkommen im Alltag

Bewertung des Neurotrainings

Das Neurotraining mit seinen vielfältigen Aufgaben lässt sich gut für das Training der neuropsychologischen Funktionen einsetzen. Nicht alle Aufgaben eignen sich für jeden Patienten. Für Aphasiker müssen viele Aufgaben sprachlich vereinfacht werden. Fremdsprachigkeit, niedrige Schulbildung und teilweise auch kulturelle Unterschiede können die Anwendung der Aufgaben erschweren. Die erforderliche Anpassung verlangt großes Einfühlungsvermögen in die Patienten. Ein Vorteil ist, dass sich die Aufgaben am Tisch sitzend verrichten lassen, sodass auch körperlich schwer beeinträchtigte Patienten sie durchführen können. Der Patient kann innerhalb einer Therapie-Einheit spezifischere Erfahrungen machen als bei einer Alltagsaufgabe, wo Einzelfunktionen weniger selektiv vorkommen.

Um die Aufgaben optimal anwenden zu können, werden von der Therapeutin gute Kenntnisse der neuropsychologischen Funktionen sowie ein hoher Grad an Flexibilität in Bezug auf Aufgabenauswahl und individueller Anpassung verlangt.

Trägt man den erwähnten Einschränkungen Rechnung, erlaubt das Neurotraining ausgeprägte Individualität beim Einsatz dieses Therapieprogramms. Dies trägt dazu bei, dass sich sowohl Patient wie Therapeutin mit dem Therapieprogramm identifizieren können, was für eine erfolgreiche Rehabilitation unerlässlich ist.

Literatur

Empfohlene Literatur zum Vertiefen

Beaumont J. Einführung in die Neuropsychologie. München, Weinheim: Psychologie Verlag; 1987.

von Cramon D, Zihl J (Hrsg.). Neuropsychologische Rehabilitation. Berlin: Springer; 1988.

von Cramon D et al. (Hrsg.). Neuropsychologische Diagnostik. Weinheim: Chapman & Hall; 1995.

Gauggel S, Konrad K, Wietasch AK. Neuropsychologische Rehabilitation. Weinheim: Psychologie Verlags Union; 1998.

Goldenberg G. Neuropsychologie. Stuttgart: Gustav Fischer, 1998.

Hartje W, Poeck K. Klinische Neuropsychologie. 3. neubearbeitete Auflage. Stuttgart: Thieme; 1997.

Mecacci L. Das einzigartige Gehirn. Frankfurt, New York: Campus, 1988.

Michal C. Neuropsychologisches Befundsystem für die Ergotherapie. Berlin-Heidelberg: Springer; 1996.

Sacks O. Der Mann, der seine Frau mit einem Hut verwechselte. Hamburg: Rowohlt Taschenbuch, 1987.

Schweizer V. Neurotraining. 2. überarbeitete Auflage, Berlin-Heidelberg: Springer; 1999.

Weitere verwendete Literatur

Ellis AW, Young AW. Einführung in die kognitive Neuropsychologie. Bern: Huber; 1991.

Kohenof M, Schweizer V, Zinn WM. Die Verhaltensfunktionen bei Hirngeschädigten und ihre Beeinflussung durch ein gezieltes neuropsychologisches Trainingsprogramm. Medizinische Abteilung, Bad Ragaz (Eigenveröffentlichung); 1977.

Kohenof M. Validierung des Neuropsychologischen Trainings bei hirngeschädigten Patienten. In: Vortragssammlung des 8th International Congress, World Federation of Occupational Therapists, Bd. 1. Hamburg; 1982: 458.

Spreen O, Strauss E. A Compendium of Neuropsychological Tests. Administration, Norms and Commentary. New York: Oxford Univ. Press; 1991.

Bezugsquellen für Therapiematerial

Grundformen „Rotes Mosaik", Hausmosaikplättchen, Labyrinth (Grundplatte mit rechteckigen Steckplättchen)

Schweiz:
Stiftung für Ganzheitliche Betreuung
Werkstatt-Team Bubikon WTB
Gewerbehaus Schwarz
CH-8608 Bubikon
Tel. und Fax: 055/2433443

Deutschland:
Blindenhilfsmittelwerkstatt
Humboldtstrasse 33
D-22083 Hamburg
Tel. 040/2279632
Fax. 040/2275681

DENE-Vertrieb
Markus Völkel
Thomas-Mann-Str. 90
D-67071 Ludwigshafen
Tel. 0621/677224
Fax. 0621/677224

2.4.10 Weitere Behandlungsansätze und Bewegungskonzepte

Carola Habermann, Friederike Kolster und andere

In diesem Kapitel sollen übergreifende Modelle und Theorien von Bewegungs-, Behandlungs- und Lernkonzepten beispielhaft vorgestellt und für die Anwendung in der neurologisch orientierten Ergotherapie bewertet werden. Diese Bewertungen werden von Ergotherapeutinnen vorgenommen, die sich mit der Anwendung der Modelle und Konzepte auseinandergesetzt haben. Es besteht darüber hinaus auch großes Interesse, dass die Anwendung in der Ergotherapie wissenschaftlich untersucht und in der Nützlichkeit für die Ergotherapie mit neurologisch erkrankten Patienten überprüft wird. Dieses könnte eine Aufgabe für die wissenschaftliche Ergotherapiegemeinschaft sein. Studierende und Dozenten von Fachhochschulen für Ergotherapie könnten mit den Autorinnen und Autoren Kontakt aufnehmen, um entsprechende Fragestellungen zu formulieren.

In den folgenden Abschnitten werden ergänzend die Fortbildungsmöglichkeiten, Literaturhinweise und Kontaktadressen zu diesen Konzepten aufgelistet.

Konzept der Funktionellen Bewegungslehre, FBL

Carola Habermann

Vorstellung und Definition

Dieses Konzept wurde von der Schweizerin Susanne Klein-Vogelbach entwickelt, um normale Bewegung zu analysieren und um das normale Bewegungsverhalten eines gesunden Menschen als Leitbild zur Behandlung zu wählen (Klein-Vogelbach 1999). Das Konzept vermittelt eine Orientierung am Körper und an der Umwelt aus zwei verschiedenen Perspektiven.

Die erste Perspektive ist die *Orientierung des Individuums am eigenen Körper, vom eigenen Körper aus und im Raum.* Sie ermöglicht mittels der Tiefen- und Oberflächensensibilität das Wahrnehmen von Gelenkstellungen, Abstände zwischen Körperpunkten, Druck zwischen Körper und Unterlage, Haltung und Stellung im Raum und das Erkennen von oben und unten (den Einfluss der Schwerkraft). Daraus entsteht die Fähigkeit zur Aktivität und Fortbewegung in Zusammenarbeit mit den sensorisch-kinästhetischen Informationen des Körpers.

Die zweite Perspektive ist die *Orientierung des Therapeuten am Menschen.* Sie bedient sich einer Systematik zur Beobachtung und Beschreibung von Haltung und Bewegung, die sich am Koordinatensystem orientiert und in der Bewegungsanalyse eine exakte Trennung zwischen der Beschreibung topografischer Punkte am Körper und Bewegungsrichtungen in Bezug auf den Körper und in Bezug auf den Raum vornimmt.

Orientierungshilfen sind z. B. die Körperebenen (Transversal-, Sagittal- und Frontalebene). Topografische Ortsbezeichnungen sind z. B. ventral und dorsal oder distal (entfernt von der Körpermitte) und proximal (nah an der Körpermitte). Bewegungsrichtungen in bezug auf den eigenen Körper werden mit Begriffen wie nach ventral, nach dorsal, nach proximal beschrieben, Bewegungen im Raum mit den Begriffen vorn, hinten, rechts, links, oben, unten.

Weitere Orientierungspunkte für die Therapeutin sind die Gelenke, die als Drehpunkte, Schaltstellen und Niveaus der Bewegung bezeichnet werden, die Gelenkkapseln und Bänder als Arretierungen der Bewegung, die Muskeln als Effektoren von Haltung und Bewegung.

Das Konzept vermittelt spezifische Beobachtungskriterien zur Begutachtung von Bewegungsabläufen des Patienten. Diese stützen sich auf funktionelle Körperabschnitte und ihre Aktivitätszustände und auf Bewegungsanalysen durch Differenzierung der Gleichgewichtsreaktionen.

Physiologische Basis

Bewegungsanalysen im Sinne Klein-Vogelbachs haben folgende Basis:

- Die Therapeutin registriert Veränderungen im Kontakt des Patienten mit seiner Umwelt (Unterlage, Abstützung oder andere Kontaktflächen).
- Die Bewegungsrichtung wird nach dem kritischen Distanzpunkt analysiert (kritischer Distanzpunkt ist der körpereigene Punkt, der die Richtung einer Bewegung am deutlichsten einhält, im Sinne eines führenden Punktes in einer Bewegung).
- Gewichtsverschiebungen werden nach beschleunigenden oder bremsenden Gewichten bewertet und nach horizontalen und vertikalen Gewichtsveränderungen unterschieden. Daraus werden die Anforderungen an das Gleichgewicht abgeleitet.
- Bewegungen werden als Veränderungen der Gelenkstellungen (z. B. Ellbogenflexion), als Bewegungen zwischen Körper und Kontaktstelle (z. B. Rollen auf der Unterlage) und als Bewegungen im Raum (z. B. Vorneigen des Oberkörpers ohne Gelenksstellungsänderungen in der Wirbelsäule) differenziert.
- Anhand des Wissens um die Aktivitätszustände, die aus Muskelaktivitäten wie „heben, halten, bewegen, bremsen, am Fallen hindern" bestehen, werden die vom Individuum gezeigten Bewegungen analysiert.

Bewertung für die Ergotherapie

Der Ergotherapeutin ermöglicht dieses Konzept bei der Befunderhebung den Patienten auf der Grundlage einer normalen Bewegung zu sehen und damit die sensomotorischen Störungen besser zu klassifizieren. In der Therapie hilft das Bewegungskonzept, die Basis für das Bewegungslernen sicherer zu finden und „missglückte" Bewegungen besser zu beurteilen.

Das Konzept ist ein Baustein für die Verfolgung von Basiszielen in der ergotherapeutischen Behandlung.

Kurse

Speziell ausgebildete FBL-Instruktorinnen leiten die Kurse. Die Kurse werden wie folgt unterteilt: Teil I: FBL Klein-Vogelbach, Bewegung - Lernen und Lehren und Teil II: FBL Klein-Vogelbach. Jeder Teil umfasst 8 Tage.

Die FBL-Instruktoren haben eine spezielle Fortbildung für Ergotherapeuten entwickelt.

Anbieteradressen finden sich in

- Ergotherapie & Rehabilitation; Idstein: Schulz-Kirchner; Rubriken Tagungskalender und Termine & Seminare
- praxis ergotherapie. verlag modernes lernen. Hohe Straße 39; 44 139 Dortmund in der Rubrik Termine

Literatur zum Vertiefen

Klein-Vogelbach S. Funktionelle Bewegungslehre. 5. Aufl. Heidelberg: Springer; 1999.

Klein-Vogelbach S. et al. Funktionelle Bewegungslehre. Therapeutische Übungen. Instruktion und Analyse: 4. Aufl. Heidelberg: Springer; 2001.

Klein-Vogelbach S. Gangschulung zur Funktionellen Bewegungslehre. Heidelberg: Springer 1995.

„Forced-Use-Konzepte“

Carola Habermann

Vorstellung und Definition

Der „erzwungene Gebrauch“ (Forced Use) eines paretischen Arms soll beim Patienten den Einsatz dieses Arm fördern. Es soll verhindert werden, dass der betroffenen Arm nicht benutzt wird (Learned Nonuse, bedeutet erlernter Nichtgebrauch) und seine Gebrauchsfähigkeit soll verbessert werden.

„Forced Use-Konzepte“ werden unterschiedlich bezeichnet. Die geläufigsten Begriffe sind „Taubsches Training“ und „Constraint-Induced-Movement-Therapy (CI-Therapy)“, deren Inhalte im Folgenden erklärt werden. Beide beziehen sich auf Professor Doktor Edward Taub vom Institut für Psychologie an der Universität von Birmingham, Alabama. Er setzt sich dort seit den 70er Jahren - zunächst in Tierversuchen und später mit Schlaganfallpatienten - mit den Folgen des „angelernten Nichtgebrauchs“ (Learned Nonuse) auseinander. In Deutschland wird das Konzept seit etwa Mitte der 90er Jahre erforscht und angewendet.

Um den ungünstigen Lernprozess des Nichtgebrauchs zu verändern, soll in der Therapie der Gebrauch des paretischen Arms gesteigert und der des indirekt betroffenen Arms bei Patienten mit Hemiparese verhindert werden. Das geschieht, indem der indirekt betroffene Arm sowohl in der Therapie als auch in der Freizeit (90 % der Wachphase) durch eine Schiene, meist in Kombination mit einer Schlinge fixiert wird. Der direkt betroffene Arm wird somit zum Gebrauch gezwungen (Forced Use).

In einem mehrstündigen Training werden über zwei Wochen mit dem paretischen Arm verschiedene Übungen durchgeführt und nach Geschwindigkeit und Qualität beurteilt. Für die Zeiträume außerhalb der Therapien werden „Hausaufgaben“ gegeben und am darauffolgenden Tag überprüft. Die Übungsaufgaben sind überwiegend an den Basisfunktionen orientiert, wobei die Hausaufgaben auch handlungsorientiert gestellt werden, wie z. B. Obst essen, Telefonhörer halten, Besteck benutzen mit der direkt betroffenen Hand.

Indikation

Für die Therapie werden folgende Indikationskriterien aufgestellt.

Ausschlusskriterien:
- Globale Aphasie oder andere kognitive, neuropsychologische und psychische Störungen, die die Durchführung erschweren würden
- Verringerte Gangsicherheit, Rollstuhlabhängigkeit, Unfähigkeit zum Treppensteigen, Gleichgewichtsstörungen
- Exzessive Spastizität
- Bilaterale motorische Probleme
- Schlaganfall, der weniger als ein halbes Jahr zurückliegt

Einschlusskriterien:
- Aktive Dorsalextension im Handgelenk von mindestens 20°
- Aktive Extension der Fingergrundgelenke von mindestens 10°
- Gangfähigkeit auch mit immobilisiertem indirekt betroffenem Arm (nach Bauder 2001)

Neurophysiologische Basis

Taubs Konzept gründet sich auf der Beobachtung folgenden Phänomens: Neurologische Schädigungen rufen neben der Parese auch einen kortikalen Schock (Diaschisis) hervor. In dieser Phase können Bewegungsversuche des Arms, auch bei geringer Parese, zum funktionellen Misserfolg, zu Schmerzen und/oder zu pathologischen Tonuserhöhungen führen. Diese bewirken wiederum als kognitive Reaktion eine Vernachlässigung des möglichen Gebrauchs. Bewegungspotentiale und Ressourcen werden nicht beachtet. Das hat zur Folge, dass der Patient alle notwendigen Bewegungen hauptsächlich mit dem indirekt betroffenen Arm ausführt. Dessen Geschicklichkeit wird dabei zunehmen und der betroffene Arm wird weit weniger eingesetzt als funktionell grundsätzlich möglich.

Der Nachweis dieses Phänomens lässt sich mit der Transkraniellen Magnetstimmulation (TMS) über die kortikale Repräsentationsareale darstellen. Diese zeigen die Größenordnung der reduzierten Repräsentation der ispiläsionalen Seite aufgrund des Nichtgebrauchs, im Vergleich zur Repräsentation der kontraläsionalen Seite. Untersuchungen (Liepert et al. 2000), die vor Beginn einer CI-Therapie und nach Beendigung der Therapiephase mit TMS durchgeführt wurden, zeigten deutliche Vergrößerungen in der Repräsentation eines ausgewählten motorischen Areals der betroffenen Seite. Diese blieben in den Messungen sowohl nach vier Wochen, als auch nach sechs Monaten nach Abschluss der Therapie deutlich erhalten. Der klinische Befund wurde mit einem motorischen Test erfasst, der quantifizierende Armfunktionen bei Alltagsaktivitäten mit fünf Abstufungen erfasst. Auch hier zeigten sich, zu den gleichen Messzeitpunkten wie mit dem TMS gemessen, ein deutlicher Anstieg der motorischen Funktionen und deren überwiegender Erhalt in der Langzeituntersuchung.

Bauder et al. (2001) beschreiben bei ihrer Falldarstellung, dass die bessere Nutzung der direkt betroffenen Extremität im Alltag ebenfalls erhalten blieb.

Bewertung für die Ergotherapie

Ergotherapeutinnen können die Methode im Rahmen einer kontrollierten Behandlung nach entsprechender Fortbildung anwenden. Das Konzept ermöglicht intensives Training der Basisfähigkeiten und die Umsetzung der gesteigerten Fähigkeiten in Alltagshandlungen. Der verstärkende Gebrauch des paretischen Arms durch Immobilisation des indirekt betroffenen Arms wird in Therapeutinnenkreisen interessiert, aber auch kontrovers diskutiert, vor allem wegen der natürlicherweise bimanuellen Funktion des Menschen und der „Härte" der Therapie. Der Patient ist hochrangig in seiner Motivation und seinem Durchhaltevermögen gefordert und wird äußerst beansprucht.

Die Methode kann nur bei einen bestimmten Anteil von Patienten (10% nach Dohse, in Karg 2000) angewendet werden. Es muss die motivationale, kognitive und psychosoziale Verarbeitung dieser Methode gewährleistet sein.

Der Grundgedanke der Ergotherapie, die betroffene Extremität immer mit einzusetzen, trägt dazu bei, dem „Learned Nonuse" grundsätzlich entgegen zu wirken. Die neurophysiologische Basis des „Forced Use" macht deutlich, dass in allen Behandlungsmodellen der Ergotherapie der Gebrauch der betroffenen Extremität berücksichtigt werden muss.

Kurse

Fortbildungen werden von verschiedenen Veranstaltern angeboten; Informationen über den Berufsverband.

Literatur zum Vertiefen

Bauder H. et al. Behandlung motorischer Störungen nach Schlaganfall. Die Taubsche Bewegungsinduktionstherapie. Göttingen: Hogrefe; 2001

Taub E. et al. Constraint-Induced Movement Therapy: a new approach to treatment in physical rehabilitation. Rehab Psychol. 1998; 43: 152-170

Liepert J. et al. Therapie-induzierte kortikale Reorganisation bei Schlaganfallpatienten. Bad Honnef: Hippocampus; 2000; Neurologie und Rehabilitation. 6 (4): 177-183

Bauder H. et al. Constraint-Induced (CI) Therapie. Interdisziplinär; 1999; 7 (4), 256-265

Karg B. Therapie und Praxis. –Willensstärke und Ausdauer sind Voraussetzungen. – Wenn das Gehirn neu organisiert wird (kritische Beleuchtung der Taubschen Bewegungstherapie) Gütersloh: Stiftung Deutsche Schlaganfall-Hilfe; Schlaganfall-Magazin; 2000; 2, 23-27

Repetitives Üben

Carola Habermann

Vorstellung und Definition

Die Methode des repetitiven (häufig wiederholenden) Übens besteht darin, dass in der Therapie mehrmalige Bewegungen möglichst motorisch gleichförmig, mit gleichem Bewegungsziel durchgeführt werden. Auf die positive Wirkung des repetitiven Übens hat Johnstone schon 1978 (siehe Kap. 2.4.4) hingewiesen und ihr therapeutisches Konzept damit ergänzt. Bedeutung hat die Wiederholung nicht nur in der einzelnen Übungssequenz, sondern die Übungen sollten auch mehrfach am Tag für einen kurzen Zeitraum wiederholt werden (Hummelsheim 1998). In Studien der Klinik Berlin (Abteilung für neurologische Rehabilitation der freien Universität Berlin, Leiter Prof. Dr. K.-H. Mauritz) wurden Patientenzentriert individuelle und systematisch repetitive Trainingseinheiten entwickelt und in ihrer Wirkung untersucht.

Eickhof (1999, Klinik Berlin) zeigt die Wirkung des repetitiven Elements Patientenzentriert individuell schon beim Üben des aktiven Senkens des spastischen Muskeltonus auf. Weiterhin beschreibt sie das Bahnen der aktiven Verkürzungs- und Verlängerungszeit von Muskelgruppen. Platz et al. (2000, Klinik Berlin) stellen ein komplettes Programm für ein Armfähigkeitstraining und in einer randomisiert kontrollierten Studie dessen positive Wirkung vor.

Im allgemeinen wird beim repetitiven Übungen mit den Bewegungen begonnen, die der Patient bereits willkürlich kann (Hummelsheim1998). Aber, wie das Beispiel von Eickoff (1999) zeigt, kann eine Übung auch mit Hilfe der Therapeutin begonnen werden, wenn keinerlei aktive, physiologische Bewegung möglich ist. Mit weitere Bewegungen, die unter Gewichtsabnahme der Extremität durch die Therapeutin durchgeführt werden können, steigen die Anforderungen. Dabei sind individuelle Tonusverhältnisse und die Geschwindigkeit in der Bewegungsausführung so zu berücksichtigen, dass keine pathologischen Tonuserhöhungen auftreten. Die Auswahl der zu beübenden Muskelgruppen richtet sich nach der individuellen Paresenverteilung und darf nicht stereotyp durchgeführt werden (Hummelsheim 1998).

Neurophysiologische Basis

In verschiedenen Untersuchungen konnte belegt werden, dass ein neuronales System um so effektiver funktioniert, je häufiger es benutzt wird. Dabei werden sowohl „stille" Synapsen, als auch eine länger anhaltende Zunahme exzitatorischer postsynaptischer Potentiale angeregt. Auch die Untersuchung motorischer Leistungen zeigten dass mit repetitiven Üben, eine Zunahme des Leistungsvermögens sowohl distaler als auch verschiedener proximaler Muskelgruppen erzielt werden konnte (Hummelsheim1998).

Bewertung für die Ergotherapie

Die Wirkung des repetiven Übens auf die neuronale Vernetzung ist unumstritten. Daher sollten Handlungen, die ein repetitives Element haben, in der Ergotherapie bevorzugt eingesetzt werden. Die Wirkung des repetitiven Trainings auf die Basisfunktionen eines paretischen Arms ermöglichen der Ergotherapeutin, die hinzugewonnenen Fähigkeiten des Patienten handlungsorientiert verstärkend einzusetzen. Sinnvoll ist dieses unter der Maßgabe, dass das zukünftige Handlungsziel, für das die Bewegung benötigt wird, den Hintergrund der Übung bildet. Zusätzlich kann eine Handlung und deren Unterteilung in Handlungssequenzen therapeutisch genutzt werden. Die einzelne repetitiv durchgeführte Sequenz dient dann in diesem Sinne als therapeutisches Element.

Literatur zum Vertiefen

Hummelsheim H. Das repetitive Element. In: Hummelsheim H. Neurologische Rehabilitation. Berlin: Springer; 1998.

Platz T. Armfähigkeits-Training. Eine neue Therapie für Schlaganfall-Patienten und Schädel-Hirn-Trauma-Patienten. Ergotherapie & Rehabilitation; Idstein: Schulz-Kirchner 2000; 39 (8): 7-11

Platz T. et al. Armfähigkeits-Training für Schlaganfall-Patienten und Schädel-Hirn-Trauma-Patienten mit leicht- bis mittelgradiger Armparese. Neurologie & Rehabilitation; Bad Honnef: Hippokrates; 2000; 6 (5): 245-250

Eickhof Ch. Die Therapie der zentralmotorischen Lähmung auf neurophysiologscher Grundlage. Krankengymnastik; München: Pflaum; 1999; 51 (6): 966-978

Feldenkrais-Methode

Carola Habermann

Vorstellung und Definition

Die Feldenkrais-Methode arbeitet unter Einbeziehung von Kognition, Perzeption und Imagination an der Bewegung eines Menschen. Dabei wird davon ausgegangen, dass in allen Menschen Potentiale zur Veränderung und zum Lernen stecken.

Die Methode gründet sich auf Moshé Feldenkrais (1904; Slawuta/Russland - 1984; Tel Aviv/Israel), einem Physiker, der sich im Laufe seines Lebens der Forschung in Neuro- und Verhaltensphysiologie und Neuropsychologie widmete. Seine Überlegungen basierten auf der Fähigkeit des Menschen zur Selbsterziehung durch Selbstorganisation und Selbstregulation beim Lernen.

Ziele der Feldenkrais-Methode sind, die eigenen grundlegenden Funktionen bewusster zu organisieren. Es soll eine Handlungsform gelernt werden, die der eigenen Intention entspricht, die Aufmerksamkeit auf das eigene Selbst zulässt und überflüssigen Energieaufwand ausschaltet. Dabei soll ebenfalls bewusst werden, wie das eigene Lernen und wie Lernen generell funktioniert.

Die Lernprozesse werden über die folgend aufgeführten zwei Formen vermittelt:

- *Bewusstheit durch Bewegung*
  Unter verbaler Anleitung der Feldenkrais-Pädagogin werden präzise strukturierte Bewegungen des Lernenden unter Einbeziehung von Denken, Spüren und des Vorstellungsvermögens erforscht. Die Bewegungen basieren auf entwicklungsbezogenen Bewegungsabläufen und alltäglichen funktionalen Aktivitäten.
- *Funktionale Integration*
  Hier wird dem Lernenden über taktile und kinästhetische Informationen durch die Feldenkrais-Pädagogin vermittelt, wie funktionale motorische Bewegungsmuster in Abhängigkeit der individuellen Körperstruktur in der Auseinandersetzung mit der Schwerkraft organisiert werden.

Neurophysiologische Basis

Wenn das Konzept im Zusammenhang mit den anderen Behandlungs- und Bewegungskonzepten sowie den Konzepten neuronaler Lernprozesse betrachtet wird, zeigen sich Parallelen, die eine Wirksamkeit für neurologische Patienten auf neurophysiologischer Basis vermuten lassen. Dazu gehören die:

- *fazilitatorische Wirkung*
  Unter der Anwendung des Feldenkrais-Methode kann es zur Aktivierung von Muskelgruppen, (die sowohl auf der direkt betroffenen Körperseite als auch kontralateral liegen können) kommen. Damit können physiologische synergistische und/oder assoziierte muskulären Reaktionen hervorgerufen werden. Es können sich Vernetzung zwischen Neuronen ergeben (siehe auch Kap. 2.3.10).
- *Systemische Wirkung*
  Die Feldekrais-Methode kann den verschiedenen Systeme des ZNS unter Nutzung von Feedback-Regelkreisen neuronale Impulse geben. Dabei arbeiten die Systeme der Sinnesempfindungen zusammen mit den Wahrnehmungssytemen und es kommt nach der Reaktionsauswahl zur Ausführung der Reaktion (siehe auch Kap. 2.3.10). In der funktionalen Integration der Feldenkrais-Methode werden die taktil-kinästhetischen Sinnessysteme besonders angesprochen.
- *Wirkung auf die normale Bewegung*
  Durch die Feldenkrais-Methode werden Aktivitäten zu Mechanismen der Haltungskontrolle, zur muskuläre Tonusaktivität der Haltung und zur reziproken Innervation des Muskelsystems angeregt (siehe auch Kap. 2.3.10).

Bewertung für die Ergotherapie

Aus der Diskussion um die Wirkung auf neuronale Lernprozesse (siehe vorherigen Abschnitt) lässt sich die Wirkung für den neurologisch geschädigten Patienten durchaus ableiten. Daher kann die Methode in der Ergotherapie eine sinnvolle Ergänzung bieten, um Patienten Körperwahrnehmung und Integration der direktbetroffenen Seite zu ermöglichen. Feldenkrais selbst hat 1977 ein eindrucksvolles Behandlungsbeispiel einer neurologisch geschädigten Patientin beschrieben (Abenteuer im Dschungel des Gehirns. Der Fall Doris. 1981).

Eine Bedeutung kann die Feldenkrais-Methode allerdings auch für die Therapeutin selber haben. Die Methode ermöglicht ihr eine Selbsterfahrung, die ihr die Sichtweise auf die Komplexität von Bewegungsabläufen eröffnet. Das Lernen von Selbstorganisation und Selbstregulation ermöglichen einen ressourcenschonenden Umgang mit sich selber. Zugleich vermittelt die Methode aber auch das Verständnis für die individuellen Besonderheiten in den Funktionen ihrer Patienten (Minkwitz 1998).

Kurse

Die Feldenkrais-Methode wird in Kursen gelehrt und darf nur von ausgebildeten Feldenkrais-Lehrern (practitioners) vermittelt werden.

Kurse zur „Bewusstheit durch Bewegung" werden von verschiedensten Organisationen angeboten. Dazu zählen auch Volkshochschulen, Sportvereine und Krankenkassen. Informationen mit privaten Anbieteradressen finden sich in:

Minkwitz K. Info-Mappe Neurologie. In: Neue Reihe Ergotherapie 10. Hrsg. Deutscher Verband der Ergotherapeuten: Idstein: Schulz-Kirchner; 1998; Band 2

Deutscher Verband der Ergotherapeuten. Hrsg. Ergotherapie & Rehabilitation; Idstein: Schulz-Kirchner; Rubriken Tagungskalender und Termine & Seminare

praxis ergotherapie. verlag modernes lernen. Hohe Staße 39; 44 139 Dortmund in der Rubrik Termine

Literatur zum Vertiefen

Feldenkrais M. Bewusstheit durch Bewegung. Der aufrechte Gang. Frankfurt: Surkamp; 1996.

Feldenkrais M. Die Entdeckung des Selbstverständlichen. Frankfurt: Surkamp; 1987.

Feldenkrais M. Abenteuer im Dschungel des Gehirns. Der Fall Doris. Frankfurt: Surkamp; 2000.

Shelhav-Silberbusch C. Bewegen und Lernen. Die Feldenkrais-Methode als Lernmodell. Dortmund: verlag modernes lernen; 1999.

Sensorische Integrationstherapie

Carola Habermann

Vorstellung und Definition

Das Behandlungskonzept wurde von der amerikanischen Ergotherapeutin und Psychologin Jean Ayres (1920-1988) für Kinder mit Entwicklungsverzögerungen oder –störungen entwickelt. Es dient der Behandlung von Hirnfunktionsstörungen die durch Verarbeitungsstörungen in der Sinneswahrnehmung gekennzeichnet sind. Die Basis des Konzepts sind die Grundlagen der normalen Entwicklung, die eine sensorische Integration aller Sinnessysteme beinhaltet. Diese sensorische Integration stellt eine elementare Grundlage von Handeln, Sprechen und Lernen dar.

Die Grundlagen der Behandlung basieren auf einer verbesserten Modulation bei der Reizaufnahme sensorischer Informationen. Das Ziel der Behandlung ist, die neuronalen Funktionen und damit die Handlungsfähigkeit und Selbstsicherheit zu verbessern. Die Sichtweise des SI-Konzeptes ist problemorientiert und *nicht* störungsorientiert. Das bedeutet, dass nicht die gestörte Funktion im Vordergrund steht, sondern die möglichen Fähigkeiten zur Alltagsbewältigung. Dazu werden die fehlenden Voraussetzungen zur Bewältigung alltagsrelevanter Einschränkungen durch Befragung, Beobachtung und Tests analysiert (Schaefgen 2001).

Die Therapie basiert auf sensorischen Angeboten für den Patienten, die für sein mögliches Leistungsniveau eine Herausforderung darstellen. Dadurch sollen bei ihm handlungsorientierte motorische Aktivitäten entstehen, die für ihn eine Bedeutung und inneren Bezug haben.

Als besonders effektiv gilt die Therapie, wenn sie in den ersten Lebensjahren durchgeführt wird, aber auch Jugendliche und Erwachsene mit sensorischen Integrationsstörungen können erfolgreich behandelt werden. Je später die Störung behandelt wird, um so mehr werden Vermeidungsverhalten, Kompensation und Verhaltensprobleme manifest sein. Dies verlängert die Behandlung und erschwert die Diagnostik (DVE 1997).

Neurophysiologische Basis

Das SI-Konzept beruht auf den neurophysiologischen Konzepten der Plastizität. Die Intervention soll durch die gezielten sensorischen Angebote Veränderungen im ZNS hervorrufen (Fischer 1998). Zusätzlich ermöglicht die frühe Intervention beim Kleinkind, die Reifung des kindlichen Gehirns positiv zu beeinflussen. Die therapeutischen Interventionen beim ausgereiften Gehirn benötigen entsprechend mehr Zeit, um durch die positive Wirkung der Stimuli mit Veränderung zu reagieren. Entsprechende Interventionen müssen das neuronales Netzwerk im ausgereifte Gehirn langfristig bahnend prägen (siehe auch Kap. 1.2.3).

Bewertung für die Ergotherapie in der Neurologie

Für die pädiatrische Ergotherapie ist die SI-Therapie schon lange ein etabliertes Konzept mit anerkannter Wirkung (Schaefgen 2001). Aber auch bei Jugendlichen und Erwachsenen können sensorische Dysfunktionen in der Ergotherapie erfolgreich mit diesem Konzept behandelt werden (DVE 1997).

Für die erwachsenen Patienten mit erworbener Schädigung des Gehirns nach Abschluss der Hirnreife kann die SI-Therapie eine Basis bieten, sich ihren Störungen in der sensorischen Informationsaufnahme und Verarbeitung auf eine ergänzende Art zu nähern. Der handlungsnahe und problemorientierte Zugang der SI-Therapie ermöglicht, auch mit dem erwachsenen neurologischen Patienten an den Fähigkeiten seiner Basissinne zu arbeiten. Die handlungsgemäße Wirkung von sensorischen Stimuli auf Muskeltonus, Körperhaltung- und Bewegung kann dem erwachsenen Patienten zur verbesserten Informationsaufnahme und Interaktion mit seiner Umwelt verhelfen. Die Anwendung der SI-Therapie beim Patienten mit erworbener Schädigung nach Abschluss der Hirnreife ist noch nicht weit verbreitet, die Erfahrungen damit noch nicht veröffentlicht. Die Diskussion über die mögliche Anwendung und Wirkung der SI-Therapie bei diesem Klientel muss auf wissenschaftlicher Basis noch geführt werden.

Kurse

Der Deutscher Verband der Ergotherapeuten hat ein Weiterbildungskonzept in zwei Stufen (Grund- und Aufbaukurs) von insgesamt 436 Lehreinheiten entwickelt, um damit zur Sicherung der Qualität dieses Therapiekonzeptes beizutragen. Auch für die Ausbildung zur SI-Lehrtherapeutin hat der DVE Qualitätsmerkmale aufgestellt und zertifiziert diese Ausbildung, wenn die formulierten Voraussetzungen erfüllt sind.

Informationen über die Ausbildungen und die Kurse sind beim DVE erhältlich, Anbieteradressen für entsprechende Kurse finden sich in:

Deutscher Verband der Ergotherapeuten e. V. (DVE). Hrsg. Ergotherapie & Rehabilitation; Idstein: Schulz-Kirchner; Rubriken Tagungskalender und Termine & Seminare

praxis ergotherapie. verlag modernes lernen. Hohe Staße 39; 44 139 Dortmund in der Rubrik Termine

Eine aktuelle Liste von Kursanbietern in Kooperation mit dem DVE ist zu beziehen bei:

Deutscher Verband der Ergotherapeuten e. V. (DVE) Postfach 2208, 76 303 Karlsbad

Literatur zum Vertiefen

Ayres AJ. Sensory Integration and Child. Los Angeles: Western Psychological Services; 1979.

Fisher, A G. et al. Sensorische Integrationstherapie – Theorie und Praxis. Berlin: Springer; 1998.

Schaefgen R. Das Konzept der Sensorischen Integrationstherapie. In: Ergotherapie & Rehabilitation; Idstein: Schulz-Kirchner; 2001; 40 (7) 45-50

Deutscher Verband der Ergotherapeuten e. V. (DVE) Hrsg. Sensorische Integrationstherapie (Informationsbroschüre, 1987). Postfach 2208, 76 303 Karlsbad

Borchard K. Wirksamkeitsnachweis in der Ergotherapie für die Sensorische Integrationstherapie. In: Ergotherapie & Rehabilitation; Idstein: Schulz-Kirchner; 2001; 40 (6) 25-29

Das neurolinguistische Programmieren, NLP

Elke Post

Vorstellung und Definition

In der Rehabilitation von neurologischen Patienten ist die Behandlung sensomotorischer und neurologischer Defizite vorrangig.

Gerade neurologische Patienten aber werden durch ihre Krankheit und deren einschränkenden Auswirkungen besonders auch psychisch und sozial an ihre Grenzen gebracht.

Die seelisch-kognitive Komponente und die kommunikativ-sozialen Prozesse werden in der neurologischen Rehabilitation oft von sensomotorischen Problemen überlagert.

Das Modell des NLP hat sich nach der Erfahrung der Autorin als ergänzende, vielseitige Methode in der Neurologie für folgende Problemgebiete u. a. bewährt:

- Kommunikativ-soziale Prozesse
  - persönliches Konfliktmanagement
  - Verständnis für Angehörige
  - sich bei Angehörigen verständlich machen können
- Seelisch-kognitive Komponente
  - Treffen von Entscheidungen
  - Entwickeln von Motivationsstrategien
  - Ressourcen aufspüren und Wohlbefinden erlangen
  - traumatische Erfahrungen verarbeiten
  - Arrangieren mit der derzeitigen Situation
  - Ziele setzen und Standort bestimmen
  - Zukunftsplanung

Patienten können mit den Methoden des NLP in diesen Problemgebieten therapeutisch begleitet werden.

In den frühen 70er Jahren entwickelten Richard Bandler und John Grinder in den USA diese mittlerweile in der ganzen Welt und auch in anderen Bereichen wie Pädagogig, Kunst und Wirtschaft angewandten Methode.

Hinter den Worten „Neuro", „linguistisch" und „Programmieren" verbergen sich folgende Inhalte:

- „Neuro" steht für die differenzierte Wahrnehmung, basierend auf neuro-physiologischen Forschungserkenntnissen.
- „Linguistisch" bedeutet: der Umgang mit der Sprache (verbal und nonverbal) als Symbol und Ausdruck von inneren Prozessen wie Gedanken und Gefühle.
- „Programmieren" steht dafür, dass wir dazu in der Lage sind, Gelerntes zu speichern, zu ergänzen, aber auch zu revidieren und zu erneuern.

Grundlagen

Auf folgende Therapiekonzepte, Weltanschauungen und Basiswissenschaften bezogen sich Grindler und Bandler bei der Entwicklung von NLP:

- Psychoanalyse (Freud, Jung, Adler)
- Hypnotherapie (Erickson)
- Gesprächstherapie (Rogers)
- Kommunikations- und Systemtherapie (Bateson, Watzlawik, Satir, De Shazer u. a.)
- Gestalttherapie (Perls)
- Kognitive Therapie (Skinner)
- Körpertherapien (Feldenkrais, Lowen, Reich)
- Neurophysiologie (Sacks)
- Fernöstliche Einflüsse (Yoga)

Die Essenz dieser ausgewählten Methoden, Ideologien und Prinzipien wurden von den Entwicklern als das Modell des NLP zusammengefasst.

Die Arbeitsweise des NLP ist es, in vielseitigen Übungen und Strategien Veränderungsprozesse auf eine neue, effektive Art bewusst und damit verfügbar zu machen.

NLP orientiert sich an dem, was für den jeweiligen Menschen möglich ist. Es gibt mittlerweile einige wissenschaftliche Arbeiten und Pilotstudien über die Wirksamkeit von NLP in verschiedenen Bereichen, (siehe unten: Wissenschaftliche Arbeiten und Pilotstudien).

Wirkweise und Ziele

NLP ist eine zielorientierte Interventionsmöglichkeit für die kleinen und großen Probleme des Alltags. NLP ist als kurzzeitige oder langfristige Begleitung gedacht, teilweise wird es auch als ergänzende psychotherapeutische Methode angewandt und hat zum Ziel, die Ressourcen des Patienten zu stärken, dem betreffenden Patienten neue Wege oder Wahlmöglichkeiten in Verhaltensweisen aufzuzeigen und seine persönliche Entwicklung zu unterstützen.

Durch die Methoden des NLP wird die Therapeutin besonders für die Begleitung der obengenannten Problembereiche befähigt.

Es geht bei dieser Begleitung nicht um eine Manipulation im negativen Sinne, sondern darum, dem Patienten zu helfen, seinen eigenen verantwortungsvollen Weg zu finden.

Bewertung für die Ergotherapie

NLP hat das Format einer therapeutischen Zusatzqualifikation und wird in ihrer Anwendung durchaus kontrovers diskutiert.

Für die neurologisch orientierte Ergotherapie bietet NLP eine professionelle Möglichkeit, neben der fundierten sensomotorischen und neuropsychologischen Therapie Probleme im seelisch-kognitiven und kommunikativ-sozialen Bereich einbeziehen zu können. Diese Probleme sollten im Vorfeld aufgefangen werden, um den Therapiefluss zu gewährleisten. Damit kann vermieden werden, dass der Patient zusätzliche professionelle Hilfe aufsuchen müsste.

Mit den Methoden des NLP sind der Ergotherapeutin Möglichkeiten gegeben, um dem Patienten Hilfe zur Selbsthilfe in Lebenskrisen zu geben.

Die mit NLP erarbeiteten Ressourcen des Patienten können jederzeit auch in die herkömmlichen neurologischen Therapiemethoden integriert und aufgegriffen werden. Das wiederum bringt den Patienten in seinen handlungsorientierten Rehabilitationszielen weiter und begünstigt seine Selbstständigkeit.

Ergänzend dazu ist zu erwähnen, dass die NLP – Methoden so angelegt sind, dass sich die Ergotherapeutin selbst vor schädigenden Einflüssen wie z. B. starke körperliche Beanspruchung und Burn-out-Syndrom schützen lernt.

Aus- und Fortbildungen

Der Deutsche Verband für NLP (DVNLP) hat die NLP-Ausbildung standardisiert. Es bestehen Kooperationen mit dem Deutschen Verband der Ergotherapeuten (DVE) für die NLP – Ausbildung.

Neben Einführungskursen kann die NLP – Ausbildung in drei Stufen erfolgen, jeweils zu 130 Unterrichtstunden (à 60 Minuten) in mindestens 18 Tagen, jeweils zuzüglich 15 Stunden Supervision, mit standardisiertem Mindest-Curriculum und schriftlicher/praktischer Prüfung.

Die drei Stufen werden als NLP-Practitioner, NLP-Master-Practitioner und NLP-Trainerin bezeichnet. Als 4. Stufe kann die Qualifikation zur NLP- Lehrtrainerin erreicht werden, mit der dann selber ausgebildet werden darf.

Adressen und Informationen

Neben Ausbildungsinstituten informieren über NLP auch jährlich stattfindende Kongresse (u. a. der Ergotherapie-Kongress des Deutschen Verbandes der Ergotherapeuten e. V.), eine Fachzeitschrift und der NLP – Fachverband:

Fachzeitschrift: „Multimind, NLP aktuell". Zeitschrift für professionelle Kommunikation. Jungfermann Verlag, Postfach 18 40, D-33 048 Paderborn

Fachverband: DVNLP e. V., Alte Jacobstr. 149, D-10 969 Berlin

Spezielle international anerkannte NLP-Ausbildungen für Ergotherapeutinnen bietet an:
ImPuls
– Fortbildungen für das therapeutische Team –
Elbchaussee 38
D-22765 Hamburg
Tel. 0 40/3 90 50 93
Fax 0 40/3 90 50 94

Literaturhinweise zum Vertiefen

Post E. praxis ergotherapie. „Ergotherapie und NLP". JG 13 (1), Febr. 2000. Borgmann Verlag. S. 18-21

Bandler R, Grinder J. Neue Wege der Kurzzeittherapie. Neurolinguistische Programme. 12. Aufl. Paderborn: Jungfermann Verlag; 1997.

Becker E. Ich sehe deine Sprache, wenn du schweigst. Paderborn: Jungfermann Verlag; (NLP bei Aphasie) 1993.

Mast K. Kommunikation in Weiß. Paderborn: Jungfermann Verlag; (NLP für Ärzte und Heilberufe) 1995.

O'Connor J. Gelungene Kommunikation und persönliche Erfahrung. VAK. (Grundinformation über NLP) 2000.

Wissenschaftliche Arbeiten und Pilotstudien:

Diets R. Roots of Neurolinguistic - Programming. Lupertino; 1983.

Shapriro F. EMDR. The Breakthrough Therapie für overcomming Anxiety, Stress and Trauma. New York: 1997.

Weerth R. NLP & Imagination II, Die Untersuchung zum Buch. Daten und Fakten. Paderborn: Jungfermann Verlag; 1993.

Die Behandlungsmethode der Propriozeptiven Neuromuskulären Fazilitation, PNF

Bernd Kraus

Vorstellung des Konzeptes

Diese neurophysiologische Behandlungsmethode wurde bereits ca. 1950 von Dr. Hermann Kabat und Maggie Knott in Vallejo, Kalifornien entwickelt. Sie ist zu einem ergänzenden Bestandteil der therapeutischen Übungen in der neurologischen Rehabilitation geworden. PNF ist eine Ganzkörper-Behandlungsmethode, die durch fazilitierende, physiologische Bewegungen in diagonale Richtungen ganze Muskelketten innerviert. Dabei werden durch den manuellen Kontakt des Therapeuten, distal die Extremitäten (bei Rumpfbehandlung Schlüsselpunkte Schulter/Becken) mit einem von ihm gegebenen optimalen Widerstand die Bewegung geführt und die Propriozeptoren stimuliert. Ziel ist die Bahnung physiologischer und die Inhibitation pathologischer Bewegungen. Gearbeitet wird im Liegen, Sitzen oder Stehen.

Dieses Konzept zeichnet sich durch Vielseitigkeit bezüglich seiner Einsatzbreite aus. Die Indikationsliste reicht von muskulären Kontrakturen über Nervenläsionen, Tonusregulationen, Mobilitätsteigerung bis hin zur Koordinationsschulung und Verbesserung der Körperwahrnehmung. Es eignet sich daher zur Behandlung von Apoplexpatienten genauso wie zur Behandlung anderer in Neurologie und Orthopädie anzutreffenden Erkrankungen, wie MS, Parkinson, Schädelhirntraumata, Wirbelsäulenerkrankungen, peripheren Nervenläsionen wie z. B. Peroneusläsionen, Frakturen und weiteren.

Ziele und Grundprinzipien des Konzeptes

Ziele

- Verbessern der motorischen Fähigkeiten (Statomotorik, Koordination, Bewegungsfluss, Gleichgewicht)
- Verbessern bzw. Erlangen einer mobilen Stabilität (Rumpf, Stand, Sitz)
- Verbessern der Ausdauerfähigkeit bzw. Verminderung von Ermüdungserscheinungen.

Diese Ziele werden erreicht durch

- Führung einer aktiven Bewegung mittels korrekter Handfassung (exterozeptiver Reiz, taktile Stimulation) des Therapeuten und optimalen Widerstand (propriozeptiver Reiz).
- Stimulation koordinierter Bewegungen durch Einsatz von richtigem Timing, d. h. eines zeitlich koordinierten Bewegungsablaufs und richtiger Reizzugabe, beispielsweise Stretch, Timing for Emphasis!

Die Methode geht von folgender Behandlungsphilosophie aus:

Jeder Mensch - auch jeder Patient - verfügt über latente motorische Möglichkeiten, die durch geeignete Fazilitation stimuliert und aktiviert werden können. Die Fazilitation bildet die Basis des PNF Konzepts.

Weitere Leitlinien der Behandlung

Positive Grundeinstellung: Der Patient soll auf einem für ihn adäquaten physischen und psychosozialen Niveau behandelt werden.

Optimale Funktionsfähigkeiten: Oberstes Behandlungsziel ist immer die Ereichung der optimalen Funktionsfähigkeit des Patienten.

Den ganzen Menschen behandeln: Jede Behandlung richtet sich auf den Menschen als Ganzes, sowohl physisch, psychisch und sozial und nicht nur auf einen Teil des Körpers oder auf ein einzelnes abstraktes Problem des Patienten.

Bedeutung für die Ergotherapie

Bei der Vielzahl der Krankheitsbilder, die in der Ergotherapie ambulant und im klinischen Bereich heute behandelt werden, sollte im Behandlungsspektrum die PNF Methode nicht fehlen. Das Erlernen von Bewegungen nach PNF ist neben der gezielten Erarbeitung sensomotorischer Basisfunktionen notwendig, z. B. als Vorbereitung auf und während des ADL-Trainings, für das Handling beim An- und Ausziehen, Toilettengang, Körperpflege und den richtigen Umgang mit dem Rollstuhl.

Fortbildungsmöglichkeiten

Erst seit 1998 besteht für Ergotherapeuten in Deutschland die Möglichkeit zur Ausbildung mit internationaler Anerkennung durch PNF-Instruktoren. Das Erlernen dieser Behandlungstechnik erfordert viele Unterrichtseinheiten, viel Übung in der praktischen Arbeit mit Patienten und verlangt vom Therapeuten eine gute eigene Koordinationsfähigkeit.

Einführungskurse mit ergotherapeutischem Schwerpunkt werden z. B. in Mannheim von Bernd Kraus (Ergotherapeut, PNF-Therapeut) angeboten. Der Autor verfügt seit 1994 über praktische Erfahrungen in genannter Methode und behandelt erfolgreich Patienten aus den Bereichen der Neurologie, Orthopädie, Pädiatrie, Geriatrie und manchmal auch Psychiatrie.

Des weiteren werden IPNFA-Grundkurse mit 100 UE angeboten. Die Dauer beträgt 2 × eine Woche, dazwischen müssen sechs Monate liegen. Sie finden mittlerweile in mehreren deutschen Städten statt und können zum Beispiel unter http://www.dfz.edu abgefragt werden.

Literatur

Beckers D, Buck M, Adler S. PNF in der Praxis. Berlin: Springer; 1993.

Hedin-Anden S. PNF-Grundverfahren und funktionelles Training. Stuttgart: Fischer; 1994.

Müller, C, Köpfer S. Blütenbilder Seelenbilder. 9. Auflage. Braunschweig: Amrum Verlag; 2000.

Patrica E, Prudence S, Morkos D, Marry A, Minor D. PNF – Ein Weg zum therapeutischen Üben. Übersetzt von L. Ozarcuk, Stuttgart: Fischer; 1985.

Die profilax®-Methode

Elke Post

Vorstellung und Definition

profilax ist eine ganzheitlich, präventive Behandlungsmethode, die der Gesunderhaltung und Wiederherstellung von Gesundheit im Alltag dient. Sie wurde in den 90er Jahren von der Autorin entwickelt und befindet sich noch im Aufbau. Eine wissenschaftliche Studie zur Wirksamkeit der Methode ist in nächster Zeit geplant.

Wenn Patienten in die Behandlung kommen, möchten sie ihre Krankheit „loswerden", sie lehnen die dazugehörigen Symptome verständlicherweise ab, weil diese sie einschränken oder ihnen Schmerzen verursachen. Krank sein bedeutet für viele Patienten sich unwohl zu fühlen.

Die Behandlung nach der profilax-Methode zeichnet sich dadurch aus, dass vorhandene Symptome in ihrer *positiven* Funktion als Botschaft des Unterbewussten wahrgenommen werden (Müller u. Köpfer 2000).

Wenn es dem Patienten gelingt, die gute Absicht seines Symptoms zu erkennen und anzunehmen, konnte ich in der Arbeit mit Patienten folgendes beobachten:

Das Symptom verringert sich bzw. verschwindet, oder der Patient kann das Symptom besser akzeptieren und arrangiert sich damit. Beide Ergebnisse führen zu mehr Wohlbefinden bei dem Patienten.

Das Erlangen von mehr Wohlbefinden ist das Hauptziel der beschriebenen Methode. Ein weiteres Ziel stellt der prophylaktische Aspekt dar, dass der Patient lernt, sich vor (weiteren) Symptomen zu schützen.

Die für den Patienten im Vordergrund stehenden Symptome werden auf fünf Basisebenen behandelt, welche miteinander verknüpft sind und auf verschiedenste Art Einfluss aufeinander ausüben:

- Die sensomotorische Ebene (körperliche Gegebenheiten, Wahrnehmungsfähigkeit, Prädisposition)
- Die spezifischen Bedingungen der Umwelt (berufliche und private Situation, Beziehungen, Ernährung, individueller Lebensraum)
- Der seelisch-kognitive Bereich (Einstellungen, Lebensstrategien, Gefühle, neuropsychologische Funktionen, Verhaltensmuster, Werte)
- Das energetische Potential (wie viel Kraft und Lebensenergie eine Person hat und sich neu zugänglich machen kann)
- Die systemischen Zusammenhänge (Verknüpfung durch die Herkunft, Familiengeschichte, kulturelle Einflüsse, Traditionen, historische Ereignisse)

Bei dieser Methode wird davon ausgegangen, dass eine Störung auf einer oder mehreren Ebene(n) zu einer Dysbalance in allen fünf Ebenen führen kann. Das Symptom wird entweder durch die ursächliche Störung direkt oder durch die Dysbalance innerhalb der Ebenen ausgelöst.

Da die Symptome auf allen fünf Basisebenen beobachtet werden können, werden auch die entsprechenden therapeutischen Interventionen auf eben diesen Ebenen in unterschiedlicher Form miteinander kombiniert:

Vereinfacht und zusammengefasst wird bei den therapeutischen Interventionen von profilax

- substituiert, was fehlt,
- aufgelöst, was blockiert oder „verstrickt" ist.

Es werden
- förderliche Einstellungen beibehalten oder erworben, hinderliche Einstellungen verabschiedet
- bedeutende Sachverhalte, die verborgen sind, bewusst gemacht, wenn der Patient dazu bereit ist.

Bei der Auswahl der Interventionskombination geht die Therapeutin sensibel und analytisch vor. Ein umfangreiches Wissen in allen fünf Basisebenen ist Bestandteil der Ausbildung zur profilax-Trainerin.

Folgende Vorannahmen sind die Voraussetzungen für die Wirksamkeit von profilax:
- Symptome sind Botschaften und können positiv genutzt werden.
- Jeder Mensch hat eine subjektive Empfindung von gesund und krank. Diese ist veränderbar, auch in kleinen Abstufungen.
- Jeder Mensch hat die Fähigkeit und die Eigenverantwortung sich gesünder/kränker zu fühlen.
- Die zeitliche Komponente, gesünder zu werden, ist individuell.
- Sich gesund und krank zu fühlen sind Prozesse, die sich gegenseitig beeinflussen.

Wirkweise der profilax-Methode auf neurologische Patienten

- *Senso-motorische Wirkung*
  Unter Anwendung der profilax-Methode kann es zur positiven Beeinflussung und Normalisierung des Muskeltonus kommen.
  Auch können perzeptive Defizite bewußt gemacht und trainiert werden.
  Das Zusammenwirken der Perzeption und Bewegungsabläufe und das Entdecken der vorhandenen sensomotorischen Fähigkeiten kann mit der profilax-Methode erfahrbar gemacht werden.
- *Neuropsychologische Wirkung*
  Hirnorganische Symptome wie Aufmerksamkeitsstörungen, Müdigkeit, Sehstörungen können durch die profilax-Methode verbessert werden.
- *Wirkung auf die allgemeine Verfassung*
  Die profilax-Methode kann bei Stress eine entspannende Wirkung haben, bei psychischen Problemen Klarheit schaffen und zum Lösen von Konflikten beitragen.
  Neurologische Patienten lernen, auch mit Symptomen zurecht zu kommen, die lebenslänglich beeinträchtigen. Außerdem wird das Bewusstsein geschärft, wie neue Symptome vermieden werden können.

Bedeutung für die Ergotherapie

In der ergotherapeutischen Arbeit mit meinen neurologischen Patienten hat sich gezeigt, dass die profilax-Methode als eine ganzheitlich - präventive Ergänzung zu anderen Methoden sinnvoll sein kann. Da es sich um eine noch sehr junge Therapiemethode handelt, bleibt abzuwarten, welche weiteren positiven Ergebnisse für Patienten aufgezeigt werden können.

Es soll noch erwähnt werden, dass die profilax-Methode auch von Bedeutung für die Therapeutin selbst sein kann. Die Grundprinzipien und Interventionsmöglichkeiten von profilax können dazu beitragen, dass sich die Therapeutin selbst mit der eigenen Gesundheit und den eigenen Strategien zur Gesunderhaltung auseinandersetzt: Dies führt zu mehr Wohlbefinden bei der therapeutischen Arbeit. Außerdem trägt die Selbsterfahrung entscheidend dazu bei, die individuellen Probleme der Patienten besser erkennen und behandeln zu können.

Kurse

Interessierte Ergotherapeuteninnen können die Qualifikation zur profilax-Trainerin bzw. profilax-Lehrtrainerin erwerben. Die Ausbildung dauert je nach Graduierung 2-5 Jahre und endet jeweils mit einem Zertifikat.

Informationen auch über Einführungskurse und ein Curriculum der Lehrinhalte für die Ausbildung können unter folgenden Adressen angefordert werden:
www.profilax-gesundheitsfoerderung.de

imPuls
- Fortbildungen für das therapeutische Team -
Elbchaussee 38
D-22765 Hamburg
Tel. 040/3905093
Fax 040/3905094
Email: imPuls.Fortbildungen@t-online.de
Homepage: www.impuls-fortbildung.de

Literaturhinweise zum Vertiefen

Post E. Wenn (Ergo-)TherapeutInnen krank werden. Oder – Die Professionelle Gesundheitsförderung durch die profilax®-Methode.
praxis ergotherapie, Dortmund, Verlag Modernes Lernen, April 2001, JG 14 (2), S. 88-93

Spiraldynamik® - ein Konzept für die ergotherapeutische Praxis

Waltraud Özelt

Was ist Spiraldynamik?

Die Spiraldynamik ist ein anatomisch begründetes Konzept menschlicher Bewegungskoordination. Am Beginn stand die wissenschaftliche Neugierde. Beim Studium der Anatomie ist der Schweizer Arzt Dr. med. Christian Larsen auf eine im Menschen angelegte Grundstruktur für Bewegung gestoßen: Die spiralige Verschraubung zwischen jeweils zwei Bewegungspolen (z. B. Kopf und Becken; Schulter und Hand; Hüfte und Fuß) und die dreidimensionale Achterbewegung, die sich aus der Dynamik des Verschraubens und Entschraubens (bzw. Verschrauben in die entgegengesetzte Richtung) ergibt. Christian Larsen und die französische Physiotherapeutin Yolande Deswarte sind Begründer und Pfeiler einer interdisziplinären und internationalen Forschungsgruppe, die seit 1981 besteht. In Zusammenarbeit mit verschiedenen Universitäten und Berufsverbänden hat die praktische Erprobung und die klinische Umsetzung begonnen.

Heute präsentiert sich das spiraldynamische Bewegungs- und Therapiekonzept als ein zusammenhängendes Konzept des menschlichen Bewegungsapparates und seiner Funktionen. Es wird vielseitig angewendet: Physiotherapie, Ergotherapie, Sport und Sportwissenschaften, Yoga, klassisches Ballett, Krafttraining, Tanz, Gymnastik und auch Laien, die sich für Körper und Bewegung interessieren.

Das Konzept basiert auf grundlegenden Naturprinzipien. Die Spirale beispielsweise ist ein immer wieder auftretendes Bauelement der Natur. Sie findet sich im Mikrokosmos (Doppelhelix der D N A) als auch im Makrokosmos (Spiralnebel im All) und steht für Dynamik, Wachstum und Stabilität. Als Konzept ist die Spiraldynamik ein gedankliches Leitprogramm und als solches nicht beweisbar. Es gründet auf Hinweise und nicht auf Beweise. Die therapeutische Wirksamkeit hingegen lässt sich nachweisen.

Grundlage und Auswirkung von Bewegungsqualität

Eine spiralige Verschraubung steht für Dynamik und Statik im Gleichgewicht. Bewegungsqualität im Sinne der Spiraldynamik® ist Koordination und Ökonomie. Sie wirkt ästhetisch, entspannt und kraftvoll zugleich - hohe Effizienz bei minimalem Aufwand. Ein Beispiel aus dem Alltag: man sitzt und möchte sich nach hinten oder zur Seite drehen um etwas zu ergreifen. Dies kann plump und mühsam geschehen durch Rundmachen des Rückens und Ausweichen aus der zentralen Wirbelsäulenachse. Oder die Bewegung geschieht durch axiale Aufrichtung der Wirbelsäule zwischen den Polen Kopf und Becken und der spiraligen Verschraubung des Rumpfes um diese Achse. Diese Form des sich Drehens ist ökonomisch und fordert das natürliche Bewegungspotential.

Die dreidimensionalen Bewegungen im Sinne von Spiraliger Verschraubung und Achterbewegungen garantieren eine vollständige Mobilisierung aller beteiligten Strukturen. Durch den Bewegungsrhythmus kommt es wiederholt zu maximaler Verlängerung und Verkürzung von Muskeln, Bändern und Faszien und damit zur Harmonisierung des Zusammenspiels.

Das Wiedererlernen oder Wiederaufnehmen des natürlichen Bewegungspotentials wird im allgemeinen als angenehm erlebt. Am Beginn steht die Bereitschaft sich selbst zu spüren, sowie das Wahrnehmen und Lösen von Blockaden und alten Haltens- und Verhaltensmustern. Resultat einer guten Bewegungskoordination ist ein Gefühl von Leichtigkeit und Spannkraft

Die therapeutische Anwendung

Die Spiraldynamik bietet der Therapeutin einen Überblick über die Bewegungskoordination des menschlichen Körpers. Gesamtzusammenhänge werden sichtbar und erfahrbar. Bewegungen lassen sich über ein System in ihrer Dreidimensionalität und Dynamik definieren. Die Therapeutin weiß was im Körper wohin gehört. So hat die Skapula beispielsweise ihren Platz dorsolateral am Thorax. Es ist definiert was in welche Richtung bewegt werden soll. Ein Beispiel: Bewegt die Hand nach vor, geht der Humeruskopf gleichzeitig nach hinten unten außen. Klare Orientierung bringt klare therapeutische Ansätze. Dadurch wird präzises Arbeiten möglich. Jede Pathologie lässt sich nach dem gleichen Prinzip angehen, da das Ziel das gleiche ist - ein Hinführen zu physiologischem Bewegungsverhalten.

Innerhalb der spiraldynamischen Bewegungs- und Behandlungsprinzipien entsteht Spielraum für das therapeutische Vorgehen. Die Methode ist variabel und läßt sich individuell auf das Vermögen und Empfinden des Patienten abstimmen. Am Beginn steht die Körpereigenwahrnehmung des Patienten. Er lernt ein Gefühl für die Problemstelle im Körper zu entwickeln, indem er sich in der Bewegung wahrnehmen lernt. Ein rhythmisches Wiederholen von Bewegung (altes bzw. pathologisches Muster) und Gegenbewegung in die Koordination. Dies kann passiv, assistiv oder einfach durch verbale Anweisungen erfolgen. Es folgt die gezielte Mobilisation und Stabilisation durch Übungen und dann die Integration des Erlernten in den Alltag. Hier liegt auch ein Schwerpunkt der Ergotherapie.

Die Relevanz für die Ergotherapie in der Neurologie

Die Anwendung der spiraldynamischen Prinzipien bei Patienten mit neurologischen Krankheitsbildern im Rahmen der Ergotherapie hat deutliche Auswirkungen:
- Der Patient lernt eindeutige Bewegungsrichtungen kennen. Dies gibt Sicherheit in der Bewegungsausführung. Er lernt Bewegungszusammenhänge im Körper spüren und gewinnt Orientierung in Bezug auf sich selbst.
- Es besteht ein unmittelbarer Einfluss auf das Körpereigenerleben und den Aufbau des Körperschemas. Weniger Ausweichbewegungen und die Verbesserung der Körpersymmetrie (Schultergürtel, Rumpf, Becken) sind zu beobachten.
- Die Vorgehensweise ist nicht invasiv. Sanfte Bewegungsanbahnung tut gut und unterstützt das Vertrauen des Patienten in das therapeutische Tun. Die Folgen sind verminderte Schmerzen (z. B. bei Schulter - Arm - Syndrom) und Tonusregulation.
- Über die dreidimensionale Bewegung, vorrangig einer Drehung (spiralige Verschraubung und dreidimensionale Achterbewegung) lässt sich der Tonus im Sinne einer Regulation senken oder anbahnen.
- Die Arbeit im Bereich der Wirbelsäule, des Kopfes und der Schulter wirkt stimulierend auf die kognitiven Funktionen wie Wachheit, Aufmerksamkeit und Konzentration. Zum Beispiel: Die Öffnung im oberen Kopfgelenk dorsal und im weiteren des gesamten Nackens öffnet den Übergang vom Gehirn zum Rückenmark. Die Augen öffnen sich, der Blick wird klarer, die Präsenz im Moment des Tuns wird offensichtlich. Verstärkt wird dies durch die Aufrichtung der Wirbelsäule und der Position des Kopfes über dem Thorax. Die kontraproduktive Haltung dazu wäre das Sitzen mit rundem Rücken, kurzem Nacken und vorgeschobenem Kopf.

Die Spiraldynamik bereichert die Arbeit in der Ergotherapie. Sie gibt klare Richtlinien und viel Freiraum im Tun der Therapeutin.

Kurse/Fortbildungsmöglichkeiten

Die Organisation erfolgt über das Institut für Spiraldynamik oder Berufsverbände
Aufbau:
- Einführung in die Spiraldynamik: mehrstündige Seminare bis zweitägige Kurse
- Grundlehrgang I: insgesamt 16 Kurstage aufgeteilt auf mehrere Blöcke. Abschluß mit einem Diplom zur/zum PraktikantIn der Spiraldynamik
- Grundlehrgang II: 5 Kurstage zur Vertiefung nach abgeschlossenem Grundlehrgang I
- Laufendes Angebot an Fortbildungen zu verschiedenen Themen für PraktikantInnen der Spiraldynamik
- Weiterausbildung zum/zur AssistentIn der Spiraldynamik
- Weiterausbildung zum/zur LehrerIn der Spiraldynamik

Literatur zum Vertiefen

Larsen C. Die 12 Grade der Freiheit. Petersburg: Via Nova; 1995.

Information

Spiraldynamik® International
Kurssekretariat, Toblerstr. 51, CH 8044 Zürich
E-Mail: info@spiraldynamik.com

3 Diagnosen und Störungsbilder in der Neurologie und ihre ergotherapiespezifische Behandlung

Friederike Kolster und andere

Inhalt:

3.1 Einleitung

Friederike Kolster

Dieses Kapitel beschäftigt sich mit der ergotherapeutischen Behandlung verschiedener neurologischer Diagnosen und Störungsbilder.

Die Auswahl richtet sich nach den Gegebenheiten im therapeutischen Alltag. Wir beschreiben diejenigen Diagnosen oder Störungsbilder, die schwerpunktmäßig im Arbeitsfeld Neurologie vorkommen und die besonders gut mit ergotherapeutischen Methoden und Medien zu behandeln sind.

Manche Störungsbilder, wie z.B. das des M. Parkinson oder der Querschnittlähmung haben wir nicht aufgenommen, da diese in anderen in der vorliegenden Lehrbuchreihe erscheinenden Büchern behandelt werden.

Alle Abschnitte folgen ähnlichen Gliederungsprinzipien:

Zunächst wird ein *Überblick über das Störungsbild* gegeben. Das Ziel ist, ein Verständnis für das Störungsbild und dessen Auswirkungen auf das Leben des Patienten zu vermitteln. Die Begriffsbestimmung und Ätiologie der Störung haben wir jeweils kurz aufgeführt, die ergotherapeutisch relevanten Störungen der Aktivität und Partizipation stehen im Mittelpunkt der Betrachtungen. Da in der Neurologie die Störungsbilder fast immer in Kombination vorkommen, haben wir den Wechselwirkungen zwischen dem dargestellten und anderen Störungsbildern jeweils einen eigenen Abschnitt gewidmet.

Der *Befunderhebung* vorangestellt sind jeweils Leitfragen, die als „Checkliste" helfen sollen, alle Aspekte zu berücksichtigen. Die Befunderhebung selbst ist stets aufgeteilt in das spezifisch ergotherapeutische Befundinstrument der gezielten Beobachtung von und in Alltagssituationen, der Befragung sowie weiterer Diagnostik. Gemäß der derzeitigen ergotherapeutischen Praxis wird die Computerdiagnostik dann erwähnt, wenn sie sinnvoll ist, steht aber nicht im Zentrum der Befunderhebung.

Bei der *Behandlung* werden unterschiedliche Herangehensweisen geschildert. Die Anwendung der in Kapitel 2 beschriebenen Therapiebausteine sowie weiterer, störungsbildspezifischer Vorgehensweisen wird ausführlich erläutert. Patientenbeispiele unterstützen diese Inhalte.

Der Handlungsaspekt ist auch in diesen Abschnitten von besonderer Bedeutung - nicht zuletzt deshalb, weil es immer noch wichtig ist, die „Spezifität" ergotherapeutischer Behandlung zu beschreiben: in Abgrenzung zu und Zusammenarbeit mit den anderen Berufgruppen des interdisziplinären Teams.

Eine ergotherapiespezifische *Dokumentation und Evaluation* von Therapieprozess und Therapieerfolg, die am Ende jedes Abschnitts beschrieben wird, trägt zur berufspolitisch so notwendigen Klarheit im Sinne der Qualitätskontrolle und des Qualitätsnachweises bei.

3.2 Schwere erworbene Hirnschädigungen

Reinhard Ott-Schindele

3.2.1 Überblick über das Krankheitsbild

Begriffsbestimmung

Unter dem Begriff „erworbene Hirnschädigungen" werden alle Krankheitsbilder zusammengefasst, bei denen es zu funktionellen und/oder anatomischen Ausfällen bzw. Störungen des zentralen Nervensystems (ZNS) gekommen ist. Die Schädigung ist weder intrauterin noch perinatal eingetreten. Von **schweren** erworbenen Hirnschädigungen spricht man dann, wenn die Patienten so schwer geschädigt sind, dass primäre Bedürfnisse nicht selbstständig befriedigt werden können. Eine besonders schwere Form stellt das apallische Syndrom bzw. Durchgangssyndrom dar. Es ist charakterisiert von einer funktionellen Trennung zwischen dem Hirnstamm und dem Pallium und wird auch als Koma vigile oder Wachkoma bezeichnet.

Unterschiedliche Ereignisse können zur schweren erworbenen Hirnschädigung führen.

Ursachen

Die wichtigsten Ursachen sind:

- *Schädel-Hirn-Traumata:* Unfälle, Stürze, Gewalteinwirkungen auf den Schädel mit Gehirnbeteiligung
- *intrakranielle Blutungen:* Aneurysmen (intrazerebral, subarachnoidal), Massenblutungen, hypertensive Blutungen
- *Ischämie:* neurologische Fokalsymptomatik, die auf einer Durchblutungsstörung umschriebener Hirnareale beruht

- *Zustand nach Tumoroperation:* maligne oder gutartige gewebeverdrängende Tumore
- *entzündliche Prozesse:* Meningitis, Enzephalitis, Abszesse
- *metabolisch bedingte Ursachen:* Stoffwechselerkrankungen, biochemische Defekte
- *Hypoxien:* chronischer Sauerstoffmangel, z. B. nach Herzkreislaufstillstand infolge von Herzinfarkten, Erstickung, Ertrinkung
- *Intoxikationen:* giftige Dämpfe, Drogenabusus

In Deutschland ist mit etwa 200 000 Neuerkrankungen an Schädel-Hirn-Traumen mit nachweisbarer Gehirnbeteiligung und 200 000 Neuerkrankungen an ischämischen Insulten pro Jahr zu rechnen (Sturm et al. 2000).

Es gibt leider keine repräsentativen Erhebungen bezüglich der Verteilung der Diagnosen insgesamt. Die Abbildung 3.**1** bezieht sich deshalb ausschließlich auf Datenmaterial, das im Therapiezentrum Burgau erhoben wurde. Alle Patienten, die hier erfasst sind, haben eine schwere erworbene Hirnschädigung erlitten.

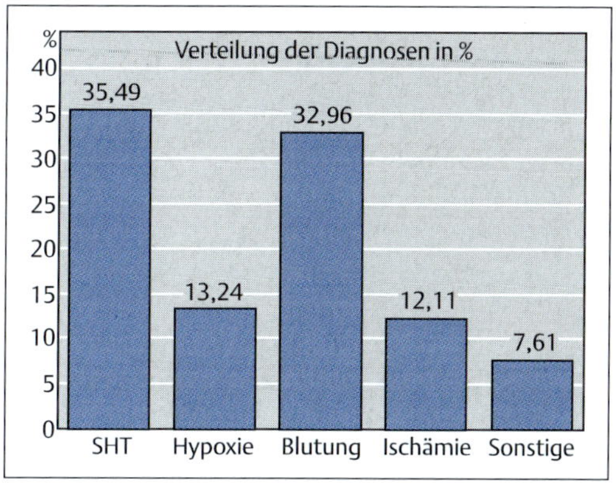

Abb. 3.**1** Diagnosespezifische Verteilung, Anzahl der Patienten: 360 Erhebungszeitraum 03/99 bis 05/00, Doppeldiagnosen möglich

Bislang gibt es - die Prognose betreffend - noch keine verifizierten Forschungsergebnisse. Aus den klinischen Erfahrungen, die seit 1989 im Therapiezentrum Burgau gemacht wurden, ergibt sich bei ca. 4000 Patienten die in Abb. 3.**2** dargestellte Grobeinteilung:

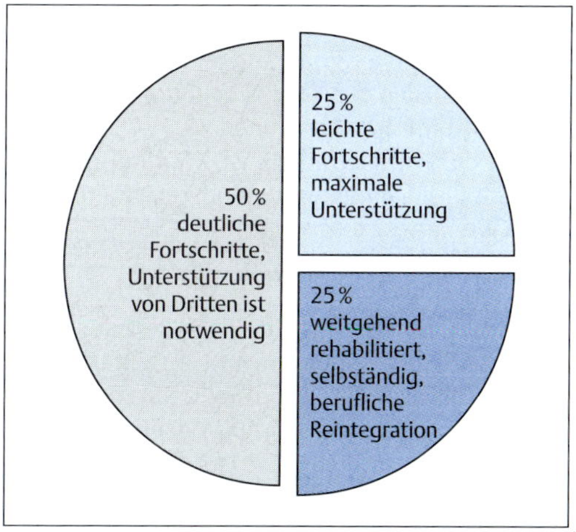

Abb. 3.**2** Prognose Grobeinteilung

Prognostik

Für die prognostische Einschätzung spielt das Ausmaß der Schädigung und der Schweregrad die entscheidende Rolle. Ebenso ist das Alter des Patienten sehr bedeutsam. In der Regel gilt: je jünger, desto besser sind die Rehabilitationschancen.

Grundsätzlich haben diffuse Hirnschädigungen durch Entzündungen, Sauerstoffmangel usw. eine schlechtere Prognose als lokalisierte Hirnschädigungen durch Blutung oder Trauma, unter Berücksichtigung des Ausmaßes und des Schweregrades. Des Weiteren erscheint es, dass der Verlauf um so günstiger ist, je früher die Rehabilitation beginnt. Bei frühem Rehabilitationsbeginn entstehen viel seltener Folgeschäden.

Setzt die Rehabilitation erst später ein, ist der Verlauf durch das Eintreten von Komplikationen und Folgeschäden (s. S. 235) zusätzlich verzögert, und die Erfolgsaussichten gegenüber den Frühfällen sind geringer (Lipp 1994). Hier ist es nicht nur wichtig, **dass** therapeutische Maßnahmen beginnen, sondern auch **welche** Behandlungsformen eingesetzt werden.

Letztendlich ist die Konstitution des Patienten ebenfalls von wesentlicher Bedeutung.

Differenzialdiagnose

Um festzustellen, ob es sich tatsächlich um eine erworbene Hirnschädigung oder eine ähnliche Symptomatik aufgrund einer anderen Ursache handelt (z. B. hohes Fieber, hoher Querschnitt, Insulinschock, etc.), werden Untersuchungen zur Differenzialdiagnose durchgeführt:

- Anamnese
- klinische Untersuchungen

- Labor
- Elektroenzephalographie (EEG)
- evozierte Potentiale
- kraniale Computertomographie (CCT)
- Angiographie
- Kernspintomographie
- Liquoruntersuchungen

Klinisches Bild

Das Gehirn steuert und koordiniert praktisch alle Lebensvorgänge und Funktionen unseres Körpers. Entsprechend groß und vielfältig müssen deshalb die Ausfälle und Funktionsstörungen sein, wenn Teile des Gehirns zerstört wurden. Grundsätzlich können Ausfälle und Funktionsstörungen aus vier Komplexen auftreten:

Input

Der Bereich der Sinneswahrnehmung (Sehen, Hören, Riechen, Fühlen, Schmecken) - der Input - ist mehr oder weniger stark bei allen Patienten dieser Genese gestört.

Beispiele:
- Zum Sehen eines Gegenstandes genügt nicht allein das Sinnesorgan „Auge", sondern natürlich wird auch das Gehirn benötigt, um diesen Gegenstand wahrzunehmen.
- Dass die Herdplatte heiß ist, wird nur gespürt, wenn die Wahrnehmung und Registrierung im Gehirn intakt ist.

Output

Der zweite Komplex ist die Fähigkeit des Menschen, sich mit seiner Umwelt auseinander zu setzen und sich ihr gegenüber auszudrücken. Bei Hirnläsionen sind die motorischen Fähigkeiten des Patienten sowohl im grob- wie auch im feinmotorischen Bereich eingeschränkt. Gleichgewichtsreaktionen funktionieren nicht mehr. Das Sitzen, das Stehen und das Gehen sind zum Teil nicht möglich bzw. eingeschränkt.

Die Mimik und Gestik, die für unser soziales Verhalten besonders wichtig sind, stehen dem Patienten nicht mehr zur Verfügung. Das Sprechen ist meist unmöglich. Auch Essen und Trinken sind oft nicht mehr möglich, da der äußerst komplizierte normale Schluckvorgang vom Gehirn nicht mehr koordiniert werden kann.

Vegetativum

Dieser Komplex umfasst alle vegetativen, autonomen Funktionen. Über das vegetative Nervensystem funktioniert unser inneres Gleichgewicht. Bei Störungen, insbesondere im Bereich des Hirnstammes resultieren Symptome wie Herzrhythmusstörungen, Auffälligkeiten der Atmung, Erbrechen oder Diarrhoe, massives Schwitzen, Hyperthermie usw., ohne dass die Organe Herz, Lunge, Magen-Darm-Trakt etc. primär krank sind. Die Ursache der gestörten inneren Regulation ist die Hirnschädigung.

„Höhere Fähigkeiten"

Dieser vierte Komplex umfasst die gesamten höheren Fähigkeiten wie Gedächtnis, problemlösendes Denken, Persönlichkeit des Menschen, Affekt, bis hin zu Gefühlen wie Liebe oder Hass (soziale Interaktionen).

In der täglichen Praxis werden bei diesen Patienten in der Regel kombinierte Syndrome aus diesen vier Komplexen gefunden.

Der Komplex des Inputs nimmt in mehrfacher Hinsicht eine Sonderstellung ein. Bei näherer Betrachtung wird klar, dass es genau dieser Bereich ist, der die Voraussetzung für das Funktionieren der anderen drei Komplexe darstellt (Lipp 2000) (Abb. 3.**3**).

Das klinische Bild der Patienten mit schweren erworbenen Hirnschädigungen weist unterschiedlichste Erscheinungsformen, Verhaltensauffälligkeiten und Zustände auf (vom apallischen Syndrom bis hin zur größten Agitiertheit bzw. motorischer Unruhe).

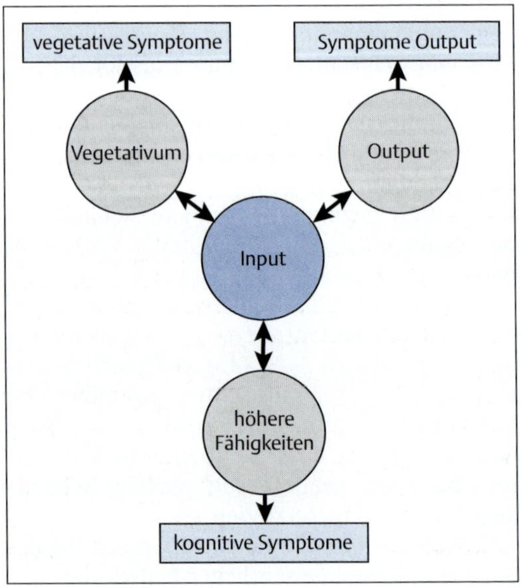

Abb. 3.**3** Input

Beispiele für das klinische Bild dieses Klientels:

Patienten im wachkomatösen Zustand (apallisches Syndrom/Durchgangssyndrom): Der wörtliche Widerspruch von „**wach**" sein und „**komatös**" sein, zeigt sich auch in der Erscheinungsform des Patienten: Er liegt mit offenen Augen, schier regungslos in seinem Bett. Das Herz schlägt, die Haut ist warm und die Atmung funktioniert. Der Blick wirkt leer und durchdringend. Er ist nicht gerichtet und kann auch nicht fixieren. Jede Form der Ansprache bleibt ohne jegliche sinnvolle Reaktion. Der Patient ist völlig hilflos. Niemand weiß, wie viel er von sich und der Umwelt wahrnimmt. Nicht selten wird daher diese Erkrankung auch als vegetativer Zustand bezeichnet und die Lebensform dieser Patienten vermeintlich auf das Funktionieren der inneren Organe, gesteuert durch das vegetative Nervensystem, reduziert.

Beispiele anderer Erscheinungsformen: Herr K. N. (Zustand nach SHT) liegt im Bett auf dem Rücken, die Vitalwerte werden per Monitor überwacht. Er hat eine PEG-Sonde (PEG = perkutane endoskopische Gastrostomie) und eine Trachealkanüle, die Augen sind weit aufgerissen, der ganze Körper ist in Anspannung. Arme und Beine sind ständig in Bewegung, der Pulsschlag ist bei 170/min. Die Atmung ist hektisch und oberflächlich. Er schwitzt am ganzen Körper...

Herr M. S. (Zustand nach Enzephalitis) läuft stetig in seinem Zimmer auf und ab, manchmal setzt er sich hin - bleibt ein paar Sekunden sitzen, dann läuft er weiterhin ziellos umher. Gegenstände, die man ihm gibt, wirft er weg. Er rennt von Schrank zu Schrank, öffnet und schließt immer wieder die Schranktüre, bis ihn irgendwann die Müdigkeit übermannt...

Herr P. H. (Zustand nach Gehirnblutung) sitzt am Waschbecken. Er hat sich den Oberkörper gewaschen und abgetrocknet. Die Therapeutin versucht mit dem Patienten, das T-Shirt anzuziehen. Die rechte Hand des Patienten „klebt" an der Unterseite des Waschbeckens und lässt es nicht los. Auch nach verbaler Aufforderung ist der Patient nicht zu bewegen, diese Hand vom Waschbecken wegzunehmen. Er sitzt und singt: „Moudeboh, moudeboh..."

Frau M. U. (Zustand nach Hypoxie) liegt im Bett. Die Augen sind geschlossen. Das Kinn ist retrahiert. Sie hat eine Trachealkanüle. Die Unterlippe ist nach innen gezogen und weist tiefe Bisswunden auf. Die Arme sind in den Ellenbogen- und Handgelenken gebeugt. Die Finger sind in die Handinnenflächen gepresst. Die Beine sind adduziert und in leichter Beugestellung.

Immer wieder gähnt die Patientin - dabei luxiert der Unterkiefer. Sie schluckt laut und hart. Nach dem Schlucken zuckt sie zusammen. Es kommt zum unspezifischen Tonusanstieg im ganzen Körper, der sich nur sehr langsam in Richtung Normalität wieder verändert...

Zum Teil werden von den Patienten unvorstellbare, nicht zielgerichtete und nicht steuerbare Kräfte entwickelt. Die Patienten haben Deformitäten, Verkrüppelungen und maximale Gelenkfehlstellungen. Alle Patienten zeigen Störungen im Bewegungsverhalten. Meist sind die Patienten nicht in der Lage, sich adäquat, entsprechend den verschiedenen Anforderungen der jeweiligen Situation zu verhalten.

Weitere wichtige Verhaltensauffälligkeiten sind:

- dysexekutives Syndrom: Patient kommt nicht zur Ausführung, defizitäre Handlungskontrolle
- Patient beißt, kratzt, schreit, singt, lacht, weint, schlägt etc.
- Patient baut unspezifisch Tonus auf
- Patient ist verlangsamt/hektisch
- Muskeltonus kann an die Anforderungen der jeweiligen Situation nicht angepasst werden
- Patient vernachlässigt eine Körperseite
- Agitiertheit (sensomotorische Unruhe, Getriebensein etc.)
- Affektschwankungen/-labilität
- Wesentliches kann nicht von Unwesentlichem getrennt werden
- Patient ist rasch ermüdbar
- defizitäre Gedächtnisleistungen
- defizitäres Abstraktionsvermögen
- defizitäres räumliches Denken
- defizitäre Formerkennung
- fehlendes oder defizitäres Sprachverständnis, um den Inhalt in die Tat umzusetzen
- defizitäre Konstruktionsfähigkeit

Komplikationen und Folgeschäden

Grundsätzlich ist die bei den Patienten vorliegende primäre Hirnschädigung nicht mehr rückgängig zu machen. Neben den stetigen Bemühungen, das Funktionsniveau zu verbessern, muss es ein therapeutisches Ziel sein, Folgeschäden zu vermeiden.

Es gibt keine einheitliche Definition der Abgrenzungen zwischen Komplikationen und Folgeschäden. Unter Komplikationen versteht man (nach Schlaegel 1998) das Auftreten von ver-

Tab. 3.1 Durchschnittliche Anzahl der Komplikationen pro Patient

Bereich	Beispiele	Anzahl
internistischer Bereich	vegetative Krisen Blasenentzündung Herz-Kreislaufprobleme	2,33
neurochirurgischer Bereich	Hydrozephalus Shuntprobleme Knochendeckel-Reimplantation Fisteln	0,49
chirurgischer Bereich	Hygrome Wundheilungsstörungen Abszesse (Kopf, Gehirn)	0,4
neurologischer Bereich	Krampfanfälle Polyneuropathien Meningitis Schmerzsyndrome	0,28
psychiatrischer Bereich	agitierte, depressive, motorische Syndrome Suizidalität Suchtprobleme sexuelle Probleme	0,14
sonstige Bereiche	Probleme im Bereich Hals-Nasen-Ohren Probleme auf opthalmologischem Gebiet	0,15
	Gesamt	**3,79**

schiedenen unspezifischen Krankheiten, die nicht typisch sind für die Grunderkrankung – die Hirnschädigung (z. B. Thrombose in den Beinen, Lungenentzündungen, Harnwegsentzündungen, Magen-, Darmerkrankungen). Folgeschäden stehen in unmittelbarem Zusammenhang mit der Grunderkrankung – der Hirnschädigung (z. B. Kontrakturen, Deformitäten, Verhaltensstörungen, Reflux).

Die Tabelle 3.1 bezieht sich auf 880 Patienten, die im Therapiezentrum Burgau, im Rahmen der Frührehabilitation untersucht wurden.

Störungen der zielgerichteten Aktivität und Partizipation

Häufig können Patienten mit schweren erworbenen Hirnschädigungen in ihrem Alltag eine Vielzahl von notwendigen Leistungen und Funktionen nicht erbringen. Sie können beispielsweise nicht sprechen, die Bettklingel benutzen, um jemanden zu holen, sich im Bett drehen, ihren Speichel schlucken, frei sitzen, den Kopf aufrichten oder ihre Primärbedürfnisse befriedigen. Die Extremitäten sind gelähmt, spastisch oder ataktisch. Objekte werden nicht erkannt oder sinnrichtig gehandhabt. Handlungen können nicht begonnen oder begonnene nicht mehr beendet werden. Oftmals verstehen sie nicht, was zu ihnen gesagt wird oder wozu sie durch die Situationsgestaltung aufgefordert werden.

Zielgerichtetes Agieren oder Handeln setzt Wissen über das Ziel, den Ablauf der Aktivität und die eigene Position in Bezug zur Unterlage und zu den Gegenständen voraus. Erst wenn diese Faktoren vorliegen, weiß der Patient, wie er sich bewegen soll und wie die Handlung Schritt für Schritt auszuführen ist. Aus dieser Wahrnehmungsproblematik resultieren Verhaltensauffälligkeiten (z. B. gestörte Tonus- und Haltungsanpassung, gestörte Kraftdosierung, gestörtes Problemlöseverhalten).

Auch innerhalb der verschiedenen Phasen sind unterschiedliche Verhaltensauffälligkeiten zu beobachten. So ist das Problem in der Frühphase (Phase A und B, nach dem Phasenmodell der Bundesarbeitsgemeinschaft der Rehabilitation [BAR], siehe Kap. 1.2) für den Patienten oftmals, seinen Körper in Beziehung zur Umwelt wahrzunehmen – Wo bin ich? Was umgibt mich? Auch vegetative Auffälligkeiten (z. B. Pulsschwankungen, auffällige Atmung, Schwitzen) sind in dieser Phase häufig anzutreffen. Gegen Ende der Phase B (BAR) treten häufig Schwierigkeiten in einfachen ADL (z. B. Eingießen, ggf. mit zwei Gegenständen: Flasche und Glas) auf. In den Phasen A und B sind die Patienten meist nur mit sich, in ihrer speziellen Umwelt beschäftigt. Sie sind auf die eigenen Bedürfnisse ausgerichtet. Soziale Interaktionen (z. B. initiative Kontaktaufnahme zu anderen Personen) sind meist noch nicht möglich. Bei einer Vielzahl der Patienten entstehen Probleme mit der Trachealkanüle und deren Management. Die orale Nahrungs- und Flüssigkeitsaufnahme ist bei fast allen Patienten auffällig - oftmals auch noch in den nächsten Rehabilitationsphasen (Phase C und D, nach BAR).

In allen Phasen und bei fast allen Patienten zeigen sich Verhaltensauffälligkeiten, wenn innerhalb von alltäglichen Geschehnissen Schwierigkeiten auftreten und ein Problemlöseverhalten nicht oder nur unzureichend ausgeprägt ist.

Beispiele: *Loslassen*

Herr P. H. (oben beschrieben) sitzt am Waschbecken. Seine Hand „klebt" an der Unterseite des Waschbeckens. Er kann nicht loslassen. In einer anderen Situation hat der selbe Patient nach der Körperpflege einen Kamm in der Hand. Er lässt ihn während aller Tätigkeiten des anschließenden Frühstückens nicht los.

Umwege

Der Patient sitzt an einem Tisch. Er hat eine Flasche in der Hand. Auf der Flasche ist ein Deckel. Der Patient setzt immer wieder die geschlossene Flasche zum Trinken an den Mund an. Er erkennt nicht, dass erst der Deckel von der Flasche weg muss.

Zeitlicher Verlauf

Ein einheitlicher zeitlicher Ablauf kann nicht definiert werden, weil die Breite der unterschiedlichen Erscheinungsformen zu groß ist. Genauso wenig lassen sich zum heutigen Stand; klar definierte und repräsentative Aussagen treffen, die den zeitlichen Faktor in Korrelation zu Behandlungsverläufen bei diesem Klientel herstellen. Die Abbildung 3.**4** gibt einen groben

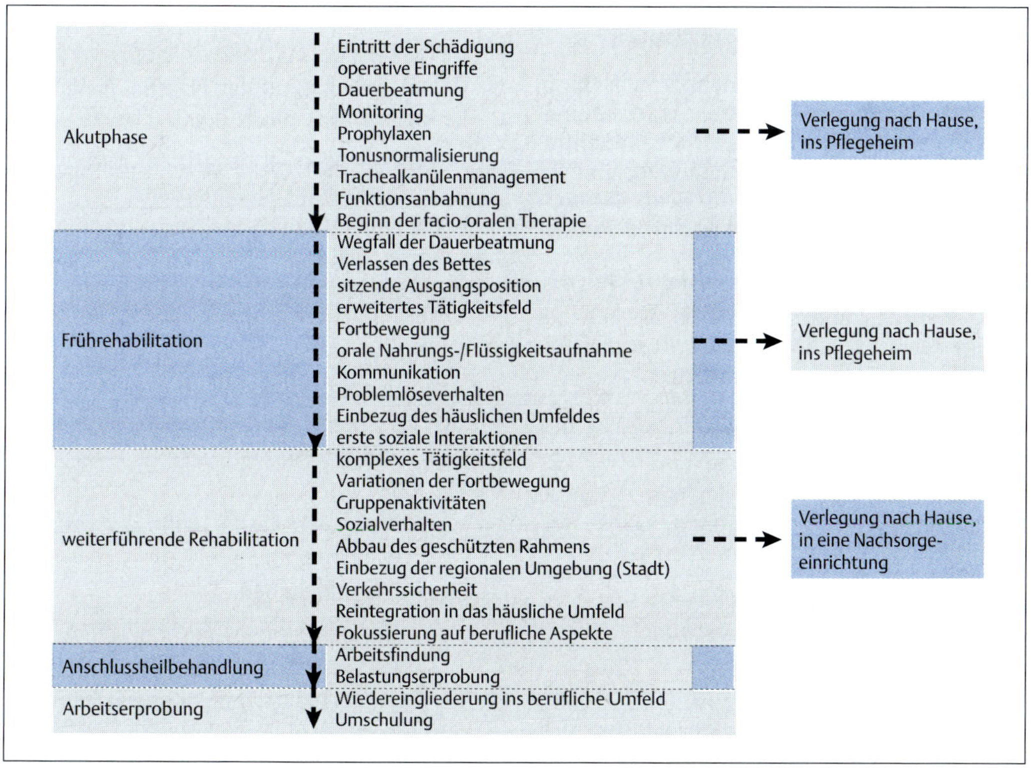

Abb. 3.**4** Zeitschiene

Überblick. Die verschiedenen Phasen gehen nahtlos ineinander über.

In diesem Schaubild ist der zeitliche Verlauf vertikal für den günstigsten Rehabilitationsverlauf skizziert. Eine Verlegung aus der Akutphase oder der Phase der Frührehabilitation nach Hause oder in ein Pflegeheim sind genauso möglich, wenn der Verlauf nicht weiterhin günstig voranschreitet. Analog verhält es sich mit Verlegungen aus der Phase der weiterführenden Rehabilitation in Nachsorgeeinrichtungen.

3.2.2 Ergotherapeutische Befunderhebung

Anamnese

Häufig ist es in der Frühphase nicht möglich, ein Eingangsgespräch mit dem Patienten zu führen, da die Kooperations- und Kommunikationsfähigkeit noch nicht besteht. Ein Vorgespräch mit den Angehörigen kann deshalb sehr nützlich sein (z. B. Informationen über Persönlichkeitsmerkmale, Gewohnheiten, Vorlieben, Abneigungen etc.).

Leitfragen der Befunderhebung und Beobachtungskriterien

Die Leitfragen sollen eine Orientierungshilfe in der speziellen Herangehensweise einer Befunderhebung sein. Es ist wichtig, vorher alle Leitfragen zu kennen und sie im Gesamtzusammenhang zu sehen. Die Beispiele für Beobachtungskriterien sollen die Beantwortung unterstützen.

Gibt es lebensbedrohliche Faktoren?

- Arztbericht, Information durch das Behandlungsteam bezüglich Atmung, Kreislauf, Belastung, zusätzliche Erkrankungen

Ist die Ernährung gefahrlos sichergestellt?

- Sonde vorhanden (PEG oder nasale Sonde), Kalorienbedarf, Essfunktionen sicher vorhanden, Schutzmechanismen sicher und effizient

Ist der Patient ansprechbar? Zeigt er Reaktionen?

- öffnet die Augen, dreht den Kopf, Atmung wird ruhiger, Pulsfrequenz normalisiert sich, Tonus normalisiert sich, Blick fixiert, Unruhe/Angst

Kann er kommunizieren bzw. „reagieren"?

- Ansprache/Zuwendung wird erwidert; Blinzeln, Händedruck, Daumen bewegen, Patient spricht (kann er Sprache verstehen?)

Ist der Patient orientiert (zur Person, zeitlich, räumlich)?

- steht in Abhängigkeit zur Kommunikationsfähigkeit

Welches klinische motorische Störungsbild zeigt er?

- Tetraplegie (alle vier Extremitäten sind gelähmt), Hemiplegie (Lähmung einer gesamten Körperhälfte)

Was kann der Patient selbstständig (bezogen auf elementare Fähigkeiten)?

- vom Rücken auf die Seite drehen, Aufsetzen: vom Liegen zum Sitz, auf der Bettkante sitzen, Rumpf aufrichten, Kopf aufrichten und kontrollieren

Welche Sinneswahrnehmungen des Patient können eindeutig festgestellt werden?

- Sehen, Fühlen, Hören, Riechen, Schmecken

Zeigt der Patient Problemlöseverhalten?

- Deckel ist noch auf der Flasche, Patient erkennt es und schraubt den Deckel ab

Was benötigt der Patient, um ein Geschehnis zu beginnen?

- er beginnt aufgrund einer verbalen Aufforderung; er beginnt bereits, wenn der Gegenstand im Sichtfeld ist; er beginnt, wenn ein Gegenstand in Berührung mit dem Körper ist

Welche Ausführungsleistungen zeigt der Patient bei ADL?

- sich waschen, T-Shirt anziehen, Hose anziehen, Rasieren, Kämmen, Gehen, Treppe steigen etc.

Welche Positionen kann der Patient wie einnehmen?

- Liegen, Sitzen, Stehen

Hat der Patient Gleichgewichtsreaktionen?

- **im Sitz:** Stellreaktion des Kopfes, Seite verlängern/verkürzen, Reaktionen der Arme/Beine, Reaktionen des Oberkörpers (seitlich, vor und zurück)

- **im Stand:** Stehen auf den Zehenspitzen - Körperschwerpunkt hinten; Stehen auf den Fersen - Körperschwerpunkt nach vorne; Equilibriumreaktionen, Ausgleich-, Schutzschritte
- **beim Gehen:** schnelles Ausweichen bei Hindernissen, schützende Extension der Arme (beim Fallen bzw. Abwehren eines Gegenstandes)

Welche Aktivitäten der oberen Extremitäten sind wie möglich?

- berührt die Gegenstände, umfasst und ergreift sie, lässt sie wieder los, beide Hände können zusammenwirken (Deckel vom Glas schrauben), Hand zum Mund, Einschränkungen der Beweglichkeit

Wie bewegt sich der Patient fort?

- trippelnd im Rollstuhl ohne/mit Einsatz der rechten/linken Hand, gehend mit Gehhilfsmittel (z. B. Rollator, Fußschiene, Stock), im Haus frei gehend bzw. draußen mit Elektrorollstuhl

Ist die Beweglichkeit eingeschränkt - gibt es Kontrakturen?

- z. B. Beugedefizit im rechten Ellenbogen - Hand kann nicht zum Mund geführt werden, Beugedefizit in der Hüfte - Patient benötigt adaptierten Stuhl

Hat der Patient Schmerzen?

- Wo? In Ruhe? In Erwartung der Bewegung? Während der Bewegung? Bei welchem Bewegungsausmaß? Bei zielgerichteten Bewegungen zu bzw. mit einem Objekt? Schmerzhafte Schulter?

Wie sind die Tonusverhältnisse (im ganzen Körper)?

- schlaffer Rumpf, oder: insgesamt hyperton, oder: Arme in allen Gelenken bei maximalem Tonus maximal gebeugt, Beine gestreckt

Wie ist die Sensibilität des Patienten?

- kann Temperaturen unterscheiden, spürt bei Berührung, kann Gegenstände ertasten, spürt Vibrationen, Diskrimination von stumpf und spitz, spürt Schmerz

Wie ist die Mimik des Patienten?

- amimisch oder starre Mimik - Stirn nach oben gezogen, Augen weit aufgerissen, Oberlippe hochgezogen, oder Spontanmimik - Lächeln bei der Begrüßung, Naserümpfen, wenn es übel riecht etc.

Wie sind die oralen Fähigkeiten des Patienten (z. B. Schlucken, Essen, Trinken)?

- öffnet zum richtigen Zeitpunkt angepasst an das Speiseteil weit genug den Mund, Lippenschluss ist möglich, die Speise wird aktiv mit den Lippen vom Löffel abgestreift, Kauen: Rotation und Auf- und Abbewegungen sind möglich, Zungenbeweglichkeit in allen Qualitäten vorhanden (vor und zurück, seitlich), das Speiseteil (Bolus) kann zum Kauen zwischen die Zahnreihen transportiert werden, Patient schluckt spontan und schluckt mehrmals nach;
- Patient kann sprechen

Befunderhebung

Die Befunderhebung und Therapie werden nicht voneinander losgelöst betrachtet, sondern gehen nahtlos ineinander über. Durch Fazilitation wird versucht, auf Haltungs-, Bewegungs- und Funktionsdefizite zu reagieren und einzuwirken. Ein pathologischer Tonus wird nicht nur für den Befund registriert, sondern sofort in der Situation gehemmt. Bei Unruhe oder plötzlichem unspezifischen Tonusaufbau wird die Unterlage zusammen mit dem Patienten erspürt. Bei inadäquater Handhabung von Gegenständen wird zusammen mit dem Patienten exploriert, welches Objekt in der Hand des Patienten ist. Er wird bei der nächsten topologischen Veränderung (siehe Kap. 2.4.6, Affolter) innerhalb der Handlung geführt.

Für die Befunderhebung und die spätere Analyse sind folgende Rahmenbedingungen wichtig:

- In welcher Umgebung mit welcher Umwelt findet der Befund bzw. die Behandlung statt - **Wo?**
- In welchem Geschehen/Handlung wird befundet/behandelt - **Was?**
- Welcher Einstieg in das Geschehen wurde gewählt, welche Schwierigkeiten beinhaltet das Geschehen und wie wird damit umgegangen - **Wie?**
- Welche Gegenstände werden benötigt - **Womit?**

Die therapeutischen Interventionen setzen bei jedem Zusammentreffen mit dem Patienten ein, auch wenn es sich um den ersten Kontakt zwischen Therapeutin und Patient handelt.

Befunderhebung findet in jeder einzelnen Behandlungseinheit statt, denn der jeweilige aktuelle Ist-Stand des Patienten ist die Grundlage für die Behandlung und zudem ein wichtiger Aspekt für das Aufzeigen von Veränderungen im Behandlungsverlauf. Visuelle (Sichtbefund), taktile (Spüren/Führen, Tastbefund) und auditive Beobachtungen (Geräusche in der Umwelt, Laute des Patienten) ergänzen sich dabei. Beobachtungen in diesem Sinne werden als Registrieren und Aufnehmen von Leistungen, Funktionen, Auffälligkeiten sowie Defiziten des Patienten durch die Therapeutin verstanden.

Die vorher definierten Leitfragen müssen für die Therapeutin verinnerlicht sein. Nur so ist gewährleistet, dass der Patient ganzheitlich gesehen werden kann. Es ist nicht möglich, alle Aspekte der Befunderhebung in einer einzigen Therapieeinheit seriös zu registrieren. Maßgeblich für die Entscheidung, welcher Schwerpunkt (z. B. der fazio-orale Trakt mit seinen Funktionen) gewählt wird, ist der tatsächliche Stand des Patienten. Analog verhält es sich mit der Art und Weise, wie die Therapeutin mit dem Patienten Kontakt aufnimmt.

Im Nachfolgenden beschreibe ich eine von mir erprobte mögliche Durchführungsweise einer Befunderhebung bei einem schwerst betroffenen Patienten. Sie beinhaltet unterschiedliche Anforderungsgrade an den Patienten und Differenzierungsmöglichkeiten für die Therapeuten.

Fallbeispiel

Situation 1:
Die Therapeutin beginnt z. B. damit, dass sie sagt: „Ich möchte mit Ihnen zum Waschbecken gehen." Zu diesem Zeitpunkt ist es für die Therapeutin noch nicht klar, ob der Patient etwas mit „Sprache" anfangen kann. Dies ist bereits ein wichtiger Faktor, der den Befund entscheidend beinträchtigen kann, da der Patient möglicherweise durch den auditiven Input an seiner persönlichen Kapazitätsgrenze angelangt ist.
Reagiert der Patient darauf adäquat (z. B. nimmt die Bettdecke zur Seite, setzt sich auf und zieht seine Schuhe an etc.) kann interpretiert werden, dass der Patient hören kann, die aufgenommene Information zum Gehirn geleitet wurde, dort verarbeitet wurde und mit dem richtigen Output beantwortet werden konnte. Der Patient führt die Leistung aus. Sind qualitative Einschränkungen vorhanden, wird entsprechend fazilitiert, um im Bewegungsverhalten möglichst ökonomische und physiologische Bewegungsabläufe zu erzielen.

Situation 2:
Reagiert der Patient nicht auf die verbale Aufforderung, wählt die Therapeutin ein Objekt (z. B. einen Waschlappen) und gibt ihn dem Patienten in die Hand. Möglicherweise kommt es dann zur Ausführungsleistung des Patienten.

Situation 3:
Reagiert er darauf ebenfalls nicht oder nicht adäquat, wählt die Therapeutin ein zweites Objekt (z. B. Duschgel), das sie dem Patienten in die Hand gibt.

Situation 4:
Sollte auch das nicht zur Übernahme des nächsten Schrittes der Handlung durch den Patienten führen, beginnt die Therapeutin zusammen mit dem Patienten mit einer konkreten Veränderung. Sie führt z. B. den Fuß des Patienten an die Bettkante zum Bettgitter. Die Therapeutin vermittelt jeweils zwischen den Aktionen (taktile) Information darüber, was sich verändert hat und wo sich der Patient nun befindet. Die Art der Informationen kann nach dem oben beschriebenen Procedere nur taktiler Art sein, da sowohl die verbal/auditive als auch die visuelle Information nicht zur Ausführungsleistung des Patienten geführt hat. Ob es zu Verständnis über die auditive oder visuelle Informationsgabe gekommen ist, kann nicht überprüft werden.

Die Vorgehensweise über taktilen Input, d. h. die Therapeutin führt den Patienten bei der Exploration, gibt der Therapeutin auch die Möglichkeit, Veränderungen beim Patienten (z. B. Tonusanpassung, ruhiger werden) wahrzunehmen. Diese können durchaus als Verständnis für die Situation beim Patienten interpretiert werden.

Die im Beispiel beschriebene Vorgehensweise, beinhaltet eine unterschiedliche Komplexität (von Situation 1 zu Situation 4 abnehmend) und Anforderung für den Patienten.

Die Therapeutin kennt nun den augenblicklichen Stand des Patienten und versucht, ihn bestmöglich zu fördern. Ein Vorgehen in dieser Art und Weise gibt der Therapeutin auch die Möglichkeit, auszuschließen, dass der Patient aus mangelnder Motivation nicht gehandelt habe.

Sitzt der Patient an der Bettkante, kann wahrgenommen werden, ob und welche Gleichgewichtsreaktionen vorhanden sind oder nicht. Der anschließende Transfer wird ohne ausreichende Gleichgewichtsreaktionen nicht selbstständig vom Patienten ausgeführt werden können. Ist man am Waschbecken angelangt, hat die Therapeutin auf dem Weg dorthin unzählige wichtige Beobachtungen gemacht. Der Patient war in ein konkretes Alltagsgeschehnis auf seinem individuellen Stand integriert und bestmöglich gefördert. Zudem war dies ein sinnvolles Alltagsgeschehnis, das an möglichen Bedürfnissen des Patienten ausgerichtet war.

Auswertung des Befundes

Die gesammelten Fakten müssen analysiert und priorisiert (s. Glossar) werden. Dieses Krankheitsbild zeigt sich sehr vielschichtig. Deshalb muss es das Ziel sein, aus all den Daten, das/die Hauptproblem(e) des Patienten klar zu benennen. Grundsätzlich kristallisiert sich das in der Abb. 3.**5** dargestellte Procedere heraus.

Zeigt der Patient Auffälligkeiten in seinem Bewegungsverhalten und/oder in seiner Handlungsstruktur in alltäglichen Situationen, muss analysiert werden, auf welchen Informationen und deren Verarbeitung die Verhaltensauffälligkeiten basieren. Können medizinische Komplikationen (s. S. 235) als Ursache für die Auffälligkeiten ausgeschlossen werden, muss das therapeutische Spektrum variiert werden. Genaue und differenzierte Beobachtungen sind für die Auswertung wesentlich. Der auf den Stand des Patienten abgestimmten Rahmen (Wo? Was? Wie? Womit?) der Befunderhebung spielt in der Auswertung eine signifikante Rolle. Es muss überprüft werden, ob der Stand des **Patienten** tatsächlich erreicht, über- oder unterschritten wurde. Als Voraussetzung, bevor der Patient selbstständig Handlungen beginnt oder einzelne Handlungsschritte eines Geschehens übernimmt und aus- bzw. fortführt (Ausführungsleistung), ist Verständnis notwendig (siehe Kap. 2.4.6, Affolter-Konzept). Die Erkenntnis aus dieser Auswertung ist von elementarer Bedeutung für die Definition der Therapieziele und darauf aufbauend auch das Erstellen des Behandlungsplanes. Die größte Effizienz der Behandlung wird genau dann erreicht, wenn auf dem individuellen Stand des Patient therapeutisch interveniert wird.

Ein Beispiel zur Befunderhebung und die Auswertung des Befundes sind in Abbildung 3.**6** (S. 242) dargestellt.

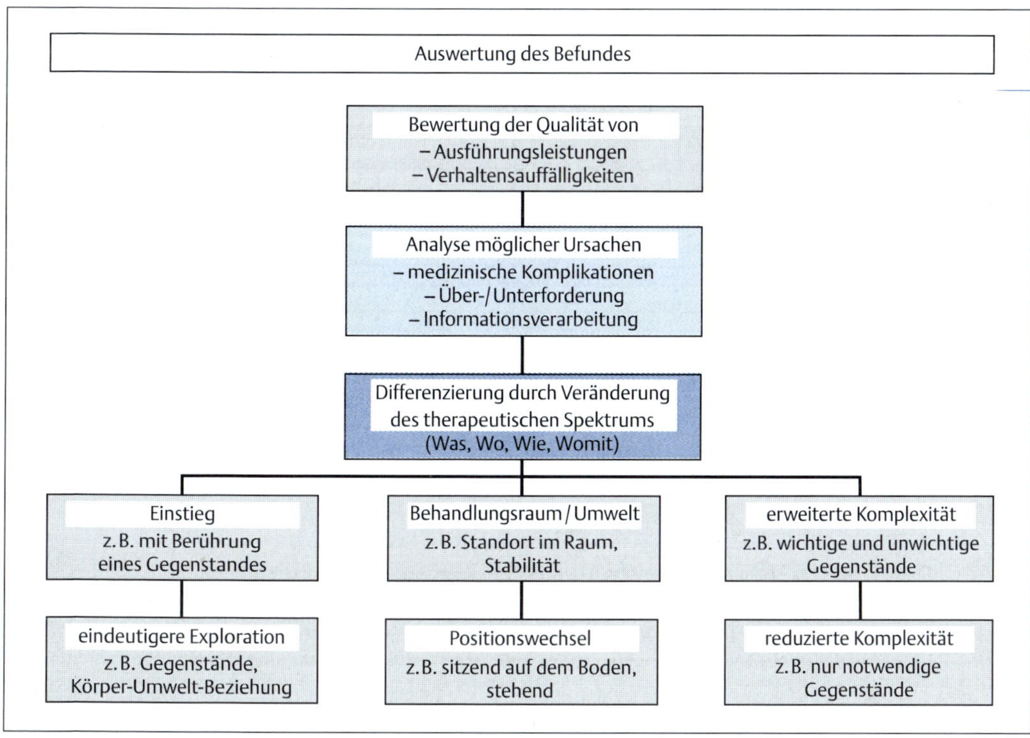

Abb. 3.**5** Auswertung des Befundes

Auswertung

Situation 1:
Beobachtung: Herr F. P. sitzt vor dem Waschbecken auf einem Stuhl. Auf dem Waschbecken liegt ein Waschlappen und eine Seifenschale mit einer Seife. Der Patient sitzt und blickt zum Waschbecken. Hin und wieder blickt der Patient zur Therapeutin

Analyse

Interpretationen:
Der Patient kommt nicht zur Ausführung - sich zu waschen
Mögliche Gründe: Der Patient weiß nicht was er tun soll
Mögliche Ursachen: Kann nicht sehen? Zu hohes Level? - Nicht die richtigen Informationen? Defizite in der Informationsverarbeitung? Unmotiviert?

Konsequenzen

Veränderung des therapeutischen Spektrums um zu differenzieren welche Ursache zutrifft, warum der Patient hier nicht ausführt (Wo + Was)
Situation 2:
Beobachtung: Herr F. P. sitzt auf einem Stuhl an einem Tisch. Vor ihm befindet sich ein Teller mit seinem Mittagessen. Das Besteck liegt ebenfalls auf dem Tisch. Der Patient sitzt und blickt zum Tisch. Er sagt: „Ich habe Hunger"

Analyse

Interpretationen:
Der Patient kommt nicht zur Ausführung – zum Essen
Mögliche Gründe: Der Patient weiß nicht was er tun soll
Mögliche Ursachen: Kann nicht sehen? Zu hohes Level? - Nicht die richtigen Informationen? Defizite in der Informationsverarbeitung? Unmotiviert? Probleme ein Geschehen zu beginnen?

Fazit

Zwischenergebnis:
Die vorgenommenen Veränderungen (anderes Geschehen in anderer Umgebung) haben keine wesentliche Differenzierung bezüglich der Ursachen gebracht. Jedoch ist festzuhalten, dass es in verschiedenen Situationen nicht zur Ausführung kam

Konsequenzen

Veränderung des therapeutischen Spektrums um zu differenzieren welche Ursache zutrifft, warum der Patient hier nicht ausführt (Wie + Womit)
Situation 3:
Beobachtungen:
a) Herr F. P. sitzt auf einem Stuhl an einem Tisch. Vor ihm befindet sich ein Teller mit seinem Mittagessen. Das Besteck liegt ebenfalls auf dem Tisch. Der Patient sitzt und blickt zum Tisch. Er sagt: „Ich habe Hunger"
b) Die Therapeutin sagt zu ihm: „Ihr Essen steht direkt vor Ihnen. Sie brauchen nur den Löffel zu nehmen, dann können Sie essen." Der Patient schaut zum Teller, zum Besteck, zur Therapeutin. Er führt nicht aus.
c) Die Therapeutin versucht die Hand des Patienten zum Besteck zu bewegen. Der Patient weicht zurück. Er nimmt seine Hand weg von der Hand der Therapeutin
d) Die Therapeutin gibt dem Patienten den Löffel in die rechte Hand und stellt den Teller zwischen linken Arm und Körper des Patienten. Sie führt ihn, den Teller zu erspüren, den Löffel zu erspüren. Sie bewegt die rechte Hand mit dem Löffel des Patienten in den Teller zur Kartoffel. Der Patient übernimmt die Handlung und isst die gesamte Mahlzeit auf.

Analyse

Interpretationen:
„Situation b": verbale Vorgabe – Der Patient kommt nicht zur Ausführung - zum Essen
„Situation c": Hinführen zu einem Objekt, das nicht in Berührung mit dem Patienten ist - Patient kommt nicht zur Ausführung - zum Essen. Er wehrt ab
„Situation d": Patient kommt zur Ausführung zum Essen - Der Patient weiß jetzt was er tun soll
Mögliche Ursache: Der Patient hatte zunächst nicht die richtigen Informationen bzw. sie konnten nicht adäquat verarbeitet werden.

Fazit

Schlussfolgerung:
Mit dem Patienten konnte der Teller und der Löffel erspürt und exploriert werden. Der Patient folgte dem Geschehen. Als Löffel und Teller zusammengebracht wurden, konnte Herr F. P. eine Hypothese erstellen, was zu tun sei. Der Patient führte richtig aus.
Problempriorisierung:
Problem: Beginnt nicht selbständig Alltagsgeschehnisse
Zieldefinition:
Ziel: Selbständiger Beginn von Geschehnissen (z. B. beim Waschen, Anziehen, Essen, Aufstehen, etc.)
Behandlungsplan - Auszug:
... Da der Patient Probleme hat Geschehnisse zu beginnen, braucht er taktile Information über die Gegenstände und wie sie zusammenwirken, um die richtige Hypothese erstellen zu können. Dies heißt, es müssen Gegenstände vorhanden sein, die notwendig und wichtig für das jeweilige Geschehen sind. Die Gegenstände müssen so beschaffen sein, dass klare und eindeutig spürbare Widerstandveränderungen möglich sind (z. B. robuste Duschgelflasche mit Klappdeckel anstatt Duschgeltütchen). ...

Abb. 3.**6** Befunderhebung und Auswertung

3.2.3 Therapieziele

Das Ziel eines ganzheitlich orientierten Behandlungsansatzes ist es, den Patienten wieder vollständig zu rehabilitieren und ihn in sein privates, soziales und berufliches Umfeld zu integrieren. Aus diesem Ziel leitet sich aber nicht nur das Vorhandensein von Leistungen und Funktionen ab, sondern auch, diese Reintegration in der höchstmöglichen Qualität zu erreichen. Nur wenn es zu einer Steigerung der Lebensqualität kommt, bezogen auf den Zustand nach dem Ereignis der Schädigung, ist die Therapie erfolgreich. Der motorische Leistungsstand ist dabei nur ein Aspekt. Es ist ein großes Ziel, den Patienten in seinem Alltag in Interaktionen mit der Umwelt zu bringen. Dabei kann er die perzeptiv-kognitiven Wirkungen im Zusammenhang sinnvoller Geschehnisse erfahren. Die gestörte Organisation der Wahrnehmungsprozesse kann dadurch verbessert werden. Natürlich ist es für alle Beteiligten angenehmer, „reibungslose" Abläufe innerhalb therapeutischer Situationen zu erleben; diese entsprechen dann aber meist nicht dem aktuellen Stand des Patienten. Für die Entwicklung des Patienten sind jedoch gerade die Geschehnisse (Interaktionen) elementar wichtig, die von ihm verlangen auftretende Probleme zu lösen.

Für Ausführung bestimmter Handlungen sind jeweils bestimmte Basisfunktionen notwendig. Bei Patienten mit schweren erworbenen Hirnschädigungen werden entsprechend dem Stand des Patienten Handlungsziele (z. B. Gehen, Essen, Sprechen, sich waschen u. v. m.) angestrebt. Hierfür ist das Erarbeiten verschiedener Basisziele notwendig (z. B. berühren, umfassen, loslassen können etc.).

Für die Definition der Ziele ist der augenblickliche Stand des Patienten die Grundlage. Wie oben beschrieben, ist das Fernziel die vollständige Rehabilitation. Um dorthin zu gelangen, werden Ziele in kleinen Schritten (Zielebenen) definiert.

Basis- und Handlungsziele

In der nachfolgenden Tabelle, sind Ziele gegenübergestellt, die in den Situationen des „Waschens" und des „Essens" erarbeitet werden können. Das „Waschen" und das „Essen" stellen hier Medien dar. Die Zielebenen bauen aufeinander auf.

Der Vergleich der beiden Beispiele (Tab. 3.**2**) zeigt, dass eine Vielzahl an Zielen identisch ist, da sie wesentliche und elementare Voraussetzungen zur Bewältigung des Alltags sind.

Die Zuordnung der verschiedenen Phasen zu den Zielebenen ist willkürlich vorgenommen. Die Ziele der 1. Zielebene könnten genauso in der Phase B zugeordnet werden usw.

Schnittstellen bei Zielsetzung und Behandlung

Schnittstellen bei den Zielsetzungen ergeben sich zwangsläufig unter den verschiedenen Disziplinen aus ihrem therapeutischen Grundauftrag heraus. Dies geschieht insbesondere dann, wenn man eine integrative interdisziplinäre Zusammenarbeit anstrebt.

Wie oben beschrieben, müssen unterschiedliche Lebensbereiche abgedeckt werden. Diese Lebensbereiche beinhalten eine Vielzahl an Primärbedürfnissen, die befriedigt werden können. Das Behandlungsteam hat sicherzustellen, dass diese Lebensbereiche abgedeckt sind. Darüber hinaus stellen sie aber auch den Rahmen für therapeutische Interventionen dar, die fachspezifisch unterschiedlich gewichtet sein können.

Beispiel: Hygiene/Waschen Ein Schwerpunkt unter pflegetherapeutischen Aspekten kann die Verbesserung des Hautzustandes des Patienten sein. Wenn die Ergotherapie mit dem Patienten das Waschen durchführt, kann das sinnrichtige Handhaben von Objekten im Mittelpunkt stehen. In der Physiotherapie erarbeitet man die Gleichgewichtsreaktion im Stehen am Waschbecken. Die Logopädie kann dieses Geschehen zur anschließenden sprachlichen Aufarbeitung einsetzen. Das „Waschen" stellt in diesem Beispiel das Medium dar, mit dem die Ziele, wie sie oben beschrieben (siehe Tab. 3.**2**) sind, entwickelt werden können.

In vielen Situationen ist es durch die Behandlung mit zwei und mehr Therapeuten möglich, gegenseitig günstige Beeinflussungen zu erreichen. So kann der Patient für die Therapie des fazio-oralen Traktes (z. B. durch die Ergotherapie) in den Stand gebracht werden (z. B. durch die Physiotherapie). Für die Therapie des fazio-oralen Traktes können sich die Tonusverhältnisse des Stehens günstig auswirken. Das Stehen wird durch die FOTT (siehe Kap. 2.4.5) in ein

Tab. 3.2 Ziele

	Situation „Waschen"	Situation „Essen"
1. Zielebene z. B. in der Akutphase	– verbesserte Tonusverhältnisse – Kontrakturprophylaxe – Dekubitusprophylaxe – verbesserte Vigilanz (Wachheit) – Pneumonieprophylaxe – Erkenntnis über den eigenen Körper und dessen Position in Bezug zur Umwelt – Mithilfe des Patienten bei Positionswechsel (z. B. beim Drehen vom Rücken auf die Seite)	– verbesserte Tonusverhältnisse – Kontrakturprophylaxe – Dekubitusprophylaxe – verbesserte Vigilanz (Wachheit) – Pneumonieprophylaxe – Erkenntnis über den eigenen Körper und Position in Bezug zur Umwelt – Mithilfe des Patienten bei Positionswechsel (z. B. beim Drehen vom Rücken auf die Seite) – sicheres Kanülenmanagement
2. Zielebene z. B. in der Phase B	– selbstständiger Positionswechsel (Drehen vom Rücken auf die Seite und umgekehrt) – sich selbstständig aufsetzen können – selbstständige Anpassung des Tonus zur Rumpfaufrichtung und Rumpfkontrolle – adäquate Gleichgewichtsreaktionen im Sitz – selbstständige Fortbewegung (z. B. im Rollstuhl trippelnd) – initiatives Berühren können von Objekten/Gegenständen – Objekte/Gegenstände umfassen können – Objekte/Gegenstände loslassen können	– selbstständiger Positionswechsel (Drehen vom Rücken auf die Seite und umgekehrt) – sich selbstständig aufsetzen können – selbstständige Anpassung des Tonus zur Rumpfaufrichtung und Rumpfkontrolle – adäquate Gleichgewichtsreaktionen im Sitz – selbstständige Fortbewegung (z. B. im Rollstuhl trippelnd) – initiatives Berühren können von Objekten/Gegenständen – Objekte/Gegenstände umfassen können – Objekte/Gegenstände loslassen können – selbstständiges Kopfaufrichten und Kopfkontrolle – verbesserte Tonusverhältnisse im Gesicht und Mund – verbesserte Sensibilität im Gesicht und Mund – Hemmung pathologischer Erscheinungsformen (z. B. Zungenstoß) – Auslösbarkeit des Schluckaktes – Kanülenentwöhnung – erste physiologische Aktivitäten (Mundöffnen, Zungenbewegungen, Kauen, Nahrungstransport von einer auf die andere Seite)
3. Zielebene z. B. in der Phase B/C	– sich selbstständig umsetzen können (vom Sitz zum Sitz) – freies Sitzen – adäquater Einsatz der Hände – adäquate Hand-Hand-Koordination – sicheres und richtiges Handhaben von Objekten (Waschlappen, Seife, Wasserhahn, Handtuch) – adäquater Einstieg in die Handlung „Waschen" – selbstständiges Herstellen von Handlungsübergängen (z. B. Wasserhahn aufdrehen, Waschlappen nehmen, Seife darauf geben) – selbstständiges Beenden der Handlung – selbstständig aufstehen können – adäquate Gleichgewichtsreaktionen im Stehen – sicheres Handhaben von Objekten im Stehen (mit beiden Händen) – sich selbstständig hinsetzen zu können	– sich selbstständig umsetzen können (vom Sitz zum Sitz) – freies Sitzen – adäquater Einsatz der Hände – adäquate Hand-Hand-Koordination – sicheres und richtiges Handhaben von Objekten (Messer, Teller, Gabel, Speiseteil, Schneidbrett) – adäquater Einstieg in die Handlung „Essen" – selbstständiges Herstellen von Handlungsübergängen (z. B. Banane schälen, Banane auf einen Teller legen, Gabel nehmen, mit der Gabel die Banane zerdrücken, Gabel weglegen, Löffel nehmen, Bananenmus auf Löffel aufnehmen, Löffel zum Mund führen) – Hand-Mund-Koordination – selbstständiges Beenden der Handlung – orale Aufnahme einer gesamten Mahlzeit a) Breikost b) Weichkost c) Normalkost – Mundhygiene
4. Zielebene z. B. in der Phase C	– selbstständig die Waschutensilien aus dem Schrank holen können – sich selbstständig die rechte Körperseite waschen können – sich selbstständig die linke Körperseite waschen können – sich selbstständig die Beine (inkl. der Füße) waschen können – sich selbstständig den Genitalbereich waschen können – sich selbstständig das Gesäß waschen können	– selbstständiges Aufsuchen des Speisesaales – selbstständige Vorbereitung (Essen vom Essenswagen nehmen, schöpfen aus einem Topf, Zerkleinern der Speise) – selbstständiges zum Mund führen der Speise innerhalb einer Mahlzeit – selbstständiges Zähneputzen inklusive Mundausspülen – orale Aufnahme von zwei kompletten Mahlzeiten (Frühstück und Mittagessen)
5. Zielebene z. B. in der Phase D	– sich selbstständig das Gesicht waschen können – sich selbstständig den Oberkörper waschen können – sich selbstständig den Unterkörper waschen können	– selbstständige Aufnahme von drei Mahlzeiten – selbstständiges Essen in Gesellschaft anderer – Übernahme von Verantwortung für andere in der Essenssituation (Tischdecken für die Gemeinschaft, Berücksichtigung der Vorlieben von anderen, z. B. Serviette) – soziale Verhaltensweisen (Anreichen von Salz und Pfeffer, Schöpfen für den Nachbarn, Abschätzen der Menge - gleichmäßige Verteilung)
Hauptziel	**sich selbstständig am Waschbecken waschen können**	**vollständig selbstständige orale Nahrungsaufnahme**

sinnvolles Geschehen eingebettet. Gemeinsam wird die Therapie durchgeführt. Dabei ergänzen sich die Vertreter der beteiligten Disziplinen.

Alle Disziplinen agieren auf der gleichen inhaltlichen, konzeptionellen Behandlungsgrundlage. Diese setzt ursächlich an der eingetretenen Hirnschädigung an, um die Defizite und Beeinträchtigungen zu bewältigen.

3.2.5 Behandlung

Grundprinzipien der Therapie

Einige wichtige Prinzipien sind:
- zuerst Beobachten (Wahrnehmen) des Ist-Standes
- Analyse des Beobachteten, Interpretationen
- Überprüfen der Interpretationen in vergleichbaren Situationen
- Verständnis kommt vor der Ausführung
- Der Alltag mit seinen vielfachen Steigerungsmöglichkeiten bietet sich als hervorragendes Medium an, um neben therapeutischen Zielsetzungen auch die Primärbedürfnisse des Patienten zu befriedigen.
- nicht *für* den Patienten, sondern *mit* ihm
- Der *Weg* zum „Produkt" (der entsprechenden Leistung, z. B. Schuhe anziehen, etc.) ist das eigentliche Ziel.
- so viele Hilfsmittel wie notwendig, aber so wenig wie möglich
- vorheriges eigenes Ausprobieren (Selbsterfahrung) der geplanten Maßnahmen
- Einbeziehen der Angehörigen in die Behandlungen und Reflexion der Behandlung

Prinzipielle Vorgehensweise

Es ist trotz modernster Technik nicht möglich, direkt in das Gehirn hinein zu schauen, um zu erkennen, was dort in welcher Art und Weise geschieht. Es ist auch nicht möglich, von außen direkt Zugriff auf die Schädigung zu haben und „Reparaturen" vorzunehmen. Deshalb sind die **klinischen Beobachtungen** und Erfahrungen von elementarer Bedeutung.

Für die Beobachtungen bieten sich alle Situationen an, in denen der Patient sich gerade befindet. Das Augenmerk des Behandlungsteams ist zunächst auf die elementaren Aspekte gerichtet: zu überleben, den aktuellen Zustand zu sichern und zu stabilisieren, so dass keine Verschlimmerungen eintreten. Die Realisierung dieser Aspekte stellt die Basis für ein therapeutisches Rehabilitationsprogramm dar.

Einbeziehen des Patienten und dessen Angehörige

Die Aufklärung der Patienten ist vor allem in den Phasen A und B extrem schwierig, da in den seltensten Fällen Kommunikations- oder auch

Kooperationsfähigkeit besteht. Es ist selbstverständlich wichtig, den Patienten zu informieren ***wer man ist*** und was ***man nun mit dem Patienten vor hat.*** Ob diese verbalen/auditiven Informationen tatsächlich vom Patienten adäquat verarbeitet werden können, kann nicht beantwortet werden. Es ist wichtig, alle Kommunikationsmöglichkeiten auszuschöpfen und darauf zu achten, wie der Patient reagiert (Tonus, Puls, Atmung, Unruhe, Bewegungen, Blick, Sprache). Nur wenn der Patient eindeutige Reaktionen zeigt, kann eine Kommunikation interpretiert werden. Um so wichtiger ist es, die Angehörigen mit einzubeziehen und zu versuchen, Verständnis für die Verhaltensweisen des Patienten und die therapeutischen Maßnahmen zu erwirken.

Beispiel: Nischenlagerung auf dem Boden

In einer Kurssituation in Dänemark fiel ein Patient mit Zustand nach SHT auf, der fast die ganze Zeit schrie. Die Pflegekräfte berichteten, dass er trotz Beruhigungsmedikation nicht aufhörte, zu schreien.

Wir sahen uns die Situation an und stellten fest, dass alles in seinem Bett instabil war. Der Patient machte insgesamt einen wachen und kooperativen Eindruck. Doch er schrie unentwegt. Dieser Patient wurde in einer Nische auf dem Boden gelagert. Nach einer Weile gingen die zu diesem Zeitpunkt skeptischen Pflegekräfte zum Patienten und fragten ihn, ob er denn nicht zurück ins Bett wolle, schließlich liegt man in einem Krankenhaus nicht auf dem Boden. Der Patient war zwischenzeitlich ruhig und antwortete: „Bitte nicht, so gut bin ich schon lange nicht mehr gelegen."

Die Pflegekräfte kamen dann zu uns und meinten: „It looks like a miracle."

Unverständnis für solche Situationen findet man genauso bei Angehörigen, denn es ist sicherlich nicht üblich, auf dem Boden zu liegen. Die Nische am Boden bietet eine stabile Unterlage und stabile Seiten. Bei Bewegungen berührt der Patient immer wieder die Seiten. Er erhält einen neuen Input, der Sicherheit vermittelt. In diesem Beispiel hätte es dem Patienten nichts gebracht, ihm zu erklären, dass er nun auf den Boden in die Nische kommt, weil er dort eine stabile Umwelt mit maximalen Widerständen erleben könne! Das Einbeziehen des Patienten bestand darin, dass er die taktilen Informationen vermittelt bekam. Diese führten dazu, dass der Patient nicht mehr schrie. Daraus wurde zunächst eine subjektive Verbesserung der Situation des Patienten interpretiert. Auf dem Weg in die Nische auf den Boden, konnte festgestellt werden, dass der Tonus sich anpasste (hier: deutlich weniger wurde). Diese Verhaltensänderung wurde als **mehr Sicherheit** für den Patienten interpretiert. Erst als der Patient wirklich am Boden in der Nische war, war **er** imstande, unsere Interpretationen **verbal zu bestätigen!!!**

Um Verständnis und Nachvollziehbarkeit bei Angehörigen zu erzeugen, sollte eine dazu passende Selbsterfahrung mit anschließender Reflexion durchgeführt werden.

Einsatz der Therapiemethoden

In der Behandlung von Patienten mit schweren erworbenen Hirnschädigungen werden unterschiedliche Konzepte und Therapiemethoden eingesetzt (s. a. Kap. 2.4.11):

- propriozeptive neuromuskuläre Fazilitation (PNF) nach Kabat
- funktionelle Dysphagietherapie (FDT)
- orofaziale Regulationstherapie nach Castillo Morales
- Therapie des fazio-oralen Traktes nach Kay Coombes (FOTT)
- neurologisches Behandlungskonzept nach Vojta
- Feldenkrais (sensomotorisches Behandlungskonzept)
- Bobath-Konzept (Kinder und Erwachsene)
- kognitiv therapeutische Übungen nach Perfetti
- basale Stimulation nach Fröhlich
- sensorische Integrationstherapie nach Jean Ayres
- alltagsorientierte Therapie (AOT)
- Behandlungsmodell - Affolter-Konzept (Kinder und Erwachsene)

Die Auswahl des entsprechenden Konzeptes ist von verschiedenen Faktoren abhängig. Einige davon werden durch den Schweregrad der Schädigung des Patient eingefordert (z. B. durch eine nicht vorhandene Kooperationsfähigkeit, Notwendigkeit des spezifischen Inputs, Befriedigung primärer Bedürfnisse, Schmerzfreiheit). Wichtige Faktoren aus therapeutischer Sicht sind:

- ursachenorientierte Behandlungsansätze
- sinnvolles Komplementieren der einzelnen Konzepte zu einem ganzheitlichen Behandlungsansatz
- Durchgängigkeit der Behandlung
- Alltagsrelevanz bzw. Alltagskompetenz
- sensomotorische, perzeptorische und kognitive Fördermöglichkeiten
- Wirksamkeit (Verhaltensänderungen im Alltag)
- Möglichkeiten der individuellen Anpassung der Anforderungen
- Einsatz bei allen Schweregraden und allen Erscheinungsformen des Krankheitsbildes
- Einsatz bei Kindern und Erwachsenen

Im Therapiezentrum Burgau werden die Konzepte nach Affolter (Wahrnehmung und Kognition), Bobath/Davies (Haltung und funktionelle Bewegungsabläufe) und Coombes (Therapie des fazio-oralen Traktes) angewandt. Diese Konzepte haben in der Behandlung dieses Klientels nachweisbare Erfolge vorzuweisen und erfüllen die oben gestellten Bedingungen. Bei allen therapeutischen Interventionen ist es wichtig, dass der Patient dosiert Informationen (Input) erhält und lernt, diese zu verarbeiten. Da wir nicht in das Gehirn hineinschauen können, ob dort etwas ankommt bzw. ob dort etwas geschieht, sind wir auf den Output des Patienten angewiesen. Deshalb ist es wichtig, dass mit Patienten eindeutige Informationen gesucht werden. Die Patienten müssen taktile Informationen über das Geschehen (Objekte, Beziehung zueinander) und über ihre Position (z. B. „ich sitze") suchen bzw. vermittelt bekommen. Das Feedback des Patienten, auch wenn es noch so unspezifisch ist, ist ein wichtiger Indikator für das weitere therapeutische Agieren. Das Affolter-Konzept trifft die ureigensten Arbeitsweisen der Ergotherapie. Es verfolgt konsequent den Weg zur Selbstständigkeit des Patienten **im Alltag.** Der Alltag wird als Medium eingesetzt; die Komplexität, die Anforderungen und Schwierigkeitsgrade sind individuell anpassbar; das Konzept ist sehr praktisch ausgerichtet.

In vielen alltäglichen Situationen ergänzt sich das Führen nach Affolter mit den Fazilitationen aus dem Bobath-Konzept, z. B. beim Lagewechsel im Bett (Drehen von der Rückenlage in die Seitenlage). Das Arbeiten im Bobath-Konzept (siehe Kap. 2.4.2) kann ebenfalls an den entsprechenden Stand des Patienten angepasst werden. So können die Funktionen für das Sitzen, Stehen, Gehen (selektive Beweglichkeit, Tonusanpassung, Gleichgewichtsreaktionen, Bewegungsabläufe und deren Koordination) angebahnt und erarbeitet werden, bis sie automatisiert sind. Analog verhält es sich mit funktionellen Bewegungsabläufen, die zur Bewältigung des Alltages notwendig sind (z. B. Hose anziehen, sich kämmen, etwas tragen, etwas vom Boden aufheben etc.). Das Behandlungskonzept der Therapie des fazio-oralen Traktes nach Kay Coombes baut auf dem Bobath-Konzept auf. Die physiologische Ausgangsstellung (z. B. im Sitzen) ist ein Paradebeispiel. Die Aufrichtung gegen die Schwerkraft, das Aufeinander-Einstellen und das Zusammenspiel verschiedener Körperpartien (Becken, Rumpf, Kopf, Arme, Schultern etc.) sind Voraussetzung für eine Aufrichtung bzw. Kontrolle des Kopfes oder Rumpfes. Der Patient muss selektiv Tonus aufbauen können. Das ist notwendig für ein dynamisches und physiologisches Sitzen. Das Erarbeiten dieser elementaren Funktionen ist im Bobath-Konzept angesiedelt. Sie werden aber auch im Rahmen der Therapie des fazio-oralen Traktes erarbeitet bzw. müssen fazilitiert/unterstützt werden. Diese elementaren Funktionen sind wichtige Voraussetzungen, um gezielt am Schluckakt in seinen vier Phasen zu arbeiten. Eine Besonderheit des Coombes-Konzeptes ist die Integration des Patienten in der präoralen Phase. Die Therapeutin kann den Patienten führen, etwas einzugießen, was dann für die Mundstimulation benötigt wird. Das Behandlungskonzept nach Kay Coombes gehört seit vielen Jahren zum Handlungsrepertoire der Ergotherapeutinnen. Wie diese drei Konzepte in die Behandlungen integriert werden können, soll das folgende Beispiel verdeutlichen.

Beispiel: Eine ergotherapeutische Behandlungseinheit mit der Integration der Konzepte nach Affolter, Bobath und Coombes:
Die Therapeutin begrüßt den Patienten, der im Bett auf dem Rücken liegt. Sie sagt zu ihm:
„Guten Morgen, Herr M., ich habe Ihnen etwas mitgebracht." Sie gibt dem Patienten einen Apfel in die Hand. Zusammen mit der Hand des Patienten exploriert sie den Apfel. Anschließend bewegt sie mit ihrer Hand das Gesäß des Patienten auf der Unterlage und führt kleine Widerstandsveränderungen herbei. Dies soll dem Patienten die Information darüber geben, wo er sich jetzt befindet. Der Patient wird auf der Unterlage entlang in kleinen Schritten zur seitlichen Begrenzung des Bettes bewegt/geführt. Selektive Bewegungen von Kopf, Rumpf, Becken und Beinen werden gefördert. Pathologische Erscheinungsformen (z. B. extremer Strecktonus) werden gehemmt und physiologische Bewegungsmuster (z. B. das Bridging - Anheben des Gesäßes von der Unterlage durch Stützen mit gebeugten Beinen) angebahnt. Nach jeder Aktion wird wieder das Gesäß auf der Unterlage bewegt. Der Apfel in der Hand des Patienten wird mitgenommen/transportiert.
Das Drehen auf die Seite geschieht entlang der seitlichen Begrenzung und wird selektiv über das Becken eingeleitet. Das „Mitnehmen" des Rumpfes und des Kopfes wird unterstützt/erleichtert. Auch hier wird nach jedem Handlungsschritt erneut das Gesäß auf der Unterlage bewegt, so dass kleine Widerstandsveränderungen passieren.
Das Aufsitzen wird von der Therapeutin am Becken eingeleitet, das Hochkommen des Rumpfes und Kopfes wird unterstützt. Beim Übergang vom Liegen zum Sitzen wird die Unterstützungsfläche (zwischen Gesäß und Unterlage) weniger als vorher in liegender Position (zwischen Gesäß, Rumpf, Kopf und Unterlage). Deshalb versucht die Therapeutin, das Gesäß auf der Unterlage zu bewegen, um nun deutlichere Widerstandveränderungen herbeizuführen. Sitzt der Patient dabei in einer Nische, d. h. er hat seitlich und hinten eine stabile Seite (z. B. Wand, Packs etc.), führt dies zu einer Aufrichtung des Rumpfes/Kopfes, wenn der Patient über die Voraussetzungen zum Sitzen verfügt.
Der Transfer vom Bett auf einen Stuhl an einen Tisch wird analog zum Procedere des Aufsetzens durchgeführt. Der Apfel ist immer noch in der Hand des Patienten und wird innerhalb der Aktionen erspürt. Sitzend am Tisch, wird nun der Patient geführt, den Apfel zu zerschneiden und die kleinen Stücke in Gaze/Mullkompressen einzupacken. Durch Veränderungen zwischen dem Gesäß und der Unterlage wird dem Patienten erneut Information über das „Sitzen" vermittelt.
Die Therapeutin nimmt, um den Patienten auf die Mundstimulation vorzubereiten, die Hand des Patienten und versucht sie in dessen Gesicht zu führen. Ist dies nicht möglich, so kann sie auch mit ihrer eigenen Hand auf die Stirn des Patienten, auf beide Wangen, auf die Oberlippe und auf das Kinn gehen. Dabei gibt die Therapeutin dem Patienten einen sanften Druck. Zwischendurch erspürt die Therapeutin zusammen mit dem Patienten immer wieder die Position und fazilitiert die Aufrichtung des Rumpfes. Die Therapeutin geht mit ihrem angefeuchteten Finger (Schutzhandschuhe!) in den

Mund (mit angemessenem Druck auf das Zahnfleisch) und stimuliert nun das Zahnfleisch des Patienten. Bevor die Therapeutin mit ihrem Finger den Mund verlässt, dehnt sie im hinteren Bereich die Wange des Patienten. Die Therapeutin unterstützt den Lippenschluss. Anschließend gibt sie dem Patienten die Zeit, um spontan schlucken zu können. Kommt es nicht zum Schlucken, kann der Schluckakt z. B. durch Stimulation des Zungengrundes ausgelöst werden. Auf das Nachschlucken muss ebenfalls geachtet werden.

Die Therapeutin führt die Hand des Patienten mit dem in Gaze gewickelten Apfelstück zum Mund des Patienten. Mit dem Kieferkontrollgriff kontrolliert und fazilitiert sie die Kopfposition, die Mundöffnung, den Lippenschluss, das Schlucken usw.

Nach Beendigung der Behandlungseinheit wird der Patient an die Nachbehandelnden übergeben, sitzend gelagert oder zurück ins Bett gebracht und dort gelagert.

Setting

Der Erfolg der Rehabilitation bei Patienten mit schwerer erworbener Hirnschädigung ist wesentlich vom Behandlungsrahmen geprägt. Personelle und strukturelle Bedingungen müssen an die Anforderungen angepasst sein.

Personenbezogenes Setting Einzelbehandlungen

Überwiegend müssen in den Phasen A und B (Phasenmodell nach BAR) Einzelbehandlungen durchgeführt werden. Der Schweregrad der Beeinträchtigungen des Patienten lässt es meist nicht zu, bereits zu diesem Zeitpunkt Gruppendynamik und soziale Zielsetzungen zu verfolgen. Zu sehr stehen hier die individuellen Probleme im Vordergrund. Der einzelne Patient ist in der Auseinandersetzung mit seiner ihn umgebenden Situation an seiner Kapazitätsgrenze (zum Teil auch darüber) angelangt. Aber auch von der Erreichbarkeit der therapeutischen Zielsetzung ausgehend, ist es notwendig, eine 1 : 1-Situation (Therapeut/Patient) zu haben. Oftmals werden sogar zwei und mehr Therapeuten am Patienten benötigt.

Beispiel: Therapie des fazio-oralen Traktes
Ein Patient, der nur zeitweilig über Kopfkontrolle in sitzender Ausgangsposition verfügt, würde die gesamte Kapazität der Therapeutin benötigen. Eine Therapeutin wird benötigt, um mittels Kieferkontrollgriff die physiologische Kopfposition für die Dauer der Therapieeinheit zu gewährleisten. Eine zweite Therapeutin führt die spezielle zielgerichtete Maßnahme (z. B. Einbeziehen in der präoralen Phase, Positionskorrekturen, Arbeiten an/im Mund etc.) durch.

Einzelbehandlung in der Gruppe

Beim Übergang aus der Phase B zur Phase C (BAR) rücken die sozialen Aspekte mehr in den Mittelpunkt. Eine Gruppe besteht aus mindestens zwei Patienten. Die Einzelbehandlung in der Gruppe entspricht einer 1 : 1-Situation (Therapeut/Patient). Es sind jedoch mindestens zwei Paare zusammen in einem Raum, so dass soziale Komponenten möglich wären. Der gruppentherapeutische Aspekt liegt im **Zusammenwirken** auf unterschiedlichsten Ebenen. Die Voraussetzungen sollen in diesen Situationen erarbeitet werden.

Beispiel: Gruppenaktivitäten aus dem Therapiezentrum Burgau:
Jeweils fünf bis acht Patienten sind einer Milieugruppe zugeordnet, die für sie die zentrale Lebensgruppe in der Station bildet. In dieser Gruppe wird die Kochgruppe geplant und die Aufgabenbereiche verteilt.

Die Patienten sind mit ihren Bezugstherapeuten vertreten. Die anstehenden Aufgaben werden entsprechend des jeweiligen Entwicklungsstandes des Patienten verteilt. Sie werden selbstständig durch die Patienten oder mit therapeutischer Betreuung durchgeführt. Einige dieser Tätigkeiten können einzeln durchgeführt werden, andere wiederum bedingen soziale Interaktionen. Soziale Interaktionen ergeben sich auch durch zwingende Reihenfolgen von Geschehnissen, die nacheinander stattfinden müssen oder der gleichzeitigen Benutzung von Gegenständen oder Orten. Mögliche Aufgaben sind:

- Menüauswahl treffen (gemeinsam)
- Einkaufsliste schreiben (einzeln oder zu zweit)
- Geld holen (einzeln)
- einkaufen gehen (einzeln oder zu zweit)
- Versorgung (z. B. in den Kühlschrank) bzw. Vorbereitung der eingekauften Lebensmittel (einzeln oder zu zweit)
- Herstellen/Kochen des Menüs (gemeinsam in der Küche mit einzeln verteilten Aufgaben)
- Tisch decken (einzeln oder zu zweit)
- miteinander Essen (gemeinsam)
- Abspülen des Geschirrs (einzeln oder zu zweit)
- Aufräumen des Geschirrs (einzeln oder zu zweit)
- Aufräumen der Küche (gemeinsam)

- Reflexion über besondere Ereignisse in diesem Ablauf (gemeinsam)

Weitere mögliche Gruppen sind:
- Zeitungsgruppe
- Gartengruppe
- Werkgruppe

Gruppenbehandlung

Die Gruppenbehandlung zeichnet sich dadurch aus, dass die Patienten keine 1 : 1-Betreuung in dem speziellen Bereich (z. B. beim Essen, Schwimmen) mehr benötigen. Die thematisierten Gruppen bieten unterschiedliche Medien und Bereiche an. Die therapeutische Zielsetzung liegt hier schwerpunktmäßig auf den gruppendynamischen Prozessen, z. B. wie wer mit wem in welcher Art und Weise umgeht, wie in der Gruppe die Probleme bewältigt werden.
Beispiele für diese Gruppen:
- Schwimmgruppe
- Frühstücksgruppe
- Bastelgruppe

Umweltbezogenes Setting

Patientenbett

In der Akutphase sind meist die therapeutischen Interventionen nur innerhalb des Patientenbettes möglich. Der Zeitpunkt, wann der Patient das Bett verlassen kann, ist von medizinischen Faktoren bestimmt. Grundsätzlich gilt: Sobald der Arzt medizinische Komplikationen ausschließt, wird der Patient auch außerhalb des Bettes mobilisiert.

Geschütztes Umfeld - Station

Von grundsätzlicher Bedeutung ist hier, dass der Patient sich innerhalb eines sehr geschützten Rahmens (Patientenzimmer und Station) nicht initiativ und aktiv um Sozialkontakte bemühen muss. Er kann sich in aller Regel auf sich und seine ureigensten Bedürfnisse konzentrieren.

Wochenendbeurlaubung ins häusliche Umfeld

Hat sich der Zustand des Patienten stabilisiert (vegetative Funktionen, Ernährungssituation, Belastbarkeit), ist es durchaus möglich und sinnvoll, die therapeutischen Interventionen durch Wochenendbeurlaubungen ins häusliche Umfeld zu unterbrechen. Die Beurlaubung kann die therapeutischen Zielsetzungen begünstigen und die Rehabilitation positiv beeinflussen.

Regionales Umfeld - Stadt

In der Phase C (BAR) sind Wochenendbeurlaubungen üblich und unterstützen die erarbeiteten Zielsetzungen im vertrauten häuslichen Umfeld. Neben dem geschützten Patientenzimmer auf der Station, wird hier auch die Umgebung (z. B. Stadt, regionale Örtlichkeiten/Geschäfte, Kino etc.) mit einbezogen. Voraussetzungen, die der Patient erfüllen muss, sind:
- freies Fortbewegen
- Orientierung (räumlich, zeitlich, zur eigenen Person)
- Verfügbarkeit effizienter Problemlösestrategien
- sichere, verständliche und reproduzierbare Kommunikation

In diesem „ungeschützteren" Rahmen werden die Patienten mit viel komplexeren Anforderungen (z. B. Straßenverkehr, Glatteis, unvertraute Menschenmengen etc.) konfrontiert. Es ist jedoch wichtig und unerlässlich, diese Brücke zur Reintegration zu bauen.

Berufliches Umfeld

Zur beruflichen Reintegration gehören auch Maßnahmen, wie z. B. Schulbesuche bei schulpflichtigen Kindern. Dies wird in der Zusammenarbeit des Behandlungsteams mit den ortsansässigen Schulen realisiert.

Stellenweise werden kleinere arbeitstherapeutische Projekte (mit erwachsenen Patienten) mit örtlichen Firmen durchgeführt und therapeutisch begleitet (z. B. das stundenweise Mitarbeiten eines Patienten in einem nahegelegenen Kindergarten, in Werkstätten etc.). Sollten umfassende arbeitstherapeutische Maßnahmen oder Arbeits-/Belastungserprobungen notwendig werden, werden die Patienten in Einrichtungen verlegt, die Anschlussheilbehandlungen bzw. berufliche Rehabilitation durchführen.

Hilfsmittel

Hilfsmittel sollen dazu dienen, beeinträchtigte bzw. nicht vorhandene Körperfunktionen zu ersetzen oder die vorhandenen Restfunktionen bestmöglich zu unterstützen. Sie müssen zweckmäßig in ihrer Funktion und einfach in ihrer Handhabung sein. Ergonomische Aspekte für die Betreuenden sind bei der Auswahl und dem Einsatz von Hilfsmitteln ebenfalls zu berücksichtigen.

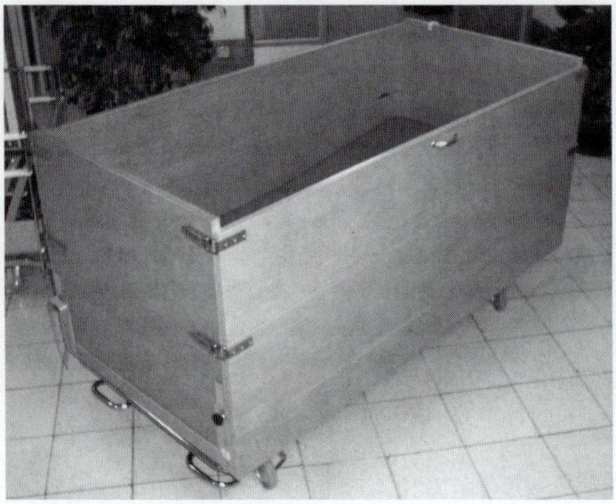
a

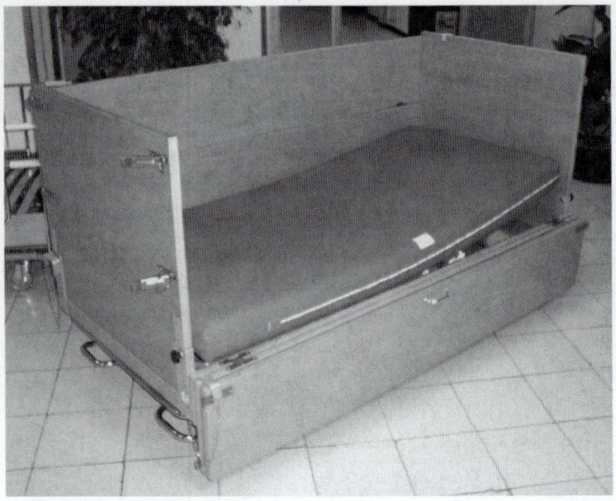
b

Abb. 3.**7 a** u. **b** Nischenbett

Pflegeerleichternde Hilfsmittel (z. B. Badewannenlift, Treppensteighilfe, höhenverstellbares Bett, Nischenbett etc.) verschaffen dem Personal und den Angehörigen Erleichterungen im Handling ihrer Patienten.

Beispiel: Das Nischenbett
Dieses adaptierte Bett gibt die Möglichkeit, einen Patienten in einer „Nische“ (stabile Unterlage und umgeben von stabilen Seiten) zu lagern. Gleichzeitig können alle Vorteile des höhenverstellbaren Bettes genutzt werden und ein ergonomisches Arbeiten für das Personal gewährleistet werden (Abb. 3.**7**).

Klinische Versorgung: Die Hilfsmittelversorgung und -anpassung beginnt bereits am ersten Tag der Aufnahme in eine Einrichtung. Hier sind in aller Regel für die Ernährung (Ernährungspumpe) und die (meist passive) Fortbewegung (Rollstuhl) Lösungen zu finden.

Die Rollstuhlerstversorgung muss die individuellen Auswirkungen der Beeinträchtigungen des Patienten und die darauf abgestimmten Therapieziele berücksichtigen. Es ist eine ständige Überprüfung und individuelle Anpassung an den Stand des Patienten und das jeweilige Umfeld unabdingbar.

Im Rehabilitationsverlauf gilt das Motto „Aktive Funktion vor Kompensation“. Wenn das Erarbeiten bestimmter Funktionen nicht erreichbar erscheint oder aufgrund der verbleibenden Restverweildauer das Erreichen der Zielsetzung unrealistisch ist, werden gezielt Alltagshilfen eingesetzt. Bei manchen Patienten kann mit dem zeitweiligen Einsatz von Hilfsmitteln ein funktionelles Defizit kompensiert und darauf aufbauend ein höheres Therapieziel erarbeitet werden (z. B. der Einsatz einer Tellerranderhöhung im Hinblick auf die Hand-Mund-Koordination und die selbstständige orale Nahrungsaufnahme).

Die Hilfsmittelversorgung bei Verlegung in das häusliche Umfeld muss ebenfalls abgeklärt werden (Kap. 2.1.3).

Angehörigenarbeit

Die Angehörigenarbeit ist in jeder Phase der Rehabilitation ein wichtiger Bestandteil. Die Angehörigen werden durch den unvorhersehbaren Schicksalsschlag komplett verunsichert und überrumpelt. Plötzlich fällt der Partner bzw. der Vater, die Mutter oder das Kind mit all seinen Rollen und Funktionen aus. Neben der völligen Unkenntnis über dieses Krankheitsbild geraten die Angehörigen psychisch, emotional und materiell in eine existenzielle Notlage. Die bisherigen alltäglichen Abläufe müssen neu organisiert werden.

Die Angehörigen brauchen Unterstützung. Die Hauptaufgabe im Klinikbereich fällt in erster Linie dem Arzt zu. Er steht in allen medizinischen Fragestellungen zur Verfügung und versucht, den Angehörigen die Gesamtsituation realistisch und nachvollziehbar zu machen.

Dem Sozialdienst fällt ebenfalls eine zentrale Rolle zu. Er versucht Aufklärung über die anstehenden Formalitäten, Hausordnung und juristische Vorgaben zu betreiben. Natürlich ist der Sozialarbeiter auch als persönlicher Ansprechpartner für die vorhandenen Sorgen und Nöte der Angehörigen da. Oftmals fungiert er als Bindeglied zwischen den Angehörigen und Behandlungsteam.

Das Pflegepersonal empfängt den Patienten und die Angehörigen und erklärt ihnen die Abläufe der entsprechenden Station. Die Ergotherapie sowie die anderen Disziplinen versuchen, die Angehörigen frühzeitig mit den Behandlungsverfahren vertraut zu machen. Sie führen Selbsterfahrungen mit den Angehörigen durch, um Verständnis für die Verhaltensauffälligkeiten der Patienten zu bekommen. Auf der Basis dieser Erfahrungen werden die Therapieformen zunächst mit/an den Angehörigen angewandt, damit diese die Wirkungsweise nachvollziehen zu können. Schrittweise werden die Angehörigen in die Behandlung integriert, um vorhandene Berührungsängste zu minimieren. Zunächst werden den Angehörigen kleine therapieunterstützende Tätigkeiten beigebracht und in der Praxis supervidiert. Dann können die Angehörigen diese Tätigkeiten (z. B. die Mundstimulation, der Transfer etc.) selbstständig durchführen.

Hat sich die Entwicklung des Patienten stabilisiert, wird gemeinsam mit den Angehörigen die Vorbereitung zur Wochenendbeurteilung erarbeitet (z. B. Einstieg ins Auto, Lagerungen, Versorgung mit Nahrung, Absaugen, Hilfsmittelabklärung etc.). Dieser Prozess findet sukzessiv statt.

Während des Aufenthaltes in der Klinik werden den Angehörigen auch Selbsthilfegruppen unter psychologischer oder familientherapeutischer Leitung angeboten.

Steht die Entlassung des Patienten bevor, wird über den Sozialdienst abgeklärt, welche Weiterbehandlungsmöglichkeiten (stationär oder ambulant) für den Patienten bestehen. Es folgt auch eine Beratung über Förderungsmöglichkeiten nach Maßnahmen des Sozialgesetzbuches. In den therapeutischen Einheiten wird versucht, mit den Angehörigen ein Heimprogramm zu erarbeiten. Die Anwendung wird in der praktischen Arbeit mit dem Patienten demonstriert und die Ausführung durch die Angehörigen vom Behandlungsteam supervidiert.

3.2.6 Dokumentation und Evaluation von Therapieverlauf und Therapieergebnis

Im Therapiezentrum Burgau werden Instrumente/Bögen verwendet, die zu einem konkreten Themenbereich Items erheben (Datenerhebungsbogen der Therapie des fazio-oralen Traktes [FOTT], Early Functional Abilities [EFA], Functional Independence Measure [FIM], Barthel-Index, Koma Remissions Skala [KRS], Test zur taktilen Formerkennung [TFE; Affolter & Stricker 1980; Peschke 2000] etc.). Die Ergotherapie im Therapiezentrum Burgau erstellt einen schriftlichen Befund, ist neben der Verlaufsdokumentation verantwortlich für die Erstellung des EFA und erhebt die Daten für den FOTT-Datenerhebungsbogen. Die Abbildung 3.**8** (S. 252) zeigt, wie diese Instrumentarien im Gesamtablauf eingesetzt werden.

Die Dokumentation umfasst alle Phasen des therapeutischen Prozesses (Beobachtung - Zieldefinition - Behandlungsplanung - (Be-)Handlung - Analyse ...). Auf die Dokumentation der Beobachtungen und der Zieldefinition wurde bereits im vorderen Teil eingegangen.

Dokumentation des Behandlungsplans

Der Behandlungsplan muss verschiedene Möglichkeiten (z. B. im Hinblick auf Komplexität, Reihenfolge in der Vorgehensweise) beinhalten, um auf die Anforderungen des Patienten während der Behandlung vorbereitet zu sein. Dies kann in Form eines Prozessablaufplanes dokumentiert werden, wie es in der Abbildung 3.**9** (S. 252) dargestellt ist. Mit einem solchen Behandlungsplan, der sich an konkreten Handlungen ausrichtet, wird eine Struktur für die Vorgehensweise geschaffen. Ein schriftlich formulierter Behandlungsplan ist insbesondere dann wichtig, wenn man im Rahmen einer Gruppenarbeit mit parallel geführter Einzeltherapie Schnittstellen schaffen möchte. Der Behandlungsplan wird im Vorfeld der Behandlung schriftlich fixiert.

In diesem Beispiel wird das Geschehen „Frühstücken" innerhalb seiner Komplexität strukturiert. Das Schaubild beinhaltet unterschiedliche Handlungsstufen, die auf das Frühstücken ausgerichtet sind. In der Handlungsstufe 1 kommt es zur naheliegenden, direkten Ausführung (Schritt für Schritt). In der Handlungsstufe 2 sind kleine „Umwege" integriert. Die Handlungsstufe 3 beinhaltet auch Schritte, die zu einem kleinen eigenen Geschehen führen und nicht direkt zum großen Geschehnis gehören.

Beispiel: Kaffeepulver ist auf den Boden gefallen. Es wird Schaufel und Besen geholt und das Pulver zusammengekehrt. Schaufel und Besen werden anschließend aufgeräumt.

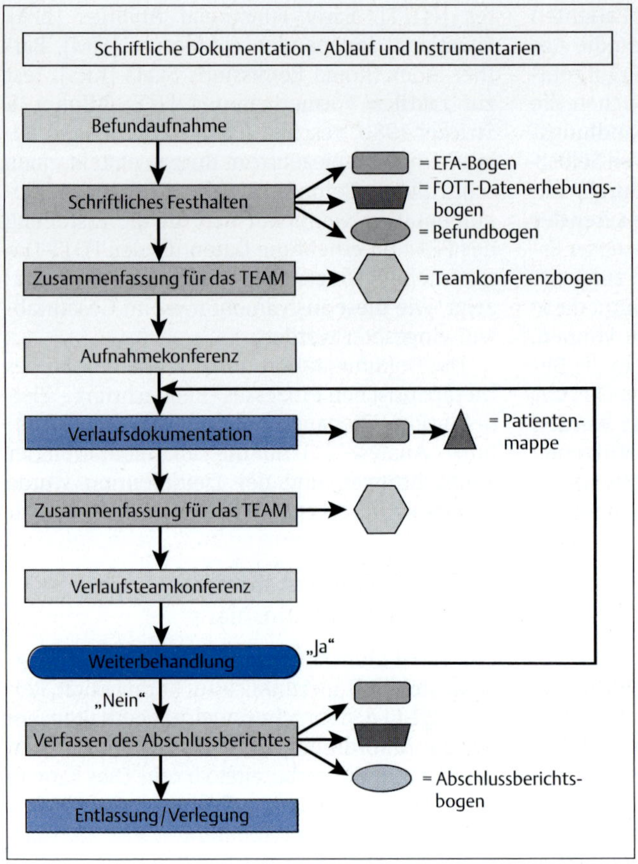

Abb. 3.**8** Schriftliche Dokumentation

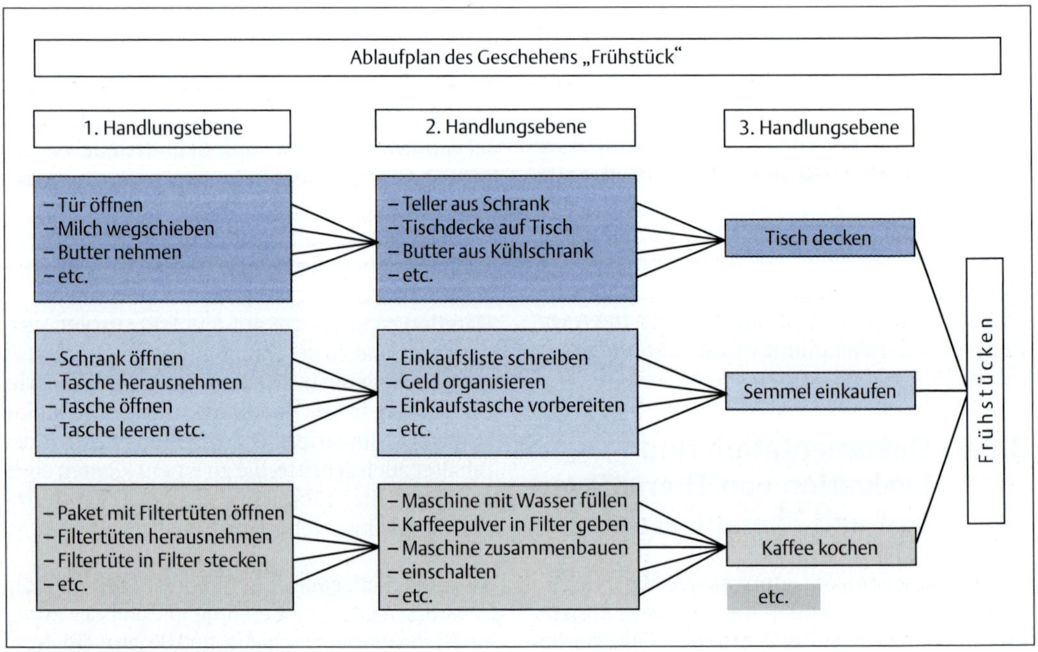

Abb. 3.**9** Ablaufplan

Das Festhalten, wie weit die Therapeutin mit dem Patienten in der Behandlung gekommen ist, ist wichtig, um z. B. die Komplexität der nächsten Behandlung anzupassen.

Darüber hinaus kann das Dokumentieren der Handlungsstufen im Rehabilitationsverlauf Entwicklungen im Hinblick auf die Komplexität der Ausführungsleistungen des Patienten aufzeigen. Kommt der Patient z. B. bei allen Alltagsgeschehnissen nicht über die Handlungsstufe 1 hinaus, kann hier eine klare Aussage getroffen werden.

Beispiel: Durch die Vergleichbarkeit mit anderen, ähnlich strukturierten Geschehen können Verläufe und Fortschritte dokumentiert werden, die nicht nur auf einzelne, spezielle Tätigkeiten gerichtet sind, sondern den grundsätzlichen Stand des Patienten verdeutlichen. Zum Beispiel konnte der Patient zu Beginn der Rehabilitation nur Handlungsschritte auf der ersten Stufe bewerkstelligen - am Ende konnte er Alltagsgeschehnisse bis zu Handlungsstufe 3 ausführen.

Dokumentation der (Be-)Handlung

In der Durchführung einer so geplanten Behandlungseinheit ist es wichtig, genau zu **beobachten,** was geschieht (Welche Reaktionen zeigt der Patient?), um dann **interpretieren** zu können, welcher Input welche Reaktion beim Patient auslöst. Die Dokumentation der Behandlung ist die Grundlage der Analyse. Gesetzmäßigkeiten werden erfasst und Veränderungen registriert. Dabei ist die Videodokumentation unentbehrliches Hilfsmittel.

Dokumentation der Analyse

In einer strukturierten Vorgehensweise empfiehlt es sich ein „Beobachtungs-/Interpretationsschema" zu entwickeln. Ein standardisiertes Vorgehen gibt es nicht. **Die nachfolgenden Tabellen sollen lediglich eine Idee davon vermitteln, wie ein solches Schema aussehen könnte.** Sie können nicht den Anspruch einer vollständigen Dokumentation erfüllen. Es wurde bewusst auf weitere Daten wie z. B. Name des Patienten, Diagnose, Situation etc.

Beispiel 1: Feststellen von Gesetzmäßigkeiten

Tab. 3.**3** Beobachtungs- und Interpretationsschema

Beobachtungen	**Interpretationen** **Auswahl der „Fenster" (Ausschnitte)**	⟶ **Verhalten**	⟶ **Art der Informationen**	⟶ **Erkenntnisse**
Situation 1 Situation 2 Situation 3	Patient sitzt auf einem Stuhl, Therapeutin bewegt Gesäß des Patienten auf der Unterlage	Pat. richtet den Oberkörper auf	taktile	Ich sitze …
Situation 4 Situation 5	Patient sitzt auf einem Stuhl, vor ihm steht die Kaffeedose, die Dose ist nicht in Berührung mit dem Patienten	Patient schaut auf den Tisch	visuelle	???
Situation 51 Situation 52	Patient sitzt auf einem Stuhl, Therapeutin bewegt Gesäß des Patienten auf der Unterlage	Pat. richtet Oberkörper auf	taktile	Ich sitze
	etc.	etc.	etc.	etc.

Beispiel 2: Feststellung von Verhaltensänderungen

Tab. 3.4 Beobachtungs-/Interpretationsschema

Beobachtungen	**Interpretationen** **Auswahl der „Fenster“ (Ausschnitte)**	→ **Verhalten**	→ **Art der Informationen**	→ **Erkenntnisse**
Situation 1 Situation 2 Situation 3	Patient sitzt auf einem Stuhl an einem Tisch, Patient wird geführt, mit der rechten Hand umfasst der Patient eine Flasche	Pat. bewegt sich nicht, sein Blick geht in den Raum	taktile, visuelle?	trinken? Blumen gießen? öffnen? weg bringen? halten? …
Situation 4 Situation 5	Patient sitzt auf einem Stuhl an einem Tisch, Patient wird geführt, mit der rechten Hand umfasst der Patient eine Flasche, die linke Hand wird zu einem Glas geführt und sie umfasst es, Flasche und Glas werden zusammen gebracht	Im Moment der Berührung senkt sich der Kopf. Der Blick ist zum Geschehen gerichtet. **Patient gießt ein**	Zuerst taktile, visuelle kommen hinzu	Eingießen!
Situation 25 Situation 26	etc.	etc.	etc.	etc.

verzichtet. Diese Daten sind allesamt mit dem Videoband archiviert, aus dem gezielt die Fenster ausgewählt wurden. Das Interpretationsschema **muss** in jedem einzelnen Fall an die **jeweilige Situation angepasst** werden. Zum Beispiel habe ich nur das „Feststellen von Gesetzmäßigkeiten“ und „Feststellen von Verhaltensänderungen“ ausgewählt.

In diesem Beispiel kommt es zur Veränderung, dass der Patient, der im ersten Fenster nicht ausführte, im zweiten Fenster zur Ausführung (Eingießen) gekommen ist.

Die Dokumentation der Analyse führt direkt in die Zieldefinition (Beibehaltung, Modifizierung, Konkretisierung des/der Ziele(s), bzw. Definition eines anderen Zieles)

Es kann auch durchaus sinnvoll sein, Fotos als Dokumentation von Momentaufnahmen einzusetzen (z. B. bei speziellen Lagerungen). Sie stellen jedoch wirklich nur einen kleinen Auszug des gesamten Geschehens dar und dürfen nur bei einem Personenkreis eingesetzt werden, der im Stande ist, die Fotos richtig zu interpretieren.

Abschlussbericht

Am Ende der Behandlung, in der jeweiligen Institution ist ein Entlassungs- bzw. Verlegungsbericht anzufertigen. Diese Berichte stellen die Zusammenfassung der Erkenntnisse im Hinblick auf den aktuellen Stand des Patienten dar und werden ebenfalls schriftlich fixiert.

Literatur

Empfohlene Literatur zum Vertiefen

Affolter F, Bischofberger W. Wahrnehmung, Wirklichkeit und Sprache
Villingen-Schwenningen: Neckar Verlag; 1987.

Affolter F, Bischofberger W. Wenn die Organisation des zentralen Nervensystems zerfällt und es an gespürter Information mangelt. Villingen-Schwenningen: Neckar Verlag; 1993.

Affolter F, Bischofberger W. Nonverbal perceptual and cognitive processes in children with language disorders. Toward a new framework for clinical intervention. New Jersey, London, Mahwah: Lawrence Erlbaum Associates Publishers; 2000.

Bartolome G, Buchholz DW, Hannig C, Neumann S, Prosiegel M, Schröter-Morasch H, Welter FL, Schönle PW. Neurologische Rehabilitation. Stuttgart: Gustav Fischer; 1997.
Böhme G. Sprach-, Sprech-, Stimm- und Schluckstörungen. Band 2: Therapie. 2. Auflage. Stuttgart: Gustav Fischer; 1998.
Davies P. Wieder Aufstehen. Berlin: Springer; 1995.
Davies P. Steps to Follow. 2. Auflage. Berlin: Springer; 2000.
Gratz C, Woite D. Die Therapie des fazio-oralen Traktes bei neurologischen Patienten. Idstein: Schulz-Kirchner Verlag; 1999.
Kunze R. Lehrbuch der Neurologie. Stuttgart: Thieme; 1992.
Lipp B, Schlaegel W. Wege von Anfang an. Frührehabilitation schwerst hirngeschädigter Patienten. Villingen-Schwenningen: Neckar Verlag; 1996.
Lipp B. Tagungsbericht ZNS-Symposium. Forschung und Praxis der neurologischen Rehabilitation. Kuratorium ZNS, Rochusstr. 24, 53 123 Bonn; 1994.
Lipp B, Schlaegel W, Nielsen K, Streubelt M. Gefangen im eigenen Körper. Lösungswege. Villingen-Schwenningen: Neckar Verlag; 2000.
Piek J, Hamacher J, Gobiet W. Das schwere Schädel-Hirn-Trauma. Ein kurzer Ratgeber für Angehörige. 3. Auflage. Kuratorium ZNS, Rochusstr. 24, 53 123 Bonn; 1997.
Regli F, Mumenthaler M. Basiswissen Neurologie. Stuttgart: Thieme; 1996.
Sturm W, Herrmann M, Wallesch CW. Lehrbuch der klinischen Neuropsychologie. Lisse (NL): Swets & Zeitlinger Publishers; 2000.

Weiter verwendete Literatur

Affolter, Stricker. Perceptual processes as prerequisites for complex human behavior. A theoretical model its application to therapy. Bern: Huber Verlag; 1980.
Arbeitsgemeinschaft Neurologisch-Neurochirurgische Frührehabilitation:
Empfehlungen zur Phase II. Schriftenreihe der Bundesarbeitsgemeinschaft medizinisch-beruflicher Rehabilitationszentren 1993; 8
Peschke V. Erfassung von dysexekutiven Leistungen und taktilen Wahrnehmungsleistungen in neuropsychologischen Tests. In: Lipp B, Schlaegel W, Nielsen K, Streubelt M. Gefangen im eigenen Körper – Lösungswege. Villingen-Schwenningen: Neckar Verlag; 2000: 154.
Proceedings from: European Conference on Brain Injury Rehablitation – Children and Adults in Kopenhagen. Kongress; 1998
Schlaegel W. Common consequences of severe brain injury. Kongress-Skript; 1998.

Belletristik zum Thema

Tavalaro J, Tayson R. Bis auf den Grund des Ozeans. 2. Aufl. Freiburg, Basel, Wien: Herder Spektrum; 1998.

3.3 Multiple Sklerose

Herta Dangl

3.3.1 Überblick über das Krankheitsbild

Mit den Bezeichnungen *Multiple Sklerose* (vielfache Verhärtungen) oder *Encephalitis disseminata* (verstreute Hirnentzündungen) wird dieselbe Krankheit beschrieben. In der Literatur und im täglichen Sprachgebrauch wird der Begriff Multiple Sklerose häufiger verwendet und ist allgemein bekannter. Deshalb wird im Folgenden nur noch von Multipler Sklerose (MS) gesprochen.

Entzündliche Herde können an mehreren Stellen im Gehirn und Rückenmark gleichzeitig oder in Abständen lokalisiert sein. Nach Abklingen der Entzündung sind sie als *Plaques* (Flecken) im Röntgenbild oder anderen bildgebenden Verfahren sichtbar. Durch die unterschiedliche Lokalisation entstehen vielfältige Symptome, die wieder abklingen oder auch bestehen bleiben können.

Die MS gehört zu den Entmarkungskrankheiten und den Autoimmunkrankheiten. 1868 beschrieb Charcot die Krankheit durch seine Untersuchungen an schwerbetroffenen Patienten (Charcotsche Trias: Intentionstremor, skandierende Sprache, Nystagmus).

Betroffen sind ca. 7/10 000 Einwohner der BRD. Das Verhältnis Frauen : Männern = 3 : 2. Die Krankheit beginnt meist zwischen dem 20. und 40. Lebensjahr. Neueste Untersuchungen von Göttinger Neuropädiatern haben ergeben, dass die Erkrankung auch im Kindesalter vor dem 10. Lebensjahr auftreten kann. Bisher wurden ihre Symptome anderen unspezifischen Krankheiten zugeordnet.

Ursachen und Verbreitung

Bisher gibt es keine gesicherten Erkenntnisse über die Ursachen der MS. Diskutiert wird der Einfluss einer Virusinfektion vor der Pubertät (bisher nicht eindeutig bewiesen). Eine weitere Theorie beschäftigt sich mit genetischen Faktoren (auf Chromosom Nr. 6). Bestimmte HLA (human leucocyte antigen system), die u. a. Kontrolle auf Zellansammlungen ausüben, welche die Immunreaktionen regulieren, sind wesentlich häufiger bei MS Erkrankten anzutreffen als in der Gesamtbevölkerung (Masuhr, Neumann 1998). Außerdem sind familiäre Dispositionen nachzuweisen (je näher der Verwandtschaftsgrad, um so höher die Disposition). Gesichert ist, dass es sich um keine ansteckende Krankheit handelt.

Bemerkenswert ist, dass die Erkrankung besonders auf der nördlichen und westlichen Halbkugel der Erde überwiegend bei der weißen Bevölkerung (Eurokaukasier) auftritt. Die Häufigkeit nimmt ab, je näher die Bevölkerung am Äquator lebt. Die gleiche Häufigkeit von MS tritt in den Einwanderungsgebieten der europäischen und nordamerikanischen Bevölkerung auf, wenn die Einwanderer das 15. Lebensjahr überschritten haben (z. B. in Südafrika, Neuseeland, Australien, Israel) (Masuhr, Neumann 1998).

Pathogenese

Bei der MS findet eine abnorme Immunreaktion an den kleinsten Gefäßen in Gehirn und Rückenmark statt. T-Lymphozyten (Helferzellen) werden durch spezifische Antigene im Blut aktiviert. Die Astrozyten im Hirngewebe, die mit ihren fasrigen Fortsätzen an der Gefäßwand anliegen, reagieren auf die Signalstoffe der T-Lymphozyten und setzen Substanzen frei, die für die Abwehrreaktion von fremden Stoffen wichtig sind.

Durch diese wechselseitige Reaktion gelingt es den T-Lymphozyten die Blut-Hirn-Schranke zu überwinden (und mit ihnen weitere Abwehrzellen aus dem Blut). Die Helferzellen des Blutsystems werden nun zu sogenannten Killerzellen im Hirngewebe. Die Astrozyten präsentieren den T-Lymphozyten MBP (myelin basic protein) ein Eiweiß aus der Myelinumhüllung der Axone der Nervenzellen (weiße Substanz und Rückenmark). Zunächst sind das Ziel der Autoimmunreaktion also die gefäßnahen Astrozyten, danach das Myelin der Nervenfasern. Das Myelin wird von den T-Lymphozyten als fremd erkannt und wie ein Erreger zerstört (Entmarkung oder Demyelinisierung). Die auf diese Weise entstehenden Entzündungsherde können an verschiedenen Stellen im Gehirn und Rückenmark auftreten (multipel). Diese Phase wird als akuter Schub bezeichnet. Dabei finden sich im Liquor cerebrospinalis erhöhte Eiweißmengen.

Im Kernspintomographen (MRT) können aktive Herde in ihren unterschiedlichen Stadien voneinander unterschieden werden. Mit Abklingen der Entzündung entstehen die auch in der Computertomographie (CT) erkennbaren Plaques oder sklerosierten Flecken, narbige Strukturen im Bereich der Astrozyten (Sklerose). Teilweise kommt es in den Randgebieten der Läsion zu einer Remyelinisierung, die aber nur unvollständig ist.

Die Phase, in der die Entzündung abläuft, wird als akuter Schub bezeichnet. Allerdings ist es schwierig, den Anfang und das genaue Ende eines Schubes festzulegen, da auch Krankheitszeichen ohne entzündliche Prozesse nachweisbar sind.

Untersuchungen der Differenzialdiagnostik

Es werden verschiedene Untersuchungen durchgeführt, um einen Hirn- oder Rückenmarkstumor, eine Neuroborreliose durch Zeckenbiss oder eine Vaskulitis auszuschließen, sowie bei älteren Patienten eine funikuläre Myelose (durch Vitamin B12-Mangel) oder Neurolues abzugrenzen. Dazu gehören:

- neurophysiologische Untersuchung
- Untersuchung des Liquor cerebrospinalis
- Kernspintomographie (MRT) oder Computertomographie (CT)
- Elektroneurographie (ENG) und Elektromyographie (EMG)
- Evozierte Potentiale (visuell, somato-sensibel, akustisch) (VEP, SEP, AEP)

Verlauf

Die MS kann auf 4 verschiedene Arten mit Abwandlungen verlaufen (Abb. 3.**10**).

1. Schubartiger Verlauf: Er ist von einzelnen Schüben gekennzeichnet mit entzündungsfreien Intervallen (Remissionen), die unterschiedlich lang anhalten können (Monate bis Jahre), in denen der Körper Zeit hat, Funktionen wiederzugewinnen und sich an bleibende Störungen zu adaptieren. Im Laufe der Jahre, manchmal Jahrzehnte kommt es allmählich zu einer Verschlechterung des Gesamtzustandes des Patienten.

2. Chronisch-progredienten Verlauf: Dabei kommt es immer wieder zu Entzündungen ohne sichtbare entzündungsfreie Intervalle. Da in einer solchen Situation der Körper kaum Gelegenheit hat, sich zu erholen und sich auf die neue Situation einzustellen, kumulieren die Störungen nach und nach und führen zu einer fortlaufenden Verschlechterung des Zustandes.

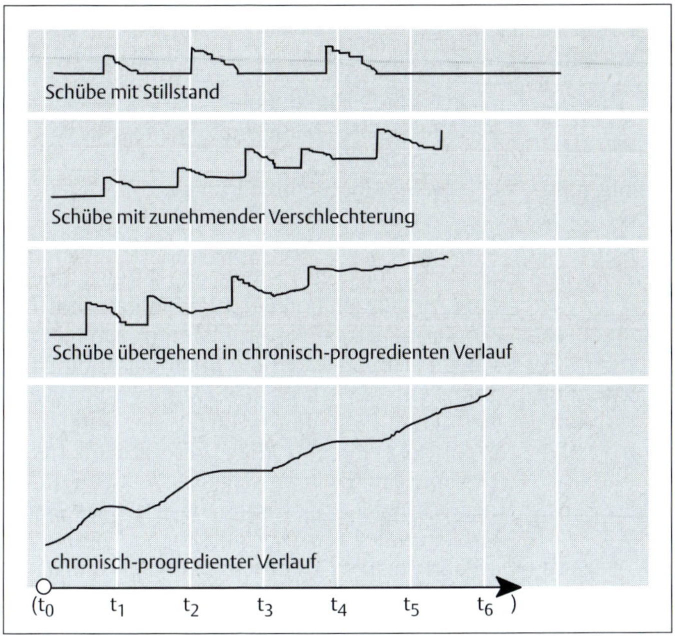

Abb. 3.**10** Formen des Krankheitsverlaufs

Meist verstärken sich mit der Zeit die vorhandenen Symptome und es kommen auch neue hinzu.

3. Verlauf, der anfangs schubförmig mit Remissionen beginnt, *mit der Zeit* in eine *chronisch-progredienten* Form übergeht, bei der kein Anfang und Ende eines Schubes bemerkt werden kann. Es kommt zu einer fortschreitendenden Verschlechterung des Gesundheitszustandes.

4. Bei 30% der Fälle verläuft die MS schwach. Die Patienten haben alle paar Jahre oder sogar nach einem Jahrzehnt einen neuen Schub, nach dem sie sich wieder weitgehend erholen. Therapeuten sehen diese Patienten kaum, da sie therapeutische Hilfe so gut wie nie in Anspruch nehmen.

In den Formen 1.-3. kommt es nicht nur zu einer Vielfalt von Symptomen, die direkt durch die Herde im Gehirn und Rückenmark verursacht werden, sondern mit zunehmender Beeinträchtigung der Aktivität und Partizipation des Patienten auch zu Sekundärschäden.

Symptomatologie/Klinisches Bild

Häufige erste Symptome

- Flüchtige Augenmuskelparesen mit Doppelbildern.
- Vorübergehende Sehnervneuritis, „trüb" sehen oder nicht sehen auf einem Auge oder beiden Augen, evtl. vorübergehende Blindheit, retrobulbärer Schmerz.
- Vorübergehende sensomotorische Störungen mit schlaffen oder spastischen Paresen oder ataktischen Störungen, meist distal mehr als proximal.
- Parästhesien oder Hypästhesien

Da diese Symptome meist flüchtig und wenig zu präzisieren sind, werden sie als Beginn der MS oft übersehen bzw. anfangs nur als Verdachtsmomente registriert. Erst in der Verlaufsbeobachtung kann die Diagnose MS sicher gestellt werden.

Weitere häufige, mögliche Symptome im Krankheitsverlauf

- *Sensomotorische Störungen:* anfangs Feinmotorikstörungen, später ausgeprägte spastische oder schlaffe Paresen, Ataxie und Intentionstremor mit Koordinationsstörungen und gesteigerten Sehnenreflexen, Sensibilitätsstörungen in der Oberflächen- und/oder Tiefensensibilität, Parästhesien wie Brennen, elektrische Ströme, Ameisenkribbeln usw.;
- *Sprachstörungen:* skandierend, dysarthrisch;
- *Bulbäre Störungen:* Verschlucken, erschwertes Schlucken, Dysphagie, selten Bulbärparalyse;

- *Visuelle Störungen:* verschwommenes Sehen, Doppelbilder, Nystagmus, Skotom und andere Gesichtsfeldausfälle;
- *Blasen- und Mastdarmstörungen:* Inkontinenz, Obstipation;
- selten *Schwindel, Brechreiz;*
- *Mentale (geistig-intellektuelle) Störungen:* rasche Ermüdbarkeit, Konzentrations-, Merkfähigkeits-, Gedächtnisstörungen; im späteren Krankheitsverlauf evtl. Nivellierung, Kritikminderung, Euphorie, Demenz;
- *Psychothyme Störungen:* Psycholabilität, abnorme (neurotische) Erlebnisverarbeitung, leichte Reizbarkeit, depressive Stimmung, Depression, Bagatellisieren der Symptome, Ängste, Rückzug auf sichere Position, Passivität;
- *Sexuelle Störungen:* Potenzstörungen, Sensibilitätsstörungen, Spasmen;
- *Chronische Schmerzzustände:* z. B. Trigeminusneuralgie, Rückenschmerzen, Kopfschmerzen, schmerzhaft verspannte Muskeln.

Das Symptom der raschen Ermüdbarkeit, worunter die Patienten leiden, scheint qualitativ eine andere Müdigkeit zu sein als die, die wir normalerweise kennen. Sie ist Tageschwankungen unterworfen und kann durch äußere Einflüsse wie Hitze oder Medikamente entstehen. Aber sie kann auch diverse andere Ursachen haben: aus dem physischen Bereich (Muskelkraft, Stoffwechsel in der Muskulatur), dem psychischen Bereich (Umgang mit einer chronischen Krankheit, depressive Stimmung) oder dem mentalen Bereich (Konzentrations-, Merkfähigkeitsminderung).

Wie bereits oben beschrieben, verläuft die MS von Patient zu Patient sehr unterschiedlich. Die Symptome können einzeln, aber auch in Kombinationen, und/oder zu verschiedenen Zeiten auftreten. Dadurch beeinflussen sie den Krankheitsverlauf individuell.

Sekundärschäden und Begleiterkrankungen

Bei vielen Patienten treten im Laufe der Erkrankungen Sekundärschäden auf.
Dazu gehören:
- Kontrakturen
- Frakturen nach Stürzen
- Dekubitus
- Aufsteigende Harnwegsinfektion durch Katheterisierung
- Thrombose/Embolie
- Bronchitis, Pneumonie
- Osteoporose, Mangelkrankheiten durch Unterernährung
- Psychosomatische Störungen

Unsicherheit auf den Beinen oder beim Umsetzen vom Rollstuhl ins Bett und auf die Toilette kann zu Stürzen und Frakturen führen. Eine Osteoporose tritt bei Rollstuhlfahrern und bettlägrigen Personen durch die Immobilisation frühzeitig ein. Sie erhöht das Frakturrisiko. Wenn bei diesen Patienten nicht für eine sorgfältige Prophylaxe und gute Pflege gesorgt wird, treten Dekubiti auf. Es kann sein, dass ein Patient einen Katheder tragen muss. Hier ist das Risiko aufsteigender Harnwegsinfektionen besonders gefährlich. Auch Thrombosen und nachfolgende Embolien sowie verschiedene Infektionskrankheiten, z. B. Bronchitis und Pneumonie, sind Gefahren, die sekundär auftreten können. Früher sind Patienten häufig in jüngerem Alter an diesen Erkrankungen gestorben.

Differenziertere Hinweise über den Grad der Behinderung findet man im „Basisprotokoll der Behinderung bei MS" (Kesselring 1993).

Störungen der Aktivität und Partizipation

Die MS ist durch ihren besonderen und sehr unterschiedlichen Krankheitsverlauf (s. Abb. 3.10) mit keiner anderen neurologischen Krankheit zu vergleichen. Die Krankheitsverläufe haben eine große Variationsbreite. Es gibt einerseits Verläufe, bei denen nur selten Schübe auftreten und bei denen ein Patient sein Leben lang gut damit zurechtkommt, andererseits gibt es chronisch-progrediente Verläufe, bei denen in wenigen Jahren ein aktiver Mensch zu einem schwerstbehinderten Pflegebedürftigen werden kann. Dazwischen gibt es vielerlei Mischformen in Bezug auf Häufigkeit der Entzündungen und Schwere der Symptome.

Auswirkungen der Visus- und sensomotorischen Störungen

Während eines akuten Schubs fühlt der Patient sich krank, geschwächt. Verschiedene Symptome werden diagnostiziert, die aber nicht alle nach Abklingen des Schubes als Schäden bestehen bleiben, sondern sich nach und nach abschwächen und ganz verschwinden können. Andererseits können aber Schäden bestehen bleiben in mehr oder minder ausgeprägter Form, die dem Patienten in seinen Aktivitäten oder auch bei der Partizipation am gesellschaftlichen Leben hindern.

Zu Beginn der Erkrankung behindern sehr oft Sehstörungen den Patienten in seinen gewohnten Aktivitäten, die aber meist nur vorübergehend sind. Das schlechte Sehen verunsichert und stört die Motorik ganz erheblich.

Sensomotorische Störungen allein stören den Patienten anfangs kaum bei seinen Alltagsaktivitäten. Gangstörungen können zunächst mit einem Stock kompensiert werden. Treppensteigen und Bücken bereiten meist Probleme. Außer der Schwäche und Unsicherheit durch die motorischen Störungen (schlaffe Paresen, Ataxie) kann auch Schwindel die Ursache vieler Probleme sein. Der Patient ist in seinen Aktivitäten vielleicht langsamer als vorher.

Die Partizipation wird bedeutend beeinträchtigt, wenn der Patient seinen Alltag nicht mehr allein mit einem Gehstock bewältigt. Ein Rollstuhl, vorübergehend oder bei fehlender Ausdauer auf großen Strecken, kann hilfreich sein und die Teilnahme am täglichen Leben gewährleisten. Sogar eine überwiegende Abhängigkeit vom Rollstuhl kann für den Patienten eine Erleichterung im Alltag bedeuten. Sie kann ihm die Möglichkeit geben, weitgehend an seinem gewohnten Leben teil zu haben.

Sensomotorische Bewegungseinschränkungen in den Armen und Händen erschweren die Geschicklichkeit und das Tempo bei den Alltagsaktivitäten. Alles geht langsamer. Die Kraft fehlt z. B. um Gläser und Flaschen zu öffnen. Die Griffe des Bestecks sind zu dünn, um es sicher halten zu können. Viele Dinge fallen dem Patienten aus der Hand. Verschiedene Kontakte wie mit kaltem oder heißem Wasser bereiten durch die gestörte Sensibilität Schmerzen. Auch bestimmte Stoffe können auf der Haut unangenehm sein, z. B. Plüsch, Plastik etc. Das kann den Umgang mit diesen Stoffen im Alltag schwierig gestalten (z. B. beim Abwaschen, beim Kontakt mit diesen Materialien in Küche oder Büro).

Über die Jahre können die verminderte Bewegungsfähigkeit und die spastischen Paresen zu Kontrakturen und chronischen Schmerzen (Rücken-, Kopfschmerzen, schmerzhaft verspannte Muskulatur) führen. Das hindert den Patienten wiederum aktiv den Alltag zu bewältigen und am gesellschaftlichen Leben teilzuhaben. Schwere Tätigkeiten im Haushalt, wie putzen, Betten beziehen, schwere Gegenstände heben, sind durch die eingeschränkte Beweglichkeit und verminderte Kraft nicht mehr möglich. Im Beruf ist er nicht mehr so leistungsfähig und Schmerzen hindern ihn auch, Unternehmungen mit Familie oder Freunden zu planen.

Auswirkungen von ataktischen Störungen

Ataktische Störungen in den Beinen hindern den Patienten daran, ohne Unterstützung zu gehen oder zu stehen. Jedes Aufstehen und Herumgehen, um sich etwas zu holen, muss sorgfältig geplant werden. Beidhändiges Tragen ist nicht mehr möglich. Es ist gefährlich, auf ein Podest oder eine Leiter zu steigen, Stürze sind möglich. Das Bücken kann den Patienten aus der Balance bringen, er kann vorn über fallen. Der Patient benötigt einen Stock, einen Rollator oder einen Rollstuhl zur Fortbewegung, eine angepasste Wohnung mit Haltegriffen und evtl. Sitzmöglichkeiten in Küche und Bad, um bei Tätigkeiten, die normalerweise im Stehen durchgeführt werden, genügend Stabilität zu haben.

Er benötigt einen adaptierten Arbeitsplatz, bei dem er in alle Räume und an alle Schränke usw. ohne Hindernisse gelangen kann.

Bei einer Rumpfataxie sind die Hindernisse im Alltag ähnlich wie bei der Ataxie der unteren Extremitäten. Der Patient hat allerdings noch größere Probleme mit der Balance und muss sich u. U. bei Aktivitäten auch mit den Armen oder wenigstens mit einer Hand stabilisieren. Das führt zu Problemen beim Hantieren, z. B. beim Putzen von Gemüse, Aufschrauben von Flaschen oder anderen beidhändigen Tätigkeiten. Unfälle oder Verletzungen können die Folge sein. Der Patient ist intensiv mit der Kontrolle seiner Rumpfbewegungen beschäftigt, das beansprucht einen großen Teil seiner Kräfte. Entsprechend schwierig ist es für diese Patienten ihren Alltag und womöglich noch eine Arbeitstätigkeit zu bewältigen.

Hat ein Patient *ataktische Störungen in den oberen Extremitäten*, können die Bewegungen in ihrem Ausmaß und Tempo und Kraft nicht genügend kontrolliert werden. Das hat Auswirkungen auf jede Tätigkeit mit den Armen und Händen. Feine, diffizile Fingerbewegungen (öffnen eines Knotens, Schleife binden, schreiben, maniküren usw.) sind kaum möglich. Viele Gegenstände fallen zu Boden und gehen kaputt.

Essen und Getränke werden verschüttet. Bei gekochten Speisen kann sich der Patient verbrennen. Durch zu festes Zugreifen können Materialien zerbrechen und er kann sich verletzen. Essen und Trinken sind schwierig und unsauber. Es kann ihm unangenehm sein, wenn andere Menschen ihn so sehen. Der Patient benötigt adaptive Hilfen wie eine gute Lagerung und Auflage der Arme/Hände, um Aktivitäten mit den Händen in Alltag und Beruf auszuführen.

■ Auswirkungen der Sprach- und Schluckstörungen

Die Sprache als elementare Fähigkeit für die Kommunikation beeinflusst die Partizipation grundlegend. *Sprachstörungen* gestalten die Konversation und das Telefonieren zunehmend schwieriger. Der Patient muss sich beim Sprechen für eine deutliche Aussprache sehr anstrengen und die Kontaktpersonen müssen oft nachfragen, wenn sie etwas nicht verstanden haben. Infolgedessen muss der Patient mehr sprechen als ihm womöglich angenehm ist. Als Reaktion darauf kann es sein, dass der Patient zunehmend weniger spricht und sich in sich zurückzieht.

Bulbäre Störungen machen das Schlucken schwierig. Es kann schmerzhaft sein oder der Patient verschluckt sich oft. Er möchte bzw. kann dann vielleicht nicht mehr essen oder nur Nahrung mit bestimmte Konsistenzen. Es kann zu Lungeninfektionen kommen oder sogar zum Erstickungsanfall. Hat ein Patient (oder ein Angehöriger) so etwas erlebt, ist die Aversion gegen Essen u. U. noch größer und mit großen Ängsten verbunden. Das kann zu Unterernährung führen. In diesem Fall sowie bei starken Schluckstörungen kann eine Magensonde notwendig werden. Die Partizipation im öffentlichen Leben, d. h. der gesellschaftliche Umgang mit anderen wird erschwert, da das Erschrecken über die Störung und die Abwehr bei Außenstehenden groß ist.

■ Auswirkungen der Blasen- und Mastdarmstörungen

Blasen- und Mastdarmstörungen, aber auch sensomotorische Probleme, z. B. beim Herunterziehen der Hose oder beim Umsetzen auf die Toilette, können es notwendig machen, dass der Patient Windeln trägt. Das ist ein großer Einschnitt in die Intimsphäre. Er wird noch abhängiger von Hilfskräften. Eine gute Pflege ist notwendig, da es sonst zu Hautaffektionen, Entzündungen, Dekubitus oder aufsteigenden Harnwegsinfektionen kommt. Allerdings ermöglicht das Tragen der Windeln ihm, länger und freier unterwegs zu sein. Er erregt nicht mehr Aufmerksamkeit seiner Umgebung durch unangenehme Gerüche, wie er es ohne Windeln erlebte. Er ist dadurch in seiner Aktivität und Partizipation weniger eingeschränkt.

■ Auswirkungen von mentalen und psychischen Störungen

Mentale und psychische Störungen, besonders im späteren Krankheitsverlauf, (Gedächtnisstörungen, Kritikminderung, Depression, Demenz) können die Persönlichkeit des Patienten verändern. Seine Umgebung kann mit diesen Veränderungen u. U. nicht umgehen. Seine Freunde melden sich immer weniger, der Patient wird isoliert. Das wiederum kann genau diese Symptome (Gedächtnisstörungen, Depression) verstärken. Er fühlt sich verlassen, hat keinen Austausch und keine Anregung mehr von außen, sein Selbstwertgefühl schwindet.

Angst und depressive Verstimmungen können aber ganz real mit der Lebenssituation zu tun haben. Der Patient macht sich Sorgen über seine Erkrankung. Wie geht es mit ihm weiter? Was wird aus seiner Familie? Leichte Reizbarkeit oder das Bagatellisieren von Symptomen können Zeichen für einen Rückzug auf eine sichere Position sein. Sie bilden eine Schutzfassade gegenüber der Umwelt und gehören zur Krankheitsverarbeitung.

Auch psychosomatische Beschwerden sind je nach Fähigkeit des Patienten mit seiner veränderten Situation umzugehen möglich. „Fast jeder 3. 'Schub' einer MS ist nicht allein durch charakteristische neurologische Symptome gekennzeichnet, sondern auf psychische Faktoren zurückzuführen, d. h. psychosomatisch bedingt" (Masuhr, Neumann 1998).

Die Krankheitsverarbeitung bei einer chronisch-progredienten Erkrankung wie der MS ist ein sehr schwieriger und komplexer Prozess, der phasenweise abläuft mit Schwankungen, in denen die Patienten mit neuen Störungen oder bei veränderten Situationen mal besser und mal schlechter fertig werden können. Der Patient kann dadurch den Kontakt mit den Personen in seiner Umgebung zeitweilig gut aufrecht erhalten, zu anderen Zeiten ist ein Patient mit depressiver Verstimmung oder ein Patient, der eher ängstlich oder panisch auf jede körperliche Veränderung reagiert, eine große Belastung für seine Umwelt. Das hat Auswirkungen auf die Toleranz im Umgang mit der Erkrankung. Soziale Kontakte können verloren gehen. Um die krankheitsbedingten zwischenmenschlichen Probleme bewältigen zu können, kann eine psychotherapeutische Betreuung notwendig sein.

Auswirkungen der raschen Ermüdbarkeit

Schwierig ist für alle der Umgang mit der raschen Ermüdbarkeit. Vor allem solange ein Patient noch im Arbeitsleben steht und Einbußen seiner Leistungsfähigkeit beobachten muss, kann er in einen Zwiespalt geraten: Er hat den Ehrgeiz, soviel Leistung zu bringen wie gewohnt - auch seinen Kollegen gegenüber - muss aber mit seinen Kräften haushalten. Er könnte vielleicht einen anderen Arbeitsrhythmus besser einhalten als den, der normalerweise im Arbeitsalltag vorgegeben ist. Dies kann dann aber zu Konflikten mit Kollegen oder Vorgesetzten führen.

Die rasche Ermüdbarkeit kann auch sehr starke negative Auswirkungen auf das Zusammenleben mit Anderen in Familie, Beruf und Freundeskreis, aber auch allgemein im öffentlichen Leben haben.

Auswirkungen von sexuellen Störungen

Sexuelle Störungen können Konflikte zwischen den Partnern auslösen. Die Erkrankung kann in einem Alter beginnen, in dem das Ausleben sexueller Bedürfnisse eine große Rolle spielt. Das kann ein Zusammenleben schwierig machen, besonders wenn es den Partnern nicht möglich ist, darüber zu sprechen. Trennung kann die Folge sein. Das stürzt den erkrankten Partner u. U. in eine Lebenskrise. Als hilfsbedürftige Person hat sich sein Leben völlig verändert, er fühlt sich im Stich gelassen.

Länger dauernde psychische Störungen können die Folge sein. Was zu Beginn nur eine Störung in der Aktivität war, entwickelt sich auf Dauer durch die psychische Belastung zu einer Störung in der Partizipation, bei der nicht nur die Partner betroffen sind, sondern nach und nach auch die Umgebung (Kinder, Freunde, Kollegen).

Zusammenfassung

Einzelne Störungen in den Aktivitäten sind anfangs immer noch gut zu kompensieren und führen meist noch nicht zu großen Behinderungen in der Partizipation. Je mehr Schäden aber bleiben und nacheinander dazukommen, um so mehr beeinflussen sich diese Symptome gegenseitig und machen die Patienten immer abhängiger von ihrer Umgebung (Familie, Freunde) und von ambulanten Hilfskräften (Sozialstation, Therapeuten, Notrufzentrale, Soziale Dienste).

Prognose

Der Patient kann je nach Verlauf lange mit der Erkrankung leben. Die Krankheit selbst ist nicht lebensverkürzend, sondern die Begleiterkrankungen (z. B. aufsteigende Harnwegsinfektionen). MS-Patienten haben heute eine durchschnittliche Lebenserwartung, die nur um 10 Jahre hinter der allgemeinen Lebenserwartung liegt. „1/3 der Patienten haben über lange Zeit keine und 1/3 nur eine geringe Behinderung" (Poeck, Hacke 1998). Eine individuelle Prognose kann nur bei einem Verlauf über Jahre gestellt werden, jedoch je seltener die Schübe auftreten und je länger die schubfreien Intervalle sind, um so besser ist die Prognose.

Bei schubartigem Verlauf mit guter Rückbildung und langen Intervallen kann der Patient lange in seinem Beruf arbeiten und hat wenig Beeinträchtigungen in allen Lebensbereichen. Andere Patienten mit häufigeren Schüben und Übergang in einen chronisch-progredienten Verlauf können zumindest lange in ihrer gewohnten häuslichen Umgebung mit entsprechender Versorgung leben. Nur wenige, bei denen von Anfang an ein chronisch-progredienter Verlauf diagnostiziert wird, müssen schon in jüngerem Alter in Pflegeheime ziehen.

In der langen Lebenszeit mit der Krankheit kommt der Patient immer wieder in neue Situationen, auf die er sich einstellen muss, wie z. B. ständige Veränderungen in seinem häuslichen Bereich. Er braucht immer mehr Adaptationen und Hilfsmittel, um mit seinem Alltag zurecht zu kommen. Die Selbstständigkeit nimmt ab und er muss immer mehr die Hilfe seiner Angehörigen oder von Hilfsorganisationen in Anspruch nehmen. Eines Tages kann das Wohnen zu Hause für die Umgebung nicht mehr zu leisten sein. Er muss in ein Pflegeheim übersiedeln.

Die meisten MS-Patienten müssen immer wieder ins Krankenhaus, sei es um die akuten Schübe zu behandeln oder andere Erkrankungen (s. o.). Auch Therapien wie Physiotherapie, Ergotherapie, Logopädie etc. werden langfristig oder immer wieder in Abständen benötigt.

Wie lange ein Patient in seinem Beruf arbeiten kann, hängt sehr stark vom Verlauf und den auftretenden Symptomen ab, aber auch von der Art der Tätigkeit. Es gibt erkrankte Personen, die über mehrere Jahrzehnte ihrer Arbeit nachgehen können. Berufe bei denen mehr körperliche Anstrengung oder viele differenzierte Bewegungen erforderlich sind, sind schon früh schwerer zu bewältigen als eine Bürotätigkeit.

Adaptationen am Arbeitsplatz, ein guter Umgang mit seiner Belastbarkeit und Aufklärung von Arbeitgeber und Kollegen über die Erkrankung können die Möglichkeit, solange es geht berufstätig zu sein, unterstützen.

Therapien

Eine Kombination aus vielen Therapien ist erforderlich.

- Fachärztliche Betreuung/Beratung
- Medikamente: Die wichtigsten sind Kortikosteroide wie Methylprednisolon und ACTH zur Verkürzung von akuten Schüben und Immunsuppressiva wie Interferon β, Azathioprin, Copolymer 1 zur prophylaktischen Therapie.
- Physiotherapie
- Ergotherapie
- Logopädie
- Psychologische Betreuung/Beratung, ggf. Psychotherapie o. ä.
- Soziale Beratung
- Alternative Behandlungsmöglichkeiten wie Evers-Diät und Entspannungsverfahren wie autogenes Training, Yoga, Qi gong etc.

3.3.2 Ergotherapeutische Befunderhebung

Durch den sehr unterschiedlichen Krankheitsverlauf ist es nicht notwendig, bei jedem Patienten alle Bereiche zu überprüfen. Es ist besser, symptombezogen vorzugehen. Anders als bei anderen neurologischen Erkrankungen sind die (neu) auftretenden Symptome durch die Entzündungsherde eingegrenzt. Grundlage des Befundes können die Dimensionen der ICIDH 2 sein:

- Schäden der Funktionen und Strukturen des Körpers,
- Störung der Aktivität und
- Einschränkung der Partizipation.

Anfangs ist für den Therapeuten meist eine Evaluation im Hinblick auf die Funktionen und Strukturen des Körpers des Patienten wichtig. Zu einem späteren Zeitpunkt kann die Frage nach der Störung der Aktivität im Leben und Alltag des Patienten und der Einschränkung der Partizipation im gesellschaftlichen Leben vorrangiger werden. Die ist besonders im Hinblick auf die Zielsetzungen wichtig, die für die Selbstständigkeit des Patienten im Alltag relevant sind.

Leitfragen der Befunderhebung bei MS

- Welche motorischen Aktivitäten kann der Patient alleine ausführen?
- Welche kann er mit Unterstützung ausführen?
- Welche kann er gar nicht ausführen?
- Ist die Sensibilität beeinträchtigt? Wenn ja, in welchem Bereich?
- Hat der Patient Schmerzen, Parästhesien oder Dysästhesien?
- Ist das Sehen beeinträchtigt?
- Ist die Sprache verändert?
- Kann der Patient mit seiner Umgebung kommunizieren?
- Hat der Patient Störungen in anderen Sinnesorganen?
- Hat der Patient Schwierigkeiten beim Schlucken?
- Hat der Patient Probleme mit Blase und Mastdarm?
- Gibt es Auffälligkeiten in der Konzentration, in der Gedächtnisleistung?
- Wie ist die Stimmungslage des Patienten?
- Gibt es zusätzliche Erkrankungen?
- Welche Alltagsaktivitäten (ADL) führt der Patient allein aus? Bei welchen braucht er Unterstützung? Welche können gar nicht ausgeführt werden?
- Wie gut ist der Patient über seine Krankheit informiert?
- Wie gut kann er seine eigenen Fähigkeiten und Defizite einschätzen?
- Wie geht der Patient mit seiner Erkrankung um (Krankheitsverarbeitung)?

- Wie weit sind Angehörige über die Krankheit informiert und angeleitet bei der Versorgung des Patienten und im Umgang mit ihm?

Befragung des Patienten und (evtl.) der Betreuungspersonen

Da die MS sehr unterschiedliche, nicht immer sichtbare oder vorhersehbare Symptome auslösen kann, ist - wie bei allen Patienten - ein anfängliches Gespräch erforderlich, in dem der Patient seine Schwierigkeiten, Störungen, Schmerzen usw. schildern kann. Dabei kann seine momentane Einstellung zur Erkrankung gut beobachtet werden. Möglich sind Schock, depressive Reaktion, Depression, Überspielen der Situation, nicht realistische Einschätzung der Situation, Angst, Unsicherheit über die Erkrankung, Abwehr, realistische Einschätzung, positive Einstellung zur Erkrankung, Hinnehmen u. a. m. Besteht die Erkrankung seit längerer Zeit, ist auch eine fordernde Haltung der Umgebung gegenüber zu beobachten.

Weiter kann der Therapeut im Gespräch erkennen, wie weit sich der Patient schon selbst beobachtet und sich Gedanken über seine Situation gemacht hat. Derzeitige Bedürfnisse und Wünsche des Patienten werden im Gespräch deutlich:

- Welche verlorengegangenen Funktionen/Fähigkeiten sind für ihn wichtig?
- Wie sind seine Vorstellungen von der Ergotherapie und welche Erwartungen hat er an die Therapie? (Grundlagen hierfür können sein: OSA aus MOHO, COPM, siehe Kap. 4)

OSA (Occupational Self Assessment, aus MOHO) ist ein Fragebogen, den der Patient selbst ausfüllen kann. Er fragt nach dem Verhalten in Aktivität, bei sozialer Interaktion und nach der Zufriedenheit mit dem Leben. Der Patient soll die Wichtigkeit der Inhalte der Fragen bewerten und eine Entscheidung über 4 Punkte treffen, in denen er sich gerne ändern möchte. Bei der Auswertung werden die Wünsche des Patienten ermittelt. Diskrepanzen zwischen der Bewertung der Frage und der Wichtigkeit für die Person lassen sich feststellen.

Gespräche mit den Angehörigen sind von Beginn der Erkrankung an wichtig. Der Therapeut gewinnt einen Eindruck über das Maß der Unterstützung und die Akzeptanz der Erkrankung. Bei Neuerkrankten sollten Angehörige über die Situation des Patienten und den Umgang mit ihm informiert werden.

Befunderhebung der Motorik

MS-Patienten können bedingt durch den Krankheitsverlauf gleichzeitig Störungen im Akutstadium, im Reha-Stadium und im chronifizierten Stadium haben. Dadurch können Probleme in mehreren Klassifikationskategorien parallel vorhanden sein, die zu berücksichtigen sind (eine Störung in der Partizipation durch ein sich gerade verbesserndes Symptom, plus eine Störung in einer Aktivität aus einem alten Schub, plus ein neuer Schaden durch neuen Entzündungsherd).

Befundbeispiel:

- *Chronischer Befund:* Ein Patient kann schon seit einiger Zeit den linken Arm durch eine Parese nicht mehr mit vollständiger Kraft einsetzen, kompensiert das aber im Alltag außer bei Tätigkeiten, bei denen er beidhändig viel Kraft braucht.
- *Reha-Befund:* Der Patient sitzt momentan meist im Rollstuhl, das Gehen wird weiter trainiert, Ausdauer, Tempo und Sicherheit fehlen noch.
- *Akutbefund:* Mit einem neuen Schub ist eine Dysartrie hinzugekommen.

Aktive und passive Beweglichkeit selektiver und kombinierter Bewegungen nach Bobath (Kap. 2.4.2), Perfetti (Kap. 2.4.3) oder anhand von Befundbögen wie „Untersuchung zerebraler Handfunktionsstörungen" von Hermsdörfer et al., Fugl-Meyer-Skala, Feinmotorik-Tests (z. B. Allensbacher Feinmotorik Test).

(Zur allgemeinen Vorgehensweise siehe Kapitel 2.)

Überprüfen des Muskeltonus (Hyper-, Hypotonus, Plegien, Paresen, Kloni, Ataxie, Intentionstremor, gesteigerte Sehnenreflexe usw.) z. B. nach Bobath oder Perfetti.

Befunderhebung der Sensibilität

Beschreibung von Schmerzen, Parästhesien, Dysästhesien, Prüfen der Oberflächen- und Tiefensensibilität und der Stereognosie (Sensibilitätstests) siehe Kapitel 3.5.

Befunderhebung der Aktivitäten des täglichen Lebens

Überprüfung von ADL und ggf. erweiterter ADL (Barthel-Index, FIM, Rivermead-ADL-Skala) (Mauritz 1994) siehe auch Kap. 2.

Befunderhebung des Sehens

Überprüfen auf Sehfähigkeit und Augenbeweglichkeit, Beschreibung der Sehstörung (Doppelbilder, Flecken, Minderung der Sehschärfe, Nystagmus usw.).

Befunderhebung der mentalen Fähigkeiten

Beurteilt werden
- Ausdauer (reduzierte Belastbarkeit, vorzeitige Ermüdbarkeit),
- Konzentration, Merkfähigkeit, Gedächtnis, geistiges Tempo (Denkverlangsamung, Faden verlieren, Gehörtes nicht verarbeiten können),
- Entscheidungs- und Umstellungsfähigkeit (sich nicht entscheiden können, „kleben" an einer vorangegangenen Tätigkeit, einem Thema, beharren auf einer einmal gelernten Technik z. B. beim Transfer) (Schweizer 1999, Michal 1998).

Siehe auch Kapitel 2.4.9 und 3.12.

Befunderhebung der vegetativen Funktionen

Befragen nach:
- Blasen- und Mastdarmfunktion,
- Unverträglichkeiten (Genussgifte, Hitze, Überwärmung des Körpers, Gerüche),
- Beschreibung von Schmerzen in Organen oder Gefäßen (z. B. Beinvenenschmerzen, Kopfschmerzen).

Befunderhebung der psychischen Verfassung

Dazu gehören
- Beobachtungen während des ersten Gesprächs (s. o.),
- Beobachtung/Beschreibung von Depression, Euphorie, leichter Reizbarkeit, Affektlabilität, Umgang mit Kritik usw.,
- Beobachten, Beschreiben der Fähigkeit zur Krankheitsverarbeitung (erst nach längerer Auseinandersetzung mit der Krankheit möglich),
- Frage nach Tendenz zur Unter- oder Überforderung.

Befundbewertung

Viele Störungen beeinflussen sich gegenseitig. Im Zusammenwirken wächst ihr negativer Einfluss auf Beruf und Alltag.

Motorische und sensorische Störungen haben immer eine Wechselwirkung auf Bewegungen, Koordination, Muskeltonus und Kraftdosierung, aber auch auf Ausdauer und Leistungsfähigkeit. Eine rasche Ermüdbarkeit verstärkt die Wirkung noch. Besonders bei Ataxie, die häufig bei der MS zu finden ist, kann von tiefensensorische Störungen (Vibration- und Lageempfindung) ausgegangen werden. Bei Dämmerung oder Dunkelheit verlieren Patienten mit spinaler Ataxie die Balance, die Kontrolle durch das Sehen entfällt.

Sensibilitätsstörungen werden durch äußere Einflüsse wie Wärme und Kälte beeinflusst.

Sehstörungen vermindern die Bewegungssicherheit und damit die Sicherheit in der Wohnung und draußen. In der Kombination mit sensomotorischen Störungen erhöht sich die Verletzungsgefahr für den Patienten z. B. durch Stürze. Aber auch ruhige Freizeitbeschäftigungen wie lesen und fernsehen sind anstrengend oder (zeitweilig) nicht mehr möglich.

Mentale Leistungseinbußen können die Ausübung des Berufs oder die Selbstversorgung erschweren. Konzentrations- und Gedächtnisstörungen führen zu ungeplanten oder falsch geplanten Handlungsabläufen. Der Patient verbraucht viel Kraft und Energie für nicht notwendige Tätigkeiten und Wege, die er durch seine sensomotorischen Störungen aber womöglich nicht hat. Oder er muss seine ganz Konzentration auf den Tagesablauf verwenden, für überraschende Handlungen bleibt ihm nicht genug Energie.

Alle Störungen sind in ihrer Auswirkung von der psychischen Verarbeitung abhängig, wie auch von der allgemeinen Verfassung (Müdigkeit, Übermüdung, Erschöpfung) und der Motivation (Überforderung, Unterforderung). Wie oben schon beschrieben, können viele Symptome auch psychosomatische Ursachen haben.

3.3.3 Allgemeine Gesichtspunkte zu Therapie und Therapiezielen

Die Zielsetzung und der Behandlungsplan ist zu jedem Zeitpunkt des Verlaufs der Erkrankung unterschiedlich. Im akuten Schub muss der Ansatz der Behandlung aufgrund der entzündlichen Vorgänge im Körper anders geartet sein als nach Abklingen des akuten Schubs, in der Rehabilitationsphase, in der Nachsorge oder beim chronisch-progredienten Verlauf.

Begleitende Institutionen im Krankheitsverlauf bei MS-Patienten

Im akuten Schub und nach Abklingen des akuten Schubs wird der Patient entweder von einem Arzt außerhalb der Klinik behandelt oder er kommt in ein Allgemeinkrankenhaus oder eine Akut-Klinik. Im ersten Fall sieht die Ergotherapeutin den Patienten gar nicht oder in der ambulanten Therapie.

In der Rehabilitationsphase befindet sich der Patient meist in einem Rehabilitationskrankenhaus zur Anschlussheilbehandlung oder in einer Spezial- oder Kurklinik. Es gibt Patienten, die regelmäßig zu Kur gehen, um sich ihre Fähigkeiten zu erhalten und/oder neue Anregungen zur Verbesserung ihrer Störungen zu bekommen. Die Spezialkliniken haben dabei den Vorteil, ein breites Spektrum an Therapiemöglichkeiten anbieten zu können, die spezifisch auf die Behandlung der MS abgestimmt sind. Sie haben durch die Spezialisierung große Erfahrung mit den vielfältigen Problemen der Krankheit. Davon profitieren die Patienten. Auch können die Patienten dort ihre Probleme und Erfahrungen untereinander austauschen und von einander profitieren.

Die Nachsorge kann entweder von Tageskliniken oder ambulant von niedergelassenen Ärzten und über Verordnung von ambulant arbeitenden Therapeuten übernommen werden. In der Tagesklinik sind die Patienten mehrere Stunden am Tag für ein paar Wochen, bekommen dort intensive Therapie und haben Ansprache und Austausch von Mitpatienten und Personal. Abends und nachts sind sie in ihrer gewohnten Umgebung. Bei einer ambulanten Behandlung in einer Praxis oder zu Hause ist der Patient immer in seiner gewohnten Umgebung, in manchen Fällen aber auch sehr isoliert. *Selbsthilfegruppen,* wie sie gerade bei der Deutschen Multiple Sklerose Gesellschaft (DMSG) verbreitet sind, können diese Isolation abfangen und dem Patienten bei vielen Fragen Hilfe geben.

Patienten mit chronisch-progredientem Verlauf und schweren Störungen werden, wenn sie nicht mehr zu Hause versorgt werden können, meist in Pflegeheime übersiedeln. In Einzelfällen kann auch eine ambulante Pflege und Therapie zu Hause möglich sein.

Grundüberlegungen im Umgang mit dem Patienten

Bei Patienten, die schon öfter Schübe hatten und gelernt haben, mit ihren vorherigen Schäden umzugehen, kann es zu einer Diskrepanz zwischen den Vorstellungen des Patienten und denen der Therapeutin kommen. Der Patient möchte vielleicht so schnell wie möglich Hilfsmittel zur Verfügung gestellt bekommen oder er legt sich ein kompensatorisches Bewegungsverhalten zu. Die Therapeutin möchte aber in der Anfangsphase Trickbewegungen vermeiden und Hilfsmittel begrenzt einsetzen, um soweit wie möglich physiologische Bewegungsabläufe zu fördern. Es ist immer wieder wichtig, dass Therapeutin und Patient ihre Vorstellungen zur Therapie miteinander besprechen und aktuelle Schwerpunkte festlegen: Wo ist ein funktionelles Training, wo ein kompensatorisches Training sinnvoll?

Bei der Behandlung muss in allen Phasen unbedingt die schnelle Erschöpfung, Überwärmung des Körpers und physischer oder psychischer Stress vermieden werden. Die Steigerung von Ausdauer und Belastbarkeit funktioniert nicht, wenn Erschöpfungszeichen nicht beachtet werden und statt dessen weitergeübt wird. Es kommt zur generalisierten Ermüdung/Schwäche und zum Verlust von Muskelkraft. Dauerstress kann einen Schub verlängern oder auch einen neuen auslösen. Überwärmung des Körpers hat eine schlechtere Nervenleitung zur Folge gerade der entmyelinisierten Nerven, aber auch derjenigen mit dünnerer Myelinumhüllung. Untersuchungen ergaben, dass bei normalen Nervenfasern die Reizweiterleitung bei 50 °C Körpertemperatur blockiert ist. Der Verlust eines Drittel der Myelindicke senkt die Blockierungstemperatur auf 40 °C. Bei MS-Patienten kann eine Erhöhung der Körpertemperatur schon um 0,5 °C genügen, um die Blockierung hervorzurufen und für Stunden Symptome eines akuten Schubs hervorzurufen (Kesselring 1993).

Die Therapie sollte daher in einem kühlen, aber nicht feuchten Raum stattfinden. Sehr anstrengende Übungen und große Aufregungen können die Körpertemperatur genauso erhöhen wie Infektionen und Außentemperatur.

Grundüberlegungen zu Therapiezielen

Eine Hierarchie der Therapieziele zu erstellen, kann bei der MS schwierig sein. Der unterschiedliche Verlauf der Erkrankung, der gegenseitige Einfluss von alten und neuen Schäden, die Phase, in der die Krankheit sich gerade befindet (akuter Schub, Abklingen, entzündungsfreie Zeit), die Weise, wie der Patient lebt (allein zu Haus; mit Hilfspersonen; in der Klinik) usw., dies alles muss in die Überlegung, welche Ziele in der Ergotherapie behandelt werden sollen, einfließen.

Die Ziele sind nicht nur subjektiv sehr verschieden - je nach Basisfähigkeiten und Handlungswünschen der Patienten - sondern auch abhängig von der Verlaufsform.

Beim chronisch-progredientem Verlauf sind die Ziele meist „absteigend“, d. h. bestimmte Fähigkeiten sollen möglichst lange erhalten, Lebensqualität bewahrt, gewünschte Handlungen noch mit Kompensation, Hilfsmitteln oder Unterstützung ausgeführt werden können.

Dagegen gestalten sich beim schubartigen Verlauf die Therapieziele wesentlich „dynamischer“ (Abb. 3.**11**). Phasen der Funktionsrückgewinnung und Verbesserung der Handlungsfähigkeit wechseln sich ab mit Phasen, in denen der Erhalt von Fähigkeiten und ggf. die Entwicklung und Nutzung von Kompensationsstrategien und Prophylaxe als Ziele im Vordergrund stehen.

Gemeinsam mit dem Patienten muss geklärt werden, welche Ziele erreichbar sind bzw. welche in der Hierarchie vor anderen kommen müssen, um einen Erfolg zu erzielen oder die Selbstständigkeit des Patienten möglichst schnell zu erreichen. Es muss überlegt werden, wo Kompensation angebracht ist oder sogar Hilfe von außen organisiert werden sollte und wo Therapie sinnvoll ist, um Verbesserung zu erzielen. Gerade z. B. bei einem chronisch-progredienten Verlauf, wo eine Zeit der Erholung vom Schub nicht gegeben ist, sondern mit immer neuen Störungen gerechnet werden muss, bevor ältere verbessert werden konnten, sind diese Überlegungen äußert wichtig für den Patienten, damit er sein Leben bald wieder möglichst selbstständig weiterführen kann. Auch der Zeitraum muss mitbedacht werden, in der ein Ziel erreicht werden kann. Beide „Vertragspartner“ müssen u. U. auch akzeptieren, dass es nicht mehr nötig ist, bestimmte Fähigkeiten zu behandeln, da der Patient seinen Alltag an diese Störungen adaptiert hat, sei es durch Kompensation oder Übernahme durch Hilfe von außen.

Die Entscheidung über die Ziele ist also immer eine gemeinsame Gratwanderung, auf der sich Therapeutin und Patient befinden.

Grundüberlegungen zur Therapie

Neurophysiologische Aspekte

Bei den Überlegungen für den Therapieansatz muss der Krankheitsverlauf in Betracht gezogen werden (s. S. 256 und 257). Bei einem neu erkrankten Patienten oder einem Patienten mit nur seltenen Schüben und guter Remission ist eher ein funktionelles Training (sensomotorisch-perzeptiv) angebracht. Am häufigsten wird dabei das Bobath-Konzept angewandt, auch das Perfetti-Konzept und Anteile aus der Feldenkrais-Methode sind möglich.

Bei Patienten mit häufig auftretenden Schüben, kurzen Intervallen oder chronisch-progre-

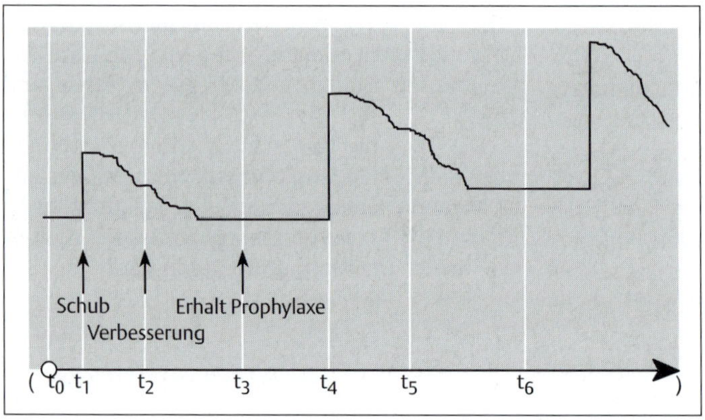

Abb. 3.**11** Differenzierte Darstellung eines schubartigen Verlaufs

dientem Verlauf kann ein Kompensationstraining schneller zu einer Selbstständigkeit in bestimmten Bereichen führen als ein funktionelles Training, bei dem oft nicht abzusehen ist, wie weit und in welchem Zeitraum eine Verbesserung erzielt werden kann. Der Zeitfaktor bezüglich Progredienz und Schubintervallen spielt bei den Therapieansätzen eine große Rolle.

Neuropsychologische Aspekte

Die gleichen Überlegungen sollte die Therapeutin anstellen, wenn ein neuropsychologisches oder kognitives Training in die Zielsetzung einbezogen wird. Der Alltagsbezug ist dabei besonders wichtig für Patienten, die durch die ständige Verschlechterung in ihrem Krankheitsverlauf immer wieder aus der Bahn geworfen werden.

Psychosomatische und psychosoziale Aspekte

Besonders bei neu erkrankten Patienten, aber auch bei Patienten, bei denen bekannt ist, dass sie sich ständig überfordern und damit häufig Schübe oder schubähnliche Zustände hervorrufen, sollte immer wieder der Umgang mit der Erkrankung trainiert werden. Dies gilt auch bei Patienten, die z. T. aus Angst vor neuen Schüben oder anderen Gründen dazu neigen, sich laufend zu schonen und zu unterfordern. Während der Therapie können bewusst gesetzte Pausen bei Anzeichen von Ermüdung die Patienten lehren, sich selbst zu beobachten und mit ihren Kräften Haus zu halten. Die Pausen können für Entspannungstechniken (Autogenes Training, Atemübungen oder andere entspannende Maßnahmen) genutzt werden. Die Beobachtung körperlicher Signale kann dem Patienten auch im Gespräch verdeutlicht werden. Auf diese Weise lässt sich mit der Zeit der bewusste Umgang mit der Erkrankung verbessern.

Hilfe zur Krankheitsbewältigung können die Patienten auch durch den Kontakt mit anderen Betroffenen erhalten, z. B. in Spezialkliniken, in Selbsthilfegruppen, in psychotherapeutischen Gruppen- oder Einzelgesprächen.

Aspekte zu Hilfsmitteln und Adaptationen

Beim Einsatz von Hilfsmitteln muss von Anfang an abgewogen werden, zu welchem Zeitpunkt der Patient eine Hilfe bekommt, ob sie vorübergehend eingesetzt werden soll, z. B. bis die Remission eingetreten ist, oder ob das Hilfsmittel auch weitergehend genutzt werden soll. In diesem Fall wird das Training mit dem Hilfsmittel ein Teil der Therapie, weil der Patient es zukünftig zur Bewältigung bestimmter Handlungen im Alltag gebrauchen wird.

Zur Therapie gehört auch, sich zu den unterschiedlichsten Zeitpunkten mit Adaptationen in der Wohnung, am Arbeitsplatz und im Freizeitbereich (Hobbys) zu befassen. Dies erleichtert bzw. ermöglicht Aktivität und Partizipation. Das schließt auch die Beratung des Patienten ein. Durch die ständige Veränderung der Behinderung muss die Umgebung und der Einsatz von Hilfsmitteln über die Jahre immer wieder angepasst werden.

Aspekte zum Heimprogramm

Für manche Patienten kann nach einer bestimmten Zeitdauer der Therapie durchaus eine therapiefreie Zeit möglich sein. Es ist sinnvoll, ihm ein individuelles Heimprogramm zu erstellen und es mit ihm vorbereitend zu üben. Das Programm sollte danach unbedingt vom Patienten alleine durchgeführt werden können, ohne Hilfe von außen. Es sollte sich so gut in den Tagesablauf einfügen, dass es nicht zur Belastung wird. Ein Patient, der schon von seinem Tagesablauf ermüdet ist, wird sich nicht noch Zeit nehmen für ein tägliches „Fitness-Programm". Übungen, die zwischen aktive Zeiten eingebaut werden können, werden eher regelmäßig durchgeführt, wenn der Patient merkt, dass er dadurch leistungsfähiger bleibt.

Die Ziele eines Heimprogramms sind meist Basisziele, die dem Patienten helfen sollen, Funktionen und Handlungsfähigkeiten zu erhalten und einer Verschlechterung entgegenzuwirken. Ziele können sein, den Tonus in der Muskulatur der oberen Extremität zu senken, die Beweglichkeit im Rumpf zu erhalten oder den Schmerzen in Gelenken entgegen zu wirken.

Die Übungen dazu müssen Schritt für Schritt mit dem Patienten trainiert werden und über einige Zeit regelmäßig kontrolliert werden. Es sollen sich keine Fehler einschleichen. Hilfreich ist eine schriftliche und bildliche Darstellung der Übung. Individuelle Hinweise können hinzugefügt werden. Sie dienen besonders als Erinnerungshilfen (Berting-Hünecke 2000).

Beispiele für Übungen im Heimprogramm:
Ziel: Erhalten der Beweglichkeit im unteren Rücken.

Aktivierende Übung bei Kreuzschmerzen oder Steifigkeit durch Kippen des Beckens im Sitzen nach vor und zurück. Die Unterarme liegen dabei auf dem Tisch. Der Rumpf wird mitbewegt, der Rücken streckt sich beim Kippen nach vorn und wird rund beim nach hinten Kippen des Beckens.
Ziel: Tonussenkung in der oberen Extremität.
Entspannende Übung für den spastischem Arm. Der Patient sitzt mit etwas auseinander gestellten Füßen auf einem Stuhl. Der Arm liegt im Schoß. Die Hände werden gefaltet (wenn nicht möglich, paretische Hand mit der anderen greifen) und werden zwischen den Beinen langsam heruntergeführt. Die Arme während einiger Atemzüge hängen lassen. Rumpf und Schulter kommen dabei weit nach vorn, die Hüftgelenke sind in Beugung, die Sprunggelenke in Dorsalextension. Der Patient richtet sich langsam wieder auf, die Arme bleiben solange wie möglich hängen. Nach mehrmaliger Wiederholung kann sich der Arm entspannen.

3.3.4 Ergotherapie im akuten Schub

Während des akuten Schubs sind die entzündlichen Prozesse im Gehirn und Rückenmark in vollem Gang. Um sie zu verkürzen, erhalten die Patienten meist Kortison-Präparate oder Immun-Supressiva. Strenge Bettruhe ist nicht notwendig. Als Folge von Inaktivität kommt es u. U. zu lebensverkürzenden Komplikationen. Aktive physiotherapeutische und ergotherapeutische Behandlungen auf neurophysiologischer Basis, sowie die Teilnahme am normalen Leben, helfen Komplikationen zu vermeiden. In Einzelfällen kann aber durchaus für kurze Zeit (1-3 Tage bis maximal 1 Woche) Bettruhe verordnet werden, wenn Patienten unter starken Nebenwirkungen der Medikamente leiden oder sich krank fühlen und Fieber haben.

Therapieziele im akuten Schub

Vorbereitung der Therapie: Kontaktaufbau, Gespräche, um das Vertrauen des Patienten zu gewinnen, aufklären des Patienten über die Therapie (besonders bei Patienten mit Bettruhe und bei denen, die am Anfang der Erkrankung stehen).

Ziele sind:
- Vorläufige Hilfsmittelversorgung im Rahmen der akuten Schäden (z. B. selbstständiges Essen mit Griff-Adaptation).
- Verloren gegangene Funktionen (z. B. Bewegungen, Sensibilität) verbessern oder zurück erlangen.
- Vorhandene Fähigkeiten erhalten: Alltagsfunktionen, die noch erhalten sind, unterstützen, z. B. grobe Greiffunktion ermöglichen, wenn Feinmotorik fehlt.
- Sekundärschäden vermeiden.

Vorgehensweise in der Behandlung im akuten Schub

Auch wenn die Zeit der Bettruhe kurz oder (für manche Patienten) gar nicht notwendig ist, sollen Therapeuten in dieser Phase mit den Patienten vorsichtig und wenig belastend üben. „Die Leitfähigkeit der zentralen Nervenbahnen bei MS hängt ...stark von der Temperatur ab (Uhthoff-Phänomen). Wärme führt zu einer Verschlechterung, Abkühlung zu einer Verbesserung der Symptome“ (Poeck, Hacke, 1998, S. 504). Das bedeutet, Anstrengung und damit Erwärmung der Körpertemperatur begünstigen eine Verlängerung der entzündlichen Phase.

Durch die zunächst geringe Belastbarkeit finden erste Übungen mehrmals am Tag in kurzen Phasen statt. Die Belastung lässt sich auch reduzieren, wenn Physio- und Ergotherapeuten im täglichen Wechsel mit dem Patienten arbeiten. Die Steigerung ist individuell anzupassen.

Neurophysiologische Behandlung im akuten Schub

Vorhandene Fähigkeiten werden geübt, um sie zu erhalten. Verloren gegangene Funktionen können vorsichtig trainiert werden. Dabei sollte der Patient schon frühzeitig lernen, sich seine Kräften einzuteilen und beim Üben Pausen einzulegen. Lockerungsübungen, Atemtraining, Entspannungstechniken, die der Patient in der Physiotherapie gelernt hat, unterstützen die Pausen und gehören genauso zur Therapie wie sensomotorische Übungen, tonussenkende Lagerungen und Bewegungen und ADL.

Beispiel einer kognitiven therapeutischen Übung nach Perfetti (Kap. 2.4.3):
Befund: Ein Patient hat eine Parese im linken Arm mit niedrigem Muskeltonus. Er kann den Arm nicht gestreckt in Anteversion halten und nicht in Eleva-

tion bringen ohne Ausweichbewegungen in Rumpf und Schultergürtel.
Mit Hilfe des Perfetti-Konzepts (Übung 1. Grades) kann im Sitzen ohne Augenkontrolle die sensomotorische Kontrolle und Steuerung der Bewegung geübt werden.
Ziel ist die Anteversion des Arms mit Flexion und Extension im Ellenbogen und die Tonusanpassung.
Übung: Anteversion des Arms mit Extension und Flexion im Ellenbogen wird mit verschieden entfernten Zielen auf dem Tisch in gerader Richtung nach vorn und zurück oder auf einer Schrägen in leichter Auf- oder Abwärtsbewegung geübt. Dabei wird der Arm des Patienten anfangs vollkommen unterstützt und geführt bis eine physiologische Eigenbewegung und der Beginn einer Tonusanpassung zu spüren ist.
Aufgabe für den Patienten: Benennen der jeweiligen Zielpunkte durch Spüren der Entfernung oder/und der Höhe durch die Streckung des Arms.

Psychische Aspekte bei der Behandlung im akuten Schub

Ist der Patient über seine Krankheit informiert, erkennt er an den akuten Krankheitssymptomen, dass er eine chronische Krankheit hat, mit der es ihm immer schlechter gehen kann. Dementsprechend ist seine psychische Verfassung, evtl. labil bis depressiv. Therapeuten werden in der Zeit, die sie fast täglich mit ihm allein verbringen, nicht selten zur Vertrauensperson. In den Gesprächen nennt der Patient seine Ängste und Befürchtungen. Es ist wichtig, mit dem Patienten zusammen zu überlegen, welche Chancen und Möglichkeiten er bei seinem Krankheitsverlauf hat. Gesprächsbereitschaft und Erfolge in der Therapie helfen ihm, sein Selbstwertgefühl zu verbessern.

3.3.5 Ergotherapie nach Abklingen des akuten Schubs

Nach Absprache mit dem behandelnden Arzt kann mit aktiven, symptombezogenen Übungen begonnen werden.

Die bessere Ausdauer des Patienten erlaubt eine genauer durchgeführte Befundaufnahme. Zu diesem Zeitpunkt ist ein Großteil der ärztlichen Diagnostik abgeschlossen und die Aufklärung des Patienten über das Krankheitsbild meist erfolgt. Die psychische Verfassung kann mit Abklingen der entzündlichen Phase und evtl. trotz der Gewissheit, dass eine MS vorliegt, stabiler geworden sein. Das Realisieren der Chronizität der Erkrankung kann aber auch zu einem schlechten psychischen Zustand führen, vor allem wenn die Symptome des akuten Schubs noch nicht abgeklungen sind. Es ist wichtig in dieser und der weiteren Phase das Selbstwertgefühl des Patienten zu stärken, ohne die reale Situation zu bagatellisieren.

Weiter gilt die Vorsicht vor Überforderung oder zu starker Belastung, vor Stress und zu starkem Krafteinsatz! Entspannende Pausen während der Therapie bleiben wichtig. Patienten, die die Tendenz haben sich eher zu schonen, müssen aber erfahren, wie belastbar sie und welche Aktivitäten selbstständig möglich sind. Auch die mögliche Überbelastung von Angehörigen muss thematisiert werden.

Therapieziele nach Abklingen des akuten Schubs

Verlorengegangene, veränderte bzw. verminderte motorisch-funktionelle Grundfunktionen (selektive und kombinierte Bewegungen, physiologische Bewegungsmuster, Bewegungskoordination, -ausmaß, -tempo) werden gebahnt, verbessert oder wiederhergestellt. Dies gilt auch für Funktionen der Sensibilität, psychische und mentale Fähigkeiten (Stimmungslage, Konzentration, Gedächtnis).

Der Patient soll die eigene Belastbarkeit bzw. die Notwendigkeit von Entspannung erfahren.

Er soll soziale Fähigkeiten und seine Kommunikationsfähigkeit erhalten (Gruppe, Außenaktivitäten).

Vorgehensweise in der Behandlung nach Abklingen des akuten Schubs

Neurophysiologische Behandlung nach Abklingen des akuten Schubs

Von Anfang an werden täglich benötigte Aktivitäten wie Essen, Toilettengang, tägliche Hygiene, Umsetzen vom Bett auf einen Stuhl und Fortbewegung in der sensomotorischen Therapie geübt. Der Patienten soll bei diesen Handlungen möglichst schnell von seiner Umgebung unabhängig werden. Es werden selektive und kombinierte Bewegungen des Rumpfes und der Extremitäten trainiert, die nach und nach in einfache Alltagsaktivitäten integriert werden. Den Übungen können die Behandlungskonzepte nach Bobath, Perfetti oder der PNF (Propriozeptive Neuromuskuläre Fazilitation), aber auch die Feldenkrais-Methode zugrunde liegen. Führen und gute Unterstützung beim Trainieren der Bewegungen ist in dieser Phase vorrangig.

In der Therapie sollte man sehr genau überlegen, ob und wobei man ein Kompensations- und wobei ein Funktionstraining sinnvoll ist. Ist eine Bewegung erst einmal auf eine Weise eingeübt, ist es schwierig und langwierig sie wieder anders zu trainieren, es sei denn, der Patient hat schon länger MS und verschiedene Bewegungen oder Aktivitäten durch Kompensation bewältigt.

Behandlung bei Ataxie nach Abklingen des akuten Schubs

Durch die Störungen in der Koordination von Bewegungsabläufen, bei denen „Zielbewegungen, Haltung, Stand und Gang unsicher werden" (Wötzel et al. 1997), fixieren die Patienten Teile ihres Körpers mit hohem Tonus, um die fehlende Koordination auszugleichen. Doch daneben gibt es in anderen Muskeln oder Muskelgruppen niedrigen Tonus und Tiefensensibilitätsstörungen.

In der Therapie sollte unterschieden werden zwischen

- einem Funktionstraining, bei dem der Patient mit diskreter Ataxie lernt, die Kontrolle über funktionelle Bewegungsabläufe zu behalten und
- einem Kompensationstraining, um die Selbstständigkeit des Patienten mit ausgeprägter Ataxie weitestgehend zu erhalten.

Um sekundäre Überlastungen im Alltag zu verhindern, werden beide Trainingsmöglichkeiten auch bei Patienten mit diskreter Ataxie angeboten. Bei allen Ataxien ist ein hohes Maß an Konzentrations- und Entspannungstechniken zur Bewältigung der Bewegungsstörung erforderlich. In der Behandlung ist die Kombination von beiden Techniken ein Konzept, das in die Alltagsbewegungen übernommen werden kann.

Funktionelle Ziele:

- Entspannen hypertoner Muskeln und Muskelketten und Mobilisieren fixierter Gelenke
- Mobilisieren hypotoner Muskeln mit koordinierten Bewegungen
- Beeinflussen der Tiefensensibilität

1. Methode (Wötzel et al. 1997):

Der Patient lernt, über Entspannung Kompensationen durch „Fixation bestimmter Gelenke und Kontraktion antagonistischer Muskelgruppen" abzubauen.

Beispiel Ataxiebehandlung bei Fixation des Beckens:
Der Patient sitzt auf der Behandlungsbank, die Füße berühren den Boden nicht. Die Therapeutin kniet hinter ihm. Der Patient kann entspannen, indem er der sein Becken nach hinten unten kippt und damit sein Rumpfgewicht an die Therapeutin abgibt. Die Therapeutin führt das Becken des Patienten nach vorn und bahnt die Bewegung zunächst passiv an. Der Patient soll die Druckveränderungen zwischen Gesäß und Behandlungsbank an den Sitzbeinhöckern wahrnehmen. Er lernt weiter, durch Fragmentierung komplexer Bewegungsabläufe nur diejenigen Muskelgruppen zu aktivieren, die am jeweiligen Bewegungsabschnitt beteiligt sind.

Beispiel Ataxiebehandlung bei Alltagsaktivität:
Der Patient sitzt am Tisch. Er soll ein entfernt stehendes Wasserglas greifen. Er sitzt in ergonomischer Haltung, die Unterarme liegen auf dem Tisch, die Handflächen zeigen nach unten.
1. Bewegung: Der Unterarm wird auf dem Tisch nach vorne geschoben, er soll den Kontakt mit dem Tisch dabei nicht verlieren. Danach rutscht er wieder auf dem Tisch zurück.
2. Bewegung: Die Hand dreht von Pronation in Supination und wieder zurück.
3. Bewegung: Die Hand geht in Nullstellung zwischen Pro- und Supination, der Patient öffnet die Finger und greift das Glas. Dann lässt er es wieder los.
4. Bewegung: Der Arm rutscht nach vorn, die Hand geht in Nullstellung, danach rutscht der Arm mit der Hand in Nullstellung wieder zurück.
Danach wird die komplexe Bewegung geübt.

Kompensatorische Ziele sind die Lockerung überlasteter Muskulatur und das Nutzen größtmöglicher Unterstützungsflächen als Führung.

2. Methode (Steinlin Egli 1998):

Vermindern der Anforderungen an das Gleichgewicht, z. B. durch das Nutzen großer Unterstützungsflächen beim Üben. Finden entlastender Stellungen mit optimaler Unterstützungsfläche, z. B.

Tab. 3.**5** Weiterer Bewegungsablauf und Vorteile zum Beispiel: Herr S.

Bewegungsablauf	Vorteil
Bei der gleichen Bewegung Arm und Schulter mitnehmen.	Spüren wie die Bewegung erleichtert werden kann, wenn auch das Gewicht des Armes und die Mitbewegung der Schulter nach vorn die Drehung unterstützen. Der Patient kommt entspannt in die Seitlage. Das hilft ihm auch beim Drehen im Bett.
Das Rollen auf diese Weise weiter üben nach beiden Seiten bis die Bewegung fließender abläuft und der Patient fast in die Bauchlage kommt. In dieser Stellung ist die Schulter weit nach vorne gedreht, zusammen mit dem Gesicht fast frontal zur Auflage. Die Beine sind leicht angewinkelt.	Die Aufrichtung bedeutet nur noch einen geringen Krafteinsatz.
Die Unterschenkel werden über die Bettkante geschoben und der Patient drückt sich mit dem rechten Arm nach vorne hoch (der linke hilft mit) und kommt zum Sitzen.	Beim Aufrichten von vorne ist der Kraftaufwand leichter als beim Aufrichten über die Seite. Rumpf und Kopf können leichter mithelfen.

- halbe Bauchlage mit festen Kissen vor Bauch und Brustkorb, bequem abgelegten Extremitäten und unterlagertem Kopf.
- im Sitzen guten Kontakt von Becken und Rücken an der Stuhllehne geben, dabei kann Stuhllehne evtl. erhöht werden, Arme sollten entspannt abgelegt werden können,
- im Stehen große Standfläche wählen, die Beine hüftbreit auseinander stellen und und beim Gehen einen Stock oder andere Gehhilfen zur Vergrößerung der Unterstützungsfläche nutzen.

Beispiel: Herr S., 48 Jahre (1996), Rollstuhlfahrer (s. Fallbeispiel, S. 277)
Kurzbefund: erhöhter Muskeltonus in den Beinen, besonders in den Beugern, Muskelatrophien im bereich des Rumpfes, gemischter Tonus im linken Arm, proximal und distal niedriger Tonus, im Bereich des Ellenbogens stark erhöht. Der rechte Arm ist frei und koordiniert beweglich.
Umsetzen und Aufrichten sind mit viel Krafteinsatz (hochziehen) möglich, aber nicht sicher, es besteht die Gefahr des Stürzens.
Handlungsziel: Aufrichten im Bett.
Die *Übung* kann in einzelnen Fragmenten (s. o.) vorbereitet werden. Dabei sollte immer wieder auf geringen Krafteinsatz, Nutzen der Schwerkraft und Mitbewegen des ganzen Körpers auf der Unterlage geachtet werden. Nach und nach werden die Fragmente zu einer fließenden Bewegung zusammengesetzt. Die Fläche des Bettes wird bei der Bewegung zur Aufrichtung solange wie möglich als Unterstützungsfläche genutzt (siehe 2. Methode).
Fragmente der Übung: Beim Anwickeln der Beine Kontakt mit der Unterlage behalten. Das benötigt weniger Kraft als das Anheben der Beine. Vorsichtiges Pendeln der Knie nach links und rechts, nur soweit wie der Patient sie leicht wieder ohne Ausweichbewegungen in die andere Richtung bewegen kann. Spüren wie weit der Rumpf sich dabei mitdrehen kann.
Die Knie mit der Schwerkraft nach einer Seite sinken lassen. Beim Zurückkommen evtl. Hilfestellung geben um Ausweichbewegungen und großen Krafteinsatz zu verhindern. Spüren wie die Schwerkraft auf die Beine und nachfolgend den Rumpf wirkt und wie sie der Bewegung hilft. Die Tabelle 3.**5** zeigt den möglichen weiteren Bewegungsablauf und nennt die Vorteile.

■ Neuropsychologische Behandlung nach Abklingen des akuten Schubs

Häufiger leiden MS-Patienten eher unter mentalen Störungen (Aufmerksamkeit, Gedächtnis, Lernen) als unter anderen neuropsychologischen Störungen (räumlich-visuelle Wahrnehmung, Apraxie, Neglekt etc.). Es fängt oft damit an, dass die Patienten über Konzentrationsprobleme klagen. Oder die Kontaktpersonen merkt, dass der Patient Gedächtnisprobleme hat, weil er immer wieder nach einiger Zeit das Gleiche fragt oder sich Dinge nicht merken kann (siehe auch Kap. 3, und Kapitel 2.4.9).

Therapieziele:
- Verbessern der Aufmerksamkeit und Konzentration
- Verbessern des Kurz- und Langzeitgedächtnisses
- Unterscheiden von wichtigen und unwichtigen Informationen im Alltag
- Finden von Strategien und Lösungsmöglichkeiten bei Problemen im Alltag (Planung und Durchführung)

Es kann mit einfachen Übungen begonnen werden, bei denen nur wenig Information über einen kurzen Zeitraum behalten werden muss. Das können Papier-und-Bleistift-Aufgaben sein, aber auch Aufgaben mit Therapiematerialien (Schweizer 1999), Spielen oder Computer. Je nach Ausdauer- und Konzentrationsleistung muss mit häufigen kurzen Pausen gearbeitet werden. Bei Steigerung können entweder die Zeit, die Quantität oder die Komplexität der Informationen erhöht werden oder mehrere dieser Faktoren gleichzeitig. Entsprechend der Störungen kann die Aufgabe lauten,
- Informationen über einen bestimmten Zeitraum zu behalten,
- wichtige Informationen aus einer Fülle von Informationen zu selektieren,
- früher gelerntes Wissen abzurufen oder
- bei Verarbeitung von Informationen umstellungsfähig zu sein.

Um praktikable Strategien bei mentalen Problemen im Alltag zu erarbeiten, bietet sich ein therapeutisches Vorgehen mit direktem Alltagsbezug an. Möglichkeiten sind z. B. einen Plan als Erinnnerungshilfe zu schreiben, nach einem Rezept vorzugehen, Markierungen als Hinweis einzusetzen, Uhren mit Signalton zu benutzen u. a. m.

Beispiel: Behandlung von Gedächtnisstörung
Befund: Ein Patient hat Störungen beim Speichern im Kurzzeitgedächtnis (siehe auch Kap. 3.13 und 3.14).
Auswirkung im Alltag: Er vergisst immer wieder die Termine für seine Therapien und andere Verabredungen. Er sieht auch nicht auf die Terminzettel, die ihm von den verschiedenen Therapeuten mitgegeben werden, obwohl er sie in seinem Portemonnaie bei sich trägt.
Basisziel: Behalten von Informationen über einen oder mehrere Tage.
Handlungsziel: Termine und Tagespläne mit Hilfe eines Terminkalenders einhalten können.

Übungsbeispiele zum Erreichen des Basisziels:

Kimspiele mit anfangs wenigen Gegenständen, die der Patient sich während der Therapiestunde merken soll. Das Ergebnis wird am Ende der Stunde kontrolliert. In der nächsten Stunde wird wieder überprüft, wie viele Gegenstände der Patient sich gemerkt hat.
Der Patient liest einen kurzen Artikel aus der Tageszeitung mehrmals vor. Die Therapeutin spricht mit ihm über den Inhalt, um das Wesentliche herauszufiltern und lässt ihn das Wichtigste aufschreiben, um das Gedächtnis länger damit zu beschäftigen. In der nächsten Therapiestunde fragt sie den Patienten nach den Informationen aus dem Artikel.

Übungs- und Strategiebeispiel zum Erreichen des Handlungsziels:

Die Therapeutin lässt den Patienten einen Taschenkalender mitbringen, in den er alle Termine einträgt. Diesen soll er immer mit sich führen. Da er die Termine jeweils selbst eintragen soll, wird der Kalender immer wieder in sein Gedächtnis geholt. Mit der Zeit wird es für ihn selbstverständlicher, seine Termine zu kontrollieren.

Psycho-soziale Behandlung nach Abklingen des akuten Schubs

Wichtig für die Krankheitsverarbeitung ist bei manchen Patienten auch die Auseinandersetzung in der Gruppe. Es kann hilfreich für die eigene Auseinandersetzung und den Umgang mit der Erkrankung sein, zu erleben, dass andere Patienten ähnliche Probleme haben, und Erfahrungen auszutauschen (siehe Kap. 2.4.8, AOT)

Gruppenbehandlungen werden von verschiedenen Berufsgruppen im interdisziplinären Team angeboten, z. B. von Psychologen und Psychotherapeuten, Ergotherapeutinnen, Physiotherapeutinnen und Diätassistentinnen. In der Ergotherapie werden Gruppentherapien häufig mit *psycho-sozialen Zielen* gestaltet:
- Kontaktaufnahme zu anderen,
- Auseinandersetzung mit anderen während einer gemeinsamen Aktivität,
- Lernen von anderen mit der gleichen Erkrankung,
- Erfahrungen aus der Einzeltherapie in einer Gruppensituation umsetzen, z. B. Erfahrungen mit den eigenen Grenzen.

Übungsbeispiele:
- Handwerkliche Aktivitäten wie eine gemeinsame Tonarbeit oder Malen mit einem Thema, das auch von den Patienten selbst ausgesucht werden kann.
- Alltagsaktivitäten wie Plätzchen backen oder ein Fest gestalten mit verschiedenen Aufgaben.
- Psycho-motorische Übungen im Sitzen, z. B. mit einem kleinen Schwungtuch oder Bällen.
- Spiele mit unterschiedlichen Anforderungen, z. B. Mensch-ärgere-Dich-nicht, Memory, Yatzy, Scrabble.

Die Gruppe soll nicht zu groß sein (5-6 Personen). Der Therapeutin sollte dennoch klar sein, dass sie wenig individuell therapeutisch eingreifen kann. Die Gruppentherapie kann die Einzeltherapie nicht ersetzen. Sie ergänzt sie. „Eine sich positiv entwickelnde Gruppendynamik fördert die generelle Handlungsbereitschaft vieler Patienten“ (Wötzel et al. 1997).

3.3.6 Ergotherapie in der Rehabilitation

Beachte: Der Übergang von der vorangegangenen Phase zur Rehabilitationsphase ist nicht als Schnittpunkt zu sehen. In einer Übergangszeit sind die Ziele beider Phasen ineinander verflochten.

In der Rehabilitationsphase werden die Möglichkeiten des Patienten bei den Aktivität des täglichen Lebens und zur Partizipation im Alltag besonders berücksichtigt. Eigeninitiative des Patienten und seine Wünschen und Möglichkeiten werden stärker berücksichtigt als in den vorherigen Phasen. Die Eigeninitiative kann allerdings durch die reduzierte physische und psychische Belastbarkeit sowie durch krankheitsbedingte mentale Probleme eingeschränkt sein. Das birgt die Gefahr, dass sich die sozialen Kontakte im Lauf der Erkrankung immer mehr zurück entwickeln. Außenaktivitäten mit den Patienten (siehe Kap. 2.4.8, AOT) oder die Teilnahme an Gruppenaktivitäten sind daher sehr wichtig.

Therapieziele in der Rehabilitation

- Erreichen der größtmöglichen Selbstständigkeit im persönlichen, häuslichen und außerhäuslichen (sozialen, persönlichen, beruflichen, geschäftlichen) Lebensbereich.
- Nutzen von notwendigen Hilfsmitteln/Adaptationen.

Vorgehensweise in der Behandlung in der Rehabilitation

In der Rehabilitationsphase liegt der Schwerpunkt der Ergotherapie meist auf dem Training von Alltagsaktivitäten, weniger auf dem von Einzelfunktionen. Die Wünsche und realistischen Möglichkeiten des Patienten werden deutlicher für Patient und Therapeut. Die Zielsetzung der Therapie beschäftigt sich im Laufe der Zeit mit den vorhandenen Fähigkeiten bzw. den verbliebenen Störungen. Der Patient lernt jetzt, mit der eigenen Belastbarkeit sinnvoll umzugehen. Am Ende der Rehabilitationsphase soll eine Lösung folgenden Problems gefunden sein: Wie wird der Tagesablauf mit allen Aktivitäten in persönlichen, sozialen, beruflichen und geschäftlichen Bereichen bewältigt? (Möglichst bevor der Patient nach Hause entlassen wird.)

Wie in allen anderen Phasen werden auch hier viele Gespräche über das Thema Alltagsbewältigung stattfinden, bei denen die Angehörigen nach Möglichkeit mit einbezogen werden.

Ein Hausbesuch und ein Besuch am Arbeitsplatz helfen, Schwierigkeiten zu erkennen und Lösungen zu finden.

Neurophysiologische Behandlung in der Rehabilitation

Wenn sich die Funktionen nur noch in kleinen Schritten verbessern, werden in einzelnen Fällen weiterhin noch Einzelfunktionen (z. B. Sensibilitätstraining oder Feinmotorik) geübt, zum Teil auch als kontrolliertes Eigenprogramm. Das ist dann sinnvoll, wenn die Funktion mit speziellen Übungen intensiver verbessert werden kann als mit wechselnden Alltagsaktivitäten.

Ist die Rehabilitation an einem Punkt angelangt, an dem es nicht mehr weiter um das Verbessern von Basisfunktionen geht, stehen bewusst eingesetzte Kompensationen im Vordergrund. Der Patient lernt mit Tricks und unter Einsatz von Hilfsmitteln und Adaptationen bestimmte Handlungen zu bewältigen. Verschwinden Symptome mit der Zeit wieder ganz, können Kompensationen und Hilfen wieder abgebaut werden.

Ist es für den Patienten zu beschwerlich oder unmöglich den Alltag allein oder mit Hilfe der Angehörigen zu bewältigen, sollten Hilfsdienste hinzugezogen werden. Im Gespräch mit den Angehörigen ist zu klären, inwieweit sie sich in der Lage fühlen, den Patienten zu unterstützen. Es ist sinnvoll Hilfsmittel bereits von der Klinik aus zu verordnen und zu bestellen, sodass der Patient möglichst übergangslos zu Hause damit umgehen kann. Es muss sichergestellt werden, dass die notwendigen Adaptationen in der Wohnung von Angehörigen oder anderen Personen durchgeführt werden.

Je mehr der Patient die geübten Bewegungen übernimmt und in Alltagsaktivitäten nutzt, desto genauer muss auf Zeichen rascher Ermüdbarkeit, die neben der Spastik auftreten kann, geachtet werden. Es besteht die Gefahr von Ausweichbewegungen und pathologischen Tonuserhöhungen. Das sollte unbedingt vermieden werden. Die Tonuserhöhung hemmt den Patienten in seinen Bewegungsmöglichkeiten und die bereits reduzierte selektive Kraft einzelner Muskelgruppen nimmt weiter ab. Der Patient gerät in einen Circulus vitiosus, in dem sich die Schwäche weiter verstärkt. Um das zu vermeiden, muss gut abgewogen werden zwischen dem gewünschten Einsatz der erlernten Bewegungen einerseits und der Möglichkeit der Überforderung. Adaptation im Raum, Unterstützung des Arms bei entsprechenden Tätigkeiten oder Kompensationen vermeiden Überforderung. Die jeweiligen Möglichkeiten müssen mit dem Patienten durchgesprochen, ausprobiert und dann die Lösung eingeübt werden.

Beispiel für Kompensationsmöglichkeiten:
Problem: Der Arm kann nicht über die Horizontale gehoben werden ohne Ausweichbewegung im Rumpf, was zu einer Erhöhung des pathologischen Tonus in Rumpf und Arm führt. Das hemmt die reziproke Innervation.
Mögliche Lösungen: Die zu erreichenden Gegenstände könnten in ein unteres Fach umgeräumt werden, beide Arme/Hände könnten für die Bewegung eingesetzt werden oder es wird nur der weniger betroffene Arm für Bewegungen über die Horizontale benutzt, während der andere unterstützt.

3.3.7 Ergotherapie in der Nachsorge

Die Nachsorge kann zu verschiedenen Zeitpunkten erfolgen: Weiterführend nach einer Rehabilitation oder Kur oder in wiederkehrenden Abständen. Nachsorge wird von neu erkrankte Patienten ebenso in Anspruch genommen wie von Patienten, die schon sehr lange mit MS leben.

Die Ziele der Nachsorge sind unterschiedlich und orientieren sich an den Bedürfnissen der Patienten. Grundsätzlich soll der Patient lernen, krankheitsbedingte Probleme zu bewältigen. An der Nachsorge sind nicht nur Ergotherapeutinnen beteiligt, sondern auch Physiotherapeutinnen, Hauspflege-Organisationen, Sozialarbeiter, Psychologen, Psychotherapeuten, Beratungsstellen, Selbsthilfegruppen, Vereine/Verbände (Deutsche Multiple Sklerose Gesellschaft), usw. Alle Beteiligten und ihre interdisziplinäre Zusammenarbeit sind für die Bewältigung spezifischer Probleme in der Partizipation eines Patienten in unterschiedlichen Lebensabschnitten wichtig.

Therapieziele in der Nachsorge

- Psycho-soziale Betreuung (Gruppen, Außenaktivitäten, Gespräche).
- Bewältigung von Problemen der Aktivität und Partizipation durch neue Strategien, Hilfsmittel, Adaptationen, Kompensationsmöglichkeiten.

Vorgehensweise in der Behandlung/Betreuung in der Nachsorge

Die Nachsorge muss nicht immer wie eine „gewohnte" ergotherapeutische Behandlung verlaufen, sondern entspricht u. U. einer Betreuung. Sie gibt Anregung, zeigt neue Perspektiven (z. B. Teilnahme an einer spezifischen Gruppe), neue Möglichkeiten (z. B. Bewältigung des Weges zur Gruppe), die mit dem Patienten geübt werden und fördert die Eigenaktivität des Patienten. Der Übergang von Behandlung zur Betreuung bis zur Eigenaktivität muss sehr feinfühlig gelenkt werden, da die Patienten sich sonst sehr schnell allein gelassen oder abgeschoben fühlen. Bei Beendigung einer Behandlungsphase empfiehlt sich deshalb folgende Verabredung mit dem Patienten: Nach einer Weile des Ausprobierens der gewonnenen Selbstständigkeit soll er wieder mit einer neuen Verordnung zur Therapie kommen, falls er glaubt, weitere therapeutische Unterstützung für neue Ziele in der Bewältigung von Alltagsproblemen zu benötigen. So ein Hinweis kann eine große Beruhigung sein und macht u. U. eine weitere Behandlung erst zu einem späteren Zeitpunkt wieder nötig.

Beispiel ADL: Ein Patient hat in der Rehabilitation gelernt, sich selbst an- und auszuziehen und zu waschen. Beim Duschen braucht er Unterstützung. Er hat zu Hause eine Hilfskraft, die ihm den Haushalt versorgt. Die Ergotherapeutin erfährt bei ihren Hausbesuchen, dass der Patient sich morgens von seiner Haushaltshilfe waschen und anziehen lässt. Darauf angesprochen meint er, eigentlich würde er sich gerne alleine morgens versorgen, aber es dauere zu lange und es sei morgens immer so wenig Zeit.
In Absprache mit ihm und der Haushaltshilfe wird beschlossen, dass zunächst in der Ergotherapie das Anziehen weiter geübt wird, bis er es flüssiger und selbstverständlicher durchführen kann. Außerdem soll der Tagesablauf so verändert werden, dass der Patient mehr Zeit für das Waschen und Anziehen hat und sich nicht gehetzt fühlt.
Nach wenigen Wochen des Trainings übernimmt der Patient zunächst das selbstständige Anziehen. Dafür muss er allerdings 20 Minuten früher aufstehen. Nach einiger Zeit ist es für alle Beteiligten eine Selbstverständlichkeit geworden. Nun kann auch das selbstständige Waschen morgens geübt werden.

Nicht immer läuft eine solche Veränderung ohne Probleme ab. Viele Patienten fühlen sich überfordert von den vielen verschiedenen Alltagstätigkeiten und legen keinen großen Wert darauf diese Art Selbstständigkeit zu probieren. Ihre Prioritäten liegen womöglich bei anderen Betätigungen. Wenn es immer wieder Unmut und Auseinandersetzungen über ein Thema gibt, sollten Therapeutinnen versuchen, mit den Betroffenen gewünschte Schwerpunkte zu definieren und dafür notwendige Aktivitäten einzuüben.

Auch in dieser Phase können Gruppenaktivitäten (Yoga, Handwerk, Gespräche, Kochen u. ä.) manchen Patienten mehr Hilfe und Anregungen durch Gespräche und Aktivitäten mit anderen Patienten bringen als Einzelbetreuung. Kurse werden auch über die Multiple Sklerosegesellschaft (DMSG) örtlich angeboten.

3.3.8 Ergotherapie bei chronisch-progredientem Krankheitsverlauf

Dieser Krankheitsverlauf ist geprägt von einer fortlaufenden Verschlechterung mit immer neuen Symptomen oder Zunahmen der vorhandenen Symptome ohne Remissionen. Es ist der prognostisch ungünstigste Krankheitsverlauf. Soziale, psychische und mentale Probleme sind enorm hoch und häufiges Thema in Gesprächen mit Patienten. Der körperliche und später auch oft geistige Zustand der Patienten verschlechtert sich häufig rapide. Die Patienten fühlen sich krank und geschwächt. Sie sind oft verzweifelt über ihren Zustand und die Prognose und machen sich große Sorgen über die Zukunft. Zusätzlich leiden sie unter auftretende Begleiterkrankungen und den Nebenwirkungen starker Medikamente.

Zwischen Patienten und ihren Angehörigen etablieren sich nach längerer Krankheitsdauer Verhaltensweisen, die Änderungen schwierig machen. Vorschläge werden als Einmischung betrachtet. Schwierig wird es für alle im Team, aber ganz besonders für Angehörige, wenn sich die Persönlichkeit des Patienten verändert.

Therapieziele bei chronisch-progredientem Krankheitsverlauf

- Erhalten von Beweglichkeit und evtl. Einsatz von Trickbewegungen zur Bewegungserleichterungen
- Verhindern von Sekundärschäden
- Erhalten der mentalen Fähigkeiten, der psychischen Stabilität und der Fähigkeit zur Wahrnehmungsverarbeitung
- Fördern/Erhalten von Eigenaktivitäten
- Gezieltes Einsetzen von Hilfsmitteln

Vorgehensweise in der Behandlung bei chronisch-progredientem Krankheitsverlauf

Aspekte zur Behandlung bei chronisch-progredientem Krankheitsverlauf

Die Behandlung zielt als auf das Erhalten der vorhandenen, weniger oder gar nicht auf das Verbessern von Funktionen/Fähigkeiten ab. Verbesserungen können häufig nicht erwartet werden. Die Krankheit schreitet mal schneller, mal langsamer voran.

Tab. 3.6 Bedeutung des Stehtrainings und Ziele

Bedeutung des Stehtraining	Ziele
Fördern der Tiefensensibilität besonders in den unteren Extremitäten und im Rumpf.	– Vermeiden des Verlusts der Lageempfindung und Balance auch in anderen Ausgangspositionen
Fördern der Motorik besonders in den unteren Extremitäten und im Rumpf	– Vermeiden des Verlusts der Beweglichkeit und Stabilität in den Gelenken besonders von unterer Extremität und Wirbelsäule – Vermeiden von Kontrakturen, Hypotonus der Muskulatur – Osteoporoseprophylaxe
Entlastung des Brust- und Bauchraums	– Vermeiden flacher Atmung, schlechter Belüftung der Lungen und mangelnder Sauerstoffversorgung des gesamten Organismus – Vermeiden von Verdauungsproblemen
Förderung der Herz-Kreislauffunktion	– Fördern der Durchblutung und des Rückfluss in den Venen – Vermeiden von Ödemen – Verbessern der Sauerstoffversorgung in den Zellen – Verbessern des Stoffwechsels

Verändert sich der Zustand langsam, ist es nicht nötig, täglich mit dem Patienten zu üben. 2-3-mal wöchentlich Therapie sind sinnvoll, evtl. sind sogar noch größere Abstände möglich. Ein Eigenprogramm ermöglicht dem Patienten selbstständig zu üben. Mit Patienten, die nur noch wenig Alltagsaktivitäten selbst durchführen können, kann es wichtig sein, einen Tagesplan zu erstellen. Sie können sich selbst Ziele stecken und haben nicht das Gefühl, ein Tag sei unkontrolliert oder sinnlos vorübergegangen.

Nimmt die Krankheit einen rasch fortschreitenden Verlauf, kann es dagegen wichtig sein, regelmäßig in kurzen Abständen oder sogar täglich zu üben, damit vorhandene Funktionen und Handlungen so lange wie möglich erhalten bleiben. Voraussetzung ist, dass der Patient sich dazu in der Lage fühlt.

Aspekte zur Aktivität und Partizipation bei chronisch-progredientem Krankheitsverlauf

Nicht alle Aktivitäten müssen Alltagstätigkeiten sein. Alles, was für den Patienten wichtig, anregend oder entspannend ist, soll geübt werden. Dazu gehören Aktivitäten wie lesen, malen, Rätsel lösen, Nachrichten hören, aber auch nachdenken oder aus dem Fenster die Umgebung beobachten. Gewohnte Außenaktivitäten sollten so lange wie möglich gefördert werden, um den Kontakt zur Außenwelt nicht zu schnell zu verlieren. Bei einem Teil der Patienten ist es zu befürworten, die Behandlung (oder einen Teil der Behandlung) in der Gruppe durchzuführen, um die psycho-sozialen Aspekte in der Therapie zu berücksichtigen. Das ist in einer Klinik gut möglich, in die der Patient immer wieder zur Behandlung kommt, oder in einem Heim.

Aspekte zur Vermeidung von Sekundärschäden bei chronisch-progredientem Krankheitsverlauf

Das Vermeiden von Sekundärschäden ist bei Patienten, die nicht mehr gehen können, vorrangig. Um Begleiterkrankungen zu vermeiden und die Körperpflege zu erleichtern, werden die Gelenke - meist von Physiotherapeutinnen - regelmäßig endgradig bewegt. Lungenentzündungen wird durch Atemtherapie vorgebeugt. Dekubitus durch sorgfältiges Lagern des Patienten im Liegen und Sitzen, durch Stehtraining (auch für die Nierenfunktion wichtig) und die Verordnung einer Dekubitusmatratze.

In Tabelle 3.6 ist die Bedeutung des Stehtrainings und die Ziele beschrieben.

Die psychische Bedeutung des Stehtrainings ist nicht zu unterschätzen. Da der Patient während des Stehens auf Augenhöhe mit anderen Personen befindet und nicht immer hoch schauen muss, fühlt er sich weniger „klein" und abhängig. Der Blickwinkel aus dieser anderen Perspektive hat nicht nur funktionell Bedeutung sondern eben auch psychisch und geistig. Manches sieht dann einfach „anders" aus.

Aspekte zu Hilfsmitteln und Hilfen bei fortgeschrittener Krankheit und bei chronisch-progredientem Verlauf

Der Einsatz von Hilfsmitteln kann mit der Zeit zunehmen und immer wichtiger werden. Aber auch der Umgang mit diesen Hilfsmitteln kann für den Patienten durch die nachlassende Kraft und Beweglichkeit schwieriger werden. Sinnvolles Abwägen des Einsatzes ist erforderlich. Trickbewegungen, wie z. B. bei ataktischen Störungen das Suchen eines Widerstandes während der Bewegung, oder Bewegungserleichterungen wie beidhändiges Greifen, sind für manche Patienten einfacher als der Umgang mit einem Hilfsmittel.

Mit der Zeit kann es nötig sein, einen anderen Rollstuhl zu beschaffen, der dem Patienten mehr Möglichkeiten bietet, entspannt und ergonomisch zu sitzen. Ein Rollstuhl mit höherer Sitzlehne, mit Rückenschale und Kopfstütze ist z. B. bei Abnahme der Kraft der Rumpf- und Halsmuskulatur angebracht.

Mit fortschreitender Krankheit kann es immer schwieriger werden, Eigenaktivitäten zu fördern. Die eigene Aktivität wird immer weniger, die Hilfe der Angehörigen, Helfer oder der Therapeutin ist stärker gefordert. Es erfordert hohes Einfühlungsvermögen, viel Phantasie und Ideen, immer wieder mit dem Patienten Möglichkeiten zu finden, gewünschte Aktivitäten durchzuführen. Aber anders als bei Patienten, die eine Therapeutin nur über kurze Zeit behandelt, entwickelt sich während der Betreuung über einen längeren Abschnitt im Krankheitsverlauf eines Patienten oft eine nicht zu unterschätzende persönliche Bindung zwischen ihm und der Therapeutin, von der – bei einer fruchtbaren Zusammenarbeit – beide profitieren.

Fallbeispiel

Herr S., Diagnose MS

Vorstellung des Patienten und erste Symptome:
Herr S. meldete sich 1996 im Alter von 48 Jahren in unserer Praxis. Er hat seit seinem 27. Lebensjahr MS. Herr S. hat Familie in Berlin, Geschwister und seine Eltern, zu denen er einen losen aber guten Kontakt hat. Die Schwester kommt regelmäßig vorbei und erledigt geschäftliche Dinge für ihn. Auch mit einigen Freunden steht er regelmäßig in Telefonkontakt. Ab und zu bekommt er Besuch.

Verlauf von 1975-80:
Als er im 2. Bildungsweg Jura studierte, bekam er beim Schreiben seiner Hausarbeit Sehstörungen. Herr S. war bis dahin immer gesund und wollte sich beruflich höher qualifizieren. Er konnte sein Studium abschließen und war danach mehrere Jahre in verschiedenen Verlagen tätig.
Die Symptome kamen allerdings in regelmäßigen Abständen ca. vierteljährlich wieder. Besonders Wärme und Hitze beeinflussten die Erkrankung negativ.
Zu den anfänglichen Sehstörungen (unklares Sehen, Schleier vor den Augen) kamen Doppelbilder hinzu, sowie leichte Oberflächensensibilitätsstörungen im rechten Bein und später Schwäche im selben Bein. Ab und zu benutzte er deswegen draußen einen Stock beim Gehen.

Erste Diagnose und weiterer Verlauf von 1980 – 83:
Fünf Jahre nach den ersten Symptomen kam Herr S. wegen der wiederkehrenden Störungen zur Diagnostik in die Universitätsklinik in Mainz. (Er arbeitete zu dieser Zeit in Baden-Baden.) Das Ergebnis wurde ihm nicht persönlich in einem Gespräch mitgeteilt, sondern er entnahm die Diagnose *„Verdacht auf neurologische Immunerkrankung"* seiner Privatrechnung.
Durch die häufiger werdenden Schübe, die Gehprobleme (Schwäche in beiden Beinen) und die neu auftretende beginnende spastische Lähmung im linken (nicht dominanten) Arm, musste er seine Berufstätigkeit beenden. Er ging zurück nach Berlin und arbeitet seither nicht mehr.
Diese erste Diagnose beunruhigte ihn sehr. Er versuchte herauszufinden, was hinter der ungenauen Beschreibung für diese Krankheit stecken könnte.

Endgültige Diagnose und Reaktion darauf (ab 1983):
Zwei Jahre nachdem er wieder in Berlin war, wurde er zu weiteren Untersuchungen in die Neurologie des Krankenhauses am Urban überwiesen. Dort wurde zum ersten Mal die Diagnose *Multiple Sklerose* ausgesprochen. Er empfand die Mitteilung durch den Chefarzt wie ein Todesurteil. Er verließ das Krankenhaus mit dem Gedanken: „Nur weg hier!" Er fuhr in die Nationalgalerie und ging dort durch die Ausstellung, um einen klaren Gedanken zu fassen.
Man hatte ihm im Krankenhaus die Adresse der Deutschen Multiple Sklerose Gesellschaft (DMSG) gegeben. Dort suchte er sich sofort Rat und Unter-

stützung und nahm viele der angebotenen Therapien wahr (Yoga, Verhaltenstherapie, Reittherapie, Jogging, Waldlauf). Er fühlte sich in der Organisation gut aufgehoben und unterstützt. In späteren Jahren wurde er selbst aktiv und arbeitete als Schatzmeister in der DMSG mit. 1995 nahm er in dieser Funktion auch auf einer MS-Tagung in den USA teil. Er reiste zusammen mit seinem langjährigen Pfleger dort hin.

Erster Krankenhausaufenthalt und erstes Kennenlernen von Ergotherapie (ab 1984):
Bis 1984 wollte Herr S. nie in ein Krankenhaus. Er wollte auch keine Medikamente nehmen. Dann entschloss er sich zum ersten Mal in die Spezialklinik Wichern-Krankenhaus in Bad Wildungen zu gehen. Sein Aufenthalt dauerte 6 Wochen. Dort bekam er zum ersten Mal das Medikament *Imurek*. Physio- und Ergotherapie standen auf seinem Therapieplan.
Die Physiotherapeutin übte vorrangig gehen und Treppen steigen mit ihm, aber auch allgemeines Fitness.
Die Ergotherapie hatte das Ziel, die Parese seines zunehmend spastisch werdenden linken Arm zu behandeln. Die Spastik war überwiegend proximal, besonders in den Armbeugern. Die Hand war gut beweglich. Er wurde nach Bobath behandelt. Unter anderem wurde das Stützen für Alltagssituationen trainiert, in denen er sich mit der einen Hand halten, mit der anderen hantieren muss. Weiter wurden große Bewegungen mit dem Arm mittels der Seidenmalerei geübt.
Diese künstlerische Technik konnte er durch das Angebot im DMSG weiter führen (er malte rechtshändig). Er hat neben der Malerei auf Seide auch Öl und Stifte ausprobiert und das Malen wurde über lange Zeit seine Freizeitbeschäftigung. Seine Kunstwerke hängen überall in seiner Wohnung. Der Seidenmal-Arbeitsplatz ist immer noch vorhanden und wird derzeit wieder eingerichtet.
Er konnte die Alltagstätigkeiten noch gut selbstständig verrichten.

Übergang zur chronischen Progredienz ca. ab 1992, Veränderungen in Therapie und Alltag:
1992 zog Herr S. in eine behindertengerechte Wohnung. Er musste immer mehr, besonders draußen einen Rollstuhl benutzen. Er bekam einen Elektro-Rollstuhl, damit er sich unabhängig von Hilfspersonen fortbewegen konnte.
In der Physiotherapie waren Gehen und Treppen steigen weiterhin Ziele.
Ergotherapie wurde für eine kurze Periode verordnet, um abzuklären, wie er die ADL weiterhin bewältigen könnte und wo er Hilfe benötigte, da er seinen linken Arm aktiv nicht mehr einsetzen konnte. Wenn er die linke Hand mit der rechten zu einem Objekt brachte, konnte er etwas damit festhalten.
- Einkaufen und schwierigere Hausarbeit wurden für ihn zum Problem. Deshalb bekam er einmal täglich Hilfe von einer Sozialstation. Er ging nur noch mit Begleitung aus dem Haus. Aber oft holten ihn die Familie oder Freunde ab, um etwas zu unternehmen. Er besuchte gerne Ausstellungen, ging ins Kino oder Theater.
- Im Bad wurden Griffe angebracht und mit einem Duschhocker konnte er weiter selbstständig Duschen.
- Das Umsetzen vom Rollstuhl ins Bett, auf die Toilette und auf den Duschhocker bewältigte er selbst.
- Beidhändige Tätigkeiten waren schwierig, weil er sich oft mit einer Hand abstützen oder festhalten musste und mit der anderen hantieren.
- Er konnte sich einfache Gerichte zubereiten. Doch oft bereitete ihm die Hilfe der Sozialstation das Essen vor. Er wärmte sich das Essen in der Mikrowelle auf.

Verlauf 1992-97:
In den folgenden 4 Jahren wurde die Lebenssituation von Herrn S. immer schwieriger. Bis 1995 ging er noch regelmäßig mit Begleitung aus dem Haus und konnte viele seiner täglichen Verrichtungen zu Hause selbst erledigen. Ab 1996 kam die Hilfe von der Sozialstation zweimal, später dreimal täglich. Sie half bei der täglichen Hygiene, beim Einkaufen und beim Zubereiten des Essens. Es wurde für ihn unmöglich, sich allein ins Bett zu legen und aus dem Bett heraus zu kommen. Damit erhöhte sich der Bedarf an Pflege. Allerdings schaffte er es noch einige Jahre, vom Rollstuhl auf die Toilette überzusetzen und zurück. Er bekam ein Notrufgerät.
Durch die zunehmende Unbeweglichkeit, Spastik in den Beinen und weiter voranschreitend im linken Arm, waren nun Ziele der Physiotherapie der Erhalt der Balance und der Beweglichkeit in den Gelenken. Sein linkes Bein war stets ödematös, er bekam Lymphdrainage. Wegen der zunehmend schlechteren Atmung und skandierenden Sprache wurde Atemtherapie notwendig.
Über die Ergotherapie lernte er die Feldenkrais-Methode kennen. Damit konnte die Spastik immer wieder gelöst werden und er konnte entspannter liegen. Sie ermöglichte ihm auch über einen Zeitraum von noch einmal 5 Jahren Bewegungen, wie das Drehen zu beiden Seiten im Bett, das Aufrich-

ten mit Unterstützung zum Sitzen und das (Auf-) Stehen mit Hilfe an einer Sprossenwand. Diese Sprossenwand hat seine Familie für die Therapien in der Wohnung installiert. Anfangs konnte er sich allein zwischendurch damit in den Stand ziehen. Der Pflege half die Sprossenwand außerdem, ihm besser die Hosen anziehen zu können.

Verlauf seit 1997:
Die Symptomatik bei Herrn S. ist in den letzten Jahren rasch schlechter geworden.
Seine Aussprache wurde immer verwaschener und skandierender. Er muss sich inzwischen sehr anstrengen, um deutlich zu sprechen, was sich auch beim Telefonieren negativ auswirkt. Das Schreiben mit der Hand ist wieder wichtiger geworden und seit jüngster Zeit überlegt er, nach einem Vorschlag der Ergotherapeutin, ob er sich einen Computer mit Internet-Zugang anschaffen soll. Für eventuelle Adaptationen an den Geräten steht die Ergotherapeutin in Kontakt mit einer dafür spezialisierten Firma. Mit entsprechenden Computerprogrammen würde er auch ein neues Medium für seine kreativen bildnerischen Verfahren kennen lernen.
In der Ergotherapie ergeben sich dadurch neue Ziele: Arbeiten am Computer und Schreiben mit der rechten Hand. Erhalt der ergonomischen Sitzhaltung mit Einsatz des linken Arm zum Abstützen.
Seit er häufiger in der Wohnung beim Umsetzen (z. B. auf die Toilette) gestürzt ist, trägt er Windeln der Inkontinenz wegen.
Er bekam einen Rollstuhl, mit dem er sich fast in den Stand heben kann (das Stehen ist für ihn immer noch wichtig). Einige Zeit später allerdings brauchte er einen Rollstuhl mit Kopfstütze. Seine Rumpf- und Halsmuskulatur wurde immer schwächer.
Um den Verlauf etwas aufzuhalten, geht er jetzt regelmäßig (monatlich) für ein paar Tage in stationäre Behandlung und erhält Kortisonpräparate. Danach geht es ihm immer wieder für eine Weile besser.
Inzwischen kommt die Helferin der Sozialstation 4 × täglich, die Pflege ist aufwendiger geworden. Neben der MS bekam er eine z. T. sehr ausgeprägte Schuppenflechte und litt an anderen Hautaffektionen. Er kann nicht alleine aus dem Bett aufstehen oder sich hinlegen. Das macht ihn abhängig von seinen Helfern. Zur Erleichterung der Pflege bekam er einen Lifter.
Aber Herr S. kann weiterhin in seiner Wohnung leben und braucht für einige Stunden und nachts keine Hilfe. Er kann mit dem Rollstuhl allein durch die Wohnung fahren, essen, telefonieren, lesen usw. Er hat eine Sprechanlage am Bett und einen Türöffner für die Haustür. Nach zähem Ringen mit der Krankenkasse wurde ihm außerdem ein Türöffner für die Wohnungstür bewilligt. Zuvor passierte es, dass die Helferin der Sozialstation ihn ins Bett brachte und er die Therapeutinnen nicht herein lassen konnte.
Er geht nur noch selten nach draußen. Das Anziehen ist sehr aufwendig geworden. Auch möchte er sich in seinem gesundheitlichen Zustand nicht mehr so gerne in der Öffentlichkeit zeigen.
In der Therapie ist es wichtig geworden, die Beweglichkeit so lange wie möglich zu erhalten, da die Spastik in den Beinen und im linken Arm zugenommen hat und Rumpf und Hals sehr schwach geworden sind. Spastik hemmende Übungen, Lockerung der Muskulatur und auch die passive Beweglichkeit in den Gelenken zu erhalten, sind die vorrangigen Ziele. So ist es ihm möglich, entspannt im Bett liegen zu können, und andererseits sich viele Stunden im Rollstuhl sitzend durch die Wohnung zu bewegen.
Herr S. möchte sein Leben auch heute noch gern selbst bestimmen, soweit er durch seine Krankheit nicht eingeschränkt ist. Seine weitreichenden Kontakte zu Freunden, Bekannten und zu seiner Familie finden momentan überwiegend per Telefon statt. Von Zeit zu Zeit bekommt er Besuch von Freunden, geht aber selbst so gut wie gar nicht mehr aus. Er unterhält sich gern – trotz der Anstrengungen beim Sprechen. Er interessiert sich sehr für andere Menschen und es gibt viele Gesprächsthemen, über die er gut informiert ist. Im Gespräch merkt man inzwischen, dass auch sein Gedächtnis schlechter wurde. Ein Computer als Kommunikationshilfe könnte seine Kontakte erleichtern und intensivieren.
Er ist meist positiver Stimmung, macht sich allerdings Sorgen darüber, wie es mit seiner Erkrankung und seiner Situation weitergehen wird. Wenn er einmal niedergeschlagen wirkt, hängt das meist mit seinem aktuellen Gesundheitszustand zusammen. Andererseits ist er zuversichtlich, da es bisher immer wieder Lösungen für neu entstehende Alltagsprobleme gab.

Literatur

Empfohlene Literatur zum Vertiefen

Hermsdörfer J, Mai N, Rudroff G, Münßinger M. Untersuchung zerebraler Handfunktionsstörungen. Ein Vorschlag zur standardisierten Durchführung. Dortmund: Borgmann; 1994.

Kesselring J. Multiple Sklerose. Stuttgart: Kohlhammer; 1993.
Künzle U. Selbsttraining bei MS. Anweisungen für Patienten mit Multipler Sklerose für ein Übungsprogramm zu Hause. Schriftenreihe Schweizerische Multiple Sklerose Gesellschaft. Brinerstr. 1, 8036 Zürich
Künzle U. Alltags-Training bei MS, Anweisungen zum Ausruhen, Dehnen, Bewegen und Stellung wechseln, für Schwerbehinderte MS-Betroffene und ihre Helfer. Schriftenreihe Schweizerische Multiple Sklerose Gesellschaft. Brinerstr. 1, 8036 Zürich
Steinlin Egli R. Physiotherapie bei Multipler Sklerose. Ein funktionelles, bewegungsanalytisches Konzept Stuttgart: Thieme, 1998
Wötzel W, Pöllmann, König. Therapie der Multiplen Sklerose. Ein interdisziplinäres Behandlungskonzept. München: Pflaum, 1997

Weitere verwendete Literatur

Berting-Hünecke C. Sekundärprophylaxe bei Hemiplegie. Eigenprogramme für Patienten individuell zusammenstellen. Springer, Berlin 2000
Masuhr KF, Neumann M. Neurologie. Stuttgart: Hippokrates 1998
Mauritz K. Rehabilitation nach Schlaganfall. Stuttgart: Kohlhammer,1994
Michal C. Neuropsychologisches Befundsystem für die Ergotherapie. Berlin: Springer, 1996
Mumenthaler M, Mattle H. Neurologie. Stuttgart: Thieme, 1997
Poeck K, Hacke W. Neurologie. Berlin: Springer 1998
Schweizer V. Neurotraining. Therapeutische Arbeit mit hirngeschädigten Erwachsenen im kognitiven Bereich. Berlin: Springer, 1999
Wandner R. Multiple Sklerose schon bei Kindern. Frankfurter Allgemeine Zeitung, Nr. 44 vom 21.2.96

Belletristik

Burnfield A. Multiple Sklerose. Ein Erfahrungsbericht. Stuttgart, 1988

Verbände/Organisationen

Deutsche Multiple Sklerose Gesellschaft (DMSG)
Bundesverband e. V.
Vahrenwalder Str. 205-207
30165 Hannover
Tel.: 0511/968 34 – 0
FAX 0511/968 34 – 50
www.dmsg.de
Der DMSG hat Landesverbände in jedem Bundesland

Zentraler Hilfsmitteldienst
Landesverband Berliner Deutsches Rotes Kreuz
Bundesallee 73
12161 Berlin
Tel.: 030 850 – 422/– 267
Information, Beratung, Verleih, ständige Ausstellung, Sonderausstellungen

3.4 Hemiplegie/Hemiparese

Carola Habermann

3.4.1 Überblick über das Krankheitsbild und seine Störungen

Begriffsbestimmung

Die Begriffe Hemiplegie und Hemiparese stehen für eine Halbseitenlähmung nach einer neurologischen Schädigung. Folgend aufgeführt ist die genaue Wortbestimmung dieser Begriffe:

- *hemi-:* (griechisch) Wortteil mit der Bedeutung halb, einseitig
- *plegie:* (griechisch: Schlag): vollständige Lähmung
- *Hemiplegie:* vollständige Lähmung einer Körperhälfte
- *Parese:* (griechisch: Erschlaffung) unvollständige Lähmung
- *Hemiparese:* inkomplette Lähmung einer Körperhälfte infolge einer zentralen Läsion
- *Lähmung:* Oberbegriff für die Minderung (Parese) bzw. den Ausfall (Plegie) der Funktionen eines Körperteils oder Organsystems; im engeren Sinn (neurologisch) Minderung der motorischen oder sensiblen Funktionen eines Nerven mit Bewegungseinschränkung bzw. -unfähigkeit *(motorische Lähmung)* oder quantitativen Sensibilitätsstörungen *(sensible Lähmung)*

(de Gruyter 1999)

Im deutschen Sprachgebrauch werden häufig die beiden Begriffe Hemiplegie und -parese synonym gebraucht, wobei auch hier überwiegend der Begriff „Hemiplegie“ verwendet wird.

Ätiologie (Faktoren, Ursachen der Entstehung)

Die Hemiplegie wird durch Läsionen des ersten motorischen Neurons im Bereich des Großhirns und Verlauf der Pyramidenbahn hervorgerufen. Ursachen hierfür sind unter anderem häufig Infarkte der Arteriae cerebrales oder Blutungen in der entsprechenden Region. Durch die Läsion in einer Hemisphäre der Hirnrinde, der inneren Kapsel oder des Hirnstammes bis zur Kreuzung der Pyramidenbahn wird eine kontralaterale Hemiplegie verursacht. Je nach Lokalisation der Läsionen, abhängig vom Versorgungsgebiet der

Arterien, Gebiet der Blutung oder Sitz eines Tumors oder von anderen Läsionsursachen sind die beobachtbaren Störungen unterschiedlich:

- Durch Läsionen im Versorgungsgebiet der Arteria cerebri media und bei kleineren Läsionen in der inneren Kapsel (durch die Nähe der Pyramidenbahnanteile für die obere Extremität zu den Bahnen der oralen mimischen Muskulatur) kommt es zur brachiofazial betonten kontralateralen Hemiplegie.
- Durch Läsionen im Versorgungsgebiet der Arteria cerebri anterior kommt es zur kontralateralen beinbetonten Hemiplegie, gelegentlich mit Sensibilitätsstörungen.
- Durch Läsionen im Gebiet der Arteria cerebri posterior kann es zu kontralateralen Hemihypästhesien und zur Hemianopsie kommen.
- Läsionen im Hirnstammbereich führen zu Ausfällen der Hirnnerven, zu Blickparesen und Hemiparesen. Da hier die Hirnnerven und die Pyramidenbahn vor ihrem Kreuzungsbereich verlaufen, kann es auch zu homolateralen (ipsilateralen) Störungen kommen (Gesicht und orofazialer Bereich homolateral, sensomotorischer Bereich des Körpers kontralateral)

(Masuhr et al. 1998)

Folgend aufgeführt sind die auslösenden Ursachen für die Hemiplegie und Hemiparese.

Apoplexie

Synonyme: Apoplexia cerebri, apoplektischer Insult, Schlaganfall, Gehirnschlag

- *Ischämischer Hirninfarkt* mit meistens einer Embolie als Ursache, ausgehend von arteriosklerotischen Veränderungen extrakranieller Gefäße oder vom Herzen. Dabei setzt sich ein Thrombus in einer Hirnarterie fest, somit kommt es zur Mangeldurchblutung im jeweiligen Versorgungsgebiet und das Hirngewebe stirbt ab.
- *Intrazerebrale Massenblutung* (primär hämorrhagischer Insult, nichttraumatische Hirnblutung) mit der Ursache einer Ruptur eines intrazerebralen Gefäßes (häufig im Stammganglienbereich). Somit kommt es zu Druck auf das Hirngewebe und dieses stirbt dadurch ab. Ursachen für Hirnblutungen können unter anderem sein: Angiopathie infolge arterieller Hypertonie oder Arteriosklerose, Gefäßfehlbildungen (arterio-venöses Angiom, Aneurysma).

(nach de Gruyter 1999)

Einteilung nach Dauer der beobachtbaren Störungen:

- *TIA:* transitorische ischämische Attacke (Dauer zwischen 2-15 Minuten, definitionsgemäß maximal 24 Stunden)
- *(P)RIND:* (prolongierte) reversible, ischämische neurologische Defizite (die Symptome verschwinden innerhalb von 7 Tagen)
- *Insult:* Schlaganfall mit Störungen, die über 7 Tage hinaus erhalten bleiben

Traumatische Schäden

Eine Hemiplegie kann ebenfalls durch ein *Schädel-Hirn-Trauma* (SHT) oder eine andere erworbene Hirnschädigung ausgelöst werden.

SHT ist der allgemeine Oberbegriff für gedeckte bzw. offene Schädelverletzungen mit Gehirnbeteiligung. Diese werden eingeteilt nach dem Schweregrad, bezogen auf die Dauer der posttraumatischen Bewusstlosigkeit, die auch Rückschlüsse auf die Prognose des SHT erlaubt.

Ein weitere Begriff für traumatisch entstandene Schäden, die *erworbene Hirnschädigung*, wird verwendet, um die Krankheitsbilder zusammenzufassen, bei denen es unabhängig von der Ursache „zu funktionellen und/oder anatomischen Ausfällen/Störungen des zentralen Nervensystems (ZNS) gekommen ist" (Ott-Schindele, Kapitel 3.2).

Eine weitere Einteilung erfolgt nach Art, Umfang und Folgen der Schädelverletzung und damit dem Einfluss auf die Hirnverletzung.

Dazu kann es bei traumatischen Verletzungen zu weiteren Komplikationen kommen, beispielsweise zu Hirnödemen, Hämatomen, Hirndrucksteigerung, die Ursache für Hemiplegien, Hemiparesen sein können.

(nach de Gruyter 1999)

Subdurales/epidurales Hämatome, Subarachnoidalblutung

Es handelt sich hier um verschiedene Formen von Blutungen arteriellen oder venösen Ursprungs meist in Folge von Traumata, benannt nach dem jeweiligen Raum im Schädel, in den es eingeblutet hat. Je nach Ausdehnung der Blutung, der daraus entstehenden Raumforderung oder einer notwendigen Operation kann es zur Hemiplegie unterschiedlichsten Ausmaßes kommen.

Tumore

Tumore haben in ihrem Wachstum eine intrazerebrale Raumforderung zur Folge, und es kann zu Tumoreinblutungen kommen. Dabei kommt es in Abhängigkeit von Lokalisation, Wachstumsgeschwindigkeit und Größe bedingt durch Hirndrucksteigerung, Massenverschiebung und Hirnödem zu leichten bis schweren neurologischen Symptomen. Bei länger andauernder Hirndrucksteigerung besteht die Gefahr der Einklemmung von Hirnsubstanz, des Auftretens eines Hydrozephalus, oder es kommt zu einer Apoplexie (durch Kompression der Liquorräume bzw. Hirngefäße). Da bestimmte Tumorformen entfernt werden müssen (Operation, Bestrahlung, Chemotherapie), kann es durch diese Eingriffe ebenfalls zu neurologischen Symptomen kommen.

Weitere auftretende Komplikationen sind Bewusstseinsstörung, Krampfanfälle, Infektionen, Hämatome, diffuse Subarachnoidalblutungen sowie die drohende Gefahr eines zerebralen Vasospasmus mit Ischämie bzw. Infarkt.

(de Gruyter, 1999)

Prognostik

Die Prognostik bezüglich der funktionalen neurologischen Schäden ist abhängig von der Ursache und dem Ausmaß der Schädigung.

Allgemein kann gesagt werden, dass je größer und länger andauernd das Gehirn in Mitleidenschaft gezogen wird, desto größer das Ausmaß der funktionalen Schädigung und umso länger wird die zeitliche Dauer zur Erholung und Teilwiederherstellung der Fähigkeiten sein.

Untersuchungen zu prognostisch bedeutsamen Merkmalen - zum Beispiel in der Schlaganfallrehabilitation (v. Renteln-Kruse 2000) - sind methodisch schwierig durchzuführen. Viele Faktoren beeinflussen die neurologische Rehabilitation und eine Gewichtung, welcher Faktor eine größere Rolle spielt als ein anderer, findet nicht statt. Deutlich wurde bei der Analyse bisheriger Untersuchungen, dass die meisten Studien die Bedeutung rehabilitativer Behandlung für eine günstige Prognose hervorheben. Von Renteln-Kruse listet eine Zusammenfassung der Faktoren auf, die eine Prognose negativ beeinflussen (zitiert aus Studien, die mit geforderter Reliabilität und Validität durchgeführt wurden):

- Ausmaß der Behinderung bei Aufnahme, innerhalb von zwei Wochen nach Insult
- Urininkontinenz
- Schweregrad der motorischen Lähmung
- Lebensalter
- Bewusstseinsverlust innerhalb von 48 h nach Insult
- Desorientiertheit zu Zeit und Ort
- Sitzkontrolle
- Höhe des initialen ADL-Scores
- Status nach früherem zerebralen Insult (*Re*insult)

Diese Faktoren spielen für das gesamte Ausmaß der Rehabilitation nach einem Schlaganfall eine Rolle. Für eine allgemein formulierte Prognose der Hemiplegie und -parese jeglicher Ursache ist eine Übertragung sicher möglich.

Differenzialdiagnosen bzw. abzugrenzende und ergänzende Störungsbilder

Durch die im *Abschnitt „Ätiologie“* aufgeführten Ursachen kann es außer zu Lähmungen unterschiedlichen Ausmaßes noch zu weitern Störungen und Reaktionen kommen (siehe auch entsprechende weiterführende Kapitel):

- besondere sensomotorische Schwächen wie ataktische Bewegungsstörungen, Rigor, Hypokinese etc. (s. u.)
- besondere sensorische Störungen
  - Störungen der Sinnesorgane im Allgemeinen
  - Stereoagnosie (Unfähigkeit, Gegenstände durch Betasten zu erkennen)
  - Anopsien
- fazio-orale Störungen
- neuropsychologische Störungen
- psychogene Reaktivität
- vegetative Störungen
- soziale Störungen

(nach Meier-Baumgartner 2000)

Wichtig ist es, bei der Befunderhebung eine deutliche Abgrenzung zu finden zwischen motorischen Störungsbildern und anderen Störungen, die eine Bewegungseinschränkung verursachen könnten. Eine reine Sensibilitätsstörung beispielsweise verhindert ebenfalls die Fähigkeit zur Bewegung und der betroffene Patient zeigt häufig einen hohen Tonus, um den Mangel an Spürinformationen auszugleichen (siehe Kap. 3.5 Sensibilitätsstörungen). Beide Störungsbilder treten häufig gemeinsam auf, da die arterielle Hauptversorgung der motorischen und sensorischen Rinde über die gleichen Gefäße erfolgt.

Auch neuropsychologische Störungen (siehe dort) wie Neglekt oder Apraxie sowie Störungen weiterer sensorischer Systeme (beispielsweise Visus oder Gehörsinn) können Bewegungsverhalten verändern und die Wirkung einer Tonusanomalie hervorrufen.

Besondere Störungsbilder

Zwischen der Großhirnrinde und den Strukturen der Stammganglien sowie des Kleinhirns besteht eine „Beratungs- und Zustimmungsbeziehung" (Umphred 2000). Das bedeutet, dass hier willkürliche Bewegungen angepasst und ergänzt werden, indem diese Systeme gemeinsam bei Bewegungsplanung und -abruf initiativ werden. Daher kommt es bei Schädigungen in diesem Bereich zu einem ganz bestimmten Symptomenkomplex:

Schädigungen im Bereich des Kleinhirns:

Die Abläufe der motorischen Vorgänge und die Integration sensorischer und sensibler Reize sind gestört.

Die Störungen beziehen sich auf den Ablauf von

- Tonusregulation und Zusammenspiel von Bewegungsgruppen,
- Harmonie, Dosierung und Zweckmäßigkeit des Bewegungsablaufs.

Die Folgen davon sind:

- Hypotonie bei passiven Bewegungen
- schlecht dosierte, über das Ziel hinausgehende ataktische Bewegungsabläufe
- Störung des Gleichgewichts

Schädigung im Bereich der Stammganglien (Basalganglien)

Hier kommt es zu den so genannten extrapyramidalen Bewegungsstörungen im Ablauf motorischer Vorgänge. Gestört sind der harmonische Bewegungsablauf, das Tempo und das optimale Zusammenspiel bei komplexen Bewegungsabläufen.

Der Tonus ist dabei verändert zu

- Steigerung (als Rigor),
- Reduktion (als Hypotonie),
- spärlichen und verspannten Bewegungsabläufen (als Hypokinese),
- ausufernden Bewegungsabläufen (als Tremor, choreatische und athetotische, unwillkürlichen Bewegungsabläufe)

(Mumenthaler 1997).

Klinisches Bild

„Die Doppelstruktur des Gehirns und damit die Bilateralität des Menschen kompliziert die Betrachtungsweise des Hemiplegiesyndroms [...], der Begriff 'Hemiplegie' [ist eigentlich...] falsch, denn der halbe Körper kann ohne die andere Hälfte nicht normal funktionieren, sodass immer der ganze Mensch betroffen ist. [...] jede Verletzung [kann] die gesamte Person in allen ihren biologischen, psychischen und sozialen Fähigkeiten verändern..." (Meier-Baumgartner 2000).

Dieser Blick auf die Ganzheit des Hemiplegiesyndroms soll in diesem Kapitel, aber auch im gesamten Buch deutlich werden. Es werden immer beide Seiten in ihrer Betroffenheit wahrgenommen und benannt. Der Sprachgebrauch ist hier die direkt betroffene Seite - durch das Gebiet der Schädigung bestimmt - und die kontralateral gelegene indirekt betroffenen Seite.

Das klinische Bild der Hemiplegie kann zunächst differenziert von allen anderen Neuroverhalten bezüglich der sensomotorischen Ausfälle betrachtet werden. Diese sind abhängig von der Ursache und dem Ausmaß der Hirnschädigung.

Die Symptome können sich in einer schleichenden Veränderung neurophysiologischer und neuropsychologischer Fähigkeiten zeigen, z. B. bei langsam wachsenden Tumoren oder anderen allmählich raumfordernden Prozessen. Andererseits kann es beim Apoplex, bei Blutungen oder traumatischen Schädigungen zu einer akut einsetzenden Symptomatik in Abhängigkeit vom betroffenen Hirnareal kommen. Die dabei auftretenden Störungen können von leichten halbseitigen Lähmungserscheinungen und Sensibilitätsstörungen bis zu schwersten Störungen mit Bewusstseinsstörung auftreten.

Sensomotorisches Bild

Die Hemiplegie kann sich als eine zunächst schlaffe Lähmung der gesamten, kontralateral zum Schädigungsort gelegenen Körperhälfte (Plegie) oder in Teilbereichen (Parese) zeigen. Davon können die motorischen und sensorischen Qualitäten betroffen sein. Diese Lähmungserscheinungen können übergehen zur

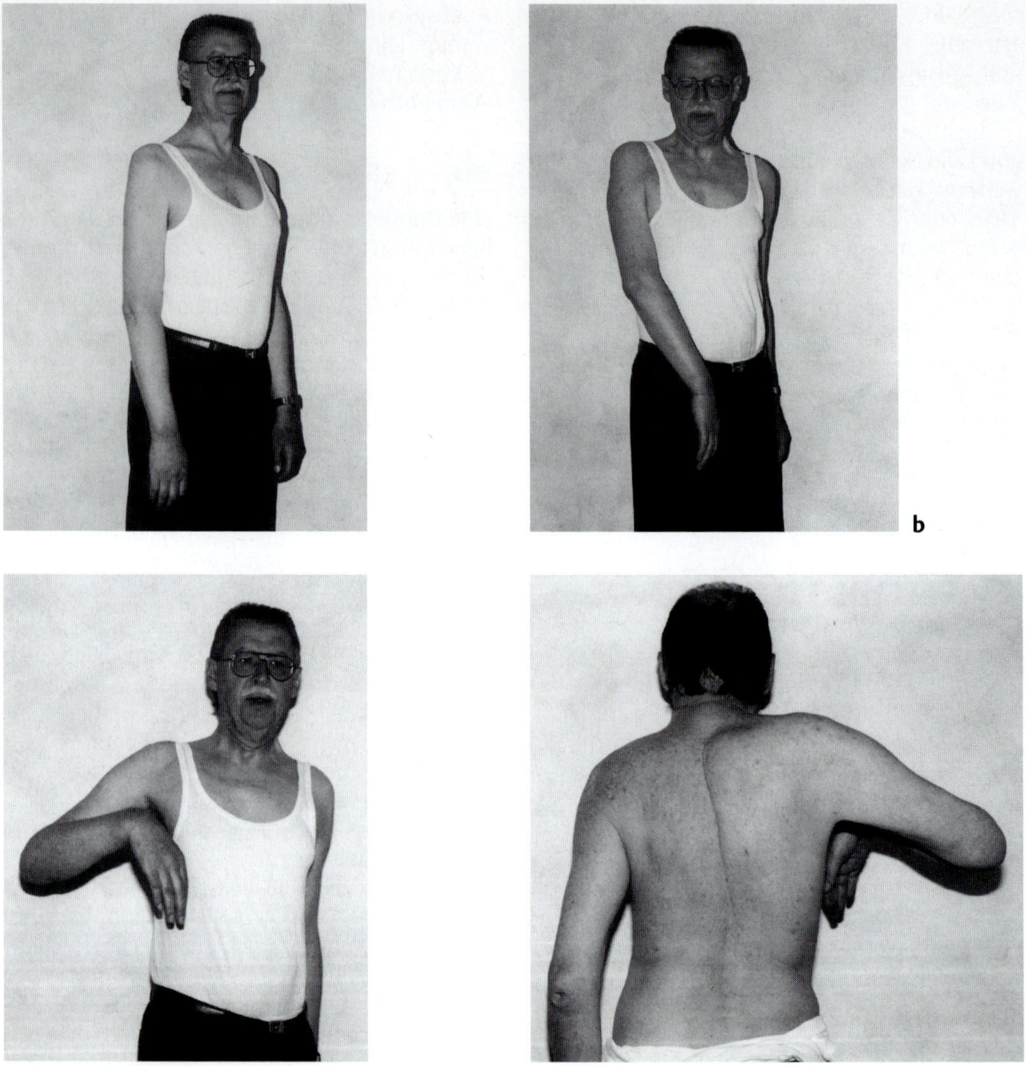

Abb. 3.**12 a-d** Pathologische Bewegungsmuster beim Arm-Hebe-Versuch (Patient Peter K.).

rückläufigen Entwicklung bis zum individuellen Normotonus und Sensibilität oder, in Abhängigkeit von der Schädigung und ihren Folgen, zum Hypertonus. Allerdings sind wechselnd ausgeprägte Lähmungserscheinungen auch von Art und Ausmaß einer Bewegung abhängig.

Bei einer ausgeprägten Schädigung des Gehirns ist es dem Patienten zunächst nicht mehr möglich, eine Bewegung auf der direkt betroffenen Seite durchzuführen. Es gelingt ihm nicht, den dazu notwendigen Tonus zu rekrutieren oder an die Bewegung anzupassen. Im weiteren Verlauf anhaltender Lähmungserscheinungen treten bei versuchten Bewegungen des Patienten pathologische Bewegungsmuster auf, weil die physiologische Kontrolle im Zusammenspiel der Agonisten und Antagonisten (siehe Kap. 2, Modell der normalen Bewegung, S. 67) nicht stattfindet. Selektive Bewegungen sind damit nicht möglich.

Beispiel: Die Abbildungen 3.**12 a-d** zeigen den Patienten Peter K. mit oben geschilderter Problematik. Peter K. versucht, seinen Arm in Richtung Elevation zu heben (Ausgangsposition Abb. 3.**12 a**). Die Muskelgruppen, die den Arm in diese Richtung bewegen, müssen eine Flexion ausführen, aber die antagonistische Bewegungskontrolle der Anteile des Musculus pectoralis major findet nicht statt, sondern sie ziehen den Arm in eine Adduktion; zusätzlich entsteht eine Ellenbogenflexion als assoziierte Bewegung (Abb. 3.**12 b**). Der Patient rekrutiert nun die Muskelgruppen, zu denen er Zugriff hat, und es entsteht eine Abduktion mit Ellenbogenflexion (Abb. 3.**12 c**). In der normalen Bewegung einer Flexion und Abduktion des Armes soll das Schulterblatt eine Außenrotation vollziehen. Hier führen die Antagonisten des Schulterblatt aber eine Elevation und Adduktion des Schulterblatts aus (Abb. 3.**12 d**), sodass die vom Patienten eigentlich initiierte Bewegung nicht ausführbar ist. (Bewegungsabfolge nach Hochschild 1998)

Diese Störungen in der Tonusanpassung des Körpers an die Schwerkraft stellen sich häufig auch als Mischbilder in den einzelnen Bewegungsgruppen dar.

Beispiel: Ein paretischer Arm kann im Schulterbereich hypoton sein, es kommt zu einer Subluxation im Schultergelenk, der Ellebogen- und Handbereich kann zugleich Hypertonus im Beugemuster aufweisen (s. Abb. 3.**13**).

Bei Handlungen oder ungenügender Unterstützungsfläche (siehe Kap. 2.4.2, Bobath-Konzept) des Körpers kann sich die Qualität der Bewegungsmöglichkeiten verändern. Es kann zu Synergien (s. Abb. 3.**12 b** u. **c**) oder assoziierten Reaktionen kommen, die zeitliche Koordination der Bewegung kann gestört sein. Der Weg, den die Bewegung macht, kann unökonomisch sein und das Ziel verfehlen.

Wenn Patienten mit dem Vollbild der Hemiplegie keine Therapie bekommen, entwickelt sich ein pathologisches Bild aufgrund der fehllaufenden Anpassungsreaktion an die Schwerkraft. Dieses früher häufiger auftretende und in der neurologischen Fachliteratur beschriebene Bild ist das sogenannte Wernicke-Mann-Bild (Abb. 3.**14**).

Aber selbst bei Patienten, die sobald wie möglich Ergo- und Physiotherapie erhalten sowie durch professionelle Pflege therapeutisch versorgt werden, kann man unter Alltagverhältnissen in bestimmten Körperabschnitten pathologische Tonusregulation und -verhältnisse beobachten. Durch die geforderte Anpassung an die Schwerkraft im Stehen oder beim Gehen erhöht sich der Tonus im gesamten Körper. Es kommt zu einer assoziierten Reaktion im Arm und im Rumpf, und das Bein kann dann teil-

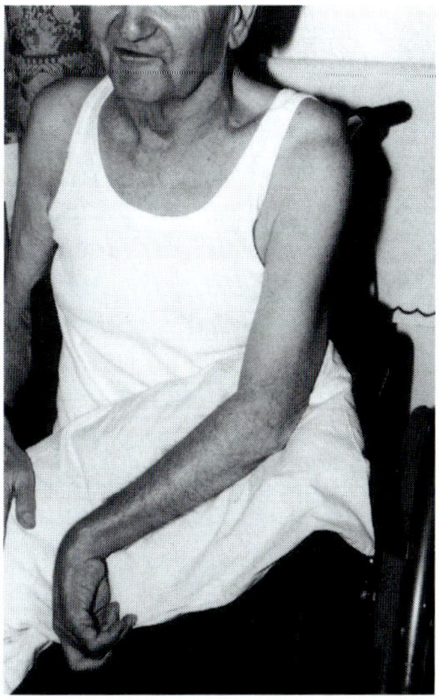

Abb. 3.**13** Mischbild eines paretischen Arms (Patient Friedrich S.).

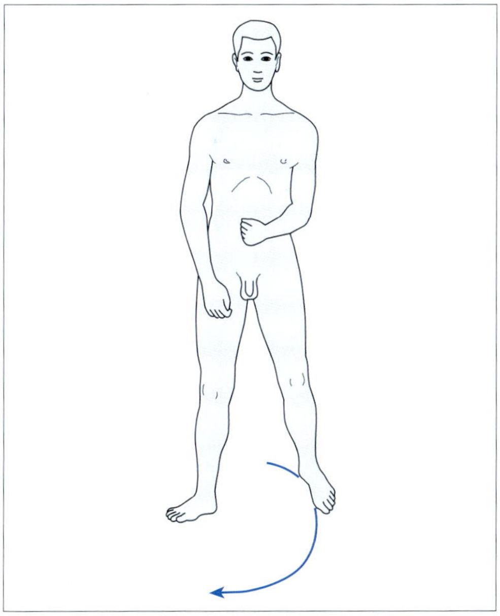

Abb. 3.**14** *Wernicke-Mann-Bild:* (W. Ludwig M., Neuropathologe, Breslau, 1866-1936): durch fehllaufende Anpassungsreaktion des gesamten Organismus ausgelöste Haltungs- und Bewegungsanomalie der gelähmten Extremitäten: Der Arm wird bei Beugestellung des Unterarms, der Hand und der Finger adduziert gezogen, das im Kniegelenk gestreckte Bein mit plantarflektiertem Fuß wird beim Gehen seitlich zirkumduziert (de Gruyter 2000).

weise nur in einem Massenmuster zum Schritt gebracht werden.

Die typischen Muster, die beim hemiplegischen Patienten auftreten können, werden bei Davies (1986) als Synergien beschrieben. Diese pathologischen Muskelzüge können vereinzelt oder im schlimmsten Fall bei nichtbehandelten Patienten komplett auftreten. Wichtig sind die Kenntnisse des klinischen Bildes deshalb, da die Beobachtung der auch vereinzelt auftretenden Muster der Therapeutin ermöglichen, schnellstens Gegenmaßnahmen zu ihrer Verhinderung zu treffen. Zudem sind diese Muster gelegentlich nicht deutlich erkennbar, da die Kleidung des Patienten sie im proximalen Bereich verdecken; sichtbare Zeichen distal jedoch geben der aufmerksamen Therapeutin Hinweise auf Ursachen für die Funktionsstörung. Die Muster könnten also in folgender Form mehr oder weniger ausgeprägt als Pathologie beobachtet werden:

Kopf: Der Kopf kann zur hemiplegischen Seite geneigt und rotiert sein, sodass das Gesicht der indirekt betroffenen Seite zugewandt ist.

obere Extremität: (Flexionsmuster) Die Skapula kann retrahiert und der Schultergürtel heruntergezogen sein. Die Schulter kann adduziert und nach innen rotiert sein. Der Ellenbogen kann flektiert sein, dabei wäre der Unterarm in Pronationsstellung, kann aber auch in Supinationsstellung sein. Das Handgelenk kann zur ulnaren Seite flektiert, die Finger flektiert und adduziert sein.

Rumpf: Auf der hemiplegischen Seite kann der Rumpfanteil mit Seitenflexion nach hinten rotiert sein.

untere Extremität: (Extensionsmuster) Das Becken kann auf der hemiplegischen Seite nach hinten rotiert und nach oben gezogen sein. Die Hüfte kann extendiert, adduziert und nach innen rotiert sein. Das Knie kann extendiert sein. Der Fuß kann eine Plantarflexion und eine Inversion aufweisen. Die Zehen können flektiert und adduziert sein (der Großzeh kann durch ausgelösten pathologischen Babinski-Reflex extendiert sein).

Durch unterschiedliche Umstände (fixierende Lagerung, längere fixierte, einseitig belastende Sitzhaltung, ausgedehnte Schädigungen in beiden Hirnhälften) kann es zu anderen pathologischen Mustern kommen.

Manche Patienten erleben nach kurzer Zeit eine Spontanremission oder erzielen rasche Fortschritte in der sensomotorischen Therapie. Sie zeigen dann nur noch Reste einer Hemiparese. Das dann möglicherweise noch vorhandene klinische Bild einer Feinmotorikstörung benötigt eine differenzierte Diagnostik (s. S. 290), um die genauen sensomotorischen oder auch neuropsychologischen Ursachen der Störung zu befunden.

■ Isolierte Sensibilitätsstörungen

Eine Besonderheit des pathologischen Tonus ist noch bei ausgeprägten Sensibilitätsstörungen (siehe Kap. 3.5.2) zu beobachten. Da das Gehirn keine Informationen vom Tonus, von der Perzeption der Gelenkstellungen und der Haut erhält, kommt es scheinbar zu einer Überreaktion in der Motorik. Patienten mit diesen Störungen weisen trotz intakten Bewegungsmöglichkeiten ähnliche hypertone Zustände auf wie Patienten mit ausgeprägten motorischen Störungen.

Die Abbildungen 3.**15 a – d** zeigen einen Patienten, der ausschließlich Sensibilitätsstörungen hat (Ausgangsposition Abb. 3.**15 a**). Unter Bewegungen der indirekt betroffenen Seite (Griff zur Dose, Öffnen des Kühlschranks: Abb. 3.**15 b** u. **c**) erhöht sich sofort der Tonus der direkt betroffenen Seite und löst, vom Patienten unbemerkt, pathologische Muster aus (Retraktion der rechten Körperhälfte, Beugetonus Arm: Abb. 3.**15 d**). Bewegungen können von diesen Patienten nur unter Sichtkontrolle durchgeführt werden; ein Teil der fehlenden Perzeption wird durch visuelle Kontrolle kompensiert. Die dann möglichen Bewegungen können aber nicht die feine Qualität einer ungestörten Bewegung haben, sondern sind grob und unsicher.

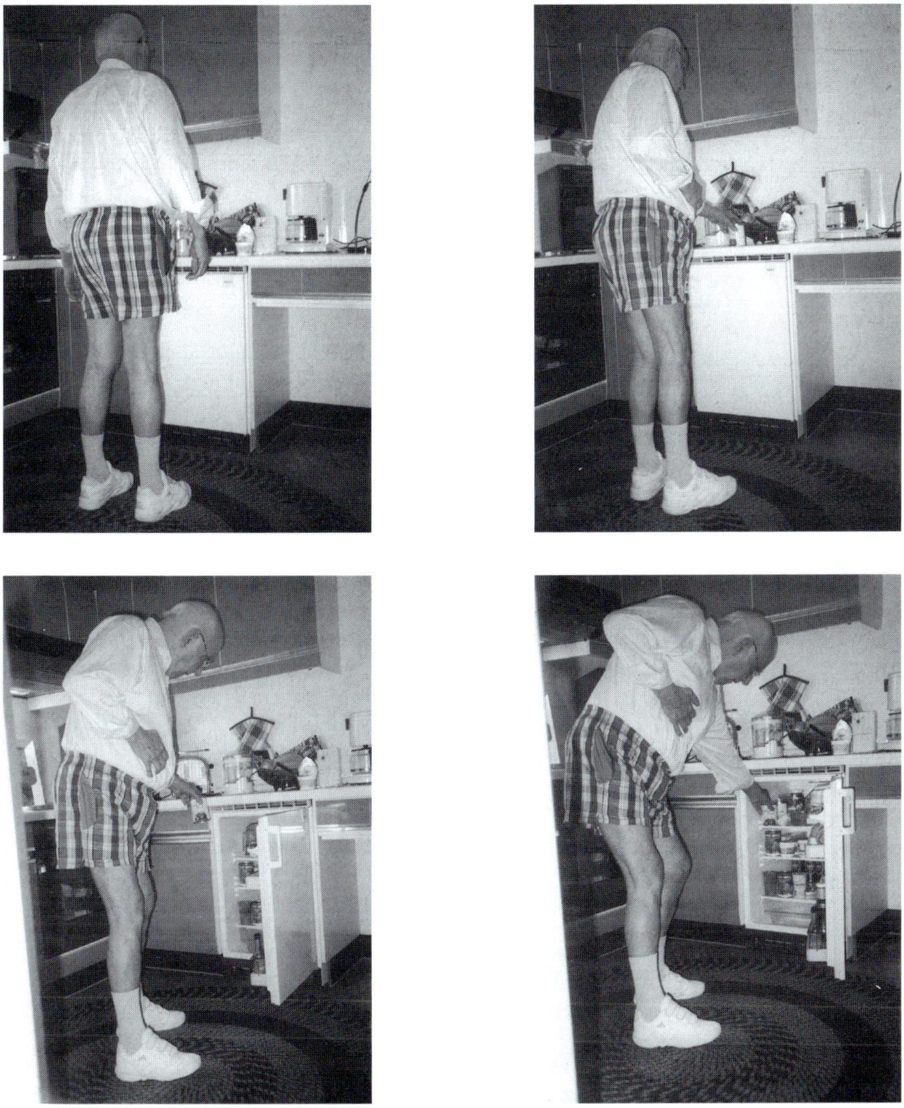

a b c d

Abb. 3.**15 a-d** Pathologischer Tonus bei ausschließlicher Sensibilitätsstörung (Patient Dieter H.)

Bewegungseinschränkung aufgrund neuropsychologischer Störungen

Neuropsychologische Störungen können ebenfalls mehr oder weniger ausgeprägte Bewegungsstörungen verursachen. Wie bei den Sensibilitätsstörungen sind die Bewegungsabläufe dabei trotz möglicherweise intakter Motorik ungenau, ungezielt oder nicht durchführbar.

Beispiele:

- Ein Patient mit ausgeprägtem Neglekt bewegt nach der Aufforderung, das *linke* Bein zu heben, nur sein *rechtes* Bein. Er hat trotz vorhandener Bewegungsfähigkeit keinen Zugriff zu seinem linken Bein.
- Ein Patient mit einem Extinktionsphänomen lässt beim Aufstehen einen Gegenstand aus der direkt betroffenen Hand fallen, da die Greiffunktion durch die motorische Anforderung des Aufstehens ausgelöscht wurde.
- Ein Patient mit räumlich-konstruktiver Störung schafft es nicht, seinen direkt betroffenen Arm in das Ärmelloch seiner Jacke zu bewegen, weil er keinen Bezug zum erforderlichen räumlichen Weg dieser Bewegung hat.

- Ein Patient mit einer Apraxie bewegt mit seiner Hand das Messer beim Brotschneiden nicht richtig, weil er das Messer nicht als Objekt zum Schneiden erkennen kann.

Diese Beispiele zeigen deutlich, dass die Ergotherapeutin das klinische Bild einer Bewegungsstörung genau hinterfragen und mögliche neuropsychologische Zusammenhänge befunden muss. Weitere Befunderhebungen und Behandlungsbeispiele finden sich in den entsprechenden Kapiteln.

Störungen der Aktivität und der Partizipation

Auswirkungen auf die Aktivität und Partizipation eines Patienten wurden beispielhaft bereits im Zusammenhang mit der ICIDH-2/ICF beschrieben. Die sensomotorischen Störungen dieses Patienten aufgrund seiner Hemiparese haben entsprechende Folgen für seine Teilnahme am Leben. Der hemiplegische und hemiparetische Patient ist durch seine Lähmungen unterschiedlichsten Ausmaßes beeinträchtigt oder es ist für ihn unmöglich,

- Bewegungsaktivitäten durchzuführen, sowie Gegenstände zu handhaben,
- sich fortzubewegen,
- sich selbst zu versorgen ADL,
- häusliche, interpersonelle und bedeutende Lebensaktivitäten durchzuführen ADL.

Er ist beeinträchtigt oder es ist für ihn unmöglich, an verschiedenen Lebensbereichen bzw. Lebenssituationen mit den oben genannten Aktivitäten zu partizipieren (nach ICIDH-2 1999).

Durch die oben geschilderten Ausfälle in der Bewegungsmöglichkeit und durch weitere Beeinträchtigung durch die neurologische Schädigung fällt es den Patienten schwer, ihr gewohntes Leben wieder aufzunehmen. Die Patienten schildern sich selber häufig als nur noch zur Hälfte vorhanden, schimpfen über die ungeschickten ungezielten Bewegungen und möchten in diesem Zustand nicht mit anderen Menschen zusammen sein. „Die Integrität von Körper und Geist ist verloren, er [der Patient] bekommt verschiedene Informationen von beiden Körperseiten, hat die Gewalt über seinen Körper verloren. Er ist abhängig, hat Angst, es besteht die Gefahr, dass er sich ganz auf seine [indirekt] nichtbetroffene Seite zurückzieht, sich von dem Teil, der ihn 'verlassen hat', entfernt und mit der [indirekt] nichtbetroffenen Seite kompensiert“ (Meier-Baumgartner 2000).

Die Patienten vermissen ihre früheren Möglichkeiten, am Leben teilzunehmen, und haben zunächst keine Vorstellung darüber, wie ein aktives, teilhabendes Leben nun zu gestalten ist.

Die stufenweise Zurückgewinnung, aber auch die Neuentdeckung von Varianten in Aktivität und Partizipation erfahren die Patienten durch die Ergotherapie.

3.4.2 Befunderhebung

Leitfragen der Befunderhebung bei diesem Störungsbild

Wie bei allen anderen Krankheitsbildern dient auch bei der Hemiplegie die ergotherapeutische Befunderhebung der Intention, das Schadensbild in Hinblick auf die daraus resultierenden Fähigkeitsstörungen und die Handlungsbeeinträchtigung zu beurteilen. Daraus wird mit dem Patienten und den Angehörigen in Abstimmung mit dem Behandlungsteam das Behandlungsziel entwickelt. Zeitrahmen ist hierbei die Phase, in der der Patient sich im Augenblick befindet: Dieser kann vom Aufenthalt in der Akutklinik über die Rehaklinik bis zur Behandlung in der Praxis sehr unterschiedlich sein.

Die Leitfragen orientieren sich dabei an notwendigen Fähigkeiten für bestimmte Handlungen in bestimmten Situationen, den individuellen Bedingungen des Patienten bezüglich seiner Verarbeitungs- und Lernfähigkeit sowie an seinen kulturell-ethnischen und sozialen Faktoren.

- Wie sehen Tonus und Bewegungsausmaß in verschiedenen Handlungen, Situationen und aus verschiedenen Ausgangspositionen heraus aus?
- Wie ist die Qualität der Bewegungsmöglichkeiten? Treten Synergien auf, wie ist die zeitliche Koordination? Ist der Weg, den die Bewegung macht, ökonomisch und zielgerichtet?
- Bewegt sich der Patient in unökonomischen Massenbewegungen und/oder treten assoziierte Reaktionen auf?
- Wie sind Gleichgewicht, Gleichgewichtsreaktionen, Haltungskontrolle statisch und mobil?

- Wie wirken sich die Bewegungsstörungen auf die gewünschten Handlungen des Patienten aus? Was kann er tun, wie kann er es tun?

Befunderhebung durch gezielte Beobachtung in Alltagssituationen

Da die Selbstständigkeit in den Alltagsverrichtungen (ADL) für die Patienten unter anderem ein sinnvolles Ziel ist, bieten sich die Beobachtungen bei diesen Verrichtungen als gute Quelle für den Befund an (s. a. Kap. 2.4.7, HoDT). Die Möglichkeiten, hier zu beobachten, sind abhängig von der gegebenen Situation: Der stationäre Alltag hat nicht die gleichen Voraussetzungen wie der häusliche, in einer Praxis muss der Patient einen kognitiven Transfer leisten, wenn er seine Probleme bei der Bewältigung alltäglicher Anforderungen beschreiben soll. Eine weitere Quelle für ergänzende Angaben sind die Betreuungs- und Bezugspersonen des Patienten. Die zu beobachtenden Kriterien sind zunächst handlungsorientiert, müssen aber nach der Zielfestlegung bewegungsorientiert analysiert werden, um die notwendigen Basisziele (siehe Kap. 2.2) festzulegen.

Beispiel: Handlungsorientierte *Beobachtungskriterien* (Occupational-Performance-Probleme, mit dem COPM/Canadian Occupational Performance Measure) anhand ***notwendiger Alltagshandlungen*** in Anlehnung an das CMOP/Canadian Model of Human Occupation (siehe auch Kap. 4):
Selbstständigkeit
- Selbstversorgung
- Mobilität
- Regelung persönlicher Angelegenheiten

Produktivität
- Bezahlte/unbezahlte Arbeit
- Haushaltsführung
- Spiel/Schule

Freizeitverhalten
- Ruhige Freizeit
- Aktive Freizeit
- Soziales Leben

Weitere Befunderhebung

Aus den Beobachtungen und/oder den Befragungen der Handlungen analysiert die Therapeutin nach den für die jeweilige Handlung notwendigen motorischen und sensorischen Funktionen. Dabei werden die einzelnen Funktionen, die Koordination der Bewegungen, die Gleichgewichtsreaktionen und Tonusverhältnisse sowohl der hemiplegischen als auch der indirekt betroffenen Seite beurteilt.

Sie kann sich dabei auch anhand von Befundsystemen oder Assessments, die sich auf Funktions- und/oder Schädigungsebene befinden, orientieren (siehe auch Kap. 2.1).

Weitere Kriterien wie allgemeiner Zustand, neuropsychologische Störungen, visuelle und auditive Fähigkeiten, Awareness, Gedächtnis, Bewusstseinslage und Orientierung sowie weitere psychosoziale Faktoren werden ebenfalls befundet (siehe auch in den jeweiligen Spezialkapiteln).

Beispiel 1: Funktionsorientierte Befunderhebung nach Bewegungsabläufen
Bewegen im Bett: von einer Seite auf die andere drehen, hoch oder runter rutschen, sich aufsetzen
Transfers: vom Bett zum Rollstuhl oder zu anderer Sitzgelegenheit, auf verschiedene Sitzgelegenheiten (Sofa, Sitzbank, Gartenstuhl/-bank, Toilette), Rollstuhltransfer
Stand: ohne Aktivität, mit gewohnter Aktivität, mit ungewohnter Aktivität, gesteigert von leichter (etwas greifen und loslassen) auf komplexere Aktivität (Knöpfen, Rasieren, Schminken, Telefonieren), mit Bücken, etwas vom Boden aufheben (zunächst leichtgewichtig, dann schwerer)
Gang: auf verschiedenen Untergründen, mit verschiedenen Aktivitäten verbunden
Greifen und Loslassen: auf verschiedenen Höhen, mit unterschiedlichen Gegenständen in unterschiedlichen Ausgangspositionen, mit Anteilen der *Feinmotorik* wie
- gegenläufige Bewegungen, z. B. Schraubbewegungen (Diadochokinese)
- Präzisionsgriff des Daumens zum Zeigefinger und anderen Fingern
- Lateralgriff (Abb. 3.**16 a**)
- Faustgriff aller Finger zur Handinnenfläche
- Hakengriff (Abb. 3.**16 b**, S. 290)

Beispiel 2: Funktionsorientierte Befunderhebung, in Abhängigkeit von der Ausgangsstellung
Im Liegen: Liegt der Patient gerade im Bett, wie ist seine Kopfkontrolle? Kann er den hemiplegischen Arm in verschiedenen Ebenen halten? Wie ist der Tonus im gesamten Körper?
Im Sitzen: Kann der Patient ohne Lehne sitzen, wie verhält sich der Rumpf, die Beine, die Arme, wie ist der Tonus in allen Körperabschnitten?

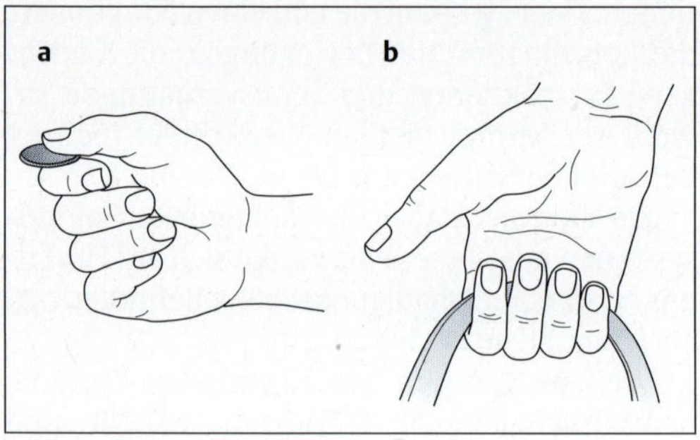

Abb. 3.**16 a** u. **b** Lateralgriff und Hakengriff (Hermsdörfer 1994).

Im Stand: Kann das hemiplegische Bein Standbein sein, wie ist der Tonus in diesem Bein? Wie verhält sich der Rumpf und der hemiplegische Arm, wie ist dort der Tonus, wie verhält sich die indirekt betroffene Seite?
In Bewegungsübergängen: Wie leitet der Patient seine Bewegungsübergänge ein? Kann er Gewichtsverlagerungen vornehmen, wie reagieren die Körperseiten, wie reagieren die Extremitäten? Gibt es einen physiologischen Wechsel zwischen Stand- und Spielbeinphasen?
Eine weitere Möglichkeit, die Funktionen des Patienten zu beurteilen, besteht darin, die Aspekte einzelner Bereiche der Bewegung zu analysieren. Bewegungskomponenten sind Bewegungsausmaß, Muskelkraft Bewegungsrepertoire und -qualität in verschiedenen Anforderungsgraden und -mustern.

Patienten, die nicht mehr unter massiven Bewegungs- und Handlungseinschränkungen leiden, können im Befund noch Störungen in feinabgestimmten Bewegungsabläufen zeigen. Die Befunderhebung der **Feinmotorikstörung** muss die oben genannten Kriterien der Ausgangsstellung und Aktivitätskriterien miteinbeziehen, um die Ursachen für Feinmotorikstörungen zu differenzieren.

Beispiel: Der Patient, dessen Fingerbewegungen ungeschickt sind und der seine Feinmotorik in den Fingern üben will, hat möglicherweise Probleme im Körperabschnitt Rumpf-Schulter (siehe Kap. 2.4.2, Bobath) die diese verursachen. Eine weitere Ursache könnte sein, dass Reste eines Extinktionsphänomens (siehe Kap. 3.8) oder eine Sensibilitätsstörung (siehe Kapitel 3.5) vorliegen.

Beispiele für spezifische Befundmöglichkeiten:

Einen sehr ausführlichen Befund von Feinmotorikstörungen, aber auch Befunde der Fähigkeiten der indirekt betroffenen und/oder nichtdominanten Hand erfasst der Allensbacher Feimotoriktest (Neidhard 1992). Dieser ermöglicht es, verschiedenste feinmotorische Kriterien auch im therapeutischen Verlauf zu evaluieren. Eine Ursacheninterpretation im eben genannten Sinn muss die jeweilige Therapeutin anschließend noch vornehmen. Ebenso verhält es sich bei der Interpretation der Ergebnisse der Varianten des Picking-up-Tests (Freund 1993). In deren Durchführung müssen verschiedene Gegenstände aufgenommen und identifiziert werden. Dabei werden die Geschwindigkeit des Aufnehmens und die Qualität der Manipulation bei der Identifikation festgehalten.

Eine weitere Befundmöglichkeit des gesamten Komplexes der Armfunktionen, aber auch weiterer Körperfunktionen, bietet der Fugl-Meyer-Test (De Weerdt 1985). In seinem Ausschnitt der Armmotorik-Sektion befinden sich nach den differenzierten Angaben zum Bereich Schulter-Ellenbogen-Unterarm (A) folgende Anteile zur Feinmotorik:

B. Handgelenk (5 Aufgaben)
C. Hand (7 Aufgaben)
D. Koordination/Geschwindigkeit

Ein weitere Test ist der „Finger-to-Nose Test“, der Tremor, Dysmetria und Zeitunterschiede rechts/links zeigt.

Ein sehr differenziertes Testergebnis feinmotorischer Störungen kann die sog. motorische Leistungsserie (MLS, Platz 1999) ergeben. Es handelt sich hierbei um ein technisches Messgerät mit einzelnen Bestandteilen für die Feinmotorik. Die feinmotorischen Fähigkeiten werden mit dem Testgerät untersucht, und per Computer wird eine Auswertung mit Durchführungszeit, Anzahl der Treffer, Anzahl und Dauer der Fehler festgehalten.

Letztendlich befundet die Ergotherapeutin die sensomotorischen und/oder neuropsychologischen Ursachen der Feinmotorikstörung. Anschließend beurteilt sie die Ergebnisse der Tests und ihren Ursachenbefund im Zusammenhang mit den Auswirkungen der Störungen auf den Alltag und die Handlungsfähigkeit des Patienten.

Eine kommentierte und erläuternde Sammlung gängiger Testverfahren für die obere Extremität befindet sich im Sonderheft Evaluation der Zeitschrift für Handtherapie (Michal/Grünert 1998). Eine weitere Auswahl von standardisierten Testinstrumenten zur Armmotorik ist in der Vortragssammlung „Aktuelle Test- und Therapieverfahren in der Rehabilitation der oberen Extremität nach Hirschädigung" (Minkwitz/Platz 2001) vorgestellt worden. Die meisten Tests sind bisher vorwiegend in englischen Veröffentlichungen nachzulesen. Einige Tests sind kommerziell erhältlich, viele benötigen wenig Material und können selbst konstruiert werden. Konkrete Anleitung bietet eine Lehr-CD-ROM, die in einer englischen Version in Vorbereitung ist. Sie enthält neben der Darstellung von häufigen neurologischen Krankheitsbildern, Grundlagen zum Testen und einer umfangreichen Übersicht über Armfunktionstests u. a. ein Manual von drei Testverfahren. Dieses detaillierte Manual für den Fugl-Meyer-Test (De Weerd 1995), den Action-Research-Arm-Test (Lyle 1980) und den Box-and-Block-Test (Mathiowetz et al. 1985) wird in Text und Videoform dargestellt. Dazu enthält die CD eine Übungsversionen für den Nutzer (siehe Bezugsquellen).

Um einen Therapieplan aufzubauen, müssen noch zusätzliche Befindlichkeiten des Patienten berücksichtigt werden. Daher befundet die Ergotherapeutin auch die folgenden Kriterien:

- **Ausdauer** kognitiv und psychisch auf Aktivitäten sowie kardiopulmonal bezogen (letztere Daten sind auch den ärztlichen Diagnosen zu entnehmen)
- **Sensorische Organisation:**
  - Visuseinschränkungen (Brille, Augenerkrankungen sowie Anopsien, die auch mit einfacher Fingerperimetrie grob befundet werden können)
  - auditive Einschränkungen (Hörgerät, bekannte Schwerhörigkeit)
  - olfaktorische und gustatorische Einschränkungen (siehe auch Kap. 3.6, Schluckstörungen)
  - Oberflächen- und tiefensensible Einschränkungen (siehe auch Kap. 3.5. Sensibilitätsstörungen)
- **Wahrnehmung, Kognition, neuropsychologische Fähigkeiten** (Reizaufnahme und -verarbeitung, siehe auch entsprechende Kapitel 3.10, 3.12, 3.13).
- **Psychosoziale Komponenten** siehe auch Kap. 2.

Vorstellung der Fallbeispiele dieses Kapitels

Um die folgenden Abschnitte zu verdeutlichen, werden hier zwei weitere Patienten vorgestellt, deren Rehabilitationsverlauf exemplarisch für den therapeutisch begleitenden Verlauf einer Hemiplegie ist. Zudem soll anhand der Patientenbeispiele der Einsatz verschiedener Behandlungsbausteine erläutert werden.

Fallbeispiel 1

Ludwig T., zum Zeitpunkt des Ereignisses 54,5 Jahre alt

Sozialanamnese: Der Patient ist verheiratet, hat drei erwachsene Töchter und zwei Enkelkinder, bis zum Eintritt des Ereignisses war er als Kraftfahrer berufstätig.

Diagnosen: Zustand nach hypertensiver Stammganglienblutung links mit Einbruch in den linken Seitenventrikel, Hemiparese rechts

Akuter Verlauf: Nach notärztlicher Aufnahme in das Heimatkrankenhaus musste der Patient aufgrund ausgeprägter Bewusstseinstrübung und Ateminsuffizienz auf der Intensivstation intubiert und beatmet werden. Nach Rücksprache mit den Neurochirurgen bestand keine Indikation für eine Operation. Unter internistischen Maßnahmen zur Stabilisierung des Bluthochdrucks und seiner Folgen konnte der Patient nach 10 Tagen erfolgreich extubiert und noch mit parenteraler Ernährung auf die internistische Station verlegt werden.

Frührehabilitativer Verlauf: Auf der Station wird trotz Schluckstörungen ein Kostaufbau begonnen, die körperliche Mobilisation erfolgt nach dem Bobath-Konzept in intensiver ergo-, physio- und pflegetherapeutischer Betreuung. Neun Wochen nach dem Ereignis wird der Patient in eine Rehaklinik entlassen.

Fallbeispiel 2

Friedrich S., zum Zeitpunkt des Ereignisses 74 Jahre alt

Sozialanamnese: Der Patient ist verheiratet und hat eine erwachsene Tochter. Von Beruf war er Ingenieur und er ist seit 12 Jahren berentet.

Diagnosen: Zustand nach Massenblutung aus Tumoren und einer Operation zur Tumorentfernung und Hämatomausräumung rechts frontoparietal mit den Folgen einer linksseitigen Hemiplegie und ausgeprägten neuropsychologischen Störungen.

Akuter Verlauf: Nach notärztlicher Aufnahme in das Heimatkrankenhaus wurde der Patient aufgrund des im CT festgestellten Ausmaßes der Blutung und der Größe der Tumoren in die Neurochirurgie verlegt. Nach erfolgreicher Operation wurde der Patient intensivmedizinisch betreut. Schon in den ersten Tagen zeigte er eine ausgeprägte sensomotorische Unruhe und Verwirrtheitszustände. Trotz der ausgeprägten linksseitigen Hemiplegie bewegte sich der Patient mit allen Kräften der rechten Seite, sodass er mehrfach aus dem Bett fiel. Nach drei Wochen wurde er in eine Rehaklinik unter leichter Sedierung entlassen. Dort veränderte sich das Zustandsbild kaum, der Patient wurde in ein Pflegeheim verlegt. Hier kam es nach kurzer Zeit zu internistischen Komplikationen, sodass eine erneute Verlegung in eine Akutklinik notwendig wurde. Aufgrund der Komplikationen und der Sedierungsmaßnahmen befand sich der Patient fast ein halbes Jahr in einer Art komatösem Zustand (Beschreibung der Ehefrau). Nach der Stabilisierung der internistischen Probleme setzte sich seine Ehefrau nochmals für eine Rehamaßnahme ein und der Patient erhielt die Genehmigung, in einer geriatrischen Rehaklinik seines Heimatortes eine Rehabilitation durchzuführen. Die Aufnahme dort erfolgte 8,5 Monate nach Eintritt des auslösenden neurologischen Ereignisses.

Befunde der Beispielpatienten

Befund von Ludwig T. am Tag nach der Verlegung auf die internistische Station, 10 Tage nach Eintritt des Ereignisses:

Handlungsorientierter Befund:

- *Selbstständigkeit:* minimale Beteiligung an der Selbstversorgung (Hygiene und Nahrungsaufnahme), beginnende Rollstuhlmobilität, keine Regelung persönlicher Angelegenheiten
- keine *Produktivität*
- kein *Freizeitverhalten*

Funktionsorientierter Befund, aktivitätsbezogen:

- Drehen im Bett über die hemiplegische Seite kann eingeleitet werden; alle weiterführenden Bewegungen sowie andere Bewegungen im Bett sind nicht durchführbar.
- Bewegungen aus dem Bett heraus, zum Sitz und zum Stand sind nicht durchführbar.
- Sitz und Stand können nicht gehalten werden.
- Im Langsitz im Bett beginnt der Patient, sich bei der Körperpflege des Oberkörpers mit seiner linken Hand zu beteiligen.

Funktionsorientierter Befund in Abhängigkeit von der Ausgangsstellung:

- *Im Liegen:* Der Patient liegt weitgehend gerade im Bett, der Kopf kann kontrolliert bewegt werden, nach rechts schwächer; der hemiplegische Arm und die Rumpfseite sind hypoton; der Tonus im Bein zeigt Tendenzen zur hypertonen Streckung.
- *Im Sitzen:* Der Patient kann ohne Lehne nicht frei sitzen, der hypotone Rumpfanteil der hemiplegischen Seite sackt ein und das Becken ist retrahiert. Der Rumpfanteil der Gegenseite wird hyperton zur Kompensation, das hemiplegische Bein hält die Beugestellung im Sitz durch das Eigengewicht, kippt aber in der Hüfte in eine Außenrotation; der Arm hängt hypoton neben dem Körper.
- Der *Stand* wird von zwei Hilfspersonen gehalten, dabei überkompensiert der Rumpfanteil der indirekt betroffenen Seite zur Stabilisierung des Oberkörpers. Eine Hilfsperson fixiert das Becken und das Knie in Streckung, um die Funktion eines Standbeins zu erreichen.
- *Bewegungsübergänge* sind nicht möglich und werden durch die Hilfspersonen (Pflege-, Ergo- und Physiotherapeutinnen) eingeleitet.

Weitere wichtige Befunde:

- Schluckstörungen, keine Würgreaktion auslösbar
- kardiopulmonale Belastbarkeit stark eingeschränkt
- hypertone Blutdruckkrisen mit Schwindelattacken
- Wahrnehmung/Kognition (im Sinne von Awareness) noch herabgesetzt

Ohne Befund:

sensorische Organisation und psychosoziale Komponenten

Psychosoziale Umwelt:

intaktes, engagiertes soziales Umfeld

Evaluation:

Bartelindex: 10 von 100 Punkten (für gelegentliche Stuhl- und Harnkontinenz)

FIM: 41 von 126 Punkten (die zusätzlich im FIM erfassten kognitiven Items erhöhen den durchschnittlichen Anteil!)

Befund von Friedrich S. am Tag nach der Verlegung in die geriatrische Rehaklink am Heimatort; 8,5 Monate nach Eintritt des Ereignisses:

Handlungsorientierter Befund:

- *Selbstständigkeit:* minimale Beteiligung an der Selbstversorgung durch teilweise Aufnahme von Nahrung, die direkt von der Hand in den Mund geführt werden kann; beginnende Rollstuhlmobilität; keine Regelung persönlicher Angelegenheiten
- keine *Produktivität*
- kein *Freizeitverhalten*

Funktionsorientierter Befund, aktivitätsbezogen:

- Gezielte Bewegungen im Bett sind nicht durchführbar.
- Bewegungen aus dem Bett heraus, zum Sitz und zum Stand sind nicht durchführbar.
- Sitz und Stand können nicht gehalten werden
- Langsitz im Bett wird nur kurzfristig und unter seitlich angebrachter fester Polsterung toleriert.
- Haltung außerhalb des Bettes ist kurzfristig nur in einer „Relax-Liege" in 45° Becken- und Kniestellung bei seitlicher Polsterung und Therapietisch vor sich möglich.

Funktionsorientierter Befund in Abhängigkeit von der Ausgangsstellung:

- *Im Liegen:* Der Patient liegt häufig zur hemiplegischen Seite gekrümmt im Bett, der Kopf kann kaum kontrolliert bewegt werden und liegt meistens nach links verschoben. Der hemiplegische Arm und die Rumpfseite sind hypoton, der Ellenbogen und die Hand zeigen hypertone Beugemuster; der Tonus im Bein zeigt wechselnde Tendenzen zwischen hypertoner Beugung und Streckung.
- *Im Sitzen:* Der Patient sitzt nur kurzfristig mit fester Unterstützung an beiden Körperseiten, dabei drückt er sich mit der indirekt betroffenen Seite nach links. Der hypotone Rumpfanteil der hemiplegischen Seite sackt ein, das Becken ist retrahiert, der Rumpfanteil der Gegenseite ist hyperton durch das Drücken und zur Kompensation der hypotonen hemiplegischen Seite. Das hemiplegische Bein hält nur mit Fixierung die Beugestellung im Sitz, der Arm liegt in Beugestellung auf dem Therapietisch.
- Ein *Stand* ist nicht möglich, alle bisherigen Versuche scheiterten an dem Druck (Pusher-Symptomatik) nach links und hinten, den der Patient bei jeder Lageveränderung aufbaut.
- *Bewegungsübergänge* im Liegen werden durch die Hilfspersonen (Pflege-, Ergo- und Physiotherapeutinnen) eingeleitet.

Weitere wichtige Befunde:

- Schluckstörungen, der Patient verschluckt sich bei Flüssigkeiten und „krümelnden" Konsistenzen.
- Die Belastbarkeit ist aufgrund von Ernährungsmängeln stark eingeschränkt (der Patient toleriert die Ernährungssonden nicht).
- Die Awareness ist stark herabgesetzt.
- Die sensorische Organisation ist massiv beeinträchtigt, der Patient hat geringe Raum-Lage-Wahrnehmung.
- hochgradiger Neglekt in allen Bereichen (somatosensorisch, visuell und auditiv)
- Verdacht auf oberflächen- und tiefensensible Störungen (aufgrund des Neglekts nicht sicher überprüfbar)
- schlechte Reizverarbeitung (alle Reize somatosensorischer und auditiver Art sowie orofaziale Reize werden hypersensibel verarbeitet)
- Gestörte psychosoziale Komponenten, da der Patient durch die neuropsychologischen Störungen kaum in der Lage ist, Beziehungen, wenn auch zunächst nur zum Klinikpersonal, aufzunehmen

Psychosoziale Umwelt:

intakte Beziehung zur sehr engagierten Frau und zur Tochter

Evaluation:

Bartelindex: 0 von 100 Punkten
FIM: 31 von 126 Punkten

Befundbewertung

Zunächst kann die Fülle der Symptome und Störungen des Hemiplegikers überwältigend wirken. Sie müssen danach unterschieden werden, wie sie in Ursache und Wirkung zusammenhängen und sich gegenseitig beeinflussen.

Tab. 3.7 Befundbewertung für Beispielpatienten

	Ludwig T.	Friedrich S.
Festlegung der Prioritäten	Behandlung durch Rumpfmobilisation, Standbeinanbahnung im Liegen (s. Bobath-Konzept)	Vermittlung von ausreichender Unterstützungsfläche in allen Körperlagen (s. Affolter-Konzept)
Stellung einer ersten Prognose	Erst nach Erreichen der Rumpfstabilität wird es möglich sein, ein Bein als Standbein zu benutzen.	Erst wenn die Wahrnehmung des gesamten Körpers und der objektiven Körperachse erreicht ist, wird ein geführter Stand möglich sein.
Hinweise auf präventive Faktoren zur Vermeidung von Folgeschäden	Stand muss zunächst von zwei Personen gehalten werden, damit keine pathologischen Bewegungsabläufe gefördert werden.	Eine Lagerung mit ausreichender Seiten- und ventraler Unterstützung muss vorgenommen werden, um Stürze aus dem Bett oder Rollstuhl zu vermeiden.

Beispiele: *Ludwig T.* kann nicht alleine stehen. Die Ursache ist vordergründig der mangelnde Tonus des hemiplegischen Beins. Der Tonus im Bein normalisiert sich nicht, weil von der rechten Rumpfseite aus kaum Stabilisation möglich ist und weil keine Gewichtsübernahme auf dieses Bein erfolgt. Durch den geringen Tonus seines Rumpfes spürt er seinen Körpermittelpunkt nicht und hat kein Symmetriegefühl für seinen Körper. Das erschwert den Stand zusätzlich.
Friedrich S. kann nicht alleine stehen; auch hier wirkt das Bein so, dass der Tonus im Bein für ein Stehen nicht ausreicht. Die Ursachen sind aber aufgrund seiner neuropsychologischen Störungen vielschichtiger. Seine linke Körperhälfte ist durch den sensomotorischen Neglekt für ihn nicht vorhanden, der linke Raum durch den visuellen Neglekt auch nicht. Damit nimmt er seinen Körper nicht in der vorhandenen Position wahr. Das Empfinden seiner Körperachse im Bezug zur Schwerkraftsenkrechten ist nach links und hinten um etwa 8° verschoben, daher ist sein motorisches Bestreben, seinen Körper dorthin zu drücken (Pusher-Symptomatik). Das motorisch hypotone und durch den Neglekt ignorierte linke Bein sowie der gesamte Rumpf geben keine sensomotorische und perzeptive Rückmeldung über die Körperhaltung. Daher lässt sich auch keine physiologische Tonuserhöhung fazilitieren.

Diese Befundbewertung ermöglicht nun „eine Festlegung der Prioritäten, Stellung einer ersten Prognose und [...] Hinweise auf präventive Faktoren zur Vermeidung von Folgeschäden“ (Kolster 2000).

In der Tabelle 3.7 werden die Befundbewertungen für beide Beispielpatienten aufgezeigt.

Besonders wichtig bei der Befunderhebung ist, dass die Befunde zu jeder Behandlungsphase aktualisiert und jederzeit ergänzt werden. Das ermöglicht die Aktualisierung und Ergänzung der *Ziele* und steuert damit die Therapieanpassung an Veränderungen der Fähigkeiten des Patienten und seiner Ziele.

3.4.3 Therapieziele

Die Ziele, die individuell und gemeinsam mit dem Patienten definiert werden, sind vielfältig und bei jedem Patienten andersartig. Daher können die hier aufgeführten Beispiele nie vollständig sein oder 1 : 1 auf einen Patienten übertragen werden. Die Beispiele dienen dem Veranschaulichen des Grundprinzips der Zieldefinition.

Handlungsziele

Da die Hemiplegie den Ausfall einer Körperhälfte und übergreifende Störungen für den gesamten Körper beinhaltet, ist für die Patienten das gesamte Handeln an sich beeinträchtigt.

Das beginnt mit den Verrichtungen am und mit dem eigenen Körper in Bezug auf Kleiden, Nahrungsaufnahme, Hygiene, Ausscheidung, Sexualität und geht über auf die Bezugsebene des täglichen Lebens in den Alltagshandlungen, den Handlungen für Schule, Beruf, Haushalt, Freizeit (ADL), und psychosoziale Beziehungen.

Oft formulieren die Patienten Ziele, die zunächst in weiter Ferne zu liegen scheinen, wie wieder Arbeiten gehen, wieder Autofahren oder wieder den Haushalt verrichten können.

Im gemeinsamen Gespräch, auch mit den Angehörigen, lassen sich dann naheliegendere Handlungsziele formulieren. Diese können den sehr fern erscheinenden Zielen untergeordnet sein und ermöglichen dem Patienten, trotzdem sein „fernstes Ziel" im Auge zu behalten. Im Gespräch lassen sich anhand der für den täglichen Ablauf notwendigen Handlungen die Schwerpunkte des konkreten Handlungsbedarfs festgelegen. Eine gute Hilfe ist dabei der Bogen des COPM, da er außer der Befunderhebung der Handlungs-/Durchführungsstörungen, hier genannt Occupational-Performance-Probleme, vom Patienten eine Bewertung dieser Handlungen vorsieht (siehe auch Kap. 4).

Patienten, die schwerer betroffen und auch noch im Akutstadium sind, haben meist ganz klare Handlungsziele bezüglich der Aktivitäten des täglichen Lebens. Für sie ist vorrangig das Wiedererlangen der Selbstständigkeit das Ziel, in den Handlungsabläufen Aufstehen, Waschen, Anziehen, Nahrung aufnehmen.

Patienten, die nach Ablauf der Akutphase in eine Rehaklinik oder in eine Praxis kommen, haben schon wieder andere Ziele. Für sie kann die Bewältigung der Wegstrecke innerhalb der Wohnung, das Ausüben des Hobbys oder die Computerbedienung und später auch Nahrung vor- oder zubereiten das definierte Handlungsziel sein.

Basisziele

Um die sensomotorische Basis für die oben aufgezählten Handlungen zu erlangen, werden mit den Patienten wiederum entsprechende Ziele vereinbart.

Beispiel 1: Im Fall des akut erkrankten Patienten wird das erste Handlungsziel als ein definiertes Nahziel sein, dass er sich im Bett selbstständig drehen und aufrichten kann und zum Sitzen kommt. Das nächste, mittelfristige Handlungsziel könnte sein, dass selbstständig ein Benutzen eines Rollstuhls oder Waschen am Waschbecken für den Patienten möglich wird. Für die ersten beiden Handlungsziele benötigt er als Basis z. B. die Fähigkeit von Rumpfrotation, Lateralflexion und Gleichgewichtsreaktionen. Dieses sind also zunächst die zu erarbeitenden Basisziele für die zuvor aufgezählten Handlungen.
Als Richtziel in diesem Fall wird mit dem Patienten das Wiedererlangen des freien Sitzes definiert, das Grobziel ist die Fähigkeit zum Aufrichten des Rumpfes, das Feinziel die Fähigkeit zur Lateralflexion und Rotation des Rumpfes.

Beispiel 2: Für das Handlungsziel „Nahrung zubereiten" als Richtziel müssen ebenfalls eine Reihe Grob- und Feinziele untergliedert werden. Dabei werden sich dann die Basisziele herauskristallisieren lassen, wie in Tabelle 3.**8** (S. 296) beispielhaft aufgelistet wird.

Beispiel 3: Für das Handlungsziel „Bewältigen der Wegstrecke in der Wohnung" kann das Basisziel Gangsicherheit unterteilt werden in die Grobziele

- Tonusregulation des Beins im Stand (Feinziel: hemiplegisches Bein mit Haltungskontrolle als Standbein einsetzen)
- Bewegungsübergänge durchführen können (Feinziel: hemiplegisches Bein als Spielbein einsetzen)
- Rumpfstabilität und -mobilität (Feinziel: Rumpfanteile wechselnd in Lateralflexion, sowie Hüftextension und -flexion bewegen)

Beispiel 4: Für das Handlungsziel „den Computer bedienen können" kann das Basisziel sein, dass der Patient als Grobziel die Schulter-Arm-Handfunktionen als Hilfsfunktionen zum Halten hat. Feinziele wären für ihn, dass er in einer kurzen Kette nur wenige Bewegungsabschnitte des Arms aktiv nutzt. Das bedeutet, dass sein Schulter-Armbereich in leichter Flexion (Richtung Anteversion) und Innenrotation auf dem Tisch liegen kann, während der Unterarm angepasste Pro- und Supinationsbewegungen durchführt.
Zugleich bewegt der Patient das Handgelenk in Dorsalextension und die Finger selektiv auf der Computertastatur.
Für die beiden Beispielpatienten diese Abschnittes sind aufgrund ihrer Störungen die Handlungs- und Basisziele zunächst im engsten körpernahen Rahmen angesiedelt.

Ziele der Beispielpatienten im Zeitraum der Akutbehandlung

Ludwig T.

Handlungsziele (fern- bis mittelfristige Ziele):

- sitzen und stehen können
- normale Kost zu sich nehmen
- lernen, sich alleine zu waschen, anzuziehen und den Toilettenprozess mit Hygienemaßnahmen alleine durchzuführen

Tab. 3.8 Aufteilung der Ziele am Beispiel „Nahrung zubereiten"

Richtziel:		Handlungsziel: „Nahrung zubereiten"		
Grobziele		Vorbereiten	Kochen	Servieren
Feinziele	Je nach Störungsbild Aufteilung in Nah-, Mittel- und Feinziele	festhalten - loslassen können	festhalten und umrühren können	festhalten - loslassen können
		schneiden/schälen können	Herd/Backofen/ Mikrowelle bedienen können *im Sitz*	Essen verteilen *im Sitz*
		Verpackungen öffnen können	Kochgeräte bedienen können *im Stand*	Essen verteilen *im Stand*
		Basisziele für „Nahrung zubereiten"		
Richtziel	Je nach Störungsbild Aufteilung in Nah-, Mittel- und Feinziele	Tonusanpassung für Stehen und Gehen bei Aktivitäten		
Grobziele		sensomotorische Handfunktionen zum Greifen und Loslassen im Stand und bei Bewegungsübergängen		
		sensomotorische Schulter-/Armfunktion als Haltefunktion im Stand		
		Tonusanpassung für freien Sitz oder Stand		
Feinziele		sensomotorische Schulter-/Armfunktion als Haltefunktion im Sitz		
		sensomotorische Handfunktion zum stabilen Halten im Sitz		
		sensomotorische Handfunktionen zum Greifen und Loslassen im Sitz		

- Erlernen der kompensatorischen Transferleistung vom Bett in den Rollstuhl und vom Rollstuhl auf die Toilette
- Seine Frau möchte die Hilfestellung für den Transfer des Patienten in den Rollstuhl lernen.

Basisziele (Nahziele):

- Sicherheit bei der Nahrungsaufnahme, verbessertes Schluckvermögen und zuverlässige Schutz- und Abwehrmechanismen gegen mögliche Aspirationen (siehe Kap. 3.6, Schluckstörungen)
- Tonusaufbau im Rumpf, Becken, Bein und Fuß erzielen
- Bewegungsabläufe zunächst kompensatorisch zum Drehen und Aufrichten am Bett erlernen

Friedrich S.

Handlungsziele (fern- bis mittelfristige Ziele):

- ruhiger liegen (Nahziel), sitzen und stehen können
- ohne Verschlucken seine Nahrung zu sich nehmen
- er möchte mit einer Hilfsperson gehen können
- Seine Frau möchte die Hilfestellung für Transferleistung vom Bett in den Rollstuhl und vom Rollstuhl auf die Toilette lernen.

Basisziele (Nahziele):

- Nahrungsaufnahme und Schluckvermögen wie bei Ludwig T.
- Verhindern von pathologischem Tonusaufbau
- Wahrnehmen der objektiven Senkrechten, des linken Körpers und der linken Umwelt
- Bewegungsabläufe zum Drehen im und Aufrichten am Bett tolerieren lernen
- Transfer vom Bett in den Rollstuhl tolerieren lernen

Weitere Ziele und adaptive Vorhaben

Je nach individueller Problematik wird es notwendig sein, mit dem Patienten Handlungsvarianten zu erarbeiten, um den gewünschten Zielen nahe zu kommen.

Für den oben geschilderten Fall mit dem Handlungsziel „Selbstständigkeit in den Verrichtungen am Körper" ist es beispielsweise notwendig, den Umgang mit einem Rollstuhl zu trainieren, da die Stand und Gangsicherheit noch nicht ausreichend ist. *Handlungsziel* für den Patienten ist also Beherrschen des Rollstuhlgebrauchs als Richtziel, *Grobziele* sind die Fähigkeiten des Patienten, Transfervarianten einzusetzen, *Feinziele* sind das Erlernen des kompensatorischen Transfers in seinen Einzelschritten.

Basisziele für den Patienten sind das Beherrschen der Rumpfvorlage, das leichte Anheben des Gesäßes über die indirekt betroffene Seite, die Einleitung der Rumpfrotation über die direkt betroffene Seite.

Auch für den Patienten mit dem Handlungsziel „Bewältigen der Wegstrecke in der Wohnung" kann übergangsweise die Beherrschung des Rollstuhltransfers ein Handlungsziel mit oben genannter Aufteilung sein. Dazu können dann ergänzend die Ziele „Fähigkeit im Gebrauch eines Handstocks" kommen, oder „Entscheidungsfindung zum Anbringen von Hilfsmitteln wie z. B. Haltestangen".

Für den Patienten, der den Computer wieder bedienen möchte, könnte ein Ziel sein, die indirekt betroffene Hand in der Einhandtätigkeit zu perfektionieren oder den Umgang mit einer Vorrichtung zur Armauflage für den direkt betroffenen Arm zu erlernen.

Die genannten Beispiele dienen damit der Adaptation an den Alltag des Patienten im Hinblick zur größtmöglichen Selbstständigkeit trotz noch vorhandener Handlungsbeeinträchtigung und Fähigkeitsstörungen.

Schnittstellen bei der Zielsetzung und Behandlung

Im klinischen Alltag ist es eine Selbstverständlichkeit, dass die mit dem Patienten abgesprochenen Zielsetzungen interdisziplinär verfolgt werden. Jede Berufsgruppe wird als Schwerpunkt einem abgestimmten eigenen Anteil der Ziele mit dem Patienten nachgehen.

Die Physiotherapeutin strebt mit dem Patienten das Ziel der Tonusregulation und der Integration der direkt betroffenen Seite an. Die Ergotherapeutin will das ebenfalls und verwirklicht dies, indem sie die Übungen zum Aufrichten am Bett und zur Vorbereitung des Transfers mit dem Patienten so gestaltet, dass er dieses Ziel erreichen kann. Alle pflegerischen Verrichtungen mit dem Patienten integrieren ebenfalls die Bewegungsabläufe, die der Tonusregulation dienen, sodass der Patient immer mehr in die Lage versetzt wird, sich selbst im physiologischen Muster zu bewegen. Die Angehörigen können sich jederzeit von allen beteiligten Berufsgruppen anleiten lassen, wie sie unterstützend eingreifen können.

Für den Patienten mit dem Handlungsziel „Bewältigen der Wegstrecke in der Wohnung" arbeiten Physiotherapeutin, Ergotherapeutin, Pflegedienst und Angehörige gemeinsam mit dem Patienten an diesem Ziel. Während die Physiotherapeutin beispielsweise an dem Ziel arbeitet, dass der Patient in der Lage sein wird, selektive Bewegungen zur Schrittfolge unter Einsatz eines Handstockes zu beherrschen, kann die Ergotherapeutin das Ziel verfolgen, dass diese Bewegungen in jedem Umfeld in der Wohnung oder auch außerhalb möglich werden. Die Angehörigen und auch der Pflegedienst werden den Patienten bei diesem Ziel unterstützen, indem sie ihn bei entsprechenden Wegen begleiten und von den Therapeutinnen angeleitet richtig unterstützen.

Auch beim Handlungsziel „Computer bedienen können" gibt es Schnittstellen mit anderen Disziplinen. So können beispielsweise im Rahmen einer arbeitstherapeutisch orientierten Trainingsmaßnahme die Einhandübungen der indirekt betroffenen Seite das Ziel für den Patienten sein. Die physiotherapeutischen Maßnahmen fördern das Ziel durch Stabilisierung und Harmonisierung der Bewegungen beider Seiten mit. Die Ergotherapeutin unterstützt mit Übungen für die Einhandgeschicklichkeit und Koordination.

3.4.4 Behandlung

Grundprinzipien der Therapie

Prinzipielle Vorgehensweise

Die Therapie richtet sich nach den mit dem Patienten, den Angehörigen und dem therapeutischen Team abgestimmten Zielen. Sie wird jedes Mal neu der Befindlichkeit des Patienten angepasst und auf ihre Effektivität überprüft. Auch die Effizienz der verwendeten Medien, der Therapiesituationen oder das Einwirken des Umfelds wird jedes Mal wieder überprüft.

Das Setting (siehe auch Kap. 1 u. 2) wird gemäß der Ziele, dem Wunsch des Patienten und den Erfordernissen der Situation gewählt.

Auch der zeitliche und personelle Umfang des interdisziplinären Arbeitens im Team wird entsprechend der Erfordernisse entschieden.

Die Angehörigen werden anhand ihrer und der Wünsche des Patienten in sinnvolle Aktivitäten miteinbezogen und zur Unterstützung des Patienten bei Bedarf angeleitet.

In den folgenden Abschnitten werden die Behandlungsbeispiele jeweils so geschildert, dass die Berücksichtigung der zuletzt genannten Kriterien sowie die Dokumentation und Evaluation von Therapieverlauf und Therapieergebnis gleich miteinbezogen sind. Die Struktur der Beispiele richtet sich überwiegend nach folgenden Kriterien:

- **Zielformulierung**
- **Behandlungsaufbau** mit
  - Anwendung von Behandlungsbausteinen
  - Setting
  - Teamorientierung
  - Angehörigenarbeit
- **Dokumentation und Evaluation**

Nicht in jedem Beispiel sind alle diese Kriterien aufgeführt, ihre Berücksichtigung ist exemplarisch verteilt.

Zeitlicher Verlauf und Hierarchisierung

Der zeitliche Verlauf zur Verfolgung von Handlungszielen ist abhängig von den persönlichen Umständen des Patienten, dem Ausmaß seines Störungsbilds, seiner persönlichen Lernform und dem Zugang, den die Therapeutin zum Patienten bekommt. Auch ist der Verlauf abhängig von der Aufenthaltsdauer in der Klinik oder aber von der Zeit, die der verordnende Arzt und der Kostenträger einer Ergotherapeutin in der Praxis ermöglichen.

Häufig ist es so, dass die Selbstständigkeit in den körperlichen Verrichtungen als Handlungsziel einen größeren Stellenwert in einer zeitlichen Reihenfolge einnimmt. Trotzdem gibt es Patienten, die mit ihren Angehörigen gemeinsam besprechen, dass ihnen dabei gerne weiterhin geholfen wird und beispielsweise viel lieber bestimmte Armfunktionen zur Durchführung ihres Hobbys hätten.

Für die Patienten, die zuvor im Haushalt die Aufgabe des primär Versorgenden hatten, ist es wichtig, als Nächstes die Fähigkeiten wiederzuerlangen, die es ermöglichen, bestimmte Anteile wieder zu übernehmen.

Für jemanden, der vorhat, wieder in den Beruf zurückzukehren, ist die Selbstständigkeit in der Mobilität vorrangig und lässt eine Einzelfunktion in der Rangfolge der Wichtigkeit zurücktreten.

Der zeitliche Verlauf mit einer Reihenfolge für Basisziele ergibt sich aus den Funktionen, die für das Erlangen des Ziels notwendig sind. Wenn der Patient beispielsweise alleine aus dem Bett möchte, muss er zuerst die Drehung im Bett beherrschen.

In welcher zeitlichen Reihenfolge bestimmte Ziele bewältigt werden sollen, muss also mit dem Patient und seinen Angehörigen besprochen und im Rahmen der institutionellen Gegebenheiten realisiert werden.

Aufklärung des Patienten über seine Fähigkeiten und Defizite

Zum Befund und zur Behandlung gehören parallel dazu die Erklärungen für den Patienten und seine Angehörigen über die Form und Folgen seiner Erkrankung. Dies fordert ein hohes Maß an Einfühlungsvermögen und pädagogisch-psychologisches Geschick.

Voraussetzungen für Erklärungen zur Erkrankung, Therapie und Verlauf sind:

- eine vertrauensvolle Beziehung zwischen Patient und Angehörigen
- Aufnahmefähigkeit und Awareness (siehe Kap. 2.4.7 und 3.7) des Patienten und seiner Angehörigen
- Kenntnisse über dem Lernstil beider
- Berücksichtigung der Krankheitsverarbeitung
- eine vertrauensvolle Beziehung zwischen Therapeutin und Patient

Prinzipien zum therapeutischen Verhalten

Die Hemiplegie verändert das Leben eines Menschen um „180 Grad“, so geben es viele Patienten selber an.

> **!** Diese Veränderungen annehmen und Schritt für Schritt wieder in eine andere, akzeptable und dem früheren Leben ähnelnde Richtung zu geben, ist die hohe Kunst der Ergotherapie.

Überwiegend benötigt der Patient eine annehmende, empathische Therapeutin, die alle seine Fähigkeiten und Störungen ernst nimmt und als seine Wahrheit zum Erleben und Verhalten begleitet. Dabei spielt es keine Rolle, wenn die Wahrnehmung der Therapeutin zu existentiellen Grundbedingungen des Patienten eine andere ist, als die des Patienten oder seiner Angehörigen selbst. Die Therapeutin muss dem Patienten (und auch den Angehörigen) die Möglichkeit geben, seine (und ihre) Wahrnehmung selbstständig an die individuelle Realität des Patienten anzupassen.

Einsatz der Therapiemethoden

Anhand der Patientenbeispiele soll nun die Behandlung über den Verlauf von fünf Jahren bei Ludwig T. und anderthalb Jahren bei Friedrich S. beschrieben werden. Im Verlauf dieser Jahre wurden gemäß ihrem jeweiligen gewünschten Ziel und entsprechend ihrem individuellen Lernstil mit diesen Patienten verschiedene Bausteine ergotherapeutischer Behandlung eingesetzt. Prinzipien in der Auswahl waren dabei immer das Grundprinzip des neuronalen Lernens, die Lernumgebung und die vorhanden Umweltbedingungen der Patienten, seiner Angehörigen und die der Therapeutin (siehe auch Kap. 1).

Die Ziele wurden in jeder Phase durch einen Befund und in Abstimmung mit den Patienten und seiner Angehörigen erstellt.

Die Beschreibung der Behandlung lehnt sich an der Phaseneinteilung A bis F der neurologischen Rehabilitation (siehe Kap. 1) an. In den Beispielen zeigt sich, dass dieser Phasenverlauf nicht statisch und nicht institutionsgebunden ist. Er richtet sich nach den individuellen Gegebenheiten der Patienten, der jeweiligen Klinikstruktur und der Struktur des ambulanten therapeutischen Umfelds beider. So hat sich Ludwig T. schon in der internistisch orientierten Akutklinik in einer sechswöchigen Rehaphase (vergleichbar mit Phase B und C) befunden, während Friedrich S. von der Akutbehandlung (A) in der Neurochirurgie in die Pflegephase (F) ohne Therapie und von dort wieder in eine Akutphase (A) kam. Von dieser Phase aus konnte er in eine Rehaphase (C) gelangen. Beide Patienten befinden sich jetzt in Phase F mit Therapie, allerdings mit unterschiedlichen Residualsymptomen.

Bei vielen Patienten sind, wie bei Friedrich S., die sensomotorischen Störungen von neuropsychologischen und/oder massiven Sensibilitätsstörungen überlagert. Sie müssen im Einsatz der Behandlungsbausteine besondere Berücksichtigung finden, und die Basisziele werden entsprechend anders formuliert. Weitere Beispiele, die die Besonderheiten bei neuropsychologischen Störungen in Kombination mit neurophysiologischen Störungen schildern, werden in den Kapiteln 3.7 bis 3.9 und 3.12 sowie im Abschnitt *„Bewegungseinschränkung aufgrund neuropsychologischer Störungen"* (s. S. 287) in diesem Kapitel aufgeführt.

Therapie in der Akutphase (A) Handling und Gestaltung des Umfeldes

Um dem Patienten die Auseinandersetzung mit seiner direkt betroffenen Seite zu erleichtern, soll der Umgang mit ihm so gestaltet sein, dass er möglichst viel von der direkt betroffenen Seite her angesprochen und auch der Kontakt mit ihm von dieser Seite aus eingeleitet wird.

Dazu gehört auch, dass der Raum und sein Umfeld für ihn so angeordnet wird, dass ihn interessierende Reize möglichst auf seiner direkt betroffenen Seite stehen oder sich im Raum befinden.

Bei neuropsychologischen Störungen ist aufgrund einer möglichen Reizüberflutung anders zu verfahren. Hier muss sorgfältig die positive Wirkung der Stimuli von der direkt betroffen Seite aus gegen die Reizüberflutung durch die Stimuli abgewogen werden (siehe Patient Friedrich S.).

Wenn der Patienten liegt, ist es zudem wichtig, dass er in einem für sich natürlichem Haltungsmuster unter Berücksichtigung der Schlüsselpunkte (siehe Kap. 2.4.2, Bobath-Konzept) gelagert wird, um seinen Tonus zu stimulieren. Auch in der Akutphase sind Lageveränderungen von Bedeutung und stimulieren den Tonus eines Patienten. Daher soll er, wenn möglich, sowohl in den Stand als auch zum Sitzen gebracht werden. Wenn das Sitzen mit Unterstützung durchführbar ist, sollte der Patient auf einen normalen Stuhl transferiert werden. Ein

Rollstuhl bietet immer wesentlich weniger gute Möglichkeiten, eine physiologische Sitzhaltung zu fazilitieren.

Der Übergang in die erste Rehaphase findet damit auch schon fließend in der Akutklinik statt.

Therapie in der ersten Rehaphase (B, C)

Therapieansätze anhand des Patienten Ludwig T.

Für Ludwig T. findet seine erste Rehaphase in der Akutklinik statt, da diese das komplette therapeutische Spektrum durch Ergotherapie, Physiotherapie und Logopädie, sowie entsprechend rehabilitativ geschulte Pflegetherapeutinnen anbieten kann.

Ziele der ersten Rehaphase

Wie oben im Abschnitt *„Basisziele"* (s. S. 295) bereits vorgestellt, sind aus dem Befund mit dem Patienten und seiner Ehefrau die mittelfristigen **Handlungsziele** herausgearbeitet worden.

Die daraus folgenden **Basisziele** werden vom Behandlungsteam in eine hierarchische Folge gebracht, dem Patienten und seiner Ehefrau erläutert und im Befund **dokumentiert:**

- Nahrungsaufnahme und Schluckvorgang beherrschen
- Bewegungsabläufe zunächst kompensatorisch zum Drehen und Aufrichten am Bett erlernen, dann den kompensatorischen Transfer in den Rollstuhl und auf andere Stühle erlernen
- Tonusaufbau im Rumpf, Becken, Bein und Fuß erzielen
- Gleichgewicht halten im Stand für die notwendigen Vorgänge zum Waschen und Anziehen

Behandlungsaufbau

In alle Abläufe und Therapievorgänge wird die Ehefrau miteinbezogen, sie erlernt parallel mit dem Patienten das Handling.

Die fazio-orale Therapie wird von der Logopädin gemeinsam mit der Ergotherapeutin durchgeführt, der Kostaufbau wird mit der Diätassistentin, den Pflegetherapeutinnen und der Familie besprochen (siehe Kap. 2.4.5 und 3.6).

Das Drehen und Aufrichten im Bett wird in Anlehnung an das Bobath-Konzept von allen Beteiligten mit dem Patienten gleich durchgeführt, zunächst aufgrund mangelnden Tonus

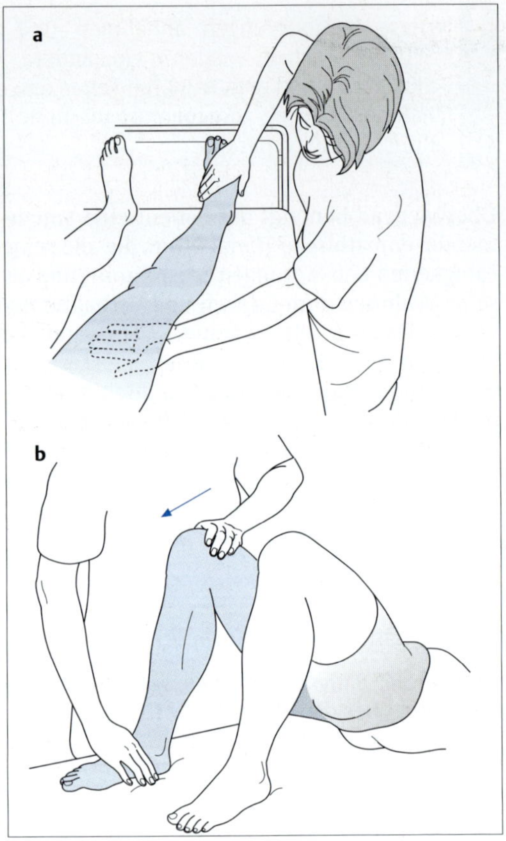

Abb. 3.**17** **a** u. **b** Anbeugen des plegischen Beines, Tabelle 3.**9**.

mit viel Unterstützung von Helfern, unter Anleitung für eigene Anteile des Patienten (s. Tab. 3.**9**). Helfer sind in dem Fall alle Therapeuten, Pflegepersonen und Angehörige – jeder, der mit dem Patienten diese Handlung durchführen will und in der Durchführung angeleitet wurde.

Viele einzelne Griffe zur richtigen Zeit an der richtigen Stelle durch den Helfer, besonders aber durch die Therapeutin, fazilitieren die Bewegungsansätze für den Patienten (siehe Kap. 2.4.2, Bobath-Konzept). Um diese Bewegungsabläufe zu lernen, benötigen die Helfer und Therapeutinnen ein gutes Körpergefühl. Damit der Patient optimal geführt werden kann, müssen Therapeutinnen und andere Helfer diese Abläufe zunächst unter professioneller Anleitung an einem nichtbetroffenen Menschen üben. Die Angehörigen von Ludwig T. üben also zunächst an einer Therapeutin, wie sie ihn beim Umsetzen unterstützen können.

Zur Sicherheit bei der Durchführung des Transfers überlegt das Team, dass der Patient

Tab. 3.**9** Drehen und Aufrichten mit viel Unterstützung, mögliche Steigerung durch erweiterte Funktionen des Patienten

Bewegung	Fazilitation und Hilfestellung durch Helfer	Anteil des Patienten	Steigerungsmöglichkeiten
Anbeugen des plegischen Beins (s. Abb. 3.**17a** u. **b**)	Mit einer Hand an den Zehen (ohne Ballenkontakt), der anderen Hand an der Unterseite des Oberschenkels des Patienten Beugung einleiten und gegebenenfalls weiterführen; in der gebeugten Stellung Druck auf das Knie geben, damit der Ferse einen Spürimpuls vermitteln	spüren, ob Bewegung nachvollzogen oder unterstützt werden kann, evtl. als eigene Bewegung mit leichter Rumpfaufrichtung mit der weniger betroffenen Hand an die Oberschenkelunterseite des betroffenen Beins greifen und damit Bewegung einleiten	– Beginnender Normotonus lässt eigene Bewegungsanteile zur Beugung in Knie und Hüfte zu. – Rumpfaufrichtung im Liegen erlaubt Griff an das Bein zur Unterstützung des Anbeugens.
Anbeugen des anderen Beins	(Fazilitation evtl. bei Patienten mit neuropsychologischen Störungen in gleicher Weise wie beim plegischen Bein nötig!)	eigener Anteil oder Spüren der geführten Bewegung	– ohne Führung möglich
plegischen Arm greifen und anheben	Schulter und Ellbogen des Patienten vor Zug bzw. Überstreckung schützen	eigener Anteil oder Spüren der geführten Bewegung	– Fähigkeit zur Abduktion des paretischen Armes im Liegen ermöglicht die Drehung des Rumpfes, ohne dass der paretische Arm mit dem anderen geschützt werden muss.
Rotation einleiten mit dem Kopf, den Armen und Beinen bis zur Seitlage (s. Abb. 3.**18**)	Unterstützen des plegischen Armes, um ihn in einer abduzierten Stellung vom Körper zu halten (soll verhindern, dass bei der Drehung der Rumpf auf dem Arm zu liegen kommt)	Rotation kann schon eigener Anteil sein, plegischen Arm loslassen und den anderen Arm zum Abstützen kaudal des plegischen Arms platzieren.	
Beine vor das Bett (s. Abb. 3.**19**)	Bewegung für das plegische Bein einleiten und den Schultergürtel des Patienten umfassen	Weniger betroffenes Bein macht die Bewegung allein und initiiert möglicherweise ein Folgen des paretischen Beines.	– Patient führt die Bewegung mit beiden Beinen alleine aus. – Patient schiebt das plegische Bein mit dem anderen voraus.
Aufrichtung in den Sitz (s. Abb. 3.**20a** u. **b**)	durch Druck auf den Beckenkamm auf der weniger betroffenen Seite und Zug des Helfers mit seinem Arm, der den Schultergürtel des Patienten umfasst, die Aufrichtung einleiten	Patient hilft durch Abstützen auf den weniger betroffenen Arm und Lateralflexion dieser Rumpfseite mit	– Patient nimmt den plegischen Arm zum Abstützen mit dazu. – Patient schafft den Schwung über die aktive Lateralflexion und Rotation des Rumpfes alleine. – Helfer fazilitiert nur noch über Druck auf Beckenkamm und Schulter der weniger betroffenen Seite.

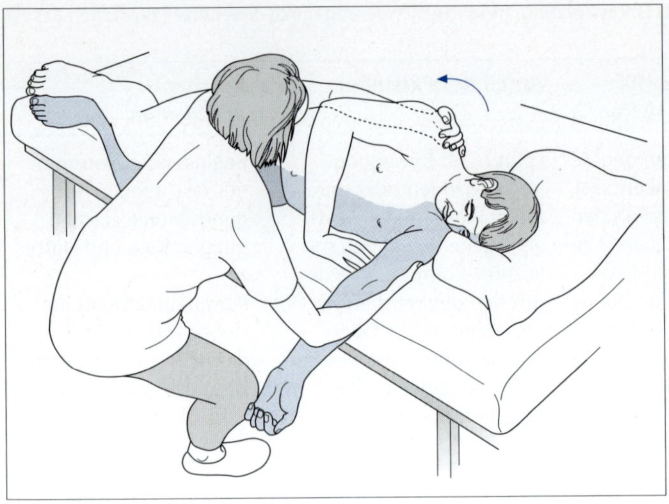

Abb. 3.**18** Rotation einleiten; mit dem Kopf, den Armen und Beinen zur Seitlage, Tabelle 3.**9**.

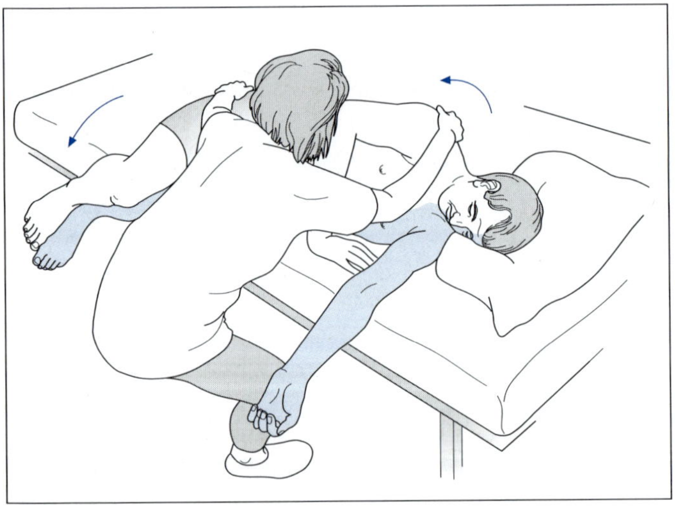

Abb. 3.**19** Beine vor das Bett, Tabelle 3.**9**.

schon im Bett die Schuhe angezogen bekommt. Allerdings entgehen dem plegischen Fuß dadurch wichtige Spürinformationen. Die Physiotherapeutin wird in ihrer Therapie auf die Verstärkung der Spürinformation eingehen, die Ergotherapeutin möchte mit dem Patient an seiner Handlungsfähigkeit zum Waschen und Anziehen arbeiten und wird daher zur Sicherung des Transfers die Schuhe gleich im Bett anziehen. Den Angehörigen wird es zur Sicherheit empfohlen, den Vorgang mit Schuhen durchzuführen.

Ludwig T. erlernt rasch mehre kleine eigene Anteile an Bewegungen im Rumpf und kompensatorische Bewegungsabläufe beim Aufrichten und Sitzen an der Bettkante. Damit verringert sich die Unterstützung der Helfer. Die Therapeutinnen haben bei diesen Abläufen auch das repetitorische Üben einzelner bevorzugter Bewegungsmuster (siehe Kap. 2.4.10, S. 219) eingesetzt, um diese Elemente der Bewegungskontrolle zu stimulieren.

Diese Bewegungsabläufe haben alle einen Einfluss auf die Tonusregulation für den Patienten, sodass das Eintrainieren dieses Vorgangs zur Selbstständigkeit gleichzeitig das Ziel der Tonusregulation mitverfolgt.

Nachdem Ludwig T. im Sitz an der Bettkante stabil ist, kann das nächste Ziel - die Fähigkeit

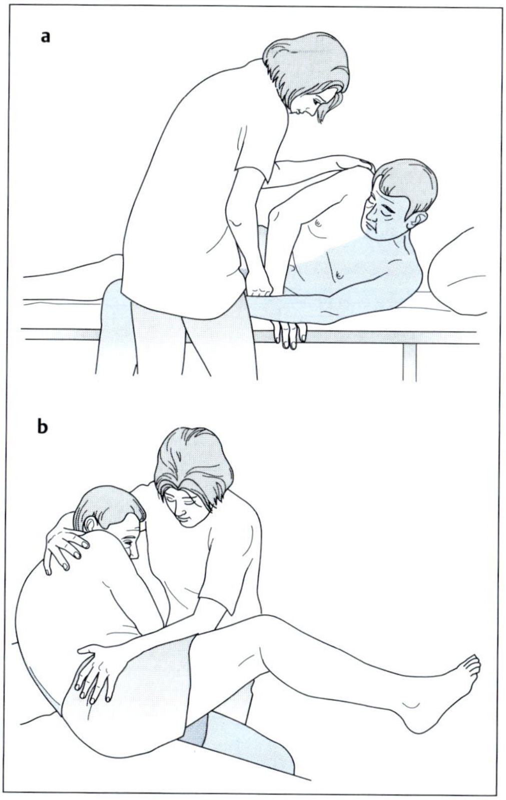

Abb. 3.**20** **a** u. **b** Aufrichtung in den Sitz, Tabelle 3.**9**.

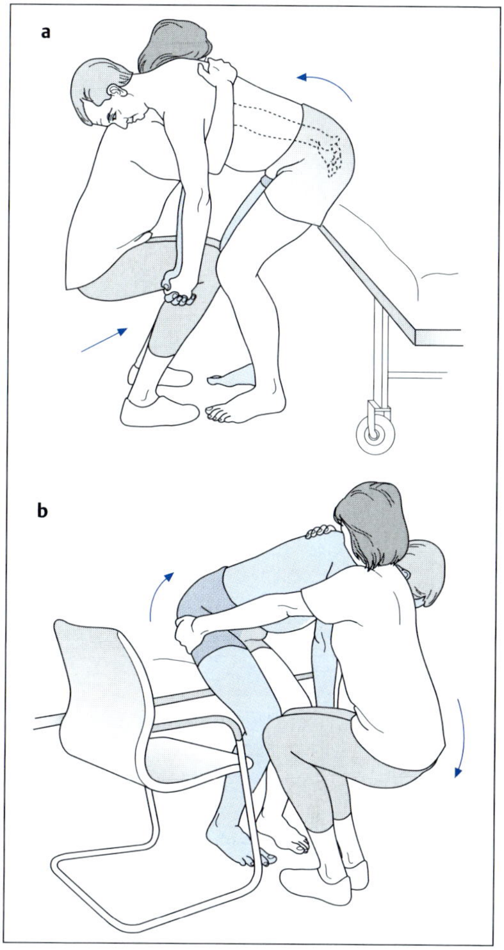

Abb. 3.**21** **a** u. **b** **a** Oberkörper vorbeugen und **b** den Unterkörper auf den nebenstehenden Stuhl schwenken, Tabelle 3.**10**.

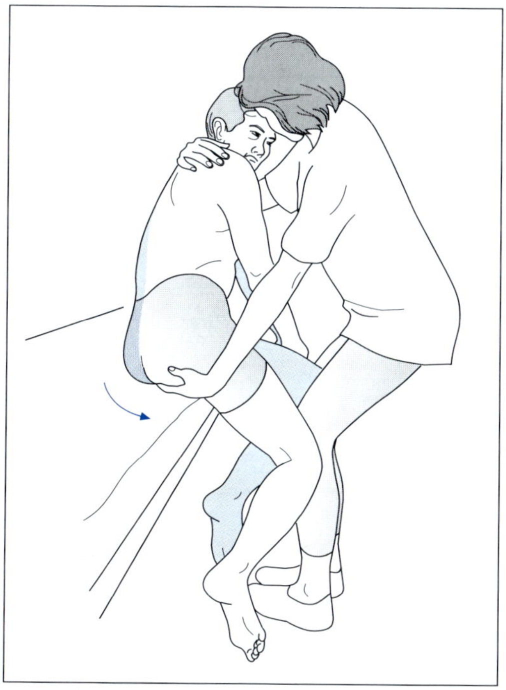

Abb. 3.**20** **c** Im „Schinkengang" weiter an der Bettkante (oder Stuhlkante) rutschen, Tabelle 3.**10**.

zum eigenständigen Transfer in den Rollstuhl - geübt werden (s. Tab. 3.**10**, S. 304). Schrittweise wird Ludwig T. nun angeleitet, dabei eigene Aktivitäten zu entfalten, zunächst kompensatorisch, dann unter Einsatz beginnender Funktionen im hemiplegischen Bein.

Seit dem Ludwig T. in der Lage ist, sicher zu sitzen und dabei mit dem indirekt betroffenen Arm frei zu agieren, wird er zum Waschen am Waschbecken und dem Anziehen angeleitet. Vorher hatte er schon bestimmte Anteile, die auch schon im Langsitz im Bett von ihm verrich-

Tab. 3.**10** Kompensatorischer Transfer mit Steigerung durch Einsatz beginnender Funktionen

Bewegung	Fazilitation und Hilfestellung durch Helfer	Anteil des Patienten	Steigerungsmöglichkeiten
Oberkörper auf Hüfthöhe leicht nach vorne neigen	sanfter Druck auf der Höhe des Kreuzbeins, Führen des Oberkörpers (kein Druck!) am Brustbein	Beugung der Hüfte unter 90°	– Patient beugt ohne Führung durch die Therapeutin.
bei Bedarf im „Schinkengang“ weiter an die Bett- (Stuhl-) Kante rutschen (s. Abb. 3.**20 c**)	wechselseitige Gewichtsverlagerung des Patienten auf eine Gesäßseite und Führen der anderen Gesäßseite nach vorne = „Schinkengang“	kann passiv ohne Anteile des Patienten geführt werden	– Gewichtsverlagerung ohne Hilfe – Vorrutschen der weniger betroffenen Seite selbstständig – Vorrutschen der plegischen Seite selbstständig
weiter den Oberkörper vorbeugen, bis der Druckpunkt am Steißbein entlastet ist, anschließend den Unterkörper über die plegische Seite auf den nebenstehenden Stuhl schwenken (s. Abb. 3.**21 a** u. **b**) = tiefer Transfer	Sichern des plegische Knies zwischen den Knien des Helfers, der Helfer geht mit seinem Körper in eine Waage mit dem Patientenkörper und führt das Gesäß des Patienten durch Druck auf der Gesäßseite über die plegische Seite zum nebenstehenden Stuhl (auf den Arm achten, entweder von Patienten gehalten mitführen oder am Bein des Patienten aufliegen lassen). Die Füße des Patienten müssen dabei die Drehung mitmachen, eine Erleichterung der Drehung für den plegischen Fuß kann ein untergelegtes Zeitungsblatt sein.	Patient sorgt für seinen plegischen Arm durch Halten, weitere Bewegungen können passiv ohne Anteile des Patienten durchgeführt werden.	– Patient erreicht die Vorlage selbstständig. – Er schafft mit dem weniger betroffenen Bein einen Ansatz zur Streckung, um das Gesäßschwenken einzuleiten. – Er schwenkt selbstständig um. – Er schafft den Halbstand zum Umschwenken. – Er schafft es, den Stand zu halten und während der Drehung einen Seitschritt mit dem paretischen Bein zu machen.
Variation über den Stand			
Initiation des Stands bei Entlastung des Druckpunktes	Druckimpuls am Steißbein und am plegischen Knie, sowie Gewichtsverlagerung über die „Waagebewegung“ einleiten	Streckung der Knie und der Hüfte, Stand kompensatorisch auf der weniger betroffenen Seite oder mit dem paretischen Bein als Standbein	– Patient steht mit weniger oder ohne die Fazilitationen auf. – Fazilitation durch höher gestelltes Bett oder Liege, erreichter Halbstand fazilitiert die Streckung von Hüfte und Bein – Stand ist auf beiden Beinen stabil
Gewichtsverlagerung zum Wechsel von Stand- und Spielbein in einer Drehung im Gehen	Druckimpuls am seitlichen Becken zum jeweiligen Standbein, das plegische Bein wird in seiner Spiel- und Standbeinphase geführt.	Gleichgewichtsreaktionen bei den Bewegungsübergängen	– Gewichtsverlagerung zur Stand- und Spielbeinphase selbstständig – Paretisches Bein wird aktiv als Standbein gehalten. – Paretisches Bein leitet die Spielbeinphase selbstständig ein. – aktiver Wechsel von Stand- zu Spielbein unter geringer Führung durch Helfer
gleichzeitige Hüft- und Kniebeugung mit Oberkörpervorlage zum Sitzen	Druckimpuls an der plegischen Hüfte und am Oberkörper, Freigeben des Knies des plegischen Beins zur Beugung, Begleitung des Hinsetzens durch „Waagebewegung“	Gleichgewichtsreaktionen bei den Bewegungsübergängen	– selbstständiges Einleiten der Beugevorgänge – kontrollierte Beugung des paretischen Beins – Gleichgewichtskontrolle beim Absetzen und Sitzenbleiben

tet werden konnten, durchgeführt. Nun soll er die Verantwortung für seine Körperpflege in weiteren Teilbereichen wieder übernehmen. Duschen auf einem Duschhocker sollte erst zu einem Zeitpunkt durchgeführt werden, wenn der Patient weitgehend frei sitzen und dabei auch mehrere gleichzeitig eintreffende Reize verarbeiten kann.

Waschen und Anziehen haben einen hohen stimulativen Wert für den plegischen Arm und erfordern eine gute Tonusanpassung im Rumpf und im plegischen Bein. Daher bieten sich diese Vorgänge auch an, die entsprechenden Basisziele mit dem Handlungsziel zu verknüpfen (s. a. Tab. 2.**7**, Kap. 2.4.2, Bobath-Konzept, S. 74). Um die Basisziele zu berücksichtigen, muss die Therapeutin in der Vorbereitung sorgfältig überlegen, aus welcher Ausgangslage heraus sie die Handlung mit dem Patienten einleiten möchte. Daher soll die Tabelle 3.**11** (S. 306) eine Übersicht verschaffen, aus welcher Ausgangsposition heraus welche Tätigkeit mit welchem Ziel durchgeführt werden könnte.

Abschlussbericht

Nach acht Wochen wird Ludwig T. in eine entfernter liegende Rehabilitationsklinik entlassen. Er ist zu diesem Zeitpunkt in der Lage, sich alleine vom Bett in den Rollstuhl und vom Rollstuhl auf die Toilette zu transferieren, er macht alle Hygienevorgänge im Sitzen alleine und zieht sich im Sitzen an. Sein Rumpf ist weitgehend stabil, sein Arm immer noch hypoton mit beginnender Subluxation, sein Bein zeigt beginnenden Tonus, der aber nur ausreicht, um den Stand zu sichern. Er hat noch im Akuthaus einen auf seine Körpergröße angepassten Leichtgewichtsrollstuhl mit Therapietisch - zur Lagerung des Armes - verordnet und geliefert bekommen.

Evaluation

	bei Entlassung:	*bei Aufnahme auf der internistischen Station:*
Barthel-Index	50 von 100 Punkten	10
FIM	92 von 126 Punkten	41

Therapieansätze anhand des Patienten Friedrich S.

Aufgrund der massiven neuropsychologischen Störungen sind die Nahziele von Handlungen begrenzt auf die Fähigkeit, ruhiger zu liegen. Damit werden zugleich die Basisziele Vermeidung von pathologischem Tonusaufbau sowie das Tolerieren von Bewegungsübergängen verfolgt. Das Ziel, Nahrung ohne Verschlucken aufzunehmen, wird in der Rehaklinik von den Logopädinnen angebahnt und dort, wie im vorherigen Beispiel, mit der Diätassistentin, den Pflegetherapeutinnen und der Ehefrau besprochen.

Die Ergotherapeutin arbeitet zusammen mit der Physiotherapeutin und den Pflegetherapeutinnen an den Basiszielen:

- Verhinderung von pathologischem Tonusaufbau
- Wahrnehmung der objektiven Senkrechten, des linken Körpers und der linken Umwelt
- Bewegungsabläufe zum Drehen und Aufrichten am Bett tolerieren lernen
- Transfer vom Bett in den Rollstuhl tolerieren lernen

Diese werden, da von allen Berufsgruppen gleichermaßen verfolgt, in der Pflegedokumentation festgehalten.

Behandlungsaufbau

Auch bei Friedrich S. wird die Ehefrau als zukünftig betreuende Angehörige miteinbezogen und über die Möglichkeiten der Beeinflussung durch die neuropsychologischen Störungen aufgeklärt.

Die größte Beeinträchtigung für Friedrich S. sind durch die Pusher-Symptomatik und den Neglekt vorhanden. Selbst im Liegen erhält er nicht genügend adäquate Information in der Interaktion mit seiner Umwelt. Um für ihn verarbeitbare Stimuli zu setzen, wird er nach dem Affolter-Konzept behandelt (siehe Kap. 2.4.6).

Das Liegen wird für ihn so gestaltet, dass er ein Maximum an Information zu seiner Lage im Bett und der ihn umgebenden Umwelt erhält, er also spürt, „WO" er sich befindet. Dadurch erhält er adäquate Informationen zu seiner Lage und kann besser das „WIE" der Ursache-/Wirkungsbeziehungen bei Lageveränderungen wahrnehmen. Das „WO" wird erreicht, indem Friedrich S. eine feste Matratze und an seinen Seiten festes, nicht nachgebendes Lagerungsmaterial erhält.

Tab. 3.**11** Ausgangspositionen beim Waschen sowie An- und Ausziehen unter Berücksichtigung gewünschter Basisziele

Handlungsziele: Selbstständiges Waschen, An- und Ausziehen		
Basisziele	**Ausgangsposition und Steigerungsmöglichkeiten**	**Tätigkeiten**
– Rumpfstabilität – Rumpfmobilität – Rotation – Lateralflexion – Hüft/-extension	– aufrechter Sitz, zunächst mit Rücken und Seitenunterstützung – Seitenunterstützung auf der weniger betroffenen Seite wird entfernt. – Seitenunterstützung auf der betroffenen Seite wird entfernt. – freier Sitz ohne Lehne – Stand	– Oberkörper waschen und pflegen – Oberkörper an- und ausziehen
– Sitzhaltungskontrolle und Gleichgewichtsreaktionen	– Sitz mit reduzierter Seiten- oder Rückenunterstützung	– untere Extremität waschen und pflegen – untere Extremität an- und ausziehen – Oberkörper mit geschlossenem Hemd, Bluse oder Pullover be- und entkleiden (fehlende Sichtkontrolle wenn das Kleidungsstück über den Kopf gezogen wird) – jede körperferne Arm-Handbewegung
– Standhaltungskontrolle und Gleichgewichtsreaktionen	– Stand mit Körperkontakt zu einer oder zwei Wänden oder dem Waschbecken – Stand mit reduziertem Kontakt – Stand in Schrittstellung (siehe Kap. 2.4.2)	– Waschen des Intimbereichs – Gesichts- und Haarpflege vor höher hängendem Spiegel – Hoch- und Herunterziehen von Hosen – Mantel an- und ausziehen
– Arm- Handfunktionen – Anteversion mit Elevation – Ellbogenextension und - – Pro- und Supination – Dorsal- und Palmarextension – ulnare und radiale Deviation	– im Sitz, Steigerung wie oben – im Stand, Steigerung wie oben	– Halten des paretischen Armes am Waschbeckenrand (Vorsicht Höhe!) – Halten des paretischen Armes aufgelegt auf dem Bein zum Waschen und Pflegen – Führen des paretischen Arms durch die Therapeutin, um die kontralaterale Körperseite zu waschen, zu be- und zu entkleiden – bimanuelle Wasch- und Pflegevorgänge (ausgeschlossen bei Extinktion, s. S. 394)
– Hand-/Fingerfunktionen	– im Sitz, Steigerung im Stand	– jegliche Greiffunktionen für Körperpflegegegenstände und -mittel – jegliche notwendige Greiffunktionen zum Be- und Entkleiden

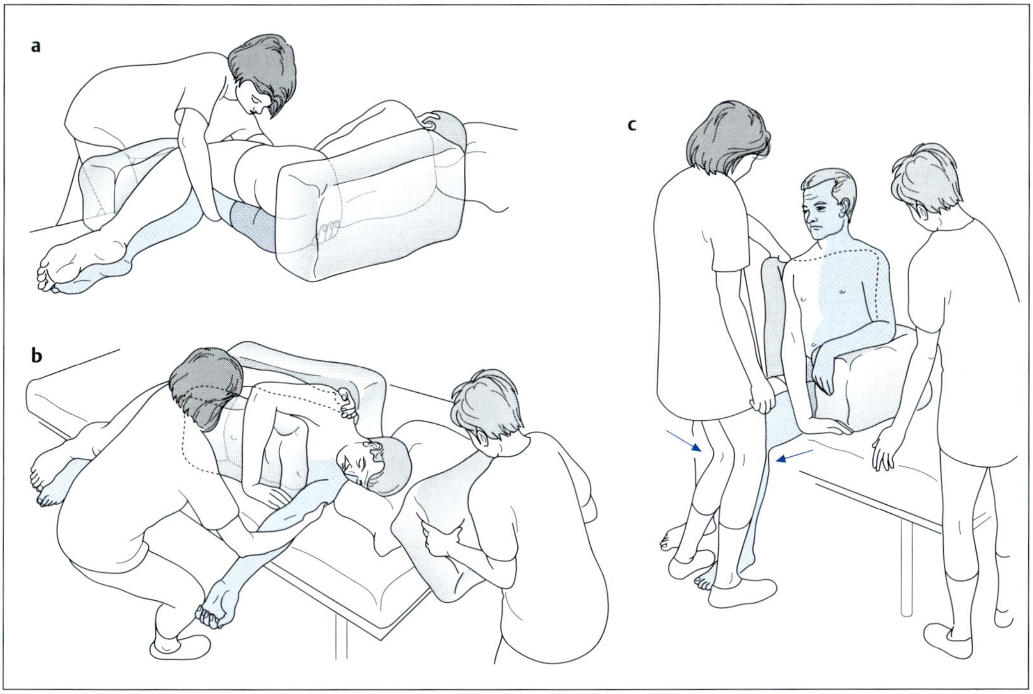

Abb. 3.**22 a-c** Geführte Bewegungsübergänge zum Transfer aus dem Bett, im Sinne des Affolter-Konzepts.

Beim Transfer aus dem Bett in den Rollstuhl wird er von zwei Personen geführt. Die Aufteilung erfolgt transdisziplinär, sodass je nach Aufteilung im Therapieplan jede Therapeutin mit einer Pflegetherapeutin oder zwei Therapeutinnen zusammenarbeiten.

Der Ablauf der Bewegung zum Aufrichten aus dem Bett ist dem in Tabelle 3.**9** beschriebenen ähnlich. Er unterscheidet sich hier nur dadurch, dass jede kleinste Bewegung, die der Patient macht, von einer Person so geführt wird und dass viel Spürinformation über das „WO" und „WIE" gegeben wird. Die zweite Person sichert die Information nach den Bewegungsübergängen, indem sie das Polstermaterial immer dicht am Patienten mitführt. Die Abbildungen 3.**22 a-c** zeigen als Beispiel den Vorgang in Ausschnitten. Die Therapeutin gibt dabei zum „WIE" eine taktil-kinästhetische Information, indem sie zum Beispiel die Hand des Patienten an den gewünschten Zielort über die Matratze oder den Lagerungsblock führt. Zusätzlich erteilt sie nach jeder kurzen Bewegung eine deutliche taktil-kinästhetische Information über das „WO", indem sie einen leichten Druck am Becken erzeugt.

Die Pflegeleistungen werden von den Pflegetherapeutinnen ebenfalls nach diesem Prinzipien durchgeführt.

Abschlussbericht

Friedrich S. wird nach acht Wochen aus der geriatrischen Rehabilitationsklinik nach Hause entlassen. Er kann jetzt ohne Lagerungsblocks schlafen und transferiert werden. Als Hilfsmittel wurden noch in der Klinik ein höhenverstellbares Pflegebett sowie ein Spezialrollstuhl mit Therapietisch verordnet und zur Entlassung ausgeliefert. Der Rollstuhl hat gute seitliche unterstützende Flächen und kann im Neigungswinkel so verstellt werden, dass Friedrich S., auch mit entsprechend angemessener Beinauflage eine entspannte Ruhestellung einnehmen kann. Der Therapietisch sorgt für eine gute Spürinformation im Bauch-/Beckenbereich und dient der Arm-/Handlagerung.

Evaluation

	bei Entlassung:	*bei Aufnahme in der Reha-Klinik:*
Barthel-Index	0 von 100 Punkten	0
FIM	38 von 126 Punkten	31

Für Friedrich S. sind zunächst keine weiteren stationären oder teilstationären Rehaphasen geplant, sondern eine Langzeitrehabilitation mit ambulant durchgeführten Therapien.

Komplikationen

Häufig verläuft der Übergang vom Hypotonus zum Normotonus nicht so regelgerecht wie gewünscht. In allen Situationen, die zum Training der Fähigkeiten des täglichen Lebens genützt werden, kann es zum Hypertonus kommen, oder der Patient zeigt schon zu Beginn der Behandlung Hypertonus in bestimmten Körperabschnitten. Daher soll die folgende Tabelle 3.**12** einige Problemfälle aufzeigen und mögliche Lösungsansätze schildern.

Ein weiteres Problem, das auch längerfristig entstehen kann, ist das subluxierte Schultergelenk (s. Abb. 3.**12 a** und 3.**13**). Dieses kann zum einen durch den Hypotonus und das Eigengewicht des Armes bedingt sein, es kann aber auch durch Hypertonus an bestimmten Strukturen (z. B. Mm. rhomboidei, die dann das Schulterblatt nach medial ziehen) entstehen. Dadurch ist die Stabilisierung des Oberarmkopfes in der Gelenkpfanne vermindert (Davies 1985, Hummelsheim 1998). Zusätzlich verschlimmern kann sich der Zustand der Schulter durch Lagerungs- und/oder Behandlungsfehler. Auch bei einer „normal" aussehenden Schulter sind Lagerung und Behandlung vorsichtig durchzuführen, da unvorsichtige Bewegungen bei verdeckter Instabilität des Schultergelenks zu Verletzungen führen können. Dabei wird die empfindliche muskuläre Struktur des Schultergelenks gezerrt oder komprimiert. Erst dann kommt es aufgrund der entstandenen Mikrotraumen zu Schmerzen, die zunächst die funktionelle Behandlung erschweren. Der Umgang mit der Schulter eines Patienten muss generell sehr sorgfältig von allen Beteiligten durchgeführt und der Patient und seine Angehörigen müssen für diese empfindliche Struktur sensibilisiert werden. Die Behandlung der schmerzhaften Schulter wird auf Seite 325 erläutert.

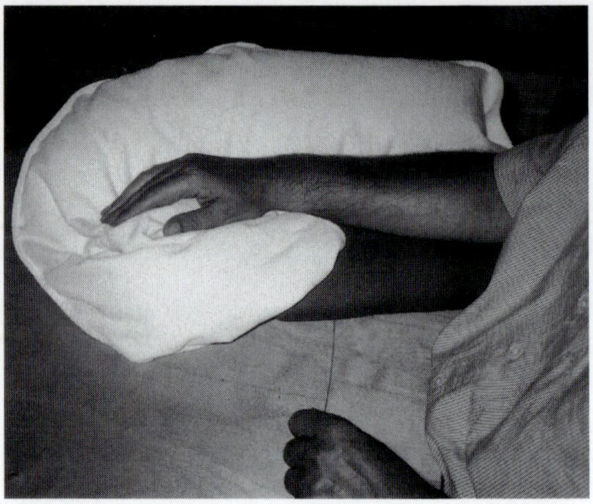

Abb. 3.**23** Unterarm-Handlagerung mit Funktionsstellung der Hand.

Weiterhin kann nach einiger Zeit ein Handödem auftreten, welches sich durch Schwellungen und rötliche Färbung der Haut bemerkbar macht. Dieses kann auch im Zusammenhang mit der subluxierten Schulter als Reflexdystrophie entstehen. Auch diese Komplikation ist sehr schmerzhaft und muss mit sorgfältiger Lagerung in Funktionsstellung (siehe Abb. 3.**23**), die ein Herabhängen und/oder Komprimieren der Hand verhindert, vorgebeugt werden. Die Behandlung des Handödems wird ebenfalls auf Seite 326 erläutert.

■ Therapie in weiteren Rehaphasen (C, D)
Therapieansätze anhand des Patienten Ludwig T.

Befunde zu Beginn der Rehaphase, **dokumentiert** im ergotherapeutischen Befund:

Handlungen

- **Selbstständigkeit:** Selbstversorgung in Hygiene und Nahrungsaufnahme selbstständig, Rollstuhlmobilität
- **Produktivität:** keine
- **Freizeitverhalten:** liest Zeitung, malt Bilder aus Werkpackungen kompensatorisch linkshändig, pflegt Telefonkontakte zur Familie, besucht Veranstaltungen der Rehaklinik

Pathologische Funktionen in Aktivitäten: Ludwig T. entwickelt an seiner hemiplegischen Seite hypertone Anteile, die durch die vermehrte Auseinandersetzung mit der Schwerkraft bei seinen selbstständig durchgeführten Aktivitäten des

Tab. 3.12 Problematischer Tonus und Lösungsmöglichkeiten

Hypertonus im Körperabschnitt	Lösung
Generell bei allen Abläufen: - Postural Sets und unterstützende Fläche beachten - Ängste des Patienten klären - den Vorgang für ihn perzeptiv und kognitiv nachvollziehbar machen (siehe Behandlungskonzepte von Bobath, Affolter, Perfetti)	
Patient liegt mit Hypertonus im gesamtem Körper oder Körperabschnitten im Bett	- Lagerungsmöglichkeiten mit den Pflegenden und versorgenden Helfern durchsprechen - vor dem Aufstehen Lageveränderung vornehmen (Schlüsselpunkte beachten, siehe Bobath-Konzept)
Patient entwickelt im Aufstehvorgang Hypertonus im Arm	- Rollen auf die Seite so führen, dass der plegische Arm keinen Zug an der Schulter erhält und nicht der Schwerkraft ausgesetzt ist - Aufrichten über die Seite ebenfalls mit viel Schutz für Schulter und Arm durchführen - Aufstehen in den Stand kann noch eine zu große Überforderung für das gesamte sensomotorische und/oder neuropsychologische System sein, so dass es nicht durchgeführt werden sollte. Tiefen Transfer mit geschütztem Arm ausüben!
Patient bekommt im Aufstehvorgang Hypertonus im Bein	- Beugung im plegischen Bein so vorbereiten, dass kein Druckimpuls auf den Vorfuß kommt - Beugung im Rollen unterstützt halten - beim Aufrichten in den Sitz Beine des Patienten mitführen - Aufstehen in den Stand kann noch wie oben eine zu große Überforderung sein.
Patient entwickelt während der Verrichtungen im ADL Hypertonus im Arm	- Rumpf- und Sitzhaltung verbessern, evtl. mehr Unterstützungsfläche bieten - Arm nicht frei der Schwerkraft aussetzten, unterstützende Fläche vergrößern
Patient entwickelt während der Verrichtungen im ADL Hypertonus im Bein	- Rumpf- und Sitzhaltung verbessern, evtl. mehr Unterstützungsfläche bieten
Patient entwickelt während des Transfers, beim Gehen Hypertonus in der gesamten Körperhälfte	- Das Aufstehen in den Stand kann noch eine zu große Überforderung (wie oben) sein, so dass es nicht durchgeführt werden sollte, tiefen Transfer ausüben! - Das Gehen ist noch eine Überforderung (wie oben) und sollte nicht durchgeführt werden. - Rumpf-, Stand- und Spielbeinfunktionen verbessern

täglichen Lebens entstehen. Seine gewünschte und erzielte Selbstständigkeit stimulieren allerdings sehr die Tonuserhöhung, da die hemmende Kontrolle der jeweiligen Antagonisten einer Bewegung nicht oder ungenügend erfolgt. Wenn er sich bei der Erledigung einer Aufgabe besonders anstrengt, entstehen häufig assoziierte Reaktionen. Vor allem beim nun beginnenden Laufen ist zu beobachten, wie Beugemuster in Ellenbogen und Hand auftreten und sich verstärken. Die Streckung des Beines ist nicht aktiv ausgeführt, sondern wird mit Massenmustern und assoziierten Reaktionen im Stand abgerufen.

Pathologische Funktionen in Abhängigkeit von Ausgangsstellung und Übergängen in Bewegungsabläufen

- asymmetrische Bewegungsabläufe der Rücken- und Bauchmuskulatur, indirekt betroffene Seite kompensatorisch erhöht (sowohl im Liegen, als auch im Sitzen), hemiparetische Rumpfseite ungenügend stabil
- kaum Tonus im Schulter-Armabschnitt im Liegen und im Sitzen
- Massenbewegungen in der Hand, durch Hineinlegen von Gegenständen wird Faustschluss provoziert, der im Liegen und Sitzen passiv gelöst werden kann; im Stand und bei Gehversuchen Beugetonus in der Hand und im Ellenbogen als assoziierte Reaktion
- unsicherer Stand, da die Hüfte noch instabil in der Streckung ist, sie ist eher leicht gebeugt, etwas nach innen rotiert und adduziert, dabei ist Knie durch Überstreckung blockiert und die Zehen krallen leicht
- Übergang in Spielbeinphase wird durch ein Anheben des Beckens eingeleitet, dadurch wird gestrecktes Bein mit einer leichten seitlichen Schwingung (Zirkumduktion) nach vorne gebracht

Ziele der Rehaphase

Fernziele, handlungs- und basisorientiert

- Durchführung der Aktivitäten des täglichen Lebens unter Hemmung des pathologischen Tonus
- Lenkung und Aufbau eines physiologischen Tonus
- selektive Rumpfbewegung als Basis für die Mobilität der Extremitäten

Mittelfristige Ziele, handlungs- und basisorientiert

- Aufbau einer physiologischen Ausgangsstellung für die Aufsteh-, Wasch- und Anziehvorgänge

Nahziele, basisorientiert

- Mobilisation des Rumpfes (Aufbau von physiologischem Tonus auf der paretischen Seite, Abbau des kompensatorisch hohen Tonus auf der indirekt betroffenen Seite)
- symmetrischer Bewegungsablauf der Rücken- und Bauchmuskulatur
- Gewichtsübernahme auf der plegischen Seite als Vorbereitung für den sicheren Stand

Behandlungsaufbau

Zunächst wird wieder verstärkt die Aufstehphase mitbegleitet. Dabei werden für den Patienten die Bewegungen so fazilitiert, dass die direkt betroffene Seite normalen Tonus aufbaut und nicht die indirekt betroffene Seite durch Tonusaufbau kompensiert. Da Ludwig T. kognitiv gute Transferleistungen zeigt, entscheidet sich die Therapeutin für ein Setting im Therapieraum auf einer Behandlungsbank. Ludwig T. versucht später, die hier gelernten Bewegungsabläufe in seine täglichen Handlungen einzubauen.

Die Therapeutin kniet in der Therapie zunächst hinter dem sitzenden Patienten auf der Behandlungsbank und fazilitiert den hypertonen Rumpfanteil beim Aufrichten und Ablegen über die hemiparetische Seite. Dabei lenkt sie die eigenen Bewegungsanteile des Patienten so, dass die plegische Rumpfseite gut stimuliert und die indirekt betroffene Seite gehemmt wird. Zusätzlich werden die Arme miteinbezogen: Die Therapeutin führt die Arme in Pronationsstellung jeweils abwechselnd seitlich vom Körper, Ludwig T. unterstützt damit die seitlich-schräge Aufrichtung durch Stützen auf die Arme. Zunächst beginnt er mit dem indirekt betroffenen Arm und leitet damit die Aufrichtung zu dieser Seite aktiv mit ein. Dies verhindert, dass diese Rumpfseite zuviel Tonus aufbaut, was der gewünschte Effekt ist. Der direkt betroffene Arm wird in der gegenläufigen Bewegung geführt, da der Patient mit dem Arm auf dieser Seite nicht aktiv helfen kann. Damit bekommt der Arm einen guten Stimulus und der Rumpfanteil dieser Seite muss mehr arbeiten (ebenfalls der gewünscht Effekt).

Die Aufrichtung über die direkt betroffene Seite wird vermehrt geübt, da dieser Vorgang dem realen Aufstehen vom Bett aus entspricht. Dabei wird Ludwig T. angeleitet, seinen direkt betroffenen Arm selbstständig physiologisch mit einzubeziehen, damit der Stützvorgang im oben genannten gewünschtem Verlauf durchgeführt wird.

Der Vorgang, beide Beine angebeugt gemeinsam in der Seitlage aus dem Bett zu schieben, wird beibehalten, um den selbstständigen Prozess dieser Aufrichtungsphase zu sichern. Die oben geschilderten Abläufe der Aufrichtung im oberen Rumpf werden in die gesamte Aktivität des Aufrichtens aus dem Bett integriert.

Da nun auch die Abfolgen beim Waschen und Anziehen so strukturiert werden sollen, dass sie dem gewünschten Ziel der Tonusregulation dienen, vereinbart die Ergotherapeutin mit dem Patienten, den morgendlichen Ablauf als Therapiemöglichkeit zu nutzen. Sie bespricht mit ihm, dass dabei seine gewohnten Folgen umstrukturiert werden könnten, um die richtigen Bewegungsabläufe zu fazilitieren. Ludwig T. ist damit einverstanden, dass diese Tätigkeit an sich zur Therapie wird. Die Therapeutin trifft sich mit dem Patienten nun in diesem neuen Setting morgens im Patientenzimmer. Dabei bespricht sie mit ihm, dass sie auch noch mal den Aufstehvorgang beobachtet und bei Bedarf wie im Therapieraum unterstützt. Auch der Transfer in den Rollstuhl wird hier nochmals studiert und an die Tonusregulation angepasst. Zur Vorbereitung wird der Rollstuhl auf die direkt betroffene Seite des Patienten im rechten Winkel zu Bett platziert. Die Bremsen sind festgestellt, die Fußrasten und das Seitenteil zum Bett entfernt. Um die Lücke zwischen Bett und Rollstuhl auszugleichen, wird ein kleines Kissen dazwischen gesteckt. Nun wird Ludwig T. angeleitet, das Gesäß im schrägen Winkel in Richtung der direkt betroffenen Seite zum Rollstuhl zu versetzen. Die Bewegung wird mit dezenter Rumpfvorlage erleichtert, die er selbstständig mit Hilfe seiner Arme fazilitiert. Dieser Vorgang wird wiederholt, bis Ludwig T. im Rollstuhl sitzt. Die Abbildungen 3.**24 a-c** zeigen diesen Vorgang.

Der Effekt für den Tonus im Rumpf ähnelt dem, wie zuvor beschrieben; der indirekt betroffene Arm verhindert in diesem Fall den zu hohen Tonus des direkt betroffenen Arms und des Rumpfanteils, und durch das Versetzen des Gesäßes wird die direkt betroffenen Seite gut stimuliert.

Zum Waschen am Waschbecken verbleibt Ludwig T. im Rollstuhl, da der Platz für den Transfer auf einen stabilen Hocker nicht ausreicht. Es werden die Seitenteile und Fußrasten entfernt und ein Handtuch untergelegt. Um den Effekt zu erzielen, dass die indirekt betroffenen Seite verlängert und dadurch die plegische Rumpfseite aktiviert wird, werden die Gebrauchsgegenstände zur Körperpflege in das Regal auf die indirekt betroffene Seite gestellt. Zu einem späteren Zeitpunkt, wenn eine andere Bewegungskomponente Ziel ist, können die Gegenstände auch anders angeordnet werden (siehe Kap. 2.4.2, Bobath-Konzept).

Zur Vorbereitung des Aufstehens, wird der Rollstuhl so zurückgesetzt, dass der Raum vor dem Waschbecken ausreichend Platz für den Stand und den Waschvorgang des Intimbereichs

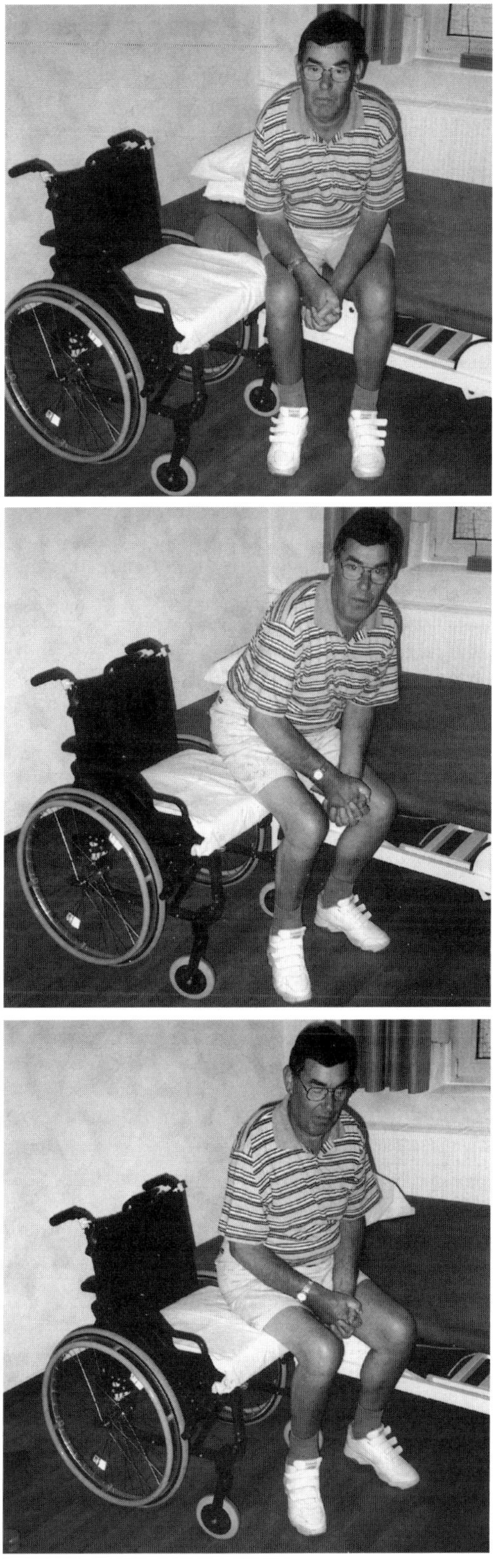

a b c

Abb. 3.**24 a–c** Transfer vom Bett in den Rollstuhl.

bietet. Um die direkt betroffene Seite zu fazilitieren, wird der Fuß in Richtung Außenkante und Fußsohle bewegt, um ihn für die nötigen Anforderungen im Stand vorzubereiten. Anschließend wird Ludwig T. angeleitet, sich so vorzubeugen, dass die Schwerkraftverlagerung deutlich nach vorne spürbar wird und er sich nun in die Aufrichtung bewegen kann. Bei Bedarf kann seitlich am Becken die Aufrichtung und die Symmetrie fazilitiert werden. An manchen Tagen gelingt das Ludwig T. nicht so gut, weil er das Gefühl hat, dass die indirekt betroffene Seite alles alleine macht. Durch den hohen Tonus, der sich dabei auf der indirekt betroffenen Seite aufbaut, verläuft die Aufrichtung asymmetrisch mit Druck auf die direkt betroffene Seite. Dann kann es hilfreich sein, wenn auf dieser Seite eine Wand oder Haltestange ist oder sich die Therapeutin dort befindet. Dadurch erhält die indirekt betroffene Seite die Information, sich gerade nach oben zu bewegen. Der hohe Tonusaufbau auf dieser Seite, der damit den Druck auf die sowieso schon schwächere paretische Seite erhöhen würde, kann damit abgemildert werden. Wichtig ist, dass Ludwig T. sich nicht an der Haltestange oder der Therapeutin festhält, sondern den Arm parallel dazu nach vorne führt, um ihn dann im Stand auch für die Waschvorgänge nutzen zu können. Die Therapeutin achtet derweil auf den Schutz des plegischen Armes, bis Ludwig T. so sicher aufsteht, dass er den Schutz und das Miteinbeziehen selber übernehmen kann. Um für das direkt betroffene Bein die Gewichtsübernahme zum Standbein zu fazilitieren, kann die Therapeutin eine Schrittstellung mit dem Patienten einstellen (siehe Kap. 2.4.2, Bobath-Konzept). Diese Vorgänge können nur in einem Bad vorgenommen werden, welches räumlich entsprechende Möglichkeiten bietet. Weiterhin ist zu beachten, dass die Vorgänge sehr in den Intimbereich des Patienten eingreifen und sein Wunsch nach sicherem Stand in jeder Situation für ihn so hochrangig ist, dass er mit der Therapiemaßnahme in dieser Situation einverstanden ist.

Die gewünschten physiologischen Abläufe lassen sich ebenso gut mit dem Anziehen erreichen. Das Setting wird insofern verändert, dass die Kleidungsstücke nun so angeordnet sind, dass Ludwig T. sich im gewünschten Muster bewegt, um sie zu erreichen. Die Sicherung oder Fazilitierung des Stands kann mit einem höhenverstellbarem Bett auf der indirekt betroffenen Seite erreicht werden.

Bei allen oben aufgeführten Aktivitäten wird auch im Sitzen schon immer wieder die Gewichtsverlagerung und die Gewichtsübernahme der plegischen Seite aktiviert. Verstärkt wird dieser Bewegungsablauf durch die Handlungen, die beim Anziehen gefordert werden. Aber auch die Rumpfbewegungen werden beim Anziehen nochmals intensiviert (ADL als Therapiemaßnahme zur Tonusregulation siehe Kap. 2.4.2, Bobath-Konzept).

Abschlussbericht

Ludwig T. wird nach acht Wochen aus der Rehabilitationsklinik entlassen. Er ist sicherer geworden in den Bewegungsübergängen vom Sitz in den Stand, sie verlaufen immer häufiger automatisiert physiologisch. Er merkt es deutlich, wenn die Bewegungen nicht physiologisch ablaufen und er kann einige Bewegungsanteile selbst korrigieren. Er geht kurze Strecken, allerdings nicht in einem physiologischen Muster, sondern eher in anstrengenden Massenmustern. Um die Fußheberschwäche auszugleichen, wurde er mit einer dynamischen Schiene versorgt (Davies, 1986, S. 185 und Abschnitt „*Behandlung mit Schienen und seriellen Gipsen*", S. 327) sowie aufgrund seiner Gangunsicherheit mit einem Handstock. Für weite Strecken behält er seinen Rollstuhl. Da er den Aufstehvorgang mittlerweile sicher und überwiegend physiologisch beherrscht, wird auf ein höhenverstellbares Bett für zu Hause verzichtet. Die Ehefrau hat sich von einem Schreiner die vorhandenen Betten etwas erhöhen lassen.

Evaluation:

	bei Entlassung:	*bei Aufnahme in der Reha-Klinik:*
Barthel-Index	70 von 100 Punkten	50
FIM	114 von 126 Punkten	92

■ Therapie in der Langzeitphase (F) Therapieansätze anhand des Patienten Ludwig T.

Ludwig T. ist nun etwa ein Jahr zu Hause und erhält Physiotherapie und Ergotherapie durch niedergelassene Therapeutinnen. Seine Basisfähigkeiten stabilisieren sich, er läuft kleinere Strecken ohne Handstock sicher, trotz der dabei auftretenden Tonuserhöhung. Er setzt die Massenbewegungen des Arms für grobe Greiffunktionen auf tiefer Ebene ein und erledigt kleine Aufgaben im Haushalt kompensatorisch mit der indirekt betroffenen Hand. Während eines Urlaubs stürzt er und bricht sich den Oberschenkel des plegischen Beins. Der Bruch wird operativ mit einem Nagel versorgt. Im Anschluss an diese Maßnahme erhält er einen dreiwöchigen Aufenthalt in einer geriatrischen Rehabilitationsklinik in seinem Heimatort. Durch den Sturz ist Ludwig T. sehr verunsichert und traut sich zunächst kaum wieder zu laufen. Seine gesamte Tonussituation ist deutlich erhöht. In den drei Wochen kann nur erreicht werden, dass er sich wenigstens im Haus mit einem Stock bewegt, der plegische Arm leidet unter dem angespannten gesamten Tonus, Stand und Gang, sodass die früheren Greiffunktionen unmöglich sind. Die Unsicherheit bleibt und scheint sich trotz ambulanter Therapien zu manifestieren. Auch nach der Nagelentfernung und dem wiederum anschließenden Reha-Aufenthalt etwa ein halbes Jahr später, lässt sich die Tonuserhöhung nur in der Therapie kurzfristig senken, in den Alltagsaktivitäten, die Stand oder Gehen erfordern, ist die Tonuserhöhung überwiegend vorhanden.

Dennoch erreicht er in den bisher verwendeten Befundsystemen gute Werte.

Evaluation:

Bartelindex: 85 von 100 Punkten (es fehlen jeweils nur noch 5 Punkte beim Treppensteigen, Duschen und beim Essen)

FIM: 118 von 126 Punkten (es fehlt jeweils nur 1 Punkt in den Bereichen des Essens, des Duschens, der Transfers, bzw. zwei Punkte beim Treppensteigen)

Vergleich mit den Werten zu Beginn der Rehaphase:

Bartelindex: 70

FIM: 114

Nach der Entlassung aus dem letzten Reha-Aufenthalt beginnen wieder die ambulanten Therapiemaßnahmen. Um die Sicherheit und den schützenden Rahmen des häuslichen Umfelds für das therapeutische Setting auszunutzen, vereinbart die Ergotherapeutin mit ihm und seiner Ehefrau, dass die Therapie im Hausbesuch stattfinden soll und die Hausärztin verordnet diesen.

Tab. 3.**13** Occupational Performance Probleme und Bewertung von Ludwig T.

Occupational Performance Probleme	Performance	Zufriedenheit
1. Gehen im Haus	7	5
2. Gehen außer Haus	5	3
3. Greifen und Loslassen	3	1
4. Konzentration beim Gehen im Haus	5	5
5. Konzentration beim Gehen außer Haus	5	2
	Höchstpunktzahl = 10	

Befunde zu Beginn dieser Rehaphase:

Ludwig T., Zeitpunkt des Befundes etwa 3,5 Jahre nach Eintritt der Erkrankung, Befunderhebung und Zielformulierung mit dem COPM und dort dokumentiert.

Probleme bei der Durchführung von Handlungen (Occupational-Performance-Probleme):

- **Selbstständigkeit:** Die Selbstversorgung bezüglich Hygiene und Anziehen und die Mobilität bereiten Probleme (geringe Ausdauer!) und haben für ihn absolute Wichtigkeit.
- **Produktivität:** wird von ihm keine erwartet, hat für ihn keine Wichtigkeit
- **Freizeitverhalten:** Basteln geht nicht im gewünschten Maß, ist aber nicht so wichtig für ihn; kleinere Ausflüge und Besuche bereiten Probleme (geringe Ausdauer!) und haben für ihn hohe Wichtigkeit

Seine fünf wichtigsten Probleme sind:

- Gehen im Haus
- Gehen außer Haus
- Greifen und Loslassen
- Konzentration beim Gehen im Haus
- Konzentration beim Gehen außer Haus

In der Tabelle 3.**13** ist seine Bewertung der Performance dieser Aktivitäten und seine Zufriedenheit mit der Ausführung dieser aufgeführt.

Seine geringe Ausdauer und seine Konzentrationsmängel scheinen mit einem Circulus vitiosus verbunden zu sein. Seine Angst erhöht seinen Tonus und verunsichert ihn. Der erhöhte Tonus verunsichert ihn und macht ihm Angst, was wiederum weitere Tonuserhöhungen zur Folge hat. Der hohe Tonus ist unökonomisch und daher ermüdend, deshalb ist Ludwig T. auch nur gering belastbar. Sein Gehen und Bewegen unter dem hohen Tonus erfordern seine gesamte Aufmerksamkeit, sodass er sich ausschließlich darauf konzentrieren muss. Für weitere Informationsaufnahme und Verarbeitung reicht seine Konzentration kaum aus.

Pathologische Funktionen in Bewegungsabläufen und Bewegungsübergängen (in Anlehnung an den Befundbogen aus Kap. 2, „Das Modell der normalen Bewegung" [Paeth Rohlfs 1999], S. 67)

– *Funktionsbeschreibung:* Armheben

Abweichung im Bewegungsmuster: Sobald Ludwig T. seinen Arm einsetzen möchte, hebt er zunächst den rechten Schultergürtel und die Armbewegung geht automatisch in eine Abduktion.
Haltungstonus: erhöht + +
Abweichung der Bewegungskomponenten: Der Arm kann nicht in einer Streckung gehoben werden, sondern es kommt zur Beugung im Ellenbogen, im Handgelenk nach palmar, und die Finger beugen sich. Der humeroskapulare Rhythmus ist gestört, die Skapula wird nach oben gezogen und verbleibt in der Stellung, auch wenn der Patient seinen Arm weiterbewegt.

– *Funktionsbeschreibung:* Greifen

Abweichung im Bewegungsmuster: Die feste Beugestellung der Hand und Finger wird zum Festhalten von Gegenständen eingesetzt, das Herausnehmen erfolgt nicht durch Öffnen, sondern der Gegenstand wird mit „Gewalt" wieder entnommen.
Haltungstonus: erhöht + +
Abweichung in den Bewegungskomponenten: Die Hand steht überwiegend palmarflektiert, die Finger flektiert.

– *Funktionsbeschreibung:* Standbein - Spielbein, Stockeinsatz

Abweichung im Bewegungsmuster: Auf das paretische Bein wird kaum Gewicht übernommen. Das gestreckte Bein wird mit Zirkumduktion in ein Spielbein umgewandelt. Der Stock wird nicht korrekt eingesetzt: Der Patient setzt ihn zu weit vom Körper entfernt auf, stützt sich damit in der Standbeinphase des paretischen Beins ab und verhindert so die notwendige Gewichtsübernahme auf das paretische Bein.
Haltungstonus: erhöht + + +
Abweichung in den Bewegungskomponenten: Der Fuß zieht in Richtung Supination, das Knie ist überstreckt. Die Spielbeinphase des paretischen Beines wird vom Becken aus eingeleitet und löst damit einen Hypertonus im Rumpf aus, was sich unter dem Gehen weiter verstärkt. Dabei erhöht sich auch der Tonus im Schultergürtel bis in den Arm, sodass unter dem Gehen der Beugetonus auch im Arm zunimmt. Damit entfällt die natürliche Mitbewegung des Arms, die auch für die Gewichtsverlagerung notwendig ist. Den Handstock setzt er zu weit vom Körper entfernt ab und nutzt ihn zur Gewichts**entlastung** des plegischen Beins, anstatt zur Sicherung der Standbeinphase.

- *Sensibilität:* keine Störungen
- *Beschreibung der assoziierten Reaktionen:* Bei vielen Bewegungsinitiativen und erzwungenen Bewegungen der Extremitäten wird der Tonus im Schultergürtel und Rumpf immer fester.
- *Hypothese zu diesen Befunden:* Die Funktionen müssten sich durch Hemmung und Fazilitationen verbessern lassen.
- *Überprüfung der Hypothese:* Durch Sicherheit vermitteln und durch Fazilitation beim Gehen und Armheben verändert sich die Tonussituation, Massenbewegungen und assoziierte Reaktionen verringern sich.
- *Hauptproblem/Schlüsselproblem* ist die Tonuserhöhung bei jeglicher Aktivität, die ein unökonomisches und damit ermüdendes Bewegen und Verhalten sowie Angst und Konzentrationsstörungen provoziert.

Ziele der Rehaphase

Fernziele, handlungs- und basisorientiert

- Sichere Durchführung der Aktivitäten des täglichen Lebens mit Verminderung des pathologischen Tonus, Lenkung und Aufbau physiologischer Bewegungsabläufe
- Sicherung ökonomischer Bewegungsabläufe mit Angstabbau

Mittelfristige Ziele, basisorientiert

- Aufbau physiologischer Armbewegungen in der Kette Rumpf-Schultergürtel-Arm-Hand
- Aufbau physiologischer Stand- und Spielbeinphasen

Nahziele, basisorientiert

- Angstreduktion beim Gehen
- Abbau der Nutzung des Handstocks im Haus
- Abbau des unphysiologischen Einsatzes der Arm-/Handfunktionen
- Aufbau einer physiologischen Arm-/Handfunktion bei aufgelegtem Arm im Sitz
- Aufbau eines physiologischen Arm-/Handeinsatzes im Stand
- Aufbau einer physiologischen Standsicherung
- Rumpfmobilität

Therapiemaßnahmen der Langzeitrehaphase von Ludwig T.

In den ersten Hausbesuchen wird deutlich, dass sich Ludwig T. im Haus mit dem Handstock nun wieder sicher fühlt. Aber der Stock behindert die Aktivitäten der indirekt betroffenen Hand, sodass zuerst gemeinsam eine Möglichkeit zum Abbau des Handstocks gesucht wird. Er möchte zunächst den Weg vom Esstisch in die Küche ohne Stock zurücklegen, um sein Essgeschirr selber aufzuräumen. Erst einmal wird der Weg ohne Geschirr geplant. Dabei erarbeitet die Therapeutin mögliche Sicherheitspunkte auf dem Weg, an denen Ludwig T. sich festhalten könnte, wenn er stolpern würde. Sie erarbeitet mit ihm an den Sicherheitspunkten auch die Gewichtsverlagerung, beispielsweise im Türrahmen. Damit bekommt Ludwig T. das Gefühl, dass er am Türrahmen Sicherheit hätte und zugleich spürt er deutlich die Möglichkeit in einer Schrittstellung (siehe Kap. 2.4.2, Bobath-Konzept) das paretische Bein als sicheres Standbein einzusetzen. Am Esstisch, am Küchentresen und bei anderen Wänden und Türen in der Wohnung wird so Schritt für Schritt die Sicherheit und zugleich das Gefühl für das Standbein verdeutlicht.

Nach einiger Zeit wird der Stock in der Wohnung nicht mehr benötigt. Der funktionellere Einsatz des Stockes wird ebenfalls in einem Türrahmen geübt. Dabei wird Ludwig T. der erhöhte Gangstock angeboten, um die Gewichtsverlagerung auf das hemiplegische Bein zu verbessern (Abb. 3.**25**). Zur Steigerung der Anforderung wird im Türrahmen des Ausgangs geübt, sodass Ludwig T. schon einmal die Bodenverhältnisse draußen im Auge hat, während er zwischen paretischem Spielbein und Stockeinsatz wechselt. Die Angst reduziert sich etwas und er geht mit seiner Frau oder der Familie kurze Strecken nach draußen. Für längere Strecken reicht die verringerte Angst noch nicht aus.

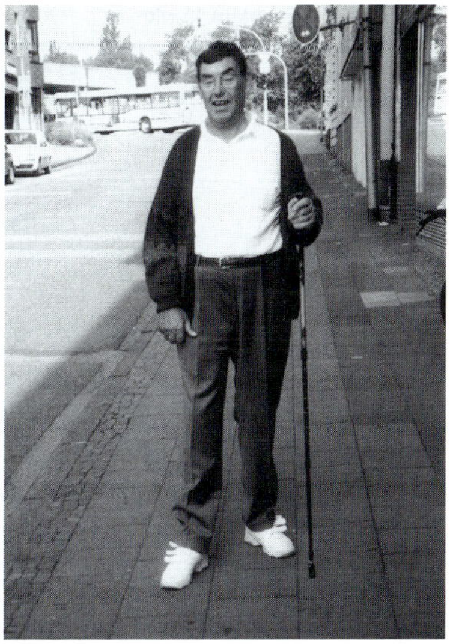

Abb. 3.**25** Anwendung des hohen Gangstocks zur Verbesserung des Gehens.

Um physiologischere Handfunktionen anzubahnen und auch um den Zusammenhang zwischen zu großer Anstrengung und Tonusaufbau zu verdeutlichen, wendet die Therapeutin jetzt Elemente aus dem Perfetti-Konzept an (siehe Kap. 2.4.3). Mit Hilfe der Stäbchen lernt Ludwig T. seine abnorme Reaktion auf Dehnung in den Fingern zu kontrollieren und die Strecker und Beuger seiner Finger gemeinsam zu rekrutieren, sodass grobes Greifen und aktives Loslassen für ihn möglich wird. Auch die Kontrolle über den Ellenbogen nimmt soweit zu, dass er bei aufgelegtem Arm auf dem Tisch beispielsweise eine Banane in der plegischen Hand halten kann. Während die indirekt betroffene Hand schält, kommt es nur noch ganz gering zu abnormen Irradiationen, die der Patient selber bemerkt und vermeiden lernt. Der Tonus bleibt so gut, dass er den Ellenbogen beugen kann, um die Banane zum Mund zu führen.

Nach wie vor ist aber das Problem des erhöhten und sich steigernden Rumpftonus bei freiarmigen oder stehenden Aktivitäten vorhanden. Da Ludwig T. sich jetzt aber wieder vermehrt aus dem Haus traut und seine Außenaktivitäten vergrößern möchte, werden neue Therapieeinheiten in der Praxis vereinbart. Das ermöglicht der Therapeutin, bestimmte Übungen unter erleichterten Bedingungen in den Praxisräumen durchzuführen.

Ludwig T. kommt in der Praxis mit erhöhtem Gesamttonus an, da die Fahrt und der Weg vom

Tab. 3.**14** Übungen mit Therapiematerial nach Perfetti und ihre Anpassung an den Patienten

Tonus des Patienten	Lösung	Anpassung
– spürbarer Widerstand der Fingerbeuger – vermehrte Irradiation	Vereinfachen – Verändern	Anpassung durch kleinere Stäbchen Verringerung der Übungsgeschwindigkeit Kontrolle der Grundhaltung Aufmerksamkeit des Patienten auf den Widerstand lenken und durch die Wiederholung der kognitiven Aufgabe den Widerstand kontrollieren lassen
– Verringerung des Widerstandes – spürbare Eigenaktivität	Steigern – Verändern	Verwendung verschieden hoher Stäbchen Einbezug mehrerer Finger Einbezug von Eigenaktivität

Parkplatz bis zur Praxis zwar kurz, aber für ihn aufregend waren. Auch die drei Stufen bis in die Praxis hinein überwindet er mit Anstrengung und Tonuserhöhung. Daher beginnt die Therapeutin die Therapie nach einem kurzen Gespräch zum allgemeinen Befinden mit selektiver Rumpfarbeit im Sitzen. Dabei lernt der Patient, zu spüren, dass er Gewichtsverlagerungen zur Seite, nach vorne und hinten durchführen kann, ohne dass der Tonus sich erhöht. Diese Wahrnehmung soll er nun auch im Stand abrufen, was ihm von Mal zu Mal besser gelingt. Die Therapeutin fazilitiert die Gewichtsverlagerung am Becken des Patienten solange, bis er die Bewegungen selbstständig durchführen kann. Nachdem die Rumpfarbeit zur Tonusnormalisierung beigetragen hat, führt die Therapeutin den Arm des Patienten in eine physiologische Position auf einem Tisch und entwickelt dort mit Hilfe von Therapiemitteln (siehe Kap. 2, Therapeutische Medien, S. 60) die Arm-/Handfunktionen weiter. Dieses wirkt sich wiederum günstig auf den Tonus im Rumpf aus.

Feinziele

- Kontrolle der abnormen Reaktion auf Dehnung im Bereich der Fingerflexoren
- Kontrolle der abnormen Irradiationen im Hand- und Ellenbogengelenk bei Fingerbewegungsabläufen
- Rekrutierung der motorischen Einheiten für eine isolierte Extension der Finger
- Verarbeitung der kinästhetischen Information der Fingergrundgelenke

(nach Perfetti 1997)

Die Sitzhaltung wird nochmals kontrolliert, sodass der Patient bei aufgelegtem Unterarm mit symmetrischer Stellung in den Schultern und aufrechtem Rumpf sitzt. Die Therapeutin verwendet Holzstäbchen mit unterschiedlicher Höhe und führt dabei die Finger des Patienten an der Kante der Stäbchen entlang. Er soll seine Aufmerksamkeit ganz auf das Spüren der Höhe lenken und wahrnehmen, wie der Tonus in den anderen Fingern und im Handgelenk sich normalisiert. Die Therapeutin passt die Übung an den Patienten an, in der Tabelle 3.**14** sind einige Beispiele dazu.

Zwischenbericht der Langzeitrehaphase

Mit den Übungen lernt Ludwig T. den Tonus seiner Finger so anzupassen, dass auch feineres Greifen möglich wird. Er setzt die wieder gewonnen Fähigkeiten beispielsweise zum differenzierten Halten von Geldbörse, Taschen, Geschirr und Besteck ein.

Evaluation

Die Evaluation wird hier durchgeführt anhand des vorgeschlagenen Befundbogens (s. Abb. 2.**5**, Kap. 2.4.2, Bobath-Konzept) Evaluationsbogen Bobath-Therapie. Ein Ausschnitt daraus zeigt hier in Tabelle 3.**15**, wie eine Bewertung durchgeführt werden könnte.

Therapieansätze der Langzeitphase anhand des Patienten Friedrich S.

Friedrich S. erhält von seinem Arzt viermal wöchentlich Ergotherapie und zweimal Physiotherapie als Hausbesuch verordnet. Die Ergothera-

Tab. 3.**15** Ausschnitt aus Evaluationsbogen Bobath-Therapie, ausgefüllt für Patient Ludwig T.

Datum: (3,5 Jahre nach dem Ereignis)			**Datum:** (4,5 Jahre nach dem Ereignis)		
Selbstständige Funktionen					
Funktion	**Abweichung[1]**	**Grad**	**Funktion**	**Abweichung[1]**	**Grad**
Armheben in (Richtung Anteversion)	Heben des Schultergürtels	+ +	Armheben in (Richtung Anteversion)	Heben des Schultergürtels	+
Folgende assoziierte Reaktionen:	Abduktion des Arms	+ +	Folgende assoziierte Reaktionen:	Abduktion des Arms	0
	Beugung im Ellenbogen	+ +		Beugung im Ellenbogen	+
	Handgelenk palmarflektiert	+ + +		Handgelenk palmarflektiert	+
	Finger flektiert Skapula-Elevation	+ + + + +		Finger flektiert Skapula-Elevation	+ +
Greifen mit folgenden assoziierten Reaktionen	Handgelenk palmarflektiert	+ + +	Greifen mit folgenden assoziierten Reaktionen	Handgelenk palmarflektiert	+
	Finger flektiert	+ + +		Finger flektiert	+
			Daumenopposition	Zeigefinger	+
Spielbein	Zirkumduktion	+ + +	Spielbein	Zirkumduktion	+
	Überstreckung	+ +		Überstreckung	0
Standbein	keine Gewichtsübernahme	+ +	Standbein	keine Gewichtsübernahme	+
			Spielbein – Knie	nicht endgradig	+
Haltungstonus[2]					
Körperabschnitt	**Holding/Placing Kompensation**	**Grad**	**Körperabschnitt**	**Holding/Placing Kompensation**	**Grad**
Schulter – Arm	Bewegung bis zum Placing	-	Schulter – Arm	Bewegung bis zum Placing	0
	P. löst oben genannte Abweichungen aus	+ +		P. löst oben genannte Abweichungen aus	0
	Holding ebenso	+ + +		Holding ebenso	++
	K. durch Schulterhebung	* * *		K. durch Schulterhebung	*
	K. durch kontralaterale im Rumpf	* *		K. durch kontralaterale im Rumpf	*

[1]Abweichungen		**[2] Haltungstonus**		
– des Bewegungsmusters		*erhöht*	*erniedrigt*	*Kompensation*
– in Komponenten des Musters	+++ stark	+++ stark	––– stark	* * * stark
– in einzelnen neuromuskulären Aktivitäten	++ mittel	++ mittel	–– mittel	* * mittel
– assoziierte Reaktionen	+ leicht	+ leicht	– leicht	* leicht
0 nicht mehr beobachtbar				

Tab. 3.**16** Beschreibung der Fähigkeiten und Einschränkungen von Friedrich S. bei Entlassung aus der Rehaklinik als Übergabebericht an die ergotherapeutische Praxis

in Bezug auf	aktueller Status: ca. 11 Mo. nach Erkrankungsbeginn
Funktionen: a) sensomotorisch b) kognitiv c) psychosozial	zu a): beginnender pathologischer Tonusaufbau im Arm und Bein, Bewegungsabläufe zum Drehen, Aufrichten am Bett und Transfer in den Rollstuhl werden toleriert zu b): Wahrnehmung der objektiven Senkrechten, des linken Körpers und der linken Umwelt wird kognitiv verarbeitet und damit kurzfristig möglich. zu c): beginnt, sich mit den Folgen der Erkrankung auseinander zu setzen, nimmt Anteil an Lösungen für sein alltägliches „gehandelt werden"
Aktivitäten: a) ADL b) Freizeit c) Arbeit	zu a) unselbstständig, keine Blasenkontrolle, gelegentliche Darmkontrolle zu b) beginnt an den Aktivitäten seiner Frau Anteil zu nehmen zu c) nicht relevant
Handlungskompetenz in a) physikalischer b) sozialer c) kultureller Umwelt	**Generell:** aufgrund der neuropsychologischen Planungsstörungen ergreift der Patient keine planerische Initiative und äußert auch kaum Bedürfnisse. zu a): keine vorhanden, mögliche Anteile an Planungen scheitern an neuropsychologischen Störungen zu b) nimmt zu Familienangehörigen Kontakt auf zu c) beginnt, sich mit seiner Frau über frühere Aktivitäten diesbezüglich auszutauschen

peutin aus einer Praxis in der Nähe hat aus dem Übergabeprotokoll „GUT IN FORM$_{\text{IERT}}$" (siehe Kap. 2) der Rehaklinik erfahren, dass er mit höhenverstellbarem Pflegebett und einem Spezialrollstuhl mit Therapietisch versorgt wurde. Der Pflegedienst wird dreimal täglich kommen und die Grundpflege sowie den Transfer vom Bett in den Rollstuhl und zurück übernehmen. Die Ergotherapeutin kann sich anhand des Abschlussberichtes der Ergotherapeutinnen der Rehaklinik (Tabelle 3.**16**) schon ein Bild zu möglichen Behandlungszielen machen.

Befunde zu Beginn der Langzeitphase

Die Tabelle 3.**16** beschreibt die Fähigkeiten und Einschränkungen von Friedrich S. bei Entlassung aus der Rehaklinik als Übergabebericht an die ergotherapeutische Praxis (Befunderhebung und Zielformulierung mit dem COPM und dort dokumentiert).

Pathologische Funktionen in Aktivitäten und Bewegungsablaufsübergängen:

Friedrich S. liegt und sitzt nicht lange in der physiologischen Haltung zu der ihm von Therapeutinnen, Pflegetherapeutinnen und seiner Ehefrau verholfenen wird. Er liegt nach kurzer Zeit zur direkt betroffenen Seite hin verschoben im Bett. Im Rollstuhl drückt er sich mit dem oberen Rumpf nach hinten und zur direkt betroffen Seite, sodass der untere Rumpf nach vorne rutscht und die Gefahr des Herausrutschens aus dem Stuhl besteht. Ein Sitzen auf einem normalen Stuhl ist nicht möglich. Durch die mangelnden Spürinformationen tritt die Pusher-Symptomatik verstärkt auf (Abb. 2.**26 a** u. **b**, 3.**27**).

Der plegische Arm leidet zunehmend mit Tonuserhöhung im Handgelenk und in den Fingern, während die Schulter weiterhin schlaff und im Gelenk subluxiert ist (s. Abb. 3.**12 d**, S. 284).

Beim Transfer treten Pusher-Symtomatik und Neglekt sehr deutlich auf und erfordern eine sehr gute Vorbereitung des Patienten von den Betreuerinnen und Therapeutinnen. Der mangelnde Tonus im oberen und unteren Rumpf verhindert ebenfalls das Halten des paretischen Beins als Standbein.

Während der Behandlung oder auch der Pflege treten unvermutet immer wieder in unterschiedlichsten Körperabschnitten Hyperästhesien mit Schmerzempfindungen auf, die unter Ablenkung meistens schnell wieder abgebaut werden können.

Weitere Aktivitäten, außer vorbereitete Nahrung zu sich zu nehmen, führt Friedrich S. nicht durch.

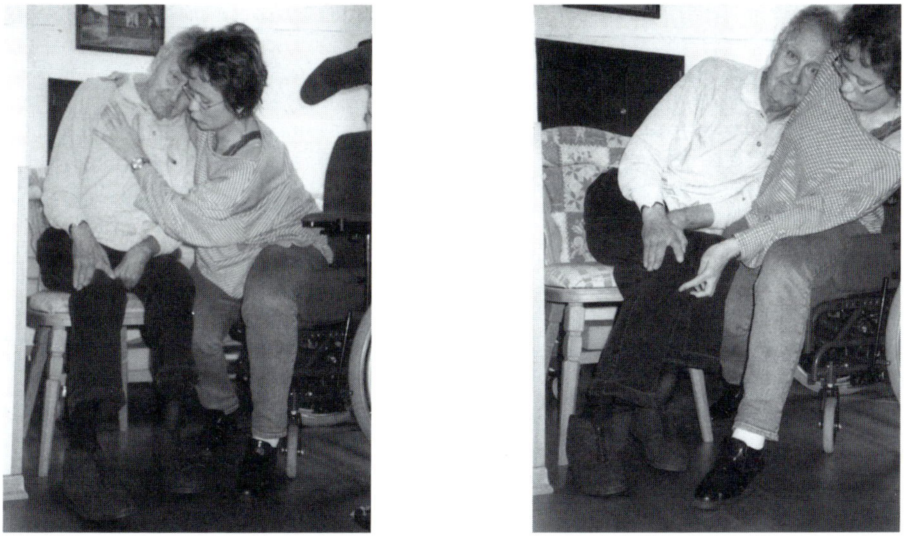

a b

Abb. 3.**26** **a** u. **b** Patient mit Pusher-Symptomatik
a Patient drückt sich mit der ganzen rechten Seite und dem Kopf zur betroffenen Seite hin
b Bein und Hand auf das eigene Knie drücken verstärkt.

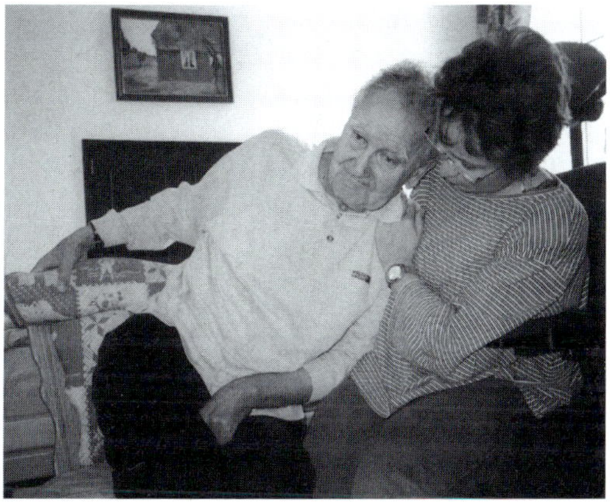

◁ Abb. 3.**27** Die rechte Hand drückt auch von Objekten (hier der Stuhllehne) weg.

Probleme bei der Durchführung von Handlungen (Occupational-Performance-Probleme):

Aufgrund der eingeschränkten Selbstwahrnehmung werden diese Angaben von der Ehefrau erhoben.

- *Selbstständigkeit:* Die Selbstversorgung bezüglich Hygiene und Anziehen und die Mobilität sind nicht möglich, für ihn ist die Verbesserung der Grundmobilität (gut liegen und sitzen können) sehr wichtig.
- *Produktivität:* wird von ihm keine erwartet, hat für ihn vermutlich auch keine Wichtigkeit.
- *Freizeitverhalten:* Kleinere Ausflüge und Besuche sind aufgrund des unsicheren Sitzens im Rollstuhl nicht möglich, sind für ihn jedoch sehr wichtig.

Seine fünf wichtigsten Probleme sind:

- sicher liegen können
- sicher transferiert werden können
- sicher sitzen können
- seinen Körper wahrnehmen können
- sein Umfeld wahrnehmen können

Ziele der Rehaphase

Fernziele, handlungs- und basisorientiert

- Durchführung des Transfers unter Supervision, Lenkung und Aufbau selbstständiger physiologischer Bewegungsabläufe

Mittelfristige Ziele, basisorientiert

- Verminderung des sensomotorischen Neglekts
- Verminderung des visuellen Neglekts

- Aufbau einer supervidierten Stand- und Spielbeinphase
- Erhalt der Muskel- und Gelenkstrukturen im Schulter-Arm-Handbereich

Nahziele, basisorientiert

- Verminderung des sensomotorischen Neglekts im Liegen
- Verminderung der Pusher-Symptomatik im Liegen und beim Transfer
- sichere Lagerung für den Schulter-Arm-Handbereich
- Aufbau einer für ihn sicheren Sitzposition im Rollstuhl
- Aufbau einer für ihn sicheren Standhaltung mit Helfern
- Aufbau einer physiologischen Beinfunktion als Standbein
- Verminderung des visuellen Neglekts

Behandlungsaufbau in der Langzeitrehaphase

Zunächst wird an der Verbesserung der Körper- und Umweltwahrnehmung gearbeitet. Dazu werden Elemente des Affolter-Konzepts, die Regeln der Berührung und der Nachbarschaft berücksichtigt (siehe Kap. 2.4.6). Friedrich S. wird im Liegen von allen ihn Versorgenden und den Therapeutinnen immer wieder am Becken, an den Schultern und auch an den Füßen stimuliert und ihm so das Gefühl für die Lage gegeben. Es zeigt sich deutlich, dass er darunter länger ruhig liegen kann. Wenn er unruhig wird, genügen meist wenige Handgriffe, um sein Becken wieder in eine physiologische Lage zu bringen. Auch die Sitzhaltung wird exakt an der Beckenhaltung kontrolliert. Der Rollstuhl ist mit seitlichen, auf Höhe des oberen Rumpfs angebrachten, kurzen Stützen versehen; durch diese Berührung kommt er im oberen Rumpf zur Interaktion mit der Umwelt und spürt, „WO" er sich befindet. Der Therapietisch am Rollstuhl unterstützt das Spüren des „WO" ebenfalls. Friedrich S. kann zunehmend länger im Rollstuhl sitzen und fühlt sich wohl. Seine Ehefrau bezieht immer mehr seinen linken Halbraum mit ein und übt mit ihm das Explorieren nach links. Sie ist eine ausgezeichnete Cotherapeutin und hat für die schwierige Symptomatik das richtige Verständnis entwickelt. Sie überfordert Friedrich S. nie und kennt genau seine Grenzen. Dabei achtet sie auch darauf, dass sie sich selbst nicht überfordert und sorgt für eigene Freiräume.

Die Physio- und Ergotherapeutin verabreden sich in regelmäßigen Abständen zu einer gemeinsamen Therapieeinheit und klären die jeweiligen Schwerpunkte miteinander ab.

Für die Maßnahmen, die Friedrich S. zu mehr Körperwahrnehmung verhelfen, gibt die folgende Tabelle 3.**17** einige Anregungen.

Diese Maßnahmen greifen je nach Tagesform des Patienten unterschiedlich gut, an den „schlechten" Tagen werden wieder vermehrt Wahrnehmungsangebote zur unterstützenden Fläche gegeben.

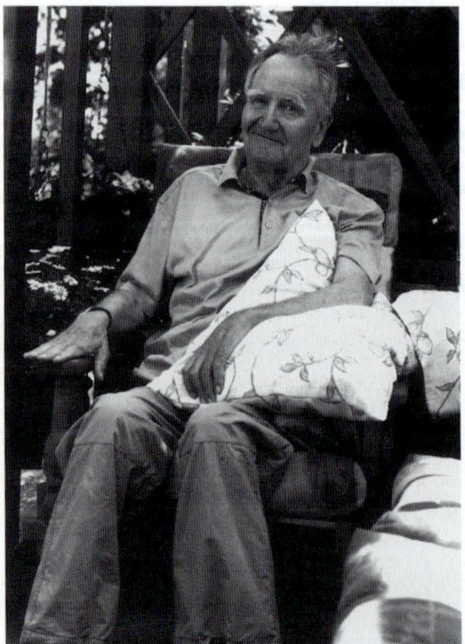

Abb. 3.**28** Friedrich S. auf der Terrasse im Sessel sitzend, nach links explorierend.

Zwischenbericht der Langzeitrehaphase

Das Ereignis liegt nun über zwei Jahre zurück. Trotz weiterhin vorhandenen Wahrnehmungsstörungen kann Friedrich S. nun wechselnd auf verschiedenen Stühlen in unterschiedlichen Räumen sitzen. Die Stühle bieten nur noch im Rücken deutliche unterstützende Fläche, wobei seitliche Lehnen nur noch als optische Struktur einer Unterstützung benötigt werden. Er liegt in den Ruhephasen ruhiger im Bett, der Transfer gelingt mit allen angeleiteten Personen gut und sicher. Er kann nach links bei Aufforderung spontan explorieren, beschäftigt sich mit seiner direkt betroffenen Hand und Unterarm, wenn diese auf dem Therapietisch vor ihm gelagert sind. Dabei versucht er, die Spannung in den Fingern selber zu lösen und die Finger einzeln zu spüren. Aufgrund der ausgeprägten neuropsychologischen Störungen, die eine konse-

Tab. 3.**17** Therapiemaßnahmen, Ausgangstellungen und ihre Wirkung auf die Körperwahrnehmung

Maßnahmen	Wirkung (s. a. Bobath- und Affolter-Konzept)
Ausgangstellung Liegen	
Lagerung unter Berücksichtigung individueller Vorlieben und unter Beachtung der Stellung der Schlüsselpunkte zueinander	Tonusregulation
Lagerung mit festen Kissen oder Blöcken am Körper	Verdeutlichung der Wahrnehmung des Körpers („WIE") und seiner Umwelt („WO")
Ausgangstellung Sitz	
Sitzposition im Rollstuhl genau physiologisch aufbauen, Schwerpunkt des Beckens soll posterior des zentralen Schlüsselpunkts liegen, beide Seiten des Beckens müssen in der Frontallinie eine Ebene bilden	Tonusregulation und Vermittlung von Wahrnehmungen einer Ebene, die nicht das „pushen" auslöst
seitlich mit entsprechendem Material, vorne durch Therapietisch dem Körper Information zuführen	vergrößert die unterstützende Fläche, so dass das „pushen" verringert ist
Lagerung des Unterarmes auf dem Tisch in leichtem Winkel zum Körper hin	ermöglicht die Wahrnehmung des Unterarmes und der Hand, um den Neglekt für den Körper zu reduzieren
Ausgangstellung Stand	
Vergrößerung der unterstützenden Fläche durch seitliche Wand, zweite Therapeutin oder Helferin an der Seite	Auseinandersetzung mit der Schwerkraft im Stand mit maximaler Unterstützung, um das „WO" zu verdeutlichen, kann das „pushen" verhindern
Vergrößerung der unterstützenden Fläche von hinten am Becken und Kreuzbein durch Wand, höhergestelltem Bett/Liege oder zweiter Person	Der Stand an sich gibt ein deutliches „WIE" als Bezug zur Schwerkraft und ermöglicht deutliche sensorische Information, die den Neglekt reduzieren kann.
Bewegungsübergänge	
Geführtes Anbeugen beider Beine, Führen der weniger betroffenen Hand Richtung Bettkante, Drehen des Körpers auf die betroffene Seite, bei Bedarf in dieser Seitlage am Rücken die unterstützende Fläche am Rücken mit festem Kissen oder Block vergrößern, sanften Druckimpuls am Becken geben, Beine aus dem Bett führen und zugleich den Oberkörper aufrichten, sofort die unterstützende Fläche an der betroffenen Seite wieder vergrößern (Therapeutin setzt sich daneben oder hat einen Block) (s. a. Abb. 3.**22 a-c**)	Gibt im Bewegungsübergang laufend Informationen über das „WO" und „WIE",

quente Lagerung des Armes und der Hand äußerst erschweren, droht allerdings dem Handgelenk eine Kontraktur in palmarflektierter Stellung (s. Abb. 3.**28**, S. 320). Die Therapeutinnen diskutieren mit dem Patienten und seiner Ehefrau, ob er in einer nahegelegenen Rehabilitationsklinik zur Abklärung einer Behandlung mit seriellem Casting (s. Abschnitt „Behandlung mit Schienen und seriellen Gipsen", S. 327) vorgestellt werden soll.

Alle weiteren o. g. Nahziele lassen sich in jeder Therapieeinheit, aber auch von den angeleiteten Helfern erreichen.

Evaluation

Bartelindex:	0 von 100 Punkten (unverändert zu vorher)
FIM:	38 von 126 Punkten (unverändert zu vorher)

Beide Evaluationsinstrumente zeigen bei Friedrich S. keine Veränderungen. Bei seinem vorhandenen Störungsbildern sind sie nicht sensitiv genug, um Verbesserungen aufzuzeigen. Daher wurden in bestimmten Abschnitten Videoaufnahmen und Fotos (s. Abb. 3.**26** bis 3.**28**) gemacht.

■ Weitere Therapien in Langzeitphasen (F)

Friedrich S. und Ludwig T. sind in der Behandlungsphase F mit schweren, bzw. mittelschweren Residualsyndromen und bei Ludwig T. mit Berufsunfähigkeit. Um den Verlauf der Phasen bei mittelschweren Residualsyndromen (F) aber mit Berufsförderung und Umschulung aus der Phase E vorzustellen, wird hier nochmals kurz der therapeutische Verlauf von Theo E. (siehe Kap. 1, Tab. 1.**2**) vorgestellt.

Theo E., zum Beginn dieser Phase 44 Jahre alt; 2,25 Jahre nach dem Eintritt des Ereignisses

Nach dem letzten achtwöchigem Aufenthalt in einer Rehaklinik mit arbeitstherapeutischem Schwerpunkt meldet sich Theo E. in einer Praxis für Ergotherapie an. Hier werden die Befunde und Behandlungsdaten in einer Kartei im Computer eingetragen.

Beschreibung der Aktivitäts- und Partizipationsstörungen und ihrer Ursachen: Noch eingeschränkter Bewegungsablauf rechtsseitig durch die armbetonte Hemiparese, wenig Aktivitätsstörungen in der Handhabung von Gegenständen mit der indirekt betroffenen Seite, geringe Einschränkungen bei einigen Lebensaktivitäten durch das von pathologischer Tonuserhöhung betroffene Gangbild.

Minimal verminderte ***Partizipation*** an der Mobilität, am häuslichen Leben und Beschäftigung, keine Partizipation an Erwerbsarbeit.

Befunde zu Beginn dieser Rehaphase

Sensomotorischer Befund: siehe Kap. 2, Tab. 2.**9**, Beispiel 3.

Probleme bei der Durchführung von Handlungen (Occupational-Performance-Probleme):

- *Selbstständigkeit:* Die Selbstversorgung bezüglich einkaufen und Nahrung zubereiten bereitet Probleme und hat mittlere Wichtigkeit; die Mobilität bereitet Probleme (geringe Ausdauer!) und hat für ihn absolute Wichtigkeit.
- *Produktivität:* Er möchte wieder ins Erwerbsleben eintreten und nach einer Umschulung einen Arbeitsplatz finden, was für ihn absolute Wichtigkeit hat. Er möchte zu einem späteren Zeitpunkt wieder einen eigenen Haushalt gründen, was für ihn im Moment nicht so wichtig ist.
- *Freizeitverhalten:* Er möchte wie früher größere Reisen unternehmen, was im Moment eher mittlere Wichtigkeit hat.

Seine fünf wichtigsten Probleme sind:

- Ausdauer beim Gehen
- ungeschicktes Handeln bei linksseitiger einhändiger Tätigkeit
- Tonuserhöhung bei Anstrengungen
- Tonusanomalie des Armes
- Tonusanomalie des Beines

Ziele

Er möchte, nachdem nun seine Grundarbeitsfähigkeiten aufgebaut sind, über eine Feststellungsmaßnahme in eine Umschulung kommen, um wieder einer Erwerbstätigkeit nachzugehen. Parallel dazu möchte er in der Praxis seine Tonusanomalien verbessern, da die Tonuserhöhungen seine Aktivitäten in Beruf und Freizeit erschweren und ihn zu schnell ermüden lassen.

Für weitere berufsfördernde Maßnahmen und kompensatorische Trainingseinheit nimmt Theo E. noch an verschiedenen weiteren Maßnahmen teil. Zu den Zeitabläufen, Institutionen, Diagnosen, sowie den Therapieangeboten und -maßnahmen mit den jeweiligen Zielen siehe Kap. 2, Tab. 2.**11**.

Behandlungsaufbau

Zu den verschiedenen Übungen (siehe Perfetti- und Bobath-Kapitel), mit denen Theo E. eine verbesserte Regulation seines Tonus erzielt, bespricht die Ergotherapeutin in der Praxis mit ihm immer wieder die mögliche Gestaltung seines Arbeitsplatzes und seine Sitzhaltung. Diese rufen noch zu häufig Verspannungen und schmerzhafte Zustände in der Rückenmuskulatur hervor. Theo E. kommt mittlerweile aus Zeitgründen nur noch einmal in der Woche in die Praxis (und er erhält einmal wöchentlich Physiotherapie), da seine Umschulung für ihn einen üblichen 8-Stunden-Tag bedeutet. Trotz der hohen Anforderungen lässt sich der Tonus weitgehend in der Therapieeinheit normalisieren, und die Übungen für Rumpf und Arm hinterlassen auch nachhaltige tonusnormalisierende Wirkung, sodass die Ausdauer des Patienten sich stetig steigert.

■ Sonstige Therapievarianten

Therapie für feinmotorische Fähigkeiten

Wenn alle Basisstörungen für eine mögliche feinmotorische Störung weitgehend behoben sind, können für den Schulter-Arm-Hand-Abschnitt weitere Übungen entwickelt und durchgeführt werden. Auch wenn kompensatorisch die indirekt betroffene Seite (die auch der nichtdominante Arm-Handbereich sein kann), geschickter werden soll, können diese Übungen gleichsam hierfür angewendet werden.

Wie in dem erwähnten Abschnitt ausgeführt, muss der Feinmotorikbefund der direkt betroffenen Seite äußerst präzise erfolgen, um die Ursachen genau voneinander zu trennen und um die Therapiemaßnahmen auf die ursprünglichste sensomotorische Ursache hin abzustimmen.

In der Tabelle 3.**18** (S. 324) werden einige Anregungen gegeben, die in verschiedenster Weise ausgebaut und kombiniert werden können.

Wenn die dominante Hand betroffen ist, schildern die Patienten häufig auch, dass ihr Schriftbild nicht mehr so wie früher sei. Das dann möglicherweise notwendige Schreibtraining muss mit dem üblichen gründlichen Befund verbunden sein, um die motorischen Voraussetzungen von proximal nach distal zu überprüfen. Die Therapie beginnt dann zunächst basisorientiert an der Stelle des Körpers, die die Stabilität im Wechsel mit der Mobilität für die distale Extremität leisten muss: am Rumpf. Auch das abgestimmte Wechselspiel von Be- und Entlastung im Schulterbereich muss im Vorfeld trainiert werden. Die daran anschließenden Handgelenks- und Fingergreifübungen bereiten dann den Patienten auf sein Handlungsziel, die verbesserte Schreibfähigkeit, vor. Das Schreiben an sich sollte anhand des früher individuell ausgeprägten Schriftbildes durchgeführt werden. Dabei sollen die vor der Erkrankung automatisierten Fähigkeiten angesprochen werden. Peitzker et al. (2001) befürworten nochmals deutlich das Therapieziel, das ausgeprägte individuelle motorische Programm zu reaktivieren. Sie halten die Übungen mit dem Erlernen der Ausgangsschrift des Erstschreibunterrichts für unökonomisch und unnötig. Da es zu Schreibtrainingsprogrammen bereits Anleitungen gibt (beispielsweise Mai/Marquart 1995), wird an dieser Stelle auf eine ausführliche Erläuterung verzichtet.

Therapie bei visuellen Störungen, Anopsien

Die Störung des beidäugigen Sehens, die beispielsweise nach einer Schädigung des Tractus opticus auftreten können, werden von unterschiedlichen Berufsgruppen behandelt. Die isolierte Therapie dieser Basisstörung kann von Orthoptisten, Neuropsychologen, aber auch Ergotherapeutinnen durchgeführt werden. Auch hierfür gibt es eine Anleitung mit Therapieleitfaden, die anhand von Fallbeispielen verschiedene Behandlungsmethoden vorstellt und diskutiert (Stögerer u. Kerkhoff 1995).

Selbstübungsprogramm

Sensomotorik: Um den in den Therapien erreichten Mobilisationsstand zu erhalten, werden den Patienten Übungen gezeigt, die als Ergänzung zur Therapie oder auch während therapiefreier Zeiten angewendet werden können. Häufig ergeben sich die Übungen aus der Therapiestunde heraus und es ist sinnvoll, die Anleitung mit Fotos (möglicherweise mit einer Sofortbild-Kamera) zu verdeutlichen.

Ziel des Selbstübungsprogramms ist es

- Immobilisation aufzuhalten,
- Sekundärschäden zu vermeiden,
- die angebahnten motorischen Fortschritte zu halten,
- den Tonus zu regulieren,
- das körperliche Potenzial zu halten.

Tab. 3.**18** Beispiele für feinmotorische Übungen

Übungsvarianten	Wirkung und Veränderungen
großflächiges Malen – auf dem Tisch • hier auch Wischen, mit Rasierschaum, Reis u. ä. • ***Handwerk***: großflächige Seidenmalereien, Plakate, Bilder • ***Spiele***: großes Solitär, Halma u. ä. – horizontal an einer Wand oder Tafel – Therapiemedien (nach Perfetti) an der schrägen Ebene	– Einbezug des Bewegungsablaufs des Rumpfs und des Schultergürtels, Lockerung, Koordination, sensorische Impulse – vorbereitende Wirkung für Schreibübungen u. ä. – ***Achtung***: • Kontraindiziert bei Störungen des humeroscapularen Rhythmus und verdeckten Resten einer Subluxation • Wirkung auf neuropsychologische Störungen beachten – *Veränderung:* mit Therapiemedien Übungen 2. und 3. Grades (nach Perfetti) durchführen
– Schwungübungen auf DIN A 3 bis A 3 Blatt – Therapiemedien (nach Perfetti) auf Tischebene	– Einbezug des Ellbogen-Handgelenk-Bereichs, Lockerung und Koordination – ***weiteres wie oben***
– Finger-Hand-Übungen mit Schraubverschlüssen, Schrauben unterschiedlicher Größe, Fingerwippen mit Gewichten – Schreib-Kritzel-Übungen – Übungen mit dem B.O.I.N.G-Stab (Übungsgerät für Koordination, Propriozeption und Geschicklichkeit) – Therapiemedien (nach Perfetti)	– Lockerung, Koordination und sensorische Impulse für den Hand-Fingerbereich – ***immer*** mit Wirkung auf den gesamten Körper, besonders aber Schultergürtel-Rumpf-Bereich – ***weiteres wie oben***
– ***Handwerk:*** jegliches Handwerk unter Berücksichtigung der vorhanden Fähigkeiten, ggf. unter Einbezug von Adaptationen, wie beispielsweise • Griffverdickung • Haltevorrichtungen für einhändige Tätigkeiten – ***Spiele:*** wie vorher, unter Berücksichtigung des Alters und der persönlichen Interessen des Patienten – ***ADL:*** Knöpfe, Reiß- und andere Verschlüsse, Schälen und Schneiden von Nahrungsmitteln unter Einbezug von zuvor genannten Hilfen bei Bedarf und Berücksichtigung der besondern Situation des ADL	– Koordination – Oberflächen und Tiefensensibilität – Ausdauer und Krafteinsatz – sensomotorische Kompensationsfähigkeiten – ***immer*** mit Wirkung auch auf den gesamten Körper und andere Fähigkeiten wie: • Kognition • Weitere neuropsychologische Fähigkeiten
zu Handwerk, Spiele und ADL als Therapiemedien siehe auch Kap. 2	

Wichtig ist dabei, dass in regelmäßigen Abständen mit dem Patienten und seinen direkten Betreuern die Übungen durchgesprochen werden, um mögliche falsche Anwendungen zu vermeiden. Der Patient soll als Kontrollelement lernen, seinen Tonus zu beobachten, um damit einer pathologischen Tonuserhöhung zu auszuweichen. Weiterhin soll er auf mögliche Schmerzzustände achten, die als Warnsignal für eine falsche Übung dienen.

Ein Übungsprogramm, in Anlehnung an das Bobath-Konzept, wurde an der Universitätsklinik für Allgemeine Neurochirurgie zu Köln entwickelt und in seiner Durchführung überprüft (Lippert-Grüner/Terhaag 2000).

Ein Anleitungsbuch mit Kopiervorlagen für die Zusammenstellung von Übungen, wurde von Berting-Hüneke (2000) aufgebaut. Auch sie hat sich am Bobath-Konzept orientiert und bietet außer Übungsbeispielen auch patienten-

und angehörigengerechte Hinweise zur Lagerung sowie Informationen zum Krankheitsbild.

Auch bei *kognitiven Übungsprogrammen* können Eigenaktivitäten zum selbstständigen Üben angezeigt sein (siehe Kap. 2.4.9, Neurotraining). Es gelten hier im Prinzip die gleichen Ziele und Regeln wie bei der motorischen Mobilisation:

- kognitive Immobilisation aufhalten
- kognitiven Stillstand oder Abbau vermeiden
- angebahnte Fortschritte halten
- Umgang mit verbleibenden Störungen regulieren
- geistiges Potential halten

Auch hier wird regelmäßig überprüft, inwieweit der Patient sich seinen Fähigkeiten gemäß verhält und selbstständig trainiert.

Gruppenaktivitäten

Über Möglichkeiten von und mit Gruppenaktivitäten wird in einigen Abschnitten in den Beschreibungen einiger Konzepte im Kapitel 2.4 „Bausteine ergotherapeutischer Behandlung" eingegangen. Besonders im Kapitel 2.4.8 „AOT" werden Indikationen für eine Therapie in der Gruppe aufgezeigt.

Hier sollen noch generelle Leitfragen für eine Gruppenteilnahme eines Patienten aufgestellt werden:

- Dient die Gruppe einem psychosozialen oder funktionellen Ziel?
- Ist das funktionelle Ziel für den Patienten innerhalb der Gruppe zu verwirklichen?
- Ist genügend Raum für eine ausführliche Anleitung und Supervision, besonders hinsichtlich der funktionellen Aspekte?
- Sind die neuropsychologischen Störungen nicht mehr hinderlich, den Anforderungen einer Gruppe zu genügen oder bedürfen sie nur noch der Supervision?
- Kann der Patient sich aktiv in die Gruppe einbringen?
- Kann der Patient damit umgehen, seine noch vorhandenen Störungen in einer Gruppe aufzuzeigen?
- Ist der Patient von seiner Primärpersönlichkeit jemand, der sich in Gruppen wohlfühlt?

Diese Leitfragen sollten überwiegend positiv zu beantworten sein, um die Entscheidung für die Gruppenteilnahme des Patienten zu befürworten. Letztendlich muss der Patient die Entscheidungsfreiheit haben, ob er sich in eine Gruppe integriert oder nicht.

Komplikationen und ihre inter- und transdisziplinäre Behandlung

Nicht immer sind Rehabilitationsabläufe frei von Komplikationen und Folgeproblematiken. Besonders in Zeiten verkürzter Krankenhaus- und stationärer Rehabilitationsaufenthalte kommt es immer häufiger zu Fehlversorgungen, da nicht genügend Zeit für die Instruktion der Patienten und Angehörigen bleibt. Auch Einsparungen bei gut ausgebildetem Personal führen zwangsläufig zur qualitativ schlechteren Betreuung von Hemiplegikern. Aber auch gravierende Störungsbilder durch massive ZNS-Schädigungen können zu Komplikationen führen, die sich alleine durch Ergo- oder Physiotherapie nicht behandeln lassen. Mit den folgend aufgeführten Hinweisen sollen kurz Varianten aufgezeigt werden, wie mit diesen Komplikationen inter- und transdisziplinär umgegangen werden kann.

Therapie für die schmerzhafte Schulter

Zunächst muss nochmals betont werden, dass nicht die Subluxation an sich Schmerzen auslöst, sondern der falsche Umgang damit. In mehreren Untersuchungen wurde nachgewiesen, dass Überdehnung und Traumatisierung periartikulären Gewebes die Schmerzen hervorgerufen hatten (Hummelsheim 1998).

Wenn es trotz aller Vorsichtsmaßnahmen zum Schulterschmerz gekommen ist, muss zunächst der „Teufelskreis" Schmerz – Anspannung – Schmerz unterbrochen werden. Dies soll mit einer verstärkt supervidierten Lagerung geschehen, die sehr individuell angepasst werden muss. Das ist nötig, damit der Patient die Lagerung entspannt tolerieren kann. Wenn er sich in der Lagerung nicht wohlfühlt, wird er durch unruhige Reaktionen den Zug oder Druck auf die Schulter möglicherweise verstärken. Es darf weiter ganz vorsichtig mobilisiert werden, in dem Ausmaß, wie es der Patient toleriert. Hilfreich kann dabei sein, wenn der schmerzhafte Arm gelagert ist und dann folgend Bewegungen mit dem Rumpf eingeleitet werden, die den Arm passiv bewegen (Davies 1986). Vorsichtiges Kühlen mit nur *kühlschrank*kalten Cool-Packs, die in ein Handtuch gewickelt sind, beschreiben viele Patienten ebenfalls als sehr angenehm.

Nach wie vor wird in verschiedenen Institutionen mit Armschlingen unterschiedlichster Machart gearbeitet, häufig schon als Prophylaxe der Subluxation. Schon Davies (1986) wies mit Röntgenaufnahmen nach, dass sich durch eine Armschlinge die Subluxation nicht verbessert. Zudem besteht die Gefahr, dass durch die erzwungene Stellung des Oberarms der Tonus sich pathologisch erhöht oder durch den ungenügenden Halt bei hypotoner Muskulatur ein falscher Zug oder Druck durch die Schlinge ausgelöst wird. Bedauerlicherweise gibt es hierzu noch keine Studien, sondern nur retrospektive Verlaufsbeschreibungen von Patienten und Angehörigen.

Lucke und Berting-Hüneke (1997) schlagen außer den bereits erwähnten Therapievorschlägen noch folgende physikalische bzw. medikamentöse Behandlungen vor:
- Ultraschall
- Analgetika vor der Therapie
- Stellatum-Blockade (nur bei schwersten Verläufen)
- medikamentöse Behandlung bei dauerhaftem Zustand (Lucke/Berting-Hüneke 1997; Hummelsheim 1998)
- zentripetale Kompressionswickel (Davies 1986)

Beide Komplikationsformen müssen verstärkt transdisziplinär behandelt werden und erfordern eine dichte Betreuung des Patienten und der Angehörigen. Therapiemaßnahmen mit funktionellem Schwerpunkt müssen für den akut schmerzhaften Zeitraum zurückgestellt werden, zugunsten einer intensivierten Lagerung, Schmerzbehandlung und Entspannungsphase.

Therapie für die geschwollene Hand (reflexdystrophische Störung)

Die schmerzhaft geschwollene Hand kann sowohl durch falsche Lagerung und Quetschungen (häufige Rollstuhlverletzung) als auch als Reflexdystrophie entstehen. Als Ursache der Reflexdystrophie wird ein pathophysiologischer Mechanismus des sympathisch gesteuerten Gefäßsystems vermutet, welches nach dem Insultgeschehen nur noch reduzierte gefäßverengende Mechanismen aufweist (Hummelsheim 1998). In diesem Zusammenhang wird diese Symptomatik auch *Algodystrophie* genannt und gelegentlich auch dem Sudeck-Syndrom zugehörig beschrieben. Häufig treten Subluxation und Reflexdystrophie gemeinsam auf

Die wichtigsten therapeutischen Maßnahmen sind die Prophylaxe (analog wie bei der Subluxation) sowie Lagerung und Vermeidung von traumatischen Verletzungen. Wenn es dennoch zur geschwollenen Hand kommt, muss die Lagerung intensiviert werden, vor allem durch eine leicht erhöht liegende Hand in Funktionsstellung, um den Rückfluss von Gewebsflüssigkeit zu ermöglichen. Weitere Maßnahmen sind:
- vorsichtige Kältebehandlung (siehe Subluxation)
- Lymphdrainage, möglicherweise mit anschließender Kompressionsbandagierung
- Ultraschall (siehe Subluxation)
- hochfrequent kontrollierte Lagerung in einer Schiene (siehe nächster Abschnitt)

Therapie bei Fehlstellungen und Kontrakturen

Der überhöhte pathologische Tonus nach Schädigung des ZNS, auch Spastik genannt, kann sich zu unterschiedlichen Zeitpunkten mehr oder weniger stark entwickeln. Die Ursachen können je nach Schädigung, aber auch je nach Behandlung, unterschiedlicher Art sein (Hummelsheim 1998). Dabei können verschiedenste Probleme auftauchen, angefangen von gestörter Bewegung bis hin zu stark ausgeprägten, permanenten Fehlstellungen. Letztere führen langfristig zu Kontrakturen, wobei sich ein Zellverlust in den Muskelzellen einstellt und sich bindegewebsartige Veränderungen am Muskel ergeben. Die Gelenke verändern sich ebenfalls auf biochemische und biomechanische Weise. Es kommt zu Verlust von Gleitstrukturen, Knorpel- und Bindegewebsschäden.

Um diesen Veränderungen entgegenzutreten und sie frühzeitig zu verhindern, müssen spastischen Zuständen, die sich nicht durch klassische ergo- und physiotherapeutische Methoden beeinflussen lassen, andere therapeutische Maßnahmen entgegengesetzt werden. Die in Zusammenarbeit mit anderen Berufsgruppen durchgeführten Maßnahmen sollen hier kurz erläutert werden.

Medikamentöse Therapien

Die von Ärzten durchgeführte antispastische Pharmakotherapie hat unterschiedliche Wirkorte bzw. -mechanismen. Sie dienen generell der Verminderung der Muskelkontraktion, aber verbessern keinesfalls die Bewegungsausführung. Handelsübliche „Antispastika“ verstärken je nach Wirkstoff die präsynaptische Hemmung oder verringern die Muskelkontraktion bzw. die

Erregbarkeit in spinalen polysynaptischen Reflexschleifen. Die Anwendung dieser Mittel ist nur für immobile Patienten zu empfehlen (Hummelsheim 1998). Injektionen mit Botulinumtoxin werden als selektives Muskelrelaxans eingesetzt. Dabei werden Injektion in einzelne Muskelabschnitte gesetzt. Der Wirkungseintritt findet erst nach 7 bis 14 Tagen statt. Aufgrund der hohen Toxizität und langanhaltenden Wirkung (8 bis 12 Wochen) darf die Maßnahme nur nach strenger Indikationsstellung getroffen werden. Eine Anwendung sollte nur Kliniken mit spezieller Erfahrung vorbehalten sein (nach de Gruyter 1999 und Hesse 2001).

Wenn für den Patienten sich Wirkungen durch die Medikationen zeigen, sodass der Tonus entsprechend dem gegebenen Medikament nachlässt, müssen dringend physiologische Bewegungsabfolgen durchgeführt werden, um eine weitere Verschlechterung aufzuhalten. Daher ist eine genaue Zeitabsprache zwischen den medikamentverabreichenden Ärzten und den Therapeutinnen erforderlich.

Operative Maßnahmen

„Der operative Eingriff [...] ist fast ausnahmslos am oberen Ende der therapeutischen Stufenleiter anzusiedeln. Sorgfältige Analyse der Bewegungsmuster durch die Physiotherapie, Abklärung des zu erwartenden Nutzens in Beobachtung der täglichen Routine durch die Ergotherapie, Erstellung eines neurophysiologischen Status und kritische Prüfung der Erwartungshaltung des Patienten sind präoperativ unabdingbar" (Meiners 1998). „Nur dann, wenn konservative Maßnahmen keinen Erfolg bringen oder Kontrakturen schon fortgeschritten sind, sollten chirurgische Eingriffe sorgfältig überlegt und durchgeführt werden" (Davies 1996). Folgende Operationstechniken können zur Anwendung kommen:

- *Sehnentrennung*, um eine Muskel-Sehnen-Einheit zu verlängern
- *Sehnenverlagerung*, um eine Veränderung des Sehnenzugs zu erreichen
- *Gelenkversteifung* (nach Meiners 1998 nur sinnvoll in der unteren Extremität), um bei vorgeschädigtem Gelenk schmerzfreien Stand zu ermöglichen

Da die neurologische Grunderkrankung bestehen bleibt, ist die gut abgestimmte, interdisziplinäre Weiterbehandlung in der Nachsorge von größter Wichtigkeit. Der funktionell nur anteilig verbesserte Status muss gehalten, die veränderten Züge müssen im ZNS auch neu gespeichert werden.

Behandlung mit Schienen und seriellen Gipsen

– Lagerungsschienen

Um die geschwollene Hand in ihrem Abfluss zu unterstützen, werden verschiedentlich Lagerungsschienen für diese Hand diskutiert. Da eine starre, adynamische Lage einer Extremität auch problematisch sein kann, muss die Herstellung und Verwendung der Schiene sorgfältig im therapeutischen Team überlegt werden. Wenn die Entscheidung für die Schiene gefallen ist, muss sie sehr korrekt hergestellt (Davies 1986) und beim Anlegen und Tragen gut überwacht werden. Jegliche Tonuserhöhung, falsche Lage oder einschnürendes Anwicklen sind kontraindiziert und verschlimmern die Situation erst recht (s. Abb. 3.**29**, S. 328).

– Funktionsunterstützende Schiene

Zur Erleichterung des Gangbildes, insbesondere bei Störung der Fußheberfunktion, kann eine dynamische Schiene (Valens-Schiene, Davies 1986) hilfreich sein. In einer Studie wurden 19, in einer zweiten Studie 21 Patienten sowohl im Abrollverhalten als auch an den Zielmuskeln mit dynamischen EMG untersucht. Dabei wurden verbesserte Standbeinphasen, Abrollphasen und Fazilitation der gewichtstragenden Muskulatur des direkt betroffenen Beins sowie symmetrischere Gangmuster beobachtet. Die Autoren (Bestmann et al. 2000) empfehlen zur Steigerung der Sicherheit beim Gehen eine rasche Versorgung mit dieser Orthese. Davies (1986) empfiehlt die Schiene dann, wenn trotz ausdauernder Erarbeitung der Gangphasen, die aktive Dorsalflexion nicht möglich und weiterhin die Supinationsstellung des Fußes vorhanden ist.

Auch hier ist es wichtig, dass die Versorgung mit der Schiene sorgfältig im Team diskutiert wird und die Funktionserleichterung nicht zu einem Dauerzustand führt, dem keine aktiven Funktionsanbahnungen der notwendigen Abläufe folgen.

Bei der Recherche zum Thema Schienenversorgung fällt auf, dass in den angelsächsischen Ländern sowie in Kanada schneller mit Schienen versorgt wird, als in deutschsprachigen Ländern (siehe auch Kap. 4 und Edwards 1996). Es scheint möglicherweise daran zu liegen, dass

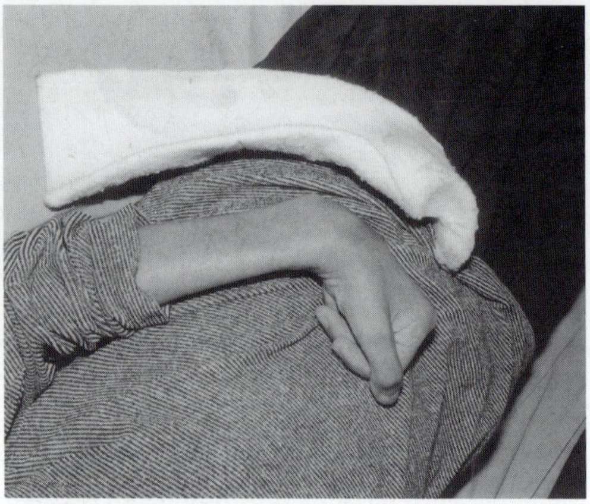

Abb. 3.**29** Verstärkter Tonus in den Palmarflexoren nach dem unkontrollierten Tragen einer Lagerungsschiene.

die Schienenversorgung häufiger supervidiert werden kann, sodass Fehlstellungen sofort verbessert werden und es nicht zu verstärkter Fehlfunktion (s. Abb. 3.**29**) kommt. „Der Gebrauch von Orthesen und (Gips-)Verbänden (Casts) kann sich im Umgang mit Patienten mit neurologischen Dysfunktionen als vorteilhaft herausstellen. Dennoch ist es ein sehr komplexes Spezialgebiet und um nachteilige Wirkung zu vermeiden, sollte fachlicher Rat bei Experten in diesem Bereich eingeholt werden. Wenn Casting angewandt wird, muss der Therapeut mit den verschiedenen Materialen vertraut sein, und es empfiehlt sich, vorher an normalen Personen zu üben, bevor man die Technik an Patienten ausübt" (nach Edwards 1996, Übersetzung der Autorin).

– Redressions- oder serielles Gipsen (Casting)
Casting ist eine Methode mit unterschiedlichen Materialien (heutzutage üblicherweise Kunststoffbandagen) Verbände um Gelenkfehlstellungen anzulegen. Die Fehlstellungen müssen nicht ausschließlich tonusbedingt sein. Casting dient der Verbesserung der Fehlstellung in mehreren zeitlichen Abschnitten, in denen der Verband erneuert und an die erreichte Veränderung (seriell) angepasst wird. Bei jedem neuen Anlegen wird die direkt betroffene Extremität in einer für den Patienten eben noch erträglichen Stellung fixiert (Redression). In älterer Literatur wird dieses noch mit richtigem Gips beschrieben, die neueren Kunststoffverbände erleichtern das Arbeiten und erhöhen den Tragekomfort für den Patienten. Casting wird von speziell geschulten Therapeuten in entsprechend ausgerüsteten Kliniken durchgeführt.

Indikationen für Casting sind therapieresistente (durch physiotherapeutisch orientierte Maßnahmen) Gelenkfehlstellungen. Durchgeführt wird diese Methode wie oben beschrieben von versierten Fachleuten in einem interdisziplinären Team, die zunächst eine gründliche Voruntersuchung sowie eine passive Vorbehandlung mit dem Patienten durchführen. Die Vorbehandlung dient der Weichteil- und Gelenksmobilisation und einer Herstellung der zu diesem Zeitpunkt möglichen, weitgehend endgradigen Dehnung. Anschließend wird die betroffene Extremität in der für den Patienten eben noch erträglichen Stellung festgehalten und abgepolstert. Danach wird mit entsprechendem Material diese erreichte Stellung fixiert. Nach einer gewissen Frist (es werden unterschiedliche Zeitverläufe diskutiert: Mehrholz 2001, Hummelsheim 1998) wird das Procedere wiederholt und unter dem Zuwachs an ROM erneut fixiert.

Die neurophysiologische Grundlage der in verschiedenen Studien (u. a. Mehrholz et al. 2001) untersuchten Methode basieren auf verschiedenen Theorien. Zum einen wird eine Verminderung der afferenten Impulse diskutiert, andererseits scheinen aber auch biomechanische Theorien eine Rolle zu spielen.

Ob und in welcher Weise die notwendige strukturelle Veränderung im Bindegewebe der entsprechenden Extremität stattfindet, muss ebenfalls diskutiert werden. Veränderungen benötigen Zeit und diese Zeiträume müssen berücksichtigt werden (van den Berg 1999).

Insgesamt zeigt diese Methode nur Erfolg, wenn sie von einem sehr erfahrenen Team aus Therapeuten, Ärzten und Rehabilitationspflegern begleitet und kontrolliert wird.

3.4.5 Resümee

In diesem Kapitel wurden exemplarisch Patienten vorgestellt, die aufgrund ihrer Erkrankungen an einer Hemiplegie/Hemiparese leiden. Es wurde ihr Erkrankungsverlauf mit den Folgen für Aktivität und Partizipation beschrieben und einige mögliche Therapievarianten im Behandlungsaufbau aufgezeigt.

Zu beachten ist, dass diese Einführung in die Behandlung hemiplegischer Patienten eben exemplarisch zu betrachten ist: Jeder Krankheitsverlauf ist individuell, es können hier nur beispielhaft Anregungen zum Weiterlesen und -lernen gegeben werden.

Literatur

Empfohlene Literatur zum Vertiefen

Davies PM. Hemiplegie. Heidelberg: Springer; 1986.

Davies PM. Im Mittelpunkt. Selektive Rumpfaktivität in der Behandlung der Hemiplegie. Berlin: Springer; 1990.

Hochschild J. Funktionelle Anatomie. Strukturen und Funktionen begreifen. Therapierelevante Details. Stuttgart: Thieme; 1998.

Hummelsheim H. Neurologische Rehabilitation. Berlin: Springer; 1998.

Kandel E et al. Neurowissenschaften. Eine Einführung. Heidelberg: Spektrum Akademischer Verlag; 1996.

Masuhr KF, Neumann M. Neurologie. 4. Auflage. Stuttgart: Hippokrates; 1998.

Michal C, Grünert J (Hrsg.). Evaluation. Sonderheft der Zeitschrift für Handtherapie. Rehabilitation der oberen Extremität. Deutsche Arbeitsgemeinschaft für Handtherapie e. V. DAHTH. Bad Aibling: DAHTH e. V. Eigenverlag; 1998: 1.

Minkwitz K, Platz T. Armmotorik nach Schlaganfall. Neue Ansätze für Assessment und Therapie. Idstein: Schulz-Kirchner Verlag; 2001.

Mumenthaler M, Mattle H. Neurologie. 10. Auflage. Stuttgart: Thieme; 1997.

Paeth-Rohlfs B. Erfahrungen mit dem Bobath-Konzept. Stuttgart: Thieme; 1999.

Umphred DA. Neurologische Rehabilitation. Berlin: Springer; 2000.

Weitere verwendete Literatur

Bestmann A. et al. Der Einfluß von Sprunggelenksorthesen und Stützen auf das Gehen hemiparetischer Patienten. In: Neurologie u. Rehabilitation. 2000; 6: 117.

Davies P. Spastik und Kontrakturen. In: Lipp W, Schlaegel W. Wege von Anfang an. Villingen-Schwenningen: Neckar-Verlag; 1996.

Pschyrembel. Klinisch-therapeutisches Wörterbuch; CD-ROM Version 1.0, Berlin: de Gruyter; 1999/2000.

De Weerdt WJG, Harrison MA. Measuring recovery of arm-hand-function in stroke patients: A comparison of the Brunnstrom-Fugl-Meyer test and Action Research Arm test. In: Physiotherapy Canada. 1985; 37: 65.

DVE (Hrsg.). Grundlagen der Feinmotorik in der Ergotherapie. Idstein: Schulz-Kirchner; 1993.

Freund E. Die Bedeutung der Hand als Tastorgan: Testverfahren zur Erfassung sensomotorischer Störungen. In: DVE (Hrsg.). Grundlagen der Feinmotorik in der Ergotherapie. Idstein: Schulz-Kirchner; 1993: 70.

Hesse S. Botulinumtoxin-Behandlung. In: Minkwitz K, Platz T. Armmotorik nach Schlaganfall. Idstein: Schulz-Kirchner Verlag; 2001.

ICIDH-2, International Classification of Functioning and Disability. Beta-2 draft, Full Version. Geneva: World Health Organisation; 1999. Deutschsprachiger Entwurf, Frankfurt am Main: Verband Deutscher Rentenversicherungsträger (VDR); 2000.

Lippert-Grüner M, Terhaag D. Ambulante Strategie zur Minderung von Immobilitätsfolgen – Selbstübungsprogramm für Patienten mit Hemiparese. In: Neurologie u. Rehabilitation. 2000; 6: 300.

Lucke C. Berting-Hüneke C. Reflexdystrophien. In: Welter FL, Schönle PW (Hrsg.). Neurologische Rehabilitation. Stuttgart; Fischer 1997.

Lyle RC. A performance test for assessment of upper limb function in physical rehabilitation treatment and research. In: International Journal of Rehabilitation Research. 1981; 4: 483.

Mathiowetz V, Weber K, Kashman N, Volland G. Adult norms for Nine Hole Peg Test of finger dexterity. In: Occupational Therapy Journal of Research.1985; 5: 25.

Mehrholz J et al. Kurze Wechselintervalle bei der Serien-Gipsbehandlung in der Frührehabilitation nach Schädel-Hirn-Trauma. In: Krankengymnastik. Zeitschrift für Physiotherapeuten. München: 2001; 53; 6; Seite 990

Meier-Baumgartner HP. Das Hemiplegiesyndrom. In: Blum HE, Haas R. Determinanten der Schlaganfallrehabilitation. Stuttgart: Thieme; 2000.

Meiners T. Funktionsverbessernde Operationen. In: Welter FL, Schönle PW (Hrsg.). Neurologische Rehabilitation. Stuttgart: Fischer; 1997.

Neidhart B, Kannheiser I. AFM-Test/Ergo-Konzept. Allensbach: Eigenverlag; 1992.

Perfetti C. Der hemiplegische Patient. Kognitiv-therapeutische Übungen. München: Pflaum; 1997.

Platz T, Prass K, Denzler P, Bock S, Mauritz KH. Testing a motor performance series and a kinematic motion analysis as measures of performance in high functioning stroke patients: reliability, validity and responsiveness to therapeutic intervention. In: Archives of Physical Medicine and Rehabilitation; 1999; 80: 270.

Peitzker S et al. Schreibtherapie bei Patienten mit motorischen Störungen nach Läsionen des zentralen Nervensystems. In: praxis ergotherapie. 2001; 14(2):101.

van den Berg. Angewandte Physiologie. Bd. 1. Das Bindegewebe des Bewegungsapparates verstehen und beeinflussen. Stuttgart: Thieme; 1999.

v. Renteln-Kruse W. Prognostisch bedeutsame Merkmale. In: Blum HE, Haas R. Determinanten der Schlaganfallrehabilitation. Stuttgart: Thieme; 2000.

Belletristik zum Thema

Baursch E. Die Blitze des Zeus. Tagebuchaufzeichnungen eines Schlaganfallpatienten. 2. Auflage. Toppenstedt: Schmitz; 1998.

Greenfield SA. Reiseführer Gehirn. Heidelberg: Spektrum Akademischer Verlag; 1997.

Lenz S. Der Verlust. 5. Auflage. München: dtv; 1988.

Menninger D. Lerne Abschied nehmen. Protokolle eines Schlaganfalls. Frankfurt/Main: Fischer; 1992.

Therapiematerialien

Berting-Hüneke Ch. Sekundärprophylaxe bei Hemiplegie. Eigenprogramme für Patienten individuell zusammenstellen. Berlin: Springer; 2000.

Hermsdörfer J. et al. Untersuchung zerebraler Handfunktionsstörungen. EKN – Materialien für die Rehabilitation 6. Dortmund: vml borgmann publishing; 1994.

Mai N, Marquardt C. Schreibtraining in der neurologischen Rehabilitation. EKN – Materialien für die Rehabilitation 8. Dortmund: vml borgmann publishing; 1995.

Stögerer E, Kerkhoff G. Behandlung von Störungen des beidäugigen Sehens (Fusion, Stereosehen) nach Hirnschädigung. Ein Therapieleitfaden. EKN – Materialien für die Rehabilitation 7. Dortmund: vml borgmann publishing; 1995.

Bezugsquellen

CD ROM: „Arm Rehabilitation Measurement – Measuring am function in neurological rehabilitation, a qualitative and quantitative approach"
MIE Medical Research Ltd.
6 Wortley Moor Road, Leeds LS12 4JF
United Kingdom
Tel. + 44 (0) 113 279 3710
Fax + 44 (0) 113 231 0820

B.O.I.N.G-Stab:
PURE SPORTS GmbH
Hagebuttenweg 6
D-34549 Edertal
Tel: 0 56 21/96 15 61
Fax: 0 56 21/96 15 63

Rollstuhlversorgung:
Leitfaden zur Rollstuhlversorgung
Wilhelm Meyer GmbH
Postfach 1703
32591 Vlotho
Bestellnr.: 205 995 300, gegen Schutzgebühr.

TASTA:
Einhandtastatur für den PC links oder rechts
Berufsförderungswerk Heidelberg GmbH
Technische Hilfen
Bonhoefferstr. 1
69123 Heidelberg

3.5 Sensibilitätsstörungen

Carola Habermann

3.5.1 Einleitung

Störungen der sensorischen Systeme können bei jeder neurologischen Erkrankung mehr oder weniger ausgeprägt auftreten. Sie sind häufig assoziiert mit motorischen Defiziten, können aber auch isoliert auftreten. Dieses Kapitel geht auf die Störungen des somatosensorischen Systems der Körperwahrnehmung und -empfindung, die Sensibilitätsstörungen ein. Die Berücksichtigung von Sensibilitätsstörungen haben eine große Bedeutung, da sie die gesamte Wahrnehmung von Haltung und Bewegung beeinflussen. Eine weitere Bedeutung haben Sensibilitätsstörungen auch in ihrer beträchtlichen Auswirkung auf die psychische Konstitution des Patienten. Zum einen handelt es sich um nicht sichtbare Zeichen einer Störung, die von Menschen im Umkreis des Patienten, aber auch vom Patienten selbst unterschätzt werden können, zum anderen können Störungen wie Missempfindungen und Reizsymtome die Lebensqualität erheblich herabsetzen. Daher wird den Sensibilitätsstörungen ein eigenes Kapitel gewidmet.

3.5.2 Überblick über Sensibilität und ihre Störungen

Begriffsbestimmung der Fähigkeiten

Komplexe sensible Leistungen sind durch das Zusammenspiel verschiedener Fähigkeiten möglich. Diese Fähigkeiten sind die Wahrnehmung und Diskrimination verschiedener Reize in ihrer Modalität, Intensität, Dauer und Lokalisation. Die Reize werden durch Rezeptoren, über afferente Nerven und Rückenmarkbahnen zur sensiblen Hirnrinde (Sinneszentren) vermittelt.

Die Fähigkeiten werden eingeteilt nach (siehe Abb. 3.**30**):

- generellen Fähigkeiten wie Oberflächen- und Tiefensensibilität, sowie ihre gemeinsame Leistung die Stereognosie (eine Leistung in Zusammenarbeit mit der Motorik)
- Wahrnehmung von exterozeptiven Reizen (Oberfläche)
- Wahrnehmung von Berührung (epikritische Sensibilität)

- Wahrnehmung von Schmerz- und Temperaturreizen (protopathische Sensibilität)
- Wahrnehmung propriozeptiver Reize (Tiefe) mit Wahrnehmung von Bewegung und Lage. Aus dem Bewegungs- und Lageempfinden (Haltung und Gelenkstellungen) resultiert in der Summe die Bewegungsempfindung (Kinästhesie) (nach de Gruyter 1999 und Masuhr 1998).

Die Schmerzwahrnehmung an Muskel, Sehne und Gelenk hat eine besondere Bedeutung aufgrund ihrer Signalfunktion zum Schutz vor Überlastung und Verletzung. Die Temperaturwahrnehmung, besonders von Kälte, aktiviert sowohl Extero- wie Propriozeptoren. Auch das ist eine Signalfunktion, warnt, wie beim Schmerz, vor möglichen Gefahren. Beide Empfindungsqualitäten müssen in der Therapie (siehe dort) sorgfältig geplant eingesetzt werden (Umphred 1999).

Begriffsbestimmung der Störungen und ihr klinisches Bild

Sensibilitätsausfälle bedeuten veränderte oder gestörte Wahrnehmung von Empfindungsqualitäten und Bewegungen im Zusammenhang mit exterozeptiven oder propriozeptiven Sinnesreizen. Diese treten infolge einer Funktionsstörung somatosensibler Afferenzen im peripheren oder zentralen Nervensystem auf und zeigen in Tabelle 3.**19** (S. 332) aufgeführte Formen. Sie werden sowohl qualitativ nach der Art als auch quantitativ nach der Größenordnung der Wahrnehmung unterschieden.

Ätiologie

Auslösende Faktoren einer Sensibilitätsstörung können Schädigungen im ZNS (siehe auch Kap. 3.4, Hemiplegie) oder periphere Nervenläsionen sein. Folgende Ursachen werden beispielsweise unterschieden:
- mechanische (z. B. chronische Kompression, Tumor, Trauma)
- metabolische (z. B. Polyneuropathie, funikuläre Myelose)
- toxische oder entzündliche (z. B. Neuritis, Multiple Sklerose)
- vaskuläre (z. B. Hirninfarkt, Myelopathie)
- psychogene

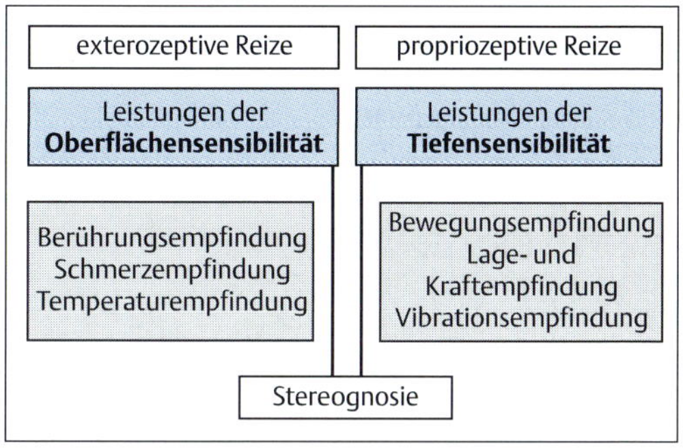

Abb. 3.**30** Einteilung der wichtigsten Empfindungsqualitäten (Masuhr 1998).

Im weiteren wird auf die Sensibilitätsstörungen eingegangen, die durch Schädigung im ZNS entstanden sind.

Funktionszusammenhänge

Das Ausmaß der Ausfälle ist abhängig von der Größe der oben aufgeführten Schädigungen und der Lokalisation. Im Groben kann man folgende Lokalisationen und Funktionszusammenhänge unterscheiden:

In den Rindenfeldern des Parietallappens sind die sensiblen Leistungen repräsentiert. Hier, im Gyrus postzentralis, der primär somatosensiblen Rinde enden die Bahnen der protopatischen und epikritischen Sensibilität, mit den Informationen aus der kontralateralen Peripherie (sowohl aus den spinalen Bahnen als auch aus den Bahnen der Hirnnerven). Es wird vermutet, dass bestimmte Wahrnehmungen, insbesondere von Schmerzreizen bereits im Thalamus verarbeitet werden. Im Gyrus postcentralis allerdings erfolgt die Lokalisation und die Unterscheidung in der Stärke und Art des Reizes. Dabei haben die verschiedenen Rezeptoren der Peripherie ihre eigene somatotopische Repräsentation, in den Brodmanarealen 1, 2, und 3.
- Area 1: Afferenzen rasch adaptierender Hautrezeptoren (Berührung)
- Area 2: Afferenzen von Rezeptoren des Lagesinns (z. B. Gelenkrezeptoren)
- Area 3 a/b: Afferenzen von Muskelspindeln und Afferenzen von Hautrezeptoren (vor allem Schmerz und Temperatur)

In diesen Arealen kommen sowohl subkortikale Informationen an, beispielsweise aus dem Thalamus, aus den Vestibulariskernen, als auch kor-

Tab. 3.19 Formen von Sensibilitätsstörungen (nach de Gruyter 1999 und Masuhr 1998)

Quantitative Beschreibung von Sensibilitätsstörung:	völliges Fehlen	– Anästhesie = keinerlei Reizempfindung – Analgesie = keine Schmerzempfindung
	Herabsetzung	– Hypästhesie = herabgesetzte Reizempfindung – Hypalgesie = herabgesetzte Schmerzenempfindung – Hypopathie = herabgesetzte unangenehmen Empfindungen (inadäquat) auf Berührungs- oder Schmerzreize
	Steigerung	– Hyperästhesie = überhöhte Reizempfindung – Hyperalgesie = überhöhte Schmerzempfindung – Hyperpathie = die anhaltenden, unangenehmen Empfindungen (inadäquat) auf Berührungs- oder Schmerzreize
Qualitative Beschreibung von Sensibilitätsstörung (Dysästhesien), auch sensible Reizsymptome genannt:	andersartige Wahrnehmung, spontan auftretende oder durch Berührung bzw. Bewegung hervorgerufene, zum Teil schmerzhafte, Empfindungen	– Allästhesie = verschobene Reizlokalisation
		– Hyperästhesie – Hyperalgesie = dumpf brennende Schmerzwahrnehmung (z. B. sympathische Reflexdystrophie) – Allodynie = verstärkte Schmerzempfindung auf inadäquate Reize, beispielsweise auf taktile Reize
		– Parästhesien = subjektive Missempfindungen wie „Kribbeln“, „Ameisenlaufen“ – Hyperpathie = (siehe oben) – Metamorphognosie = überschießende Wahrnehmung eines Körperteils (z. B. überlange Finger)

tikal Informationen aus der motorischen Rinde und vielen anderen kortikalen Arealen (Trepel 1999).

Daher können Sensibilitätsstörungen durch die unterschiedlichsten Schädigungen des ZNS entstehen. Sie sind durch die vielschichtigen Verbindungen, die die somatosensiblen Bahnen zu anderen Arealen haben, in ihren Auswirkungen sehr differenziert. Für die Ergotherapie ist das Berücksichtigen des Zusammenwirkens der sensomotorischen Funktionen hoch relevant.

Zum einen müssen die Bewegungen, die ein Patient für eine Handlung benötigt, auch die sensorischen Modalitäten ansprechen. Das bedeutet, dass die Zielbereiche der Bewegung, in denen das geschieht, in der Therapie berücksichtigt werden müssen. Zur Übersicht ist in Tabelle 3.**20** aufgeführt, welche sensorischen Modalitäten in den entsprechenden Bereichen vorhanden sind.

Eine weitere Bedeutung liegt darin, dass stets eine Integrationsleistung zwischen Wahrnehmung und Bewegung stattfindet. Bewegungen, die mit Sensibilitätsstörung durchgeführt werden, werden von den afferenten Bahnen nicht deutlich genug zum ZNS weitergeleitet.

Folgende Beispiele sollen diese Zusammenhänge erläutern: Die Empfindungswahrnehmung ist nicht auf statische Reize (z. B. Berührung, Haltung, Muskelspannung) beschränkt ist, sondern erfolgt integrativ zusammen mit Bewegung. Ein bewegter Reiz (z. B. Schwingungen einer Stimmgabel, Dehnung eines Muskels durch die Hand der Therapeutin) wird sowohl durch die Berührung (durch die Stimmgabel, die Finger der Therapeutin), als auch durch die

Tab. 3.**20** Modalitäten und Zielbereiche des sensorischen Systems

Sensorische Modalitäten		**Zielbereich**
Tiefensensibilität: Haltungs-, Stellungs- und Bewegungswahrnehmung	*Propriozeption*	Muskel
		Sehne
		Gelenk
Oberflächensensibilität: Berührungs- und Empfindungswahrnehmung	*Exterozeption*, epikritisch (fein differenziert), Berührung	Haut
	Exterozeption, protopatisch (grob elementar), Schmerz	
	Exterozeption, protopatisch (grob elementar), Temperatur	
Empfindungswahrnehmung	Extero- und Propriozeption (Umphred 1999) Schmerz und Temperatur	Muskel
		Sehne
		Gelenk

Schwingung oder die Dehnung wahrgenommen.

Eine sensible Wahrnehmung wird erst durch Bewegung möglich, wie bei der Stereognosie. Das zeigt sich besonders im Lage-, Kraft- und Bewegungsempfinden, wo erst die Bewegung die entsprechende sensible Wahrnehmung möglich macht.

Die therapeutische Konsequenz ist, dass die integrative Interaktion zwischen Wahrnehmen und Bewegen im Fall einer Störung für den Patienten nachvollziehbar gemacht werden muss. Die Abbildung 3.**31** verdeutlicht die Einheit von Wahrnehmung und Bewegung in einem sensomotorischen Funktionskreis. Im oberen Halbkreis sind die *oberflächensensiblen*, im unteren die *tiefensensiblen* Qualitäten angeordnet. Der Kreis versinnbildlicht die Einheit dieser Funktion (nach Masuhr 1998).

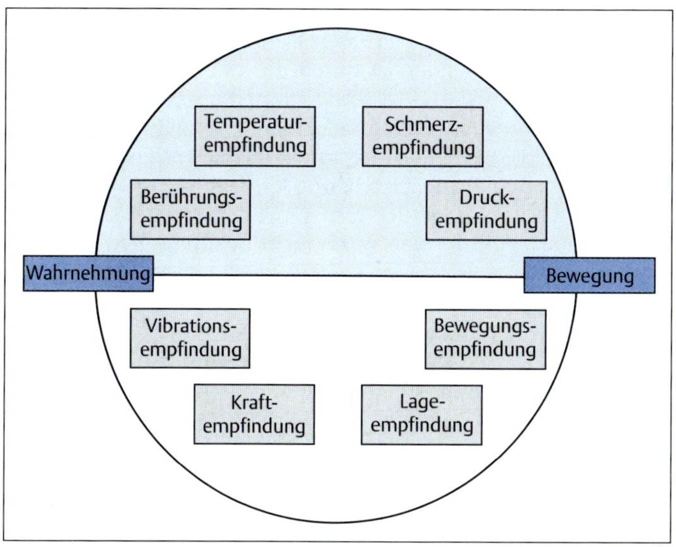

Abb. 3.**31** Sensomotorischer Funktionskreis (Masuhr 1998).

Prognostik

Zur Prognostik finden sich in den angegebenen Fachbüchern keine Hinweise. Erfahrungsgestützt lässt sich sagen, dass ähnlich wie bei der Hemiplegie (Kap. 3.4), das Wiederkehren von sensiblen Funktionen abhängig ist vom Ausmaß der Schädigung im Gehirn und der Dauer der auf das Gehirn eingewirkten Störung. Ein weiterer Faktor ist das klinische Bild. Je komplexer und ausgedehnter die sensiblen Störungen sind, desto länger dauert es bis Funktionen oder Teilfunktionen wiederkehren. Vollmüller (1999) bestätigt diese Erfahrung. Sie ergänzt zusätzlich, dass beim Symptom der verzögerten Reizleitung mit einer sehr langsamen und eher nur teilweisen Wiederherstellung zu rechnen ist.

Differenzialdiagnose, abzugrenzende Störungen und Begriffe

Für die Behandlung ist es notwendig, zwischen einer peripheren und einer zentralen Störung zu unterscheiden. Im Folgenden wird auf die zentralen Störungen eingegangen. Die Abgrenzung beider Störungen voneinander ist durch eine genaue Befundung möglich.

Im Bereich des *peripheren Nervensystems* entspricht die Ausdehnung der Störung

- bei Schädigung der Wurzeln der Spinalnerven dem betroffenen Dermatom,
- bei Schädigung eines peripheren Nerven dessen Innervationsgebiet.

Bei der *zentralen Störung* ist das klinische Bild entsprechend der Hemisymptomatik auf die gesamte direkt betroffene Körperhälfte verteilt, allerdings mit unterschiedlich starker Ausprägung. Diese Ausprägung ist abhängig von der Lokalisation der zerebralen Läsion und den Rückbildungstendenzen durch Therapie und Spontanremissionen.

Weiterhin werden Bewegungsauffälligkeiten danach unterschieden, ob sie motorischen und/oder sensiblen Störungen entsprechen. Die Wechselwirkung der motorischen Problematik in Kombination mit einer Sensibilitätsstörung ist zu beachten. Allerdings können ausschließlich ausgelöst durch Sensibilitätsstörungen ungeschickte, zuweilen parkinsonoid oder ataktisch wirkende Bewegungsstörungen auftreten. Daher muss in diese Fall eine Differenzierung von motorischen Störungen vorgenommen werden. Auch Störungen der Feinmotorik können ihre Ursache auf rein motorischer, rein sensibler, aber auch gemischter Basis haben.

Neuropsychologische Störungen, wie der Neglekt (siehe Kap. 3.7) und das Extinktionsphänomen (siehe Kap. 3.8) können ähnliche Symptome wie eine Sensibilitätsstörung zeigen. Andererseits lässt sich bei einer Sensibilitätsstörung auch das Extinktionsphänomen für sensible Qualitäten beobachten. Das fällt dann besonders auf, wenn bereits vorhandene oder wiederlangte sensible Fähigkeiten durch andere Aktivitäten wieder ausgelöscht werden. Dabei kann es sich allerdings auch um ein Aufmerksamkeits- oder Kapazitätsproblem handeln.

Auch räumliche Störungen müssen beachtet werden, da die räumliche Orientierung am eigenen Körper benötigt wird, um Lokalisation von Berührung oder anderen Stimuli korrekt wiederzugeben.

Abgegrenzt werden muss auch die Apraxie, besonders beim Befund der Stereognosie. Wenn die Bewegungsplanung nicht möglich ist, können Gegenstände möglicherweise nicht ausreichend abgetastet werden.

Störungen der Aktivität und der Partizipation

Je nach auslösendem Krankheitsbild und vorhandener Größenordnung der Störung sind Patienten in ihrer Aktivität und Partizipation unterschiedlich eingeschränkt. So ist z. B. der Patient durch einen Apoplex mit einer Hemiplegie oder durch eine MS (Kap. 3.3) entsprechend an der Aktivität und Partizipation gehindert. Die zusätzliche Sensibilitätsstörung erschwert allerdings das Wahrnehmen von Bewegungen, behindert dadurch die motorische Rehabilitation und verstärkt damit die Störungen der Aktivität und Partizipation. Für den Patienten der ausschließlich an einer Sensibilitätsstörung leidet, kommt häufig noch eine besondere Einschränkung der psychosozialen Partizipation dazu, weil seine nicht sichtbare Symptomatik von seinem Umfeld nicht oder nur gering an- und wahrgenommen wird.

Insgesamt sind alle Patienten mit deutlichen Sensibilitätsstörung hochgradig selbstgefährdet, da durch das geringe oder nicht spüren des Körpers und der Extremitäten, diese einer Verletzungsgefahr ausgesetzt sind (siehe Patientenbeispiele, S. 340 und 343).

Auswirkungen auf die ADL

Einschränkungen ergeben sich durch beteiligte Bewegungsstörungen und zusätzlich durch die Sensibilitätsstörungen. Das Ankleiden ist erschwert, da beispielsweise Arm oder Bein im Kleidungsstück hängen bleiben können, der Patient spürt das nicht und verfängt sich noch mehr. Verschlüsse wie Knöpfe, Reißverschlüsse oder Haken stellen hohe Anforderungen an die Feinmotorik und die damit verbundenen sensiblen Fähigkeiten. Besondere Einschränkungen entstehen durch eine gestörte Wahrnehmung für Temperatur. Der Patient und seine betreuenden Angehörigen müssen lernen, Vorsichtsmaßnahmen zu ergreifen. Hier müssen die Temperaturen von Waschwasser, Wärmflaschen, Behälter mit warmen Getränken und weiteres mehr beachtet werden, da es sonst zu Verbrennungen kommen kann. Auch Kälteeinwirkung muss bewusst berücksichtigt werden, damit es nicht zu einer Unterkühlung kommt.

Auswirkungen auf die iADL

Wie bereits mehrfach betont sind auch hier die zusätzlichen Bewegungsstörungen mit einschränkend. Im Bereich der iADL besteht die Gefährdung durch nicht gespürte Temperaturunterschiede beispielsweise beim Kochen. Das Arbeiten mit Maschinen und Geräten ist aufgrund der Verletzungsgefahr durch unbemerkte Bewegungen erschwert. Sowohl bei ADL als auch bei iADL besteht Verletzungsgefahr durch unbeabsichtigte Fehllagerung und unphysiologische Bewegungen der Extremitäten.

Weiterhin erschweren die gestörten feinmotorischen Fähigkeiten den Umgang z. B. mit Münzen, mit Besteck, mit dem Telefon und anderen Instrumentarien des Alltags.

Die Kompensation von kinästhetischen Störungen erfordern eine hohe Konzentration und Aufmerksamkeit vom Patienten. Das schränkt die Teilnahme an Aktivitäten ein, da die Patienten durch die Aktivität kognitiv und sensomotorisch überfordert sein können und damit Sturz gefährdet sind. Die ständig notwendige Anpassung des Körpers an Haltung und Bewegung ist erschwert. Zusätzliches serielles Verarbeiten von einströmende Umweltreizen, wie Unebenheiten des Boden, Straßenverkehr, Unterhaltung beeinträchtigen die Aktivität und Partizipation.

Auswirkungen auf psychosoziale Faktoren

Wie bereits oben aufgeführt, beeinträchtigen Sensibilitätsstörungen in vielschichtiger Weise die psychosozialen Lebensbedingungen eines Patienten. Da die Störungen sich nicht äußerlich manifestieren, werden die Beschwerden, die die Patienten äußern, häufig nicht ernst genommen. Es werden Leistungen abverlangt, die kaum oder nur erschwert möglich sind. Weiterhin leiden die Patienten möglicherweise unter Missempfindungen verschiedenster Art, die ihr Lebensgefühl beeinträchtigen und Sozialkontakte aufgrund des unsichtbaren Leidens abbrechen lassen. Häufige Verletzungen lassen Angehörige überreagieren und aus Besorgnis werden Aktivitäten zu sehr eingeschränkt.

3.5.3 Ergotherapeutische Befunderhebung

Leitfragen der Befunderhebung

Die ergotherapeutische Befunderhebung bei Patienten mit Sensibilitätsstörungen dient der Präzisierung des gesamten Befundes. Sie soll den Störungsschwerpunkt verdeutlichen, damit die daraus resultierenden Fähigkeitsstörungen und die Handlungsbeeinträchtigung entsprechend der Sensibilitätsstörung beurteilt werden. Die Leitfragen orientieren sich dabei an den für Aktivitäten notwendigen sensiblen Qualitäten.

- In welchen Körperabschnitten spürt der Patient, in welchen nicht oder reduziert und welche Unterschiede gibt es in der Wahrnehmung der Lokalisation, in der Intensität und Dauer des Reizes bei
  - Berührung,
  - Oberflächenqualitäten (unterschiedlicher Art),
  - Druck,
  - Bewegungen,
  - Formen (spezifische Leistung der Hand),
  - Temperatur,
  - Schmerzen?
- Hat der Patient sensible Reizsymptome?
- Welche Basisleistungen oder komplexere Aktivitäten sind aufgrund der Sensibilitätsstörung nicht möglich?

Wie bei allen anderen Befunderhebungen neurologischer Fähigkeiten und Störungen leiten die Ziele und Handlungswünsche des Patienten die Bewertung des Störungsbildes. Allerdings sind Handlungen aufgrund der starken Einflüsse durch die sensorischen Störungen sehr betroffen, da die sensorischen Funktionen eine wichtige Basis für Handlungsfähigkeit sind. Störungen der Sensibilität können Handlungen noch stärker beeinträchtigen, als eine überwiegend motorische Störung. Vor allem bei den sensiblen Reizsymptomen ist die Belastung für den Patienten erheblich. Wichtig ist daher, dass der Patient befragt wird, wie und bei welchen Aktivitäten ihn die Sensibilitätsstörungen beeinträchtigen. Für diese Befunderhebung bietet sich der COPM an (s. Kap. 2.1.3, 3.4.2 und 4.3.1).

Befunderhebung durch gezielte Untersuchungen und Testverfahren

Um einen Therapieansatz und -schwerpunkt für Sensibilitätsstörungen und ihre Auswirkungen zu formulieren, ist es sinnvoll einen genauen Befund der unterschiedlichen sensiblen Qualitäten und vorhandenen Diskriminationsleistungen zu erstellen. Hierzu bieten sich aus den verschiedenen sensomotorischen Untersuchungsreihen (siehe Kap. 3.4, Hemiplegie und Kap. 2, Grundlagen) die für die Sensibilität entwickelten Anteile an. Bei *ausgeprägten* Störungen muss besonders differenziert untersucht werden, weil ausgeprägte Sensibilitätsstörungen generell die Bewegungsabläufe stören oder sogar verhindern. Eine weitere Bedeutung hat der genaue Befund aber auch für die therapeutischen Ansätze, um genau an den gerade eben noch wahrnehmbaren Reizen mit der Behandlung der Sensibilitätsstörungen zu beginnen (s. S. 350). Auch für die sensomotorische Behandlung muss geklärt sein, welche Bewegungen der Patient wo spürt. Eine Befundübersicht könnte wie in Tabelle 3.**21** gezeigt aufgebaut werden.

Die Durchführung erfordert etwas Zeit und sollte in die Therapie integriert werden. Da bewertet wird, in welchen Körperabschnitten der Patient welchen Reiz so eben noch spürt, kann ein erster Reiz auch nach dem Befund zur therapeutischen Stimulanz eingesetzt werden. Während des Befundes erhält der Patient die Reizsetzung unter Ausschluss der visuellen Kontrolle und berichtet der Therapeutin, ob und wo er diese Stimuli spürt.

Die Bewertung wird wie folgt durchgeführt:
0 = kein Spüren möglich
1 = reduziertes oder ungenaues Spüren
2 = korrektes Spüren

Die Vergabe und Addition der Punkte dienen der Evaluation, um Veränderungen aufzuzeigen. Es empfiehlt sich die indirekt betroffene Seite zuerst mit einigen Reizen stichprobenartig zu überprüfen. Zum einen ermöglicht das dem Patienten, sich darauf einzustellen, was in der Überprüfung auf ihn zukommt und es lassen sich Instruktions- und Verständnisschwierigkeiten klären. Allerdings kann der zunächst vorgenommene Vergleich mit der indirekt betroffenen Seite den Patienten auch erschrecken, weil er möglicherweise dann erst die Bedeutung seiner Ausfälle der direkt betroffenen Seite erfasst.

Die Durchführung eines komplexen Sensibilitätstest kann wie folgt vorgenommen werden:

- *Berührung:* Nur mit dem Eigengewicht eines Pinsels oder Monofilamentes wird eine Hautstelle im Zielbereich berührt. Bei mehr ausgeübtem Druck würde sonst ein weiterer Teilleistungsbereich abgefordert. Bei den Monofilamenten (siehe Bezugsquellen, S. 355) handelt es sich um in unterschiedlichem Druckverhalten kalibrierte Fäden in einem Haltegerät. Das Druckverhalten ist farblich kodiert, den stärksten Druck übt das orange gekennzeichnete Filament aus. Ein ungestörtes Berührungsempfinden wird mit dem grün gekennzeichneten Filament nachgewiesen.
- *Lokalisation:* Zur Feststellung der Lokalisation einer Berührung ist es möglich, zusätzlich zum leichten Fingerdruck ein Element zu wählen, was der Patient auch wahrnehmen kann. Mirroring, Schmerz- und Temperaturreize können auch zur Feststellung der Lokalisation eines Reizes verwendet werden, was entsprechend vermerkt werden muss. Durch das Überprüfen der Lokalisation wird die Allästhesie festgestellt, die wiederum einen eigenen therapeutischen Zugang erfordert (s. S. 352).
- *Diskrimination:* Die Überprüfung der Zwei-Punkte-Diskrimination kann mit Diskriminationsstäben (z. B. mit dem „Disk-Criminator", siehe Bezugsquellen, S. 355) durchgeführt werden. Die Durchführung muss wieder so erfolgen, dass nur mit dem Eigengewicht des Testinstruments die Berührung ausgelöst wird. Der an der Innenfläche des Fingers angesetzte Reiz zeigt, ob eine Diskriminationsleistung möglich ist.
- *Mirroring:* Es handelt sich hierbei um eine Befunderhebung, die mehrere komplexe

Tab. 3.**21** Erweiterter Befundbogen von Sensibilitätsstörungen (nach Hermsdörfer 1994), Erklärung dazu im Text

Patientendaten	Betroffene Körperseite:	**Datum d. Befunde**	Paresen:							Extinktion: ....
Qualität	**Testbereich**		**Medium**	**Messergebnis***			**Medium**	**Messergebnis***		
				0	1	2		0	1	2
Berührung:	Oberarm-Schulter		Pinsel							
	Hand-Arm									
	Finger						Monofilamente			
	Rumpf									
	Bein-Fuß									
Zweipunktediskrimination:	Innenfläche Zeigefingerendglied		Diskrimationsstäbe 5 mm Abstand							
Lokalisation	Oberarm-Schulter		Leichter Druck mit dem Finger				Berührung mit einem vom Patient noch wahrnehmbaren Element			
	Hand-Arm									
	Finger									
	Bein-Fuß									
Reproduktion passiver Bewegungen (Mirroring):	Schulter[1]		**Anmerkungen:** Ausgeschlossen sind (siehe Abbildung 3.**32**): – Verständnisprobleme – Neglekt – Extinktion – Apraxie – Räumlich-konstruktive Störungen							
	Ellbogen[2]									
	Handgelenk[2]									
	Daumen und Zeigefinger[3]									
	Hüftgelenk									
	Kniegelenk									
	Fußgelenk									
Stereognosie:	Hand[3]		Große Gegenstände	0	1	2	Kleine Gegenstände	0	1	2
Schmerz:	Oberarm-Schulter		Stumpfer Druck				Spitzer Druck			
	Hand-Arm									
	Finger									
	Rumpf									
	Bein-Fuß									
Temperatur:	Oberarm-Schulter		Wärme				Kälte			
	Hand-Arm									
	Finger									
	Rumpf									
	Bein-Fuß									

Summen:* [1] **Oberarm-Schulter: v. 18 P. [2] **Hand-Arm:** v. 18 P. [3] **Finger:** v. 32 P. **Rumpf:** v. 10 P. **Bein-Fuß:** v. 20 P.

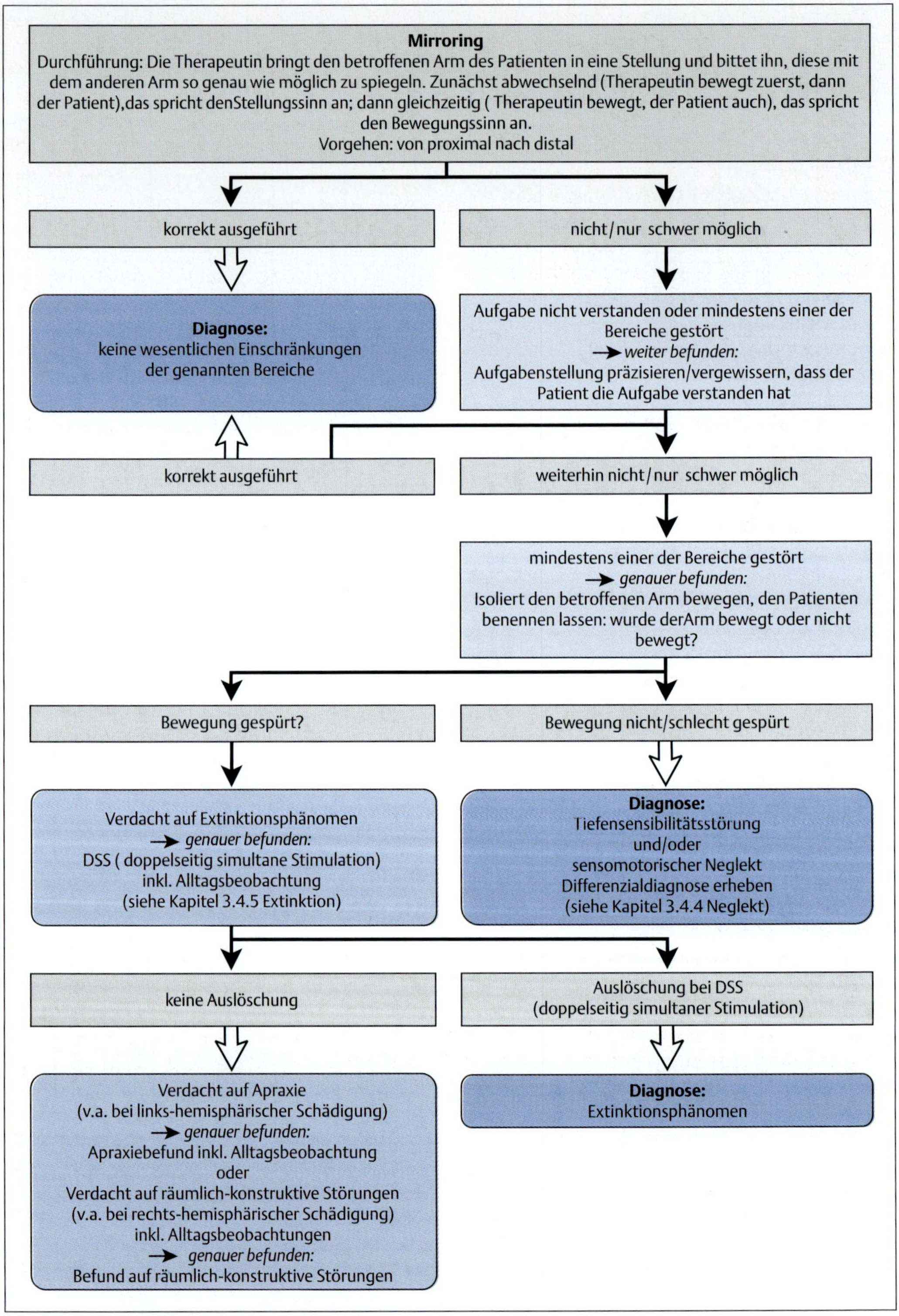

Abb. 3.**32** Analysepfad zur Durchführung des Mirroring (Kolster 2001).

Wahrnehmungsbereiche anspricht. Daher ermöglicht das gut durchgeführte Mirroring ein Screening zur Befunderhebung mehrerer Störungsbilder. Wenn die Tiefensensibilität korrekt überprüft werden soll, müssen überlappende Störungsbilder ausgeschlossen werden, indem die Therapeutin die möglichen Fehlleistungen richtig interpretiert. Abbildung 3.**32** erleichtert der Therapeutin die Interpretation durch den dargestellten Analysepfad, der als Modell zur Ausschlussdiagnose von Friederike Kolster für dieses Kapitel entwickelt wurde.

- *Stereognosie:* Zur Durchführung des Stereognosietests werden verschiedene Gegenstände benötigt. Es eignen sich handgroße Formen wie Würfel, Ball oder Alltagsgegenstände (Flaschenöffner, Löffel, Schlüssel). Die kleinen Gegenstände können ebenfalls Alltagsgegenstände sein, z. B. Büroklammer, Streichholz oder Sicherheitsnadel. Bei der Durchführung des Stereognosietests werden dem Patienten die Gegenstände in die Hand gelegt. Wenn motorische Störungen die Exploration der Hand erschweren, darf vorsichtig die Bewegung erleichtert werden. Allerdings setzt damit die Hand der Therapeutin zusätzliche Reize, die möglicherweise ablenken können. Der Stereognosietest zeigt, ob die kombinierte Reizaufnahme und Reizverarbeitung von oberflächen- und tiefensensiblen Stimuli möglich ist.
Die Leistung des Erkennens und Benennens ist allerdings abhängig von weiteren Fähigkeiten. Es müssen ausgeschlossen sein: Sprachstörungen (können unter Umständen mit vorhandenem zweiten Material, auf das der Patient bei Erkennung deuten kann, aufgehoben werden), Neglekt, räumlich-perzeptive Störungen und Apraxie.
- *Schmerz:* Der Schmerzreiz des stumpfen Drucks lässt sich durch Zusammendrücken des Muskelbauchs oder Druck auf eine Sehne auslösen, der spitze Druck auf der Haut kann mit einer Sicherheitsnadel durchgeführt werden.
- *Temperatur:* Die Wärme- und Kälteempfindung lässt sich gut mit Reagenzgläschen testen, die zum einen kalt im Gefrierschrank gelagert und zum anderen mit gut warmen Leitungswasser gefüllt werden. Durchgeführt werden Schmerz- und Temperaturtests in verschiedenen Körperbereichen des Patienten, um festzustellen, wo der Patient noch eben eine Wahrnehmung hat und in welchen Körperabschnitten er durch mangelndes Spüren Verletzungsgefährdet ist.

Die Vertiefung der Anwendung und differenziertere Testmöglichkeiten sind in einem Fachartikel von Jung und Freund (1998) beschrieben.

Probleme bei der Befunderhebung

Der Befund von Sensibilitätsstörungen ist sehr von der Ausdrucksfähigkeit des Patienten und der geschulten Beobachtungsgabe der Therapeutin abhängig. Vor allem bei Patienten mit Sprachstörungen gestaltet sich das Abfragen der möglicherweise gespürten Reizsetzungen eher schwierig. Hier muss mit Zeichen, deuten oder beispielsweise beim Stereognosietest mit doppeltem Material gearbeitet werden. Apraxien, Neglekt und andere neuropsychologische Störungen erschweren ebenfalls eine präzise Befunderhebung und -bewertung (siehe im vorherigen Abschnitt Stereognosie und Mirroring).

Befundbewertung

Die Störungen müssen danach unterschieden werden, wie sie mit den motorischen oder neuropsychologischen Störungen in ihren Auswirkungen zusammenhängen und wie sie sich gegenseitig beeinflussen. Anhand der Überprüfung der Sensibilitätsstörungen im Zusammenhang mit den motorischen Leistungen lassen sich noch keine Bewertungen über Fähigkeiten zu Aktivität und Partizipation machen. Der Patient wird befragt, wie seine Sensibilitätsstörungen ihn beeinträchtigen und in seinen Aktivitäten behindern, oder ob er sie kompensieren kann. Zu diesen komplexen Handlungsmöglichkeiten, die zum Beispiel mit dem COPM befundet wurden, kann der Patient eine Bewertung vornehmen (siehe Kap. 2.1.3, 3.5.2 und 4.3.1). Anhand der Bewertung der gestörten Aktivität lässt sich die Bedeutung der Sensibilitätsstörung interpretieren. Daraus entwickelt sich der Therapieschwerpunkt. Es stellen sich folgende Fragen:

- Wird dem reinen Sensibilitätstraining Vorrang gegeben?
- Sorgt die sensomotorische Übungsbehandlung für ausreichende Stimulanz der Sensorik?
- Muss eine Handlung an die Störung angepasst werden (siehe Kap. 2.3.5).

Ein besonders wichtiger Aspekt in der Befundbewertung sind die Hinweise darauf, welche präventiven Maßnahmen zur Vermeidung von Verletzungen an der nicht gespürten Extremität getroffen werden müssen.

Generell gilt: Je größer der Befund der Sensibilitätsstörung, desto intensiver müssen dem Patienten therapeutische Angebote für die sensorische Wahrnehmung gegeben werden, bevor der Schwerpunkt auf motorische Abläufe gelegt wird.

Nach den nun folgenden Befunden der Patienten der Fallbeispiele werden anhand der Befundbewertung die sich gegenseitig bedingenden Einflüsse als Grundlagen für die Therapieplanung beschrieben.

Fallbeispiele

In drei Fallbeispielen werden exemplarisch *die* mögliche Befunderhebungen, Zielsetzung und Behandlungsideen vorgestellt. Die Beschreibung der Reh*abilitations*phasen erfolgt in Anlehnung an das Phasenmodell in der neurologischen Rehabilitation (s. Kap. 1.2).

Fallbeispiel 1

Hildegard B., zum Zeitpunkt des Ereignisses 71 Jahre alt

Sozialanamnese: Die Patientin ist verheiratet, hat zwei erwachsene Kinder, zwei Enkelkinder und lebt in einem Bungalow mit Garten. Bis zu ihrer Erkrankung war sie die primär versorgende Hausfrau. Aufgrund einer Herzerkrankung ihres Ehemannes war sie auch weitgehend alleine für den Garten zuständig.

Diagnosen: Linkshirnige intrazerebrale Blutung im Bereich der Stammganglien unter Marcumartherapie, arterielle Hypertonie, Zustand nach Mitralklappenersatz (ein Jahr vor der Hirnblutung). Hochgradige schlaffe, armbetonter Hemiparese, taktile Hypästhesie der rechten Körperhälfte, Aphasie mit Sprachverständnisstörungen,

Akuter Verlauf (Phase A): Nach notärztlicher Aufnahme in das Heimatkrankenhaus wurde die Patientin in ein neurologisches Fachkrankenhaus in der nächst größeren Stadt verlegt. Dort wurde eine Operation ausgeschlossen und die Patientin wurde internistisch, aufgrund des Bluthochdrucks, der Herzprobleme und zur Einstellung der Blutverdünnung behandelt. Nach vier Wochen wurde sie in eine Rehaklinik verlegt, zu diesem Zeitpunkt war die Aphasie in Rückbildung und die Hemiparese deutlich gebessert. Die Patientin hatte einen Rollstuhl, in dem sie selbstständig mobil war und konnte mit Hilfe wenige Schritte gehen. Es bestand noch eine ausgeprägte Sensibilitätsstörung der rechten Körperhälfte.

Erste Rehaphase (B): In der Rehaklinik wurde die Patientin weiter mobilisiert, sie erhielt während ihres dreiwöchigen Aufenthalts dort Physio- und Ergotherapie. Sie bewegte sich trippelnd im Rollstuhl fort, dabei verletzte sie sich unbemerkt am Fußknöchel des direkt betroffenen Beins. Die Wunde war leicht infiziert, schloss sich länger nicht und die Patientin stieß sich immer wieder unbemerkt an dieser Stelle an.

Nach Ablauf dieser Rehaphase war die Sprache nahezu vollständig normalisiert. Die Patientin ging mit Begleitung kurze Strecken, bei Hypästhesie der unteren Extremität und weiterhin deutlich armbetonter Anästhesie. Nach der Entlassung wurde ihr von der Klinik empfohlen, weiterhin Physio- und Ergotherapie wahrzunehmen und sie meldete sich zu diesen Therapien jeweils in einer Praxis an ihrem Heimatort an.

Fallbeispiel 2

Dieter H., zum Zeitpunkt des Ereignisses 67 Jahre alt

Sozialanamnese: Der Patient ist alleinstehend, hat zwei erwachsene Kinder und lebt in einem Zwei-Zimmer-Appartment im 5. Stock eines Hochhauses. Er hat einen großen, hilfsbereiten Bekanntenkreis.

Diagnosen: Insult ohne nähere Angaben; armbetonte, hypertone Parese rechts, deutliche Störungen der Oberflächen- und Tiefensensibilität, sowie erhebliche armbetonte Par- und Dysästhesien.

Akuter Verlauf (Phase A): Der Patient wurde von einer Bekannten wegen zunehmender Gangunsicherheit und verwaschener Sprache in das Akutkrankenhaus seines Heimatortes gebracht. Aufgrund der klinisch beobachtbaren Symptome wurde der Patient mit blutverdünnenden Medikamenten behandelt, mit der Computertomographie war kein Insultgeschehen nachweisbar. Nach 12 Tagen auf der internistischen Station wurde der Patient entlassen. Es wurde von dort aus ein Antrag auf eine Anschlussheilbehandlung gestellt. Das Genehmigungsverfahren zog sich vier Wochen hin, der Patient hatte in Erwartung der Aufnahme in die geriatrische Rehaklinik seines Heimatortes keine ambulante Therapie begonnen, sondern versuchte, sich irgendwie selbst zu helfen. Er wurde in der Zwischenzeit einmal am Tag vom Pflegedienst und weiterhin von seinen Bekannten versorgt.

Rehaphasen B und C: In der Rehabilitationsklinik blieb der Patient sechs Wochen stationär, anschließend erhielt er noch 42 Behandlungstage teilstationär, in der dort angeschlossenen Tagesklinik. Er erhielt Ergo- und Physiotherapie. In dieser Zeit lernte der Patient seine Gehstrecke zu vergrößern und mit Begleitung die Treppe zu gehen, sich selber zu waschen und anzuziehen und sich selbst zur Tonussenkung zu lagern. Seine Par- und Dysästhesien waren weiterhin sehr störend für ihn vorhanden. Allerdings hatten die Dysästhesien bei Bewegungen nachgelassen. Nach der Entlassung aus der teilstationären Behandlung meldete sich der Patient jeweils in einer Praxis für Ergotherapie und Physiotherapie zur Behandlung der sensomotorischen Störungen, mit Hausbesuch, an.

Fallbeispiel 3

Irene H., zum Zeitpunkt des Ereignisses 74 Jahre alt

Sozialanamnese: Die Patientin ist verheiratet, hat eine erwachsene Tochter, zwei fast erwachsene Enkelkinder und lebt in einem Bungalow mit Garten. Bis zu ihrer Erkrankung war sie mit ihrem Mann viel auf Reisen, spielte gerne Tennis und pflegte einen großen Bekanntenkreis in der Nachbarschaft.

Diagnosen: Zustand nach Hirninfarkt links mit inkompletter Hemiparese rechts und globaler Aphasie, Zustand nach cerebralem Krampfanfall (ein halbes Jahr nach dem Hirninfarkt), Zustand nach Re-Hirninfarkt (ein Jahr nach dem ersten); Nebendiagnosen sind koronare Herzerkrankung, arterielle Hypertonie.

Akuter Verlauf (Phase A): Die Patientin wurde notärztlich mit plötzlich aufgetretener halbseitiger Lähmung bei vollem Bewusstsein in das Akutkrankenhaus ihres Heimatortes eingeliefert. Dort wurde sie internistisch betreut und nach vier Wochen mit weiterhin deutlicher Hemiplegie, Hypästhesie und globaler Aphasie in eine weiter entfernt liegende Rehaklinik verlegt.

Erste Rehaphase (B): In den fünf Wochen Aufenthalt erhielt die Patientin Logopädie, Ergo- und Physiotherapie und wurde mit deutlich gebesserter Sprachproduktion und besserem Sprachverständnis, sowie Rollstuhl-mobil nach Hause entlassen. Die Hypästhesie der kompletten Körperhälfte bestand weiterhin.

Weitere Rehaphasen (C und D): Zuhause erhielt die Patientin Physiotherapie und Logopädie. Nach etwa einem Jahren traten erneute Symptome eines Schlaganfalls auf. Die Patientin erholte sich rasch wieder und begann nach wenigen Tagen Aufenthalt im Akutkrankenhaus wiederum mit ihren bisherigen häuslichen Therapiemaßnahmen. Ein erneuter Verdacht auf Re-Insult brachte die Patientin nochmals in die Klinik, diesmal wurde nach der Akutphase ein Antrag auf teilstationäre Rehabilitation gestellt.

Diese trat die Patientin, mittlerweile zwei Jahre nach dem ersten Insult, in einer geriatrischen Rehabilitationsklinik ihres Heimatortes an. Dort wurde sie an 42 Behandlungstagen in einer Frequenz von zwei mal pro Woche behandelt. Sie erhielt Ergotherapie, Physiotherapie und Logopädie. Dabei lernte sie ein sicheres Gangbild, allerdings mit einer dynamischen Schiene (siehe Kap. 3.4, Hemiplegie) und einem Vier-Punkte-Stock. Der Arm-Handbereich war in der Sensibilität etwas verbessert (siehe Befunderhebung im folgenden Abschnitt), die Patientin bewegte zu diesem Zeitpunkt den Schulter-Armbereich in Massenmustern.

Befunde und Befundbewertung der Beispielpatienten

Befund Fallbeispiel 1

Hildegard B. hat überwiegend eine Anästhesie und Analgesie in der gesamten rechten Körperhälfte. Das bedeutet, dass ihre epikritische, protopatische und auch propriozeptive Wahrnehmung fast komplett gestört ist. Besonders auffallend ist, dass sie Kältereize bei kurzem Applizieren nicht, bei längerem als Berührung empfindet. Folgende Bereiche **kann sie** bei entsprechender Stimulanz mehr oder weniger **wahrnehmen:**

Schultergelenk: Grobe Positionen des Arms in der Frontal- und Sagittalebene, das Drücken und „Kneten" der Schultergürtelmuskulatur, länger applizierte Kälte (Eiswürfel) und Vibration (mit einem Handmassagegerät) werden auf Höhe der oberflächlichen Sehnenansätze gespürt.

Ellbogengelenk: Die Beugung des Ellbogens wird „irgendwie" gespürt, es kann nicht sicher interpretiert werden, mit welcher Qualität das spüren wahrgenommen wird. Drücken und „kneten" der Oberarmmuskulatur, Kälte und Vibration wie oben an Sehnenansätzen werden gespürt, die Reize an Unterarmmuskulatur und -sehnen werden nicht mehr gespürt.

Handgelenk und Finger: Lang anhaltend applizierte Kälte an den hervortretenden Gelenken wird in diesem Bereich wie Berührung der Haut wahrgenommen. Alle anderen Stimuli, auch an anderen Stellen dieses Bereichs werden nicht wahrgenommen.

Rumpf: Bewegungen werden vermutlich über die indirekt betroffene Seite kompensatorisch wahrgenommen. Druck wird in den Muskeln gespürt.
Bein: Grobe Stellungen der Hüfte und des Knies werden gespürt, fester Druck ebenfalls, alle anderen Stimuli werden nicht gespürt. An der Außenseite, etwas oberhalb des Fußgelenkknöchels befindet sich eine schlecht heilende Wunde (s. S. 340).
Fuß: Stellung des Fußes, sowie fester Druck werden diffus und nicht durchgängig gleichmäßig deutlich gespürt.
Orofacialer Bereich: Essensreste bleiben im Mund und im Mundwinkel, beim Trinken läuft manchmal etwas aus dem Mund, die Patientin empfindet ihr Gesicht als schief.
Gesamtbild: Die Patientin hat keine motorische Lähmungserscheinungen mehr. Sie läuft aber unsicher und beschreibt es mit „wie auf Watte gehen", der Arm hängt „wie tot" neben dem Körper, sie kann ihn im Schultergürtel etwas zur Seite und nach vorne anheben. Unter visueller Kontrolle kann sie im Ellbogen beugen und strecken. Die Hand ist in einer unkontrollierbaren, ständig unruhigen, aber von ihr nicht spürbaren Bewegung. An den Fingern und dem Handrücken befinden sich kleinere Schnitt- und Schürfwunden, die sich die Patientin unbemerkt im Alltag zuzieht.
Grobes Greifen kann unter visueller Kontrolle mit verkrampften Fingern kurzfristig durchgeführt werden.
Sobald die Patientin mit der indirekt betroffenen Hand agiert, verliert sie völlig die Kontrolle über den direkt betroffenen Arm. Die Stimulanzpunkte, die die Therapeutin setzt und die die Patientin schon spürt, kann sie sich nicht selbst setzen. Sie spürt dann an der selben Stelle, die sie zuvor bei der Therapeutin wahrgenommen hat, nichts mehr. Über ihr Gehen berichtet sie, dass das Bein manchmal „weg ist" und sie dann stolpert, weil es zurückgeblieben ist. Es liegt der Verdacht nahe, dass es sich hierbei um ein Extinktionsphänomen handelt, wobei auch ein Kapazitätsproblem nicht ausgeschlossen werden kann.
Der Ehemann unterstützt die Patientin in ihren Aktivitäten, er hilft ihr nur, wenn es ihr eigener Wunsch ist und fördert die Patientin durch seine Grundhaltung sehr gut
Handlungsfähigkeiten: Die Patientin versucht sich im Haus „immer an einer Wand entlang" fortzubewegen, sie ist dabei aber hochgradig sturzgefährdet. Sie versucht kompensatorisch einfache Haushaltstätigkeiten durchzuführen, dabei stört sie oft die unruhige Hand. Die Versuche, unter visueller Kontrolle die Hand als Haltehand einzusetzen scheitern, weil die Patientin die visuelle Kontrolle auf die eigentliche Aktivität lenken muss. Zusätzlich erschwert ist die Aktivität, weil die Tätigkeit der indirekt betroffen Seite dann die direkt betroffene Seite wiederum außer Kontrolle geraten lässt.
Befundbewertung: Bevor die Patientin irgendwelche Handlungen ausführt, müssen die Basisfähigkeiten der Wahrnehmungsqualitäten des gesamten Körpers verbessert werden.
Die Selbstgefährdung durch Verletzungen und Stürze müssen durch ein erhöhtes Aufmerksamkeitspotenzial vermieden werden.

Befund Fallbeispiel 2

Dieter H. hat überwiegend eine Hypästhesie und Hyperalgesie in der gesamten rechten Körperhälfte. Er empfindet seinen Körper häufig wie „von Stromstößen durchfahren", manche Berührungen, aber vor allem Kälte lösen heftige Schmerzreize aus. Seine epikritische, protopatische und auch propriozeptive Wahrnehmung ist von proximal nach distal zunehmend gestört. Folgende Bereiche **kann** er mehr oder weniger gut **wahrnehmen,** oder es liegen Reizsymtome vor:
Schultergelenk und Ellbogen: Alle Positionen, Lokalisation von Berührungen und Druck auf die Muskulatur, sowie Kälte (mit Hyperalgesien als Reizantwort) und Wärme werden als Hautreize sofort gespürt.
Handgelenk und Finger: Positionen werden nur noch diffus, in den Fingern gar nicht, Berührungen und Druck nicht mehr gespürt, Temperatur wird wie in den distalen Bereichen gespürt.
Rumpf: Hyperästesie und Hyperalgesie auf Temperaturreize und gelegentlich auf Berührung
Bein und Fuß: Hüftpositionen und Kniepositionen werden gespürt, im Fußgelenk nur diffuse Positonswahrnehmung; Hyperästhesie und Hyperalgesie (wie in den anderen Körperabschnitten) im gesamten Bereich.
Orofacialer Bereich: Essensreste bleiben im Mund und im Mundwinkel, der Patient beißt sich häufig auf die Zunge oder in die Wange, ohne es zu spüren.
Gesamtbild: Der Patient hat keine motorischen Lähmungserscheinungen. Sein Grundtonus ist auf der direkt betroffenen rechten Seite allerdings so erhöht, dass aktive und passive Bewegungen erschwert sind. Er läuft in der Wohnung alleine und draußen kurze Strecken in Begleitung. Dabei läuft er mit dem Gefühl, dass sein direkt betroffener Fuß „aus einer Schlittschuhkufe besteht". Alle Handlun-

gen führt er kompensatorisch nur mit der linken Hand aus. Dabei gerät der rechte, betroffene Arm-Handbereich außer Kontrolle und zieht in ein pathologisches Beugemuster mit hohem Tonus (Abb. 3.**33 a-c**).

Auch die Stand-Gangfunktionen lassen nach, je höher die Anforderungen einer Tätigkeit sind. Die gesamte rechte Seite retrahiert und der Arm zieht ins Beugemuster (s. Abb. 3.15 in Kap. 3.4, Hemiplegie).

Auch bei Dieter H. scheint damit ein Extinktionsphänomen oder ein Kapazitätsproblem vorzuliegen, welches zu Kontrollverlust über die direkt betroffene Extremität bei Aktivität mit der indirekt betroffenen Extremität, führt.

Besonders anfällig sind die vorhandenen Funktionen des Patienten für körperliche Anstrengungen und psychosoziale Anforderungen, positiver wie negativer Art. Darunter kommt es immer wieder zum Leistungsabfall, sowie zum Anstieg der Störungen, besonders der Reizsymptome. Das erhöht den Leidensdruck für den Patienten sehr, vor allem da einige seiner direkten Bezugspersonen die Störung nicht richtig einschätzen können und ihn eher überfordern.

Seine Verletzungsgefahr liegt darin, dass er die Bewegungsrichtung und -geschwindigkeit nicht gut steuern kann. So hat er sich schon einen Mittelfußknochen gebrochen, da er bei einem Schritt auf einen Schrank hin, den Fuß zu weit und zu fest nach vorne gegen den Schrank gestoßen hat.

Handlungsfähigkeiten: Der Patient benötigt Hilfe bei allen ADL, da seine Symptomatik schon bei vermeintlich geringen Anforderungen zunimmt. Er versucht allerdings alle seine Möglichkeiten auszuschöpfen und überfordert sich meistens. Er lässt sich gerne von seinem hilfreichen Bekanntenkreis zu Aktivitäten anregen, auch wenn er danach absolut erschöpft ist und wieder „furchtbaren Strom" hat.

Befundbewertung: Zunächst muss der Patient einen Bezug zu seinem veränderten Körper gewinnen und störungsreduzierende Maßnahmen erlernen. Motorische Aufgaben müssen so gestellt werden, dass sie sensorische Stimuli nicht überdecken. Seine Aktivitätswünsche müssen mit seiner Leistungsfähigkeit in Übereinstimmung gebracht werden.

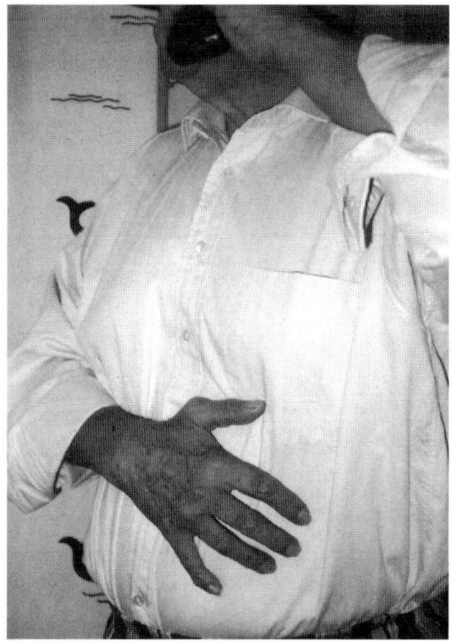
a

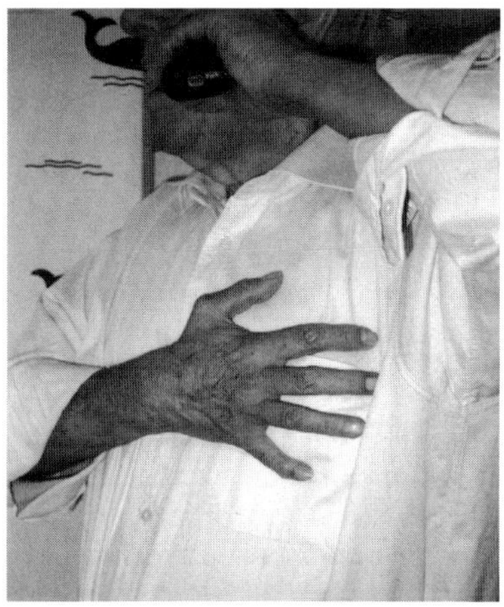
b

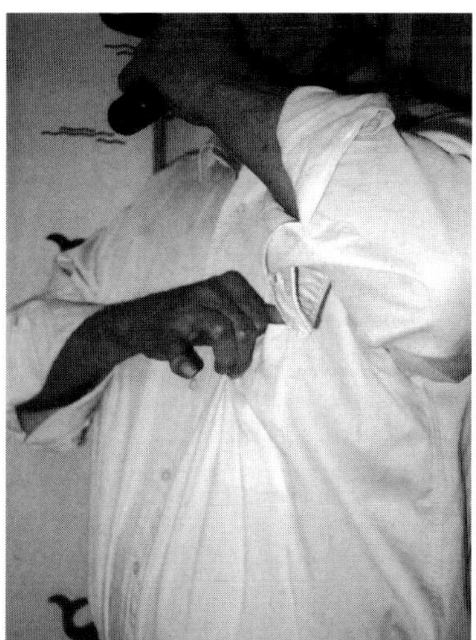
c

Abb. 3.**33 a-c** Pathologische Tonusveränderung des Arms bei einer Aktivität

Befund Fallbeispiel 3

Irene H. hat eine Hypästhesie, Hypalgesie und eine Allästhesie überwiegend in den Extremitäten der rechten Körperhälfte. Ihre epikritische, protopatische und auch propriozeptive Wahrnehmung ist von proximal nach distal zunehmend gestört. Ihr Befund wird in der Tabelle 3.**22** vorgestellt.

Weitere Befunde:

Orofacialer Bereich: Essensreste bleiben gelegentlich im Mund, selten im Mundwinkel hängen.

Gesamtbild: Die Patientin hat eine armbetonte Hemiparese. Ihr Grundtonus ist auf der direkt betroffenen rechten Seite eher schlaff, so dass vor allem beim Gehen die Bewegungen auch durch das mangelnde Spüren erschwert sind. Sie läuft alle Wege nur in Begleitung und trägt zur Kompensation der Fußheberschwäche eine dynamische Schiene (siehe Kap. 3.4, Hemiplegie). Dabei läuft sie mit dem Gefühl, „auf einer Wolke" zu gehen. Sie wird in vielen Tätigkeiten vom Ehemann versorgt, die eigenständigen Handlungen führt sie kompensatorisch nur mit der linken Hand aus. Dabei hängt der rechte, betroffene Arm unbeachtet am Körper der Patientin herunter und zeigt auch schon eine leichte Subluxation. Wenn die Patientin den Arm heben will, geschieht das in einem Massenmuster in Richtung Abduktion, ohne Kontrolle über Ellbogen und Hand.

Handlungsfähigkeiten: Die Patientin benötigt Hilfe bei allen ADL, da sie auch wenige Kompensationen mit dem linken Arm beherrscht. Der Ehemann nimmt ihr gerne viele Vorgänge ab, aus Angst sie zu überfordern. Ihre Partizipation ist beschränkt auf von ihr initiierte Besuche bei Freunden oder Ausflüge mit dem Auto, sowie Beteiligung an der Planung von Haushaltsorganisation. Sie kann keinen Weg selbstständig beginnen, da der Ehemann aus Angst vor Stürzen ihr dieses untersagt hat. Sie muss ihn für jeden Schritt um Begleitung bitten.

Befundbewertung: Zunächst muss die Patientin ihr Gefühl für Gang und Stand und die dazugehörige sensomotorischen Funktionen sicher lernen. Allerdings müssen auch bei ihr die motorische Aufgaben so gestellt werden, dass sie sensorische Stimuli nicht überdecken. Ihre Aktivitätswünsche müssen mit dem Ehemann genau geplant werden, so dass sie sicher für sie durchführbar werden.

3.5.4 Therapieziele

Handlungsziele

Alle Handlungen, die von Patienten mit Sensibilitätsstörungen begonnen werden, müssen vor der Durchführung besonders auf Sicherheit vor Stürzen und unbemerkten Verletzungen überprüft werden. Die Handlungsziele sind im erheblichen Maß von Basiszielen abhängig, oder müssen mit sicheren Kompensationsstrategien erreicht werden. Die Handlungen an sich müssen entsprechend verändert und an die Störung angepasst werden.

Handlungsziele können z. B. sein:

- **Kochen können:** Lernen der Anpassung an die Störung durch Schutz der direkt betroffenen Seite vor Schnitt- und Brandverletzung
- **Körperpflege durchführen können:** Lernen einer gesicherten Stand- und Sitzhaltung als Sturzprophylaxe, Lernen von Sicherheitsmaßnahmen für die direkt betroffene Extremität vor zu heißem Wasser, Quetschung, Zerrung, Abschürfung
- **Anziehen können:** Lernen von Strategien, die verhindern, dass beispielsweise der Arm oder das Bein sich unbemerkt im Kleidungsstück verhakt.
- **Rollstuhl fahren können:** Sichern des Armes und/oder des Beines vor Druckverletzungen, Einklemmen, Quetschung und Abschürfungen

Basisziele

Basisziele bei einer Sensibilitätsstörung werden individuell an der Störung des Patienten entlang aufgebaut. Durch den Befund ist deutlich geworden, in welchen Bereichen ein Patient Diskriminationsleistung vollbringt. Diese Bereiche werden als Ausgangspunkt für die Ziele verwendet.

Beispiele:

- Der Patient spürt die Gelenkstellung seines Schultergelenks gut, die Stellung des Ellbogengelenks weniger, die Hand- und Fingergelenksstellungen nicht mehr. Das Basisziel wird hier Ausbau und Verbesserung der Wahrnehmung der Gelenkstellungen sein, zunächst in Ellbogen und Hand.
- Der Patient spürt Bewegungen, wenn sie endgradig ausgeführt werden, durch die jeweilige Dehnung des/der ausführenden Muskel/n, deutlich im Schulter-Oberarmbe-

Tab. 3.**22** Befundbogen (nach Hermsdörfer 1994) für Patientin Irene H.

Patientendaten	***Betroffene Körperseite:*** rechts	**Datum d. Befunde**	***Paresen:*** rechtsseitige armbetonte Hemiparese, Gang-Standunsicherheit; leicht subluxierte Schulter							
Qualität	**Testbereich**		**Medium**	**Messergebnis***			**Medium**	**Messergebnis***		
				0	1	2		0	1	2
Berührung:	Oberarm-Schulter		Pinsel		1					
	Hand-Arm			0						
	Finger			0			Monofilament „orange“	0		
	Rumpf				1					
	Bein-Fuß				1					
Zweipunktediskrimination:	Innenfläche Zeigefingerendglied		Diskrimationsstäbe 10 mm Abstand							
Lokalisation	Oberarm-Schulter		Leichter Druck mit dem Finger			2	Berührung mit stumpfem Holzstab, Durchmesser ca. 0,75 cm		1	
	Hand-Arm				1				1	
	Finger			0				0		
	Bein-Fuß				1					2
Reproduktion passiver Bewegungen (Mirroring):	Schulter[1]		**Anmerkungen:** Nicht sicher durchführbar, da sowohl ein gestörtes Sprachverständnis, als auch eine Extinktion vorliegt						1	
	Ellbogen[2]								1	
	Handgelenk[2]							0		
	Daumen und Zeigefinger[3]							0		
	Hüftgelenk								1	
	Kniegelenk								1	
	Fußgelenk								1	
Stereognosie:	Hand[3]		Große Gegenstände	0	1	2	Kleine Gegenstände	0	1	2
			Ball, 8 cm		1		Keiner der Gegenstände wurde erkannt			
			Würfel, 5 cm	0						
Schmerz:	Oberarm-Schulter		Stumpfer Druck			2	Spitzer Druck			2
	Hand-Arm				1					2
	Finger			0					1	
	Rumpf					2				2
	Bein-Fuß				1					2
Temperatur:	Oberarm-Schulter		Wärme			2	Kälte			2
	Hand-Arm				1					2
	Finger			0					1	
	Rumpf					2				2
	Bein-Fuß				1					2

Summen:* [1] **Oberarm-Schulter: 15 v. 18 P. [2] **Hand-Arm:** 9 v. 18 P. [3] **Finger:** 3 v. 32 P. **Rumpf:** 9 v. 10 P. **Bein-Fuß:** 13 v. 20 P.

reich, weniger deutlich nach distal zu. Basisziele können sein: Muskeldehnung deutlich auch in den distalen Bereichen zu spüren oder das Ausmaß der Dehnung wahrzunehmen, um somit zu lernen, Rückschlüsse auf die Gelenkstellung zu ziehen.
- Der Patient spürt Berührungen im Schulter-Armbereich weitgehend angenehm, im Unterarm-Handbereich lösen Berührungen Schmerzreize aus. Das Basisziel soll hier sein, zu lernen, dass die angenehmen wahrgenommen Berührungsreize im oberen Bereich sich distaler fortsetzen lassen.
- Der Patient spürt nur sehr festen Druck („zwicken") an den Muskeln, dabei hat er ein Empfinden, dass er wie Berührung wahrnimmt. Obwohl es vermutlich ein Schmerzreiz ist, kann er damit seine Extremität besser lokalisieren. Trotz des Risikos, einen Schmerzreiz als Lerneffekt einzusetzen, ist das Basisziel, dass der Patient lernt, seine Extremität als vorhanden wahrzunehmen.

Die Basisziele sind also abhängig von den gerade noch gespürten Modalitäten, an denen sich der Patient orientieren kann. Durch die therapeutische Reizsetzung wird das Basisziel angestrebt, weitere Modalitäten in anderen Bereichen wiederzugewinnen.

Weitere Ziele und adaptive Vorhaben

Außer der Wiedergewinnung der sensorischen Basisfunktionen und der Handlungsfähigkeit, gibt es bei den Sensibilitätsstörungen noch weitere Ziele, die zum einen als Schutzfunktionen und zum anderen der Kompensation dienen. Mögliche Ziele sind:
- Erlangen von Schutzmechanismen vor Verletzungen:
  - Schnittverletzungen
  - Druckverletzungen, Stoßverletzungen
  - Verbrennungen
  - Erfrierungen
- Erlernen von Kompensationsstrategien:
  - Einhandgeschicklichkeit und Hilfsmittelgebrauch hierfür
  - Versorgung und Schutz des direkt betroffenen Armes und Beines
  - Verbesserung der visuellen Kontrolle

Schnittstellen bei der Zielsetzung

Wenn das Ziel der sensorischen Wahrnehmung über dem einer motorischen Funktion steht, muss die genaue Absprache mit der Physiotherapie erfolgen, damit gleiche oder ähnliche Reizzielorte des Patienten angesprochen werden. Eine weiter Schnittstelle sind die Angehörigen, die genauestens über die Ziele der Schutzmechanismen, aber auch über die Leistungsfähigkeit der Patienten aufgeklärt sein müssen. Pflegerische Maßnahmen, sei es von professionellen Pflegern oder den pflegenden Angehörigen können ebenfalls als Ziel eine Stimulanz der Sensorik beinhalten. Auch hier muss die Art und Weise der Reizsetzung genau abgestimmt werden.

Bei dem Ziel verbesserter Selbstständigkeit mit einer notwendigen Hilfsmittelversorgung, müssen mit dem Sanitätshaus die Schutzstrategien vor Verletzung und die Gebrauchsmöglichkeiten der Hilfsmittel trotz der sensiblen Ausfälle abgeklärt werden.

Ziele der Beispielpatienten

Fallbeispiel 1

Hildegard B, zum Zeitpunkt des Therapiebeginns mit der ambulanten Ergotherapie.

Basisziele (Nah- und mittelfristige Ziele):
- Wahrnehmung des Arm-Handbereiches auf der für sie maximal möglichen Basis
- Verringerung der Extinktion, um Eigenübungen und Selbststimulanz zu ermöglichen
- Lernen der sicheren Standhaltung und der Stimulation der unteren Extremität im Stand, um bei Aktivitäten beiden Beinen gute Standbeininformationen zu geben und die Extinktion zu reduzieren
- Schutzmaßnahmen für die direkt betroffene Körperhälfte erlernen

Handlungsziele (Nah- und mittelfristige Ziele):
- Selbstständige Körperpflege und selbstständiges Anziehen durchführen können
- Kompensatorische Nahrungszubereitung können
- Bimanuelle Gartenarbeiten durchführen können

Handlungsziele (Fernziel):
- Kleine Ausflüge (öffentlicher Nahverkehr) selbstständig durchführen können

Fallbeispiel 2

Dieter H, zum Zeitpunkt des Therapiebeginns mit der ambulanten Ergotherapie.

Basisziele (Nah- und mittelfristige Ziele):

- Abbau der Hypästhesie und der Dysästhesien,
- Lernen einer bewussten Standhaltung und einer Stützhaltung für den Arm im Stand, um bei Aktivitäten sowohl dem Bein, als auch dem Arm gute Stand- und Stützinformationen zu geben
- Lernen von Schutzmechanismen gegen Überlastung

Handlungsziele (Nah- und mittelfristige Ziele):

- Lernen von Eigenübungen und Selbststimulanz
- Selbstständige Körperpflege und selbstständiges Anziehen durchführen können
- Kompensatorisch Nahrung zubereiten können

Fallbeispiel 3

Irene H, zum Zeitpunkt des Therapiebeginns mit der ambulanten Ergotherapie.

Basisziele (Nah- und mittelfristige Ziele):

- Ausbau der sensomotorischen Schulter-Armfunktion mit Verbesserung der Wahrnehmung der sensorischen Anteile bei der Bewegung
- Abbau der Hypästhesie im Unterarm-Handbereich
- Ausbau bimanueller Tätigkeiten (unter Ausschluss einer Extinktion)
- Ausbau der Handfunktionen unter visueller Kontrolle

Handlungsziele (Nah- und mittelfristige Ziele):

- Selbstständige Körperpflege und selbstständiges Anziehen durchführen können
- Lernen einer bewussten Standhaltung und einer Stützhaltung für den Arm im Stand, um bei Aktivitäten sowohl dem Bein, als auch dem Arm gute Stand- und Stützinformationen zu geben

Handlungsziel (Fernziel):

- Wege im Haus selbstständig durch führen können, durch Lernen eines sicheren Gangs und Abbau der Überversorgung durch den Ehemann

3.5.5 Behandlung

Grundprinzipien der Therapie

Allgemeine Prinzipien

Die wichtigste Fähigkeit unserer sensorischen Systeme ist die Diskriminationsleistung jeglicher Stimuli. Daher sind die im Befund festgestellten vorhanden Fähigkeiten zur Diskrimination der Ausgangspunkt zur Therapie. Die gespürten Impulse werden als Zielreize eingesetzt, um sie an den Stellen des Körperabschnitts zu verwenden, wo sie mit viel Aufmerksamkeit eben gerade noch wahrgenommen werden. Dabei wird dem Patienten vermittelt, wenn er immer weiter nach distal den eben noch gespürten Reiz wahrnehmen kann.

Bei jeder Therapieeinheit findet aber auch immer wieder ein Befund statt, ob nicht weitere und andere qualitative und quantitative Impulse wahrgenommen werden können. Diese Befunde sollten laufend dokumentiert werden, damit jede dokumentierte Reizwahrnehmung gezielt eingesetzt werden kann.

Aufklärung des Patienten und seiner Angehörigen

In jeder Therapieeinheit erfährt der Patient was er nicht kann und mit welchen wenigen Spürinformationen oder Dysästhesien er im Moment leben muss. Dieses Erfahren ist häufig sehr frustrierend und muss mit deutlichem Schwerpunkt auf den Impulsen, die schon spürbar sind, positiv umgewandelt werden.

Die Angehörigen müssen über die Leistungsmöglichkeiten und Grenzen deutlich aufgeklärt werden. Aufgrund der nichtsichtbaren Behinderung überschätzen sie eher den Patienten. Aber auch die überbehütenden Angehörigen müssen lernen, dass der Patient trotz Störungen bestimmte Leistungsbereiche erfüllen kann.

Prinzipien zum therapeutischen Verhalten

Um sensorische Impulse zu geben, muss sich die Therapeutin im Klaren darüber sein, an welchem Wirkort sie welche Rezeptoren stimuliert. In der Tabelle 3.**23** (S. 348) werden die Wirkorte mit möglichen Stimuli und den aufnehmenden Rezeptoren der afferenten Bahnen aufgelistet (nach Umphred 2000).

Die sensorischen Stimuli haben selbstverständlich auch eine direkte Wirkung auf die efferenten Bahnen, sodass damit zugleich das gesamte sensomotorische System angesprochen wird. Daher soll ein in der Therapie vom Patienten wahrgenommener Reiz stets dazu verwendet werden, ihn in einer Bewegung zielgerichtet einzusetzen.

Die Wirkung der Stimuli auf das System des ZNS ist eben vielschichtig und wird daher mit den unterschiedlichen Inputs auf vielen Ebenen das ZNS beeinflussen. Folgende, aus der Ta-

Tab. 3.**23** Wirkorte, Stimuli und Rezeptoren bei sensorischen Therapieangebote (nach Umphred)

Wirkort	Therapeutischer Stimulus	Rezeptor
Muskel	– Dehnung (Länge und Geschwindigkeit) – Kontraktion – Vibration – Tapping (leichtes Beklopfen eines Zielmuskels mit gestreckten Fingern) – Widerstand – Stretch Pressure (Dehnung in der Verbindung mit Druck)	Muskelspindel mit afferenten Endigungen
Sehnen	– Dehnung – Druck – Widerstand	propriozeptive Sehnenorgane
Gelenk und Haut	– Dehnung – Druck	Exterozeptoren für Dehnung und Druck
Gelenk	– Bewegungsmuster (Geschwindigkeit- und Richtungsempfindung) – Stellungsmuster (Positionsempfindung) – Kälte, Wärme	Rezeptoren für mechanische und thermische Impulse
Haut	– Tapping	Exterozeptoren für Berührung und Schmerz
	– „Schmerz" (kratzen, bürsten)	kutane Exterozeptoren
	– Zwei-Punkte-Berührung (räumliche Diskriminationsstimuli)	kutane Exterozeptoren (Tastscheiben und -körperchen)
	– Kälte – „Neutrale" Wärme (Luftbandagen, warme Wickel)	kutane Exterozeptoren für Temperatur

belle 3.**23** übernommene Stimuli haben die hier aufgeführten sensomotorischen Wirkungen:

- *Widerstand, Tapping:* Das Spüren von Kontraktion kann die motorischen Komponenten einer Kontraktion auslösen.
- *Tapping:* Das Spüren von Hautberührung und leichtem Schmerz kann motorische Schutzreaktionen wie das Wegziehen auslösen.
- *Stretch Pressure, Dehnung, Vibration:* Spüren von Dehnung kann eine motorischen Antwort mit einer Kontraktion auslösen. Für die Muskelspindel wird mit „fühlen" und zulassen der Länge und für das Sehnenorgan mit „fühlen" und überwachen der Spannung Kraft ermöglicht; das Haltungs- und Spannungsempfinden kann eine Fazilitation von Haltung und Bewegung im Gelenk, besonders bei Wechsel von Dehnung zu Druck auslösen.
- *Druck:* Spüren von Dehnung, besonders bei Sehnen, aber auch spüren von Haltung im Gelenk kann eine Tonussenkung auslösen.
- *Berührung:* Information von den Exterozeptoren der Haut über Veränderungen in der äußeren Umgebung gibt Informationen zu Diskrimination von Raum-Lageimpulsen und kann die motorische Haltungsanpassung regulieren.
- *Schmerz, Temperatur:* Spürinformationen als Warnsystem löst motorische Wirkung durch reflektorisches Wegziehen aus, ermöglicht aber auch Diskrimination von Raum-Lageimpulsen (nach Umphred, 2000).

Die Anwendung der oben genannten sensomotorischer Stimuli wird in den nachfolgenden Patientenbeispielen aufgezeigt.

3.5.6 Einsatz von Therapiebausteinen

Die in Kapitel 2 beschriebenen Therapiebausteine haben alle eine mehr oder weniger willkürliche Wirkung für das gesamte sensomotorische System. Ihr Einsatz muss bei sensiblen Störungen sorgfältig ausgewählt werden, besonders wenn diese vorrangig behandelt werden müssen. Die sensomotorische Wirkung der Therapiebausteine ermöglicht eine integrative Behandlung mehrer neuronaler Fähigkeiten. Um die Anwendung der Bausteine bei Sensibilitätsstörungen planen zu können, soll die spezifisch sensorische Wirkung in der Tabelle 3.**24** kurz dargestellt werden. Die Konzepte sind in dieser Tabelle in einer alphabetischen Folge sortiert.

3.5.7 Setting

Einzelbehandlung/Gruppe

Die Therapie sensorischer Störungen erfordert vom Patienten und der Therapeutin ein hohes Maß an Konzentration und Aufmerksamkeit. Beide müssen jede Reaktion auf die Stimuli beobachten und gemeinsam interpretieren. Daher ist eine Einzeltherapie unerlässlich.

Gruppentherapeutische Angebote können bei geringeren Störungen sinnvoll sein, um gemeinsam Kompensations- und Schutzstrategien zu erlernen oder eine Vernachlässigungstendenz durch gemeinsames Beobachten abzubauen.

Die psychosozialen Komponenten des Erfahrungsaustausch mit ebenfalls Betroffenen ist sehr hoch einzuschätzen, besonders wenn die Bezugspersonen wenig Verständnis für die nicht sichtbaren Symptome aufbringen.

Tab. 3.**24** Überblick über Konzepte als Therapiebausteine mit ihrer Wirkung auf die Sensorik (Konzepte und Methoden alphabetisch sortiert)

Therapeutisches Konzept/ Methode	Wirkung
Affolter	Das therapeutische Führen dient unter anderem der Übermittlung sensorischer Informationen zur Verbesserung der Bewegung und Haltung
Bobath	Fazilitation und Inhibition beeinflussen die Sensorik, vorbereitenden sensorische Stimuli können die Fazilitation und Inhibition verbessern
Feldenkrais	Sensorisches Bewusstsein für Dehnung, Druck, Lage- und Bewegungsempfindung wird durch Bewegung und Bewegungsvorstellung aufgebaut.
FOTT	Für den fazio-oralen Bereich werden die sensorischen Informationen vorrangig integriert
„Forced-Use"-/repetitive Übungskonzepte	Motorisch orientierte Bewegungsübungen mit Wirkung auf Sensorik für Dehnung, Druck, Lage- und Bewegungsempfindung
Johnstone	Die in der Luftbandage gelagerte Extremität erhält sensorische Informationen über Wärme, Dehnung, Druck und Widerstand
Perfetti	Die Erarbeitung der Informationssuche dient dem Training aller sensorischen Qualitäten und Quantitäten
Propriozeptive neuromuskuläre Fazilitation (PNF)	Die Fazilitation basiert auf der Übermittlung sensorischer (propriozeptiver) Reize
Sensorische Integrationstherapie	Die Angebote für taktil-kinästhetische und vestibuläre Basissinne unterstützen die Integration der übrigen Sinnessysteme

Klinik/Praxis/häusliches Umfeld

Das räumliche Setting spielt bei der Therapie von Sensibilitätsstörungen zunächst keine übergeordnete Rolle. Beim Einüben von Schutz- und Kompensationsstrategien müssen allerdings vom Patienten kognitive Transferleistungen erbracht werden, um die in der Klinik oder in der Praxis trainierten Fähigkeiten auf die häusliche Umgebung zu übertragen. Für diese Maßnahmen ist es sinnvoll mit dem Patienten im häuslichen Umfeld zu arbeiten.

Handlungsziele unter Einbezug des Störungsbildes lassen sich am Besten im häuslichen Rahmen alltagsnah entwickeln und verfolgen.

3.5.8 Behandlung der Beispielpatienten

Anhand der auf den Seiten 344 bis 346 aufgeführten Ziele werden nun einige therapeutische Strategien erläutert. Der Verlauf der Behandlungen erstreckt sich bei den drei geschilderten Patienten über etwas mehr als 1 1/2 Jahre. Aufgrund der Schweregrade der Sensibilitätsstörungen erfolgen die Verbesserungen in kleinen Schritten und nur eine intensive gezielte und überprüfte Stimulanz ermöglichte Fortschritte.

Fallbeispiel 1, Hildegard B.

Ziel: Wahrnehmung des Arm-Handbereiches auf einer minimalen Basis

Therapeutische Strategien: Hildegard B. spürt nur absolut geringe quantitative und qualitative Stimuli. Im Schulter-Armbereich können mit leichtem Druck die Muskelspindeln und Sehnenorgane erreicht werden. Da das abnehmende Spürvermögen schon in einem einzigen Zielmuskel nach distal zu vorhanden ist, stimuliert die Therapeutin diesen in seinem proximalen Ansatz und fordert die Patientin auf, die Wahrnehmung verstärkt auf den distalen Bereich auszudehnen.

Der Oberarm-Handbereich kann nur über festen Druck (vermutlich bis zu einer Art Schmerzreiz) am Muskel und auf das Ellbogengelenke erreicht werden. Auch hier stimuliert die Therapeutin Muskeln und Sehnen, sowie vorsichtig das Gelenk durch Druck und bittet die Patientin jede geringste Spürinformation zu melden. Auch die Finger werden nur über vermutete Schmerzreize und Kälte erreicht. Alle diese Stimuli lösen ein diffuses Berührungsempfinden aus. Da es aber die einzige Möglichkeit ist, der Patientin eine Spürinformation zukommen zu lassen, setzt die Therapeutin diese Stimulation ein. Dabei ist sie sich des Risikos bewusst, dass ein dauernder Schmerzreiz vom ZNS auch dauerhaft gespeichert wird und die exterozeptive Bahn für Schmerz damit ausgebaut wird. Damit der vermutete Schmerzreiz unterbrochen wird, setzt sie nach dem Bewusstwerden der Hand diese sofort als Haltehand für einen Gegenstand ein. Diese beiden Stimuli werden intermittierend eingesetzt.

Ziel: Verringerung der Extinktion

Therapeutische Strategien: Sobald ein Bereich von der Patientin gespürt wird, fordert sie die Therapeutin auf, mit der indirekt betroffenen Hand eine kleine, automatisierbare Bewegung (beispielsweise Wackelbewegungen) zu machen. Dabei soll sie zugleich beobachten, ob die Spürinformation auf der direkt betroffenen Seite erhalten bleibt. Dann soll die Patientin die Bewegung der indirekt betroffenen Seite vorsichtig steigern, ebenfalls so, dass diese wieder automatisiert abläuft. Zugleich wird ihr von der Therapeutin die direkt betroffene Seite bewusst gemacht, sodass sie diese in Bewegung und möglicherweise in Haltung wahrnehmen kann. Die Patientin soll dabei die Wahrnehmung der Bewegungen der indirekt betroffenen Seite weitgehend ausblenden.

Alle zuvor genannten Übungen werden im Wechsel mit und ohne visuelle Kontrolle durchgeführt, wobei die Patientin bei geschlossenen Augen aufgefordert wird, sich die zuvor beobachteten Reizsetzungen vorzustellen (Imagination).

Ziel: Schutzmaßnahmen für die direkt betroffene Körperhälfte in Aktivitäten erlernen

Therapeutische Strategien: Da die Patientin hochgradig verletzungsgefährdet ist, wird sie angleitet, bei Aktivitäten mit großem Anforderungscharakter den Arm schützend in einer Hosentasche oder in einer Schürzentasche zu lagern. Der Stand wird so erarbeitet, dass alle Tätigkeiten in einer Nische oder neben einer Wand (siehe Kap. 2.4.6, Affolter) durchgeführt werden. Sie selbst gibt sich nach jedem Bewegungsabschnitt in ihrer Tätigkeit durch deutliche Gewichtsverlagerung auf die betroffen Seite den entsprechenden Stimulus für das Standbein.

Handlungsziel: Gartenarbeiten durchführen können

Therapeutische Strategien: Nachdem die Extinktion wie oben beschrieben weitgehend reduziert ist, wird die Patientin angeleitet, im Sitzen kleinere Tätigkeiten bimanuell auszuführen. Sie verwendet dazu adaptiertes Gartengerät, welches eine Griffverlängerung mit Armfixierung hat (siehe Bezugsquelle). Dabei soll sie darauf achten, dass sie mit dem direkt betroffenen Arm seine möglichen Funktionen auch abruft. Wenn diese für sie nicht mehr wahrnehmbar sind, oder der Arm nicht mehr die notwendigen Funktionen automatisiert durchführt, soll sie die Anforderungen der Tätigkeit reduzieren, bis dass sie wieder mehr spüren kann. Das Nachlassen der Funktionen geschieht möglicherweise auch aufgrund von Kapazitätsproblemen (s. o. und Kap. 3.8, Extinktionsphänomen). Daher müssen die Tätigkeiten entsprechend erleichtert oder eine Pause eingehalten werden.

Ziel: Sturzprophylaxe, Verletzungsgefahren einschätzen

Therapeutische Strategien: In ihren Handlungen soll sie lernen, dass ihre Aufmerksamkeit noch ungeteilt auf den einzelnen Handlungsschritten bleibt, um darüber nicht Haltefunktionen des Arm-Handbereichs oder die Stand- und Gangsicherheit zu verlieren.

Beispiel: Auf dem Weg in den Garten sieht sie ein Gartengerät auf dem Tisch und will es im vorbeigehen mitnehmen. Darüber verliert sie ihren Kontakt zum Bein und stürzt auf der Terrasse auf die direkt betroffene Seite. Da sie keinen Schmerz verspürt, ignoriert sie den Sturz und schätzt mögliche Folgen nicht richtig ein. Erst am nächsten Morgen erkennt sie anhand von Blutungen, dass sie sich ernsthaft verletzt hat.

Der Lernprozess hätte sein sollen, dass jede Tätigkeit in kleinen Abschnitten durchgeführt werden muss. Wenn eine Ablenkung erfolgt, soll die Patientin inne halten und sich der Ablenkung unter Standsicherung bewusst zuwenden. Erst dann kann sie wieder ihre ursprüngliche Tätigkeit aufnehmen.

Fallbeispiel 2, Dieter H.

Basisziel: Abbau der Hypästhesie und der Dysästhesien

Therapeutische Strategien: Zunächst werden Hautreize gesucht, die an der Schwelle des zu Ertragenden für den Patienten sind. Das ist für ihn zunächst der Waschlappen, benetzt mit kaltem Leitungswasser. Damit appliziert die Therapeutin flächige Kältereize auf seinem Körper. Bei Bedarf kann die Kälte durch Eiswasser gesteigert werden. Die Therapeutin stimuliert im Wechsel betroffene und indirekt betroffene Seite des Patienten. Sie fordert ihn auf, die Spürinformationen der indirekt betroffenen Seite auf die betroffene Seite zu integrieren. Die Maßnahme soll ohne durchgängige Unterkühlung der Haut oder muskulärer Strukturen durchgeführt werden, da sonst eine anästhesierende Wirkung des Eises einsetzt und damit die therapeutische Wirkung der Desensibilisierung überdeckt. Nach mehreren Durchgängen gibt der Patient an, die Kälte nur noch als solche zu spüren und keinen Schmerzreiz mehr wahrzunehmen.

Die Hypästhesie therapiert die Therapeutin mit Tapping, Widerstand und Stretch Pressure. Sie klopft mit flacher Hand zunächst die Muskelbäuche der oberflächlichen Schulter-Armmuskulatur ab (Tapping). Anschließend fordert sie den Patient zu einfachen Armbewegungen (leichte Ab- und Adduktion, Flexion und Extension) gegen die sie leichten Widerstand hält. Dabei macht sie den Patienten auf mögliche Spürinformationen zur Muskelspannung und Bewegung aufmerksam. Das Stretch Pressure führt sie aus, indem sie mit der einen Hand den Arm des Patienten in eine Stellung mit gedehnten Muskelabschnitten führt und mit der anderen Hand vorsichtig dehnenden Druck auf Sehne und Muskel ausübt. Auch hier macht sie den Patienten auf die Wahrnehmungen, die er von seinem Arm und dem bearbeiteten Abschnitt hat, aufmerksam. Auffällig ist bei Dieter H., dass im Rahmen der Behandlung zunächst die muskuläre Wahrnehmung der Extremitäten zurückkehrt, während er seine Finger auf Gelenkhöhe „mit einem Loch" dort wahrnimmt. Durch vorsichtigen Druck auf die Fingergelenke in der Neutralstellung kann das „Lochgefühl" aufgehoben werden.

Wenn die Dysästesien gedämpft und die Hypästesien gesteigert sind, setzt die Therapeutin die gespürten Regionen in einer Aktivität ein. Der Patient bevorzugt Putzaktivitäten (wischen mit der direkt betroffenen Hand), Spülen (spüren der Hand im warmen Wasser), und Wäsche zusammenlegen (glatt streichen der Wäsche mit der direkt betroffenen Hand).

Die Therapeutin leitet den Patienten an, vor einer notwendigen Alltagsaktivität sich selber für die Standsicherheit (siehe unten) und den Arm vorbereitend durch Stütz und Dehnübungen zu stimulieren.

Basisziel: Lernen einer bewussten Standhaltung und einer Stützhaltung für den Arm im Stand

Therapeutische Strategien: Möglichst viele Alltagsaktivitäten, die im Stand stattfinden sollen, werden so verändert, dass der Patient neben einer Wand oder in einer Nische steht (siehe Kap. 2.4.6, Affolter), aber auch für den Arm beispielsweise das Wasch- oder Spülbecken zum abstützen vorhanden ist. Ebenso lernt der Patient, sich beim anziehen mit dem direkt betroffenen Arm abzustützen. Der Fuß wird von ihm vor dem Anziehen oder bevor

er aus dem Haus geht, mehrfach über den Teppich geschoben. Darunter verringert sich für ihn das „Schlittschuh-Kufen-Gefühl".
Handlungsziel: Lernen von Schutzmechanismen gegen Überlastung
Therapeutische Strategien: Da seine Symptome immer wieder verstärkt auftauchen, wenn der Patient physisch und psycho-sozial überlastet ist, klärt die Therapeutin mit ihm und seinen Betreuern die Tages- und Wochengestaltung. Ruhephasen und Zeit für die Eigenstimulanz werden im sinnvollen Wechsel zwischen die anstrengenden Aktivitäten gruppiert.

Fallbeispiel 3, Irene H.

Basisziel: Ausbau der sensomotorischen Schulter-Armfunktion unter deutlicher Vermittlung der sensorischen Anteile bei der Bewegung
Therapeutische Strategien: Die Patientin lernt mit Übungen ersten Grades nach Perfetti (Kap. 2.4.3) für den Schulter-Armbereich die Bewegungen und Stellungen des Bereiches besser wahrzunehmen und weitere motorische Einheiten zu rekrutieren. Dabei kann in Bewegungen dritten Grades übergegangen werden, da sie mit den ihr möglichen Bewegungen intensiver ihre Haltung und Bewegung, die Räumlichkeit und Geschwindigkeit der Bewegung spürt. Im Ellbogenbereich weist die Patientin noch abnorme Irradiationen auf. Zunächst muss sie diese visuell kontrollieren, daher vermittelt ihr die Therapeutin durch Druck auf den Muskel und durch spüren der veränderten Armstellung im Schulterbereich die Wahrnehmung für die unwillkürliche Veränderung. Nach einiger Zeit kann sie diese Veränderungen spüren. Sie lernt ihre Bewegungen so willentlich durchzuführen, dass sie die Irradiation ohne visuelle Informationen kontrollieren kann.
Basisziel: Abbau der Allästhesie im Unterarm-Handbereich
Therapeutische Strategien: Die Patientin verspürt nicht im Zielbereich die Berührung, den Druck und kleiner Bewegungen, sondern nach proximal verschoben. Damit hat sie nur eine ungenaues Bild von ihrem Arm. Die Therapeutin stimuliert mit Widerstand und Stretch Pressure zunächst ganz kurzfristig unter Ausschluss der Sichtkontrolle. Dann fordert sie die Patienten sofort anschließend auf, das was sie spürt, mit dem was sie sieht in Übereinstimmung zu bringen. Unter Wechsel von visueller Kontrolle und Ausschluss des Visus wird so stimuliert, bis die Patientin sicher eine richtige Lokalisation wahrnehmen kann und ihr der Arm deutlich ist. Die letzte Kontrolle erfolgt immer unter Ausschluss des Visus.
Basisziel: Abbau der Hypästhesie im Unterarm-Handbereich
Therapeutische Strategien: Da sie den Unterarm-Handbereich nur so gering spürt, dass sie die perzeptive Anforderungen der Perfetti-Medien nicht wahrnimmt, stimuliert die Therapeutin durch Widerstand und Stretch Pressure, bis die Patientin eine leichte Wahrnehmung von Bewegung hat. Dann setzt sie wieder mit den Perfettimedien ein, die sie so wählt, das die zuvor erarbeiteten wahrzunehmenden Bewegungen abverlangt werden.

3.5.9 Dokumentation und Evaluation

Behandlungsdokumentation

Zur Dokumentation wurde bereits im Abschnitt 3.4 eine mögliche Form des Befundes vorgestellt. Mit diesem Bogen lässt sich nach einem entsprechenden Zeitabschnitt auch eine Ergebnisevaluation durchführen. Die am Behandlungsergebnis orientierte Befunderhebung wird anhand des Bogens erneut durchgeführt und dokumentiert. Auch die genannten Systeme, die in weiteren Kapitel vorgestellt wurden, lassen sich zur Dokumentation und Evaluation von gesamten Funktionen oder der Handlungsfähigkeit einsetzen.

Vollmüller (1999) schlägt eine Dokumentation anhand der auftretenden Fortschritte vor. Sie zeichnet tabellarisch den Schulter- Ellbogen-, Hand- und Fingergelenksbereich auf und dokumentiert folgende Items mit Datumsangaben (Tabelle 3.**25**):
- Verzögerte Reizleitung
- Direkte Reaktion
- Bewegung wird wahrgenommen
- Richtung der Bewegung wird wahrgenommen
- Ausmaß der Bewegung wird wahrgenommen
- Kein Kribbeln mehr bei Stimulation
- Empfindungen seitengleich

Diese Auflistung der Befundergebnisse kann als Rangfolge in der Wiedergewinnung der Fähigkeiten betrachtet werden. Die Folge zeigt sich von der verzögerten Reizleitung als minimalstes Ergebnis, bis zur völligen Wiederherstellung

Tab. 3.**25** Tabellarische Aufzeichnung von Sensibilitätsbefunden (nach Vollmöller 1999)

Patientendaten:	Verzögerte Reizleitung	Direkte Reaktion	Bewegung wird wahrgenommen	Richtung der Bewegung wird wahrgenommen	Ausmaß der Bewegung wird wahrgenommen	Kein Kribbeln mehr bei Stimulation	Empfindung seitengleich
Schulter		01.07.99			01.07.99		
Ellenbogen		01.07.99	01.07.99	15.08.99	01.10.99		
Handgelenk		01.07.99	15.08.99	01.10.99			
Fingergrundgelenk		01.07.99	15.08.99	01.10.99			
Fingermittelgelenk		01.07.99	01.10.99				
Fingerendgelenk		01.07.99					

mit seitengleichen Empfindungen. Ihrer Erfahrung nach lassen sich mit ihrer Tabelle Fortschritte auch optisch gut darstellen, da die Veränderungen in der Tabelle durch diagonale Verschiebungen sichtbar werden.

Evaluation der Therapiemaßnahmen

Wichtig ist zusätzlich, während der Therapie die gezielt gesetzten Stimuli für die sensorischen Qualitäten und Quantitäten in ihrer Anwendung zu dokumentieren und in der Wirksamkeit zu evaluieren. Hierzu sollte ein Beobachtungsbogen geführt werden. Dieser muss etwas ausführlicher sein, damit er der Therapeutin ermöglicht, die Stimuli deutlich in ihrer Wirksamkeit für die Sensibilität und Auswirkungen zu kontrollieren. Tabelle 3.**26** (S. 354) zeigt eine mögliche Form eines solchen Beobachtungsbogens. Er ermöglicht die Antworten auf unterschiedliche Stimulusqualitäten auch quantitativ durch Vergabe von Punkten festzuhalten. Die Testbereiche können individuell für jeden Patienten ausgefüllt werden, je nach Schwerpunkt für die obere oder untere Extremität, diese wiederum aufgeteilt in Funktionsabschnitte wie beispielsweise Schulter-Oberarm oder Hüfte-Oberschenkel.

Der Zeitaufwand zur Evaluation der verwendeten Stimuli ist relativ hoch, allerdings muss sich die Therapeutin im Klaren darüber sein, dass sie nicht ungezielt beliebige Stimuli experimentell setzen kann. Sie sollte nur die verwenden, die beim Patienten die beste Wirksamkeit zeigten und sollte die Wirkung dokumentieren.

3.5.10 Zusammenfassung

In diesem Abschnitt sollte die Bedeutung von Sensibilitätsstörungen hervorgehoben werden, besonders, wenn es sich um hochgradige Störungen handelt. Es sollte die Schwerpunktsetzung bei sensomotorischen Störungen in der ergotherapeutischen Behandlung vermittelt werden, um die sensomotorische Therapieansätze diesem Schwerpunkt gemäß zu planen. Eine weitere Bedeutung zur Berücksichtigung sensibler Störungsbilder wurde hervorgehoben. Dabei sollte vermittelt werden, dass ausreichende sensible Kanäle gefunden werden müssen, die einem Patienten eine Integrationsleistung zwischen Wahrnehmung und Bewegung ermöglichen. Dies sind Grundvoraussetzungen, um gewünschte therapeutische Effekte für die Sensomotorik zu erreichen.

Tab. 3.**26** Dokumentation und Evaluation sensorischer Stimuli

Sensorische Modalität	**Zielbereich**	**Stimulus 1**	**Ergebnis**			**Stimulus 2**	**Ergebnis**			**Stimulus 3/4**	**Ergebnis**		
Testbereiche jeweils in der Spalte vermerken		*Dehnung*	*0*	*1*	*2*	*Druck*	*0*	*1*	*2*	*Widerstand*	*0*	*1*	*2*
Tiefensensibilität: Haltungs-, Stellungs- und Bewegungswahrnehmung,	Muskeln:												
	Sehnen:												
	Gelenke:									*Position*			
Oberflächensensibilität:	Hautbereiche:	Berührung:				Schmerz:				Wärme:			
Empfindungswahrnehmung:	Muskeln/Sehnen:	Schmerz:				Wirkung von Wärme auf Muskeln/Sehnen				Wirkung von Kälte auf Muskeln/Sehnen			
	Gelenke:	Schmerz:				Wirkung von Wärme auf das Gelenk				Wirkung von Kälte auf das Gelenk			
0 = kein Spüren möglich 1 = reduziertes oder ungenaues Spüren 2 = korrektes Spüren													

Literatur

Empfohlene Literatur zum Vertiefen

Masuhr KF, Neumann M. Neurologie. 4. Aufl. Stuttgart: Hippokrates; 1998.
Umphred DA. Neurologische Rehabilitation. Berlin: Springer; 2000.
Kandel E. et al. Neurowissenschaften: Eine Einführung. Heidelberg: Spektrum Akademischer Verlag; 1996.
Trepel M. Neuroanatomie. Struktur und Funktionen. 2. Aufl. München: Urban & Fischer: 1999.
Jung B, Freund E. Befunderhebung – ein Überblick über die in der Handtherapie gängigen Evaluationsmethoden. In: Michal C, Grünert J. (Hrsg.) Evaluation. Sonderheft der Zeitschrift für Handtherapie. Rehabilitation der oberen Extremität. Deutsche Arbeitsgemeinschaft für Handtherapie e. V. DAHTH. Bad Aibling: DAHTH e. V. Eigenverlag, 1 (1), 1998; 6-22

Weitere zitierte Literatur

de Gruyter, Hrsg.; Pschyrembel Klinisch-therapeutisches Wörterbuch; CD-ROM Version 1.0, Berlin 1999/2000 Walter de Gruyter GmbH & Co. KG
Hermsdörfer J. et al. Untersuchung zerebraler Handfunktionsstörungen. Dortmund: vml borgmann publishing; 1994.
Vollmöller U. Zentral bedingte Sensibilitätsstörung und ihre Behandlung. In: ERGOTHERAPIE und Rehabilitation. Idstein: Schulz-Kirchner Verlag, Mai 1999; 3: 106

Belletristik zum Thema

Greenfield SA. Reiseführer Gehirn. Heidelberg: Spektrum Akademischer Verlag; 1997.
Sacks O. Die körperlose Frau. In: Der Mann der seine Frau mit einem Hut verwechselte. Hamburg: Rowohlts Taschenbuchverlag; 1990.
Cytowic RB. Farben hören, Töne schmecken, (Synästhesien). München: DTV; 1994.

Bezugsquellen

Monofilamente: Smith & Nephew GmbH, Medical Devison, Max-Plank-Str. 1-3; 34 253 Lohfelden
Disk-Criminator: ebenfalls Smith & Nephew GmbH
Adaptierte Gartengeräte: Riedel GmbH, Carl-Zeiss-Str. 35, D-72 770 Reutlingen

3.6 Schluckstörungen

Ricki Nusser-Müller-Busch

Die Erkenntnisse und Fortschritte in der Medizin schaffen Voraussetzungen, die es ermöglichen, dass immer mehr Menschen mit schweren Erkrankungen überleben können. Gleichzeitig steht die Medizin in der Behandlung und Rehabilitation dadurch vor neuen Aufgaben und Herausforderungen. In den letzten Jahren wurden Ärzte, Pflegende und Therapeuten zunehmend sensibilisiert für das Problem der Schluckstörungen, für Störungen der Nahrungsaufnahme. Jede Berufsgruppe, jede Disziplin beleuchtet den Schluckvorgang, die Nahrungsaufnahme aus einer anderen Sicht. Eine „ganzheitliche" und interdisziplinäre Sichtweise und Zusammenarbeit sind erforderlich.

3.6.1 Begriffsbestimmung

In der Literatur werden *Schluckstörungen* oder *Dysphagien* definiert als Schwierigkeiten beim oder nach dem Schlucken von Speichel und/ oder Nahrung in der Passage vom Mund bis zum Magen, z. B. häufiges, wiederholtes, angestrengtes Schlucken, „Globusgefühl" (Kloß im Hals), wiederkehrende Hustenattacken, Atembeschwerden und Brustschmerzen unmittelbar nach dem Schlucken etc. Diese sind unterschiedlichster Genese und treten in verschiedenen Ausprägungsgraden, von leichten Irritationen bis hin zur völligen Schluckunfähigkeit (Aphagie) und in allen Altersstufen auf.

Bei Patienten mit neurogenen Schädigungen ist zu berücksichtigen, dass vielfältige Probleme den *gesamten* Vorgang der Nahrungsaufnahme beeinträchtigen können und „als komplexer Teil einer ganzkörperlichen Problematik zu sehen sind" (Gratz und Woite 1999). Hier ist es sinnvoll von *Störungen der Nahrungsaufnahme* zu sprechen (Nusser-Müller-Busch 1997).

3.6.2 Krankheitsbild

Ätiologie

Schluckstörungen treten in allen Altersgruppen auf, am häufigsten sind jedoch geriatrische Patienten betroffen. Zum einen kann der Alterungsprozess zu Veränderungen des Schluck-

Tab. 3.**27** Ätiologien von Dysphagien

Art der Schluckstörung	Ursachen
Strukturelle Veränderungen der am Schluckakt beteiligten Organe	
oropharyngeal	Entzündungen, Traumen im oberen Aerodigestivtrakt Kopf-Hals-Malignome und Therapiefolgen nach Operation, Strahlen- oder Chemotherapie Operationen und Erkrankungen der HWS Operationen und Erkrankungen im Thoraxbereich (Aneurysmen des Aortenbogens, aberrierende A. subclavia) Langzeitintubation LKG-Spalten tracheoösophageale Fisteln Verätzungen Divertikel Strumen Systemerkrankungen (Sklerodermie, Amyloidose; Graft-versus-host-Erkrankung)
ösophageal	Ösophaguserkrankungen (obstruktiv, neuromuskulär, Reflux)
Neurogene Dysphagie	
Zentrales Nervensystem	Insult degenerative Erkrankungen: ALS, Morbus Parkinson Multiple Sklerose Zerebralparese Demenz, Morbus Alzheimer Enzephalitis, Poliomyelitis AIDS Tumoren der hinteren Schädelgrube Schädel-Hirn-Traumen Intoxikationen Medikamentennebenwirkungen (z. B. Sedativa, Neuroleptika) Arnold-Chiari-Malformation
Peripheres Nervensystem	Schädelbasistumoren: Chordome, Meningeome Meningeosis carcinomatosa Meningitis Guillain-Barré-Syndrom (Polyradikulitis) Neuropathie (äthylisch, diabetisch)
Neuromuskulärer Übergang	Myasthenia gravis Botulismus Lambert-Eaton-Syndrom
Muskeln	Dermatomyositis, Polymyositis endokrine/metabolische Myopathien Myopathien, Myotonien, Muskeldystrophien
Psychogene Dysphagie	z. B. Phagophobie, Eßstörungen (Bulimie, Anorexia nervosa)

(aus: Bigenzahn et al.: Oropharyngeale Dysphagien, Thieme 1999)

vorganges und somit zu Schluckstörungen führen - *primäre Presbyphagie*, zum anderen nimmt die Prävalenz von Erkrankungen zu (hier besonders neurogene Erkrankungen), mit denen Schluckstörungen einhergehen - *sekundäre Presbyphagie* (Schaupp 2000).

Schluckstörungen können unterschiedliche Ursachen haben, sie können aber auch multikausal in Kombination auftreten (Tab. 3.**27**).

Die Schluckstörungen *neurogener Genese* machen den größten Anteil aus. Sie treten u. a. auf bei angeborenen oder erworbenen Hirnschädi-

gungen, die Schluckstörungen nach Schlaganfall werden in der Literatur an erster Stelle genannt (25%, Groher 1986). Bei schweren Hirnstammschädigungen finden sich nach einer Untersuchung von Horner (1991) bei fast 65% der Patienten Aspirationen, d. h. Eintritt von Speichel und/oder Nahrung in die unteren Atemwege, die oft auch „still", d. h. ohne äußere Symptome wie Husten ablaufen, da die Schutzreaktion (Hustenreaktion) ausgefallen ist. Patienten mit Zustand nach Schädel-Hirn-Traumen, Blutungen und hypoxische Hirnschädigungen zeigen schwere gesamtkörperliche neurogene Störungen u. a. meist auch Störungen der Nahrungsaufnahme (Gratz und Woite 1999). Durch die meist noch geblockte Trachealkanüle und oft initial liegende nasogastrale Magensonde ist darüberhinaus oft eine sekundäre Schluckbehinderung gegeben.

Auch bei progredient verlaufenden Erkrankungen wie Morbus Parkinson, Amyotrophe Lateralsklerose, Multiple Sklerose und dementiellen Erkrankungen finden sich ebenfalls unterschiedliche Störungen der Nahrungsaufnahme in verschiedenen Ausprägungsgraden.

Cave: Da Schluckstörungen oft als sekundäre Begleiterscheinung bei Krankheitsbildern auftreten (z. B. bei gastroösophagealen oder geriatrischen Erkrankungen) kommt es immer noch vor, dass sie im klinischen Alltag erst sehr spät erkannt oder übersehen werden!

Prognostik

Fast die Hälfte aller Schlaganfallpatienten weisen in den ersten zwei Wochen dysphagische Symptome auf (Prosiegel 1996). Bei günstigem Verlauf bilden sich ein Teil davon in den ersten Wochen der Akutphase durch Spontanremission und ein adäquates Management bzw. eine adäquate Therapie zurück. Als ungünstige Prognosefaktoren gelten hohes Lebensalter, gestörte Speichelkontrolle und initial ein hoher, radiologisch nachgewiesener, Aspirationsgrad (Prosiegel 1996).

Bei Zustand nach schweren erworbenen Hirnschäden, Schädel-Hirn-Traumen, hypoxischen Hirnschädigungen etc sind zu Beginn sowohl Speichelschlucken und Nahrungsaufnahme zusammengebrochen und müssen mühsam über Monate/Jahre wieder gelernt werden. Zunehmend erschweren bei diesen Krankheitsbildern aber auch sekundär auftretende Probleme das Schlucken, wie Nebenwirkungen von Trachealkanülen, Sonden und Medikamenten.

Aber auch bei progredient verlaufenden neurogenen Erkrankungen treten Störungen auf, die die Nahrungsaufnahme erschweren und unter Umständen im Krankheitsverlauf völlig unmöglich machen. Die Patienten sind dann auf künstliche Ernährung angewiesen.

3.6.3 Die normale Schlucksequenz

Zur Analyse einer Schluckstörung ist es wichtig, den physiologischen Ablauf der Schlucksequenz zu kennen. Gesunde Menschen schlucken ca. 600-2000-mal pro Tag mehr oder weniger unbewusst ihren Speichel und Nahrung (Logemann 1983, Garliner 1982).

Physiologische Voraussetzungen des Schluckens

Schlucken ist ein differenziert abgestimmter Bewegungsablauf, bei dem zahlreiche Strukturen und Muskeln des Körpers koordiniert zusammenarbeiten, wenn die folgenden Voraussetzungen gegeben sind:

- strukturelle Voraussetzungen, d. h. intakte Ausführungsorgane
- intakte physiologische Vorgänge
- intakte Sinneswahrnehmung: Spüren, Sehen, Hören, Riechen, Schmecken
- zentrale Verarbeitung der Sinneseindrücke
- zeitlich angepasste, adäquate Reaktion und Koordination der ausführenden Organe, z. B. suffiziente orale und pharyngeale Bewegungen u. v. a. m.

Einigen gesamtkörperlichen Basisfunktionen, *„Basics"*, kommt eine besondere Bedeutung zu (Davies 1995, Nusser-Müller-Busch 2001). Sie sind Voraussetzung für den Ablauf. Dazu zählen:

- *Tonus und Haltung*
  Normale Bewegungsfähigkeit (Wirbelsäulen-, Becken-, Rumpfaufrichtung und Rumpfkontrolle im Sitzen und Stehen), sich koordiniert mit angepasstem Muskeltonus bewegen zu können, die Nahrung zum Mund führen zu können.
- *Freie Nacken-, Kopfbeweglichkeit und Kopfkontrolle*

Durch die Wirbelsäulenaufrichtung kommt es zu der für das Schlucken notwendigen Kopfeinstellung.
- *Dynamische Stabilität im Hyoid- und Larynxbereich*
  Das Kiefergelenk und der Unterkiefer müssen in ihrer Bewegungfähigkeit und in den Öffnungs- und Schließmechanismen frei sein, sodass der Unterkiefer einerseits beim Kauen und der Bolusformation rotierende Bewegungen ausführen kann. (Dabei übernimmt das Zungenbein stabilisierende Funktion.) Andererseits muss der Unterkiefer anschließend beim Bolustransport die stabile Referenz bieten, damit die Mundboden-, Zungenbein- und Kehlkopfmuskulatur dynamisch das Hyoid und den Kehlkopf (quasi „aus dem Schluckweg") nach vorne oben und wieder in ihre Ausgangsposition zurückbewegen kann.

Zu den bis hierher beschriebenen physiologischen Bedingungen zählen auch Abwehrmaßnahmen, d. h. physiologische Mechanismen zum Schutz der unteren Atemwege. Hierzu gehören die Fähigkeit zu husten, zu räuspern und der produktive Sekrettransport, d. h. Sekret kann hochgehustet werden und wird anschließend unwillkürlich geschluckt oder ausgespuckt (siehe auch S. 360).

Alle diese Vorgänge werden wie der Schluckvorgang selbst zentral gesteuert. Verschiedene „Schluckzentren" (pattern generators) im Gehirn erreichen in ihrem Zusammenspiel die erfolgreiche Ausführung des Schluckvorganges. Fünf Hirnnerven (HN V N. trigeminus, HN VII N. facialis, HN IX N. glossopharyngeus, HN X N. vagus, HN XII N. hypoglossus) mit ihren Kernen, die ersten drei Zervikalnerven und diverse Muskelgruppen sind daran beteiligt. (Prosiegel in Bartolome et al.. 1999). Der Kortex steuert die willentliche präorale und die orale Phase, der Hirnstamm die reflektorisch ablaufende pharyngeale Phase.

Normale Schlucksequenz (nach Coombes)

In der Literatur finden sich verschiedene (künstliche) Phasen-Einteilungen des Schluckvorganges (Abb. 3.**34**). Der Schluck*akt* wird meist in 4 Phasen beschrieben, der mit Eintritt der Nahrung in den Mund beginnt und im Magen endet:
- die orale Vorbereitungsphase (Kauen und Bolusformation),
- die eigentliche orale Phase (oraler Transport),
- die pharyngeale Phase und
- die ösophageale Phase (Logemann 1983, Jones & Donner 1991, Neumann 1999 usw).

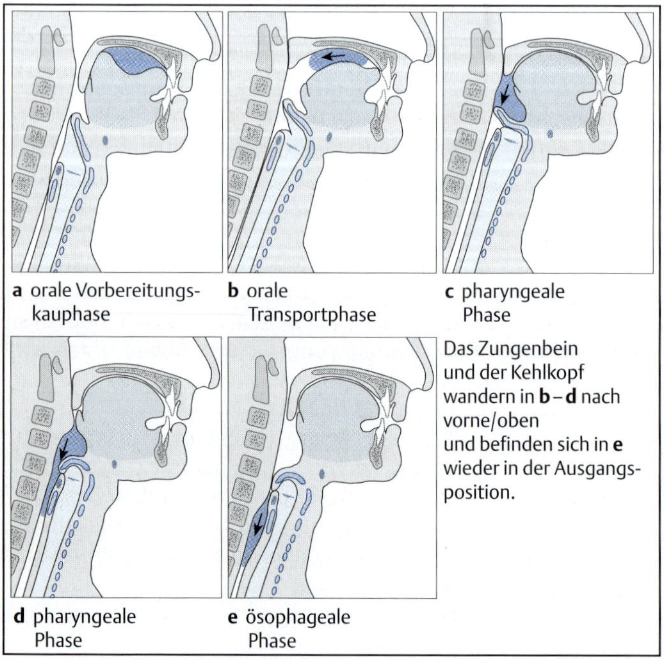

Abb. 3.**34** Der Schluckakt (aus Kellnhäuser et al. 2000)

Tab. 3.**28** Die Schlucksequenz modifiziert nach Coombes 1996 (aus Böhme 2001)

Präorale Phase	Vorbereitungen zur Nahrungsaufnahme: – Sehen, Erkennen, Riechen der Nahrung – Speichelproduktion und Schluckstimulation – Zuführen der Nahrung zum Mund
Orale Phase 1. Vorbereitung 2. Transport	 Schmecken, Spüren der Nahrung, Abbeißen, Kauen und Bolusbildung Boluszentrierung und Transport durch die Mundhöhle in den Rachen
Pharyngeale Phase	Transport durch den Rachen
Ösophageale Phase	Transport durch die Speiseröhre

(aus: Böhme: Sprach-, Sprech-, Stimm- und Schluckstörungen: Band II Therapie)

Coombes (1996, Tab. 3.**28**) erweitert diese Einteilung und bezieht die notwendigen posturalen Voraussetzungen und die „präorale Phase" in die Schluck*sequenz* und in ihr Therapie-Konzept (F.O.T.T.™) mit ein, das sich bei der Behandlung von Patienten mit schweren neurogenen Störungen sehr bewährt.

- ***1. Präorale Phase***
  „Mir läuft das Wasser im Mund zusammen ...", „Das Auge isst mit ..." sind treffende Redewendungen des Volksmundes. Wir produzieren Speichel beim Anblick und Geruch eines schönen Essens und schlucken ihn. Wir bereiten uns auf das Essen vor, setzen uns in Position, verändern unsere Körper- und Kopfhaltung, unseren Tonus und führen die Nahrung zum Mund und öffnen dabei angepasst unseren Kiefer ... (Weitere Ausführungen dazu, siehe Kapitel 2.4.5)
- ***2. Orale Phase***
  Bolusformation: Wir nehmen einen Bissen in den Mund, Lippen und Zähne verschließen die Mundhöhle nach vorne, die Wangen seitlich, das gegen den Zungenrücken gesenkte Gaumensegel nach hinten. Die Nahrung wird durch ein Zusammenspiel von Kiefer, Zunge, Wangen und Gaumen in der Mundhöhle hin und her bewegt, dabei geschmacklich geprüft und zwischen den Backenzähnen zerkleinert. Durch Umwälzungen wird der Bissen mit Speichel vermengt und zu einem „Bolus" geformt und gleitfähig gemacht, damit er weitertransportiert werden kann.
  Transportphase: Zu Beginn der oralen Transportphase wird der Bolus mittig auf der jetzt schüsselförmigen Zunge platziert, das Kauen hört auf und die Zungenspitze leitet hinter den oberen Schneidezähnen am harten Gaumen eine wellenförmige Rückwärtsbewegung der Zunge ein, in deren Verlauf sich der Zungenrücken gegen den Gaumen drückt und die Nahrung in den Rachen schiebt. Diese Bewegung wird durch die Tonisierung des Buccinatormechanismus (Lippen-, Buccinator/Wangenmuskulatur und der obersten Rachenkonstriktormuskulatur) unterstützt: Es entsteht ein negativer intraoraler Druck, ein Sog, der den Bolus in 0,2 Sekunden ebenfalls nach hinten Richtung Rachen zieht. Das Gaumensegel hebt sich, „dichtet" dabei den Nasenraum ab, damit nichts in den Nasenraum eintreten kann.
- ***3. Pharyngeale (Rachen-) Phase***
  Noch in der oralen Phase werden durch die Rückwärtsbewegung der Zunge die Rezeptoren an den vorderen Gaumenbögen, an der Zungenbasis und Rachenwand stimuliert und leiten die Schluckauslösung, die „Schlucktriggerung", ein. Dabei kontrahieren Mundboden und Zungenmuskulatur, sodass das Zungenbein und der Kehlkopf nach oben vorne unter den Mundboden ziehen. Dadurch „kippt" der Kehdeckel schützend über den Kehlkopfeingang. Die im Kehlkopf liegenden Aryknorpel, Taschenfalten und Stimmlippen bewegen sich ebenfalls aufeinander zu, die Atmung wird unterbrochen. Die peristaltische Rachenschnürwelle treibt den Bolus durch den Rachen beidseits am Kehlkopf vorbei zum noch verschlossenen Speiseröhreneingang, dem oberen Ösophagussphinkter (oÖS). Die Kehlkopfhebung trägt u. a. dazu bei, dass sich der Rachen verkürzt und der oÖS sich - am Beginn der ösophagealen Phase - öffnet.
  Der Ablauf in dieser Phase kann willentlich nicht unterbrochen werden.

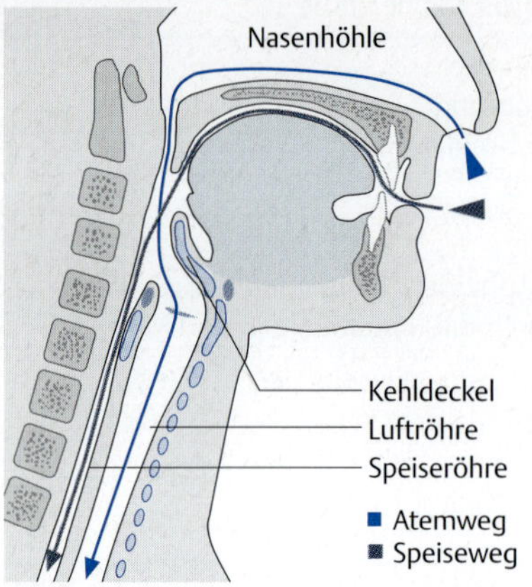

Abb. 3.**35** Kreuzung von Atem- und Speiseweg in der pharyngealen Phase (aus Kellnhauser et al. 2000)

> **!** Merke: In der pharyngealen Phase kommt es in zu einer Kreuzung von Atem- und Speiseweg (Abb. 3.35). Hier entscheidet sich der Erfolg und Nichterfolg jedes einzelnen Schluckes.

- ***4. Ösophageale Phase***
  Durch den Bolusdruck *öffnet* der obere Ösophagussphinkter. Die quergestreifte Muskulatur des oberen Speiseröhrendrittels befördert den Bolus weiter zum 2. Sphinkter (und danach in den Magen).

Nach dem Schlucken kehren alle Strukturen in ihre Ausgangsposition zurück. Die Atmung setzt wieder ein.

Schutz- und Abwehrmechanismen

Folgende physiologische Mechanismen dienen dem Schutz und der Abwehr:

- *Reinigen der „Schluckstraße":* Die Zunge kontrolliert und sammelt Reste in der Mundhöhle ein, die wir ggf. „nachschlucken". Durch das Nachschlucken wird auch der Rachen von Residuen (Resten) gereinigt.
- *Atem-Schluck-Koordination:* Während des Schluckens ist die Atmung unterbrochen. Nach dem Schlucken wird reflektorisch kurz ausgeatmet, um verbliebende Reste zu spüren und ggf. zu räuspern, husten und/oder wieder zu schlucken.
- *Niesen,* wenn Nahrung in die Nase eindringt.
- *Husten* ist unser wichtigster Schutz, um Nahrung, die in den Kehlkopf „penetriert" oder gar unterhalb der Stimmbänder „aspiriert" wird, wieder hochzutransportieren. (Ist dieser Schutz nicht gegeben, besteht die Gefahr einer Aspirationspneumonie). Husten ist aber nur dann effektiv, wenn wir das Hochgehustete danach reflektorisch schlucken oder ausspucken.
- *Würgen* befördert bei Gefahr den Bolus reflektorisch aus dem Rachen in die Mundhöhle und kann Erbrechen einleiten.

3.6.4 Klinisches Bild

Durch eine Schädigung bzw. Erkrankung des Gehirns können u. a. die Wahrnehmung, die zentrale Verarbeitung, die Motorik und (dadurch) die Koordination und/oder die Schutzmechanismen in unterschiedlicher Ausprägung gestört sein. Das kann zu unterschiedlichen Störungen bei der Nahrungsaufnahme führen. Die Störungen der Schlucksequenz können Folge oder Teil der Störungen im Körper sein. Sie können aber auch relativ isoliert im Schlucktrakt auftreten.

Je nach neurogener Schädigung zeigen die Patienten Störungen in einzelnen, einigen oder allen Phasen der Schlucksequenz (Tab. 3.**29**).

Es ist also wichtig, den ganzen Menschen und seine Aktivitäten bei der gesamten Nahrungsaufnahme und danach zu beobachten.

So kann die orale Phase, das Kauen und die Bolusformation aufgrund einer Sensibilitätsstörung und/oder der Zungen- und Gesichtslähmung im Rahmen einer Facialisparese gestört sein. Speichel wird nicht gespürt, daher nicht geschluckt und läuft aus dem Mund. Nahrung, ein ungleich stärkerer sensorischer Input, könnte zwar vielleicht besser gespürt werden, kann aber wegen der einseitigen Einschränkung der Zungen- und Wangenmotilität nicht zu einem Bolus verarbeitet und transportiert werden. Sie fällt in die Wangentaschen oder aus dem Mund heraus. Bei anderen Patienten treten die Probleme erst in der pharyngealen Phase z. B. durch verspätete oder erschwerte Schlucktriggerung oder Hemiparese im Rachen oder durch eine Öffnungsstörung am pharyngo-ösophagealen Übergang (oÖS) oder durch eine Störung im Ösophagus zutage.

Dabei lässt sich oft feststellen, dass verschiedene Konsistenzen unterschiedlich gut trans-

Tab. 3.**29** Mögliche Symptome bei Schluckstörungen

Unmittelbare Symptome	– bewusste, willkürliche Nahrungsverweigerung – verlangsamter Ablauf der Schlucksequenz – verzögerte Initiierung einzelner Phasen – unwillkürliche, abnorme ganzkörperliche Reaktionen, wie Tonuserhöhungen, Kopfdrehungen, Störungen der Kieferbewegungen (Öffnen und Schließen) – Speichelfluss und/oder Nahrungsaustritt aus dem Mund und/oder Verbleib im Mund, wenn Speichel nicht gespürt (daher nicht geschluckt) wird, Nahrung nicht zum Bolus geformt und/oder nicht transportiert werden kann – Niesen oder Nahrungsaustritt aus der Nase, wenn Nahrung beim Schlucken in den Nasenrachenraum eindringt – fehlende oder mühevolle, verlangsamte, verzögerte Kehlkopfhebung evtl. begleitet von lautem Schluckgeräusch – feuchter „gurgelnder" (heiserer) Stimmklang nach dem Schlucken, wenn Speichel oder Flüssigkeit in den Kehlkopf bis auf Stimmlippenebene penetriert – „Verschlucken" mit Husten, Würgen, evt. auch Erbrechen
Mittelbare Symptome	– bei Inspektion der Mundhöhle finden sich Essensreste in der Mundhöhle – Reflux, Sodbrennen, Singultus (Schluckauf) – Erbrechen
Symptome im Verlauf	– Fieber, Bronchitiden, rezidivierende Aspirationspneumonien – als dringende Verdachtszeichen für Aspirieren (Schutzreflex Husten ausgefallen), bei fortgesetztem Speichel/Nahrungseintritt in die Lungen. – Reflux, Sodbrennen, Singultus – rezidivierendes Erbrechen

portiert und geschluckt werden können. So bedarf es einer schnelleren Koordination beim Schlucken von Flüssigkeiten als bei passierter Kost mit träger Fließgeschwindigkeit (s. S. 371).

Zentrale Schluckstörungen sind oft vergesellschaftet mit zentralen Sprech-(oder Stimm)Störungen (Dysarthrophonien), bei denen es zu Störungen - meist im Zusammenspiel - in den Bereichen Tonus Sprechatmung, Stimmgebung und Artikulation kommt (Ziegler et al. 1998).

Störungen der Aktivität und Partizipation

Eine Störung der Vitalfunktion Schlucken kann unterschiedliche Konsequenzen haben. Dazu gehören:

- ***Gesundheitsbedrohende, lebensgefährliche Komplikationen*** *wie*
  Mangelernährung und Dehydration: Hier muss künstliche Ernährung die Kalorien- und Flüssigkeitszufuhr sichern. Die Ernährung kann *parenteral* (über einen zentralen Venenkatheter oder periphere Venen unter Umgehung des Verdauungstraktes) oder *enteral* mittels nasogastraler Sonde (Magensonde durch die Nase in den Magen) oder mittels PEG-Sonde (perkutan endoskopische Gastrostomie/Jejunostomie - Ernährungssonde durch die Bauchhaut direkt in den Magen bzw. Zwölffingerdarm) erfolgen.
  Venenkatheter können und nasogastrale Sonden sollten nur eine begrenzte Zeit (bis ca vier Wochen) angewendet werden. Nasogastrale Sonden haben darüberhinaus den Nachteil, dass sie - als Fremdkörper - den Schluckvorgang zusätzlich behindern und Komplikationen wie u. a. Verletzungen der Schleimhaut oder Ödeme am Kehlkopfeingang hervorrufen können. Dagegen können Sonden, die direkt in den Magen/Zwölffingerdarm gelegt werden, bei guter Pflege über Jahre liegen bleiben.
- ***Pulmonale Probleme*** *durch Aspirationen, Bronchitiden und Aspirationspneumonien.*
  In den USA ist bei den über 65-jährigen die Aspirationspneumonie die vierthäufigste Todesursache. 6% der Patienten mit erlittenen Hirnläsionen sterben im ersten Jahr an deren Folge (Jones & Donner 1991). Bei Aspirationen und Aspirationsgefahr, bei Vorliegen einer Schluckunfähigkeit ist die Versorgung

mit einer geblockten Trachealkanülen indiziert, bei der ein kleiner aufblasbarer Kunststoffblock um die Trachealkanüle verhindern soll, dass Speichel in die unteren Luftwege laufen und aspiriert werden kann. (Dadurch entstehen zusätzliche Probleme: Trachealkanülen beeinträchtigen den Schluckvorgang, u. a. die Kehlkopfhebung, mechanisch. Mit geblockter Trachealkanüle ist keine Stimmgebung möglich).

- ***Bei künstlicher Ernährung*** steigt die **Gefahr den Mageninhalt zu erbrechen** und im Anschluss den hochgefährlichen Magensaft zu aspirieren signifikant an (Langmore et al. 1998).
- ***Probleme im Alltag des Patienten***
  Es treten Aktivitätseinschränkungen wie der Verlust selbstbestimmt und selbstständig Essen und Trinken zu können auf.
  Die Lebensqualität ist eingeschränkt durch Verzicht auf geliebte Speisen, auf ihren Anblick, Geruch und Geschmack, durch das Tragen einer nasogastralen Sonde und eingeschränkte Teilnahme am öffentlichen Leben. Muss Essen angereicht werden, sind Essensrhythmen, Diäten (Sondennahrung oder passierte Kost,. . .) fremdbestimmt. Das Tempo bei der Mahlzeit bestimmt dann der Pflegende, die Therapeutin oder der Angehörige. Bei geblockter Trachealkanüle ist die Kommunikation durch fehlende Stimmgebung erschwert.
  Soziale Einschränkungen: Die Teilnahme am sozialen, gesellschaftlichen Leben ist eingeschränkt. Essen im Kreis der Familie, in der Öffentlichkeit ist oft nicht mehr möglich. Nasogastrale Sonden stigmatisieren darüberhinaus. Viele Patienten scheuen die Öffentlichkeit.

Fallbeispiel

Hr. M., 68 J., der von seiner Schwester zu Hause betreut wird, befindet sich zur Abklärung der Verdachtsdiagnose Demenz auf einer neurologischen Akutstation. Sein Allgemein- und Ernährungszustand sind reduziert, er ist insgesamt in seinen Bewegungen, Handlungen verlangsamt, reagiert auf Ansprache verzögert mit Kopfnicken oder Kopfschütteln, oft gar nicht. Er braucht Hilfe bei den täglichen Verrichtungen des Alltags. Ein logopädisches Konsil ist angefordert zur klinischen Befundung der Nahrungsaufnahme und Einschätzung des weiteren Ernährungsmodus.

3.6.5 Klinische Befunderhebung

Die klinische Befundung und Behandlung von Schluckstörungen liegen im Tätigkeitsbereich der Logopädie, in der neurologischen Rehabilitation aber auch im Bereich der Ergotherapie und/oder Physiotherapie und manchmal im Bereich der Pflege. Die Untersucherin muss ein umfassendes theoretisches und praktisches Wissen über posturale Voraussetzungen, die normale Schlucksequenz und ihre Abweichungen, Störungen und Risiken haben. Sie muss Symptome, die unmittelbar, mittelbar oder im Verlauf auftreten, sicher erkennen können (s. Tab. 3.**29**). Das therapeutische Handling und Intervenieren sowie Notfallmaßnahmen müssen beherrscht werden.

Ziel der Befunderhebung

Die klinische Befunderhebung soll Aufschluss über Fragen zur weiteren Ernährungsform, ggf. Empfehlungen für weiterführende instrumentelle Diagnostik und das zu wählende Therapieverfahren geben. Sie hat einen hohen Stellenwert: Je nach Befund müssen dann unter Umständen weitere orale Nahrungsgaben gestoppt und mit Nachdruck weitere Untersuchungen eingeleitet werden.

> **!** Merke: Leitfaden der Befunderhebung
> Der im folgenden beschriebene Untersuchungsgang muss unbedingt eingehalten werden, d. h. vor der Gabe von Nahrung muss eine Anamneseerhebung, die Überprüfung der Strukturen und der funktionellen Abläufe erfolgen. Die Leitfragen der Befunderhebung sind auf Seite 364 formuliert.

Die Untersuchung muss dem Allgemeinzustand des Patienten angepasst sein. Der Patient sollte dabei ggf. seine Brille, Hörgerät und Zahnprothesen tragen. Die Untersuchung erfolgt visuell, taktil-palpatorisch und auditiv, also durch Beobachten, Tasten und Hören. Einschätzungen der Wachheit und der Hirnleistungen (wie Sprache, Sprechen, Gedächtnis, Konzentration…) finden orientierend begleitend statt.

Die Befunderhebung setzt sich zusammen aus der Anamneseerhebung (s. u.), der Überprüfung der anatomischen Strukturen und der funktionellen Bewegungsabläufe und wenn

möglich der Befundung der Schluckfähigkeit unterschiedlicher Konsistenzen unter Einbeziehung der Überprüfung der Schutzmechanismen.

Anamneseerhebung

Eine sorgfältige Eigen- und/oder Fremdanamnese gibt oft schon entscheidende Hinweise auf die vorliegende Störung. Sie enthält u. a. die Erfassung der medizinischen Diagnosen, des derzeitigen Ernährungs- und respiratorischen/pulmonalen Status (inkl. Trachealkanülen) und eigen- und fremdanamnestische Angaben zu Beschwerden, Symptomen und Verlauf der Erkrankung. Erfragt werden insbesonders Beschwerden bei Essen und Trinken, vermehrtes Husten, Verschleimung, Auftreten von Bronchitiden/Aspirationen, rezidivierendes Erbrechen, Gewichtsverlust/Exsikkose.

Überprüfung der anatomischen Strukturen und der funktionellen Bewegungsabläufe

Zu Beginn erfolgt die Befundung der Gesamtmotorik: Tonus, Mobilität, Rumpf- und Kopfkontrolle, Kopf-, Nacken-, Hyoid- und die aktive und passive Kehlkopfbeweglichkeit sowie Atmung und Phonation – und deren Koordination.

Erst danach werden Tonus, Bewegungsfähigkeit, Sensibilität im fazio-oralen Bereich (Mimik, Zungenbewegungen) untersucht und die Inspektion der Mundhöhle durchgeführt, u. a. auch die Funktionsprüfung des Gaumensegels, falls der Patient in der Lage ist, seinen Mund willentlich zu öffnen und zu phonieren).

Während der gesamten Untersuchung wird das spontane Schlucken von Speichel registriert.

Mit Hilfe der *taktilen Schluckkontrolle* (Logemann 1983, Abb. 3.**36**) kann der Ablauf der Schluckbewegungen, die Zungenbewegungen beim Bolustransport, die Kehlkopfhebung und -senkung, und eventuelle Störungen dabei ertastet werden.

Darüberhinaus können wir Kau- und Schluckbewegungen manchmal auch hören, was auf einen hohen Tonus in der betroffenen Region oder auf mitgeschluckte Luft schließen läßt. Die taktile Kontrolle des Schluckens kann auch hier angewendet werden.

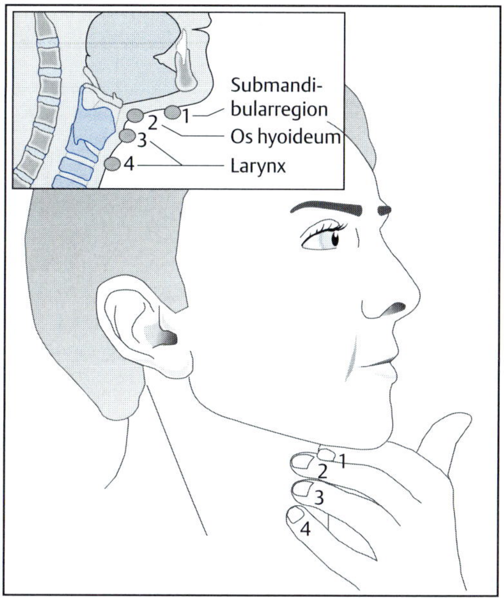

Abb. 3.**36** Taktile Schluckkontrolle (aus Kellnhauser et al. 2000)

Befundung des Schluckvermögens

Nur, wenn folgende Kriterien erfüllt sind, darf das Schluckvermögen über die orale Nahrungsgabe getestet werden:

- ausreichende Vigilanz und Situationsverständnis
- adäquate orale und pharyngeale Bewegungen
- kein Verschlucken an Speichel
- Fähigkeit, Stimme zu geben
- adäquate Schutzmechanismen

> ! Merke: Sind diese Kriterien nicht erfüllt, darf oral nichts angereicht werden. Dies einzuschätzen erfordert Erfahrung! Die Einschätzungen anderer Teammitglieder und Angehöriger sollten hierbei unbedingt hinzugezogen werden!

Weitere Kontraindikationen sind:

- feucht-gurgelnde, verschleimt klingende Stimme
- Fieber, erhöhte Temperatur
- rezidivierendes Erbrechen
- geblockte Trachealkanülen

Begonnen wird mit kleinsten Mengen, falls der bisherige Befund unbedenklich ist: z. B. passierte Konsistenz (z. B. Götterspeise), danach

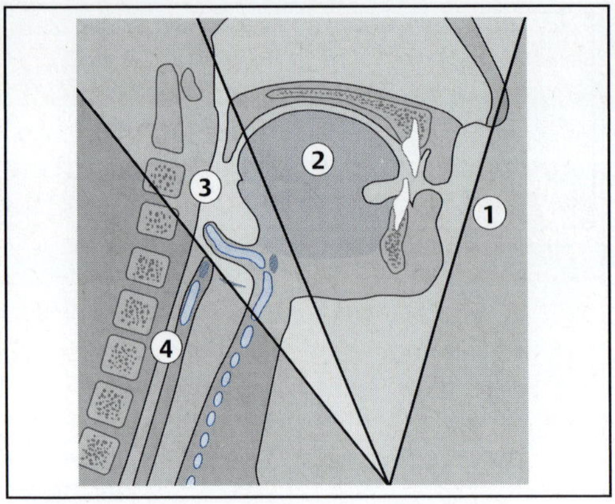

Abb. 3.**37** Phasenmodell (aus Kellnhauser et al. 2000)

Flüssigkeiten (Wasser) teelöffelweise und evtl. feste Kost. Nimmt der Patient oral Nahrung zu sich, wird er dabei genau beobachtet.

Das **Phasenmodell** (Abb 3.**37**) kann bei der Beurteilung einiger der folgenden Fragen hilfreich sein.

- In welcher Phase beginnen die Probleme?
- Haben die vorangegangenen Phasen Einfluss auf eine Störung in einer späteren Phase?
- Gibt es eine Phase, in der isoliert das akute Problem auftritt?
- Ist die Schlucksequenz regelrecht und kräftig?
- Schluckt der Patient automatisiert nach, d. h. spürt er Reste im Rachen und schluckt sie weg?
- Verändert sich die Atmung und vor allem die Stimme nach dem Schlucken?
- Klingt die Stimme feucht, gurgelig, brodelnd verschleimt?
- Atmet der Patient nach dem Schlucken kurz aus? Kann er dadurch Residuen spüren und sie durch Räuspern oder Husten hochtransportieren und anschliessend nachschlucken?
- Gibt es Hinweise auf Aspiration wie Atemprobleme oder Hustenattacken?
- Muss er niesen? Dringt Nahrung/Flüssigkeit in den Nasenrauchenraum ein (Regurgitation)?
- Weitere Anzeichen von Regurgitation? Kommt Nahrung aus der Speiseröhre wieder hoch?
- Treten Beschwerden im Anschluss an die orale Nahrungsgabe auf, z. B. Schluckauf, Erbrechen…?

Weiterführende Diagnostik

Zur Abklärung einer Schluckstörung sind Konsultationen bei teilweise sehr unterschiedlichen Fachdisziplinen wie Neurologie, HNO-Heilkunde/Phoniatrie, Radiologie, Innere Medizin, hier bes. Gastroenterologie, Chirurgie, Mund-Kiefer-Gesichtschirurgie, gelegentlich auch Zahnmedizin notwendig.

Die klinische Untersuchung allein reicht aber oft nicht aus, Aspirationen (schon gar nicht „stilles Aspirieren“) zu erkennen und ihre Ursachen zu erklären.

Bei den instrumentellen Untersuchungsverfahren haben sich *dynamische bildgebende Verfahren* als „gold standard“ etabliert. In einer radiologischen *Videofluoroskopie* oder *Hochfrequenzkinematographie* (Logemann 1983, 1993, Jones & Donner 1991, Hannig & Wuttge-Hannig 1999) kann der Schluckvorgang im seitlichen und im posterior-anteriorem Strahlengang beobachtet werden. Die Vorteile dieser Untersuchung liegen darin, dass die Strukturen und ihre Funktionen (Gaumensegel- und Kehlkopfhebung, Öffnung des oÖS…) sowie der gesamte Schluckvorgang der mit Kontrastmittel angereicherten verschiedenen Konsistenzen (flüssig, breiig, fest) beobachtet werden können. Der Grad einer Aspiration kann festgestellt werden (Hannig & Wuttge-Hannig 1999). Aspirationen werden auch danach beurteilt, ob sie vor (prä-), während (intra-) oder nach (postdeglutitiv) der Schlucktriggerung stattfinden. Die Nachteile: der Patient ist einer Strahlenbelastung ausgesetzt und muss in der Lage sein, den Bolus im Mund zu halten und auf Kommando zu schlucken.

Die video-endoskopische Untersuchung des Schluckens (Langmore 1988, 2001, Schröter-Morasch 1999, Seidl et al. 2001) erlaubt es, die anatomischen Strukturen, Funktionen und Speichel-/Nahrungsresiduen direkt zu beobachten und Fragen zum Trachealkanülenmanagement zu beantworten. Diese Untersuchung ist wenig invasiv und kann gut zur Verlaufkontrolle eingesetzt werden. Sie ist das Mittel der Wahl bei Patienten, die in ihrer Vigilanz eingeschränkt sind und nicht mitarbeiten können.

Als weitere Untersuchungsverfahren gelten die Langzeit-pH-Metrie des Ösophagus (Messung des Säurewertes im Ösophagus) zum Nachweis gastroösophagealer Refluxerkrankungen und die Manometrie (Messung der Drücke im Ösophagus) zur Diagnostik von Störungen

im Ösophagus. Verfahren wie die Elektromyographie (Messung von Muskelaktivitäten) und die Sonographie (Ultraschalldiagnostik), die eine Darstellung der Bewegungsphasen der Zunge, hauptsächlich des Zungenrückens ermöglicht, werden seltener eingesetzt.

Befundbewertung

Die Ergebnisse der Anamneseerhebung und klinischen und ggf. instrumentellen Befundungen müssen sorgfältig analysiert werden und nach Möglichkeit mit allen Beteiligten, mit dem Team, den Angehörigen besprochen werden, um einerseits das Gesamtbild durch weitere interdisziplinäre Gesichtspunkte möglichst zu vervollständigen und um alle Teammitglieder für die Folgen dieser Störung zu sensibilisieren.

Fallbeispiel

Herr M. (s. S. 362) wird heute Morgen zur logopädischen Befunderhebung vorgestellt. Die Pflegenden informieren mich vorab über das bisherige Verhalten des Patienten auf Station und ihre Schwierigkeiten, ihm Essen anzureichen. Eine Mahlzeit dauere ca. 45 Minuten. Der Patient schläft nachts ruhig und hat keine erhöhte Körpertemperatur. Die Begrüßung verläuft sehr einseitig.

Im Rahmen der Befunderhebung kann u. a. in den nur wenigen Ein-Wort-Äußerungen die Stimme als heiser und brüchig charakterisiert werden, sie klingt jedoch nicht „verschleimt“. Auf Aufforderung kann Herr M. keine mimischen – und Zungenbewegungen ausführen. Erst mit taktiler Hilfe und auf Imitation sind einige der Bewegungen etwas besser auszuführen. Unwillkürliche, spontane fazio-orale und pharyngeale Bewegungen sind verlangsamt vorhanden und setzen verzögert ein.

Da der Patient derzeit (wenn auch wenig) Nahrung zu sich nimmt, wird die weitere Befundung im Rahmen der Frühstückssituation durchgeführt. Ich führe Herrn M. beim Zurechtrücken der Utensilien, schenke mit ihm den Kaffee in die Tasse ein, bereite mit ihm sein Frühstücksbrot vor. Als er den Handlungsablauf versteht, ist er leichter zu führen und öffnet den Mund und beißt ein kleines Stück Brot ab. Kaubewegungen stellen sich ein, versiegen aber immer wieder. Verbale Aufforderungen, weiterzukauen, helfen nicht. Erst kräftige taktile Hilfen am Unterkiefer, Wangen und Mundboden helfen ihm, weiterzumachen. Nach einigen Anläufen ist der Bolustransport einzuleiten und die pharyngeale Phase, also Schlucken, verlangsamt auszulösen. Der Schluck ist verlangsamt. Das Nachschlucken zur Reinigung des Rachens muss ebenfalls taktil am Mundboden fazilitiert werden, erfolgt dann aber prompt.

Die verbliebenen Bolusreste in der Mundhöhle werden jedoch nicht gespürt bzw nicht weiter „bearbeitet“. Das Procedere beginnt von vorne bis der Mund leer ist.

Das Trinken von kleinen Schlucken Kaffee aus der Tasse gestaltet sich leichter. In 45 Minuten hat Herr M. ein halbes Brot und eine halbe Tasse Kaffee gefrühstückt. Eindeutig zu wenig!

In der Zusammenschau ergibt sich folgender klinischer Befund:

Die orale Nahrungsaufnahme ist weder selbstständig noch mit therapeutischer Hilfe in einem akzeptablen Zeitraum zu bewerkstelligen. Es liegt eine schwere Beeinträchtigung der präoralen und oralen Phase vor. Auch die pharyngeale Phase ist verlangsamt und setzt verzögert ein. Die Kalorien- und Flüssigkeitszufuhr ist nicht in gewährleisten. Eine schnelle Entscheidung hinsichtlich künstlicher Ernährung muss getroffen werden. Im Rahmen eines Therapieversuchs muss geklärt werden, ob der Patient noch Ressourcen hat, selbstständig oder mit Hilfe Nahrung zu sich zu nehmen.

3.6.6 Therapieziele

In der Behandlung von Dysphagien sind das Wiedererlangen der Schluckfähigkeit und in der Folge die orale Ernährung das erklärte Ziel (Tab. 3.**30**, S. 366). Das wichtigste Kriterium ist dabei *Sicherheit bei der Nahrungsaufnahme*, d. h. suffizientes Schluckvermögen und zuverlässige Schutz- und Abwehrmechanismen gegen mögliche Aspirationen. Weitere Ziele wie *selbstständige* Nahrungsaufnahme des Patienten kommen in der neurologischen Rehabilitation und ihren interdisziplinären Ansätzen (hier auch durch die ergotherapeutischen Herangehensweise) hinzu. Diese Ziele müssen sorgfältig aufeinander abgestimmt werden (siehe Fallbeispiel, S. 369).

Als oberstes Ziel ist die *vollständige orale Ernährung* anzusehen. Das ist jedoch bei Patienten mit schweren neurogenen Problematiken oft nicht zu erreichen. Daher kann die *Kombination von oraler – und Sondenernährung* adäquates Ziel für den Patienten sein und seine Lebensqualität verbessern: Der Patient isst (oder bekommt angereicht) so viel wie er sicher essen kann, so lange ihm das Essen Genuss bereitet.

Tab. 3.**30** Übergeordnete Therapieziele (nach F.O.T.T.™)

- Vollständige orale Ernährung
- Kombination von oraler und Sondenernährung
- Sondenernährung kombiniert mit taktilen und gustatorischen Stimuli

Tab. 3.**31** Auswahl von Handlungszielen

- Der Patient soll einige Löffel mit therapeutischer Hilfe sicher zu sich nehmen können.
- Der Patient soll einige Löffel alleine sicher zu sich nehmen können.
- Der Patient soll mit therapeutischer Hilfe seine Mahlzeit sicher einnehmen können.
- Der Patient soll unter Beaufsichtigung sicher seine Mahlzeit essen können.
- Der Patient soll sicher seine Mahlzeit einnehmen können.

Ggf. wird der orale Anteil nur aus einigen Konsistenzen, z. B. passierter und weicher Kost, bestehen. Die erforderliche Flüssigkeitsmenge und die zur Sicherung des Kalorienbedarfs notwendige weitere Nahrungsmenge werden per Sonde appliziert. Diese Kombination kann auch viel Druck von Angehörigen und Betreuern nehmen, wenn ihr Patient zuhause oral nicht genügend Kalorien und Flüssigkeit zu sich nehmen kann. Das kombinierte Vorgehen hat noch weitere – auch präventive – Vorteile: Die Schlucksequenz wird durch regelmäßigen Input trainiert. Durch regelmäßige Nahrungszufuhr wird die Schleimhautflora des Schlucktraktes im Gleichgewicht gehalten, Entzündungen des Zahnfleisches und einer Hypersensibilität im Mundbereich kann entgegengewirkt werden. Die letztgenannten Aspekte sind besonders bei Patienten mit oraler Nahrungskarenz, die ausschließlich Sondenernährung erhalten, z. B. bei Patienten mit progredienten Erkrankungen, zu berücksichtigen. Auch hier gilt es, neben der *Sondenernährung* weiterhin *taktile fazio-orale Stimulation* anzubieten. Dabei können nach Möglichkeit, *Geschmacksstimuli* mit Kausäckchen (angefeuchtete Gazesäckchen gefüllt mit Apfel, Dörrobst, getrockneten Schinken etc) verwendet werden. Dieses Vorgehen entspricht den Kriterien der F.O.T.T. (Kap. 2.4.5).

Handlungsziele

Die Handlungsziele für Patienten mit Schluckstörungen sind vor allem am Kriterium „Sicherheit bei der Nahrungsaufnahme" auszurichten. Eine Auswahl von Handlungszielen ist in Tabelle 3.**31** zu finden.

Modifikationen dieser Handlungsziele ergeben sich durch diätetische Einschränkungen. So kann es sein, dass der Patient z. B. aufgrund einer fehlenden Zahnsanierung oder aber aufgrund insuffizienter rotatorischer Bewegungen feste Kost nicht kauen kann.

Die Realisierung jeglicher Handlungsziele kann nur nach Erreichen der Basisziele erfolgen (s. u.). Sind diese und die auf Seite 363 beschriebenen Kriterien für die orale Nahrungsgabe gegeben, kann das Schlucktraining mit kleinsten Mengen der individuell am besten geeigneten Konsistenz in der Therapie begonnen werden (oft passierte Kost, siehe diätetische Maßnahmen, S. 371).

Initial müssen dem Therapiestand angepasste, gezielte therapeutische Hilfen gegeben werden, wie Unterstützung der Aufrichtung, Rumpfstabilität und Stabilisierung des Kiefers, etc. Erst wenn diese im Lauf der Therapie (weitgehend) abgebaut werden können, können kleine Mahlzeiten geeigneter Konsistenz eingenommen werden.

Basisziele

Als Basisziele können das koordinierte Zusammenwirken aller zur oralen Nahrungsaufnahme notwendigen gesamtkörperlichen Basisfunktionen und die für die Schlucksequenz wichtigen Funktionen des Schlucktraktes angesehen werden.

- ***Basisziele: gesamtkörperliche Funktionen***
  Die bereits skizzierten *Basics* (1. Tonus und Haltung, 2. freie Nacken-, Kopfbeweglichkeit und Kopfkontrolle, 3. dynamische Stabilität im Hyoid- und Larynxbereich) sind sowohl Voraussetzungen als auch essentieller Bestandteil einer normalen Schlucksequenz. Ziel ist es, dass der Patient diese möglichst (optimal) wiedererlangt (Davies 1995, Nusser-Müller-Busch 2001). Fortschritte in diesen Bereichen ermöglichen weitere Ausgangsstellungen für die Therapie (z. B. Sitzen am Tisch) und können bei schwer betroffenen Patienten u. a. mit dazu beitragen, das Situations- und Handlungsverständnis zu verbessern.

- ***Basisziele: Funktionen des Schlucktraktes***
  Die Funktionen des Schlucktrakts können in kleinste, sehr differenzierte Bewegungen und Funktionen „zerlegt" werden und ohne große Mühe können Dutzende von Basiszielen formuliert werden. (Um nur einige Zungenbewegungen außerhalb der Mundhöhle zu nennen: z. B. die herausgestreckte Zunge an die Unterlippe senken, seitlich an/in die beiden Mundwinkel bewegen, an die Oberlippe heben, die Lippen ablecken...).

In der Arbeit mit schluckgestörten Patienten zeigt sich aber, dass es beim Schlucken nicht so sehr auf differenzierte Einzelfunktionen ankommt, sondern auf das Zusammenspiel der für die Schlucksequenz wichtigen Bewegungssynergien. So können Patienten mit einseitiger Zungenparese oder ohne Kehldeckel sicher schlucken lernen. Studien der letzten Jahre zeigen, dass das Gehirn die Fähigkeit hat zu lernen (Neuroplastizität) und der Körper vieles kompensieren kann.

Deshalb sind im Folgenden nur einige wichtige den Schlucktrakt betreffende Basisziele genannt. Je nach Befund müssen diese modifiziert und erweitert werden.

- Ausreichende mimische - (N. facialis u. a. für Lippenschluss) und Kaufunktionen (N. trigeminus)
- Koordiniertes Zusammenspiel des Buccinatormechanismus, der Zunge und des Gaumensegels für den oralen Transport der Nahrung in den Rachen
- Adäquate, zeitlich koordinierte Kehlkopfbewegung zum Schutz der Atemwege und zur Öffnung des oÖS
- Ausreichende Atem-Schluck-Koordination und Schutzmechanismen
- Sicheres Speichelschlucken

Sind die beiden letztgenannten Ziele erreicht, ist das Ergebnis eines koordinierten Zusammenwirkens vieler verschiedener, differenzierter Einzelfunktionen und gleichzeitig Grundlage für das weitere Vorgehen in Richtung Oralisierung.

Versorgung mit Hilfsmitteln

Der Versorgung der Patienten mit Hilfsmitteln, die Handlungsabläufe optimieren und Funktionsdefizite kompensieren können, kommt eine wichtige Bedeutung zu. Neben dem Einsatz geeigneter Arbeitsgeräte in der Therapie wie höhenverstellbare Liegen und Tische, Lagerungshilfen und Therapiematerial (Gaze, Wasser, Fingerlinge, Spatel, Watteträger und Untersuchungslampe) ist es auch Aufgabe des Teams im Verlaufe der Therapie, auch Ess- und Trinkhilfen (z. B. rutschfeste Unterlagen, Einhänder-Frühstücksbrettchen für Patienten mit Hemiparese) auf ihre Effizienz hin zu überprüfen. Eine Auswahl findet sich in Abbildung 3.**38**, S. 368. Auch diätetische Mittel zum Andicken von Flüssigkeiten stehen zur Verfügung. Über deren Einsatz sollte im interdisziplinärem Team beraten werden, um den unterschiedlichen Problemen des Patienten Rechnung tragen zu können.

Trinkbecher mit ausgeschnittener Nasenkerbe können helfen, die physiologische Nackenflexion, den „langen Nacken" beim Schlucken zu ermöglichen. Nicht der Kopf wird in den Nacken gelegt, (dies kann Verschlucken provozieren), sondern der Becher wird bei konstant vorgebeugtem Kopf gekippt.

Schnabeltassen sind möglichst zu vermeiden, da sie das abnorme „Saugmuster" unterstützen und dazu beitragen, dass es persistiert.

Beratung und Anleitung der Angehörigen

Im Rahmen der Rehabilitation und bei der ambulanten häuslichen Betreuung ist es Aufgabe des Teams, Angehörige über die spezielle Problematik bei der Ernährung und der Verabreichung von Mahlzeiten des Patienten zu beraten und anzuleiten. Dies ist als *Prozess* zu sehen und sollte ***den Therapieverlauf begleitend*** erfolgen. Die Anwesenheit von engagierten Angehörigen in der Therapie kann zur Anleitung genutzt werden. Diese sollte aber gut dosiert erfolgen, um die Angehörigen nicht zu überfordern. Nicht immer ist es allerdings ratsam, dass Angehörige Essen anreichen. Diese fühlen sich dann verantwortlich für den Ernährungszustand des Patienten und geraten unter Druck. Das kann zu einer schwierigen Dynamik in der Patienten-Angehörigen-Beziehung führen.

Seminare für Angehörige werden je nach Nachfrage von Rehabilitationskliniken (z. B. Therapiezentrum Burgau) angeboten. In München hat sich die erste Dysphagie-Selbsthilfegruppe für Betroffene und Angehörige gebildet. Mittlerweilen gibt es auch zu fast allen neurologisch Erkrankungen organisierte Selbsthilfegruppen. Viele davon verfügen über Homepages im Internet.

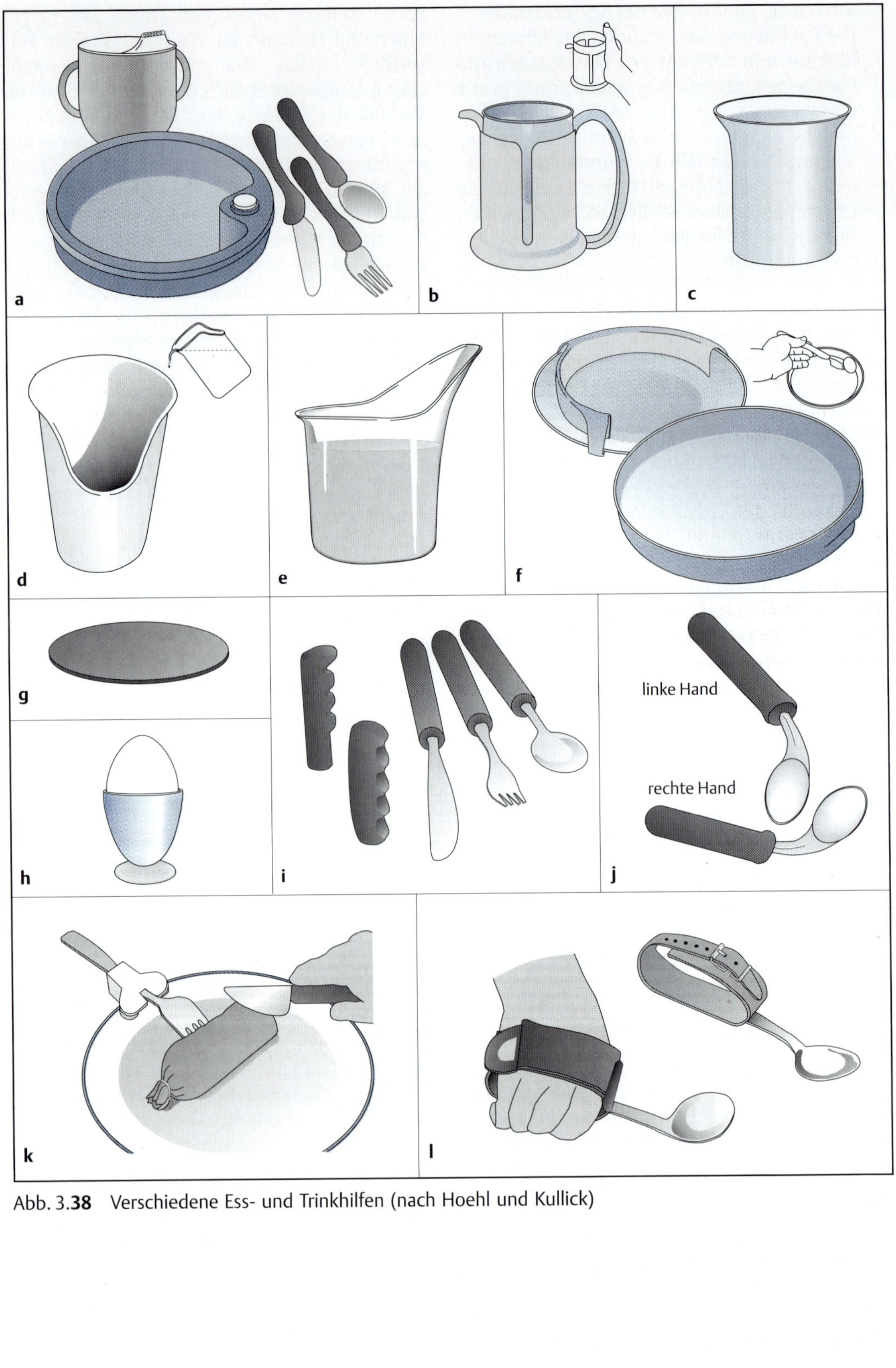

Abb. 3.**38** Verschiedene Ess- und Trinkhilfen (nach Hoehl und Kullick)

Erprobung im Alltag

Viele Patienten scheuen aufgrund ihrer Beeinträchtigungen die Teilnahme an Einladungen und Restaurantbesuchen. Es handelt sich hierbei oft um Patienten, die zum einen mobil (zu Fuß oder im Rollstuhl) sind und zum anderen ihre Beeinträchtigungen sehr genau wahrnehmen. Sie meiden die Öffentlichkeit aus Angst vor Hustenattacken und ihren Folgen. Ist ein Patient schon weitgehend sicher in der Nahrungsaufnahme und ist das Problem eher als Angstproblem zu definieren, dann ist ein Desensibilisierungsprogramm im Rahmen sozialer Aktivitäten möglich.

Ein durch die Therapeutin vorbereiteter und begleiteter Restaurantbesuch kann erfolgen. Die Auswahl des Lokals kann entscheidend sein. Hat der Patient ein Stammlokal, das er gerne aufsuchen würde, gibt es dort ein Extrazimmer bzw eine etwas abseits gelegenen Tisch, sind das gute Voraussetzungen für den Beginn des Sozialtraining. Die Speisekarte sollte im Vorfeld gut studiert werden und gemeinsam mit dem Patienten ein Gericht oder Teil eines Gerichtes (Kartoffelbrei mit Soße) ausgewählt werden. Dabei ist darauf zu achten, dass ein Gericht mit einer Konsistenz gewählt wird, die der Patient sicher schlucken kann.

Schnittstellen bei der Zielsetzung

Im Klinikalltag kann es Schnittstellen bei ähnlichen, aber doch unterschiedliche Anforderungen und Zielsetzungen geben. Eine ungenau Benutzung des Begriffes „Ess- und Trinktraining" kann hier Unheil anrichten. Bei dieser Verordnung muss die Frage geklärt sein, ob der Patient eine Störung der Schlucksequenz hat, ob er Probleme beim selbstständigen Anreichen der Nahrung hat oder ob beide Problemkreise zu bearbeiten sind. Dies läßt sich am besten durch folgendes Fallbeispiel erläutern:

Fallbeispiel

Ein 62-jähriger Patient, der nach Hirninfarkt auch eine komplette Tetraplegie sub C6 hat, leidet an einer Dysphagie, die eine monatelange orale Nahrungskarenz zur Folge hatte. Die logopädische Therapie macht gute Fortschritte, mittlerweilen steht das Training und die Automatisierung der Schlucksequenz mit passierter, weicher und flüssiger Kost im Vordergrund.
Aus folgenden Gründen bekommt der Patient die Nahrung von der Logopädin angereicht:

- Seine Hand- und Armfunktionen sind eingeschränkt, er kann die Nahrung nicht selbst zum Mund führen.
- In dieser Phase ist es therapeutisch geboten, jeweils die Bolusgröße und die zu schluckende Flüssigkeitsmenge exakt zu bestimmen.
- Durch das Anreichen kann ein therapeutisch notwendiger taktiler Druck mit dem Besteck auf die Zunge oder mit dem Tassenrand auf die Lippe gegeben werden.

In der derzeitigen Therapiephase ist ein Feinziel, dass der Patient seine uneingeschränkte Konzentration und sein Augenmerk auf das Transportieren und Schlucken der Nahrung lenken kann.
Die Ärzte verordnen zusätzlich „Ess- und Trinktraining" durch die Ergotherapie. Die Ergotherapeutin versorgt den Patienten mit entsprechenden Essschlaufen, an denen Besteck festgemacht werden kann. Dies ermöglicht es dem Patienten, Speisen zum Mund zu führen. Er erhält auch einen Becher mit großen, speziell für ihn geformten Griffen. Die neu zu lernenden Bewegungsabfolgen vom Teller zum Mund sind anfangs sehr mühsam für den Patienten und erfordern sehr viel Konzentration. Hat er die Nahrung im Mund, ist er erschöpft und kann sich nicht mehr mit voller Kraft auf den Schluckvorgang konzentrieren. *Es besteht die erhöhte Gefahr, dass er sich verschluckt und aspiriert.*
In einem Gespräch der beiden Therapeutinnen und anschließend im Team wurde festgelegt:
Die Gleichzeitigkeit beider therapeutischer Interventionen ist derzeit kontraproduktiv und gefährlich für den Patienten. Der Schluckvorgang ist noch nicht sicher, gelegentliches Verschlucken, Husten vor allem bei Flüssigkeiten sind zu konstatieren. Daher ist es jetzt Priorität, die Schlucksequenz zu automatisieren. Wenn diese als sicher beurteilt werden kann, werden in einem zweiten Schritt die Hilfsmittel eingesetzt und erprobt, indem die Ergotherapeutin zunächst zur Therapie mit dazukommt.
Drei Wochen später konnte der Patient seine Mahlzeiten mit den Hilfsmittel selbstständig und sicher einnehmen.

3.6.7 Therapie

Grundprinzipien in der Therapie

- *Jeder Patient ist anders.*
  Die Therapie muss individuell auf ihn und seine individuellen Störungen abgestimmt werden.

- *„Schlucken lernt man am besten, indem man schluckt“* (Logemann, Zitat aus einem Vortrag). In der Therapie sollten nicht Einzelfunktionen (z. B. isolierte, abstrakte Zungenbewegungen) trainiert werden, sondern immer auch die gesamte Schluckfrequenz!

Prinzipielle Vorgehensweise: Ein frühzeitiges, kompetentes und interdisziplinäres Vorgehen ist notwendig, um die Schlucksequenz wieder zu erlernen, ihre Frequenz und Qualität zu steigern und sicher zu gestalten.

> **!** Merke: Bei der Arbeit mit Dysphagie-PatientInnen tragen die Therapeutin und das Team eine besondere Verantwortung. Durch eine Fehleinschätzung oder falsche Behandlung ist der Patient unter Umständen einer großen Gefährdung ausgesetzt. Supervision durch erfahrene Dysphagie-Therapeutinnen und Fortbildungen sind unbedingt erforderlich!

Zeitlicher Verlauf: Patienten kommen wegen ihrer Beschwerden oder nach einer akut erworbenen Hirnschädigung auf eine neurologische Akutstation, eine Stroke-unit oder auf eine Intensivstation, wo sie je nach Schwere des Ereignisses ggf auch beatmet werden müssen. Ist abzusehen, dass die Beatmung längere Zeit als ca. 14 Tage andauern wird, wird ein Tracheostoma angelegt, über das der Patient beatmet wird. Zu diesem Zeitpunkt läßt sich oft noch gar nicht feststellen, ob bei diesem Patienten primär eine Schluckstörung vorliegt. Sicher ist aber, dass die während der Beatmungsphase mehr oder weniger „stillgelegte“ Schlucksequenz nach der Beatmung erst wieder in Gang kommen muss. Durch die meist noch geblockte Trachealkanüle (und den reduzierten Allgemeinzustand) ist darüberhinaus oft eine *sekundäre* Schluckbehinderung gegeben.

Besteht Nahrungskarenz wird der Patient initial mittels zentralem Venenkatheter oder Nasensonde ernährt. Ist abzusehen, dass eine Schluckstörung besteht und die Ernährung über längere Zeit nicht oral erfolgen kann, erhält der Patient eine PEG-Anlage, die Ernährung erfolgt direkt über einen Schlauch in den Magen.

Nach der Abklärung der Diagnose müssen situativ abgestimmt adäquate Stimulationen erfolgen, die dem Patienten helfen können, wieder gezielte Spürinformationen im fazio-oralen Trakt zu bekommen, damit sein sensomotorischer Regelkreis wieder in Gang kommt und er fähig wird, motorisch auf die Stimuli zu antworten. Dies erfolgt im Akut-/Intensivstadium in der Regel. nach den Prinzipien der F.O.T.T.™ (Kap. 2.4.5). Hat der Patient eine Trachealkanüle, müssen die dadurch entstehende mechanischen und physiologischen Veränderungen des Schluckvorganges im therapeutischen Vorgehen berücksichtigt werden. Um die Schutz- und Abwehrmechanismen wieder zu aktivieren, ist ein strukturiertes Trachealkanülenmanagement (i. d. R. von der geblockten über die ungeblockte Trachealkanüle zur Dekanülierung, Entfernung der Trachealkanüle) im Rahmen der Therapie von entscheidender Bedeutung (s. a. Lipp und Schlaegel 1997, 2000, Seidl et al. 2001).

Im Rahmen des stationären Aufenthaltes wird dann das weitere Vorgehen für den Patienten festgelegt: z. B. Verlegung in die Rehabilitationsklinik, je nach Schwere in Phase B, (Lipp und Schlaegel 1996, 2000) oder Phase C, in eine Anschlußheilbehandlung oder Entlassung nach Hause ggf. mit weiterer ambulanter Therapie.

Einsatz verschiedener Therapiemethoden

Die verschiedenen Ätiologien bei Dysphagien erfordern unterschiedliches Herangehen an Schluckstörungen. Man unterscheidet invasive und konservative Verfahren.

- ***Invasive Therapieverfahren***
  kommen u. a. bei gastroenterologischen Störungen, z. B. postdeglutitive Refluxerkrankung, und in der Kopf-Hals-Chirurgie (HNO/MKG), z. B. nach Tumorresektion zum Einsatz. Je nach Größe der Resektion im Schlucktrakt können aber dadurch auch behandlungspflichtige Schluckstörungen entstehen.
  Desweiteren kommen die Anlage eines Tracheostomas, z. B. bei Langzeitbeatmung und/oder Schluckunfähigkeit (Gefahr massiver Speichelaspiration), und die Anlage von Sonden zur künstlichen Ernährung des Patienten zum Einsatz (s. a. S. 361).
  Bei Öffnungsstörungen des oÖS werden gelegentlich Botulinuminjektionen zur Relaxierung oder eine chirurgische Myotomie des Segmentes (Durchtrennung des oberen Ösophagussphinkters) vorgenommen. Diese sollte nur nach eingehenden Voruntersuchungen und sorgfältiger Indikationsstel-

lung durchgeführt werden (Prosiegel 1999). Glottopexien (Zusammennähen der Stimmbänder) und Hyo-Glotto-Pexien (zusätzliche Fixierungen des Zungenbeins am Unterkiefer) zur Verlagerung des Kehlkopfes werden wegen widersprüchlicher Ergebnisse nicht so häufig durchgeführt.

- ***Konservative Therapieverfahren*** kommt die größte Bedeutung zu, wobei medikamentöse Therapien nur eine untergeordnete Rolle spielen.

  Es lassen sich zwei Therapieansätze unterscheiden.

  Dysphagie Therapie:

  Die Dysphagie-Therapie (Logemann 1983) ist in den USA seinerzeit in der Arbeit mit Patienten nach Kopf-Hals-Operationen entstanden und setzt Vigilanz und Mitarbeit des Patienten voraus. Neben „indirekter Therapie" oder „restituierenden Verfahren", in der die gestörten Funktionen wieder verbessert oder wiederhergestellt werden sollen, finden „direkte Therapie" oder „kompensatorische Verfahren" beim Essen wie Haltungsänderungen (Kopfneigungen, -drehungen) und spezielle Schlucktechniken Anwendung. Das Prinzip der „kompensatorischen Verfahren" ist folgendes: Unter Ausnutzung der Schwerkraft und den verbliebenen Strukturen wird die Nahrung auf einen neuen Weg (per „Umleitung") in die Speiseröhre geschickt. Dabei werden durch neu zu lernende Techniken u. a. der Kehlkopf bewußt und kräftig verschlossen, damit die Nahrung am Eintritt in die unteren Atemwege gehindert wird. In Deutschland ist dieser Therapieansatz unter dem Namen „funktionelle Dysphagietherapie" (FDT) verbreitet (Bartolome 1999). Im Gegensatz zu den USA werden hier Verfahren auf neurophysiologischer Grundlage wie die Propriozeptive Neuromuskuläre Fazilitation (PNF) miteinbezogen.

  Therapie des Facio-Oralen Traktes nach Coombes (F.O.T.T.)

  Im Rahmen der großen Gruppe der neurogenen Störungen der Nahrungsaufnahme findet die auf dem Bobath-Konzept basierende **Therapie des Facio-Oralen Traktes** nach Coombes **(F.O.T.T.),** zunehmend Anwendung in der Rehabilitation, besonders in der Frührehabilitation bei schwer betroffenen Patienten (Coombes 1996, Nusser-Müller-Busch und Coombes 1999, Gratz und Woite 1999).

  Das F.O.T.T.-Konzept, das im Kapitel 2.4.5 ausführlich erläutert wird, basiert auf einem multi- und interdisziplinären Ansatz. Alle Teammitglieder (Ärzte, Pflegende, Physio-, Ergotherapeuten, Logopäden u. a.) wissen um die Besonderheiten neuropathologischer Bewegungsmuster und arbeiten nach und mit denselben Prinzipien auf neurophysiologischer Grundlage. Sie ermöglichen dadurch den oft in ihrer Wahrnehmung gestörten Patienten das Erfahren, Spüren von möglichst normalen Funktionen im Gesicht und Mundbereich, von Bewegungen und Alltagsgeschehnissen. Wieder-beim-Tisch-sitzen, therapeutisches Zähneputzen (Mundhygiene), intraorale Stimulationen und Essenreichen vermitteln Sinnesreize, die an Erfahrungen und Erinnerungen aus der Vergangenheit anschließen. Ziel ist es, eine Steigerung der mimischen Bewegungen und des Schluckens und dadurch das Wiedererlernen der gestörten Funktionen zu erreichen. Es versteht sich von selbst, dass Pflegenden innerhalb des Teams eine sehr besondere Rolle zukommt, da sie rund um die Uhr mit dem Patienten arbeiten. Auch Angehörige werden in die Prinzipien des therapeutischen Handlings (Transfer zum Tisch, Lagerung, Anfassen, Mundabwischen, Essenreichen und Zähneputzen eingeführt und können so zuhause ihren Angehörigen in den Alltagshandlungen sinnvoll unterstützen (Nusser-Müller-Busch 2001).

Diätetisches Management

Im Rahmen beider Ansätze kommen diätetische Maßnahmen zum Einsatz (Nusser-Müller-Busch 2001 b, Bartolome 1999). Beim Vorgehen nach dem *Konsistenzstufenmodell* (Tab. 3.**32**, S. 372) wird die am leichtesten zu schluckende „Eingangskonsistenz" ausgetestet, in der Therapie erarbeitet und kann dann als erste Konsistenz auf dem Speiseplan des Patienten erscheinen.

Flüssigkeiten sind u. a. wegen ihrer schnellen Fließgeschwindigkeit meist am schwersten zu schlucken. Verschiedene Hersteller halten hier Andickungsmittel bereit. Hier ist eine gute Zusammenarbeit mit der Diätküche des Hauses von Vorteil. Kuhlmann und Töbeck (1994) haben im Albertinen-Haus Hamburg einen Speiseplan entwickelt, der ab Stufe 3 eine vollkalorische Ernährung ermöglicht.

Die Veränderungen der Konsistenz der Speisen, aber besonders auch die Kleinschrittigkeit

Tab. 3.**32** Konsistenzstufenmodell

Konsistenzstufen	Beispiele für Nahrungsmittel
dünnflüssig	Wasser, Säfte etc.
Dickflüssig	cremige Suppen etc.
dünnes Püree	cremige Suppen etwas angedickt
dickes Püree	Apfelmus, Götterspeise etc.
weiche Kost	mit der Gabel zerdrückbar etc.
feste Kost	

(aus: Böhme 2001)

des Schlucktrainings und ein behutsamer, langsamer Kostaufbau entscheiden über Erfolg und Nicht-Erfolg des Schlucktrainings und des Kostaufbaus.

3.6.8 Dokumentation und Evaluation von Therapieverlauf und Therapieergebnis

In Zeiten knapper werdender Ressourcen und vom Gesetzgeber geforderten qualitätssichernden Maßnahmen wird es notwendig, die Effektivität und Effizienz von Behandlungen zu dokumentieren. Bislang stehen weder für die klinische noch für die instrumentellen Untersuchungen standardisierte Dokumentationsinstrumente zur Verfügung. Die Beurteilung und Dokumentation erfolgt individuell und/oder beschreibend. Der Therapieerfolg einer Behandlung kann natürlich relativ einfach am „Oralisierungsgrad" des Patienten abgelesen werden (s. Tab. 3.**30** Übergeordnete Therapieziele). Dieser ist aber abhängig von vielen Faktoren, z. B. dem Schweregrad der zugrunde liegenden Störung.

In vielen Fällen wird zur Dokumentation der Schwere einer neurogenen Schädigung der Barthel-Index, der Früh-Reha-Barthel-Index (FRB), die FIM-Skala u. a. eingesetzt (siehe Kap. 2). Diesen Skalen fehlt jedoch die Möglichkeit, eine Schluckstörung vollständig zu dokumentieren, bzw. eine Schluckstörung findet keine Aufnahme in die Indizes.

Ein Bewertungsinstrument für die Dokumentation schwerer fazio-oraler und Schluckstörungen, ein F.O.T.T. Assessment Profile wird derzeit von Fuchs im Rahmen einer Studie an der City University London entwickelt. Mit Hilfe dieses Bewertungsverfahrens soll es möglich werden, auch kleinste Veränderungen im faziooralen Bereich zu dokumentieren.

Am Unfallkrankenhaus Berlin wird z. Zt. ein Bewertungsbogen standardisiert, der

1. die anatomischen *Befunde,*
2. die *Schutzmechanismen* und
3. die *Schluckfähigkeit* des Patienten

im Rahmen einer strukturierten endoskopischen Untersuchung dokumentiert. Der in dem Bogen zu ermittelnde *Berliner Dysphagie Index* (BDI) scheint geeignet, um zum einen nach der Untersuchung weitere Therapieempfehlungen ableiten zu können und zum anderen Therapieverläufe zu evaluieren (Seidl, Nusser-Müller-Busch, Ernst 2001).

Literatur

Empfohlene Literatur zum Vertiefen

Bigenzahn W, Denk D et al. Oropharyngeale Dysphagien. Stuttgart: Thieme; 1999.

Bartolome G: Grundlagen der Funktionellen Dysphagietherapie. In: Bartolome G. et al. Schluckstörungen. Diagnostik und Rehabilitation. 2. Aufl. München: Urban & Fischer; 1999.

Davies P. Wieder Aufstehen. Rehabilitation und Prävention 30. Berlin: Springer; 1995.

Gratz C, Woite D. Die Therapie des Facio-Oralen Traktes bei neurologischen Patienten
- Zwei Falldarstellungen. Neue Reihe Ergotherapie. Idstein: Schulz-Kirchner; 1999.

Lipp B, Schlaegel W. (Hrsg.) Wege von Anfang an. Frührehabilitation schwerst hirngeschädigter Patienten. Villingen-Schwenningen: Neckar; 1996.

Lipp B, Schlaegel W. Gefangen im eigenen Körper. Villingen-Schwenningen: Neckar; 2000.

Nusser-Müller-Busch R. Therapie neurogener Schluckstörungen. In: Böhme G. Sprach-, Sprech- Stimm- und Schluckstörungen. Band 2: Therapie. München: Urban & Fischer; 2001.

Nusser-Müller-Busch R. Diätetische Maßnahmen bei Schluckstörungen im Erwachsenen- und Kindesalter. In Böhme G. Sprach-, Sprech- Stimm- und Schluckstörungen. Band 2: Therapie. München: Urban & Fischer; 2001 b.

Schaupp U. Dysphagie im Alter. In: Kolb G. (Hrsg.) Dysphagie: Kompendium für Ärzte und Sprachtherapeuten in Klinik, Rehabilitation und Geriatrie. München: Urban & Vogel; 2000.

Weitere verwendete Literatur

Coombes K. Von der Ernährungssonde zum Essen am Tisch. In: Lipp B, Schlaegel W. (Hrsg.) Wege von Anfang an – Frührehabilitation schwerst hirngeschädigter Patienten. Villingen-Schwenningen: Neckar; 1996.

Garliner D. Myofunktionelle Therapie in der Praxis. Zahnärztlich-medizinisches Schrifttum. München; 1982.

Groher M. E. Bukatman R. The precalence of swallowing disorders in two teaching hospitals. Dysphagia. 1986; 1: 3-6

Hannig Ch. Wuttge-Hannig A. Radiologische Diagnostik der Schluckfunktion. In: Bartolome G. et al. Schluckstörungen. Diagnostik und Rehabilitation. 2. Aufl. München: Urban & Fischer; 1999.

Horner J, Buoyer FG, Alberts MJ, Helms MJ. Dysphagia following brainstem-stroke: clinical correlates and outcome. Arch. Neurol. 1991; 48: 1170-1173

Jones B, Donner MW. (eds) Normal and Abnormal Swallowing. New York: Springer; 1991.

Kuhlmann B, Többeck S. Ernährungsempfehlungen bei Kau- und Schluckstörungen mit Ursache in der oralen Phase. FORUM Logopädie, 1994; 3: 17-19

Langmore SE. Fiberoptic Endoscopic Examination of Swallowing Safety: A new procedure. Dysphagia. 1988; 2: 216-219

Langmore SE. Terpenning MT, Chen Y, Schork A, Murray JT, Loesche WT. Multiple factors predict aspiration pneumonia. How important is dysphagia? Dysphagia. 1998; 13: 68-81

Lipp B, Schlaegel W. Das Tracheostoma in der neurologischen Frührehabilitation. FORUM Logopädie. 1997; 2: 8-11

Langmore SE. Endoscopic Evaluation and Treatment of Swallowing Disorders. New York: Thieme; 2001.

Logemann JA. Evaluation and Treatment of Swallowing Disorders. Austin: Pro-ed; 1983.

Logemann JA. Manual for the Videofluorographic Study of Swallowing. Austin 2nd: Pro-ed; 1993.

Neumann S. Physiologie des Schluckvorganges. In: Schluckstörungen. Diagnostik und Rehabilitation. 2. Aufl. München: Urban & Fischer; 1999.

Nusser-Müller-Busch R. Therapieansätze bei Störungen der Nahrungsaufnahme – eine Standortbestimmung. FORUM Logopädie. 1997; 2: 5-7

Nusser-Müller-Busch R, Coombes K. Facio-Oral Tract Therapy (F.O.T.T.). In: Dejonckere P, Peters HFM (eds). Communications and its Disorders: A Science in Progress. Proceedings 24th Congress International Association of Logopedics and Phoniatrics. Vol II. Nijmegen: University; 1999.

Nusser-Müller-Busch R. ATL Essen und Trinken. In: Kellnhauser E. et al. (Hrsg.) Thiemes Pflege. Stuttgart: Thieme; 2000.

Prosiegel M, Scheicher M, Wagner-Sonntag E. Neurogene Dysphagien – diagnostik- und therapierelevante Aspekte. Neurologie & Rehabilitation. 1996; 4: 218-224

Prosiegel M. Sensomotorische Steuerung des Schluckvorganges. In: Bartolome G. et al. Schluckstörungen. Diagnostik und Rehabilitation. 2. Aufl. München: Urban & Fischer; 1999.

Prosiegel M. Neurologisch bedingte Schluckstörungen. In: Bartolome G. et al: Schluckstörungen. Diagnostik und Rehabilitation. 2. Aufl. München: Urban & Fischer; 1999.

Schröter-Morasch H. Klinische Untersuchung des Oropharynx und videoendoskopische der Schluckfunktion. In: Bartolome G. et al. Schluckstörungen. Diagnostik und Rehabilitation. 2. Aufl. München: Urban & Fischer; 1999.

Seidl RO, Nusser-Müller-Busch R, Ernst A. Evaluation eines Untersuchungsbogens zur endoskopischen Schluckuntersuchung. Sprache Stimme Gehör. 2001; 25: 1–9

Ziegler W et al. Dysarthrie. Stuttgart: Thieme; 1998.

3.7 Neglekt

Friederike Kolster

3.7.1 Begriffsbestimmung

Unter dem Oberbegriff *Neglekt* werden verschiedene Vernachlässigungsphänomene einer Raum- und/oder Körperhälfte zusammengefasst, die keine primär sensorische oder motorische Ursache haben (Prosiegel 1998).

Der Patient kann die Aufmerksamkeit nicht oder nur mühsam oder nicht automatisch auf die Raum- oder Körperseite richten, die gegenüber (kontralateral) der Hirnschädigung liegt. Er hat keinen bzw. weniger oder schlechteren Zugriff auf das, was sich auf dieser Seite befindet oder geschieht. Patienten mit ausgeprägtem Neglekt verhalten sich so, als sei der gesamte (meist linke) Halbraum für sie nicht vorhanden, als sei sogar die Vorstellung, dass es diesen Halbraum oder diese Körperhälfte gibt, verlorengegangen.

Der Neglekt kann hauptsächlich eine Modalität betreffen (z. B. den visuellen, akustischen oder sensomotorischen Bereich) oder in mehreren Modalitäten zugleich vorkommen.

Die Ursachen des Neglekts werden immer wieder diskutiert und von verschiedenen Autoren unterschiedlich gewertet. In der Repräsentationshypothese (Bisiach 1978) wird davon ausgegangen, dass jeder bewussten Wahrnehmung (und jeder Handlung) eine mentale Repräsentation vorausgeht, die sich bei Neglektpatienten nur oder hauptsächlich auf die ipsiläsionale Seite des Raumes bezieht. Andererseits wird immer wieder diskutiert, ob Neglekt ein Aufmerksamkeitsproblem ist (Aufmerksamkeitshypothese, u. a. Goldenberg 1998). Goldenberg spricht demzufolge von „Halbseitenvernachlässigung" statt von Neglekt. Karnath hat die These entwickelt, dass es sich statt dessen um eine Rotation des inneren Raumes des Patienten handelt (Transformationshypothese, u. a. Karnath 1997). Für jede der drei Hypothesen gibt es eindeutige Belege. Daher kann wahrscheinlich davon ausgegangen werden, dass der Neglekt multifaktoriell bedingt sein kann.

Ein Neglekt tritt fast immer gleichzeitig mit einer meist ausgeprägten Hemiparese auf. Weitere oft assoziierte Störungen sind Aufmerksamkeitsstörungen, räumlich-visuelle und räumlich-konstruktive Störungen sowie die Pusher-Symptomatik. Zudem können zusätzlich eine Hemisensibilitätsstörung, Hemianopsie oder Hemihypakusis auftreten.

3.7.2 Klinisches Bild

Neglektphänomene treten verschieden stark ausgeprägt auf: als ausgeprägter Neglekt, Neglekt in Rückbildung und Restneglekt. Hierbei unterscheiden sich jeweils das Erleben des Patienten und das klinische Bild, die Therapieziele und das therapeutische Vorgehen.

Ausgeprägter Neglekt: Die Patienten können nur Reize aus dem indirekt betroffenen Halbraum aufnehmen, dorthin explorieren und dort handeln, der direkt betroffene Halbraum (meist links) scheint für sie nicht existent zu sein. Der stark ausgeprägte Neglekt ist meist multimodal, die verschiedenen Modalitäten werden aber einzeln beurteilt.

Im *sensomotorischen Bereich* zeigt sich ein stark ausgeprägter Neglekt nach links dadurch, dass die Patienten meist nicht in der Lage sind, die linke Körperhälfte zu finden und sie sogar als fremd und nicht zu sich gehörig empfinden. *Visuell* zeigt sich ein ausgeprägter Neglekt dadurch, dass die Patienten weder Kopf- noch Augenbewegungen in den linken Halbraum ausführen. Der *akustische* Bereich ist dadurch auffällig, das die Patienten auf Geräusche oder Ansprache von links nicht reagieren oder die Geräuschquelle im rechten Halbraum suchen.

Zum besseren Verständnis des Erlebens der Neglektpatienten siehe Tabelle 3.**33**.

Manchmal ist der Neglekt so ausgeprägt, dass die Patienten (noch) nicht wissen, dass sie überhaupt eine Halbseitenlähmung durch den Schlaganfall erlitten haben und sich für gesund halten. In diesem Fall spricht man von *Anosognosie* oder *Unawareness.* Gleichzeitig werden manchmal Reize von der betroffenen Seite auf die indirekt betroffene Seite übertragen. Bei dieser *Allästhesie* wird also zum Beispiel ein Schmerz in der linken Hand in der rechten Hand gespürt oder eine Berührung am linken Bein am rechten Bein wahrgenommen. Die meisten Patienten mit einem derart ausgeprägten Neglekt zeigen *Angst- und Abwehrgefühle* der betroffenen Seite gegenüber.

Ein weiteres Phänomen ist die *Perseveration.* Eine Patientin, die vor dem Spiegel steht, zupft z. B. immer weiter an ihrem bereits richtig angezogenen rechten Ärmel, obwohl der Handlungsbedarf eigentlich links besteht - dort klemmt der Ärmel über der Schulter. Es ist wichtig, die Perseveration bei Neglekt von anderen Arten der Perseveration zu unterscheiden (siehe hierzu Kapitel 3.11, Apraxie, Tabelle 3.**49**). Ähnlich ist das sogenannte *Crowding:* Bei der Zeichnung z. B. einer Blume ist die linke Seite noch nicht gemalt, rechts wird aber mehr und mehr dazugemalt.

Von einem *Neglekt in Rückbildung* spricht man bei der Minderbeachtung einer Raum- und/oder Körperhälfte, wenn z. B. Personen, Gegenstände oder der eigene Arm vom Patienten nur schwer oder nach einiger Suche gefunden bzw. in Handlungen einbezogen werden. Zu dieser Zeit wissen die Patienten bereits, dass es einen Halbraum, eine Körperhälfte gibt, die ihnen nicht oder nur schwer zugänglich ist, besitzen also ein beginnendes Störungsbewusstsein.

Bildet sich ein Neglekt zurück, so ist zu beobachten, dass die Explorations- und Handlungsfähigkeit der Patienten im betroffenen Halbraum meist abgestuft in mehreren aufeinanderfolgenden Phasen geschieht (Tab. 3.**34**, S. 376). Allerdings sind diese Phasen nicht streng voneinander getrennt, sondern können ineinander übergehen. Zudem können die Leistungen der Patienten auf der betroffenen Seite tagesformabhängig sein.

Die Rückeroberung des visuellen Raums geschieht nicht parallel zur Mittelachse des Körpers, sondern „scheibenwischerartig", was einen Hinweis auf die Transformationshypothese (Karnath 1997) darstellen könnte (Abb. 3.**40**).

Ein besonderes Phänomen, das zu dieser Zeit oft sichtbar wird, ist das *Auslösch- oder Extinkti-*

Tab. 3.33 Darstellung der Repräsentationshypothese

Erklärungsmodell für das Verhalten von Neglektpatienten (Repräsentationshypothese):
Unsere Sinne vermitteln uns Eindrücke von der Außenwelt. Durch den Verarbeitungsprozess bilden wir diese äußere Welt, stark reduziert und auf unsere subjektiven Bedürfnisse abgestimmt, in uns als „innere Welt" ab. Unser Verhalten richtet sich nicht nach der Außenwelt, sondern nach dem, was wir von ihr wahrgenommen und als innere Welt abgespeichert haben. Neglektpatienten ist der Zugriff auf einen Halbraum der inneren Welt verlorengegangen- aber sie wissen das nicht. Für sie ist ihre innere Welt immer noch vollständig und sie vermissen die verlorengegangene Seite nicht. Sie verhalten sich also folgerichtig, wenn sie nur eine Körperhälfte ankleiden, sich darüber beschweren, dass es nichts zu trinken gibt (das Getränk steht links) und das Krankenzimmer kein eigenes Bad hat (die Tür zum Bad ist auch links vom Patientenbett). Weil die „innere Welt" von Neglektpatienten sich so sehr von der ihrer Bezugspersonen unterscheidet, kommt es häufig zu Streit und Unverständnis auf beiden Seiten. Hierzu ein Beispiel:

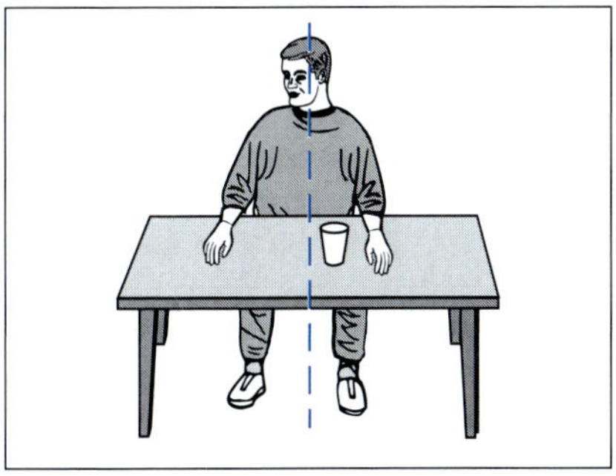

Abb. 3.39

Krankenschwester: „Gerade eben habe ich dem Patienten das Getränk hingestellt, da klingelt er schon wieder und schimpft, weil er angeblich nichts zu trinken hat, dabei steht das Glas doch direkt vor ihm!"

Patient: „Eben war die Schwester da und sagt, sie hat mir was zu trinken hingestellt, aber nirgendwo steht was. In diesem Krankenhaus werde ich nicht gut betreut und auch noch angelogen. Und jetzt höre ich ihre Stimme, die zu mir spricht - dabei ist sie gar nicht hier. Wo bin ich hier nur gelandet!"

onsphänomen. Der Patient hat hierbei auf die betroffene Seite nur dann Zugriff, wenn keine/sehr wenig Reize von der anderen Seite kommen bzw. wenn von dort nur sehr wenig Aufmerksamkeit verlangt wird. Empfindungen/Bewegungen der betroffenen Seite werden also bei doppelseitig simultaner Stimulation, sobald die andere Seite aktiv wird oder Reize bekommt, ausgelöscht.

Früher wurde das Extinktionsphänomen als ein Neglektphänomen bewertet, während neuere Studien belegen, dass es sich um getrennte Störungsbilder handelt. Daher kann ein Extinktionsphänomen nicht einfach „mitbehandelt" werden, sondern es gibt hierfür spezielle Befunderhebungen, Therapieziele und -strategien (siehe Kap. 3.8, Extinktionsphänomen).

Neglektphänomene bilden sich nur äußerst selten komplett zurück, fast immer bleibt ein *Restneglekt.* Dieser fällt zunächst kaum auf, auch Tests können unauffällig sein, bei komplexen Anforderungen (Haushalt, Straßenverkehr, Einkauf im Supermarkt) wird jedoch deutlich, dass es immer noch zu (zum Teil sehr gefährlichen!) Detailvernachlässigungen im betroffenen Halbraum kommt. Dieses Stadium ist deshalb besonders kritisch, weil Patienten und Bezugspersonen dieses oft nicht merken und der Neglekt als vollständig zurückgebildet gilt.

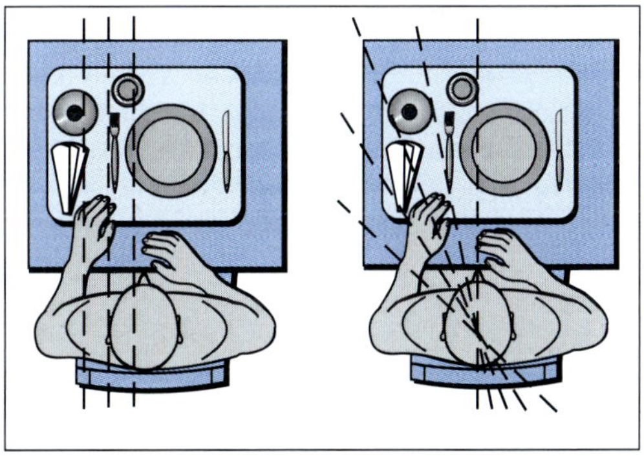

Abb. 3.40 Die Rückeroberung des visuellen Raums geschieht scheibenwischerartig (rechtes Bild).

Tab. 3.**34** Modell zur Veränderung der Handlungsfähigkeit im kontraläsionalen Halbraum während der Rückbildung des Neglekts

Die Patienten lernen, den betroffenen Halbraum zunächst mit, später ohne Unterstützung zu finden und dort	
⇓ **einen starken Reiz wahrzunehmen**	Person, die sich bewegt und spricht
⇓ **einen Reiz zu erkennen und diesen Reiz in einfache Handlungen einbeziehen**	Glas nehmen, es wird dann aber zum Füllen in den rechten Halbraum gestellt
⇓ **einfache Handlungen ausführen**	Glas füllen, wobei etwas daneben tropft
⇓ **einfache Handlungen kontrolliert und qualitativ gut ausführen**	Glas umsichtig füllen
⇓ **differenzierte Handlungen planen und ausführen**	Flasche in der Küche aus dem Kühlschrank (der links von der Tür steht) holen, Glas links aus dem Schrank holen, und es umsichtig füllen

Tab. 3.**35** Phasen der Awareness bei Neglektpatienten (modifiziert nach Kerkhoff)

Globale Unawareness	Informelle Awareness	Auftauchende Awareness	Vorausschauende Awareness
nicht Wahrnehmen oder Leugnen der Störung, überraschte Reaktion auf Demonstration des Defizits durch andere	Patient benennt sein Defizit verbal. Dies hat jedoch keine Konsequenz für die Handlung.	Das Defizit wird im Moment des Versagens wahrgenommen.	Der Patient ist sich des Defizits bewusst und berücksichtigt es im Alltag entsprechend. Er erwägt Konsequenzen und ihre Auswirkungen für sich und andere
„Mir geht es eigentlich gut. Aber die Rollstühle sind ganz schlecht zu bedienen, und das Krankenhaus ist chaotisch gebaut, darum komme ich mit dem Fahren nicht zurecht".	„Meine Therapeutin sagt immer, ich habe einen Neglekt." Kurz nach dieser Aussage fährt der Patient gegen einen Türrahmen und kann nicht ohne Hilfe weiterfahren.	„Vorhin bin ich wieder an einem Türrahmen hängen geblieben und Frau X. musste mich befreien" „Jetzt habe ich den Eingang zur Ergotherapie wieder nicht gefunden, weil ich zuerst nur rechts gesucht habe."	„Ich weiß nicht, ob ich pünktlich bei der Therapie sein werde, weil ich mich noch oft verfahre." „Mein Arm rutscht häufig vom Rollstuhltisch. Bitte sagen Sie mir, wenn das wieder passiert!"

Fallbeispiel

Frau P.H hat nach einem Mediainfarkt rechts eine armbetonte Hemiparese links und einen zunächst ausgeprägten visuellen und sensomotorischen Neglekt nach links erlitten. Nach 7-wöchiger Rehabilitation ist sie wieder in der Lage, zu gehen und einige Zeit zu stehen, der Arm ist plegisch und zeigt bei Belastung und Stress assoziierte Reaktionen im „Beugemuster". Die Sensibilität ist nicht eingeschränkt. Der Neglekt hat sich gut zurückgebildet und ist im klinischen Alltag nicht mehr beobachtbar. Da sie zu Hause wieder den Haushalt versorgen und kochen möchte, nimmt sie an der Kochgruppe teil. Beim Kochen am Herd mit mehreren Töpfen tritt eine Gefahrensituation auf, da der linke Arm - von ihr unbemerkt - gegen einen heißen Topf kommt. Erst die Therapeutin macht sie darauf aufmerksam.

Unabhängig vom Stadium des Neglekts ist es wichtig, in welcher Phase der *Awareness* der Patient sich befindet (Kerkhoff 1999). Da der Neglekt sich auch spontan zurückbilden kann, ist die Rückbildung des Neglekts nicht automatisch mit einer Veränderung der Awareness gekoppelt (Tab. 3.**35**).

Lokalisation der Läsionen

Neglektphänomene treten besonders häufig nach rechtshemisphärischen Läsionen auf, die meist durch einen Schlaganfall verursacht sind. Nach linkshemisphärischen Läsionen treten Neglektphänomene seltener auf und bilden sich auch schneller wieder zurück (Prosiegel 1998, Karnath 1997).

Der Läsionsort ist besonders häufig der multimodale Assoziationscortex im Parietallappen (die inferiore Parietalregion), der im Versorgungsgebiet der arteria media liegt. Seltener treten Neglektphänomene nach Schädigungen des Frontalhirns (präfrontaler Cortex) und bestimmter subcortikaler Strukturen wie Putamen und Thalamus auf.

Prognostik

Bei vielen Patienten, den meisten linkshemisphärisch betroffenen und einigen rechtshemisphärisch betroffenen, bildet sich der Neglekt nach kurzer Zeit spontan soweit zurück, dass die Patienten dann in „normalen" klinischen Untersuchungen unauffällig sind. Bei komplexen Anforderungen zeigt sich aber, dass sich die Neglektsymptomatik nicht komplett zurückgebildet hat, sondern über Jahre hin manifest ist (Karnath 1997). Dieses wird deutlich bei sehr sensitiven Computertests oder bei der Bewältigung von komplexen Alltagsaufgaben wie Autofahren o. ä.

Bei Patienten mit ausgeprägtem Neglekt ist die Prognose für den gesamten Rehabilitationsverlauf abhängig von der Awareness des Patienten, weil der Erfolg gezielter therapeutischer Intervention natürlich davon abhängig ist, ob der Patient weiß, dass er Beeinträchtigungen hat, wo seine Störungen liegen und an welchen Zielen überhaupt gearbeitet wird.

Grundsätzlich ist damit zu rechnen, dass die Rehabilitation von Hemiplegiepatienten mit Neglekt deutlich länger dauert als ohne Neglekt, weil erstens die Behandlung des Neglekts Zeit braucht und weil der Neglekt die Behandlungen anderer Defizite (z. B. sensomotorische oder räumlich-visuelle und räumlich-konstruktive Defizite) und den Wiedererwerb von Selbstständigkeit im Alltag deutlich erschwert (Kerkhoff 1999 a und b).

Differenzialdiagnose, abzugrenzende Störungen und Begriffe

Für Diagnose und Therapie ist es wichtig, Neglektphänomene und zentrale sensorische (*Hemianopsie, Hemisensibilitätsstörung, Hemihypakusis*) oder motorische Störungen (*Hemiplegie* oder *Hemiparese*) voneinander abzugrenzen. Hierbei ist Tabelle 3.**36** (S. 378) hilfreich. Bei Patienten mit sehr stark ausgeprägtem Neglekt ist allerdings teilweise schwer zu diagnostizieren, ob zusätzlich eine sensorische oder motorische Störung vorliegt.

Die Hemianopsie lässt sich durch die in Tabellen beschriebenen Verfahren abgrenzen. Sie ist als Störung ohne Neglektbeteiligung leichter beeinflussbar als mit dieser. Orthoptisten und Neuropsychologen diagnostizieren und therapieren die Hemianopsie in Zusammenarbeit (Haaf und Endmann 1997) mit Ergotherapeutinnen. Weitere Beschreibungen hemianoper Störungen finden sich auch bei Prosiegel (1998).

Patienten mit *räumlich-konstruktiven* und *räumlich-visuellen Störungen* haben im Alltag oft ähnliche Probleme damit, sich im Raum zu orientieren oder Rollstuhl zu fahren. Bei diesem Störungsbild zeigt sich allerdings keine messbar schlechtere Ausführung von Aufgaben, die den kontraläsionalen Halbraum betreffen.

Schließlich ist es wichtig, das *Extinktionsphänomen* von den Neglektphänomenen durch genaue Beschreibung der Symptome abzugrenzen. Es muss beobachtet werden, ob die betroffene Seite generell vernachlässigt wird (Neglekt) oder besonders bzw. ausschließlich dann, wenn beide Seiten einen Reiz bekommen (Extinktionsphänomen).

Bei linkshemisphärischer Läsion kann ein - sonst in Alltag und Test kaum auffallender - Neglekt die Diagnostik von *Aphasien* verfälschen, wenn durch den Neglekt das Lesen und das Explorieren von Vorlagen beeinträchtigt ist.

Störungen der Aktivität und Partizipation

Neglektpatienten sind je nach Ausprägung der Störung in allen Verrichtungen des täglichen Lebens sehr stark bis kaum eingeschränkt.

Die folgenden Beispiele beziehen sich überwiegend auf eine stark ausgeprägte Neglektsymptomatik. Bei Neglekt in der Rückbildung oder Restneglekt treten ähnliche Phänomene abgeschwächt auf beziehungsweise nur unter

Tab. 3.**36** Hinweise zur Differenzierung von zentralen sensorischen Störungen (Hemianopsie, Hemisensibilitätsstörung, Hemihypakusis) oder motorischen Störungen (Hemiparese) und ausgeprägtem Neglekt (modifiziert nach Kerkhoff und Schindler)

	Zentrale sensorische oder motorische Störungen	Neglekt
Awareness	nach einiger Zeit gut; gut zu erarbeiten	zunächst beeinträchtigt bis nicht vorhanden, schwer zu erarbeiten
Exploration des betroffenen (kontraläsionalen) Halbraums	Es wird in beiden Halbräumen exploriert: der Patient sucht Bereiche/Informationen aus dem/im betroffenen Halbraum, weil er sie vermisst (ein Glas, welches eben noch da war, wird im betroffenen Halbraum gesucht).	Die Exploration beschränkt sich (vorwiegend) auf den ipsiläsionalen Halbraum: der Patient scheint den betroffenen Halbraum nicht zu „vermissen" und sucht dort nicht. (ein Glas, welches eben noch da war, wird nur im indirekt betroffenen Halbraum gesucht).
Kompensation der Defizite	nach kurzer Zeit möglich, der Patient erlernt Strategien, die Defizite zu kompensieren (stößt der Patient am Türrahmen an, wird er durch Kompensation der Blickwendung die Ursache suchen)	Kompensationsversuche sind bei ausgeprägtem Neglekt auf den ipsiläsionalen Halbraum beschränkt
Modalitäten	modalitätsspezifisches Auftreten, nur teilweise gleichzeitig;	meist multimodal
Zeichnen aus dem Gedächtnis (visueller und motorischer Bereich)	bei Hemianopsie: normal	bei visuellem Neglekt: Auslassungen auf der kontraläsionalen Seite, z. T. so massiv, dass Gegenstände nur halb gemalt werden
Lesen	bei Hemianopsie: Auslassungen am Zeilen- oder Wortanfang – Irritation bei „unsinnigen" Worten („-nhof ist doch kein Wort…)	bei visuellem Neglekt: ebenfalls Auslassungen am Zeilen- oder Wortanfang, aber z. T. mit Substitutionen (selbstausgedachte Ergänzungen: „Bauernhof statt Bahnhof…)
Qualität sensomotorischer Ausführung	bei Hemisensibilitätsstörung: unimanuelles Hantieren mit der kontraläsionalen Hand wird mit visueller Kontrolle deutlich besser	bei sensomotorischem Neglekt: keine wesentliche Verbesserung mit visueller Kontrolle.
Extinktion	nein	tritt häufig assoziiert auf
Allästhesie (Übertragung des Reizes vom kontraläsionalen Raum auf den ipsiläsionalen)	nein	bei schwer betroffenen Patienten recht häufig: es wird über Schmerz in der i. b. Hand geklagt, obwohl die direkt betroffene Hand eingeklemmt ist.
Reaktion auf Cueing (sehr deutliche Hinweisreize auf der kontraläsionalen Seite)	keine Beeinflussung der Leistung (trotz mehrfacher Hinweise wird die Berührung am Arm nicht gespürt)	es können kurzzeitige, spontan nicht abrufbare „Ausnahmeleistungen" auftreten (plötzlich kann eine Berührung gespürt oder sogar lokalisiert werden)

„Stressbedingungen" wie Parallelanforderungen. Beachten Sie hierzu bitte auch beim Kapitel 3.8.2, Extinktionsphänomen, Störungen der Aktivität und Partizipation.

- ***Selbst- und Fremdgefährdung***
  Es besteht durchgängig eine starke Selbst- und Fremdgefährdung, die nur durch ein ausgeprägtes Problembewusstsein der Patienten etwas vermindert werden kann. Der Arm bleibt in den Speichen des Rollstuhles hängen oder der Fuß rutscht unbemerkt von der Fußraste. Beim Laufen kann das Bein „vergessen" werden, Hindernisse im Haushalt oder Straßenverkehr werden nicht oder zu spät erkannt.
- ***Psychosoziale Probleme***
  Die Patienten merken, dass ihnen vieles nicht gelingt, können aber bei sich keinen Grund dafür finden und schieben daher die Schuld auf andere: die unzuverlässigen Angehörigen, das faule Pflegepersonal oder die unmögliche Krankenhausarchitektur. Sie haben oft das Gefühl, belogen oder bestohlen zu werden und fühlen sich einsam und isoliert. Sie fühlen sich schlecht betreut, ungerecht behandelt und ständig missverstanden.
  Die Betreuungspersonen verstehen oft überhaupt nicht, warum der Patient nicht reagiert, wenn sie ihn (von links) ansprechen und warum sie von ihm ignoriert werden oder der Patient so unzufrieden oder verzweifelt ist. Sie fühlen sich zu unrecht beschuldigt, den Patienten bestohlen oder belogen zu haben.
  Wegen des für Patienten und Bezugspersonen gleichermaßen schwer verständlichen Störungsbildes mit oft peinlichen Folgen besteht die Gefahr, dass sich die Sozialkontakte verringern. Dieses ist zusätzlich abhängig von der Phase der Awareness der Patienten. In Untersuchungen wurde festgestellt, dass Patienten mit einer Unawareness häufig eine Entwicklung bis hin zur totalen sozialen Isolation durchmachen, begleitet von familiären Krisen und dem Rückzug von Bezugspersonen (Wenz 1999). Natürlich spielt dabei auch das Wissen der Bezugspersonen über das Störungsbild eine wesentliche Rolle.
  Ein weiteres Problem stellt das häufige Verschweigen des Neglekts dar. „Darüber spricht man nicht" - der Neglekt und seine absurd anmutenden und peinlichen Phänomene werden oft tabuisiert, nicht angesprochen, vor allem dem Patienten gegenüber, um ihn zu schonen. Dieses Verhalten bewirkt allerdings eine doppelte Tabuisierung - das, was ohnehin nicht wahrgenommen werden kann, bleibt „kein Thema".
- ***Anziehen und Körperpflege***
  Die Patienten sind in diesem Bereich meist dauerhaft auf Hilfe angewiesen. Oft wird die betroffene Körperhälfte nicht oder nur unvollständig gewaschen, die Patienten sind nach ausführlicher Körperpflege schmuddelig oder haben Körpergeruch. Haben sich die Patienten nur eine Gesichtshälfte gekämmt oder geschminkt, reagieren die Betreuungspersonen oft entsetzt oder verlegen, ohne dass den Patienten klar wird, warum. Das Anziehen misslingt, weil die Patienten die linke Seite ihres Körpers und der Kleidung nicht richtig beachten können, teilweise ihre Körperteile nicht finden und den Sitz der Kleidung nicht kontrollieren Können. Manche Patienten haben das Gefühl, komplett bekleidet zu sein, obwohl die gesamte betroffene Seite noch nicht angezogen ist.
- ***Mahlzeiten***
  Die Patienten finden bereitgestellte Getränke nicht, sie essen oft nur die Hälfte des Tellers leer, bekommen also nur die halbe Portion zu essen und werden nicht satt. Gerade geschmierte Brote „verschwinden" (wenn sie zu weit links abgelegt werden) und die Patienten denken, dass das Brot auf dem Nachbarteller ihnen gehört. Wenn die Patienten ihre Wange nicht spüren, besteht die Gefahr, dass sie sich darauf beißen. Speisereste sammeln sich in der Wangentasche und werden noch Stunden später gegessen. Die Patienten bekleckern sich unbemerkt, und Speisereste und Getränke können aus dem Mundwinkel rinnen.
- ***Fortbewegung/Mobilität***
  Die Patienten sind selten selbstständig rollstuhlmobil. Sie können sich meist weder in neuer noch in vertrauter Umgebung orientieren. Sie bleiben mit dem Rollstuhl an Hindernissen auf der linken Seite wie Tischen, Türen, Ecken hängen, oder stoßen Gegenstände um, suchen aber die Ursache für die Störung nur rechts. Beim Transfer sind sie gefährdet, weil sie den Rollstuhl links nicht bremsen, die Fußraste nicht hochklappen, nicht auf den betroffenen Arm oder das Bein achten, sich auf die Stuhlkante oder gar neben den Stuhl setzen. Falls die Patienten lau-

fen können, „vergessen" sie zum Teil das Bein und sind deshalb extrem sturzgefährdet. Im Straßenverkehr sind die Patienten besonders gefährdet und auch eine Gefahr für andere - egal, ob sie als Rollstuhlfahrer, Fußgänger oder gar als Autofahrer am Verkehr teilnehmen.

- ***Lesen und Schreiben***
  Beim Lesen ist eine sorgfältige Exploration nach links zum Anfang der Zeile und zum Anfang des jeweiligen Wortes nötig. Dahingegen fangen Neglektpatienten oft mitten im Satz oder mitten im Wort an zu lesen und finden den Text unverständlich oder „ergänzen" den Text. Das Schreiben ist erschwert, weil die Zeilenanfänge immer weiter nach rechts rutschen und das Geschriebene kaum kontrolliert werden kann.
- ***Visuelle Exploration bei Handlungen***
  Bisher wurde der Einfachheit halber immer vom „rechten Halbraum" und „linken Halbraum" gesprochen. Allerdings ist diese Trennung nicht ganz zutreffend, weil alles, was der Patient fokussiert, also genau anschaut, sich ja wieder in einen rechten und einen linken Teil des Gesehenen aufteilt.
  Daher kann passieren, dass ein Patient mit einem Neglekt nach links, der in einem rechts befindlichen Regal etwas sucht, linksgelegene Gegenstände nicht findet, obwohl diese ja im „objektiv" rechten Halbraum sind. Es ist also nicht so, dass die Exploration des ipsiläsionalen Halbraums unbeeinträchtigt ist. Dies wirkt sich natürlich auch auf alle weiteren Situationen aus, die mit genauer Exploration verbunden sind, wie Frühstücken, Sortieren des Pullovers beim Anziehen, Teilnahme am Straßenverkehr, Verfolgen eines Fußballspiels etc.
- ***Instrumentelle ADLs***
  Wie die oben aufgeführten Störungen der Aktivität und Partizipation nahe legen, ist bei Patienten mit ausgeprägtem Neglekt, aber auch mit Neglekt in Rückbildung, mit erheblichen Beeinträchtigungen in allen iADLs zu rechnen. Bei außerhäuslichen Aktivitäten wie Einkaufen, Behördengängen, Cafe- und Theaterbesuchen und der Freizeitgestaltung (Kerkhoff 1999 a und Götze 1999) sind Auswirkungen des Neglekts ebenso zu erwarten wie bei der Regelung persönlicher Angelegenheiten, wie z. B. dem Lesen von Anschreiben, dem Ausfüllen von Formularen, oder dem Tätigen von Überweisungen.
  Das Ausführen einer Berufstätigkeit gleich welcher Profession ist zunächst, wenn überhaupt, nur mit Supervision möglich.

3.7.3 Beeinflussungen/Wechselwirkungen zwischen diesem Störungsbild und anderen Störungsbildern in Alltag und Therapie

Hat der Patient eine *Anosognosie*, eine *Unawareness*, ist die Therapie sämtlicher assoziierter Störungen stark beeinträchtigt, da der Patient ja nicht einsieht, dass er überhaupt behandlungsbedürftig ist.

Treten Neglekt und *sensorische* oder *motorische Störungen* gleichzeitig auf, setzt die Therapie meist an beiden Störungsbildern gleichzeitig an. Die Motorik/Sensorik der direkt betroffenen Seite wird gezielt stimuliert. Dabei wird der Patient aufgefordert, differenziert zu explorieren. Der Therapieerfolg der Hemiparese oder sensorischen Störung ist stark abhängig von der Möglichkeit des Patienten, sich auf dort stattfindende Übungen einzulassen und zu konzentrieren. Beobachtungen in der Therapie zeigen, dass das Erlernen von Bewegungen und die Übertragung des Gelernten in den Alltag oft wesentlich langsamer erfolgt als bei vergleichbaren Patienten ohne Neglekt. Das ist auch dann so, wenn der Neglekt sonst kaum mehr beobachtbar ist und die Patienten nur noch ein diffuses „Fremdheitsgefühl" der betroffenen Extremität gegenüber zeigen.

Treten *räumlich-visuelle* und *räumlich-konstruktive Störungen* und Neglekt gleichzeitig auf, so ist der Patient in der Wahrnehmung des ihn umgebenden Raumes doppelt beeinträchtigt: Die räumlich-visuellen Störungen erschweren das Erfassen des Raumes und die Orientierung darin. Durch den Neglekt bekommt der Patient zudem unklare, widersprüchliche und nicht berechenbare Informationen. Das Training räumlich-visueller und räumlich-konstruktiver Störungen ist hierdurch sehr erschwert. Es empfiehlt sich daher, bei der Therapie zunächst mit dem Neglekt zu beginnen.

Zur Wechselwirkung mit der *Pusher-Symptomatik* siehe Kapitel 3.9.2.

3.7.4 Befunderhebung

Leitfragen der Befunderhebung bei Neglekt

- Welche Neglektphänomene treten auf und wie stark ausgeprägt sind sie?
- Sind die Modalitäten (motorisch/sensorisch/visuell/akustisch) gleich stark betroffen oder gibt es Gewichtungen? Welche?
- Wann/unter welchen Bedingungen treten die Neglektphänomene auf?
- Unter welchen Bedingungen ist der Patient im betroffenen Halbraum handlungsfähig? In welcher Qualität?
- Welche Aktivitäten und welche Partizipation des Patienten werden durch den Neglekt eingeschränkt? Wie?
- Wie groß ist die Selbst- und Fremdgefährdung des Patienten?
- Wie groß ist die Awareness des Patienten?
- Wie gut ist das Wissen des Patienten über das Störungsbild und seine eigenen Fähigkeiten und Defizite?
- Wie gut ist das Wissen der Angehörigen/Bezugspersonen über das Störungsbild und dessen Auswirkungen?

Befunderhebung durch gezielte Beobachtung und differenzierte Intervention in Alltagssituationen

Setting: Es eignen sich alle Handlungen, zu deren erfolgreicher Bewältigung die Beachtung des kontraläsionalen Halbraumes erforderlich ist.

Besonders gut eignen sich als Beobachtungssituationen das Waschen und Anziehen, die Zubereitung und das Einnehmen von Mahlzeiten und die Mobilität.

Beobachtet werden soll anhand der obengenannten Leitfragen, ob und in welcher Ausprägung die den Seiten 377 ff im Absatz Störungen der Aktivität und Partizipation genannten Phänomene auftreten.

Diese Art der Befunderhebung ist bei Neglekt besonders effektiv, da gleichzeitig drei Bereiche beobachtet werden können: das Auftreten und die Stärke der Neglektes, die Beeinträchtigung der Handlungsfähigkeit und der Umgang der Patienten mit dieser Beeinträchtigung.

Befragung des Patienten und ggf. der Bezugsperson

Spezifische Ziele der Befragung des Patienten sind

- Sammeln von Informationen über die Auswirkungen des Neglekts auf den Alltag und das Erleben des Patienten.
- Einschätzung der Phase der Awareness durch den Vergleich der Schilderung des Patienten und Beobachtungen/Befunde.

Wenn möglich, ist es ist sinnvoll, die *Bezugspersonen* ebenfalls zu befragen. Die Ziele sind:

- Sammeln von Informationen über die Auswirkungen des Neglekts auf den Alltag des Patienten, der Angehörigen und möglicherweise schon eingetretener Folgen im psychosozialen Bereich.
- Einschätzung des Kenntnisstandes der Bezugspersonen über das Störungsbild „Neglekt" und seine Auswirkungen.

Vorgehen: In der Befragung wird man sich zunächst allgemein erkundigen, ob nach dem Schlaganfall Probleme aufgetreten sind und welcher Art diese sind. Es ist oft sinnvoll, dass die Therapeutin gezielt nach einzelnen Aktivitäten fragt, die der Befragte nicht benannt hat, bei deren Bewältigung sie aber Probleme vermutet (s. S. 377 ff, Störungen der Aktivität und Partizipation).

Weitere Befunderhebung

Klassischerweise wird der Neglekt modalitätsspezifisch geprüft. Allerdings sind die Tests in diesem Punkt nicht immer valide, da auch andere Modalitäten/Bereiche mit beansprucht werden.

Viele der unten genannten Befunde sind einzeln zu erheben. Seit 1996 gibt es eine für Deutschland adaptierte Version des „Behavioral Inattention Test", den „Neglekt-Test" (Fels und Geissner 1997), der eine Zusammenstellung von häufig angewandten Neglektbefunden beinhaltet. Dieser ist auch von Ergotherapeuten anwendbar.

Eine kurze Zusammenstellung von Befundmöglichkeiten findet sich auch im „neuropsychologischen Befundsystem für die Ergotherapie" von Caroline Michal (1997).

Setting: Der Patient sollte sich in einer sicheren und bequemen Ausgangsposition befinden. Der Raum sollte reizarm sein und wenn möglich eine symmetrische Verteilung der Reize haben (also nicht z. B. rechts ein großes Bücherregal oder sehr auffallendes Bild).

Zur Differenzierung zwischen Neglekt und sensorischen bzw. motorischen Störungen beachten Sie bitte Tabelle 3.**36**, S. 378.

Untersuchung der visuellen Exploration

Alle untengenannten Aufgaben können als Papier-Stift-Aufgaben oder, zur Untersuchung eines größeren Blickfeldes, mittels eines Overheadprojektors durchgeführt werden. Bei den Papier-Stift- Aufgaben hat der Patient ein DIN A4-Blatt in Leseabstand vor sich liegen. Die Mitte des Blattes soll dabei genau in der Mitte vor dem Patienten liegen. Der Patient soll die ipsiläsionale Hand benutzen. Neben dem Ergebnis gibt vor allem die Art und Qualität der Durchführung wichtige Hinweise und sollte daher genau beobachtet werden. Dabei ist auf das Explorationsverhalten und Strategien genauso zu achten wie auf die Qualität des Ergebnisses (Abb. 3.**41 a-d**).

Bei allen ***Durchstreichtests*** werden Zielreize (bestimmte Reize, die der Patient suchen muss) in regelmäßiger oder unregelmäßiger Anordnung auf einem Blatt verteilt. Teilweise sind Ablenkreize (Distraktoren) mit auf dem Bogen, die das Auffinden der Zielreize erschweren.

Ein *sehr bekannter Durchstreichtest* ist der sog. Albert-Test (Albert 1973, Abb. 3.**41 a**), bei dem Linien in unregelmäßiger Anordnung auf einem Blatt verteilt sind. Der Patient soll alle Striche, die er bemerkt, mit einem Stift markieren. Bei dem anderen abgebildeten Durchstreichtest (Abb. 3.**41 b**) soll der Patient alle kleinen Sterne markieren. Es ist sinnvoll, dass die Therapeutin anschließend skizziert, wie der Patient bei der Exploration vorgegangen ist.

„Neglektpatienten suchen die Vorlage unsystematisch ab und tendieren dazu, die kontraläsionale Seite der Vorlage weniger oder überhaupt nicht zu explorieren. Dies führt zu Auslassungen und insgesamt erhöhten Suchzeiten. Je unsystematischer und dichter die Anordnung der Stimuli, desto deutlicher zeigt sich der Neglekt" (Kerkhoff 1999 b).

Linien halbieren: Die Mitte einer ca. 20 cm langen und ca. 2-5 mm dicken Linie soll mit einem Stift gekennzeichnet werden. Leichte Abweichungen von der Mitte sind im Normbereich. Abweichungen der gekennzeichneten Mitte zur ipsiläsionalen Seite, die größer sind als 5 mm, weisen auf einen Neglekt hin. Als Steigerung kann dem Patienten anschließend ein Blatt mit mehreren verschieden langen Linien vorgelegt werden, die sich alle waagerecht auf dem Blatt befinden, aber unterschiedlich auf dem Blatt verteilt sind.

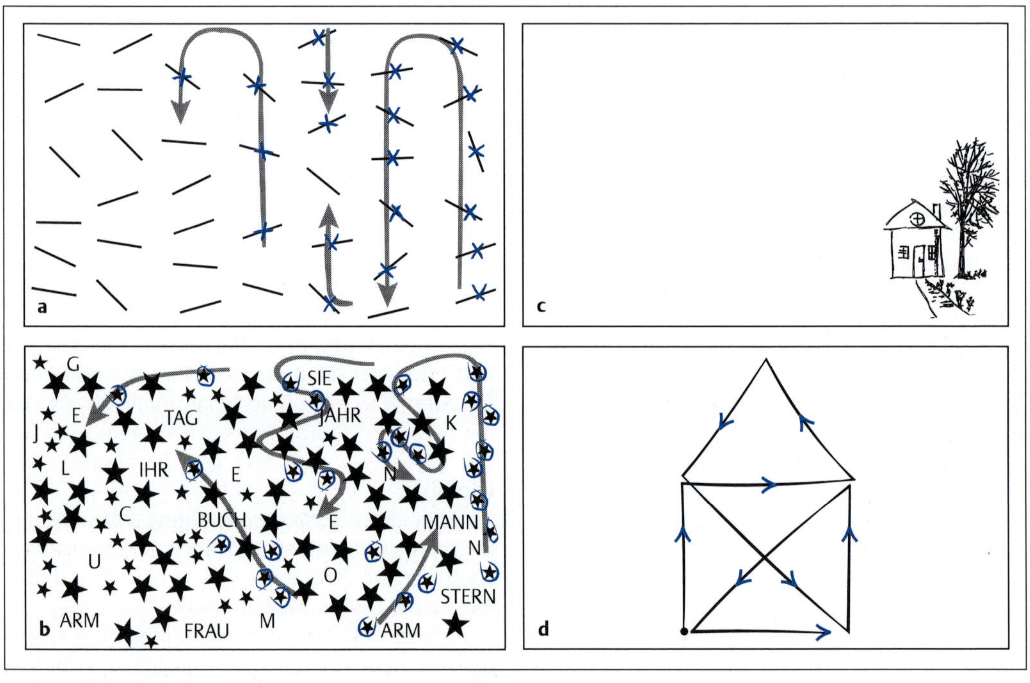

Abb. 3.**41** Beispiele der Untersuchung der visuellen Exploration

Beim ***freien Zeichnen*** wird der Patient gebeten, eine einfache, symmetrische Figur wie ein Haus, eine Uhr, eine Blume oder einen Menschen zu malen. Patienten mit einem ausgeprägten Neglekt zeichnen oft die kontraläsionale Seite gar nicht oder nur in Ansätzen. In diesen Bildern kommt es oft zu einer Anhäufung von Details im ipsiläsionalen Raum, dem sogenannten Crowding (Abb. 3.**41 c**). Bei Patienten mit einem Restneglekt kann die Zeichnung durch Detailarmut der kontraläsionalen Seite oder kleine Detailvernachlässigungen der jeweils z. B. linken Hälfte von Fenstern, Blättern etc. auffallen.

Beim ***Abzeichnen*** geometrischer Figuren oder von Gegenständen treten ähnliche Phänomene auf. Es ist wichtig zu beobachten, ob sich das Ergebnis ändert, wenn die Vorlage ihren Platz verändert (links, rechts oder über der zu bemalenden Fläche).

Für eine ***Bildbeschreibung*** wird dem Patienten eine Vorlage gegeben, bei der der eigentliche Sinn nur durch die Betrachtung beider Bildhälften verstanden werden kann. Es wird beobachtet, ob und wie gut der Patient die gesamte Vorlage exploriert (Augenbewegungen beachten!). Ferner wird darauf geachtet, wie der Patient die Situation beschreibt, ob er ihr zum Beispiel einen „eigenen Sinn" gibt.

Eine einfache und aufschlussreiche Überprüfung ist der ***Fingerfolgetest.*** Die Untersucherin sitzt dem Patienten gegenüber. Sie bittet den Patienten, auf ihren Finger, eine Stiftspitze o. ä. zu schauen. Sie zeichnet (ipsiläsional beginnend) z. B. ein ca. 50 cm großes „Haus vom Nikolaus" vor dem Patienten in die Luft und beobachtet dabei die Blickbewegungen des Patienten (Abb. 3.**41 d**). Bei der genannten Figur kann man gut die Folgebewegungen bei waagerechten Strichen und bei auf- und absteigenden Diagonalen beurteilen. Neglektpatienten haben oft große Mühe, dem Finger zu folgen, wenn er von der ipsiläsionalen Seite in die kontraläsionale geht, und bleiben manchmal direkt an der Mittellinie „hängen". Beim „Wiederauftauchen" des Fingers in ihrem wahrgenommenen Halbraum brauchen sie teilweise eine Weile, um den Finger sicher zu finden und zu verfolgen. Manche Patienten machen Explorationsbewegungen, wenn sie den Finger aus dem Blick verloren haben, andere warten einfach auf sein Wiederauftauchen. Das beobachtete Verhalten ist ein wichtiger Hinweis für die Therapie. Die Therapeutin kann erfahren, ob der Patient überhaupt Hinweisen (wie ihrer zeigenden Hand) in den kontraläsionalen Halbraum folgen kann, ob er Bewegungen von dort wahrnehmen und ihre Richtung aufnehmen kann und wohin er exploriert, wenn er einen Zielreiz sucht.

Bei der Befunderhebung des ***Lesens*** kann man die Anforderung von großgeschriebenen Texten mit Hinweisreizen (rote Linie links) bis zum Lesen von mehrspaltigen Zeitungsartikeln steigern. Wieder werden die Explorationsbewegungen der Augen beobachtet. Ferner achtet die Untersucherin darauf, ob der Patient Wörter nur halb erkennt („Hof" statt „Bahnhof") und ob der Patient den fehlenden Sinn selbst ergänzt oder bemerkt, dass Informationen fehlen.

Der ***Tischtest*** von Kerkhoff (1995) ist ein sehr alltagsnaher Befund, der sowohl das Vorhandensein und die „Größe" des visuellen Neglekts erfasst als auch Aufschluss über das Explorationsverhalten des Patienten im Alltag geben kann. Beim Test liegen, gleichmäßig auf 4 Quadranten verteilt, 40 Alltagsgegenstände auf einer 100 × 80 cm großen Platte vor dem Patienten. Zu 20 dieser Reize existiert ein Doppel, welches dem Patienten vorgelegt wird. Diesen Zielreiz soll er suchen und darauf deuten. Beurteilt wird die Suchzeit, die er benötigt - einzeln und als Gesamtsuchzeit, und das Vorgehen des Patienten, z. B. das Einsetzen von Suchstrategien.

Bei der Bewertung all dieser Befunde ist zu beachten, dass viele auch eine motorische Komponente haben.

Untersuchung der sensiblen Qualitäten

Es wird ein Sensibilitätsbefund zur Oberflächen- und Tiefensensibilität sowie zur Stereognosie durchgeführt (siehe Kap. 3.5). Dabei wird beobachtet, ob der Patient die Reize spüren, lokalisieren und voneinander differenzieren kann. Treten Allästhesien auf, ist dieses ein deutliches Zeichen für Neglekt. Auch wenn Fähigkeiten plötzlich auftreten, danach aber nicht mehr abrufbar sind (der Patient reagiert auf einen Berührungs- oder Schmerzreiz, danach auf denselben Reiz unter denselben Bedingungen aber nicht mehr), ist der Verdacht auf einen Neglekt gegeben. Beim Stereognosiebefund ist zu beobachten, dass manche Neglektpatienten, die Einzelreize wahrnehmen können, Gegenstände nicht differenzieren können. Dabei werden trotz vorhandener motorischer Fähigkeiten wenig oder keine Explorationsbewegungen gemacht. Manche Patienten merken weder, *dass* sie etwas in der Hand halten, noch *was* es ist.

Untersuchung der Motorik

Die Untersuchung der Motorik umfasst zwei Bereiche: einerseits die motorische Exploration der indirekt betroffenen Seite im kontraläsionalen Halbraum und andererseits Quantität und Qualität des Einsatzes der direkt betroffenen Seite, und zwar Arm und Hand ebenso wie Bein und Fuß.

Hierzu werden, nach dem Schema des *Albert-Tests* (Abb. 3.**41 a**), Gegenstände (z. B. Klötzchen) auf dem Tisch verteilt. Im ersten Durchgang soll der Patient mit der ipsiläsionalen Hand alle Gegenstände berühren, im zweiten Durchgang alle Gegenstände absammeln.

Wenn motorisch möglich, werden danach dieselben Aufgaben mit der kontraläsionalen Hand ausgeführt.

Beurteilt wird die Flüssigkeit und die Qualität der motorischen Exploration beider Seiten sowie möglicherweise plötzlich auftretende motorische Fähigkeiten der direkt betroffenen Seite.

Untersuchung der akustischen Exploration

Der Patient hört mit geschlossenen Augen Geräusche, die von der Untersucherin an verschiedenen Stellen des Zimmers gemacht werden (z. B. mit einer Glocke und einer Rassel). Er soll sie orten und benennen. Neglektpatienten legen oft die Geräuschquelle in den ipsiläsionalen Halbraum oder haben Schwierigkeiten, sie überhaupt zu orten. Nur selten passiert es, dass Neglektpatienten auf Geräusche aus dem kontraläsionalen Halbraum gar nicht reagieren.

Eine weitere Befundmöglichkeit, die allerdings umstritten ist, ist das dichotische Hören (siehe Kap. 3.8.4, Extinktionsphänomen).

Untersuchung des repräsentationalen Neglekts

Kerkhoff (1999 b) schlägt vor, eine zusätzliche Untersuchung zur Repräsentation vorzunehmen. Hierzu eignet sich ein zuerst von Bisiach und Luzatti (1978) vorgestelltes Verfahren. Dieser Befund gibt Hinweise darauf, ob Neglektpatienten nicht nur der Zugriff auf die linke Raum- oder Körperseite fehlt, sondern auch auf die linke Seite der „inneren Welt“, der räumlichen Vorstellung. Die Patienten sollen sich in Gedanken auf einen ihnen bekannten Platz oder in ein vertrautes Zimmer stellen und berichten, welche Gebäude bzw. Gegenstände dort sind. Danach drehen sie sich in Gedanken um und stellen sich auf die andere Seite des Platzes. Viele Patienten benennen überwiegend Gebäude bzw. Gegenstände aus dem jeweils rechten Halbraum – auch wenn sie genau diese vorher nicht genannt haben.

Aus ergotherapeutischer, handlungsorientierter Sicht ist diese Untersuchung deshalb so interessant, weil sie deutlich macht, dass Neglektpatienten, die diesen Befund haben, nach ihrer eigenen Logik richtig handeln, wenn sie alle Reize nur auf der jeweils rechten Seite suchen und auch nur dort handeln.

3.7.5 Ergotherapeutische Behandlung

Zu beachten ist, dass Neglektpatienten sehr schnell in der Therapie überfordert sind. Unserer Erfahrung nach ist es hilfreich, die Anforderungen allmählich in der beschriebenen Staffelung zu steigern. Dabei ist es wichtig, langsam vorzugehen und den Patienten nicht zu überfordern. Daher stellen wir sowohl die Therapieziele als auch das therapeutische Vorgehen nach Phasen gegliedert vor.

Bei der Neglekttherapie gibt es unterschiedliche Herangehensweisen. Wir beschreiben im Folgenden schwerpunktmäßig den *handlungsorientierten Ansatz*, berücksichtigen aber auch andere Therapieansätze.

3.7.6 Therapieziele

Die Therapieziele werden in zeitlicher Abfolge in der Tabelle 3.**37** vorgestellt.

3.7.7 Therapie

Grundprinzipien der Therapie

Der besseren Übersicht wegen sind die Therapieziele aus Tabelle 3.**37** den einzelnen Behandlungsphasen nochmals vorangestellt.

Erste Phase: Erarbeiten einer informellen Awareness und einem Verständnis dafür, dass es „diese Seite“ gibt

Therapieziele: Der Patient soll verstehen,

- dass es außerhalb seines Erlebens, seiner Welt, noch weitere Reize gibt, die für ihn relevant sein können.

Tab. 3.**37** Neglekttherapie – Übersicht über die Therapieziele in zeitlicher Abfolge

Erste Phase: ⇒	**Zweite Phase:** ⇒	**Dritte Phase:**
Erarbeiten einer informellen Awareness und einem Verständnis dafür, dass es diese Seite gibt:	**Interesse am Geschehen im betroffenen Halbraum finden und die Aufmerksamkeit gezielt dahin richten**	**Selbstständige Einbeziehung des betroffenen Halbraumes in Handlungen und Erarbeiten einer vorausschauenden Awareness**
Der Patient soll verstehen – dass es außerhalb seines Erlebens, seiner Welt, noch weitere Reize gibt, die für ihn relevant sein können – dass die Störungen, die er in seinem Alltag erlebt, mit diesen Reizen zu tun haben können – dass er durch einen Schlaganfall eine Störung bekommen hat, den „Neglekt“	Der Patient soll verstehen, – was ihm einen Hinweis auf eine Existenz dieser Seite geben kann – wodurch er erkennen kann, dass jetzt gerade wieder etwas Wichtiges auf der betroffenen Seite passiert – dass er besser zurechtkommt im Alltag, wenn er die bisher vernachlässigten Reize in seine Handlungen einbezieht Der Patient soll – die betroffenen Körperseite, den betroffenen Halbraum zunächst mit, später ohne Unterstützung finden können	Der Patient soll ... – auf der betroffenen Körperseite, im betroffenen Halbraum zunächst oberflächlich, später sorgfältig und differenziert explorieren können – im betroffenen Halbraum zunächst mit, später ohne Unterstützung handeln – Möglichkeiten zur Erfolgskontrolle erlangen: Wie erkenne ich, ob ich der betroffenen Seite genug Aufmerksamkeit geschenkt habe, ob meine Handlungen erfolgreich sind? – den beachteten und den vernachlässigten Halbraum zu einem Gesamtraum zusammenfügen, in dem beide Teile (annähernd) gleich wichtig sind – vorausschauende Awareness und damit eine Kenntnis seiner spezifischen Probleme entwickeln und behalten

- dass die Störungen, die er in seinem Alltag erlebt, mit diesen Reizen zu tun haben können.
- dass er durch einen Schlaganfall ein Störungsbild bekommen hat, den „Neglekt“.

Behandlungsprinzip: *Der Patient muss behutsam und deutlich an das Problem „Neglekt“ herabgeführt werden.*

Solange der Patient eine Unawareness hat, er also nicht weiß, warum die Therapeutin ihm ständig versucht zu erklären, dass es noch „eine andere Seite“ gibt, ist eine weiterführende Therapie nicht möglich. Das bestätigt sich durch langjährige therapeutische Erfahrung. Daher ist es wichtig, ihm die Existenz des „verlorengegangenen“ Halbraums, der fremden und unwirklichen anderen Körperseite wieder zu vermitteln.

Die Wahrnehmung der Neglektpatienten folgt einer eigenen Logik, daher sind sie anfangs der „normalen“ Logik nicht zugänglich. Es nützt also nichts, wenn die Therapeutin versucht, den Patienten davon zu überzeugen, dass doch jeder Mensch zwei Arme habe und er deshalb doch auch noch einen zweiten haben müsse. Aus ähnlichen Gründen ist es anfangs nicht erfolgreich, den Patienten Zielreize wie Gegenstände oder Bilder im betroffenen Halbraum suchen zu lassen, weil er den Sinn dieser Übungen nicht versteht.

Behandlungsprinzip: *Die Situationen, in denen der Patient selbst eine Beeinträchtigung bemerkt, sollten zur Therapie genutzt werden. In diesen sogenannten Schlüsselsituationen kann Awareness erarbeitet werden.*

Alltagssituationen sind beim Neglekt anfangs besser als „Trockenübungen“, da hierbei oft Schlüsselsituationen auftreten, Situationen, die einen Hinweis auf die Existenz einer anderen Seite geben.

Findet ein Patient zum Beispiel das gerade geschmierte Brötchen nicht mehr, wird er die Lösung dieses Problems im ipsiläsionalen Raum suchen. Der Ursprung des Problems liegt aber auf der kontraläsionalen Seite. In diesem Moment, in dieser Schlüsselsituation, in der der Patient ja selbst an der Lösung eines wahrgenommenen Problems interessiert ist, kann die Therapeutin intervenieren und sagen, dass das Brötchen dort liegt, wo der Patient es nicht wahrnehmen kann. Anschließend wird sie das Problem für den Patienten lösen, indem sie das Brötchen wieder nach rechts legt.

Weitere Beispiele für Schlüsselsituationen sind:

- Dem Patienten fehlen Gegenstände, die er eben noch hatte.
- Personen im Raum sprechen mit fremden Stimmen.
- Er hat Schmerzen in der Hand und weiß nicht warum.
- Er hat das Gefühl, nicht richtig angezogen zu sein, obwohl ihm im Spiegel nichts auffällt.

Behandlungsprinzip: *Alltagsbewältigung hat Vorrang*

Wie oben beschrieben, könnte prinzipiell jede Verrichtung des häuslichen, stationären und therapeutischen Alltags zur Neglekttherapie genutzt werden. Es muss sehr daraufgeachtet werden, dass der Patient nicht durch eine „Dauertherapie" überfordert wird. Entscheidend ist zum Beispiel, ob der Patient im Moment vorrangig den Alltag bewältigen möchte oder ob die Therapeutin sein Interesse für die „andere" Seite wecken kann. Nur dann kann sie mit dem Patienten zusammen „Ursachenforschung" betreiben, und behutsam „in den betroffenen Halbraum gehen". Tabelle 3.**38** enthält dazu ein Beispiel.

Zweite Phase: Interesse am Geschehen im betroffenen Halbraum finden und die Aufmerksamkeit gezielt dahin richten

Therapieziele: Der Patient soll verstehen,

- was ihm einen Hinweis auf die Existenz dieser Seite geben kann.
- wodurch er erkennen kann, dass jetzt gerade wieder etwas Wichtiges auf der betroffenen Seite passiert.
- dass er besser zurechtkommt im Alltag, wenn er die bisher vernachlässigten Reize in seine Handlungen einbezieht.
- der Patient soll die betroffene Körperseite, den betroffenen Halbraum zunächst mit, später ohne Unterstützung finden können.

In dieser Phase wird das Wissen des Patienten um sein Störungsbild weiter vertieft, und die Therapeutin arbeitet mit ihm weiterhin vornehmlich in Alltagssituationen.

Behandlungsprinzip: *Durch gezielte Hinweisreize (Cues) auf das Geschehen bzw. auf Zielreize im kontraläsionalen Halbraum aufmerksam machen.*

Dabei sollte die Intervention gestaffelt erfolgen. Hierbei wird die Intensität und Deutlichkeit der Hinweise nach und nach gesteigert. Die Kunst liegt darin, den Patienten zur selbstständigen Exploration anzuregen, ohne ihn zu überfordern.

Die Therapeutin hilft in der Bewältigung der Alltagssituation weiterhin recht viel. Der Schwerpunkt in der Behandlung liegt noch nicht in der selbstständigen Handlung, sondern darauf, dass der Patient den Halbraum bzw. Zielreize dort wahrnimmt und sie von der Therapeutin und ihm zusammen in die Handlung einbezogen werden (Tab. 3.**39**, S. 388).

Behandlungsprinzip: *Feedbackmöglichkeiten nutzen.*

Besteht eine tragfähige therapeutische Beziehung, kann das beginnende Störungsbewusstsein in dieser Phase durch gezielte Konfrontation mit dem Störungsbild weiter bearbeitet und vertieft werden.

Hierzu können Situationen wie ein von gegenüber aufgenommenes Video oder das Betrachten eines Arbeitsergebnisses von der anderen Tischseite aus sehr hilfreich sein. Eine von Söderback et al. erstellte Studie weist auf signifikante Verbesserungen der Performanz nach Videofeedback hin (Söderback 1992). Sie müssen aber gleichzeitig behutsam *und* deutlich und in Absprache mit dem interdisziplinären Team angewendet werden! Das plötzliche, erste „Begreifen" des Neglektes, das „Finden" des gelähmten Armes kann emotional überaus belastend sein (s. auch Kap. 3.8, Extinktion, Aufklärung des Patienten über seine Fähigkeiten und Defizite).

Tab. 3.**38** Therapiebeispiel zu Phase 1

Auf dem Weg zur Ergotherapie blieb Herr D. mit der linken Seite des Rollstuhls und seinem Knie an einem Türrahmen hängen. Er ärgert sich, dass er nicht weiterkommt. Er versucht alles mögliche, um zu verstehen, warum der Rollstuhl plötzlich stehen geblieben ist: Er wackelt an der rechten Bremse, versucht, weiter vorwärts zu fahren, dreht am rechten Rad und schaut, ob etwas unter dem Reifen ist. Die Ergotherapeutin (Eth.) kommt vorbei und spricht ihn von rechts an.
Eth.: Guten Tag, Herr D.
Herr D.: Guten Tag, Frau Brandt. Ich will gerade zu ihnen, aber der Rollstuhl fährt nicht mehr, der ist wohl kaputt.
Eth.: Sie kommen nicht weiter?
Herr D.: Nein, das Ding fährt nicht. (Probiert weiter)
Eth.: Sie haben hier auf dieser Seite schon alles versucht: die Bremse, das Rad, – aber hier hat sich nichts verklemmt.
Herr D.: Ich versteh das nicht.
Eth.: Dass der Rollstuhl nicht mehr fährt, liegt nicht an der Bremse oder dem Rad. Der Grund, warum es nicht weitergeht, liegt woanders. Seit dem Schlaganfall können sie eine Seite nicht mehr wahrnehmen.
Herr D.: So ein Blödsinn. Das hat der Arzt auch schon gesagt. Aber das stimmt nicht. Mir fehlt nichts.
Eth.: Der Rollstuhl und ihr Knie hängen in der Tür fest. Soll ich sie „befreien“ oder darf ich ihre rechte Hand führen, damit sie die Tür spüren können?
Herr D.: Wir müssen doch zur Therapie!
Eth.: Ich würde ihnen gerne erklären, warum der Rollstuhl oft nicht so fährt, wie sie das wollen. Das kann ich auch hier auf dem Flur machen.
Herr D.: Ja gut.
Eth.: Darf ich ihre Hand dahin führen, wo der Rollstuhl festhängt?
Herr D.: Okay
Eth.: (hockt inzwischen vor dem Patienten, damit er sie sehen kann und führt seine Hand von rechts nach links) *Das ist hier vorne: da ist ihr eines Knie, dann das andere, und da ist jetzt der Türrahmen. Daran hat sich der Rollstuhl festgeklemmt.*
Herr D.: (Guckt weiter nach rechts) Oh! (Er zieht seine Hand zurück.)
Eth.: Haben sie den Türrahmen gespürt?
Herr D.: Ja, da war was.
Eth.: Darf ich ihre Hand noch mal führen? Versuchen sie dabei, unseren Händen zuzusehen.
Herr D. (verfolgt die Hände bis zur Mittellinie und blickt dann wieder nach rechts) Ich sehe nichts. Aber mit meinen Augen stimmt irgendwas nicht seit einiger Zeit.
Eth.: Ich befreie sie jetzt mal und drehe ihren Rollstuhl so, dass sie die Tür sehen können. (Sie dreht seinen Rollstuhl so, dass er den Türrahmen rechts im Gesichtsfeld hat.)
Herr D.: Ach nee. Wo kommt der denn her?
Eth.: Hier am Türrahmen haben sie mit ihrem Knie (fasst fest darauf) und dem Rollstuhl festgehangen. Darf ich sie noch mal zurückdrehen, wie sie eben waren, und sie probieren, ob sie den Türrahmen sehen können?
Herr D.: Das machen sie mal.

...Beide probieren dort noch eine Weile herum. Die Eth. zeigt Herrn D., wie sich der Rollstuhl und sein Knie am Türrahmen verhakt haben. Sie erklärt ihm, dass er das wegen des Schlaganfalls nicht bzw. nur mit Unterstützung wahrnehmen und sich im Moment auch noch nicht selbst behelfen kann. Anschließend schiebt sie seinen Rollstuhl in Fahrtrichtung. Herr D. will selbst weiter fahren und sie geht neben ihm zum Ergotherapieraum.

Tab. 3.**39** Therapiebeispiel zu Phase 2: Beispiel für gestaffelte Intervention

Herr D. und die Ergotherapeutin in der Frühstückssituation:
Die Ergotherapeutin hat Herrn D. die benötigten Gegenstände gezeigt und benannt und dann rechts und links verteilt auf den Tisch gestellt. Herr D. will eine Scheibe Brot mit Butter bestreichen …

Handlung	Gestaffelte Intervention zur Veränderung des Explorationsverhaltens
Herr D. sucht die Butter intensiv auf der rechten Tischhälfte und findet sie nicht	
Eth.: Nein, da steht die Butter nicht. Sie ist aber auf dem Tisch.	Rahmen benennen
Herr D.: Aber hier ist sie nicht. Wo ist die denn schon wieder?	
Eth.: Ich habe sie über ihre linke Hand gestellt	Zielreiz links und einen weiteren Hinweis benennen
Herr D.: (schaut zur rechten Hand) Bei der Hand ist sie nicht.	
Eth.: Sie ist hier über der linken Hand. (Sie berührt seine Hand und klappert mit dem Butterteller.)	Cueing: multimodal weitere Hinweisreize geben
Herr D.: (horcht aufmerksam auf das Geräusch)	
Eth.: Sie ist auf der linken Seite, die sie so schlecht wahrnehmen können. *Das ist wie gestern beim Anziehen, als der zweite Ärmel zuerst nicht da war.*	Hinweis auf Vernachlässigung geben und Verbindung zu früheren Therapien herstellen
Herr D.: Ach.	
Eth.: Ich zeige ihnen die Butter. Versuchen Sie, meiner Hand mit dem Blick zu folgen. (Beginnt rechts vor dem Patienten und führt ihre Hand langsam zur Butter.)	unterstützte visuelle Exploration
Herr D.: (folgt der Hand kurz mit dem Blick, schaut dann aber wieder nach rechts)	
Eth.: Darf ich ihre Hand führen? (Als Herr D. nickt, greift sie seine Hand und führt sie zur Butter.)	geführte motorische Exploration
Herr D.: (Nimmt die Butter und stellt sie nach rechts.) Ach, hier ist die. Die hätte ich alleine nicht gefunden. Obwohl das ja öfter passiert	
Eth.: Ja, sie finden seit dem Schlaganfall oft etwas nicht, was auf ihrer linken Seite ist.	Erklärung des Störungsbildes
Herr D.: Ja, und dann bin ich ganz erstaunt, wenn es dann plötzlich da ist.	
Eth.: Es ist wichtig, dass Sie in der Therapie Strategien erlernen, die ihnen helfen, sich diesen Raum zurückzuerobern …	Hinweis auf Ziel und Inhalt der Therapie: eigene Rückeroberung des Raumes durch Strategien

Dritte Phase: Selbstständige Einbeziehung des betroffenen Halbraumes in Handlungen und Erarbeiten einer vorausschauenden Awareness

Modalitätsspezifische Therapie der Exploration und gezielten Ausführung

Therapieziel: Der Patient soll

- auf der betroffenen Körperseite, im betroffenen Halbraum zunächst oberflächlich, später sorgfältig und differenziert explorieren können.

Behandlungsprinzip: *Bei Patienten mit multimodalem Neglekt ist es sinnvoll, am Anfang einen Schwerpunkt auf den sensomotorischen Bereich zu setzen.*

Hierbei hat der Patient die Möglichkeit, zuerst seinen Körper „zurückzugewinnen" und danach erst die Informationen über den Außenraum zu speichern. Dabei sollte zunächst die Körperwahrnehmung erarbeitet werden (wo werde ich berührt, wie fühlt sich das für meinen Körper an, angenehm oder unangenehm?), bevor es um die Wahrnehmung und Differenzierung von Außenreizen geht (was berührt mich, wie fühlt sich der Gegenstand an, woran erkenne ich ihn?).

Behandlungsprinzip: *Sehr genaue Rückmeldung und Selbstbeobachtungsaufträge ermöglichen dem Patienten, die Qualität seiner Exploration und Bewegungen selbst zu beurteilen und zu verbessern.*

Die bereits vorhandene, in Alltagssituationen erarbeitete Exploration wird nun vertieft und geschult - in Alltagssituationen und isoliert in Extra-Therapiesituationen, mit diversen Therapiemedien.

Therapiebeispiele zur sensomotorischen Exploration und Ausführung:

- Wahrnehmungsaufträge bei Stimulation: Der Patient lenkt seine Aufmerksamkeit auf seine direkt betroffene Seite. Die Therapeutin berührt ihn dort fest, behutsam, mit den Händen, einem Ball, warmen oder kühlen Materialien. Der Patient beschreibt, wo er berührt wird und wie sich die Berührung anfühlt. Anschließend wird die indirekt betroffene Seite berührt, die Empfindungen werden verglichen.
- Trautmann (1999) arbeitet mit der oben beschriebenen Stimulation, und vertieft dieses Vorgehen, indem er die Wahrnehmung des Patienten auf die unterschiedlichen Tonusverhältnisse in beiden Körperhälften lenkt, um die Hyperaktivität der indirekt betroffenen Seite zu senken.
- Arbeit mit Therapiemedien und -strategien nach Perfetti (Kap. 2.4.3): Zunächst wird im ersten Grad gearbeitet, danach (wenn motorische Aktivität vorhanden ist) relativ bald im zweiten und dritten Grad. Durch die Aufgabenstellung wird der Patient dazu gebracht, die Bewegungen und Haltungen sehr sorgfältig zu explorieren und auszuführen. Durch die sehr gezielten Wahrnehmungsaufträge lässt sich die Aufmerksamkeit des Patienten sehr gut auf die direkt betroffene Körperseite richten.
- Arbeit nach dem Bobathkonzept (Kap. 2.4.2): Tritt der sensomotorische Neglekt zusammen mit einer Hemiparese auf, beeinflusst die Vorgehensweise nach dem Bobath-Konzept in der Regel auch den Neglekt, wenn die beiden ersten Phasen bereits erarbeitet wurden. Wichtig sind präzise Aufgabenstellungen, um die Aufmerksamkeit des Patienten auf die Qualität seiner Ausführung zu lenken und diese für ihn messbar zu machen. Es empfiehlt sich, in „kurzen Ketten" zu arbeiten, weil diese für den Patienten leichter zu kontrollieren sind.
- Taktile Exploration von Gegenständen (Stereognosie): Abstrakte Formen und Alltagsgegenstände sollen mit der kontraläsionalen Hand ertastet und differenziert werden. Hierbei geht es sowohl um differenziertes Spüren als auch das Erarbeiten von Explorationsbewegungen.
- Einsammeln von mehreren Gegenständen, die vor dem Patienten auf den Tisch gelegt wurden, teils mit, teils ohne gleichzeitige visuelle Exploration. Vereinfacht wird diese Aufgabenstellung, wenn der Patient selbst mit Unterstützung der Therapeutin die Gegenstände auf den Tisch legt.

Therapiebeispiele zur visuellen Exploration:

In den meisten Einrichtungen der neurologischen Rehabilitation wird das visuelle Explorationstraining, auch zur Behandlung der Hemianopsie, von Neuropsychologen, teils auch von Orthoptisten durchgeführt. Aus diesem Grund führen wir hier nur einige Hinweise auf.

- Einsatz von Materialien zur visuellen Exploration: Kerkhoff und Münßinger (1995) haben mit ihrer Mappe „Therapiematerial zur Behandlung visueller Explorationsstörungen" eine gut nutzbare Zusammenstellung von 260 Vorlagen (Format DIN A4) entwickelt, die nach Schwierigkeitsgrad und Aufgabenstellung gegliedert sind. Die Vorlagen können vergrößert oder an die Wand projiziert werden. Mit dem Patienten werden Strategien erarbeitet, wie er die gesamte Vorlage sorgfältig explorieren kann. Es ist von Vorteil, wenn der Patient die Korrektur mit Hilfe einer Korrekturfolie selbst oder von der Therapeutin unterstützt durchführt.
- Proschka und Bülau (1996) führen mit großem Erfolg das visuelle Explorationstraining (Papier-Stift-Aufgaben, bei denen Zielreize angestrichen werden sollen) als *interaktives Training* mit jeweils zwei Patienten durch, die ihre Arbeitsergebnisse gegenseitig korrigieren.
- Visuelles Explorationstraining am ELEX-Lesegerät und am Computer: Ziel dieser Therapie ist der Einsatz flüssiger, großer visueller Suchbewegungen, auch bei nicht vorhersagbaren Reizen. Beim ELEX-Lesegerät werden auf einen TV-Bildschirm Zielreize in projiziert, die der Patient durch Suchbewegungen mit den Augen finden soll (Prosiegel 1998). Ähnliche Aufgabenstellungen bieten auch verschiedene Computerprogramme.
- Ergotherapeutische Relevanz haben *Bildbeschreibungen:* Analog zum Befundmaterial, aber nicht identisch mit diesem, werden dem Patienten Bilder vorgelegt, deren Sinn nur durch Exploration des rechten und linken Halbraums des Bildes verständlich ist. Mit dem Patienten zusammen werden Explorationsstrategien und Möglichkeiten zur Kontrolle der Interpretation dargestellten Situation erarbeitet.
- Die Übertragung der Strategien zur visuellen Exploration in den Alltag kann in der Ergotherapie sehr gut erarbeitet und gefestigt werden. Hierzu werden Zielreize auf einem Tisch, in Schränken und Regalen gesucht, in der Klinik und außerhalb (z. B. Supermarkt). Suchstrategien werden ebenso erarbeitet wie Hilfen zur Kompensation. Spezielle Aufmerksamkeit sollte zu diesem Zeitpunkt auch dem Training zur Teilnahme am Straßenverkehr und der Orientierung im Raum (z. B. Lesen von Hinweisschildern) gewidmet werden (siehe hierzu „Neglekt" in Götze/Höfer 1999 und Kapitel 2.4.8, AOT).

Therapiebeispiele zur akustischen Exploration:

Bei Übungen zum Richtungshören soll der Patient Geräusche lokalisieren, die ihm aus verschiedenen Orten im Raum angeboten werden, und entweder darauf deuten oder sich dorthin wenden. Es besteht also eine enge Vernetzung zur motorischen und visuellen Exploration. Es kann damit begonnen werden, dass das Geräusch (z. B. Glöckchen oder Stimme) zunächst mittig vor dem Patienten beginnt und dann sukzessive in den kontraläsionalen Halbraum wandert. Auch in Kommunikationssituationen sollte man mit dem Patienten gezieltes visuelles und akustisches Explorieren üben: wer ist am Gespräch beteiligt, wer hat gesprochen?

■ Einbeziehung des Halbraumes in Handlungen:

Therapieziele:

- Im betroffenen Halbraum zunächst mit, später ohne Unterstützung handeln
- Möglichkeiten zur Erfolgskontrolle erlangen: Wie erkenne ich, ob ich der betroffenen Seite genug Aufmerksamkeit geschenkt habe, ob meine Handlungen erfolgreich sind?
- Den beachteten und den vernachlässigten Halbraum zu einem Gesamtraum zusammenfügen, in dem beide Teile (annähernd) gleich wichtig sind.

Erst in diesem Schritt geht es darum, mit dem Patienten daran zu arbeiten, dass er ohne Unterstützung alleine selbstständig im *kontraläsionalen* Halbraum differenzierte Handlungen planen, ausführen und kontrollieren kann (vgl. hierzu Tabelle 3.**34**).

Behandlungsprinzip: Handlungen, die zur differenzierten Exploration anregen, in der Komplexität steigerbar, vom Ergebnis her gut überprüfbar und auch korrigierbar sind, werden zur Therapie genutzt.

Therapiebeispiele:

Das Medium *Handwerk* bietet sich an. Die obengenannten Kriterien erfüllen mehrere Handwerke. Beispielhaft seien hier genannt:

- Die Seidenmalerei ist steigerbar von der freien Gestaltung ohne Gutta oder der „Knuddeltechnik", bis hin zum Malen nach Vorlage in Guttatechnik, bei dem gezielt Felder ausgefüllt werden müssen (sehr hohe Anforderung!).
- Keramik: durch die taktile Information eignet sich Keramik auch dann, wenn man zu-

sätzlich sensomotorische Reize setzen möchte. Eine gute „Einsteigetechnik" ist das Einformen von Platten, Kugeln oder Wülsten aus Ton in eine Gipsform, da die äußere Form vorgegeben ist. Der Patient kann gezielt zur Exploration der noch freien Stellen aufgefordert werden. Das Herstellen von Gefäßen in Plattentechnik ist ebenfalls gut anzuwenden.
- Sowohl verschiedene Drucktechniken als auch das Schablonieren sind Techniken, die von der Aufgabenstellung und der Technik her gut in ihrer Komplexität gesteigert werden können.

Zur Verbesserung der Handlungskompetenz bieten sich weiter die ohnehin stattfindenden *Alltagssituationen* an. Auch Alltagshandlungen, die der Patient in Zukunft wieder bewältigen Möchte, wie zum Beispiel das Bepflanzen von Balkonkästen, das Einkaufen im Supermarkt oder das Benutzen des Geldautomaten sollten zur Steigerung dazugenommen werden.

Das Vorgehen in der Therapie schließt sich an die begleitete Handlung in der zweiten Phase an. Allerdings wird der Patient jetzt mehr dazu angehalten, die Handlungen direkt im kontraläsionalen Halbraum auszuführen und das Handlungsergebnis auch dort zu kontrollieren.

Erarbeitung einer vorausschauenden Awareness

Therapieziel:

Der Patient soll eine vorausschauende Awareness und damit eine Kenntnis seiner spezifischen Probleme entwickeln und behalten.

In diesem Punkt wird mit dem Patienten daran gearbeitet, die Auswirkungen des Neglekts kennenzulernen und sein Verhalten darauf abzustimmen. Der Patient muss sich also vorstellen können, welche Handlungen durch den Neglekt beeinträchtigt werden bzw. wann eine Gefährdung durch den Neglekt auftritt und präventiv Maßnahmen ergreifen. Dazu gehört das Einhalten bestimmter Vorsichtsmaßnahmen und Verhaltensregeln (vor dem Aufstehen aus dem Rollstuhl immer kontrollieren, ob beide Bremsen angezogen und die Fußrasten hochgeklappt sind und beide Füße richtig stehen; Straßen immer nur an Ampeln überqueren; beim Kochen am Herd die gelähmte Hand sorgfältig lagern und die Lagerung immer wieder kontrollieren).

Behandlungsprinzipien: *Reflektion und Selbstinstruktion.*

- *Reflektion* von Handlungen: Nach Abschluss ausgewählter Handlungen werden mit dem Patienten die gemachten Erfahrungen zusammenfassend reflektiert und besprochen: was ging gut, was war schwierig, worauf sollte ich beim nächsten Mal achten. Bevor diese Handlung ein nächstes Mal ausgeführt wird, rufen sich Patient und Therapeutin die Inhalte dieser Reflektion ins Gedächtnis.
- Beeinflussung von Handlungsmustern durch *Selbstinstruktion:* Es werden so genannte „handlungsleitende Selbstaussagen" eingeübt, die der Patient sich zunächst laut vorspricht, später leise und schließlich als „inneres Sprechen". „Wenn ich rechts die Bremse festgestellt habe, muss ich das auch links tun." „Vor dem Aufstehen kontrollieren, ob der linke Fuß richtig steht!"

Vorstellung und Diskussion weiterer Therapiekonzepte

- ***Therapieansatz zur Transformation***
  Auf der Basis der Transformationshypothese, bei der angenommen wird, dass der Neglekt durch eine Rotation des inneren Raumes verursacht wird, hat vor allem Karnath ein spezifisches Therapieprinzip (weiter)entwickelt. Hierbei handelt es sich um vestibuläre Stimulation, bei der die kontraläsionalen Nackenmuskulatur mit einem Vibrationsgerät stimuliert wird. Während der Stimulation und bis zu 20 Min. danach zeigen die Patienten deutlich bessere Explorationsleistungen im kontraläsionalen Halbraum. Die Übertragung in den Alltag über diesen Zeitraum hinaus konnte bisher nicht nachgewiesen werden. Zur Zeit werden hierzu verschiedene Studien durchgeführt (Karnath et al. 1998).
- ***Einsatz des „forced use"***
  Der „erzwungene Nichtgebrauch" der ipsiläsionalen Hand (siehe Kap. 2.4.10) kann zu einem vermehrten Einsatz der kontraläsionalen Hand und zu stärkerer Beachtung des Halbraumes führen. Dabei wird die indirekt betroffene Hand des Patienten entweder mit einer Binde am Rumpf fixiert oder der Arm wird in einer Schlaufe getragen. Unbedingte Voraussetzung bei Neglektpatienten ist, dass der Patient den kontralateralen Halbraum wahrnehmen und dort schon mit der direkt betroffenen Hand komplexe Handlungen ausführen kann.

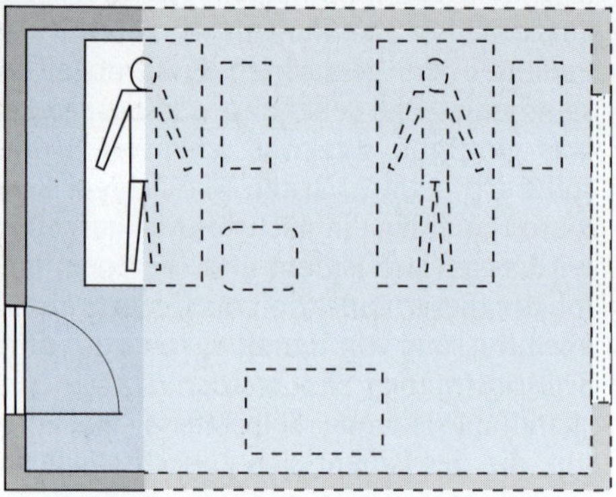

Darstellung des wahrgenommenen Raumes eines Patienten mit stark ausgeprägtem multimodalen Neglekt. wenn das Zimmer streng „nach Bobath" eingerichtet ist. Er muss das Gefühl haben, alleine in einem fensterlosen Zimmer ohne weitere Einrichtung zu liegen und hört Geräusche des Zimmernachbarn, ohne sie zuordnen zu können.

Abb. 3.**42**

- ***Anmerkungen zum Einsatz des 24-Stunden Managements im Sinne des Bobath-Konzeptes***
  In der Literatur wird immer wieder darauf verwiesen, dass das Management „nach dem Bobath-Konzept ... bereits eine indirekte Form der Neglekttherapie" ist. Es sollten „alle pflegerischen Aktivitäten von der vernachlässigten Seite her durchgeführt werden. Das Bett sollte mit der gesunden Seite zur Wand gestellt werden, das Nachtkästchen muss sich auf der vernachlässigten Seite befinden" (Prosiegel 1998), alle Ansprache sollte ebenfalls von dort kommen. Was als sinnvoller Ansatz zur Stimulation und Verbesserung der Exploration gedacht ist, ist unserer Überzeugung nach erst dann sinnvoll, wenn der Patient in der Lage ist, Explorationen in den ipsiläsionalen Halbraum ohne Unterstützung auszuführen (entspricht Phase 3). Für Neglektpatienten, die noch gar nicht oder nur mit großer Mühe in den betroffenen Halbraum explorieren können, ist die ausschließliche Ansprache aus dem für sie nicht existenten, im Wortsinne nicht fassbaren Raum eine große Überforderung, die mehr schadet als nutzt (Karnath 1997, Abb. 3.**42**). Dinge des persönlichen Bedarfs wie die Klingel, der Nachttisch, Getränke, Blumen müssen für die Patienten sichtbar und erreichbar sein, und Besuch, Ansprache und Trost, sollte auch vom wahrgenommenen Bereich her erfolgen und nicht aus dem „Off"!
  Die Position der Bezugspersonen (Therapeutinnen, Pflegepersonal, Angehörige) während der Gespräche, Therapie oder pflegerischer Maßnahmen sollte dementsprechend auch im/aus dem ipsiläsionalen Halbraum gegeben werden, auch wenn dabei vielleicht eine gute Therapiegelegenheit ungenutzt bleibt. Es ist notwendig, die Einrichtung des Zimmers patientenspezifisch dem Rehabilitationserfolg anzupassen, auch wenn dies im täglichen Klinikalltag keine leicht umzusetzende Aufgabe ist.

Setting

Einzel/Gruppe

Die Wahl des Settings bei Neglektpatienten ist abhängig von den Therapiezielen. Die Einzeltherapie in einem ruhigen, reizarmen Raum empfiehlt sich in der Behandlung von Neglektpatienten immer dann, wenn Störreize ausgeschaltet oder dosiert/gezielt in die Therapie einbezogen werden sollen. Anfangs sollte die Therapeutin während der Therapie mittig vor dem Patienten sitzen, im weiteren Therapieverlauf auch auf der kontraläsionalen Seite des Patienten.

Grundsätzlich gilt, dass die Anforderung für Neglektpatienten steigt, wenn weitere Personen im Raum sind.

Im Verlauf der Therapie sollte, wie oben beschrieben, der geschützte Rahmen des Therapieraumes oder Patientenzimmers verlassen werden, damit der „alltägliche Außenraum" in die Therapie einbezogen werden kann.

Vor allem zur Erarbeitung der Awareness haben sich Paar- oder Kleingruppenbehandlungen von Neglektpatienten bewährt (Proschka und Bülau 1996, Götze et al. 1998), da diese sich gegenseitig Rückmeldung über ihr Verhalten und ihre Leistungen geben können. Zudem können die Patienten hier miteinander ins Gespräch kommen – auch über den Neglekt und seine Folgen für sie selbst und andere.

Behandlung im interdisziplinären Team (Schnittstellen)

Das gesamte interdisziplinäre Team ist mit den Auswirkungen des Neglekts des Patienten konfrontiert und sollte somit auch an der Behandlung beteiligt sein. Generell sind beim Neglekt genaue Absprachen und gemeinsame Therapiestrategien sehr wichtig. Günstigenfalls richten sich alle nach dem oben beschriebenen Phasenmodell, da hierdurch der handlungsorientierte Ansatz auch von den anderen Disziplinen angewandt werden kann. Da das *Pflegepersonal* die Hauptansprechpartner im stationären Alltag der Patienten sind, ist besonders wichtig, die jeweiligen derzeitigen Handlungskompetenzen des Patienten und seinen Unterstützungsbedarf miteinander abzusprechen und eine gemeinsame Vorgehensweise zu entwickeln.

Die *Neuropsychologie* befasst sich in vielen Einrichtungen schwerpunktmäßig mit Befunderhebung und Therapie des visuellen Neglektes. Die Grundlage für die differenzierte visuelle Exploration kann dort gelegt werden, während die Übertragung in den Alltag und die Verbindung von Explorationsvermögen und Handlungskompetenz meist in der Ergotherapie sowie in der rehabilitativen Pflege stattfindet.

Zur *Physiotherapie* ergibt sich die Schnittstelle einerseits bei der Behandlung des sensomotorischen Neglekts und andererseits bei der Behandlung der Hemiparese von Neglektpatienten.

Patienten mit linkshirnigem Insult, die einen Neglekt nach rechts haben, haben, bedingt durch den Läsionsort, oft gleichzeitig Aphasien. Auch sonst nicht auffällige Restneglekte können die Behandlung in der *Logopädie/Sprachtherapie* beeinträchtigen, wenn Bildvorlagen differenziert visuell exploriert werden sollen. Hier helfen genaue Absprachen, z. B. darüber, ob besser mit realen Gegenständen (und deren taktiler Exploration) gearbeitet werden sollte. Die Erarbeitung akustischer Exploration kann sowohl in der Ergotherapie als auch in der Logopädie bzw. Sprachtherapie stattfinden.

Angehörigenarbeit

Zur Arbeit mit den Angehörigen gelten die in Kapitel 2 genannten Prinzipien.

Beim Neglekt hat die Arbeit mit den Angehörigen zusätzlich folgende Schwerpunkte:

- Die Angehörigen benötigen Information zum Störungsbild und zu möglichen Schwierigkeiten des Patienten bei Aktivitäten und Partizipation. Die Therapeutin sollte in diesem Rahmen auch auf die mögliche Selbst- oder Fremdgefährdung des Patienten hinweisen und mögliche psychosoziale Folgen ansprechen.
- Besonders wichtig ist, sehr früh ein Verständnis herzustellen für das „absonderliche" Verhalten des Patienten und mit den angehörigen zusammen Verhaltensstrategien zu erarbeiten. Diese sind abhängig von der Phase, in der der Patient sich gerade befindet.
- Die Angehörigen benötigen Austausch über und Anregungen zum Umgang mit dem Neglektpatienten. Es ist wichtig, dass eine Ausgewogenheit herrscht zwischen den Bedürfnissen der Angehörigen (schnell im Supermarkt einkaufen), der Patienten (selber ein gewünschtes Produkt finden) und cotherapeutischer Tätigkeit der Angehörigen (Anwendung bestimmter Techniken/Hinweisreize, um dem Patient das Finden zu erleichtern)
- Falls möglich, ist es von Vorteil, wenn sich die Angehörigen mit Angehörigen anderer Neglektpatienten austauschen Können.

3.7.8 Evaluation und Dokumentation von Therapieverlauf und Therapieergebnis

Die Neglekttherapie wird, neben einer wiederholten Durchführung der in Absatz 3.7.4 vorgestellten Befundverfahren, vor allem über die Veränderung der Performance des Patienten evaluiert.

Der Patient hat demnach von der Therapie profitiert, wenn:

- die Ergebnisse der anfangs durchgeführten Befundverfahren bei der Wiederholung eine signifikante Verbesserung aufweisen.
- die Performanz des Patienten bei den anfangs beobachteten Alltagssituationen sich signifikant verändert hat bzw. der Patient nach der Therapie mehr und differenziertere Handlungen bewältigen kann als vorher. Dabei wird beobachtet, ob, unter welchen Bedingungen und mit welcher Qualität der kontraläsionale Halbraum in diese Handlungen einbezogen wird.
- der Patient eine andere Phase (höhere Stufe) der Awareness erreicht hat.

Die Evaluation, vor allem die durch gezielte Beobachtung der Handlungen, wird fortlaufend in der Therapie durchgeführt. Das vorgestellte Behandlungsmodell nach Phasen ist von dieser

Evaluation in sofern abhängig, als dass die jeweiligen Therapiemethoden erst dann angewandt werden sollten, wenn der Patient diese Phase bereits erreicht hat.

Die Dokumentation erfolgt dann anhand der zuvor genannten wiederholten Befunderhebung, mit den entsprechend verwendeten Befundverfahren und den dort verwendeten Dokumentationsschemata.

3.7.9 Literatur

Grundlagenliteratur

Goldenberg G. Neuropsychologie. München: Urban und Fischer; 1998.

Karnath HO. Neglekt. In: Hartje W, Poeck K. Klinische Neuropsychologie. 3. Aufl. Stuttgart: Thieme; 1997.

Kerkhoff G. Neglekt. In: Götze R, Höfer B. (Hrsg.) Alltagsoriente Therapie bei Patienten mit erworbener Hirnschädigung. Stuttgart: Thieme; 1999a.

Münßinger U, Kerkhoff G. Therapiematerialen zur Behandlung visueller Explorationsstörungen – bei homonymen Gesichtsfeldausfällen und visuellem Neglekt. Kopiervorlagen-Mappe. EKN-Materialien für die Rehabilitation 9. Dortmund: Verlag modernes lernen; 1995.

Prosiegel M. Neuropsychologische Störungen und ihre Rehabilitation. München: Pflaum; 1998.

Weitere verwendete Literatur

Albert. A simple test for visual neglect. Arch neurol Psych. 1973; 23: 658–664.

Bisiach E, Luzatti. Unilateral Neglect of representional space. Cortex 4. 1978.

Ferber S, Bahlo S, Ackermann H, Karnath HO. Vibration der Nackenmuskulatur als Therapie bei Neglektsymptomatik – Eine Fallstudien. In: Neurologie & Rehabilitation. 1998; 1: 21.

Gauggel S et al. Neuropsychologische Rehabiltation. Weinheim: Beltz; 1998.

Haaf E, Endmann B. Kooperation zwischen Ergotherapeuten und Orthopisten in der Frührehabilitation neurologischer Patienten. In: Ergotherapie und Rehabilitation. 1997; Juli 4: 345.

Kerkhoff G. Neurovisuelle Störungen. In: Frommelt P. (Hrsg.) Neurorehabilitation. Berlin: Blackwell; 1999.

Keller M, Grömminger. Neglekt. In: Cramon D, Mai N. Neuropsychologische Diagnostik (Testverfahren). Weinheim: Chapman und Hall; 1995.

Proschka, Bülau. Interaktives Training bei visuellem Neglekt. In: Neurologische Rehabilitation. 1996; 2: 102–105.

Söderback et al. Video Feedback in Occupational Therapy: Its Effect in Patients With Neglect Syndrome. In: Arch Phys Med Rehabil. Vol 73. 1992; 12: 1140–1146.

Trautmann. Psychotonische Arbeit mit Neglekt-Patienten. Teile 1–3. In: Krankengymnastik. 1999; 3: 469–472, 4: 661–667, 6: 1002–1010.

Vallar et al. Anatomical Correlates of visual and tactile Extinction in Humans. Journal of Neurology, Neurosurgery and Psychiatry. 1994; 57: 464–470.

Wenz C. Awareness. In: Götze R, Höfer B. (Hrsg.) Alltagsorientierte Therapie bei Patienten mit erworbener Hirnschädigung. Stuttgart: Thieme; 1999.

Belletristik zum Thema

Sacks O. Der Mann, der seine Frau mit einem Hut verwechselte. Reinbek: rororo; 1989.

Befund- und Testverfahren

Fels und Geissner: Neglect-Test (NET). 2. korr. Aufl. Göttingen: Hogrefe; 1997.

Kerkhoff G. Tischtest. In: Cramon D et al. Neuropsychologische Diagnostik. Weinheim: Chapman & Hall; 1995.

Michal C. Neuropsychologisches Befundsystem für die Ergotherapie. Berlin: Springer; 1997.

3.8 Extinktionsphänomen

Friederike Kolster

3.8.1 Begriffsbestimmung

Das *Extinktions-* oder *Auslöschphänomen*, das früher den Neglektphänomenen zugeordnet wurde (v. Cramon et al. 1988, Prosiegel 1991, Karnath 1997), wird in der neueren Literatur von einigen Autoren als unabhängiges Störungsbild betrachtet, welches mit einem Neglekt gleichzeitig auftreten kann, aber auch unabhängig davon (Vallar 1993, Kerkhoff 1999 und 1999 a). So können Patienten ein Extinktionsphänomen (immer kontralateral zur Läsion) ohne andere Neglektformen haben.

Da die Extinktionsphänomene eine andere therapeutische Herangehensweise erfordern als der Neglekt und als andere Neglektphänomene haben wir ihnen ein eigenes Kapitel gewidmet. Zum Verständnis ist die Kenntnis des Neglektes wichtig. Wir empfehlen den Lesern, auch das Kapitel 3.7 zu bearbeiten.

Bei einem Extinktionsphänomen hat der Patient auf die betroffene Seite nur dann Zugriff, wenn keine oder sehr wenig Reize von der anderen Seite kommen bzw. wenn von dort nur sehr wenig Aufmerksamkeit verlangt wird. Empfindungen/Bewegungen der betroffenen Seite werden also bei doppelseitig simultaner

Stimulation (DSS), sobald die andere Seite gleichzeitig aktiv wird oder gleichzeitig gleichstarke Reize bekommt, ausgelöscht.

Dieses fällt meist erst dann auf, wenn Patienten die betroffene Seite bereits wahrzunehmen beginnen, weil dann der Unterschied zwischen einseitiger und doppelseitig simultaner Stimulation auffällt. Es kann jedoch bereits vorher vorhanden sein, also in Kombination mit (anderen) Neglektphänomenen.

In der Regel wird das Extinktionsphänomen modalitätsspezifisch gesehen, also sensibel, motorisch, visuell oder akustisch. Es tritt aber auch „vermischt" auf, wenn z. B. die visuelle Aufmerksamkeit nach rechts eine motorische Fähigkeit der linken Hand auslöscht

Ist die indirekt betroffene Seite hyperaktiv, wird die Extinktion verstärkt.

3.8.2 Klinisches Bild

In „geschützter" Atmosphäre, wenn die Reize ausschließlich von der betroffenen Seite kommen, können die Patienten

- in den Halbraum explorieren,
- im betroffenen Halbraum handeln.

Sowie Reize der anderen Seite dazukommen, reduziert sich die Aufnahmefähigkeit oder Aktivität der betroffenen Seite bis hin zur kompletten Auslöschung. Bimanuelle Aktivitäten sind daher kaum möglich.

Die Patienten wissen meist schon, dass die betroffene Seite bereits Funktionen hat bzw. Aufgaben übernimmt. Manchmal versagt sie aber, ohne dass es ihnen auffällt. Da ja die betroffene Seite ausgelöscht wird, ist es für die Patienten selbst in der Situation nicht möglich, zu bemerken, *dass* sie ausgelöscht wird - erst, wenn es zu spät ist und zum Beispiel etwas heruntergefallen, umgestoßen oder eine Verletzung eingetreten ist. Das inkonstante Bild ist für die Patienten selbst besonders schwierig: auf die Hand, die Augen, auf sich selbst ist „kein Verlass".

Die meisten Patienten mit Extinktionsphänomen setzen deshalb ihre betroffene Seite im Alltag viel weniger ein als es eigentlich möglich wäre und leben z. B. als „funktionelle Einhänder", obwohl die Hand eigentlich differenziert manipulieren kann.

Wenn die betroffene Seite ausgelöscht wird, treten bei vielen Patienten assoziierte Reaktionen auf, der Arm „zieht" z. B. beim Laufen in die Beugung, und generell ist das Gangbild wesentlich schlechter als es von den sensomotorischen Funktionen her sein müsste.

Wie beim Neglekt beschrieben, ist auch beim Extinktionsphänomen von großer Bedeutung, in welcher Phase der Awareness der Patient sich befindet (vgl. Tab. 3.**35**, S. 376).

Lokalisation der Läsionen

Ein Extinktionsphänomen kann nach rechts- oder linkshemisphärischen Läsionen auftreten. Da es oft mit einem Neglekt zusammen bzw. als Neglektphänomen auftritt, werden in der Literatur die selben Läsionsorte wie beim Neglekt beschrieben. Zusätzlich wird es beschrieben nach Läsionen des prämotorischen Kortex, vor allem des supplementärmotorischen Areals.

Prognostik

Ein unerkanntes Extinktionsphänomen kann den Erfolg der gesamten Rehabilitation negativ beeinflussen, da es auf die gängigen Therapiemaßnahmen nur in geringem Maße anspricht und damit die weiteren Therapieerfolge behindern kann. Mit gezielter Therapie ist es jedoch gut zu behandeln und bildet sich oft recht zufriedenstellend zurück. Allerdings muss erfahrungsgemäß davon ausgegangen werden, dass eine Reststörung oft über Jahre hinweg bestehen bleibt.

Abzugrenzende Störungen und Begriffe

Da das Extinktionsphänomen oft mit (anderen) Neglektphänomenen zusammen auftritt, aber auch leicht damit verwechselt werden kann, ist eine beschreibende Abgrenzung besonders wichtig. Es muss beobachtet/beschrieben werden, ob die betroffene Seite generell vernachlässigt wird (Neglekt) oder besonders oder ausschließlich dann, wenn beide Seiten einen Reiz bekommen (Extinktionsphänomen).

Fallbeispiel

Herr R. P., der einen rechtshemisphärischen Mediainfarkt erlitten hat, wurde mit Verdacht auf Neglekt in die Ergotherapie überwiesen. Bei der Befunderhebung war das Ergebnis beim Albert-Test sowie einem anderen Durchstreichtest (S. 382) auffällig: 11 von 13 Zielreizen im linken Halbraum wurden nicht gefunden.

Während die Therapeutin die Befundbögen weglegte, fragte R.P., ob er den Teller mit dem Brot, der am äußersten linken Rand des Tisches stand, schon mal vor sich stellen sollte. Der gerade gestellte Befund eines ausgeprägten visuellen Neglektes musste daher revidiert werden und es ergab sich nun ein Verdacht auf ein ausgeprägtes visuelles Extinktionsphänomen, der durch weitere Befunde, vor allem Befragung und Alltagsbeobachtung, bestätigt wurde.

Weiterhin ist abzugrenzen, ob die Qualität der Performanz bei Parallelanforderungen *generell* absinkt, also wenn zwei Reize gleichzeitig beachtet werden bzw. zwei Anforderungen gleichzeitig gelöst werden sollen (aufrecht sitzen und gleichzeitig etwas in der Hand manipulieren oder laufen und gleichzeitig mit der Therapeutin sprechen), unabhängig von der Seite der Reize/Anforderungen. Dieses weist auf eine Störung der geteilten Aufmerksamkeit hin (s. hierzu z. B. Prosiegel 1998, S. 83 ff.).

Kapazitätsprobleme wirken sich ähnlich aus. Der Kortex kann nur eine begrenzte Anzahl „anstrengender" Aufgaben bewältigen. Beim Lernen neuer (oder Wiedererlernen ehemals bekannter) Fähigkeiten ist es daher immer so, dass die gerade frisch gelernte Funktion leicht störbar ist. Nachvollziehbar wird dieser Vorgang, wenn man sich z. B. das Tanzenlernen vorstellt: Beim Tanzenlernen kann man z. B. zuerst den Grundschritt zu einer oder zwei Melodien mit immer demselben Partner. Erst sehr spät kann man gleichzeitig tanzen und sich unterhalten und noch umherschauen, und das bei wechselnden Melodien und Partnern. Dies liegt daran, dass der Kortex durch die zunehmende Automatisierung der Bewegung „frei" wird für andere Aufgaben.

Die Grenze zwischen Kapazitätsproblemen und Extinktionsphänomen ist bei manchen Patienten fließend. Allerdings ist dies von nur geringer therapeutischer Relevanz, da die Therapiestrategien sich ähneln.

Ein Extinktionsphänomen kann auch zeitweilig mit einer Tiefensensibilitätsstörung verwechselt werden. Bei dieser ist die Qualität der Durchführung einer motorischen Aktion mit visueller Kontrolle wesentlich besser als ohne visuelle Kontrolle. Dies ist unabhängig davon, ob die andere Hand gleichzeitig aktiv ist oder nicht.

Störungen der Aktivität und Partizipation

Ähnlich wie beim Neglekt wirkt sich das Extinktionsphänomen auf sämtliche Bereiche des täglichen Lebens aus.

Die folgenden Beispiele beziehen sich meist auf die Patienten, die den direkt betroffenen Halbraum alleine bereits wahrnehmen und dort handeln können.

Aktivitäts- und Partizipationsstörungen von Patienten, die zusätzlich noch (andere) Neglektphänomene haben, werden im Kapitel 3.7.2 beschrieben.

- ***Selbst- und Fremdgefährdung***
  In vielen Bereichen des täglichen Lebens sind die Patienten mit Extinktionsphänomen gefährdet, und je unübersichtlicher, vielfältiger die Situation, desto mehr. Dazu gehört natürlich der Straßenverkehr, ein Auto, das von links (kontraläsional) kommt, kann ausgelöscht werden, wenn gleichzeitig eines von rechts kommt. Im Haushalt kann es am Herd zu Verbrennungen/Verbrühungen kommen, und die Gefahr, über herumliegende Gegenstände zu fallen ist besonders groß. Generell kann die betroffene Hand leicht eingeklemmt oder anders verletzt werden. Wenn das betroffene Bein „stehengelassen" wird oder als Standbein einfach wegknickt, ist dieses ebenfalls gefährlich.
- ***Psychosoziale Probleme***
  Patienten mit Extinktionsphänomen gelten oft als unsozial, faul, unkooperativ und desinteressiert. Der Grund liegt darin, dass Sie andere Personen manchmal wahrnehmen, ein anderes mal nicht, manchmal gute Leistungen z. B. in der Therapie oder im Beruf zeigen und ihnen dasselbe später nicht mehr gelingt.
  Für Angehörige ist das unberechenbare, schwer einzuschätzende Verhalten besonders schwer zu begreifen und in Verbindung mit der Erkrankung zu bringen. Eine Frau sitzt z. B. immer auf der rechten (kontraläsionalen) Seite ihres Mannes, wenn Sie sich mit ihrem Mann unterhält. Kaum ist eine andere Person mit dabei (die dann links sitzt), redet der Mann nur noch mit dieser und hat - buchstäblich - keine Augen mehr für seine Frau.
  Umfassende Information und Beratung von Patienten und den Personen des privaten und beruflichen Umfeldes ist dementsprechend besonders wichtig.

- ***Anziehen und Körperpflege***
  Wenn Patienten keine (anderen) Neglektphänomene haben, sondern „nur" ein Extinktionsphänomen, sind sie in diesem Bereich oft selbstständig, brauchen jedoch oftmals „Supervision", eine Person, die - möglichst mit ihnen zusammen - das Ergebnis noch einmal überprüft, wenn hierzu nicht in der Therapie spezielle Strategien eingeübt wurden.
- ***Mahlzeiten***
  Ähnlich verhält es sich mit den Mahlzeiten: Das Einnehmen vorbereiteter Mahlzeiten und das Zubereiten einfacher Speisen gelingt in der Regel. Die Patienten können sich aber unbemerkt bekleckern oder etwas verschütten.
  Wenn bimanuelle Tätigkeiten nicht möglich sind, gelingt z. B. das Essen mit Messer und Gabel nicht: Wird mit der rechten Hand geschnitten und mit der linken Hand das Fleisch mit der Gabel gehalten, kann diese unbemerkt absinken oder vom Teller rutschen... Wird ein Glas in der direkt betroffenen Hand gehalten und der Patient unterhält sich, kann dieses herunterfallen.
- ***Fortbewegung/Mobilität***
  Wie bereits im Absatz Fremd- und Selbstgefährdung beschrieben wurde, ist Mobilität von Patienten mit Extinktionsphänomen fast nie unproblematisch. Dies kommt daher, weil beim Laufen grundsätzlich beide Körperseiten koordiniert werden müssen und zudem noch der ganze Außenraum beachtet werden muss. Beim Wiedererlernen des Laufens können die Patienten besondere Schwierigkeiten haben, weil sie die Gewichtsverlagerung auf das direkt betroffene Bein nicht zulassen oder nicht aktiv probieren. Ein typisches Gangbild ist die Folge, bei dem das direkt betroffene Bein als Standbein kaum Gewicht übernimmt und als Spielbein trotz selektiv vorhandener Funktionen im „Massenmuster" bewegt wird. Hierbei kann zusätzlich der Arm „ins Beugemuster ziehen", obwohl er eigentlich nicht „fest" ist. Als weitere Probleme können beim Laufen Gegenstände aus der betroffenen Hand fallen oder Schilder auf der betroffenen Seite nicht gesehen werden, obwohl diese Fähigkeiten isoliert möglich sind.
  Rollstuhlfahrende Patienten sind ebenfalls stark in der Mobilität eingeschränkt, vor allem, wenn Arm und Bein der indirekt betroffenen Seite den Rollstuhl vorwärtsbewegen. Durch diese starke Aktivität kann es passieren, dass die Patienten ähnlich wie bei (anderen) Neglektphänomenen überall anstoßen, die gelagerte Hand herunterrutscht und in die Speichen fällt. Steht der Rollstuhl jedoch, können die Patienten bemerken, was passiert ist und diese Fehler auch wieder korrigieren.
  Bei diesen Patienten kann auch der selbstständige Transfer zu einer Gefahrenquelle werden.
- ***Lesen und Schreiben***
  Da beim Lesen jeweils beide Gesichtsfelder gleichermaßen stimuliert werden und beim Schreiben zusätzlich noch die rechte Hand benutzt wird, die indirekt betroffene Seite im Vergleich also viel stärker stimuliert wird, sind diese beiden Tätigkeiten für Patienten mit Extinktionsphänomen nach rechtshemisphärischer Läsion stark erschwert.
- ***Weiterführende ADLs***
  Bei Patienten mit Extinktionsphänomen ist bei allen weiterführenden ADLs mit Problemen zu rechnen. Entscheidend für erfolgreiche Handlungen trotz des Extinktionsphänomens ist der Grad der Awareness (s. Tab. 3.**37**, S. 385).
  Beim *Einkaufen* kann die Orientierung im Geschäft durch das Extinktionsphänomen genauso beeinträchtigt sein wie das sichere Steuern eines Einkaufswagens durch die Gänge ohne anzustoßen. Das Finden von gewünschten Artikeln in den Regalen ist nur sehr schwer möglich.
  Bei der *Regelung persönlicher Angelegenheiten* wie Kontoführung, Behördengänge, etc. sind viele Patienten mit Extinktionsphänomen auf Hilfe im Sinne von „Supervision" angewiesen, indem sie begleitet werden oder eine Person ihres Vertrauens diejenigen Vorgänge überprüft, die unbedingt richtig sein müssen.
  Die *Erwerbstätigkeit* wird durch die schon oben beschriebenen Schwierigkeiten erschwert. Im Vordergrund stehen hierbei vor allem die psychosozialen Auswirkungen, da nun auch Menschen, mit denen kein besonders enger persönlicher Kontakt besteht, vom Patienten über seine „Besonderheiten" informiert werden müssen. Grundsätzlich ist bei Patienten mit Extinktionsphänomen, die eine vorrausschauende Awareness besitzen, eine berufliche Reintegration denkbar, wenn

beim Arbeitsplatz die Anforderungen, beide Raum- oder Körperhälften gleichzeitig beachten zu müssen, nicht durchgängig auftreten und kompensierbar sind und zudem Supervision möglich ist.
Ähnliches gilt für den *Freizeitbereich.* Entscheidend ist, dass die Patienten nicht in soziale Isolation geraten. Deshalb ist eine sinnvolle und vom Patienten gern ausgeführte Freizeitaktivität, möglichst in einer Gruppe, sehr wichtig. Diese, angepasst an die Möglichkeiten des Patienten, zu finden und auszuwählen, bzw. die bestehenden Hobbys zu adaptieren und dadurch wieder möglich zu machen, sollte wichtiger Bestandteil der ergotherapeutischen Behandlung sein.

Fallbeispiel

Frau I. S., 46 Jahre alt, lebt mit ihrem Mann und zwei halbwüchsigen Kindern in einer 4-Zimmer-Wohnung. Sie hat bis zum rechtshemisphärischen Insult vor sieben Monaten den Haushalt geführt und halbtags als Verkäuferin gearbeitet. Frau S. gilt als sehr gut rehabilitiert, sie hat lediglich Störungen der visuellen Exploration nach links und ein als Restneglekt diagnostiziertes visuelles und sensomotorisches Extinktionsphänomen. Beide Störungen sind bei der nachsorgenden Untersuchung nur soweit aufgefallen, dass sie wegen ihrer Sehstörungen eine Brille verordnet bekam, die ihr aber keine Verbesserung brachte. In den zurückliegenden 5 Monaten nach Entlassung aus der Rehabilitationsklinik entwickelte sich eine reaktive Depression. Zunächst hat Frau S. versucht, ihrer Tätigkeit als Hausfrau wieder nachzugehen. Dann hat sie sich beim Kochen mehrfach geschnitten und verbrannt, mehrere Teller zerbrochen und ist beim Bettenmachen über ein links liegendes Kissen gestürzt. Sie traut ihren Fähigkeiten nicht mehr, leidet sehr unter der Selbstgefährdung und darunter, dass sie keine Tätigkeit in der selben Geschwindigkeit und Zuverlässigkeit wie früher ausführen kann, obwohl es ihr doch nach ärztlicher Meinung wieder gut geht. Inzwischen führt ihre Schwiegermutter den Haushalt. Nachdem Frau S. fast in ein Auto gelaufen wäre, hat ihr Mann sie angewiesen, die Wohnung nur noch in seiner oder in Begleitung der Kinder zu verlassen. Ihre Berufstätigkeit übt sie nicht mehr aus. Sozialkontakte außerhalb der Familie, die sie früher vor allem durch ihre Berufstätigkeit hatte, sind inzwischen eingeschlafen.

3.8.3 Beinflussungen/Wechselwirkungen zwischen dem Extinktionsphänomen und anderen Störungsbildern in Alltag und Therapie

Tritt das Extinktionsphänomen zusammen mit (anderen) Neglektphänomenen auf, können sich diese gegenseitig verstärken. Bildet sich der Neglekt etwas zurück, so dass erste Reize von der kontraläsionalen Seite wahrgenommen werden könnten, werden diese sofort ausgelöscht, sowie von der ipsiläsionalen Seite Reize kommen. Wie im Neglektkapitel ausführlich beschrieben, wäre es aber für den Patienten nicht zumutbar, sämtliche Reize nur von links zu geben. Hier ist eine behutsame Gratwanderung notwendig, um den Patienten nicht durchgängig zu überfordern und trotzdem möglichst viel Stimulation von der betroffenen Seite zu geben.

Sehr viele Patienten mit Extinktionsphänomen haben zusätzlich eine *Hemiparese* und/ oder eine *Hemisensibilitätsstörung.* Bei ihnen ist sowohl der Einsatz der vorhandenen Fähigkeiten im Alltag erschwert als auch das motorische Lernen in der Physio- und Ergotherapie. Die Therapie gestaltet sich oft schwierig. Wie oben beschrieben, erlernt der Patient das Laufen oft nur sehr schwer oder gar nicht, da beim Laufen beide Beine auf unterschiedliche Art gleichzeitig beansprucht werden müssen. Zudem können beim betroffenen Arm assoziierte Reaktionen auftreten, deren Ursache missdeutet wird. Wird das Extinktionsphänomen nicht erkannt, kommt es also schnell zu einer Fehlinterpretation (z. B. ungenügende mobile Stabilität im Rumpf). Die daraus folgende Therapie (z. B. Übungen mit dem Rumpf, oder isolierte Bewegungsanforderungen mit dem betroffenen Bein, die der Patient recht gut bewältigt) hat nicht den gewünschten Erfolg (das Gangbild verbessert sich nicht im erhofften Maße), da es nicht an der eigentlichen Ursache ansetzt.

Ähnlich verhält es sich mit der Verbesserung von Arm- und Handfunktion, wenn der betroffene Arm durch das Extinktionsphänomen im Alltag und bei bimanuellen Tätigkeiten weit weniger eingesetzt wird, als es von den reinen Funktionen her möglich wäre.

Bei einer Kombination mit einer Hemisensibilitätsstörung ist außerdem zu beachten, dass die Patienten doppelt beeinträchtigt sind: die ohnehin schwer zu spürenden Reize unterliegen zusätzlich dem Extinktionsphänomen.

Lange Zeit wurde nach dem Bobath-Konzept bilateral gearbeitet, d. h. viele Aktivitäten wurden mit gefalteten Händen ausgeführt, da man sich davon einen Funktionszuwachs der betroffenen Seite versprach. Bei einem Extinktionsphänomen ist bilaterales Arbeiten nutzlos und kontraproduktiv, da ja der betroffene Arm ausgelöscht wird – erst recht, da der indirekt betroffene Arm durch die zusätzliche Last doppelte Arbeit hat und damit seine Hyperaktivität verstärkt wird.

Bei Patienten mit linkshemisphärischer Läsion kann das Extinktionsphänomen gleichzeitig mit einer *Aphasie* auftreten. Da Aphasietestung Bildmaterial mit einschließt, kann ein visuelles Extinktionsphänomen die Befundergebnisse verfälschen. Das gleichzeitige Auftreten von Extinktionsphänomenen und *Apraxie* und dessen alltagsrelevante Folgen wurde unserer Kenntnis nach noch nicht untersucht.

3.8.4 Ergotherapeutische Befunderhebung

Leitfragen der Befunderhebung bei Extinktionsphänomen

- Wie ausgeprägt ist das Extinktionsphänomen?
- Wann/unter welchen Bedingungen tritt es auf?
- Welche Reize/Aktivitäten löschen welche aus?
- Gibt es die Extinktion nur innerhalb einer Modalität oder auch gekreuzt (z. B. motorische Auslöschung bei ipsiläsionalen visuellen Reizen)?
- Welche Aktivitäten des Patienten werden dadurch eingeschränkt? Wie?
- Wie groß ist die Selbst- und Fremdgefährdung des Patienten?
- Wie stark muss der Reiz auf der betroffenen, wie schwach auf der indirekt betroffenen Seite sein, damit die Patienten beide Seiten gleichermaßen wahrnehmen?
- Wie groß ist die Awareness des Patienten?
- Wie gut ist das Wissen des Patienten über das Störungsbild?
- Wie gut ist das Wissen der Angehörigen/Bezugspersonen über das Störungsbild und dessen Auswirkungen?

Befunderhebung durch gezielte Beobachtung und differenzierte Intervention in Alltagssituationen

Als Setting eignen sich alle Situationen, in denen gleichzeitige Aufmerksamkeit nach rechts und links verlangt wird. Besonders gut eignen sich als Beobachtungssituationen die Zubereitung und das Einnehmen von Mahlzeiten, möglichst in einer Gruppe, sowie die Mobilität in Gebäuden und im Straßenraum. Beobachtet wird anhand der obengenannten Leitfragen, ob die auf den Seiten 395 ff genannten Störungen der Aktivität und Partizipation auftreten.

Befragung des Patienten und ggf. der Bezugspersonen

Ein spezifisches Ziel der Befragung ist es, sich über die Auswirkungen des Extinktionsphänomens auf den Alltag und das Erleben des Patienten zu informieren.

Ein zweites Ziel ist, das Bild des Patienten über seine Störung und deren Auswirkungen zu erhalten. Vergleicht die Therapeutin das Ergebnis der Befragung und Ihre Ergebnisse aus gezielter Beobachtung und anderen Befunden, wird dabei deutlich, in welcher Phase der Awareness sich der Patient befindet. Wenn möglich, sollte in einem Angehörigengespräch ebenfalls nach „auffälligem" Verhalten des Patienten gefragt werden.

In der Befragung wird man sich zunächst allgemein erkundigen, ob der Patient nach dem Schlaganfall Schwierigkeiten bemerkt hat. Ergänzend kann man die obengenannten Bereiche der Aktivität und Partizipation (S. 395 ff) durchgehen bzw. gezielt nach einzelnen Punkten daraus fragen.

Weitere Befunderhebung

Modalitätsspezifisch prüft man das Extinktionsphänomen durch doppelseitig simultane Stimulation (DSS). Grundsätzlich ist zu beachten, dass die beiden Reize wirklich *gleichzeitig* gegeben werden und nicht hintereinander, da dieses das Ergebnis verfälscht.

Vorbereitung: Die Therapeutin sollte vor der DSS ein Bild darüber haben, wie gut die betreffende Modalität wahrgenommen oder ausgeführt werden kann, wenn dies nur auf der betroffenen Seite erforderlich ist. Hierzu benutzt sie die entsprechenden Befundverfahren.

Tab. 3.**40** Durchführung des Befundes zur sensomotorischen Extinktion: unimanuelle contra bimanuelle Tätigkeiten

Aufgaben (Beispiele)	Reihenfolge	Aufgabenstellung	Die Therapeutin beobachtet …	Folgerungen und Bemerkungen
– Klötzchen aufnehmen und ablegen – Klötzchen in der Hand drehen – ein Handtuch auf dem Tisch aufrollen Veränderung der Aufgabenstellung je nach Fähigkeit des Patienten	1	unimanuelle Manipulation mit der direkt betroffenen Hand mit visueller Kontrolle	Qualität der Durchführung	⇒ Herausfinden der Leistungsgrenze des Patienten, Aufgabe soll ohne große Mühe lösbar sein
	2	unimanuelle Manipulation mit der direkt betroffenen Hand ohne visuelle Kontrolle	Qualität der Durchführung verschlechtert?	⇒ Verdacht auf Störung der Tiefensensibilität: weitere Befunderhebung
	3	bimanuelle Manipulation: beide Hände machen gleichzeitig dieselbe Tätigkeit	Verschlechterung der Qualität der Durchführung bei der direkt betroffenen Hand	⇒ Verdacht auf Extinktionsphänomen: Überprüfung des Befundes durch Befragung und Alltagsbeobachtung

Setting: Der Patient sitzt sicher und bequem. Der Raum sollte reizarm sein. Wenn der Patient die Augen nicht schließen kann, wird eine Maske zu Hilfe genommen.

- ***Oberflächen- und Tiefensensibilität: gleichzeitige Spürinformation auf beiden Körperseiten***
  Dieser Befund ist so einfach zu erheben, dass er routinemäßig bei allen Patienten durchgeführt werden sollte, um ein Extinktionsphänomen auszuschließen. *Ausführung:* Die Therapeutin steht hinter oder vor dem Patienten, und dieser hält die Augen geschlossen. Jetzt berührt sie in beliebiger Reihenfolge die rechte und linke Körperseite des Patienten und beide Seiten genau gleichzeitig. Die Stärke des Druckes wird auf der direkt betroffenen Seite so gewählt, dass der Patient diesen sicher spüren kann, auf der indirekt betroffenen Seite ist es ein leichter, ebenfalls gut wahrnehmbarer Druck. Die Reize werden zum Teil symmetrisch gesetzt (beide Oberarme), zum Teil asymmetrisch (linker Oberarm, rechtes Bein). Der Patient soll jeweils angeben, ob er auf einer (welcher?) oder auf beiden Körperseiten gleichzeitig berührt worden ist. Die genaue Lokalisation ist hierbei nicht wichtig, er soll sich nur zwischen „rechts", „links", „beide Seiten" entscheiden. Ein Patient mit einem Extinktionsphänomen sagt jeweils richtig rechts oder links, bei beidseitiger Berührung gibt er jedoch die indirekt betroffene Seite an. Aus nicht bekannten Gründen tritt das Extinktionsphänomen bei einigen Patienten erst nach 3- oder 4maliger DSS auf. Daher muss die DSS mindestens 10 Mal stattfinden.
- ***Tiefensensibilität: Mirroring***
  Das Mirroring (Ausführung und Bewertung Kap. 3.5) ist eine doppelseitig simultane Stimulation der Tiefensensibilität und reagiert daher sensibel auf das Extinktionsphänomen. Patienten mit Extinktionsphänomen können in aller Regel das Mirroring nicht fehlerfrei ausführen, es kann daher gut zum Befund eingesetzt werden.
- ***Motorik: bimanuelle versus unimanuelle Fähigkeiten***
  Ausführung: Zur Befunderhebung dieses Bereiches soll der Patient zuerst eine unimanuelle Manipulation mit der direkt betroffenen Hand durchführen, z. B. ein Klötzchen aufnehmen und ablegen oder in der Hand drehen oder ein Handtuch auf dem Tisch aufrollen. Danach erfolgt dieselbe Aufgabe bimanuell (siehe Tab. 3.**40**).
- ***Visuell***
  Computer-Aufgaben (exakteste Messung), z. B. Neglektprüfung aus der Aufmerksamkeitstestbatterie von Zimmermann mit

durchgeführtem Vergleich der Ergebnisse bei unilateraler und doppelseitig simultaner Stimulation.

Durchstreich-Test (S. 382) mit/ohne abgedeckter indirekt betroffener Seite: Bei ausgeprägtem Extinktionsphänomen kann das Testergebnis bei doppelseitig simultaner Stimulation so auffallend sein, dass man einen ausgeprägten Neglekt vermutet. Ist die visuelle Exploration der betroffenen Seite bei unilateraler Stimulation jedoch deutlich besser, liegt unserer Erfahrung nach ein visuelles Extinktionsphänomen vor.

- ***akustisch***
  Gleichzeitige Gabe von zwei Geräuschen (z. B. Läuten eines Glöckchens, Klappern o. ä.), dabei steht die Untersucherin hinter dem Patienten. Der Patient soll benennen, welche Geräusche er wahrgenommen hat und wo die Geräuschquelle war. Genauer ist dieser Befund allerdings in der Alltagsbeobachtung (Gespräche und Straßenverkehr) zu erheben.

Fallbeispiel

Frau B.M. hat nach einem ausgeprägten linkshemisphärischen Mediainfarkt eine ausgeprägte Hemiparese rechts, eine Hemisensibilitätsstörung und eine Broca-Aphasie. Ein Befund auf Extinktionsphänomen wurde zunächst nicht durchgeführt. Die Rehabilitation der sensomotorischen Fähigkeiten, vor allem des Beines, machten rasche Fortschritte. 11 Wochen nach dem Insult war es ihr möglich, in Rückenlage das Bein selektiv differenziert zu bewegen. Der Rumpf wies noch eine leichte Tonusasymmetrie (rechts hypoton, links hyperton) auf. Das Gangbild stand hierzu in keinem Verhältnis: Frau B.M. übernahm auch bei intensiver Fazilitation kaum Gewicht auf das direkt betroffene Bein, die im Liegen abrufbaren Fähigkeiten konnten während der Spielbeinphase nicht abgerufen werden. Das Gehen war nur mit einer Vierpunktstütze links möglich, auf die sich Frau B.M. sehr stützte. Erst jetzt wurde auf das Extinktionsphänomen hin befundet: Mirroring der Arme und sensible DSS. Ein ausgeprägtes sensomotorisches Extinktionsphänomen wurde festgestellt. Durch diesen Befund wurde Frau M.s Gangbild und die Schwierigkeiten in der Therapie verständlich.

3.8.5 Therapieziele

Ein Extinktionsphänomen erfordert einen gezielten, auf das Störungsbild abgestimmten Behandlungsansatz. Da in der Literatur keine Therapieansätze beschrieben werden, stellen wir im folgenden selbst entwickelte erfahrungsgestützte Therapiestrategien dar.

Handlungsziele

Die Patienten sollen die von ihnen gewünschten und von den sensomotorischen und neuropsychologischen Voraussetzungen her möglichen Aktivitäten des täglichen Lebens sicher und ohne Auslöschung der betroffenen Seite ausführen können.

Dazu gehören die sichere Mobilität ebenso wie selbstständige Körperpflege und das Anziehen, aber auch das Zubereiten und Einnehmen von Mahlzeiten, die Pflege sozialer Kontakte und berufliche und Freizeit-Aktivitäten sowie das kontrollierte und sichere Ausführen weiterer instrumenteller ADLs.

Basisziele

- Die Patienten sollen den direkt betroffenen Halbraum auch dann wahrnehmen können, wenn gleichzeitig Reize aus dem indirekt betroffenen Halbraum kommen.
- Die Patienten sollen im direkt betroffenen Halbraum auch dann gezielte Bewegungen und Handlungen ausführen können, wenn die indirekt betroffene Seite gleichzeitig aktiv ist – beispielsweise soll die bimanuelle Koordination wiederhergestellt werden.
- Informationen aus dem direkt und indirekt betroffenen Halbraum sollen so gleichwertig wie möglich beachtet und bewertet werden.
- Die Patienten sollen vorausschauende Awareness bekommen und behalten.
- Die Patienten sollen Möglichkeiten zur Kompensation ihrer Defizite und zur Selbstinstruktion kennen und anwenden können.
  Die unilaterale Verbesserung der Fähigkeiten auf der betroffenen Seite ist zunächst beim Vorhandensein eines Extinktionsphänomens dann ein nachrangiges Therapieziel, wenn schon die bereits vorhandenen Fähigkeiten bei bilateralen Aktivitäten kaum/nicht ausgenutzt werden können.

3.8.6 Ergotherapeutische Behandlung

Grundprinzipien der Therapie

Prinzipielle Vorgehensweise: Grundsätzlich folgt die Therapie der einzelnen Extinktionsphänomene denselben Therapiestrategien, unabhängig davon, welche Modalitäten betroffen sind.

- Dem Patienten werden eindeutige und intensive Reize/Bewegungsaufträge auf der direkt betroffenen Seite (z. B. Hantieren mit einem mit Sensimaterialien bezogenen, farbigen Würfel und schwache Reize/Bewegungsaufträge auf der indirekt betroffenen Seite) gleichzeitig angeboten, sodass er *beide Seiten gleichzeitig* wahrnehmen kann. Die Aufgaben müssen hierfür so gewählt sein, dass der Patient sie auf der betroffenen Seite allein zunächst ohne große Mühe erfüllen/ausführen kann bzw. die Reize dort sicher wahrnimmt.
- Gleichzeitig werden dem Patienten *Wahrnehmungsaufträge* gegeben, er wird für die Vorgänge sensibilisiert: „Wann spüre ich beide Seiten gleichzeitig, wann nicht? Woran merke ich, wenn wieder etwas ausgelöscht wird?"
- Nun wird an dieser „Wahrnehmungsgrenze" gearbeitet: Die *Intensität der Reize* auf der direkt betroffenen Seite wird *gesenkt* oder die der anderen Seite wird erhöht. Hierbei wird der Patient aufgefordert, genau hinzuspüren, wann er beide Seiten wahrnimmt und wann die betroffene Seite ausgelöscht wird, seine Aufmerksamkeit wird also auf die betroffene Seite *und* die gleichzeitige Wahrnehmung beider Seiten gelenkt. Es muss sich hierbei nicht um symmetrische Reize/Aufgaben handeln (mit beiden Händen gleichzeitig etwas manipulieren), sondern auch um gemischte Aufgaben (in der direkt betroffenen Hand etwas manipulieren und gleichzeitig zur indirekt betroffenen Seite schauen, dort etwas beschreiben o. ä.).
- Wenn die indirekt betroffene Seite sensomotorisch hyperaktiv ist, muss diese *Hyperaktivität* als erstes zunächst *gesenkt* werden.
- Dadurch, dass dem Patienten deutliche Rückmeldungen gegeben werden und er sich selbst beobachtet, wird ihm ermöglicht, seine *Awareness* zu *verbessern* bzw. zu entwickeln.
- Für die Verbesserung die Awareness wird im geeigneten Moment die *Extinktion aufgezeigt* oder die Konsequenzen der Extinktion für den Alltag erläutert.
- Parallel zum obengenannten Vorgehen wird mit dem Patienten geübt, sich selbst zu instruieren. Diese *Selbstinstruktionen* (Gauggel 1998) helfen dem Patienten, seine Defizite zu kompensieren und festigen seine vorausschauende Awareness.

Aufklärung des Patienten über seine Fähigkeiten und Defizite

Ein Extinktionsphänomen ist für Patienten und alle Betreuungspersonen besonders schwer zu begreifen und einzuschätzen. Eine vorausschauende Awareness ist ein wichtiges Therapieziel, welches dem Patienten ermöglicht, trotz möglicherweise bestehender Probleme recht erfolgreich am Alltag teilzunehmen.

Daher ist die Aufklärung von Patienten und Betreuungspersonen über das Störungsbild überaus wichtig! Hierzu gehört die Kenntnis über die theoretischen Grundlagen des Störungsbildes ebenso wie die Kenntnis, wann welche Auslöschungen passieren – und wie er diese vermeiden kann.

Gezieltes Feedback hilft beim Erreichen eines Problembewusstseins und beim Einschätzen der eigenen Fähigkeiten und Defizite.

Feedbackmöglichkeiten sind:

- *Im Alltag:* In den Situationen, in denen es auftritt, deutlich machen, direkt darauf hinweisen und besprechen, wie z. B.:
  - etwas wird in der Hand gehalten und fällt heraus, sobald die andere Hand dazukommt,
  - die direkt betroffene Hand liegt gelagert auf dem Schoß. Sobald der Patient auf die andere Seite schaut, sich z. B. intensiv unterhält, rutscht sie hinunter.
- *Per Video:* Situationen filmen, in denen zunächst die direkt betroffene Seite isoliert Reize bekommt, einhändig mit der direkt betroffenen Hand gearbeitet wird und danach beide Seiten gleichzeitig Reize bekommen, beidhändig simultan gearbeitet wird (siehe Befund des Extinktionsphänomens in Tab. 3.**40**), wie z. B.:
  - Klötzchen in der Hand/beiden Händen drehen,
  - Handtuch auf dem Tisch aufrollen lassen,

- Klötzchen auf dem Tisch einsammeln lassen und zeigen lassen,
- Alltagssituationen wie die obengenannten oder Jacke oder Socken anziehen, Brille aufsetzen.

Einsatz der Therapiemethoden

Die Therapie des Extinktionsphänomens muss natürlich genau an die individuellen Gegebenheiten der Patienten angepasst werden. Die obengenannten Therapieprinzipien bleiben zwar gleich, aber die Therapie eines Patienten mit gerade beginnender Handfunktion unterscheidet sich in der Methodenwahl und Durchführung natürlich von der Therapie eines Patienten mit guten oder sehr guten selektiven Funktionen, auch wenn beide ein ähnlich ausgeprägtes Extinktionsphänomen haben.
Der therapeutischen Phantasie sind bei der Therapie des Extinktionsphänomens keine Grenzen gesetzt. Im Folgenden werden zur Anregung einige Behandlungsideen aufgeführt, die erweitert und abgewandelt werden sollen.

Sensomotorisch

- ***Manuell***
  Die Ausgangsposition sollte für den Patienten keine hohe Anforderung sein, in der Regel ist zunächst das Sitzen am Tisch angebracht. Im Verlauf der Therapie sind zunächst angelehnter, dann freier Stand ebenfalls möglich, um die Fertigkeiten zu automatisieren und um das Niveau zu steigern, wobei zunächst erneut Auslöschungen auftreten können.
  Kann der Patient die Bewegungen noch nicht fehlerfrei, treten z. B. auch bei unilateraler Anforderung synergistische Bewegungen auf, kann die Therapeutin den Arm unterstützen/fazilitieren.
  Die Reihenfolge der folgenden Therapieansätze entspricht zunehmenden motorischen Fähigkeiten.
  - Wischen auf der Tischfläche, direkt betroffene Hand über taktilen Reiz, wie Teppich, Sand, Borstenmatte; indirekt betroffene Hand auf glatter Fläche, ggf. auf Papier oder etwas Puder. Variation: Während die direkt betroffene Hand wischt, soll der Patient in die indirekt betroffene. Hand schauen oder mit ihr einfache Bewegungen (Öffnen/Schließen der Hand, Pro/Supination) ausführen.
  - Gleichzeitiges Rollen einer mit Sensimaterialien bezogenen Rolle mit der direkt betroffenen Hand und einer sehr einfach zu rollenden Rolle (nicht zu glatt) mit der indirekt betroffenen Hand.
  - Hantieren von Gegenständen wie Igelball, mit Sensimaterialien bezogener Würfel in der direkt betroffenen Hand, einfacher Softball oder glatter Würfel in der indirekt betroffenen Hand.
  - Öffnen und Schließen von Schraubverschlüssen bei verschiedenen Gefäßen, wobei die indirekt betroffene Hand das Gefäß hält. Steigerung: Wechsel der Hände.
  - „Däumchen drehen“: zuerst dreht der direkt betroffene Daumen, dann der indirekt betroffene Daumen, dann beide gleichmäßig umeinander.
- ***Beine/Stand/Gang***
  Zusätzlich zu den gängigen Therapiestrategien zur Behandlung von Stand und Gang nach Perfetti und Bobath und anderen gängigen Therapiekonzepten kann man folgende Therapieideen anwenden und nach Bedarf abwandeln.
  Die Ausgangsposition kann anfangs Liegen oder Sitzen sein, dann gut stabilisierter Stand.
  - In Rückenlage, später im stabilen, angelehnten Sitz: Ausführen von einfachen Bewegungen, (z. B. Halten beider angebeugter, aufgestellter Beine, oder vor- und zurückschieben der Füße) zunächst mit viel taktilem Input (Druck) auf der direkt betroffenen Seite. Wechsel zwischen leichten Bewegungsanforderungen beider Seiten.
  - Im Stand: zunächst Erarbeiten der Standbeinphase, später der Spielbeinphase. Hierbei im Stand massiven Input auf die betroffene Seite geben: viel Druck, sehr eindeutige Fazilitation. Wenn der Patient auf der betroffenen Seite Gewicht übernimmt, auf der indirekt betroffenen Seite Armbewegungen ausführen lassen, Raum beschreiben lassen etc. Erst wenn dieses ohne Extinktion gelingt, einfache Spielbeinaktivitäten mit dem indirekt betroffenen Bein ausführen lassen.

Fallbeispiel

Frau I. S. (vgl. S. 398) bekam wegen der Depression ambulante Ergotherapie als Hausbesuch verordnet. Als Handlungsziele gab Frau S. zunächst nur

Mithilfe beim Kochen und – nach einigem Zögern – das „Bummeln“ durch Geschäfte ohne Begleitung an.
Zur Erarbeitung dieser Ziele standen zunächst die Erläuterung des Störungsbildes „Extinktion“ und das Einordnen der Beeinträchtigungen in diesen Kontext im Mittelpunkt. Frau S. fand überaus entlastend, endlich einen Grund zu wissen, warum sie sich so „blöd anstellt“.
Gleichzeitig wurde mit der Therapie des sensomotorischen Extinktionsphänomens begonnen. Bimanuelle Tätigkeiten auf unterschiedlich hohem Niveau wurden geübt. Dabei hatte die linke Hand entweder stimulierenderes Material (kleiner Igelball li./glatter Ball re.) oder aufwendigere Aufgaben (beide Hände liegen gefaltet auf dem Tisch. Der rechte Daumen soll den linken umkreisen, dabei darf der rechte sich abwechselnd nur wenig und gar nicht mitbewegen). Frau S. lernte, die Qualität ihrer Bewegungen selbst zu beobachten. Bei diesen sehr umschriebenen Aufgaben ließ das Extinktionsphänomen schon nach ca. 8 Therapieeinheiten deutlich nach. Im Alltag, bei komplexeren Situationen, trat es zwar vermindert auf, aber störte trotzdem die Handlungen erheblich. Es fiel Frau S. kein Geschirr mehr aus der linken Hand, aber das Gemüse putzen, bei dem die rechte dominante Hand wesentlich mehr Input bekommt als die linke Haltehand, war weiterhin schwierig, zumal hier die visuelle Exploration eine große Rolle spielt. Der nächste Therapieschwerpunkt lag auf der raschen visuellen Exploration beider Seiten im Wechsel und ohne Auslöschung links. Neben dem Therapiematerial zur visuellen Exploration (Kerkhoff und Münßinger) wurde vor allem das große Aquarium im Wohnzimmer zum wichtigsten Therapiemedium. Fische, die sich unterschiedlich schnell bewegten und die sich – je nach Art – sehr deutlich oder kaum vom Untergrund abhoben, sollten von Frau S. entweder entdeckt oder mit den Augen verfolgt werden.
Das Gemüse putzen wurde an einzelnen Stücken geübt, mit dem Schwerpunkt, dass Frau S. erkennen sollte, wann die Auslöschung stattfand, sich eine kurze Weile besonders auf die Halteaktivität links konzentrieren und dabei Selbstinstruktionen anwenden sollte. Hierdurch wurde diese Tätigkeit wieder recht gut bewältigt. Die Stimmungslage begann sich allmählich aufzuhellen. Frau S. begann nun ein Straßentraining mit der Therapeutin.
Ihre eigene Ängstlichkeit und das Misstrauen ihres Mannes ihren Fähigkeiten gegenüber verhinderten jedoch zunächst, dass Frau S. selbst bekannte und geübte Wege alleine zurücklegt. Möglich war aber, dass sie in Begleitung zum Kaufhaus ging, dort eine Weile alleine einkaufte und sich anschließend wieder am Eingang traf.

- Visuell
  - Verschiedene Computerprogramme oder Elex-Lesegerät, mit und ohne akustische Schlüsselreize.
  - Einsatz des Therapiematerials zur visuellen Exploration von Kerkhoff. Dieses besteht aus DIN A4-Vorlagen, die nach verschiedenen Schwierigkeitsgraden geordnet sind und vergrößert oder als Overhead-Bild genutzt werden können. Das Material kann gegebenenfalls modifiziert werden, damit die Reize auf der indirekt betroffenen Seite variiert, also abgeschwächt oder gesteigert werden können.
  - Den Raum explorieren und spontan beschreiben lassen oder gezielt nach Gegenständen fragen. Dabei sollte die indirekt betroffene Seite zunächst reizarm sein (Wand ohne Bild). Dann dreht sich der Patient, sodass immer mehr Reize im indirekt betroffenen Halbraum sind. Variationen: Tisch, auf den immer mehr Gegenstände gelegt werden; Küchenschrank, bei dem die Tür auf der indirekt betroffenen Seite zuerst geschlossen ist.
  - Wenn man ein Außentraining wie Teilnahme am Straßenverkehr oder Einkaufen im Supermarkt als Therapie des Extinktionsphänomens einsetzen möchte, sollte der Patient zumindest eine „auftauchende Awareness“ haben, um die Selbst- und Fremdgefährdung so gering wie möglich zu halten. Zudem ist es wichtig, vorher bereits andere Explorationsübungen gemacht zu haben, da der Patient sonst unweigerlich überfordert wird.

Setting

Einzel/Gruppe

Die *Einzeltherapie* empfiehlt sich für die Phasen der Therapie, in denen direkt an der gleichzeitigen Wahrnehmung beider Seiten gearbeitet wird, vor allem, wenn die Auslöschung sehr leicht und multimodal passiert und die gesamte Aufmerksamkeit des Patienten zur Bewältigung dieser Aufgabe gebraucht wird. Anfangs sollte der Raum so reizarm wie möglich sein; später können im selben Raum auch andere Therapien stattfinden, um diese Störreize gezielt in die Behandlung einbeziehen zu können.

In späteren Phasen, wenn es vor allem um das Automatisieren der bereits vorhandenen Funktionen geht, z. B. beim Einsatz der Hand bei bimanuellen Alltagsaktivitäten, empfehlen sich *Gruppenaktivitäten* wie Koch-, Frühstücks- oder Außenaktivitätsgruppen, da diese dem „wirklichen Alltag" der Patienten nahe kommen: Aktivitäten müssen auch dann noch verfügbar sein, wenn andere Personen in der Nähe sind. Auch *Einzelarbeit in der Gruppe*, wie z. B. in den sogenannten „Feinmotorikgruppen", ist in dieser Phase sinnvoll.

Die Verbesserung der Awareness ist oft besonders gut in einer Gruppe zu erreichen, da sich die Patienten gegenseitig Feedback geben, indem sie spiegeln, wie sie das Verhalten des anderen erleben. Hierdurch beginnen viele Patienten, in der Gruppe über ihr „abstruses Störungsbild" zu sprechen.

Behandlung im interdisziplinären Team (Schnittstellen)

An der Behandlung des Extinktionsphänomens sollte das gesamte interdisziplinäre Team beteiligt sein, der Schwerpunkt liegt neben der Ergotherapie auf der *Neuropsychologie* und der *Physiotherapie*. Mit Ersterer ergibt sich die Schnittstelle vor allem beim visuellen Extinktionsphänomen. Die computergestützte Diagnostik und Therapie erlaubt für diesen Bereich präzise Messergebnisse und eine genau angepasste Behandlung. Die Aufgabe der Ergotherapie wird sich in diesem Fall mehr auf die Übertragung des Gelernten in den Alltag und die erfahrungsgestützte Verbesserung der Awareness richten.

Zur *Physiotherapie* ergibt sich die Schnittstelle beim sensomotorischen Extinktionsphänomen. Für ein gutes Rehabilitationsergebnis sind hier gemeinsame Therapiestrategien, die sich an den obengenannten Therapieprinzipien orientieren, sehr wichtig.

Wie andere Bezugspersonen auch muss das *Pflegepersonal* gegebenenfalls über die besonderen Verhaltensweisen und Bedürfnisse der Patienten unterrichtet werden. Die Anwendung des in der Therapie Gelernten kann vom Pflegepersonal bei notwendigen Alltagstätigkeiten übernommen werden, z. B. das bimanuelle Hantieren mit einer Flasche, das Suchen von Gegenständen im Nachttisch oder das Herausholen von Wäschestücken aus dem Kleiderschrank.

Die Zusammenarbeit mit der *Logopädie/Sprachtherapie* ergibt sich vor allem bei Patienten, die gleichzeitig eine Aphasie haben. Das Extinktionsphänomen kann die visuelle Exploration von Befund- und Therapiematerialien in diesem Bereich verfälschen – eine genaue Absprache ist deshalb wichtig.

Angehörigenarbeit

Zur Arbeit mit den Angehörigen gelten die unter Kapitel 2 genannten Prinzipien.

Beim Extinktionsphänomen hat die Arbeit mit den Angehörigen zusätzlich folgende Schwerpunkte:

- Die Angehörigen benötigen Information zum Störungsbild und zu möglichen Schwierigkeiten des Patienten bei Aktivitäten und Partizipation.
- Besonders wichtig ist, einerseits auf Momente der möglichen Selbst- oder Fremdgefährdung der Patienten hinzuweisen, andererseits mögliche psychosoziale Folgen anzusprechen.
- Die Angehörigen benötigen Austausch über und Anregungen zum Umgang mit dem Patienten in Situationen, in denen das Extinktionsphänomen auftritt. Es ist wichtig, dass eine Ausgewogenheit hergestellt wird zwischen den Bedürfnissen der Angehörigen (schnell im Supermarkt einkaufen), der Patienten (selber ein gewünschtes Produkt finden) und cotherapeutischer Tätigkeit der Angehörigen (Anwendung bestimmter Techniken/Hinweisreize, um dem Patient das Finden zu erleichtern).

3.8.7 Evaluation und Dokumentation von Therapieverlauf und Therapieergebnis

Die Befunde werden, wie üblich, zur Dokumentation notiert. Hierzu dienen neben eigenen Aufzeichnungen die Dokumentationsschemata der verwendeten Tests und Befundsysteme.

Die Evaluation der Therapie des Extinktionsphänomens erfolgt durch die wiederholte Durchführung der unter 3.8.4 vorgestellten Befundverfahren, wobei die Veränderungen entsprechend der verwendeten Aufzeichnungen mit diesen verglichen und dokumentiert werden.

Der Patient hat demnach von der Therapie profitiert, wenn:

- bei doppelseitig simultaner Stimulation in „Extra-Befund-Situationen" weniger Auslöschungen auftreten als bei früheren Befunderhebungen oder gar keine mehr,
- die Performance des Patienten bei Handlungen, bei denen die beidseitige Beachtung beider Raum- und Körperhälften vonnöten ist, signifikant erfolgreicher ist. Hierbei ist als erfolgreich zu bewerten, wenn die Handlung unter Einbeziehung aller für sie notwendigen Reize (egal, wo sie sich befinden) konzipiert, durchgeführt und kontrolliert werden kann, ohne dass Auslöschungen bei DSS zu beobachten sind,
- der Patient abschätzen und beschreiben kann, unter welchen Umständen das Extinktionsphänomen bei ihm auftreten kann und sein Handeln darauf abstimmt.

Literatur

Da es zum Extinktionsphänomen nur wenig gesonderte Literatur gibt, haben wir sie mit Literaturverzeichnis zum Kapitel 3.7 Neglekt zusammenfasst (S. 394).

3.9 Pusher-Symptomatik

Friederike Kolster

Vorbemerkung: Das Pushersyndrom (teilweise auch als „Drucksymptomatik" bezeichnet) wurde erstmalig von Davies (1985) beschrieben. Sie fasste dabei verschiedene Symptome unter dieser Bezeichnung zusammen (siehe Tabelle 3.**41**, S. 407).

Die Bezeichnung selbst und welche Störungen damit gemeint sind, wird in der Literatur und in Therapeutinnenkreisen nicht einheitlich gehandhabt, auch die Therapieansätze weichen voneinander ab.

Immer wieder wird untersucht und diskutiert, ob es sich wirklich um ein *Syndrom* handelt, oder ob Davies nicht einen *Symptomkomplex* beschrieben hat, dessen auffallendstes Symptom das „Pushen", das starke Schieben auf die direkt betroffene Seite ist (siehe hierzu auch Schädler und Kool 2001).

In Tabelle 3.**41** wird deutlich, dass die dem „Pusher-Syndrom" zugerechneten Symptome ein Konglomerat verschiedener sensomotorischer und neuropsychologischer Störungen sind, die nach ausgeprägten Infarkten der Arteria Media gemeinsam auftreten *können*, aber nicht *müssen*.

Aus diesem Grund haben wir uns für die Bezeichnung „Pusher-Symptomatik" entschieden. Im vorliegenden Abschnitt behandeln wir vorwiegend das Thema des Pushens und die direkt damit zusammenhängenden Störungen und Verhaltensweisen.

Die weiteren Anteile des Symptomkomplexes, wie Hemiparese und Hemisensibilitätsstörungen, Neglekt und/oder Störungen der visuellen Raumwahrnehmung und Raumkognition, sind in den anderen entsprechenden Abschnitten nachzulesen.

3.9.1 Begriffsbestimmung

Ein Patient mit Pusher-Symptomatik verlagert sein Gewicht, meist Stellreaktion des Kopfes, auf die direkt betroffene Seite (Lateropulsionstendenz) und meist auch nach hinten (Retropulsionstendenz). Versucht die Betreuungsperson ihn daran zu hindern bzw. diese Fehlhaltung zu korrigieren, verstärkt sich diese Symptomatik: der Patient „pusht" (aus engl: to push = schieben, stoßen) erst recht zur direkt betroffenen Seite, bei ausgeprägter Hyperaktivität vom indirekt betroffenen Arm und Bein.

Ursache der Pusher-Symptomatik:

Jeder Mensch hat eine subjektive Senkrechte (Körper-Senkrechte). Befinden sie sich in dieser Senkrechten, fühlen sie sich gerade. Untersuchungen belegen, dass die subjektive Senkrechte der Pusherpatienten um 5-20° nach hinten und auf die direkt betroffene Seite, überwiegend die linke, geneigt ist (Prosiegel 1995 und 1997, Greß-Heister et al 2000). Dadurch stimmt sie nicht, wie normalerweise, mit der Schwerkraftsenkrechten überein. Die Pusherpatienten empfinden dementsprechend die von ihnen angestrebte Lage als „gerade" (Abb. 3.**43**) und zeigen in dieser objektiven Schräglage keine Gleichgewichtsreaktionen.

Das „Muster", das diese Patienten zeigen, wenn sie aus ihrer subjektiven Senkrechten in die Schwerkraftsenkrechte gebracht werden,

Tab. 3.**41** Phänomene, die P. Davies Pusher-Syndrom zugerechnet hat und ihre Zuordnung zu verschiedenen Störungsbildern (Davies 1986; Greß-Heister et al. 2000; Paeth-Rohlfs 1999; Schädler et al. 2001)

Pusher-Symptomatik	zentrale sensorische und motorische Probleme	räumlich-perzeptive und räumlich-konstruktive Störungen	Neglektphänomene	diverse Probleme
Schieben des Gewichtes/des Körpers auf die betroffene Seite (Lateropulsionstendenz)				
Schieben des Gewichtes/des Körpers nach hinten (Retropulsionstendenz)				
dabei „paradoxe Stellreaktion" des Kopfes				
sehr erhöhter Tonus der indirekt betroffenen Seite im Sinne einer Hyperaktivität				
eher Beugemuster im Bein der direkt betroffene Seite				
	ausgeprägte Hemiparese			
	Hemisensibilitätsstörung			
	Hemianopsie			
		Bewegungsrichtung nicht bestimmen können		
		Entfernungen nicht einschätzen können		
		weitere Phänomene räumlich-konstruktiver und räumlich-visueller Störungen		
		Uhr nicht lesen können		
		Probleme beim An- und Ausziehen		
			Vernachlässigung der betroffenen Körperseite	
			weitere Neglektphänomene, meist verschiedener Modalitäten	
				Aufmerksamkeitsstörungen
				mangelnde Wahrnehmung der eigenen Defizite im Sinne einer Anosognosie
				generelles „chaotisch-Sein" des Patienten.

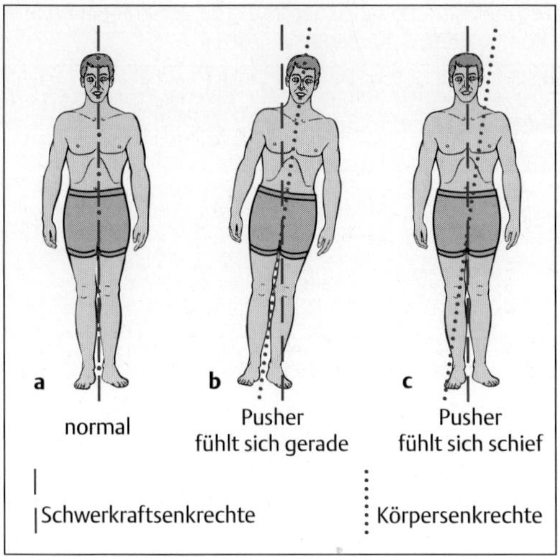

Abb. 3.**43** Das subjektive Gefühl „gerade" zu stehen, ist abhängig von der subjektiven Senkrechten (Körpersenkrechten).

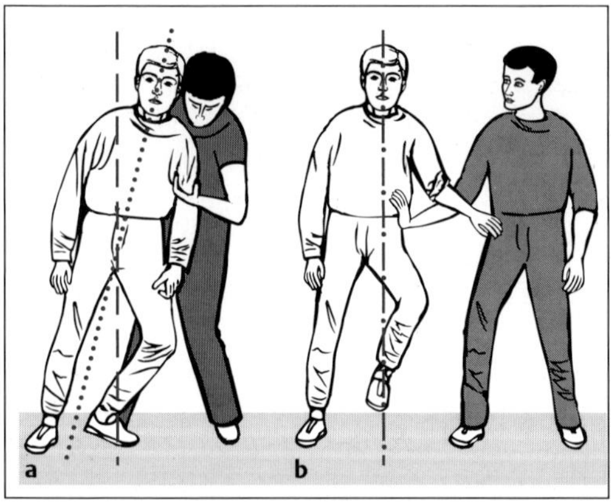

Abb. 3.**44** Gleichgewichtsreaktionen im Stand bei Pusher-Symptomatik (**a**) und bei Gesunden (**b**).

entspricht den Gleichgewichtsreaktionen Gesunder, wenn sie aus der Schwerkraftsenkrechten gebracht werden (Lösslein und Kolster 2001) (Abb. 3.**44**).

Die „subjektive visuelle Vertikale", also die subjektive Senkrechte, zählt zu den räumlich-perzeptiven Basisfunktionen (vgl. Kap 3.10, S. 420). Die Pusher-Symptomatik wird deshalb meist als räumlich-perzeptive Basisstörung interpretiert (Prosiegel 1995 und 1997, vgl. auch Cramon/Zihl 1988 und Kap. 3.10).

Die Ursachen dafür, *warum* es bei den Patienten überhaupt zur geschilderten Verdrehung der subjektiven Senkrechten bzw. subjektiven visuellen Vertikalen kommt, wurden lange nicht untersucht. In jüngster Zeit werden zwei Hypothesen aufgestellt, die wir hier kurz anreißen.

Lösslein und Kolster (2001) interpretieren die Pushersymptomatik als „posturalen Neglekt". Sie legen zugrunde, dass „posturale Aufrichtung zur Senkrechten nur möglich ist, wenn die (posturalen) Informationen beider Seiten gleichermaßen berücksichtigt werden" und nehmen an, dass die rechtshemisphärischen Informationen „negiert", also nicht beachtet werden. Die Verdrehung der subjektiven Senkrechte zur betroffenen Seite ist eine Folge hiervon. Die Ursache ist demnach nicht im räumlich-perzeptiven Bereich zu suchen, obwohl sich die Störung dort äußert.

Das „Pushen" ist eine handlungslogische Folge der veränderten subjektiven Vertikale. Es entspricht dem Bild der Gleichgewichtsreaktion, die Menschen generell zeigen, wenn sie aus ihrer subjektiven Senkrechte gebracht werden: Massive Hyperaktivität der Seite, zu der man geschoben wird, gebeugtes Bein und leicht abduzierter Arm (Abb. 3.**44 a** u. **b**)

Da der Begriff „posturaler Neglekt" bisher wenig bekannt ist, sprechen wir hier weiterhin von der Pusher-Symptomatik.

Eine andere Hypothese stellen Greß-Heister et.al. (2001) auf. Sie interpretieren die Pusher-Symptomatik als eine „Informationsverarbeitungsstörung für Informationen zur Raumanalyse und Raumlage."In gewissem Sinne handelt es sich also um eine Form der *sensorischen Integrationsstörung* beim Erwachsenen."

Eine weitere Form der Pusher-Symptomatik beschreibt Paeth (1999). Sie beschreibt das Pushen von Patienten auch ohne begleitende neuropsychologische Störungen. Diese Form unterscheidet sich in der Symptomatik in einigen wesentlichen Punkten, ist in der Regel weniger ausgeprägt und therapeutisch leichter zu beeinflussen. Auf die Ursachen dieser Problematik geht Paeth nicht ein, es ist aber ein kompensatorischer Hypertonus der indirekt betroffene Seite zu vermuten.

Wenn nicht anders beschrieben, beziehen wir uns im weiteren Text auf die oben beschriebene Form der Pusher-Symptomatik.

3.9.2 Klinisches Bild

Auffällig ist bei Patienten vor allem die Körperhaltung: Die Patienten halten sich im Stand, Sitzen und Liegen auf die direkt betroffene Seite und nach hinten geneigt. Werden die Patienten aufgefordert, diese Neigung aktiv zu korrigieren, richten sie sich noch mehr in dieser Position ein. Bei passiver Korrektur schieben sie massiv dagegen und äußern, dass sie nicht „umgeschubst" werden wollen.

Die indirekt betroffene Seite zeigt in der Regel eine ausgeprägte Hyperaktivität, meist auch in Ruhestellung, z. B. im Liegen. Die indirekt betroffene Hand ist fast durchgängig damit beschäftigt, sich festzuklammern oder sich durch „Druck" am Tisch abzustützen. Dadurch hat der Patient faktisch keine Hand zur Verfügung, da die eine plegisch oder paretisch und die andere mit Halte- bzw. Stabilisierungsaufgaben beschäftigt ist.

Auffallend ist hierbei, dass die Patienten die Unterstützungsfläche nicht „annehmen", sie nicht als Unterstützung nehmen, sondern sich vielmehr von ihr abdrücken.

Auffällig sind auch die Tonusverhältnisse der direkt betroffenen Seite. Es besteht - im Gegensatz zu anderen Hemiparesen, oft eine Tendenz zur Ausprägung einer Beugespastizität im Bein.

Die Awareness der Patienten gegenüber der Puher-Symptomatik ist zunächst fast nie vorhanden. Sie bemerken zwar, dass sie instabil sitzen/stehen oder fallen, aber führen dies nicht auf ihr eigenes Verhalten, ihre eigene Haltung, zurück. Vielmehr ist entweder für sie entweder die Hemiparese schuld (die ja wirklich an der Instabilität beteiligt ist), oder die Betreuungsperson, die den Patienten umwerfen will.

Pusher-Patienten sind einer erheblichen Gefährdung ausgesetzt; die Sturzgefahr ist sehr groß.

Eine weniger stark ausgeprägte Pusher-Symptomatik zeigt sich bei weitgehend normalem Liegen vorwiegend in Belastungssituationen im Sitzen und beim Stehen und Gehen.

Prosiegel (1997) untersuchte die Entwicklung der subjektiven Senkrechten von Patienten mit Pusher-Symptomatik und stellte fest, dass sie sich nach einiger Zeit nach ipsiläsional verdrehte. Als Ursache vermuten wir eine mangelnde Rückkehr zur „echten" Schwerkraftsenkrechte: Die Patienten kompensieren, ohne eindeutige Kenntnis darüber zu haben, was nun genau senkrecht ist.

Lokalisation der Läsionen

Die Pushersymptomatik ist im Akutstadium ausgedehnter Mediainfarkte häufig und betrifft ca. 30 % der Patienten, bei linkshirniger Schädigung deutlich weniger (Lösslein und Kolster 2001). Der genaue Ort der Läsion ist bisher nicht eindeutig zuzuordnen, vermutet werden temporoparietale Bereiche (vgl. Kap. 3.10).

Für das Pushersyndrom, also den Gesamtkomplex der Störungen, werden noch weitere Läsionsorte angegeben (Schädler und Kool 2001), die den Läsionsorten von Neglekt, räumlichen Störungen bzw. Hemiparese und Hemisensibilitätsstörung entsprechen.

Die von Paeth beschriebene Form tritt nach rechts- und linkshemisphärischen Läsionen nach Mediainfarkt auf.

Prognostik

Patienten mit ausgeprägter Pusher-Symptomatik wird in der Regel eine schlechte Prognose bescheinigt. Unbestritten sind diese Patienten in der Regel sehr schwer betroffen und die Kombination der verschiedenen Störungsbilder tut ein übriges. Zudem behindern sich die verschiedenen Anteile in der Rehabilitation gegenseitig.

Bei jedem Patienten ist es immens wichtig, sich ein Bild von der individuellen Zusammensetzung der einzelnen Symptome und deren Wechselwirkungen zu machen, um die Prognose abschätzen und die Therapie patientengerecht durchführen zu können.

Grundsätzlich besteht die Gefahr, dass eine unbehandelte oder fehlbehandelte Pusher-Symptomatik sich manifestiert und der ständige „Kampf um das Gleichgewicht" die Kräfte sowohl der Patienten als auch aller Betreuungspersonen so erschöpft, dass die Rehabilitationserfolge insgesamt stark hinter denen von Patienten ohne Pusher-Symptomatik zurückbleiben.

Bei sehr kleinschrittiger patientenorientierter Therapie der Pusher-Symptomatik sind gute und im Verhältnis rasche Behandlungsergebnisse möglich, sodass dann die Behandlungserfolge der anderen Störungsbilder ebenfalls zunehmen können (Lösslein und Kolster 2001).

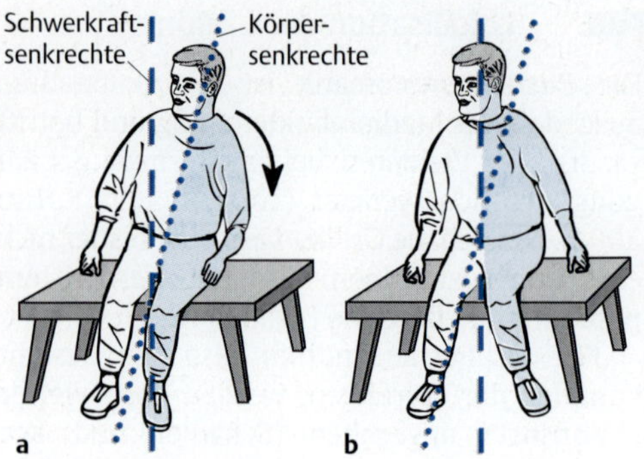

Abb. 3.**45** Das Paradoxon des Pushens: Sitzt der Patient subjektiv gerade (**a**), ist er instabil. In der Schwerkraftsenkrechten ist er stabiler, fühlt sich aber schief (**b**).

Abzugrenzende Störungen und Begriffe

Wichtig ist, das Pushen aus Gründen der verdrehten subjektiven Senkrechte von anderen Formen zu unterscheiden, bei denen die Patienten ihr Gewicht auf die direkt betroffene Seite verlagern. Paeth (1999) stellt fest, dass „... ein viel zu großer Prozentsatz (der Patienten) als Pusher eingestuft werden, wobei es jedoch viele Unterschiede gibt.“ Es gibt Patienten, die ohne begleitende neuropsychologische Störungen eine so ausgeprägte Hyperaktivität der indirekt betroffene Seite haben, dass sie sich mit dieser im Sitz und vor allem im Stand stark auf die direkt betroffene Seite drücken - allerdings in dem Versuch, sich in die Schwerkraftsenkrechte zu begeben. Mit dem Ergebnis sind sie, bei Befragung, allerdings eher nicht zufrieden und sperren sich auch nicht gegen ein behutsames und sicheres Aufgerichtet-werden. Die Behandlungsstrategie bei diesen Patienten unterscheidet sich in einigen Punkten.

Störungen der Aktivität und Partizipation

Patienten mit Pusher-Symptomatik sind allen Bereichen des täglichen Lebens stark beeinträchtigt. Dies liegt vor allem daran, dass sie ja neben der Pusher-Symptomatik stets noch weitere Störungen aufweisen (s. Tab. 3.**41**), die jeweils die Aktivität und Partizipation beeinträchtigen und zusätzlich Wechselwirkungen zeigen. In den folgenden Absätzen gehen wir beispielhaft wieder vor allem auf den Aspekt des Pushens ein.

Bei der Pusher-Symptomatik selbst ist der Hauptgrund für die Aktivitäts- und Partizipationsstörung vor allem die starke Gleichgewichtsunsicherheit der Patienten und ihr Bestreben, sich in ihrer Senkrechten zu halten (s. Abb. 3.**45**).

Sie verwenden also die meiste Energie für das (subjektive) Senkrechtbleiben.

Dadurch verringern sich die Kapazitäten, die dem Patienten für die Bewältigung von Alltagsproblemen und das Erlernen neuer Handlungs- und Bewegungsabläufe zur Verfügung stehen, erheblich. Zudem können die Patienten dadurch auch von Therapien zu ihren anderen Störungsbildern wenig profitieren.

Selbstversuch in Partnerarbeit: Bringen Sie sich in eine starke Gleichgewichtsunsicherheit, indem Sie sich auf eine sehr instabile Fläche stellen (z. B. Zehenspitzenstand auf dem Schaukelbrett) oder knien (z. B. auf einem Pezziball). Die zweite Person assistiert. Jetzt versuchen Sie eine mittelschwere Rechenaufgabe zu lösen oder eine Gedichtstrophe zu lernen. Direkt danach bewältigen Sie dieselbe Anforderung im stabilen Stand auf dem Boden.

- ***Psychosoziale Probleme***
  Bei Patienten mit Pusher-Symptomatik entsteht oft ein Teufelskreis: die Patienten sind genervt, weil ständig an ihrer Haltung „rumgenörgelt“ wird, ohne dass ihnen - aus ihrer Sicht - wirksame Hilfe geleistet wird. Für die Betreuungspersonen wiederum ist kaum verständlich, warum der Patient die Hilfe nicht annimmt und sich ständig sperrt.
  Erfahrungsgemäß verringern sich diese Probleme erheblich, wenn den Betreuungspersonen die Ursachen des Pushens erläutert wurden und der Patient eine Awarenes für das Pushen entwickelt.
- ***Selbst- und Fremdgefährdung***
  Pusher-Patienten leben in ständiger Sturzgefahr, in allen Ausgangspositionen. Verschlimmert wird dies dadurch, dass die Patienten ja zunächst gegen die Unterstützung der Betreuungspersonen anarbeiten.

Fallbeispiel

Herr M. hat nach einer rechtshemisphärischen Massenblutung eine ausgeprägte linksseitige Hemiparese, Hemisensibilitätsstörung, eine Pusher-Symptomatik, einen multimodalen Neglekt, räumlich-perzeptive und räumlich-konstruktive Störungen sowie Aufmerksamkeitsdefizite. Dem Neglekt sowie der Pusher-Symptomatik gegenüber hat er eine Unawareness.

14 Tage nach dem Ereignis kommt er aus dem Akutkrankenhaus in die Rehabilitationsklinik, in der er jetzt 3 Tage ist.

Herr M. ist beim Versuch, ganz alleine den Transfer zu bewältigen, schon einmal gestürzt. Vom Pflegepersonal möchte ihn niemand mehr umsetzen, weil sein Verhalten dabei unberechenbar ist. Beim Transfer vom Rollstuhl ins Bett oder beim Toilettengang passiert oft, dass er sich unvermutet „aufrichtet" und dabei sich und die Krankenschwester nach hinten und links katapultiert. Seine Frau, die Rückenprobleme hat, weiß, dass sie ihren Mann in diesem Fall nicht halten könnte, und sie kann (und darf) deshalb den Transfer mit ihm zur Zeit nicht durchführen. Nur wenn der Transfer zuverlässig mit wenig Hilfe ohne das Pushen gelingt, kann Herr M. nach Hause entlassen werden, was sich eigentlich beide wünschen. Aufgrund seiner Unawareness für das Pushen versteht Herr M. zurzeit nicht, warum seine Frau befürchtet, dass er nicht nach Hause kann. Schließlich hilft er ja bei jedem Transfer nach Kräften mit. Er fühlt sich von seiner Frau abgelehnt.

- ***Fortbewegung/Mobilität***
  Alle Aspekte der Mobilität sind durch das Pushen beeinträchtigt: das Drehen im Bett, das Aufsetzen, alle Transfers, das Rollstuhlfahren und natürlich das Gehen.
  Der Transfer wird oft als „Kampf der Titanen" beschrieben, da, wie oben beschrieben, oft die Betreuungspersonen und der Patient gegeneinander arbeiten.
  Die meisten Patienten mit Pusher-Symptomatik sind wegen des begleitenden Neglektes und der räumlich-perzeptiven und räumlich-konstruktiven Störungen nicht selbstständig rollstuhlmobil. Durch die Instabilität im Sitz rutschen die Patienten zudem oft im Sitz nach vorne, sowie sie selbst versuchen zu fahren. Sie sind dadurch sturzgefährdet. Das direkt betroffene Bein kann dadurch von der Fußstütze rutschen und ist dadurch gefährdet.
  Patienten mit einer akuten Pusher-Symptomatik sind zunächst alleine weder geh- noch stehfähig.
  Gibt man ihnen einen Gehstock in die rechte Hand, verstärkt sich das Schieben umso mehr.
- ***Anziehen und Körperpflege***
  Beim Anziehen ist vor allem schwierig, stabil sitzen zu bleiben und sich gleichzeitig anzuziehen oder angezogen zu werden. Noch schwerer fällt den Patienten, sich zu bücken, um Schuhe oder Strümpfe anzuziehen und erst recht zu stehen, um sich die Hose hochzuziehen.
  Bei der Körperpflege müssen zudem sehr differenzierte Bewegungen im Sitzen ausgeführt werden (Rasieren, Zähneputzen) bzw. neue Handlungsabläufe erlernt werden (einhändiges Waschen u. ä.).
- ***Mahlzeiten***
  Schon das Einnehmen vorbereiteter Mahlzeiten bereitet große Schwierigkeiten, solange die Patienten noch nicht sicher sitzen können. Herr M. zum Beispiel sitzt bei den Mahlzeiten im Rollstuhl am Tisch, da er wegen der Schwierigkeiten beim Transfer selten umgesetzt wird. Er sitzt nach links gekippt und hält sich mit der sehr hyperaktiven rechten Hand am Tisch fest. Nur kurz lässt er los, um schnell mit der Gabel einen Bissen zu nehmen. Dabei arbeitet er nicht differenziert, schiebt Sachen vom Teller und bekleckert sich.
- ***Weiterführende ADLs***
  Wegen der Schwere des Symptomkomplexes sind die Patienten meist so pflegebedürftig, dass sie zunächst weiterführende ADLs nicht selbstständig durchführen können. Unserer Erfahrung nach ist das erst möglich, wenn sich die Pusher-Symptomatik soweit gebessert hat, dass die Patienten zumindest stabil ohne Gleichgewichtsreaktion sitzen können.

3.9.3 Ergotherapeutische Befunderhebung

Leitfragen der Befunderhebung bei Pusher-Symptomatik

- Wann, in welchen Situationen pusht der Patient? Wann lässt das Pushen nach?
- Wie groß ist die Awareness des Patienten für das Pushen?
  Weiß der Patient, dass seine (Körper-)Senkrechte nicht mehr mit der Schwerkraftsenkrechten übereinstimmt?
- Zeigt der Patient Gleichgewichtsreaktionen? Wann? Unter welchen Bedingungen treten sie auf, unter welchen lassen sie nach?

- Wann, in welchen Situationen ist die Hyperaktivität der indirekt betroffenen Seite am stärksten? Unter welchen Bedingungen lässt sie nach?
- Unter welchen Bedingungen kann der Patient die Unterstützungsfläche annehmen?
- Entwickelt sich eine Beugespastik im direkt betroffenen Bein?
- Wie groß ist die Selbst- und Fremdgefährdung des Patienten?
- Hat der Patient Angst? Unter welchen Bedingungen, bzw. wie lässt sie sich verringern?
- Welche Aktivitäten des Patienten werden durch die Pusher-Symptomatik eingeschränkt? Welche kann der Patient alleine/mit Hilfe ausführen?
- Verbessert sich die Handlungsfähigkeit, wenn der Patient beim Sitzen und ggf. im Stand durch Lagerung Unterstützung bekommt?
- Wie gut ist das Wissen der Angehörigen/Bezugspersonen über das Störungsbild und dessen Auswirkungen?
- Welche Störungsbilder sind außer dem Pushen bei dem Patienten noch zu beobachten? Wie scheinen sich die Störungen gegenseitig zu beeinflussen?

Befunderhebung durch gezielte Beobachtung und differenzierte Intervention in Alltagssituationen

Zur Beobachtung eignen sich zunächst vor allem Handlungen, die im Sitzen in unterschiedlichen Situationen und Ausgangspositionen ausgeführt werden, z. B. das Einnehmen von Mahlzeiten, die Körperpflege, oder das Rollstuhlfahren. Beobachtet wird anhand der obengenannten Leitfragen, indem die Unterstützung, die der Patient bekommt, variiert wird.

Kann der Patient im Sitzen die Handlungen bewältigen, können anschließend zunächst einfachste, später komplexe Aktivitäten im Stand beurteilt werden.

Befragung des Patienten und der Betreuungspersonen

Die Befragung, verbunden mit behutsamer und Sicherheit gebender Fazilitation, ist ein wichtiges Befundinstrument bei der Pusher-Symptomatik.

Der Patient wird im Sitzen behutsam in verschiedene Positionen gebracht und befragt, welche Position er als „gerade“ empfindet und welche als „schräg“ oder unsicher. Dies gibt der Therapeutin Aufschluss über seine subjektive Senkrechte

Ein weiteres Ziel der Befragung des Patienten ist, sich ein Bild über sein Erleben der Pusher-Symptomatik und der daraus folgenden Probleme zu machen. Gleichermaßen wird nach den anderen Störungsbildern und deren Wechselwirkungen gefragt.

Wichtig ist, die Angst und Gleichgewichtsunsicherheit des Patienten anzusprechen und seine Angst, von den Betreuungspersonen umgeworfen zu werden.

Die Betreuungspersonen werden ebenfalls befragt. Dies geschieht anhand der Leitfragen zur Befunderhebung.

Weitere Befunderhebung

Die Verdrehung der subjektiven Vertikalen und Horizontalen lässt sich bei der neuropsychologischen Testdiagnostik am Computer im VS – Programm (Visual Spatial Performance) zuverlässig stellen. Hierbei stellen die Patienten die Senkrechte bzw. Waagerechte auf dem Bildschirm ein (vgl. Kap. 3.10).

3.9.4 Therapieziele

Handlungsziele

Die Patienten sollen einige von den sensomotorischen und neuropsychologischen Voraussetzungen her möglichen und von ihnen gewünschten Aktivitäten des täglichen Lebens sicher, mit Hilfe oder selbstständig ausführen können.

Ein Schwerpunkt ergotherapeutischer Behandlung bei Pushersymptomatik liegt darin, mit den Patienten Ausgangspositionen zu erarbeiten, die ihnen eine Handlungsfähigkeit ermöglichen.

Je nach Ausprägung der Symptomatik und Rehabilitationsfortschritt kann diese Ausgangsposition zunächst die Körpersenkrechte der Patienten sein.

Wegen der Schwere der Beeinträchtigung der Patienten ist eine sorgfältige Absprache aller Beteiligten über die angestrebten Handlungsziele und deren Transfer in den Alltag des Patienten notwendig.

Basisziele

- Körpersenkrechte und Schwerkraftsenkrechte sollen wieder übereinstimmen
- Normalisieren des Tonus der direkt betroffenen Seite, Vermeiden von Beugespastik
- Senken der Hyperaktivität der indirekt betroffene Seite
- Frei beweglicher Kopf, mobile Stabilität des Rumpfes
- Unterstützungsfläche annehmen können
- Awareness für dieses Störungsbild und seine Auswirkungen auf den Alltag erhalten

3.9.5 Ergotherapeutische Behandlung

Analog zur Diskussion um die Ursachen der Pusher-Symptomatik existieren verschiedene Therapieansätze, die im Folgenden vorgestellt werden. Der Schwerpunkt liegt hierbei auf der handlungsorientierten Therapie (HoDT).

Wegen der Schwere und der Vielfalt der Beeinträchtigungen muss darauf geachtet werden, dass ein ausgewogenes Verhältnis zwischen Anforderungen in Alltag und Therapie und Entspannungsphasen für den Patienten besteht.

Vorstellung der Therapiemethoden

Behandlung nach Bobath

Davies (1986) beschreibt für Patienten mit Pusher-Symptomatik folgende Therapieleitlinien. Diese stimmen auch heutzutage noch mit der gängigen therapeutischen Praxis überein.

- Tonusregulierende Behandlung für die Halswirbelsäule
- Stimulation der hypotonen Lateralflexoren des Rumpfes
- Bereits zu einem frühen Zeitpunkt Stehen des Patienten. Bei auftretenden Beugesynergien soll das direkt betroffene Bein mit einer angewickelten Schiene unterstützt werden, um einen symmetrischen Stand zu erreichen.
- Um das Pushen zu unterbinden und den Tonus der indirekt betroffenen Seite zu senken, sollen viele Aktivitäten auf der indirekt betroffene Seite ausgeführt werden. Der Transfer sollte aus diesem Grund auch über die indirekt betroffene Seite ausgeführt werden.
- Vermittlung von taktil-kinesthetischen Informationen zur Verbesserung der Körperwahrnehmung im Raum.
- Pusht der Patient im Sitzen, kann die Behandlungsbank erhöht werden, damit der Patient keinen Bodenkontakt mehr hat.

Paeth (1999) beschreibt anhand eines Fallbeispieles die Behandlung. Sie teilt hierzu Probleme des Patienten in neuropsychologische und sensomotorische Probleme, wobei sie das Pushen zu den sensomotorischen Problemen zählt. Als Therapieziele bzw. Therapiestrategien für den sensomotorischen Bereich beschreibt sie

- Hemmung des Hypertonus in Massenextension auf der rechten Seite
- Hemmung des Hypertonus in Massen-Flexion auf der rechten Seite
- Fazilitation von normalen Stell- und Equilibriumreaktionen
- Fazilitation von normaler Stehbalance
- Fazilitation bimanueller Tätigkeiten

Paeth beschreibt, dass sie dem Patienten viel Stabilität von vorne und von rechts gibt. Dies geschieht einerseits durch eindeutige Fazilitation, andererseits durch dort aufgestellten Bobath-Behandlungsbänke, gegen die sich der Patient lehnen soll. Dadurch bekommt er eindeutige, stabile Rückmeldung und Sicherheit, und sein symmetrischer Stand wird unterstützt.

Die therapeutische Intervention geschieht abwechselnd und gleichrangig auf beiden Seiten, der direkt betroffene Seite und der indirekt betroffene Seite.

Paeth schlägt vor, in die physiotherapeutische Behandlung Strategien und Aufgaben zur Verbesserung neuropsychologischer Störungen mit einzubeziehen. Wichtig ist, nicht gleichzeitig in beiden Bereichen hohe Anforderungen zu stellen.

HoDT

In der HoDT wird die Auffassung vertreten, dass die Patienten mit „Pusher-Symptomatik" in aller Regel im klinischen Alltag und in der Therapie fortwährend überfordert werden.

Folgerichtig setzt die Therapie also zunächst nicht an den sensomotorischen *Auswirkungen* an, sondern an der *Ursache*, dem veränderten Empfinden der Senkrechte des Patienten. Der Widerstand des Patienten, seine subjektive Senkrechte zu verlassen ist verständlich (vgl. Abb. 3.**43**). Wir halten es daher für kontraindiziert, die Gleichgewichtsreaktion des Patienten zu unterbinden, ebenso wie die Therapiestrategie, die Patienten sehr schnell mit teils massivem Druck in den Stand zu bringen.

Es ist überaus wichtig, die momentane Senkrechte des Patienten als Ausgangspunkt für die Therapie zu nehmen. Der Patient wird nämlich nur dann auf „seine Senkrechte" verzichten, wenn er versteht, warum er diese andere Senkrechte einnehmen soll und dass sie ihm wirklich mehr Stabilität gibt. Er muss also das Problem erkennen, dass die bisherige Art, sich „aufzurichten" (nämlich die Schräglage einzunehmen) nicht zum gewünschten Erfolg, sondern zu mehr Instabilität führt.

Es muss sehr deutlich unterschieden werden zwischen kompensatorischer Hyperaktivität, die der Patient braucht, um sich zu stabilisieren, und Gleichgewichtsreaktionen. Diese sollen nicht unterdrückt oder gar „gelöscht" werden, sondern sind ein wichtiger Indikator der Überforderung. Treten sie auf, muss dem Patienten sofort Sicherheit gegeben und die Anforderungen müssen reduziert werden. Denn eine subjektiv empfundene Gleichgewichtsunsicherheit beeinträchtigt die zur Therapie notwendige Aufnahmebereitschaft.

Die Patienten brauchen also eine sehr gezielte Therapie, diese aber in kleinen Schritten und sehr viel Hilfe bei der Bewältigung des täglichen Lebens.

In der HoDT hat sich folgende Staffelung der Therapieziele bewährt (Lösslein und Kolster 2001):

Die Patienten sollen nacheinander:

- eine Handlungsfähigkeit in ihrer subjektiven Senkrechten (Körpersenkrechten) erhalten, bei unterstützender Lagerung,
- eine Awareness für das Pushen, die Hyperaktivität der indirekt betroffene Seite und das Wegdrücken von der Unterstützungsfläche erhalten,
- bei sich selbst und im Außenraum den Unterschied zwischen der Körpersenkrechten und der Schwerkraftsenkrechten erkennen können,
- fazilitiert in der Schwerkraftsenkrechten sein können, ohne Zunahme der Hyperaktivität bzw. ohne Gleichgewichtsreaktionen zu zeigen,
- beide Situationen im Sitzen wahlweise halten, dann aktiv einnehmen können,
- eine Handlungsfähigkeit im Sitzen auch von der Schwerkraftsenkrechten aus erhalten,
- die Schwerkraftsenkrechte im Stand halten, dann aktiv einnehmen können,
- eine Handlungsfähigkeit im Stand von der Schwerkraftsenkrechten aus erhalten.

Therapeutisches Vorgehen bei der HoDT:

- Anfangs soll man die „Schräglage" des Patienten z. B. beim Essen durchaus tolerieren und sie durch eine sichere Lagerung unterstützen. Hierdurch ist der Patient besser in der Lage, selbst zu handeln, kompensatorische Hyperaktivität und Gleichgewichtsreaktionen werden gehemmt.
- Für den Patienten sollen spezifische, sichere und symptomhemmende Lagerungsmöglichkeiten in den verschiedenen Ausgangspositionen entwickelt werden, die seinem Therapiefortschritt jeweils angepasst werden.

Fallbeispiel

Am vierten Tag seines Aufenthaltes in der Rehaklinik lagert die Ergotherapeutin Herrn M. (s. Fallbeispiel, S. 411) zum Essen in seinem Rollstuhl versuchsweise so, dass er in seiner Körpersenkrechten sitzt, aber durch Kissen im Rücken und links bequem und sicher sitzt, ohne sich zu sehr an die Lehne zu drücken. Auch rechts wird seitlich ein Kissen an die Lehne gesteckt, damit der rechte Arm zwischendurch darauf abgelegt werden kann. Die Füße stehen auf dem Boden. Jetzt fühlt Herr M. sich subjektiv sicher und kann wesentlich entspannter essen als vorher. Allerdings ist die Entfernung zum Tisch noch so groß, dass er weiterhin etwas kleckert. Das stört ihn.

- Wichtig ist die Erarbeitung angstfreier/angstarmer Transfers.
- In einer für den Patienten sicheren Position, z. B. in der Schräge gelagert, wird mit dem Patienten über die „Wirkweise der Pusher-Symptomatik" geredet. Die Therapeutin zeigt, dass sie Verständnis für sein Verhalten hat und nicht gegen ihn, seine Ängste und Unsicherheit arbeiten möchte.
- Auf die verschiedenen Senkrechten hinweisen. Die Begrifflichkeit „Körpersenkrechte" und „Schwerkraftsenkrechte" hat sich in der Therapie bewährt, da man hiermit das sehr schwer fassbare Thema gut erläutern kann. Bei der Auswahl der „Beweise" muss man berücksichtigen, dass die Patienten meist korrespondierende Störungen haben. Um sicherzugehen, dass der Patient die Erklärungen auch wirklich aufnehmen kann, sollte man keinesfalls auf seiner vernachlässigten linken Seite sitzen.

Setzt sich der Patient „gerade" hin, kann man einen Spiegel vor ihn stellen und dort mit Klebeband eine Linie zwischen Kopf und Bauchnabel ziehen. Diese wird anschließend mit einem Lot verglichen, welches vor den Spiegel gehängt wird. Ansonsten ist ein Spiegel zur Verdeutlichung der Problematik eher nicht zu empfehlen.
Eine weitere Erklärungsmöglichkeit ist, einen Stab mit einem verdickten Fuß in die verschiedenen Senkrechten zu bringen und die Standsicherheit des Stabes dabei zu vergleichen.
- Deutlich machen, dass der Patient in der Schwerkraftsenkrechten mehr Spielraum und Handlungsmöglichkeiten hat.
- Patient mit viel, viel Sicherheit in die Gleichgewichtsunsicherheit führen.
- Deutlich machen, was da passiert, Möglichkeiten zur Selbstkontrolle erarbeiten.
- Dabei die Hyperaktivität der anderen Seite senken und die Aufmerksamkeit darauf lenken. Wahrnehmungsaufträge geben.
- Wechsel zwischen den 2 Senkrechten oft erleben lassen, passiv geführt und aktiv eingenommen.
- Wenn der Patient ohne Hyperaktivität in der Schwerkraftsenkrechten bleiben kann, werden einfache, später komplexere Handlungen dort durchgeführt.

Fallbeispiel

Nach achttägiger Therapie kann Herr M. bereits ohne Gleichgewichtsreaktionen und Hyperaktivität in der Schwerkraftsenkrechten bleiben, wenn er diese Stellung nur einnehmen, bzw. nur kurz aktiv halten muss. Bei gleichzeitiger Aktivität sinkt er wieder nach hinten links, die Hyperaktivität rechts nimmt zu. Da die Transfers inzwischen zwar mit einigen, aber noch nicht allen Betreuungspersonen sicher und unaufwändig sind, bleibt Herr M zu den Mahlzeiten zurzeit noch in seinem Rollstuhl sitzen. Mit Hilfe setzt er sich auf, bis er sich in der Schwerkraftsenkrechten befindet und wird anschließend mit Kissen am Tisch sicher gelagert. Er wird richtiggehend „eingepackt": ein kleines festes Kissen am Bauch erhilft ihm, sich nach vorne an den Tisch anzulehnen. Der linke Unterarm liegt sicher auf dem Tisch. Seitliche Kissen rechts und links und im Rücken geben Herrn M. die Stabilität, die er aktiv noch nicht halten kann. Die rechte Hand wird so nicht mehr als „Stützhand" gebraucht und ist frei beweglich. Die vorbereitete Mahlzeit kann er jetzt ohne zu kleckern einnehmen.

- Erst dann wird sukzessive der Stand erarbeitet. Wieder mit maximaler Sicherheit für den Patienten, ggf. zunächst mit zwei Therapeutinnen und Behandlungsbänken, die zur Sicherheit vor und rechts neben den Patienten gestellt werden. Das Auftreten von Hyperaktivität führt wieder zum sofortigen „Herunterschrauben" der therapeutischen Anforderungen. Auch im Stand werden dem Patienten immer wieder Wahrnehmungsaufträge gegeben, sodass er selbst spüren lernt, ob und wann Hyperaktivität auf der indirekt betroffene Seite auftritt und lernt, diese zu regulieren.

Die Anwendung der HoDT zeigt sowohl bei neuerkrankten Patienten gute Rehabilitationserfolge als auch bei Patienten, deren Pusher-Symptomatik über einen längeren Zeitraum persistiert hatte (interne Umfrage, unveröffentlicht).

Optokinetische Stimulationsbehandlung

Im Kap. 3.10 beschreibt Kerkhoff die von ihm entwickelte optokinetische Stimulationsbehandlung. Diese normalisiert die subjektive visuelle Vertikale sowohl kurzfristig als auch dauerhaft (Kerkhoff 2000). Ein positiver Effekt auf die posturale Anpassung ist zu beobachten; hierdurch ist eine Verbesserung der Performance des Patienten ebenfalls zu erwarten.

Therapiestrategien auf der Grundlage der sensorischen Integrationstherapie

Greeß-Heister et al. (2000) stimmen grundsätzlich mit den Therapiestrategien nach Bobath überein, schlagen aber ergänzend und teilweise abweichend zum Bobath-Konzept folgende Therapieprinzipien vor:

Als übergeordnetes Therapieziel gilt die regelrechte Verarbeitung und Integration vestibulärer Reize.

Sie bezeichnen den Ansatz von Davies als „top down" (Behandlungsrichtung: von oben nach unten) in dem Sinne, dass „der Patient lernt, sein „falsches Körperempfinden" anhand kognitiver Prozesse zu kompensieren und zu steuern. In Abgrenzung dazu schlagen sie einen „bottom up" (von der Basis nach oben) Therapieansatz vor. ...das heißt, die fehlende bzw. fehlerhafte Körperwahrnehmung wird nicht über höhere kognitive Strukturen kompensiert oder assimiliert, sondern über das Nachvollziehen einer entwicklungsphysiologischen Leiter ... „normalisiert" (Greeß-Heister et al. 2000, S. 63).

Sie wenden sich damit z. B. gegen die Anwendung von Beinschienen, da diese kein normales Körperempfinden vermitteln, sondern befürworten physiologische Intregration taktiler und propriozeptiver Reize durch normales sensorisches Feedback.

Als Therapiestrategie schlagen sie die sensorische Integrationstherapie vor und die Lagerung im Rotationssitz nach Pörnbacher (siehe ausführlicher Greß-Heister et al. 2000).

Eine kontrollierte Gruppenstudie zu diesem therapeutischen Ansatz wird vom Autorinnenteam derzeit (Stand 2001) durchgeführt.

Handwerkliche Techniken

Handwerkliche Techniken sollten unserer Erfahrung nach bei Pusher-Patienten erst eingesetzt werden, wenn sie in der Lage sind, sich selbstständig, ohne Gleichgewichtsreaktion und Hyperaktivität in der Schwerkraftsenkrechten zu halten. Anderenfalls droht Überforderung, als deren Folge die Patienten wieder in ihre „Schräglage" und Hyperaktivität der indirekt betroffenen Seite zurückfallen.

Der Schwerpunkt beim handwerklichen Arbeiten liegt bei Patienten mit Pusher-Symptomatik im Erleben der eigenen Handlungsfähigkeit.

Grundsätzlich sind viele Techniken geeignet. Allerdings muss das Niveau der Techniken sehr genau an die Fähigkeiten der Patienten angepasst werden. Hierbei sind vor allem die anderen Störungsbilder zu berücksichtigen. (Therapievorschläge siehe dort).

Setting

In aller Regel empfiehlt sich für die Patienten mit Pusher-Symptomatik die *Einzeltherapie.*

Erst wenn es um die Festigung der Handlungsfähigkeit im Sitzen oder ggf. auch im Stand geht, kann eine *Gruppentherapie* bzw. *Einzelarbeit in der Gruppe* angebracht sein.

Kleingruppenarbeit kann auch zur Erarbeitung der Awareness hilfreich sein.

Behandlung im interdisziplinären Team (Schnittstellen)

Für eine erfolgreiche Behandlung eines Patienten mit Pusher-Symptomatik und den korrespondierenden Störungen ist eine eng verzahnte Therapie aller beteiligten Berufsgruppen, der Angehörigen und natürlich des Patienten selbst vonnöten. Der Lagerung, Art und Technik der Transfers und den Veränderungen der Ausgangspositionen für Handlungen sollte ein gemeinsames Konzept zugrunde liegen.

Die Erarbeitung der einzelnen Therapieziele könnte im interdisziplinären Team beispielsweise folgendermaßen aufgeteilt werden: In der Neuropsychologie wird eine OKS durchgeführt. In der Ergotherapie und Physiotherapie wird die Awareness für die Pusher-Symptomatik erarbeitet bei gleichzeitigem Beginn der Tonusregulation im Rumpf und anschließendem Erarbeiten der weiteren sensomotorischen Ziele des Patienten. Ergotherapie und Pflege sowie die Angehörigen erarbeiten mit dem Patienten Ausgangspositionen für die alltäglichen Handlungen sowie angstfreie sichere Transfers.

Wichtig ist, einen gemeinsamen patientenspezifischen Behandlungsplan zu verfolgen und je nach Therapiefortschritt zu modifizieren. Der wesentlich bessere Therapieerfolg rechtfertigt den erhöhten Zeitaufwand.

Angehörigenarbeit

Die Angehörigen von Patienten mit Pusher-Symptomatik sehen sich mit einem schwerbetroffenen Menschen konfrontiert, der - durch den Symptomkomplex - gravierende Einschränkungen sowohl im sichtbaren Bereich der Sensomotorik als auch mehrere schwer verständliche neuropsychologische Störungen hat, die auch noch in Wechselwirkung zueinander stehen.

Bei der Pusher-Symptomatik hat daher die Arbeit mit den Angehörigen zusätzlich zu den in Kapitel 2 genannten Prinzipien folgende Schwerpunkte:

- Die Angehörigen benötigen Hilfen zum Umgang mit dem Patienten und, damit verbunden, Informationen zum Störungsbildkomplex.
- Die Gefahr besteht, dass die Patienten, die zunächst sehr viel Unterstützung brauchen, nach der erfolgreicher Therapie die verbesserte Performance im Alltag nicht einsetzen

können, weil sie „überpflegt“ werden. Hier ist eine genaue Absprache über die Handlungsziele und deren Umsetzungsmöglichkeiten in den Alltag unabdingbar.
- Eine genaue Unterweisung pflegender Angehöriger in Transfers und Lagerung ist ein zentraler Bestandteil der Therapie.
- Wenn möglich ist den Angehörigen die Teilnahme an einer Selbsthilfegruppe für pflegende Angehörige zu empfehlen.

3.9.6 Evaluation und Dokumentation von Therapieverlauf und Therapieergebnis

Wie üblich werden die Befunde und der Therapieverlauf dokumentiert.

Es empfiehlt sich eine sorgsame Dokumentation der Therapieverlaufes, die die Variablen der Veränderung mit einschließt: Welche therapeutische Intervention hat zu welchem Ergebnis geführt?

Die Evaluation der Therapie des Pushersymptomatik erfolgt in den drei Bereichen: Computerdiagnostik, Beurteilung des sensomotorischen Outcomes und Beurteilung der Performance in ausgewählten Alltagssituationen.

Die Therapie der Pusher-Symptomatik kann als erfolgreich gewertet werden:
- wenn bei der wiederholten Messung der subjektiven Vertikalen und Horizontalen im VS-System keine oder eine geringere Abweichung von der Normalen zu verzeichnen ist
- im Sitz und/oder im Stand in der Schwerkraftsenkrechten keine oder deutlich geringere Gleichgewichtsreaktionen mehr zu beobachten sind und die Hyperaktivität der indirekt betroffenen Seite nachgelassen hat oder nicht mehr auftritt
- der Patient die gewünschten und erarbeiteten Handlungen mit zufriedenstellender oder immerhin verbesserter Performance ausführen kann
- der Patient eine Awareness für die Pusher-Symptomatik entwickelt hat. Hierbei ist die vorausschauende Awareness, bei der der Patient einschätzen kann, wann die Pusher-Symptomatik bei ihm (noch) auftritt und wie er dann reagieren sollte bzw. präventiv damit umgehen kann, ein wesentlicher Therapieerfolg

Literatur

Empfohlene Literatur zum Vertiefen

Davies PM. Hemiplegie. Berlin: Springer; 1986

Davies PM. Wieder Aufstehen. Berlin: Springer; 1995

Greß-Heister M et.al. Das Pusher-Syndrom - Überlegungen zur Pathogenense. Diagnose und therapeutische Ansätze. Neurol. Rehabil. 2000; 6(2): 59-67

Lösslein H, Kolster F. Posturaler Hemineglect-Neubewertung des Pusher-Syndroms und Vorschläge für die Therapie. Krankengymnastik. 2001; 1: 17-24

Paeth Rohlfs B. Erfahrungen mit dem Bobath-Konzept. Stuttgart: Thieme; 1999

Schädler S Kool JP. Pushen: Syndrom oder Symptom - eine Literaturübersicht. Krankengymnastik. 2001; 1: 7-16

Weitere verwendete Literatur

Bisiach E et al. Unilateral neglect: Personal and extrapersonal. Neuropsychologia. 1986; 24: 759-767

Gauggel S et al. Neuropsychologische Rehabilitation. Weinheim: Beltz; 1998

Hawrylyshyn PA et al. Vestibulothalamic projections in man - a sixth primary senosory pathway. J. Neurophysiol. 1978; 41: 394-401

Jeannerod M. (Hrsg.). Neurophysiological and neuropsychological aspects of spatial neglect. Amsterdam: North-Holland; 1987

Kerkhoff G, Münßinger U, Marquardt C. Sehen. In: Cramon D, Mai N. Neuropsychologische Diagnostik. Weinheim: Chapman und Hall; 1995

Kerkhoff G. Multiple perceptual distortions and their modulation in patients with left visual neglect. Neuropsychologia. 2000; 38: 1073-1086

Pedersen Palle M, Wandel A. Ipsilateral Pushing in Stroke: Incidence, Relation to neuropsychological Symptoms and Impact on Rehabilitation. The Copenhagen Stroke Study. Arch Phys Med Rehabil. 77: 8-25

Prosiegel M. Neuropsychologische Störungen und ihre Rehabilitation. München: Pflaum; 1998

Prosiegel M, Henschel R. Das Pusher-Syndrom: Untersuchung der Läsionsmuster und der subjektiven visuellen Vertikalen. Neurologie und Rehabilitation. 1997.

Säring W. Neglect. In: Cramon Y, Zihl J. Neuropsychologische Rehabilitation. Berlin: Springer; 1988

Schneider RC et al. Vertigo and rotational movement in cortical and subcortical lesions. J. Neurol. Sci. 1968; 6: 493-516

Umphred DA. Neurologische Rehabilitation – Bewegungskontrolle und Bewegungslernen in Theorie und Praxis. Berlin: Springer; 2000

Wenz C. Awareness. In: Götze R, Höfer B. Alltagsorientierte Therapie bei Patienten mit erworbener Hirnschädigung. Stuttgart: Thieme; 1999

3.10 Störungen der visuellen Raumwahrnehmung und Raumkognition

Georg Kerkhoff

3.10.1 Begriffsbestimmung

Störungen von im weitesten Sinne „räumlichen" Leistungen sind häufig nach Hirnschädigung: etwa 30-50% der linkshemisphärisch geschädigten Patienten, sowie etwa 50-70% der rechtshemisphärisch geschädigten Patienten zeigen diesbezügliche Probleme (Jesshope u. Mitarb. 1991). Räumliche Störungen können ganz unterschiedlich ausgeprägt sein und verschiedene Ursachen haben. In der Literatur gibt es daher eine Vielzahl unterschiedlicher Begriffe, die für den Leser eher verwirrend als klärend sind. Ich schlage hier eine Unterteilung in vier Hauptkategorien räumlichen Verhaltens vor (Tabelle 3.**42**), die sich klar definieren und voneinander unterscheiden lassen, und die auch zu gängigen anatomischen Modellen der Verarbeitung räumlicher Reize im Gehirn passen (Ungerleider 1998). Wie sich im Laufe des Kapitels zeigen wird, ist der früher gebräuchliche Oberbegriff „Konstruktive Apraxie" für alle hier unterschiedenen Formen räumlicher Störungen nicht empfehlenswert, weil er zu wenig differenziert zwischen den klinischen Phänomenen und keinen Erklärungswert hat.

Nach einer kurzen Darstellung des klinischen Bildes und der verursachenden Läsionen wird für jede der vier räumlichen Defizite zunächst eine detaillierte Definition und Beschreibung gegeben, gefolgt von klinischem Bild, physiologischen Grundlagen und einem Patientenbeispiel. Auf eine detailliertere Darstellung der physiologischen Grundlagen wird hier verzichtet (s. ausführlicher in Kerkhoff 1999a). In weiteren Abschnitten wird auf die Diagnostik und Therapie räumlicher Störungen eingegangen.

3.10.2 Klinisches Bild

Je nach Größe und Lokalisation der Schädigung zeigen Patienten mit einer oder mehreren dieser vier räumlichen Störungen ein breites Spektrum klinischer Alltagsprobleme: *Ankleiden, Transfers, Uhrzeit- und Messinstrumente ablesen* sind problematisch, eine räumliche Schreib- und Rechenstörung findet sich bei vielen Patienten. *Zeichnen, Pläne lesen, Richtungen* erkennen, Wege lernen und wiedererkennen sind problematisch, manche Patienten zeigen posturale Probleme. Meist sind die Patienten sich ihrer Probleme nicht direkt bewusst; sie erleben lediglich, dass eigentlich einfache Dinge nicht mehr gelingen.

Tab. 3.**42** Definitionen räumlicher Leistungen im vorliegenden Kapitel sowie in der Literatur verwendete Synonyme

Kategorie	Beschreibung	Synonym(e)
Räumlich-perzeptiv	Elementare Wahrnehmungsleistung ohne motorischen oder Gedächtnisanteil	„räumlich-visuelle" Leistungen
Räumlich-kognitiv	Räumliche Leistung, die zusätzlich zur Wahrnehmung eine Transformation erfordert	„visuelle Raumoperationen", „mental-räumlich"
Räumlich-konstruktiv	Motorisches Handeln im Raum; dies kann mit der Hand oder einem anderen Teil des Körpers erfolgen	„konstruktiv", „konstruktiv-apraktisch"; „visuo-konstruktiv"
Räumlich-topographisch	Räumliche Navigation und Orientierung im dreidimensionalen Raum; erfordert Gedächtnisleistungen	„räumliche Orientierung"; „räumlich-topographisches Gedächtnis", „Wegelernen"

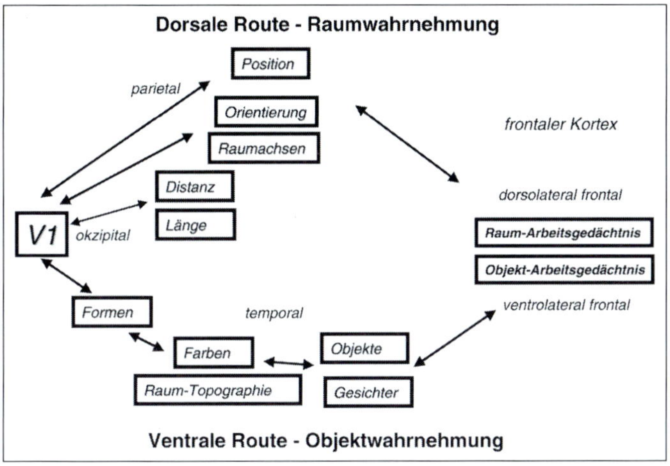

Abb. 3.**46** Schematische Darstellung der dorsalen und ventralen visuellen Route, soweit diese für räumlich-perzeptive Leistungen relevant ist. Ausgehend von der Gesichtsfeldrepräsentation im primären visuellen Kortex (V1) werden visuelle Informationen entlang zweier anatomischer Hauptrouten in Richtung Parietallappen (dorsale Route) und Temporallappen (ventrale Route) verteilt. Unterschiedliche Areale der dorsalen Route sind für spezifische räumliche Leistungen zuständig, während entsprechende Regionen entlang der ventralen visuellen Route für die visuelle Merkmalsanalyse verantwortlich sind (Form, Farbe, Objekte, Gesichter, Raumtopographie). Beide Routen projizieren zu unterschiedlichen Regionen des frontalen Kortex, die für Arbeitsgedächtnisleistungen relevant sind. Spezifische räumlich-perzeptive Einbußen können isoliert auftreten, was für eine modulare Organisation räumlich-perzeptiver Leistungen spricht. Die Pfeile stehen für bidirektionale Projektionen.

3.10.3 Dorsale und ventrale anatomische Verarbeitungswege im Sehsystem

Tierexperimente und bildgebende Untersuchungen (s. zusammenfassend in Ungerleider 1998) sprechen für zwei anatomisch und funktional spezialisierte, aber eng miteinander verknüpfte Sehsysteme im menschlichen Gehirn. Beide Verarbeitungsrouten beginnen in der primären Sehrinde (V1, primärer visueller Kortex) und projizieren zu verschiedenen „visuellen" Hirnregionen *im Parietal- bzw. Temporallappen* (Abb. 3.**46**). Das *okzipitoparietale Projektionssystem* (= dorsale visuelle Route) ist vorwiegend mit der Analyse visuell-räumlicher Informationen (Bewegung, Tiefe, Position, Orientierung, 3-D-Merkmale von Objekten) befasst und verläuft von V1 hin zu Arealen des oberen Temporallappens und des Parietallappens (Area 5 und 7, superiorer Parietallappen). Das *okzipitotemporale System* (= ventrale visuelle Route) dient dagegen der Erkennung von Oberflächeneigenschaften bei Objekten oder komplexen räumlichen Szenen (Form, Farbe, Objekte, Gesichter und räumlich-topographische Szenen). Die ventrale Route führt von Area 17 in Areale des unteren Temporallappens (V4, inferotemporaler Kortex). Beide Systeme projizieren weiter in unterschiedliche frontale Hirnregionen, die auf räumlich-visuelle und objektspezifische Arbeitsgedächtnisprozesse spezialisiert sind.

Dieses anatomische Modell passt gut zu den klinischen Befunden, wonach insbesondere räumlich-perzeptive Defizite vorwiegend nach okzipitoparietalen Schädigungen auftreten, also Beeinträchtigungen der dorsalen Route. Solche Einbußen sind dagegen selten nach okzipitotemporalen Läsionen zu finden, da dieses Verarbeitungssystem mehr mit der Erkennung von Objekten, Gesichtern und Szenen befasst ist, nicht aber mit deren räumlichen Merkmalen. Damit kann dieses Modell auch gut die vielfältigen Dissoziationen zwischen verschiedenen visuellen und räumlichen Einbußen erklären. Darüber hinaus deuten diese Dissoziationen auch eine modulare Organisation der verschiedenen räumlichen Einzelleistungen an (siehe die verschiedenen Kästchen innerhalb der dorsalen Route in Abb. 3.**46**).

3.10.4 Räumlich-perzeptive Störungen

Beschreibung

Unter *räumlich-perzeptiven Störungen* werden Einbußen elementarer perzeptiver Leistungen verstanden. Hierzu zählen folgende Leistungen:
- Hauptraumachsen (Visuelle Vertikale und Horizontale)
- Orientierungsschätzung (Vergleich der Parallelität zweier Linien)
- Längenschätzung (Ausdehnung innerhalb von Objekten)
- Distanzschätzung (Ausdehnung zwischen Objekten)
- Formschätzung
- Subjektive Geradeausrichtung, Linienhalbierung
- Positionswahrnehmung

Klinisches Bild und Anatomie

Subjektive Hauptraumachsen (Visuelle Vertikale/Horizontale)

Störungen der Subjektiven Hauptraumachsen treten häufig nach rechtsseitiger, temporoparietaler, seltener nach entsprechender linksseitiger Hirnläsion auf. Sie finden sich ebenfalls nach Thalamusläsionen. Es kommt nach unilateralen temporoparietalen Läsionen meist zu einer Verdrehung des gesamten visuellen Koordinatensystemes (Kerkhoff u. Zoelch 1998) in der Frontalebene (Vertikale und Horizontale einschließlich aller obliquer Orientierungen; Abb. 3.**47**). Die Defizite sind nach rechtshemisphärischen Läsionen schwerer und halten länger an. Ein mögliches physiologisches Korrelat könnten die von Sakata u. Mitarb. (1997) beschriebenen orientierungsspezifischen Neurone im Parietallappen sein.

Visuelle Orientierungsschätzung/Winkelschätzung

Orientierungsschätzung oder Winkelschätzung ist die Fähigkeit zur Unterscheidung verschiedener Neigungswinkel von Linien oder Objekten. Entsprechende Defizite finden sich häufig nach rechtsseitiger, meist temporoparietaler Schädigung sowie Läsionen der Stammganglien rechts, seltener auch nach links-frontalen Läsionen. Rechtshemisphärische Läsionen verursachen häufigere und schwerere Defizite als linkshemisphärische Läsionen (Kerkhoff u. Zoelch 1998). Zahlreiche visuelle Neurone insbesondere im rechten Scheitelläppchen, dem rechtsseitigen okzipitalen Kortex sowie prämotorische Areale beider Hemisphären sind an der visuellen Orientierungsschätzung beteiligt (Vandenberghe u. Mitarb. 1996).

Längenschätzung

Die Längenschätzung kann als eindimensionale Variante der visuellen Größenschätzung angesehen werden und spezifiziert den horizontalen oder vertikalen *Raum innerhalb eines Objektes* oder einer Fläche. Demgegenüber geht es in der Distanzschätzung um *räumliche Abstände zwischen Objekten* (Abb. 3.**48**). Störungen der Längenschätzung finden sich am häufigsten bei Patienten mit okzipitoparietalen Läsionen (von Cramon u. Kerkhoff 1993), oft in Kombination mit Neglekt (Kerkhoff 2000). Die visuelle Längen- und Distanzschätzung hat überlappende aber auch unterschiedliche anatomische Substrate im temporoparietalen Kortex (Fink u. Mitarb.1997). Klinisch fallen diese Patienten beispielsweise dadurch auf, dass sie ein schlechteres „Augenmaß“ bei alltäglichen räumlichen Vergleichen von Längen, etwa beim Kuchen- oder Plätzchenbacken, beim Zuschneiden von Papier oder Stoff, bei Größenvergleichen von Kleidungsstücken (z. B. beim Aussortieren der Bügelwäsche) oder beim Aufteilen von Kuchenstücken haben.

Distanzschätzung

Ausgeprägte Defizite in der visuellen Distanzschätzung zeigen Patienten mit bilateralen parietookzipitalen Hirnläsionen (oft beim Balintsyndrom; Kerkhoff u. Heldmann 1999). Diese Patienten haben auch Probleme in der visuellen Entfernungsschätzung. Defizite in der horizontalen oder vertikalen Distanzschätzung finden sich ebenfalls bei Patienten mit unilateralen okzipitoparietalen Läsionen (von Cramon u. Kerkhoff 1993). Die Mehrzahl dieser Patienten weist eine horizontale *Raumverzerrung* auf (Kerkhoff 2000; siehe Abb. 3.**48**). Im Alltag fallen diese Patienten dadurch auf, dass sie Abstände zwischen verschiedenen Objekten im Raum nicht oder nur sehr unsicher einschätzen können. Dies kann die Breite des Türrahmens sein, die Breite an einer Registrierkasse zum Durchfahren, die Breite einer Garageneinfahrt, der Abstand beim Spazieren auf dem Bürgersteig, wenn Leute entgegenkommen oder die Entfernung zwischen Kuchenteller und zugehörigem Besteck und Kaffeetasse/Untertasse.

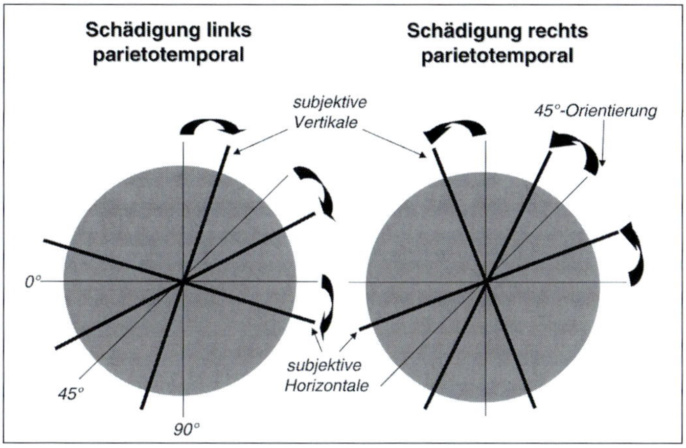

Abb. 3.**47** Schematische Verdeutlichung der Defizite in der Wahrnehmung der Hauptraumachsen und der Orientierungsschätzung. Nach linksseitiger, parietotemporaler Läsion kommt es zu einer gleichsinnigen Verdrehung des subjektiven Raumes *im Uhrzeigersinn* (siehe Pfeile). Nach einer entsprechenden rechtshemisphärischen Läsion kommt es zu einer Kippung des *Raumes gegen den Uhrzeigersinn* (siehe Pfeile). Der Kippwinkel ist annähernd gleich für alle Orientierungen (vertikal, horizontal, schräg), was auf eine gemeinsame Verdrehung aller Raumorientierungen in der Frontalebene hinweist.

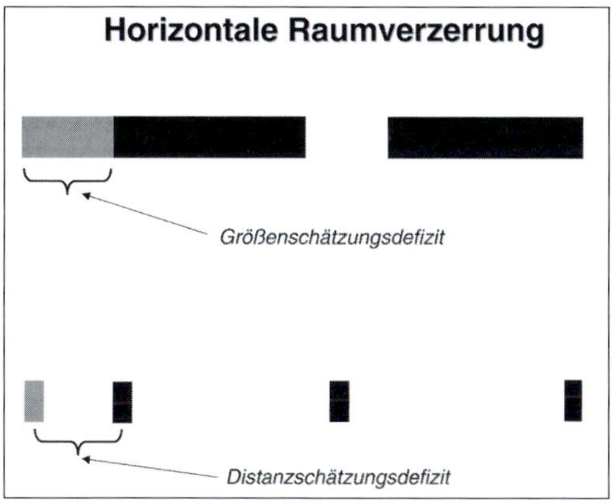

Abb. 3.**48** Horizontale Raumverzerrungen in der visuellen Längen- und Distanzschätzung. Der rechts abgebildete Balken soll links gleich lang reproduziert werden. Patienten mit parieto-okzipitalen Läsionen (oft mit linksseitigem Neglekt) neigen zur perzeptiven Unterschätzung des linken Balkens, wenn sie diesen gleich lang reproduzieren sollen wie den rechts abgebildeten Balken. Daher wird von diesen Patienten der linke Balken größer eingestellt. (Größenschätzungsdefizit=grau schraffierter Bereich). Das gleiche Phänomen tritt beim Einschätzen horizontaler Abstände auf (Distanzschätzungsdefizit; nach Kerkhoff 2000).

Formschätzung

Die Formschätzungsaufgabe nach Efron (Abb. 3.**49**, S. 422) gilt als elementare visuelle Formunterscheidungsaufgabe ohne semantische Anforderungen. Störungen in dieser Aufgabe finden sich meist bei Patienten mit bilateralen, okzipitotemporalen oder diffus-disseminierten Läsionen, etwa nach einer zerebralen Hypoxie oder Kohlenmonoxydvergiftung. Diese Patienten sind relativ selten und weisen meist eine so genannte visuelle Formagnosie auf. Entsprechende Störungen der Formwahrnehmung finden sich jedoch auch gelegentlich nach ausgedehnten unilateralen, temporoparietalen Läsionen. Klinisch fallen Patienten mit einer Formerkennungsstörung dadurch auf, dass sie Alltagsobjekte nicht mehr sicher erkennen können, ähnliche Objekte verwechseln, oder aber (nach einseitigen Läsionen) diese als formverändert erleben, z. B. breiter oder gestaucht.

Linienhalbierung und Subjektive Mitte

Abweichungen in der Linienhalbierung und/oder Subjektiven Mitte finden sich sowohl bei Patienten mit Hemineglekt wie bei homonymen Gesichtsfeldausfällen (Kerkhoff 1993). Die Verschiebung der Subjektiven Mitteneinschätzung

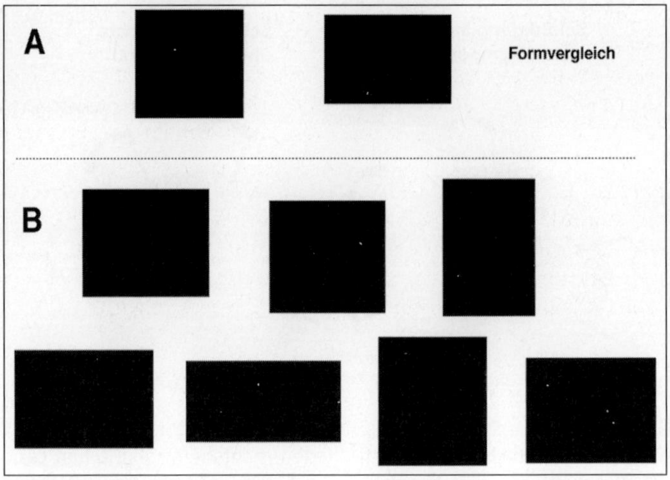

Abb. 3.**49** Aufgabe zur elementaren visuellen Formschätzung nach Efron. Bei dieser Aufgabe müssen die Probanden zwei schwarze Rechtecke miteinander vergleichen (A), die sich nur in der horizontalen und vertikalen Kantenlänge unterscheiden. Somit handelt es sich hier um eine kombinierte Längenschätzung in zwei räumlichen Dimensionen (waagrecht und senkrecht). Die Gesamtfläche der zu vergleichenden Paare ist immer gleich, so dass der Patient sich beim Bearbeiten der Aufgabe nicht an eventuellen Helligkeitsunterschieden orientieren kann.
Im Patientenbeispiel (B) sind sieben Einzeleinstellungen eines Patienten mit einer Störung der visuellen Formschätzung nach einer zerebralen Hypoxie exemplarisch dargestellt. Zu beachten ist die große Variabilität der Einstellungen. Auf Befragen berichtete der Patient, dass für ihn alle Figuren wie das Quadrat links oben unter A aussähen.

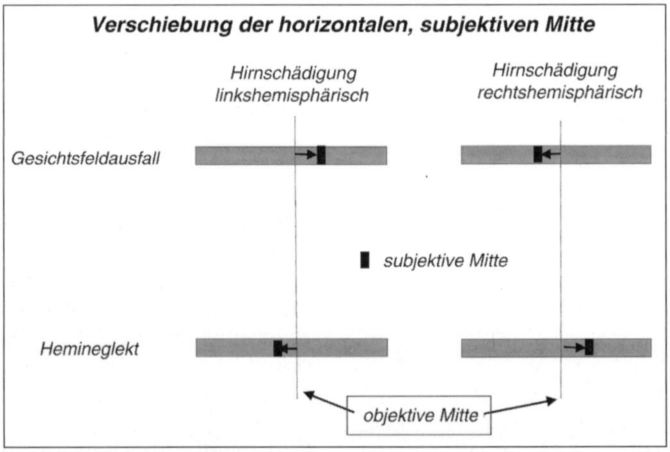

Abb. 3.**50** Typische Abweichungen in der Linienhalbierung nach links- versus rechtshemisphärischer Hirnschädigung bei Patienten mit Hemianopsie (ohne Neglekt) gegenüber Patienten mit Hemineglekt (ohne Hemianopsie). Hemianopiker zeigen eine Verschiebung der subjektiven Mitteneinschätzung zur blinden Seite hin, Neglektpatienten dagegen meist eine Abweichung zur gesunden Seite hin (weg von der vernachlässigten Seite). Beide Verschiebungstendenzen zeigen sich auch in entsprechenden Alltagssituationen, etwa beim Gehen im Gang, Rollstuhlfahren oder beim Positionieren eines Gegenstandes auf einem Tisch.

erfolgt bei den Neglektpatienten in der Frühphase nach ipsiläsional, bei den Hemianopsiepatienten ohne Neglekt nach kontraläsional (zum Skotom hin). Vergleichbare Defizite zeigen sich auch in alltagsnahen Situationen, etwa beim Gehen im Flur oder bei der Positionierung von Objekten auf einem Tisch. Ipsiläsionale Verschiebungen der Linienmitte oder Geradeausrichtung treten am häufigsten nach parietotemporalen Läsionen auf, kontraläsionale eher nach okzipitalen oder okzipitotemporalen Läsionen (Abb. 3.**50**).

Positionsschätzung

In Studien zur Positionsschätzung fanden sich in der Regel zwei unterscheidbare Defizite: ein Genauigkeitsverlust sowie eine systematische Verschiebung der reproduzierten Positionen. Der Genauigkeitsverlust äußert sich in einer Zunahme der Variabilität der Positionseinschätzungen durch den Patienten. Die systematische Verschiebung kovariiert oft mit der Verschiebung der subjektiven Geradeausrichtung bei Neglekt oder Hemianopsie. Beide Aspekte treten häufig, jedoch nicht ausschließlich nach rechtshemisphärischer Hirnschädigung auf (Tartaglione u. Mitarb. 1983), insbesondere bei Patienten mit hoch-parietalen Läsionen (von Cramon u. Kerkhoff 1993). Neurone im Parietallappen kodieren die visuelle Position eines Reizes im Greifraum des Beobachters (Galletti u. Mitarb. 1993). Klinisch fallen beide Teildefizite (systematische und variable Fehler) in vielen Alltagssituationen auf: beim Ausfüllen eines Überweisungsformulars, eines Lottoscheines, beim korrekten Adressieren eines Briefes, beim genauen Positionieren der einzelnen Gedecke bei einer Kaffeetafel, beim Zeichnen (auch am PC) oder beim schriftlichen Rechnen (Einer, Zehner und Hunderter stehen falsch untereinander).

Fallbeispiel

Herr S. hatte mehrere Monate vor der Untersuchung der räumlichen Leistungen einen beidseitigen Mediainfarkt mit schwerpunktmäßiger Schädigung beider Parietallappen erlitten. Er wies gravierende räumlich-perzeptive Defizite in allen untersuchten Leistungen des VS-Programms auf (Kerkhoff & Marquardt 1998; Abb. 3.**51**; S. 424).

In allen Tests zeigte Herr S. eine große sensorische Unsicherheit, die sich in einer großen Variabilität seiner Leistung widerspiegelte. In räumlichen Alltagsanforderungen zeigte sich, dass er große Probleme hatte, Abstände und Positionen etwa auf einem Tisch abzuschätzen (beim Tischdecken, Aufteilen eines Kuchens in gleich große Stücke) sowie bei allen Aufgaben, die eine korrekte Einhaltung der Senkrechten und Waagrechten erforderten (beim Stehen, beim Aufhängen von Bildern, beim Halten eines Stabes, beim senkrechten Ausrichten seines Rumpfes in einem Türrahmen). Es war ihm aufgrund der ungenauen subjektiven Mitteneinschätzung nicht möglich, auf einem längeren Stück geradeaus zu gehen.

3.10.5 Räumlich-kognitive Störungen

Beschreibung

Von räumlich-perzeptiven Defiziten sind räumlich-kognitive Störungen zu unterscheiden, die über die Wahrnehmungsleistung hinaus oder ohne eine solche eine *mentale* Raumoperation erfordern (Beispiel: *mentale Rotation, Maßstabstransformation,* siehe Abb. 3.**51**). Defizite im mentalen Perspektivenwechsel sowie in mentalen Rotationsaufgaben finden sich nach rechtsparietalen Läsionen (Butters u. Barton 1970; Ratcliff 1979; Ditunno u. Mann 1990). Bildgebende Studien zeigen, dass die frontalen Augenfelder, der obere Scheitellappen und bewegungssensitive Hirnregionen im mittleren Temporallappen auch bei mentalen Rotationsaufgaben aktiviert werden (Cohen u. Mitarb. 1996). Darüber hinaus zeigten sich aber auch in einer Studie von Barnes u. Mitarb. (2000) Aktivierungen im parieto-okzipitalen Kortex beider Hemisphären bei räumlich-kognitiven Aufgaben, die sich bei der entsprechenden perzeptiven Kontrollaufgabe ohne Transformationsleistung nicht zeigte. In manchen Aktivierungsstudien zeigte sich eine Dominanz der rechten Hemisphäre für mentale Rotationsaufgaben (Hartje u. Mitarb 1994), in anderen Untersuchungen jedoch nicht - hier spielt vermutlich die Art der Aufgabe eine große Rolle.

Als ein mögliches physiologisches Korrelat fanden Sakata und Mitarbeiter (1994) rotationssensitive Neurone im Parietallappen von Makaken, die auf die Drehung von Objekten in verschiedene Richtungen selektiv reagierten. Über die physiologische Grundlage räumlich-kognitiver Störungen ist wenig bekannt. Die klinische Erfahrung zeigt, dass parietale Läsionen auch

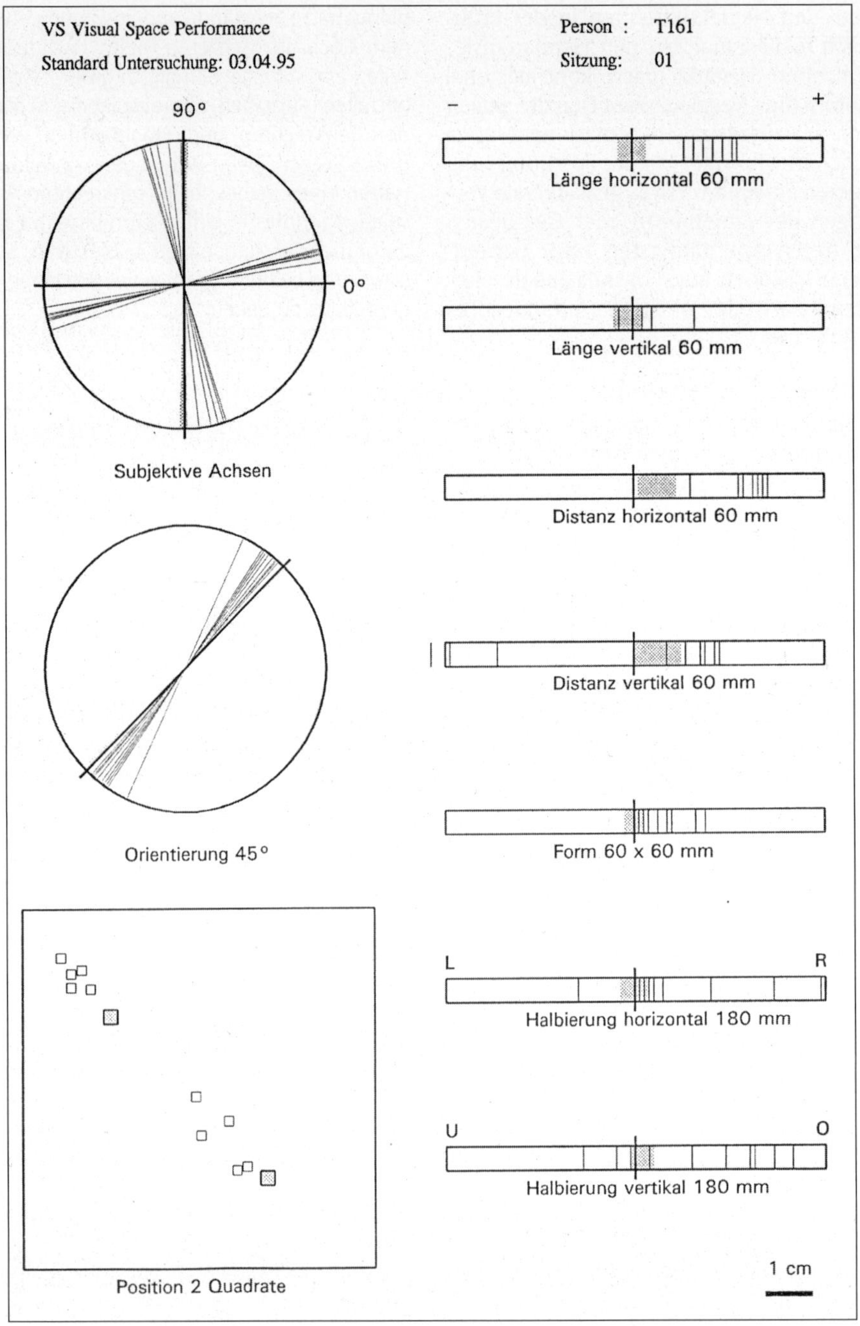

Abb. 3.**51** Beispiel eines Patienten mit ausgeprägten Defiziten in zahlreichen visuell-räumlichen Wahrnehmungsleistungen nach einer unilateralen, parietalen Hirnschädigung (gemessen mit dem VS-Programm). Es kommt zu einer Verdrehung der Subjektiven Achsen gegen den Uhrzeigersinn (Vertikale und Horizontale), sowie in der Orientierungsschätzung; die Positionsschätzung ist ungenau, wie sich aus dem großen Streubereich der einzelnen Positionen (kleine Quadrate) ersehen lässt. Die Leistungen in der Längen- Distanz-, Form- und Halbierungsschätzung sind ebenfalls gravierend gestört. Jeder Einzelstrich steht für das Ergebnis eines Messdurchgangs, schraffierte Bereiche geben den kompletten Normalbereich von 40 gesunden Vergleichsprobanden an. L/R/O/U: Abweichung nach links, rechts, oben oder unten. +/-: Über- oder Unterschätzung in einer Aufgabe.

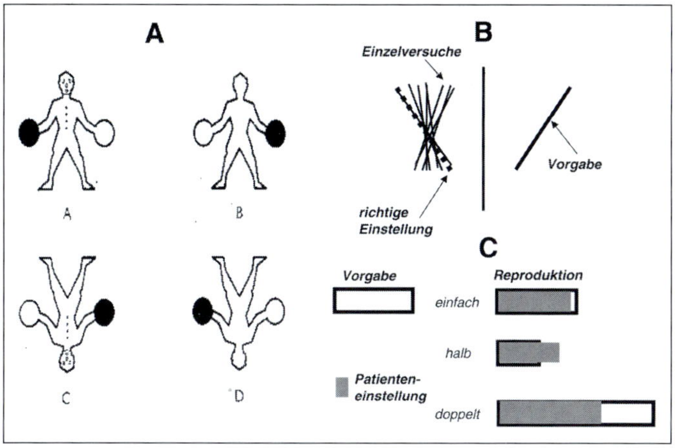

Abb. 3.**52** Beispiele räumlich-kognitiver Aufgaben. A: der Patient soll jeweils angeben, welche Hand (rechts, links) schwarz gefärbt ist (nach Ratcliff 1979). B: Leistungen eines Patienten mit parietaler Läsion in der Orientierungs-Spiegelungsaufgabe. Fett gepunktete Linie: korrekte Reproduktion. Es kommt zu einer sehr variablen, ungenauen Einschätzung der gespiegelten Orientierung (nach Kerkhoff 1998). C: Maßstabstransformation in der Längenschätzung. Der vorgegebene Balken soll identisch lang (einfach), halb oder doppelt so lang reproduziert werden. Während die identische Reproduktion gelingt, ist die Skalierung des Maßstabes für „halb so groß" und „doppelt so groß" deutlich beeinträchtigt (grau: mittlere Einstellung des Patienten). Schwarze Rechtecke: korrekte Reproduktionen; grau: Patienteneinstellung

andere räumlich-kognitive Leistungen (Abb. 3.**52**) beeinträchtigen, ohne dass ein räumlich-perzeptives Defizit vorliegen muss. Demnach sind räumlich-perzeptive und räumlich-kognitive Fähigkeiten voneinander unabhängig organisiert und entsprechende Einbußen können dissoziieren.

Klinisches Bild

Patienten mit räumlich-kognitiven Defiziten sind oft verlangsamt, wenn sie in räumlichen Alltagsaufgaben sich vorstellen sollen, wie etwa ein Objekt von der Seite und von oben aussieht (Aufsicht), sie haben Probleme bei perspektivischen Zeichnungen, maßstabsgerechtem Abzeichnen, oder bei Tätigkeiten, die ein gutes räumliches Vorstellungsvermögen erfordern: etwa bei der Konstruktion von Leiterplatten, beim Umräumen um ein Zimmer rollstuhlgerecht einzurichten, beim Abschätzen einer Menge in zwei verschieden großen Töpfen, oder beim Lesen eines Stadtplanes.

Fallbeispiel

Herr S. hatte im Alter von 42 Jahren einen linkshemisphärischen Schlaganfall im Mediastromgebiet mit parietaler Schädigung und nur geringer aphasischer Benennstörung erlitten. Vor der Krankheit war er als Küchenberater bei einem großen Münchner Küchenstudio viele Jahre erfolgreich tätig gewesen. Seine räumlich-perzeptiven Leistungen (s. o.) lagen im Normbereich, es zeigten sich keine Abweichungen und auch keine sensorische Unsicherheit. Hingegen zeigte sich im Verlauf seines Aufenthaltes immer deutlicher, dass Herr S. immer dann große Probleme hatte, wenn es in räumlichen Aufgaben über den einfachen Vergleich einer Linienlänge oder Position hinausging, etwa beim Verdoppeln einer Kantenlänge oder dem Spiegeln einer Position. Schon bei einfachsten Spiegel- oder Maßstabstransformationsaufgaben war er ratlos. Seine Tätigkeit als Küchenberater konnte er nicht mehr ausüben, da er keine Vorstellung mehr hatte, wie beispielsweise eine gegebene Küchenzeile von 3 m Länge mit verschiedenen notwendigen Küchengeräten (Kühlschrank, Spülmaschine, Backofen, Mikrowelle) und Küchenschränken so kombiniert werden konnte, dass die ganze Fläche optimal ausgenutzt wird.

3.10.6 Räumlich-konstruktive Störungen

Beschreibung

Räumlich-konstruktive Störungen bezeichnen im engen Sinne die Unfähigkeit, einzelne Elemente einer Figur mit der *Hand* zu einem Ganzen zusammenzusetzen (De Renzi 1982). Sowohl das Zeichnen einer geometrischen Figur, das Montieren eines Gerätes wie auch das Zusammensetzen von Würfeln zählen hierzu Definitionsgemäß sollten räumlich-konstruktive Störungen nicht die Folge sensorischer Einbußen (räumlich-perzeptive Defizite) oder anderer Störungen sein (Neglekt, Intelligenzminderung, Planungsstörung), wenngleich diese das Defizit verschlimmern können. Im weiteren Sinne zeigt sich aber, dass räumlich-konstruktive Defizite nicht auf die Hand beschränkt sind: so zeigen viele dieser Patienten auch Probleme, wenn sie mit ihrem *Körper im Raum geschickt agieren sollen*, etwa sich auf eine Bank setzen sollen, oder auf eine Bodenmatte legen sollen, oder mit dem Rollstuhl unter Benutzung des nichtgelähmten Beines rangieren sollen (siehe Abb. 3.**53** und Fallbeispiel).

Klinisches Bild

Räumlich-konstruktive Leistungen sind Bestandteil vieler komplexer Handlungsabläufe im Alltag, sodass entsprechende Störungen erhebliche Alltagsprobleme verursachen, etwa beim Ankleiden, bei Transfers vom Rollstuhl, oder beim Packen eines Pakets. Räumlich-konstruktive Störungen treten gleichermaßen nach rechts- wie linkshemisphärischen Läsionen parietaler und frontaler Hirnregionen auf (s. Übersicht in De Renzi, 1982). Als Ursache kommen - entgegen der ursprünglichen Theorie von Strauss (1923) - häufig doch räumlich-perzeptive Defizite (Mack u. Levine 1981), Planungsstörungen sowie vermutlich auch Arbeitsgedächtniseinbußen in Betracht. Die zugrundeliegenden neuropsychologischen und neurophysiologischen Mechanismen sind derzeit nicht hinreichend geklärt. Das ursprünglich von Kleist formulierte und von seinem Schüler Strauss (1923) übernommene Modell der konstruktiven Apraxie als einer Form der visuellmotorischen Diskonnektion scheint nur in wenigen Fällen tatsächlich zuzutreffen. Sehr viel häufiger sind dagegen räumlich-perzeptive Störungen die Hauptursache. Möglicherweise ist die Transformation räumlich-perzeptiver Informationen (die Wahrnehmung der Testvorlage oder des dreidimensionalen Raumes) in visuell geleitete Handlungen (das Zeichnen, Zusammenbauen, Rollstuhlfahren oder auf die Bodenmatte legen) ein wesentliches Element räumlich-konstruktiver Störungen (egal welches Körperteil für diese Handlung gerade benutzt wird). An solchen Koordinatentransformationen sind parietofrontale Hirnregionen vermutlich maßgeblich beteiligt.

Fallbeispiel

Frau L. hatte im Alter von 54 Jahren eine rechtshemisphärische Blutung im Bereich des Parietallappens erlitten. Sie hatte eine linksseitige Hemiparese. Ihre räumlich-perzeptiven Leistungen waren reduziert; sie war in vielen räumlich-konstruktiven Test- und Alltagsaufgaben auffällig. Beim Zusammenlegen eines Küchenhandtuches, beim Decken eines Kuchenbleches, oder beim Packen eines Postpaketes zeigten sich gravierende Probleme. Auch beim Rangieren mit ihrem Rollstuhl tat sie sich schwer, insbesondere beim Rückwärtshineinfahren in einen Fahrstuhl (der Fahstuhl war zu klein, um darin umdrehen zu können; s. Abb. 3.**53**). Beim Ankleiden zeigten sich insbesondere bei Pullovern oft Verwechslungen von vorne/hinten oder innen/außen.

3.10.7 Räumlich-topographische Störungen

Beschreibung

Als vierte Kategorie räumlichen Verhaltens sind räumlich-topographische Störungen zu nennen, die als Navigationsdefizite im vorgestellten oder realen dreidimensionalen Raum definiert sind, und von allen anderen räumlichen Störungen dissoziieren können. Sie treten nach unilateralen rechts- oder linksseitigen (para)hippocampalen Läsionen auf.

Klinisches Bild

Die Patienten empfinden und berichten einen Vertrautheitsverlust in vormals bekannter Umgebung (Landis u. Mitarb.1986; Habib u. Sirigu 1987), sie erkennen wichtige Landmarken nicht mehr und verirren sich leicht in vertrauten und

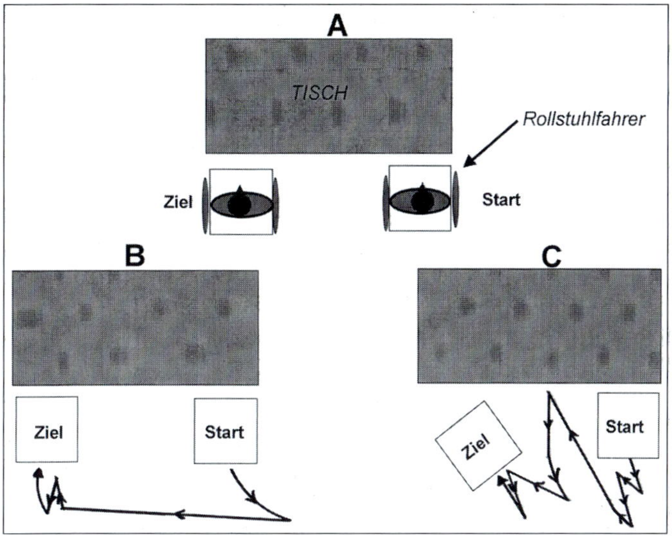

Abb. 3.**53** Probleme im Rangieren mit dem Rollstuhl vor einem Schreibtisch (Patient von oben gesehen). A: Aufgabe des Patienten ist es, durch Bewegungen mit der (nichtgelähmten) Hand und dem (nichtgelähmten) Fuß möglichst rasch und mit möglichst wenig Fahrbewegungen von der Start- in die Zielposition zu kommen. Die ideale Strategie erfordert zunächst Rückwärtsfahren sowie großzügiges Rangieren in einem Bogen zur linken Seite hinüber. B: Fahrbewegungen eines Patienten mit einer linksseitigen Hemiparese, jedoch ohne räumliche Störung. Der Patient benötigt insgesamt 5 Fahrbewegungen (jede Pfeilrichtung = 1 Fahrbewegung) und kommt nach etwa 40 Sekunden zum Ziel. C: Im Gegensatz dazu schätzt diese Patientin (die ebenfalls eine linksseitige Hemiparese hat, jedoch unter einer räumlichen Störung leidet; s. Fallbeispiel) den Raum falsch ein, fährt oft vor und zurück, ohne weit genug auf die linke Seite herüberzufahren. Die richtige Zielposition am linken Rand des Tischs wird nicht erreicht, statt dessen bricht sie nach 10 Fahrbewegungen und mehr als 3 Minuten Rangieren frustriert ab. Sie steht zu weit vom Tisch entfernt sowie schräg zum Tisch. Auf Befragen gab sie an, dass sie keine Vorstellung habe, wie sie mit dem Rollstuhl fahren müsse, um diesen gerade vor den Tisch an die linke Schreibtischaußenkante zu manövrieren. Dieses gestörte Rollstuhl-Navigieren ist oft bei Patienten mit räumlich-konstruktiven Störungen beobachtbar. Da beide Patienten (in B und C) jeweils mit der rechten Hand und dem rechten Fuß gelenkt haben, kann die Hemiparese nicht die Ursache für das problematische Rangieren sein.

insbesondere neuen Umgebungen. Dies verstärkt sich unter ungünstigen Bedingungen, wie Dämmerung oder einer veränderten Perspektive. Diese Patienten haben oft keine Vorstellung mehr über den räumlichen Zusammenhang einzelner Positionen in der Umgebung, was das Neuerlernen von Wegen oder das Erkennung von Abkürzungen beeinträchtigt.

Als ein mögliches physiologisches Korrelat für die Fähigkeit zur dreidimensionalen räumlichen Orientierung kommen Zellen im Hippocampus und Parahippocampus von Makaken und Ratten in Betracht („Place cells"), die die Position des Individuums sowie entsprechende Positionsveränderungen im dreidimensionalen Raum fortlaufend registrieren (s. Rolls 1999; Maguire 1999). In Humanstudien mit bildgebenden Verfahren, in denen die Probanden simulierte Navigationsaufgaben (über Video) durchführten, fanden sich Aktivierungen im Hippocampus und Parahippocampus in beiden Hemisphären (Maguire 1999).

Fallbeispiel

Frau L. hatte mit 29 Jahren einen rechtsseitigen Posteriorinfarkt erlitten, infolgedessen sie einen linken, oberen Gesichtsfeldausfall (Quadrantenanopsie) und eine räumlich-topographische Störung aufwies. Mit dem Gesichtsfeldausfall hatte sie im Rahmen der Therapie im Krankenhaus rasch zurechtkommen gelernt, die Orientierungsstörung behinderte sie selbst 7 Jahre nach dem Infarkt noch so sehr, dass sie selten allein aus dem Haus ging. Sie vermied es neue Wege im Öffentlichen Münchner Nahverkehr zurückzulegen, da sie Angst hatte, nicht mehr zurückzufinden, oder dafür viele Stunden zu brauchen. Ihre Intelligenzleistungen waren durchschnittlich, ihre sprachlichen Gedächtnisleistungen ebenfalls. Auf Befragen beschrieb sie ihr Problem so, dass sie sich zum einen nicht genau vorstellen könne, wie ein bestimmter ihr bekannter Teil Münchens aussehe, und sie auch nicht wisse, in welche Richtung sie beispielsweise fahren müsse, um an diesen Ort zu kommen. Besonders bei Dämmerung oder Nacht bzw. unter der Erde (z. B. in der U-Bahn) hatte sie überhaupt keine räumliche Vorstellung mehr, wo sie sich eigentlich befindet. Wenn sie zum Beispiel in einem Café saß und von der Toilette zurückkehrte, wusste sie manchmal beim Zurückkommen nicht mehr, an welchem Tisch sie zuvor gesessen hatte. Sie musterte dann die einzelnen Stühle, um festzustellen, ob vielleicht an einem ihre Jacke hing. Oder sie vergegenwärtigte sich, welchen Kuchen sie bestellt hatte. Anhand solcher Merkmale fand sie dann meistens zu ihrem Tisch zurück.

3.10.8 Diagnostik

Leitfragen der Befunderhebung

Die Ziele der ergotherapeutischen und neuropsychologischen Befunderhebung lassen sich in Form von Leitfragen formulieren:

- Zeigt der Patient bei räumlichen Aktivitäten im Alltag Auffälligkeiten? Inwieweit behindern diese den Patienten in seiner Selbstständigkeit?
- Ist sich der Patient der Probleme bewusst, oder rationalisiert er sie, oder leugnet er sie? Führt die Einsicht zu entsprechend vorsichtigem Verhalten in kritischen Situationen?
- Lassen sich als Ursache der im Alltag dokumentierten räumlichen Störungen objektive neuropsychologische Störungen in den entsprechenden Testverfahren festmachen?
- Sieht der Patient die räumlichen Störungen als Problem an, und ist er/sie für eine entsprechende Therapie zu motivieren?
- Lassen sich Umweltbedingungen oder Testfaktoren herausfinden, unter denen die räumlichen Defizite besser kompensiert werden können (z. B. in bestimmter Körperhaltung; Tageszeit d. Untersuchung, Art des Kleidungsstückes beim Ankleiden)? Können solche Faktoren mit in die Therapie einbezogen werden (Therapie im Sitzen oder Stehen; An/Ausziehen gelingt besser in der Früh als am Abend)?

Ergotherapeutische Diagnostik mithilfe eines Fremdanamnesebogens

Da eine ausführliche Diagnostik aller möglichen räumlichen Alltagsbeeinträchtigungen sehr zeitaufwendig ist, bietet sich zur ersten Orientierung eine Fremdanamnese an. Eine Eigenanamnese ist in vielen Fällen nicht aufschlussreich, weil nur wenige Patienten initial ihre räumlichen Einbußen so erleben, dass sie diese beschreiben können (mit Ausnahme der räumlich-topographischen Störungen). Wir haben daher einen Fragebogen zur Erfassung häufiger Alltagsprobleme bei räumlich gestörten Patienten entwickelt (siehe Abb. 3.**54**), anhand dessen sich im Rahmen einer Fremdanamnese die Therapeutin einen Überblick über häufige Alltagsprobleme des Patienten machen kann. Befragt werden sollten entweder der Partner/die Partnerin oder andere Personen, die den Patienten in Alltagssituationen schon häufiger beobachten konnten (meist Pflegepersonal, Ergotherapeuten, Krankengymnasten).

Zum Vergleich sollte die Therapeutin auch den Patienten zu seinen subjektiven räumlichen Problemen befragen. Oft können die Patienten nicht ihre räumlichen Einbußen beschreiben, aber die Alltagsprobleme schildern. Hierdurch bekommt der Therapeut zusätzlich Einblick in die *Awareness* (=Einsicht) des Patienten. Der Eindruck von seinem Alltagserleben bietet zudem wichtige Hinweise auf mögliche Therapieansätze im Alltag.

Störungen der Aktivität und Partizipation

Verhaltensbeobachtungen im Krankenzimmer/Therapieraum

„Räumliche" Auffälligkeiten in einem Zimmer (dem Patienten- oder Therapeutenzimmer) können sich vielfältig äußern: der Patient findet möglicherweise Dinge in seinem eigenen Zimmer nicht, das ganze Zimmer wirkt chaotisch und unaufgeräumt, der Patient hat Mühe mit dem Navigieren des Rollstuhls, besonders beim Schräg- und Rückwärtsfahren. Das Greifen nach der Hand des Therapeuten oder der Türklinke kann misslingen, das Lesen des Therapiestundenplanes ebenfalls (Spalten und Reihen werden verwechselt). Das Ablesen der Uhrzeit auf einer Analoguhr kann problematisch sein, weil

Selbsthilfe und Körperkontrolle

		3 Punkte oft	2 Punkte manchmal	1 Punkt selten	0 Punkte nie
SK 1	**1.1 Treten Probleme beim Ankleiden eines Pullovers auf ?**	☐	☐	☐	☐

Was wird verwechselt ?

	vorne/hinten	oben/unten	innen/außen	unvollständig angezogen	braucht viel Zeit	eine Körperhälfte wird weniger sorgfältig angekleidet
SK 2-7	☐ 2	☐ 3	☐ 4	☐ 5	☐ 6	☐ 7

SK 8 **1.2 Vernachlässigt der Patient die linke ☐ oder die rechte ☐ Körperhälfte**

		oft	manchmal	selten	nie
SK 9	beim Waschen	☐	☐	☐	☐
SK 10	Rasieren	☐	☐	☐	☐
SK 11	Kämmen	☐	☐	☐	☐
SK 12	Schminken	☐	☐	☐	☐
SK 13	Essen	☐	☐	☐	☐
SK 14	**1.3 Sitzt der Patient seitlich verdreht auf einem Stuhl oder im Rollstuhl ?**	☐	☐	☐	☐
SK 15	**1.4 Sitzt der Patient seitlich verdreht oder zu weit entfernt vom Tisch ?**	☐	☐	☐	☐

Räumliche und zeitliche Orientierung

		oft	manchmal	selten	nie
RZ 1	**2.1. Treten Probleme beim Zurechtfinden in neuer Umgebung auf ?**	☐	☐	☐	☐
RZ 2	**2.2. Gibt es Probleme, wenn der Patient etwas auf dem Tisch sucht** (z.B. die Marmelade, einen Stift) ?	☐	☐	☐	☐
RZ 3	**2.3. Stößt der Patient an Türrahmen oder andere Hindernisse an ?**	☐	☐	☐	☐

Auf welcher Seite passiert dies ? links ☐ 1 rechts ☐ 2 auf beiden Seiten ☐ 3 (RZ 4)

		oft	manchmal	selten	nie
RZ 5	**2.4. Stößt der Patient mit dem Rollstuhl an Hindernisse an ?**	☐	☐	☐	☐

Auf welcher Seite passiert dies ? links ☐ 1 rechts ☐ 2 auf beiden Seiten ☐ 3 (RZ 6)

		oft	manchmal	selten	nie
RZ 7	**2.5. Treten weitere Probleme beim Rollstuhlfahren auf?**	☐	☐	☐	☐

beim Umdrehen und Rückwärtsfahren ☐ 1 Schrägstellen vor einem Tisch/zu einer Person ☐ 2 beides ☐ 3 (RZ 8)

		oft	manchmal	selten	nie
RZ 9	**2.6. Übersieht der Patient Personen oder beachtet er sie nicht ?**	☐	☐	☐	☐

Auf welcher Seite passiert dies ? links ☐ 1 rechts ☐ 2 auf beiden Seiten ☐ 3 (RZ 10)

		oft	manchmal	selten	nie
RZ 11	**2.7. Treten Probleme auf beim Lesen eines Stadtplanes, oder beim Ausfüllen eines Formulars ?**	☐	☐	☐	☐

Abb. 3.**54** Fragebogen zur Erfassung räumlicher Alltagsprobleme (nach Kerkhoff u. Münßinger, unveröffentlicht). Idealerweise sollte eine Person, die den Patienten in möglichst vielen Alltagssituationen bereits beobachtet hat, einschätzen, wie oft das jeweils erfragte Problemverhalten beim Patienten vorkommt, und wie stark ausgeprägt dies war. Der Fragebogen ist auch zur Erfassung von Veränderungen im Laufe einer Behandlung (von mindestens 2 Wochen) geeignet.

		3 Punkte oft	2 Punkte manchmal	1 Punkt selten	0 Punkte nie
RZ 12	2.8. **Kommt es vor, daß der Patient die Uhrzeit falsch abliest** (auf einer Uhr mit Zeigern) ?	▒	▒	▒	▒
RZ 13	2.9. **Treten Probleme beim Lesen des Therapiestundenplanes auf ?**	▒	▒	▒	▒
RZ 14	2.10. **Gibt es Probleme hinsichtlich des Zeitempfindens** (Beispiel: 30 Minuten sind vergangen, dem Patienten kommt es aber viel länger oder kürzer vor) ?	▒	▒	▒	▒
RZ 15	2.11. **Haben Sie den Eindruck, daß der Patient** (im Gegensatz zu früher) **"geistesabwesend" erscheint ?**	▒	▒	▒	▒
RZ 16	2.12. **Versteht der Patient Ortsbeschreibungen falsch** (z.B. links oben im Schrank) ?	▒	▒	▒	▒
RZ 17	2.13. **Kommt es vor, daß der Patient** (z.B. während eines Gesprächs) **an Ihnen vorbeischaut und keinen Blickkontakt herstellt ?**	▒	▒	▒	▒

Häusliche Versorgung

		oft	manchmal	selten	nie
HV 1	3.1. **Treten Probleme beim Einstellen der Herdplatte mit dem entsprechenden Schalter auf ?**	▒	▒	▒	▒
HV 2	3.2. **Treten Probleme beim Abmessen von Mengen auf** (z.B. Mehl oder Kaffeepulver) ?	▒	▒	▒	▒
HV 3	3.3. **Werden beim Tischdecken Teile falsch nebeneinander gelegt** (z.B. 2 Messer zu einem Teller) ?	▒	▒	▒	▒
HV 4	3.4. **Treten Probleme beim Zusammenfalten von Gegenständen auf** (z.B. Brief, Serviette, Decke, Pullover) ?	▒	▒	▒	▒

Greifen und Entfernungen abschätzen

		oft	manchmal	selten	nie
GE 1	4.1. **Greift der Patient bei Türklinken oder nach einer Tasse vorbei ?**	▒	▒	▒	▒
GE 2	4.2. **Werden Gegenstände umgestoßen, wenn der Patient nach ihnen greift?**	▒	▒	▒	▒
GE 3	4.3. **Werden Objekte manchmal zu kurz oder zu weit von der Tischplatte entfernt abgestellt ?**	▒	▒	▒	▒
GE 4	4.4. **Werden Entfernungen** (z.B. bei Treppenstufen, einem Schild) **falsch eingeschätzt ?**	▒	▒	▒	▒

Einsicht

		oft	manchmal	selten	nie
E 1	5.1. **Kommt es vor, daß der Patient seine Probleme nicht bemerkt ?**	▒	▒	▒	▒
E 2	5.2. **Leugnet er die Probleme ab ?**	▒	▒	▒	▒
E 3	5.3. **Mißt er den Problemen Ihrer Ansicht nach keine/zu wenig Bedeutung bei ?**	▒	▒	▒	▒

Geben Sie bitte den ausgefüllten Bogen an Ihre(n) Therapeut(in) . . . . zurück. Danke !

Abb. 3.**54** (Fortsetzung)

die Zeigerstellung nicht richtig wahrgenommen wird. Aber auch das Interpretieren der Uhrzeit auf einer Digitaluhr ist oft problematisch, weil dieses eine Umrechnung in ein analoges Uhrzeitschema erfordert, welches wiederum eine intakte Raumvorstellung erfordert. An- und Ausziehen sind oft problematisch (insbesondere für die obere Extremität), es kommt zu einer Art „unsauberem" Essen, da Löffel und Gabel räumlich nicht richtig an die Erfordernisse auf dem Teller angepasst werden können. Manchmal wird das Besteck auch verkehrt herum gehalten (Objektverdrehungen).

Verhaltensbeobachtungen im Klinikgebäude

Initial können räumlich gestörte Patienten oft das Zimmer der Therapeutin nicht selbstständig finden. Wenn sie den Hinweg zu diesem Zimmer dann schließlich bewältigen können, bereitet der Rückweg oft noch Probleme, da hierzu meist eine mentale Vorstellung des Weges notwendig ist, die aber für den Rückweg um 180° rotiert werden muss. Auch das Abschätzen von Entfernungen bereitet räumlich gestörten Patienten oft Probleme. Sie können oft nicht entscheiden, ob sie noch durch eine Enge and einer Kasse im Supermarkt durchfahren können, oder wie weit ein Auto noch vom Zebrastreifen entfernt ist. Auch schätzen die Patienten die Entfernung zum Tisch, an dem gerade gearbeitet wird falsch ein. Oft sitzen sie so weit weg, dass sie nichts am Tisch schreiben können, sind sich dessen aber nicht bewusst. Abweichungen von der subjektiven Mitte zeigen sich auch beim Gehen im Gang oder Rollstuhlfahren im Gang. Neglektpatienten gehen oder fahren vorzugsweise in der intakten Raumhälfte, und biegen zu spät nach links ab, oder wählen für diese Abbiegungen weite Umwege. Hemianopsiepatienten gehen oft mehr auf der „blinden" Raumhälfte, haben es aber nicht gern, wenn jemand neben ihnen auf der blinden Seite geht, weil sie mit dieser Person zusammenstoßen könnten.

Verhaltensbeobachtungen außerhalb der Klinik

Eine der wichtigsten Leistungen ist die Orientierung im Alltag, sodass der Patient möglichst selbstständig Wege zurücklegen kann, Verkehrsmittel benutzen kann, um wichtige Orte aufzusuchen (Arzt, Einkaufsladen, Konzertsaal, Kaufhaus, Park etc.), ohne sich oder andere zu gefährden. Beobachtungen, die auf räumlich bedingte Probleme bei der Erreichung dieses Zieles hindeuten, können sein: der Patient sucht beim visuellen Absuchen von Fahrplänen oder Schildern bevorzugt auf seiner „guten" Seite, übersieht wichtige Richtungspfeile bei Verkehrsmitteln (U-Bahn), steigt an der falschen Seite einer Haltestelle ein, kann die Uhr nicht richtig ablesen, schätzt Abstände oder Entfernungen falsch ein (etwa an der Kasse im Supermarkt) und verschätzt sich in den für einen bestimmten Weg notwendigen Wegzeiten (etwa zur Überquerung eines Platzes, zur Erreichung der nächsten U-Bahn-Haltestelle). Wichtig ist in diesem Zusammenhang auch die Abklärung der Eigen- und Fremdgefährdung im Alltag. So kam es beispielsweise bei einem Patienten immer wieder vor, dass er mit dem Rollstuhl andere Passanten anfuhr, dies aber selbst nicht bemerkte, und diese dann beschimpfte. Auch „übersah" er immer wieder Radfahrer auf dem Radweg von links, was immer wieder zu Beinahezusammenstößen führte. Manche Patienten mit räumlichen Defiziten schätzen auch Entfernungen insbesondere von Fahrzeugen falsch ein. So gehen sie oft fälschlicherweise davon aus, dass sie noch rasch vor einem Fahrzeug die Straße überqueren können, schätzen dabei aber die Entfernung und Geschwindigkeit völlig falsch ein.

Störungen in sozialen Kommunikationssituationen, Unawareness

Räumliche Patienten fallen in sozialen Kommunikationssituationen oft dadurch auf dass sie soziale Signale nicht wahrnehmen oder falsch interpretieren. Dies kann die Nähe/Distanz zu anderen Personen („jemandem zu nahe treten"), insbesondere Therapeuten sein, die fehlerhafte Interpretation mimischer Inhalte (Freude, Trauer, Erschöpfung, Ablehnung, Desinteresse etc. beim anderen wahrnehmen können) sowie das Suchen und Halten des Blickkontaktes zu anderen Mitmenschen sein. Rechtshemisphärisch geschädigte Patienten mit räumlichen Störungen verstehen auch komplexe soziale Situationen in Gruppen falsch, was oft zu Missverständnissen und Ärger führt. Manche dieser Patienten sind in der Klinik eben wegen dieser nonverbalen Kommunikationsprobleme nicht sehr gern gesehen und gelten als „schwierige Patienten".

Tab. 3.**43** Diagnostische Verfahren zur Erfassung räumlich-perzeptiver (**RP**), räumlich-kognitive (**RO**) und räumlich-konstruktive Störungen (**RK**). Die Abkürzungen (RP, RO, RK) geben an, für welchen Bereich räumlicher Störungen sich welche Verfahren diagnostisch eignen. (IST, LPS, HAWIE(K): Intelligenztests

Typ	Testverfahren	Diagnostisches Prinzip	Bewertung
RP	Judgement of Line Orientation, Benton, Hamsher, Varney u. Spreen (1983)	Prüfung der Linienorientierung	Leicht durchführbar, zwei Parallelversionen, Normen auch für Kinder
RP	Rod-Orientation Test, De Renzi (1982)	Untersuchung der Subjektiven Vertikalen und Horizontalen in der visuellen und taktilen Modalität	Experimentelles Verfahren ohne Normierung; visuelle und taktile Messung möglich
RP RO	VS-Visual Spatial Performance Kerkhoff u. Marquardt (1998)	PC-Verfahren zur Analyse 10 räumlich-perzeptiver und räumlicher Gedächtnis-Leistungen (Vergleich Perzeption und Kurzzeitgedächtnis); räumlich-kognitive Aufgaben zu verschiedenen Transformationsleistungen; Evaluation von Hintergrundbewegung auf Raumwahrnehmung („Optokinetik"), Feedbackmöglichkeiten für Therapie	bietet sechs klinische Standarduntersuchungen sowie zahlreicheTests mit Cutoffwerten; Möglichkeit zu experimenteller Diagnostik; keine Testwiederholungseffekte, geeignet für Verlaufsmessungen, psychometrisch evaluiert
RP RO	Visual Object and Space Perception Battery VOSP, Warrington u. James (1992); Birmingham Object Recognition Battery (BORB, Riddoch u. Humphrey, 1995)	vier räumliche Sub-Tests: Positionsvergleich, Zahlenlokalisieren, Punktezählen, Würfelzählen; vier räumliche Subtests: Linienorientierung, Längen-, Größen und Positionsschätzung innerhalb eines Objekts	VOSP: normierter Test, Untertest Punktezählen ist eine visuelle Explorationsaufgabe; keine Paralleltests; BORB: normierter Test mit theoretischer Einbettung, zur Untersuchung von vier räumlich-perzeptiven Leistungen geeignet, psychometrisch bisher nicht evaluiert
RO RK	Räumliche Subtests aus Intelligenztests (Kerkhoff 1988), Mosaiktest	Subtests aus IST, LPS, HAWIE(K); Konstruktion dreidimensionaler Muster nach Vorlage	Subtests aus IST, LPS, HAWIE(K); Konstruktion dreidimensionaler Muster nach Vorlage
RO RK	Zeichenaufgaben (zweidimensional, dreidimensional); Zeichnen von Objekten nach Kategorien (Grossman 1988)	Zeichnen von Haus, Blume, Uhr; Screening auch am Krankenbett möglich; spezifische Auswertungskriterien für Farbe, Form, relative Größe und spezielle Merkmale	nicht standardisiert, leicht durchführbar und hohe Face-Validität; Verfahren nach Grossman liefert zusätzliche Informationen, jedoch zeitintensiv

Teilweise damit gekoppelt ist auch die Nichteinsicht (Unawareness) der eigenen Erkrankung, deren Folgen sowie der eigenen Kommunikationsprobleme. Hieraus ergeben sich ebenfalls leicht Konflikte mit Therapeuten, aber auch Angehörigen, die nach mehrmaligem Erklären der Erkrankung irrtümlicherweise davon ausgehen, dass der Patient die Krankheit doch nun einsehen müsse.

Neuropsychologische Testdiagnostik

Neben den weiter unten beschriebenen standardisierten Verfahren sind auch nichtstandardisierte Screeningverfahren verfügbar (z. B. Michal 1997), die ein erstes Screening räumlich-perzeptiver und räumlich-konstruktiver Leistungen erlauben.

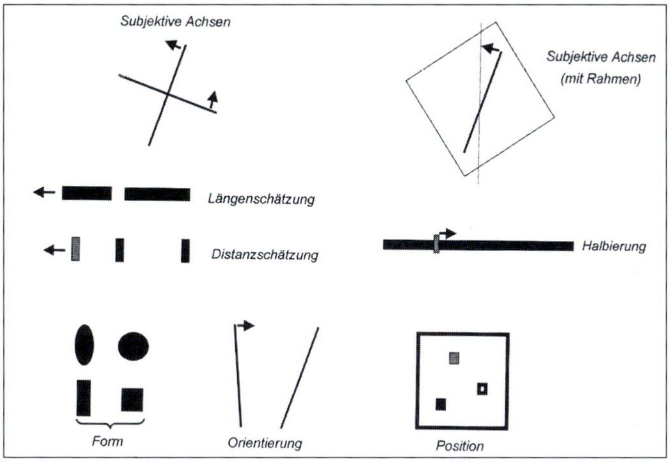

Abb. 3.**55** Räumlich-perzeptive Untertests aus dem VS-Untersuchungsprogramm. Die subjektiven Hauptraumachsen (Visuelle Vertikale und Horizontale) können auch in Kombination mit einem kippbaren, quadratischen Rahmen untersucht werden (Stab-und-Rahmen-Test). In den Aufgaben zur Längen-, Distanz- und Halbierungsschätzung geht es um die Erfassung von Defiziten in der wahrgenommenen Geometrie des horizontalen oder vertikalen Raumes. Die rechteckigen und kreisförmigen Formschätzungsaufgaben dienen der Erfassung elementarer Formwahrnehmungsdefizite (Efron-Figuren), vorzugsweise bei Patienten mit visueller Formagnosie. In der Orientierungs- und Positionsschätzung werden systematische sowie variable Fehler in der Reproduktion des Patienten erfasst. Standardisierte, graphische Ergebnisdarstellungen sehen dann so aus wie in Abb. 3.**51**.

Räumlich-perzeptive und räumlich-kognitive Testdiagnostik

Neben den bereits länger verfügbaren Testverfahren wie dem Line Orientation Test (Benton u. Mitarb. 1983) gibt es in jüngster Zeit zwei neue Testsammlungen (BORB: Birmingham Object Recognition Battery (BORB, Riddoch u. Humphrey 1996; VOSP: Visual Object and Space Perception Battery, Warrington u. Mitarb. 1992) auf dem deutschsprachigen Markt, die Untertests für die Diagnostik räumlich-perzeptiver Störungen enthalten (siehe detaillierter in Kerkhoff 1999 a, Tab. 3.**43**). Zur quantitativen klinischen oder experimentellen Diagnostik sowie zur Analyse relevanter Einflussfaktoren bei räumlich-perzeptiven Störungen (etwa dem Einfluss von Cueing, Feedback, *Optokinetik*, Kurzzeitgedächtnis) als auch zur breiteren Untersuchung räumlich-kognitiver Leistungen (siehe Abb. 3.**55**) eignet sich das VS-Programm. Für dieses Programm existieren auch Vergleichswerte von hirngesunden Kontrollpersonen, und die psychometrischen Kriterien (Reliabilität, Retestreliabilität, konvergente und divergente Validität) sind gut (Kerkhoff u. Marquardt 1998).

Räumlich-konstruktive Testdiagnostik

Zur Diagnostik räumlich-konstruktiver Störungen bieten sich Verfahren wie das von Mack u. Levine (1981) verwendete an, da es nicht intelligenzgebunden ist. Bei dieser Aufgabe soll der Patient jeweils vier oder fünf Papierschnitzel zu einem Quadrat zusammensetzen. Je ähnlicher sich die Teile hinsichtlich Kantenlänge und Winkel sind, um so schwieriger ist die Aufgabe, insbesondere für Patienten mit rechtshemisphärischen Läsionen, die in diesen räumlich-perzeptiven Leistungen häufig beeinträchtigt sind. Der Mosaiktest findet ebenfalls häufig Verwendung, prüft aber auch zahlreiche andere Leistungen, die über die räumlich-konstruktive Komponente hinausgehen (etwa Größenkonstanz) und eignet sich aufgrund möglicher Testwiederholungseffekte nicht für Verlaufsmessungen innerhalb eines klinischen Kontexts. Zur Diagnostik von Zeichenleistungen sind nichtstandardisierte Verfahren durchaus empfehlenswert, wenn es um eine erste Orientierung geht. Hier sollte vor allem auf Formveränderungen, Winkel- und Größenfehler sowie kontraläsionale Auslassungen (Neglekt) geachtet werden. Andere qualitative Auffälligkeiten können das Hineinzeichnen in die Vorlage („closing-in") sowie das stückhafte Zeichnen von Einzelteilen einer Figur („piecemeal approach") sein; beide Merkmale deuten auf eine rechtshemisphärische oder diffuse Läsionen hin. Im Unterschied dazu ist die Gesamtgestalt der Figur bei Patienten mit linkshemisphärischen Läsionen meist besser erhalten, aber es fehlt an speziellen Details in der Zeichnung.

Genauere Informationen lassen sich mit dem freien Zeichnen von Objekten aus einer Kategorie (Beispiel: Früchte) und der anschließenden Bewertung der Menge und Qualität der Zeichnungen nach Farbe, Form, relativer Größe und speziellen Merkmalen erhalten (vgl. Grossman 1988). Trotz der aufwändigen Auswertung ist dieser Test in einzelnen Fällen indiziert, weil er qualitativ wertvolle Informationen für die weitere Behandlung liefert. So zeigen Patienten mit parietalen Läsionen deutliche Abweichungen in der Formgebung eines Objektes, Patienten mit temporo-parietalen Läsionen Störungen in der Farbzuordnung und frontale Läsionen verursachen Defizite in der Berücksichtigung der relativen Objektgröße (z. B. Kirsche und Apfel erscheinen gleich groß in der Zeichnung, obwohl die Kirsche relativ gesehen kleiner sein sollte).

Räumlich-topographische Testdiagnostik

Für die Diagnostik räumlich-topographischer Störungen existieren bislang kaum klinisch praktikable Verfahren. Zweidimensionale Labyrinthlernaufgaben werden gelegentlich zur Überprüfung räumlicher Gedächtnisstörungen verwendet (De Renzi 1985), können aber den Aspekt der Fortbewegung im dreidimensionalen Raum nicht überprüfen. Klinisch bietet sich am ehesten die genaue Anamnese der Alltagsprobleme des Patienten an (s. ausführlicher in Münßinger u. Kerkhoff 2001) sowie eine orientierende Überprüfung des Wegelernens in vertrauter und neuer Umgebung. Navigationsaufgaben im simulierten Raum (mithilfe von Virtual-Reality-Environments) sind derzeit in standardisierter und klinisch praktikabler Form noch nicht ausgereift.

3.10.9 Behandlung

Alltagsrelevanz

Räumliche Störungen sind relevant für die motorische Orientierung im Raum und spielen daher eine wichtige Rolle im Selbsthilfebereich (Kaplan u. Hier 1982), bei visuomotorischen Leistungen (Zeichnen, räumliche Anordnung beim Schreiben und Rechnen), beim realen Zusammenbauen von Alltagsgegenständen, bei simulierten Konstruktionsprozessen (in technischen Berufen), sowie für die vertikale *Rumpfausrichtung*. Daher haben diese Störungen einen hohen prognostischen Stellenwert für den Rehabilitationserfolg insbesondere rechtshemisphärisch geschädigter Patienten.

Therapieziele

Die spezifischen Ziele der weiter unten dargestellten Behandlungen sind je nach Ansatz unterschiedlich:

- Räumlich-perzeptive Wahrnehmungstrainings beabsichtigen, die gestörten Wahrnehmungsleistungen durch ein gestuftes Training wieder neu „einzustellen", damit der Patient aufgrund dieser verbesserten Wahrnehmungsleistungen seine Defizite im Alltag besser bewältigen kann.
- Räumlich-kognitive Therapien sind bislang wenig entwickelt worden. Prinzipiell sollten sie jedoch ebenso die gestörten mentalräumlichen Fähigkeiten beim Patienten fördern und zu besseren Leistungen im Alltag führen (etwa mentale Rotation und Stadtplan lesen).
- Räumlich-konstruktive Trainings zielen zum einen auf eine Verbesserung der gestörten räumlich-perzeptiven Leistungen ab, versuchen aber darüber hinaus auch planerische und zum Teil Gedächtnisaspekte in das Training miteinzubeziehen. Das übergeordnete Therapieziel ist es, die Performance von Handlungen im Raum zu verbessern.
- Räumlich-topographische Therapieverfahren fördern den Erwerb visueller Explorations- und Gedächtnisstrategien, die dem Patienten das Neulernen von Wegen und die räumliche Orientierung im dreidimensionalen Raum erleichtern.

Tab. 3.**44** Schematische Übersicht über die wichtigsten Therapieansätze bei räumlichen Störungen (Details s. Kerkhoff, 1999 a)

Behandlungsansatz	Therapeutisches Prinzip	Bewertung
Feedback-basiertes Training räumlich-perzeptiver Leistungen	Verbesserung räumlicher Wahrnehmungsstörungen durch abgestuftes Training mit verbalem oder grafischem Feedback; Grundidee: Neukalibrierung der räumlichen Wahrnehmung	Systematisches Feedbacktraining mit partiellem Transfer auf untrainierte Leistungen und Alltag. Geeignet für Frühphase
Optokinetische Stimulation (OKS) zur Verbesserung räumlich-perzeptiver Defizite	Verbesserung der Aufmerksamkeit für räumliche Ausdehnung und Raumorientierung (Hauptraumachsen) durch wiederholte Stimulation, Ausnutzung des aufmerksamkeitsfördernden Effektes optokinetischer Stimulation	Insbesondere hilfreich und effektiv bei Patienten mit assoziiertem Neglekt und geringer Einsicht, da OKS keine bewusste Aufmerksamkeit erfordert. Training hat vermutlich multimodale Effekte (auch auf taktile Defizite). Geeignet für Frühphase der Patienten.
Räumlich-konstruktives Training	Verbesserung räumlich-perzeptiver, räumlich-konstruktiver und planerischer Leistungen sowie von Selbsthilfeleistungen durch gestuftes Üben mit räumlich-konstruktivem Material (Tangram, Valenser Training, Mosaiktesttraining)	Positive Effekte auf räumlich-perzeptive, räumlich-konstruktive, planerische und ADL-Leistungen dokumentiert. Geeignet für spätere Therapiephase
Alltagsorientierte Therapie	Direktes Üben problematischer „räumlicher" Alltagshandlungen (Rollstuhlfahren, Ankleiden, Mengen aufteilen, Paket packen, Wäsche zusammenlegen, Abstände im Alltag einschätzen (Supermarkt)	Vermutlich guter Transfer im Alltag (bislang nicht evaluiert). Wichtiger Therapiebaustein zur Verbesserung der Awareness bei räumlich gestörten Patienten. Geeignet für spätere Therapiephase
Reaktionsverkettung und Gedächtnisstrategien zum Neulernen von Wegen in häuslicher Umgebung	Lange Wegstrecken werden in kurze Strecken aufgeteilt und durch Konditionierung geübt, dann später verkettet. Eventuell zusätzlicher Einsatz Gedächtnisstrategien.	Guter Transfer im Alltag. Einziger Therapieansatz für räumlich-topographische Störungen. Kombination mit visuellem Explorationstraining in der Anfangsphase.

Räumlich-perzeptive Behandlungsverfahren

Die derzeit verfügbaren und evaluierten Therapieansätze lassen sich fünf Gruppen zuordnen (Tab. 3.**44**): Feedbackbasierte Trainings spezifischer, räumlich-perzeptiver Leistungen in der visuellen (vgl. Kerkhoff 1998; Weinberg u. Mitarb. 1982) oder taktilen Modalität verfolgen das Ziel, die Wahrnehmung und Repräsentation einzelner räumlicher Qualitäten zu verbessern, wie etwa der Orientierung/Winkel, Position, Form und Ausdehnung von Objekten im Raum. Im einfachsten Falle kann der Therapeut das entsprechende *Feedback* geben, in manchen Fällen ist die Hilfe spezieller PC-Verfahren (z. B. VS-Programm) angebracht. Hier können verschiedene Arten von Feedbackhilfen vom Patienten selbst bei Bedarf durch Tastendruck eingeblendet und auch wieder abgeschaltet werden (s. Feedbackarten in Abb. 3.**56**, S. 436). Diese „Neukalibrierung" der gestörten räumlichen Wahrnehmung gelingt für die trainierten Leistungen gut und hat auch einen partiellen Transfer auf ungeübte Alltagsleistungen (wie Uhrzeitablesen, räumliche Schreibstörung; s. Kerkhoff 1998). Dieses Wahrnehmungstraining eignet sich insbesondere in der Frühphase der Pa-

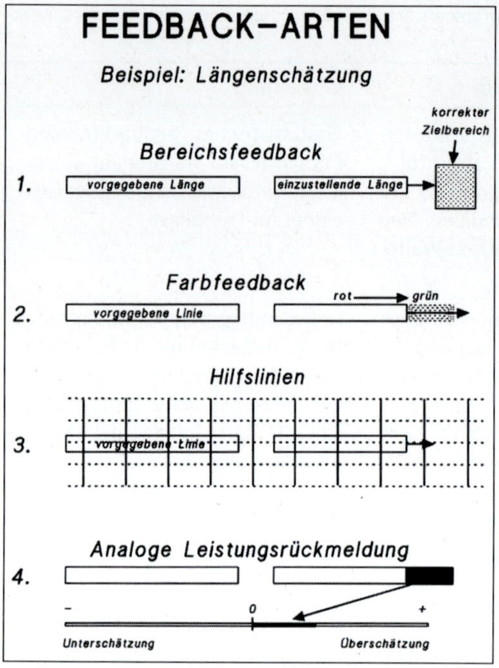

Abb. 3.**56** Arten räumlichen Feedbacks für die Therapie gestörter visuellräumlicher Wahrnehmungsleistungen, hier am Beispiel der horizontalen Längenschätzung illustriert. In jeder der vier Varianten ist links ein 90 mm langer Balken am Bildschirm vorgegeben, rechts daneben ist ein deutlich kürzerer zweiter Balken zu sehen, der so weit verlängert werden soll, bis er genauso lang wie der linke Balken ist. Beim *Bereichsfeedback* wird der normale Toleranzbereich in Form eines farbigen Kastens angezeigt, sodass der Patient weiß, wie weit der rechte Balken verlängert werden muss. Beim *Farbfeedback* wechselt der rechte Balken dann seine Farbe von rot auf grün, wenn der korrekte Toleranzbereich hinsichtlich der Länge erreicht worden ist. In beiden Varianten kann der Therapeut die Ausdehnung sowie die Breite des Toleranzbereiches in der Software einstellen, um so schrittweise die Aufgabe schwieriger zu gestalten.
Hilfslinien erleichtern räumlich gestörten Patienten das Abschätzen der Linienlänge, und schließlich ermöglicht die gleichzeitige *Rückmeldung* der jeweiligen Leistung (Unter- oder Überschätzung) eine genaue Einschätzung der eigenen Leistung. Alle Feedbackarten sind auch für andere räumliche Aufgaben möglich (etwa Vertikale, Horizontale, Distanzschätzung) und sind nur zur *vorübergehenden* Einblendung vorgesehen. Im Laufe der Behandlung sollten sie immer weniger vom Patienten in Anspruch genommen werden, damit dieser irgendwann auch ohne dieses Hilfsmittel auskommt.

tienten zur Rekalibrierung des subjektiven Wahrnehmungsraumes.

Optokinetische Behandlung bei räumlich-perzeptiven Störungen

In die gleiche Richtung zielt die optokinetische Stimulationsbehandlung (OKS) bei räumlich-perzeptiven Defiziten, die sich insbesondere bei Patienten mit assoziiertem visuellem Neglekt anbietet, da diese Patienten häufig eine Raumverzerrung aufweisen, die sich mit der OKS-Behandlung gut beeinflussen lässt (Kerkhoff 2000). Dieser Ansatz basiert auf der Beobachtung, dass sich zahlreiche räumlich-perzeptive Störungen (Längen-, Distanz-, Halbierungs- und Orientierungsschätzung, Hauptraumachsen durch das Einblenden eines sich linear nach links bewegenden Hintergrundmusters von Punkten (horizontale Raumdefizite) oder um die Blickachse rotierenden Punktemuster (für Hauptraumachsen und Orientierungsschätzung) kurzfristig und auch längerfristig verbessern (Abb. 3.**57**). Ein weiterer günstiger Aspekte dieser Methode liegt darin, dass die Patienten keine bewusste Kompensationsstrategie erlernen müssen.

Räumlich-konstruktive Therapieverfahren

Räumlich-konstruktive Therapieansätze (Perzeptives Training nach Weinberg u. Mitarb. 1982; Mosaik-Würfel-Training; Young u. Mitarb. 1983; Tangramtraining, vgl. Kerkhoff 1999 a; Valenser Therapiematerialien, Keller u. Kohenof 1997) kombinieren perzeptive Übungen mit planerischen Anforderungen beim Konstruieren mehrteiliger Figuren im Raum, so dass sich eine Verbesserung räumlich-perzeptiver, räumlich-konstruktiver und teilweise auch planerisch-exekutiver Fähigkeiten ergibt, sowie in manchen Fällen sogar verbesserte räumliche Gedächtnisleistungen. Viele dieser Therapiematerialien geben dem Patienten in einem ersten Schritt zunächst optische Hilfen, die die Erkennung bestimmter räumlicher Gegebenheiten, etwa der Mosaikwürfel beim Mosaiktraining erleichtern sollen (s. Beispiel in Abb. 3.**58**, S. 438). Hat der Patient dann im Verlauf der Therapie mit diesen Hilfsmitteln Fortschritte gemacht, so werden diese Hilfen wieder schrittweise ausgeblendet.

Im Tangramtraining wird mit den Patienten zunächst das Teilen von Flächen in zwei, drei

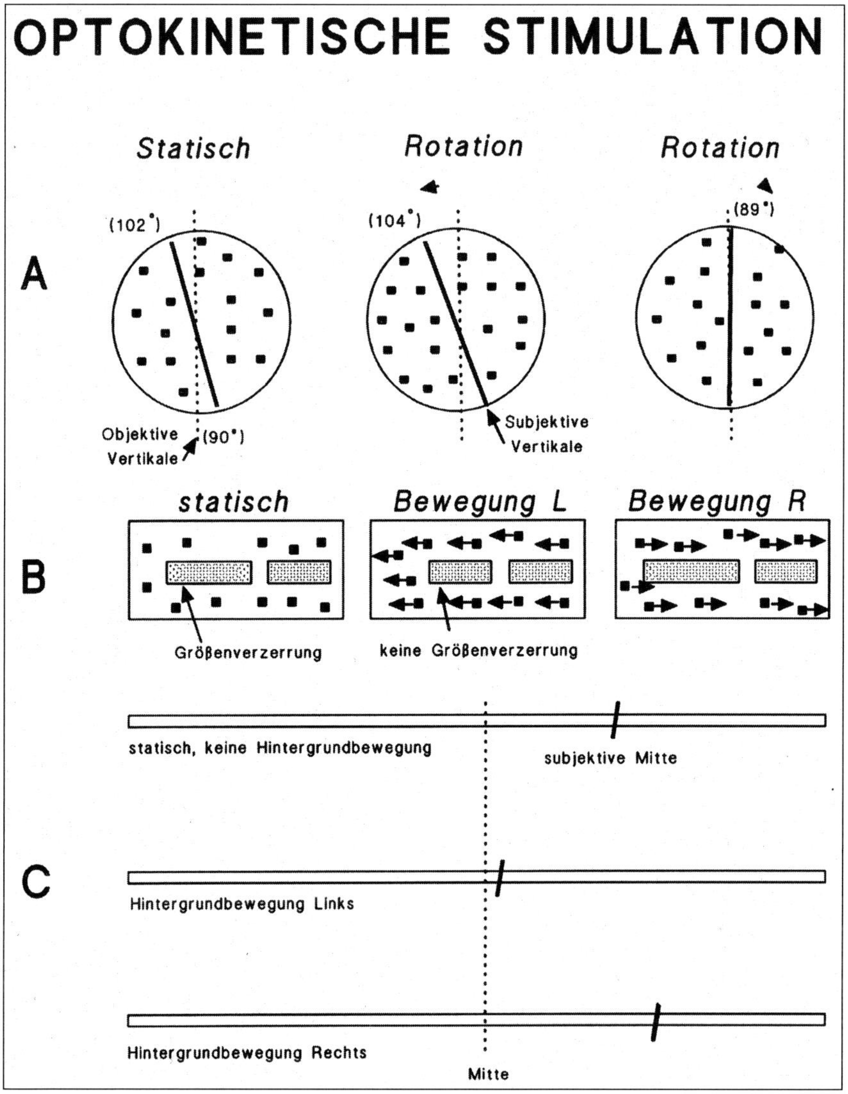

Abb. 3.**57** Therapeutische Einflüsse von visueller Hintergrundbewegung (Optokinetik) auf räumliche Wahrnehmungsstörungen in der Subjektiven Visuellen Vertikalen (A), Längenschätzung (B), sowie in der horizontalen Linienhalbierung (C). A: Beispiel eines Patienten mit einer rechtsseitigen parietotemporalen Läsion, dessen Subjektive Visuelle Vertikale gegen den Uhrzeigersinn verdreht ist (Mittelwert: 102°; 90°= objektive Vertikale). Außer der Linie werden schwarze Punkte am Monitor gezeigt, die jedoch zunächst statisch bleiben. Bei langsamer Rotation dieser schwarzen Punkte gegen den Uhrzeigersinn (siehe Pfeil) kommt es zu einer leichten weiteren Verschiebung der Subjektiven Visuellen Vertikalen des Patienten gegen den Uhrzeigersinn (104°). Für die Therapie relevanter ist die Normalisierung der Subjektiven Visuellen Vertikalen bei diesem Patienten, wenn sich die Hintergrundpunkte im Uhrzeigersinn drehen (rechts im Bild, Mittelwert: 89°, entspricht normaler Leistung). B: Einfluss horizontaler Bewegung der schwarzen Hintergrundquadrate bei statischer Darbietung (links), sowie bei Bewegung nach links beziehungsweise nach rechts, illustriert an einem Patienten mit linksseitigem Neglekt infolge einer rechtsseitigen Hirnschädigung. Nur bei Hintergrundbewegung nach links ist keine Größenverzerrung mehr in dieser Aufgabe nachweisbar, d. h. es kommt zu einer Normalisierung der horizontalen Längenschätzung. C: Einfluss horizontaler Hintergrundbewegung (keine Hintergrundsymbole dargestellt) auf die Linienhalbierung. Bei statischer Darbietung schätzt der Patient (gleicher Patient wie in A) die Mitte zu weit rechts ein, was typisch für einen linksseitigen Neglekt ist. Bei langsamer Hintergrundbewegung nach links normalisiert sich die Linienhalbierung fast normal, während Hintergrundbewegung nach rechts die Leistung verschlechtert.

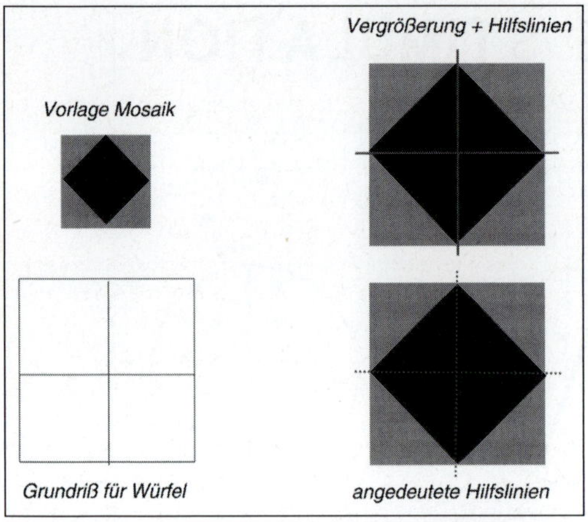

Abb. 3.**58** Prinzipien visuell-räumlicher Hilfen beim Mosaiktest-Training nach Weinberg et al (1982) und Young et al (1983). Eine Vergrößerung der Vorlage um das Vierfache führt dazu, dass Vorlage und Würfel nun genau so groß erscheinen (im Original ist die Bildvorlage nur 1/4 so groß). Dies erleichtert den visuellen Vergleich. Durchgezogene oder ausgedehnte Hilfslinien erleichtern den Patienten das Segmentieren der Vorlage in 4 Teile. Ein Grundriss lässt diese 4 Würfel ebenso deutlicher erscheinen und erleichtert die Aufgliederung der Vorlage in 4 Teile. Zusammenfassend dienen diese Hilfen dazu, die einzelnen Teile einer Figur besser herauszuheben. Gelingt die Lösung im Laufe der Therapie zunehmend besser, so werden diese Hilfen wieder ausgeblendet. Diese Trainings führen nicht nur zu verbesserten Wahrnehmungsleistungen, sondern auch zu deutlichen Verbesserungen im Selbsthilfebereich (Transfers, Essen, Ankleiden).

oder mehr „Steine" auf dem Papier geübt, weil sich in der Therapie oft gezeigt hat, dass räumlich-konstruktiv gestörte Patienten große Probleme mit dem mentalen „Zergliedern" einer komplexen Vorlage in die Einzelteile haben. Später wird dann mit den Patienten das reale Legen von einfachen Figuren aus zwei, drei oder mehr Steinen im Größenverhältnis 1 : 1 geübt, d. h. Vorlage und Steine sind gleich groß. Im Lauf der Therapie werden die Vorlagen immer komplexer, Hilfslinien zur Erkennung der einzelnen Steine werden schrittweise wieder entfernt, und schließlich müssen komplexe Figuren nachgebaut werden, deren Vorlagen aber kleiner dargeboten werden, so dass ein direktes Auflegen der Steine auf die Vorlage nicht mehr möglich ist. Viele dieser Übungen trainieren implizit räumlich-perzeptive Wahrnehmungsleistungen (wie etwa die Längen-, Winkel-, Form- und Größenschätzung, sowie das Wahrnehmen von vertikal und horizontal), darüber hinaus wird aber auch immer wieder das Erkennen einer globalen räumlichen Grundstruktur in komplexen Vorlagen geübt. Des weiteren wird das rasche Suchen nach möglichst vielen Lösungen für eine Aufgabe trainiert, also das Generieren neuer räumlicher Lösungsmöglichkeiten. Diese drei Elemente sind vermutlich die Kernelemente des Tangramtrainings aber auch vieler anderer räumlich-konstruktiver Therapieverfahren, die dann auch zu einem Transfer der Therapie auf „räumlich relevante" Alltagsbereiche führen, wie etwa An/Auskleiden, Pakete Packen, Rollstuhlnavigation oder Transfers.

Alltagsorientierte Therapieverfahren

Alltagsorientierte räumliche Therapien setzen den Schwerpunkt auf das Üben und Bewältigen problematischer Alltagssituationen (Rollstuhlnavigation, Abstände einschätzen, Treppenstufen bewältigen), um die Selbstständigkeit der Patienten im Alltag zu verbessern (siehe Götze u. Höfer 1999). Dieser Therapieansatz ist vermutlich auch besonders dazu geeignet, die Awareness (Einsicht) räumlich gestörter Patienten anhand konkreter, realistischer Alltagssituationen zu verbessern. Einfaches, wiederholtes Üben in Alltagssituationen allein ist vermutlich aber kein effektives Training, sofern nicht eine Aufgabenanalyse hinzukommt, in der eine komplexe Alltagsaufgabe in einzelne Teilschritte gegliedert und diese zunächst einzeln mit Hilfestellungen geübt werden. So ist beispielsweise wiederholtes Ankleidetraining allein wenig wirksam, wenn nicht auch die zugrundeliegende räumliche Störung mitbehandelt wird.

Räumlich-topographische Behandlungsverfahren

Für die Behandlung räumlich-topographischer Probleme sollte eine Kombination aus visuellem Explorationstraining und einer *Reaktionsverkettung* zum Wiedererlernen längerer Wege im häuslichen Umfeld des Patienten angewandt werden. Das initiale Explorationstraining ist bei vielen Patienten wegen der häufig assoziierten Gesichtsfeld- und Explorationsstörungen notwendig (mediobasale, okzipitotemporale Läsionen). In der Behandlung sollten zunächst explorative Strategien zum Auffinden und Erkennen relevanter Landmarken in der Klinik geübt werden, anschließend werden diese Strategien im Alltag etwa zum Suchen markanter Orientierungspunkte in einer neuen Umgebung überführt. Längere Wegstrecken werden in kurze Zwischenstrecken unterteilt, die separat mit dem Patienten geübt werden und erst später miteinander verkettet werden (Details zum therapeutischen Vorgehen in: Kerkhoff u. Mitarb. 1997). Da räumlich-topographisch gestörte Patienten oft Probleme im Neulernen räumlicher Informationen haben, ist der Einsatz spezieller Gedächtnisstrategien zur besseren Erinnerung bestimmter Landmarken und Straßen sowie deren Position zueinander ebenfalls nützlich (vgl. therapeutisches Vorgehen in Davis u. Coltheart 1999).

Literatur

Empfohlene Literatur zum Vertiefen

De Renzi E. Disorders of visual space exploration and cognition. Chichester: Wiley; 1982

Kaplan J, Hier DB. Visuospatial deficits after right hemisphere stroke. American journal of occupational therapy. 1982; 36: 314-321

Kerkhoff G. Räumlich-perzeptive, räumlich-kognitive, räumlich-konstruktive und räumlich-topographische Störungen. In: Sturm W, Hermann M, Wallesch CW (Hrsg.) Lehrbuch Klinische Neuropsychologie. Frankfurt: Swets & Zeitlinger; 1999 a

Mack JL, Levine RN. The basis of visual constructional disability in patients with unilateral cerebral lesions. Cortex. 1981; 17: 515-532

Ungerleider LG. A neural system for human visual working memory. Proceedings of the National Academy of Science USA. 1998; 95: 883-890

Sakata H, Taira M, Murata A, Tanaka Y. The parietal association cortex in depth perception and visual control of hand action. Trends in Neurosciences. 1997; 20: 350-357

Young GC, Collins D, Hren M. Effect of pairing scanning training with block design training in the remediation of perceptual problems in left hemiplegics. Journal of Clinical Neuropsychology. 1983; 5: 201-212

Weitere verwendete Literatur

Barnes J, Howard RJ, Senior C, Brammer M, Bullmore ET, Simmons A, Woodruff P, David AS. Cortical activitiy during rotational and linear transformations. Neuropsychologia. 2000; 38: 1148-1156

Benton AL, Hamsher KD, Varney NR, Spreen O. Contributions to Neuropsychological Assessment. A Clinical Manual. New York: Oxford University Press; 1993

Brandt T, Dieterich M, Danek A. Vestibular cortex lesions affect the perception of verticality. Annals of Neurology. 1994; 35: 403-412

Butters N, Barton M. Effect of parietal lobe damage on the performance of reversible operations in space. Neuropsychologia. 1970; 8: 205-214

Cohen MS, Kosslyn SM, Breiter HC, DiGirolamo GJ, Thompson WL, Anderson AK, Brookheimer SY, Rosen BR, Belliveau JW. Changes in cortical activity during mental rotation. A mapping study using functional MRI. Brain. 1996; 119: 89-100

Cramon D, Kerkhoff G. On the cerebral organization of elementary visuo-spatial perception. In: Gulyas B, Ottoson D, Roland P. (Eds.) Functional organisation of the human visual cortex. Oxford: Pergamon; 1993

Davis SJC, Coltheart M. Rehabilitation of topographical disorientation: an experimental single case study. Neuropsychological Rehabilitation. 1999; 9: 1-30

De Renzi E. Disorders of spatial orientation. In: Frederiks JAM. (Ed.), Handbook of Clinical Neurology. Amsterdam: Elsevier Science Publishers; 1985

Ditunno PL, Mann VA. Right hemisphere specialization for mental rotation in normals and brain damaged patients. Cortex. 1990; 26: 177-188

Fink GR, Dolan RJ, Halligan PW, Marshall JC, Frith CD. Space-based and object-based visual attention: shared and specific neural domains. Brain. 1997; 120: 2013-2028

Galletti C, Battaglini PP, Fattori P. Cortical mechanisms of visual space representation. Biomedical Research. 1993; 14: 47-54

Götze R, Höfer B. Alltagsorientierte Therapie. Stuttgart: Thieme; 1999

Grossman M. Drawing deficits in brain-damaged patients freehand pictures. Brain and Cognition. 1988; 8: 189-205.

Habib M, Sirigu A. Pure topographical disorientation: a definition and anatomical basis. Cortex. 1987; 23: 73-85

Hartje W, Ringelstein EB, Kistinger W, Fabianek D, Willmes K. Transcranial Doppler ultrasonic assessment of middle cerebral artery blood flow velocity changes during verbal and visuospatial cognitie tasks. Neuropsychologia. 1994; 32: 1443-1452

Jesshope HJ, Clark MS, Smith DS. The Rivermead Perceptual Assessment Battery: its application to stroke patients and relationship with function. Clincial Rehabilitation. 1991; 12: 115-122

Keller M, Kohenof M. Die Effektivität neuropsychologischer Rehabilitation nach rechtshemisphärischem Insult - Ein Vergleich zweier Therapiemethoden unter besonderer Berücksichtigung der Valenser L-Form. Neurologie & Rehabilitation. 1997; 5: 41-47

Kerkhoff G. Visuelle Raumwahrnehmung und Raumoperationen. In: Cramon D, Zihl J. (Eds.) Neuropsychologische Rehabilitation. Berlin: Springer; 1988

Kerkhoff G. Displacement of the egocentric visual midline in altitudinal postchiasmatic scotomata. Neuropsychologia. 1993; 31: 261-265

Kerkhoff G. Rehabilitation of visuospatial deficits and visual exploration in neglekt: a crossover study. Restorative Neurology and Neuroscience. 1998; 12: 27-40

Kerkhoff G. Multiple perceptual distortions and their modulation in patients with left visual neglekt. Neuropsychologia. 2000; 38: 1073-1086

Kerkhoff G, Münßinger U, Schneider U. Seh- und Gedächtnisstörung. In: Gauggel S, Kerkhoff G. (Hrsg.) Fallbuch der Klinischen Neuropsychologie. Praxis der Neurorehabilitation. Göttingen: Hogrefe; 1997

Kerkhoff G, Zoelch C. Disorders of visuospatial orientation in the frontal plane in patients with neglekt following right or left parietal lesions. Exp Brain Res. 1998; 122: 108-120

Kerkhoff G, Marquardt C. Standardised analysis of visual-spatial perception with VS. Neuropsychological Rehabilitation. 1998; 8: 171-182

Landis T, Cummings JL, Benson DF, Palmer EP. Loss of topographic familiarity. An environmental agnosia. Archives of Neurology. 1986; 43: 132-136

Maguire EA. Hippocampal and parietal involvement in human topographical memory: evidence from functional neuroimaging. In: Burgess N, Jefferey KJ, O´Keefe J. (eds.) The hippocampal and parietal foundations of spatial cognition. Oxford: Oxford University Press; 1999

Michal C. Ergotherapeutisches Befundsystem für räumliche Störungen. Berlin: Springer; 1997

Münßinger U, Kerkhoff G. Verhalten im Raum. In: Goldenberg G, Ziegler W, Pössl J. (Hrsg.) Neuropsychologie im Alltag. Stuttgart: Thieme; 2001

Ratcliff G. Spatial thought, mental rotation and the right cerebral hemisphere. Neuropsychologia. 1979; 17: 49-54

Riddoch MJ, Humphrey GK. Birmingham Object Recognition Battery (BORB). Suffolk: Thames Valley; 1996

Rolls ET. The representation of space in the hippocampus and its role in memory. In: Burgess N, Jefferey KJ, O´Keefe J. (eds.) The hippocampal and parietal foundations of spatial cognition. Oxford: Oxford University Press; 1999

Sakata H, Shibutani H, Ito Y, Tsurugai K, Mine S. Kusunoki M. Functional properties of rotation-sensitive neurons in the posterior parietal cortex of the monkey. Experimental Brain Research. 1994; 101: 183-202

Strauss H. Über konstruktive Apraxie. Monatsschrift für Neurologie und Psychiatrie. 1923; 56: 65-124

Tartaglione A, Cocito L, Bino G, Pizio N, Favale E. Further evidence for asymmetry of point localisation in normals and unilateral brain damaged patients. Neuropsychologia. 1983; 21: 407-412

Vandenberghe R, Dupont P, De Bruyn B, Bormans G, Michiels J, Mortelmans L, Orban GA. The influence of stimulus location on the brain activation pattern in detection and orientation discrimination. A PET study of visual attention. Brain. 1996; 119: 1263-1276

Warrington EK, James M. Visual Object and Space Perception Battery VOSP. Suffolk: Thames Valley Test Company; 1992

Weinberg J, Piasetsky E, Diller L, Gordon W. Treating perceptual organization deficits in nonneglekting RBD stroke patients. Journal of Clinical and Experimental Neuropsychology. 1982; 4: 59-75

3.11 Apraxien

Friederike Kolster

Vorbemerkung: Die Apraxien werden zur Zeit in der Literatur in Bezug auf Begriffsbestimmung, Ursachen und Symptomatik stark diskutiert. Wir benutzen in diesem Kapitel die traditionellen Begriffe *ideatorische* und *ideomotorische Apraxie,* da sie bisher in den meisten Institutionen und vor allem der überwiegenden Literatur gebräuchlich sind. In der Befunderhebung und vor allem in den Therapieansätzen beziehen wir uns auf die neuen Theorien.

3.11.1 Begriffsbestimmung

„Mit der Bezeichnung Apraxie wird eine Störung im Ausführen von Einzelbewegungen oder Bewegungsfolgen sowie eine Störung im zweckmäßigen Hantieren mit Objekten bezeichnet, die als Folge einer umschriebenen Hirnschädigung auftritt. Die Funktionsstörung ist in der Regel bilateral, und betrifft Arme und Hände, aber auch Beine und Füße" (Poeck 1997, S. 191) und das Gesicht. Charakteristisch ist das Auftreten von Parapraxien (Ersatzhandlungen).

Mit *ideomotorischer Apraxie* wird eine Störung von Einzelbewegungen und Bewegungsfolgen bezeichnet. Diese Störung tritt vor allem in Untersuchungssituationen zutage (Prosiegel 1998, Poeck 1997). Therapeutische Erfahrungen zeigen, dass bei diesen Patienten in der Regel auch das motorische Lernen, der Einsatz von Gesten und Alltagssituationen, in denen sehr gezielte, geplante Bewegungen notwendig sind, beeinträchtigt sind.

Von *ideatorischer Apraxie* spricht man bei einer gestörten Ausführung von Handlungsfolgen und dem damit verbundenen unadäquaten Umgang mit Objekten. Je komplexer eine Handlung ist, desto deutlicher wird die Apraxie sichtbar.

Betroffen sind jeweils das Planen und kontrollierte Ausführen von Bewegungen bzw. Handlungen.

Ideomotorische und ideatorische Apraxie können bei einem Patienten gleichzeitig auftreten, aber auch unabhängig voneinander.

In Abgrenzung zu diesen Definitionen spricht Goldenberg im allgemeinen von „Apraxien“, ohne eine begriffliche Trennung innerhalb dieser vorzunehmen. (Goldenberg 1998 und 1999) Er schlägt vor, auf diese Unterscheidung zu verzichten und stattdessen „zu untersuchen und zu dokumentieren, welche Gesten und Handlungen die Patienten ausführen können und welche nicht“ Goldenberg 1999, S. 306, vgl. auch Tab. 3.**47**, S. 444).

Der Begriff *Gliedmaßenapraxie* (u. a. Prosiegel 1998, Goldenberg 1999) entspricht meist der ideomotorischen Apraxie (Prosiegel 1998, Poeck 1997), wird aber auch für die Apraxie generell gebraucht (Goldenberg 1999).

Der Begriff *motorische Apraxie* (u. a. Poeck 1997) ist synonym zu *Apraxie*.

In Abgrenzung hierzu bezeichnet der Begriff *„konstruktive Apraxie“* ein völlig anderes Störungsbild, nämlich räumlich-visuelle und räumlich-konstruktive Störungen und wird im Kapitel 3.10 erläutert.

Die *gliedkinetische Apraxie* ist eine Störung, die kontralateral nach Läsion des prämotorischen Kortex auftritt. Sie ist gekennzeichnet durch unangepasste Bewegungen und einen unangepassten, oft sehr hohen Tonus sowie Einschränkungen bimanueller Aktivitäten. In der Literatur wird inzwischen meist bestritten (Cramon 1988, Prosiegel 1998), dass es sich überhaupt um eine Apraxieform handelt und die Störung wird den Koordinations- und Tonusregulationsstörungen im Rahmen einer Hemiparese zugeordnet. Daher gehen wir im Folgenden auf dieses Störungsbild nicht ein.

Ca. 80 % der Apraxiepatienten haben gleichzeitig eine Aphasie. Umgekehrt haben aber nur ein Teil der aphasischen Patienten zusätzlich eine Apraxie. Hemiparesen treten häufig gleichzeitig auf. Auch Neglektphänomene und kognitive Beeinträchtigungen kommen bei Apraxiepatienten vor.

3.11.2 Elemente der Handlung

Um das Störungsbild Apraxie zu verstehen und die Aktivitäts- und Partizipationsstörungen nachvollziehen zu können, ist es notwendig, sich mit *„Handlung“* zu beschäftigen und zu erläutern, welche Aufgaben die linke Hemisphäre bei Handlungen normalerweise übernimmt.

Da das Processing von Praxie überaus vielfältig und komplex ist, begnügen wir uns mit einer Übersicht einiger wesentlicher Faktoren:

> **!**
> Eine Handlung ist dann erfolgreich,
> wenn mit angepassten Bewegungen
> die in dem Moment wesentlichen funktionellen Details
> im richtigen räumlichen Zusammenhang und
> genau zur richtigen Zeit
> zur Lösung vorher wahrgenommener (mechanisch-funktionaler) Probleme
> genutzt werden.

Bei jeder Handlung arbeiten natürlich beide Hemisphären differenziert miteinander zusammen. Sehr grob vereinfacht kann man sagen, dass hierbei die rechte Hemisphäre das Bild des Gesamtraums herstellt und auf den richtigen räumlichen Zusammenhang der Details achtet, während die linke Hemisphäre für das Erkennen und die Zuordnung *funktioneller Details*, die richtige *Sequenzierung* und das *mechanisch-funktionale Problemlösen* zuständig ist.

Die **funktionellen Details** eines Gegenstandes sind für bestimmte Funktionen dieses Gegenstandes oder auch des Körpers wichtig. Sie sind in Tabelle 3.**45** (S. 442) erläutert.

Sequenzierung: Jede Handlung besteht aus einer Reihe (Sequenz) von kleinen Handlungsschritten, die meist in einer genau festgelegten Reihenfolge hintereinander stattfinden. In jedem Handlungsschritt wird ein kleines Problem gelöst. In Tabelle 3.**46** (S. 443) wird gezeigt, dass für die Lösung dieser Probleme jeweils bestimmte funktionelle Details wichtig sind. Diese funktionellen Details müssen auf eine bestimmte Art und Weise durch sorgfältig angepasste Bewegungen manipuliert werden, damit der Handlungsschritt erfolgreich ist.

Vor jedem neuen Schritt wird der Erfolg der Handlung kontrolliert, der nächste Handlungschritt wird antizipiert und die dafür notwendigen Details ausgewählt.

Die dargestellten Handlungsschritte sind immer noch grob vereinfacht, man könnte diese Handlung in noch kleinere Handlungsschritte zerlegen. Je nachdem, wie weit man in die „Mikrostruktur“ der Handlung vordringt, lassen sich für die Handlung „ein Glas Wasser einschenken“ bis zu 50 kleinste Schritte benennen.

Tab. 3.**45** Beispiel: funktionelle Details einer Wasserflasche

Detail	Funktion
Deckel	verschließt die Öffnung, sodass der Inhalt nicht herauskommt
Öffnung	lässt die Flüssigkeit heraus
Schraubrand	hält den Deckel über der Öffnung fest zeigt an, wohin der Deckel gehört ist zu sehen, wenn der Deckel ab ist
Etikett	informiert über den Inhalt
Bauch der Flasche	birgt den Inhalt der Flasche daran wird die Flasche angefasst
Farbe und Konsistenz der Flüssigkeit	informiert über den Inhalt
Flüssigkeitspegel	informiert über die Menge der enthaltenen Flüssigkeit
Boden der Flasche	gibt der Flasche Standfläche

Besondere Aufmerksamkeit sollte man der *Art* der Handlungsschritte schenken. Sie folgen zwar jeweils aufeinander, aber einige dienen nur zur *Vorbereitung* der eigentlichen Handlung (s. Tab. 3.**46**). Unserer Erfahrung nach werden bei Apraktikern, wenn sie Handlungsteile auslassen, vor allem diese vorbereitenden Schritte nicht ausgeführt.

Mechanisch-funktionales Problemlösen: Da in jedem Handlungsschritt kleine Probleme gelöst werden müssen, erwirbt der Mensch im Laufe seines Lebens einerseits ein Repertoire an Ideen zur Lösung bekannter Probleme und andererseits Strategien, sich die Lösung neuer Probleme zu erarbeiten. Ist diese Fähigkeit gut ausgebildet, kann der Mensch bekannte Objekte auch zweckentfremden und z. B. eine Münze zum Schrauben benutzen.

Komplexität von Handlungen: Eine Handlung scheint für die linke Hemisphäre um so komplexer zu sein, je ausgeprägter die folgenden Komponenten auftreten.

- Wechsel von funktionellen Details innerhalb der Handlung, besonders wenn dasselbe Detail einmal wichtig ist, kurzzeitig nicht mehr und dann wieder
- Notwendigkeit, mechanisch-funktionale Probleme zu lösen
- Menge der vorbereitenden Schritte innerhalb der Handlung:
  viele Handlungen haben in sich kleine abgeschlossene „Zwischenhandlungen", die die eigentlichen Handlungen vorbereiten. Zum Einschenken eines Glases Wasser ist es nötig, die Flasche heranzuholen und aufzuschrauben, ggf. das Glas heranzuholen und richtig hinzustellen usw. Gerade diese vorbereitenden Handlungen stellen Patienten mit Apraxie vor Probleme.

3.11.3 Klinisches Bild der Apraxien

Die *ideomotorische Apraxie* der Arme und Beine tritt beim Imitieren von Gesten und Bewegungen, also auch beim Nachmachen von Bewegungen in der Therapie, auf. Die Bewegungen des Patienten wirken dabei unbeholfen und unangepasst, zum Teil braucht der Patient einige Zeit, bis er die Bewegung imitieren kann, zum Teil gelingt es ihm gar nicht. Die genaue motorische Anpassung einer Bewegung, z. B. bei der gezielten Manipulation eines Knopfes beim Zuknöpfen oder des Messers beim Brotstreichen, ist oft auch beeinträchtigt. Soll der Patient Gesten einsetzen, z. B. für „Essen" oder „Trinken", so sind diese oft unverständlich, obwohl sich der Patient große Mühe gibt und nicht begreift, warum seine Geste nicht verstanden wird. Allerdings wird diskutiert, ob die Beeinträchtigung beim Verständnis und der Produktion von Gesten nicht eine eigene Störung der Semantik ist und nur vergesellschaftet mit der Apraxie vorkommt (Cubelli et al. 2000), vgl. auch Kap. 3.14 Aphasie.

Eine Unterform der ideomotorischen Apraxie ist die *bucofaciale* oder *Gesichtsapraxie,* die das Gesicht und damit auch den Mund betrifft. Hierbei ist der gezielte und geplante Einsatz von Mundbewegungen beeinträchtigt, wie er beim Essen, Zähneputzen etc. und in der Sprachtherapie ode r in der Therapie von Schluckstörungen und Facialislähmungen notwendig ist. Zudem ist das Imitieren und teilweise auch der spontane Einsatz von Mimik gestört.

Patienten mit *ideatorischer Apraxie* haben Schwierigkeiten beim Werkzeug- und Objektgebrauch. So bereiten ihnen Handlungen wie

Tab. 3.**46** Beispiel: Sequenzen und dazu notwendige funktionelle Details beim Einschenken von einem Glas Wasser

Problem	Lösung	zu beachtendes funktionelles Detail
Durst	Flasche und Glas suchen	Flasche (gesamt) Glas (gesamt)
Flasche steht zu weit weg	*Flasche zum Ausschenken vorbereiten*: Flasche greifen und heranholen	Bauch der Flasche Boden der Flasche
Flasche ist verschlossen	*Öffnung zum Durchlassen des Getränkes vorbereiten*: Deckel öffnen	Bauch der Flasche (zum Festhalten) Rand des Deckels (zum Drehen)
Deckel ist in der Hand	*Hand freimachen:* Deckel zur Seite legen	Deckel freie Tischfläche
Flasche ist voll, Glas ist leer	Flasche über das Glas halten und kippen	schräger Flüssigkeitspegel in der Flasche Öffnung der Flasche Flüssigkeit, die aus der Öffnung kommt Öffnung des Glases ansteigender Flüssigkeitspegel im Glas
Glas ist voll genug	Flasche wieder senkrecht halten und vom Glas wegnehmen	Öffnung des Glases Flüssigkeitspegel im Glas steht kurz unterhalb des Flaschenrands waagerechter Flüssigkeitspegel in der Flasche
Flasche ist in der Hand	*Hand freimachen, um das Glas nehmen zu können*: Flasche auf den Tisch stellen	freie Tischfläche Flaschenboden
Durst	Glas nehmen und trinken	Bauch des Glases (zum Festhalten) Öffnung des Glases (um die Lippen daranzusetzen) Flüssigkeitspegel im Glas

das Zähneputzen, das Einschenken eines Glas Wassers oder das Kaffeekochen teilweise unüberwindbare Schwierigkeiten. Bei stark ausgeprägtem Störungsbild können sie auch einfachste Handlungen nicht ausführen, wie das Schreiben mit einem Stift oder das Kämmen. Stark automatisierte Handlungen sind aber teilweise unbeeinträchtigt. So kann es vorkommen, dass ein Patient den Kamm richtig greift und das Kämmen dann „wie abgespult" gelingt. Wird er aber dabei unterbrochen und müßte dann das Kämmen geplant wieder beginnen, gelingt ihm dies nicht mehr. Begründet wird dies damit, dass bei der Apraxie die automatisierten Handlungen, die in anderen Hirnarealen gespeichert sind, unbeeinträchtigt sind. Eine Handlung wie das Kämmen ist hochautomatisiert, initiiert und kontrolliert wird es allerdings von den cortikalen Funktionen, die bei der Apraxie beeinträchtigt sind.

Tabelle 3.**47** (S. 444) gibt einen Überblick über Handlungen, die von Apraxien betroffen sind.

Diejenigen Handlungen oder Bewegungen, die der Patient ausführt, ohne dabei gezielt zum Handlungserfolg zu kommen, nennt man *Parapraxien* (Tab. 3.**48**, S. 444). Einige dieser Parapraxien sind auch bei Patienten mit anderen neuropsychologische Störungen sichtbar, andere sind charakteristisch für Apraxien. Die Art und Weise der Parapraxie kann, richtig interpretiert, wertvolle diagnostische Hinweise liefern.

Eine Sonderrolle unter den Parapraxien spielen die *Perseverationen* (Tab. 3.**49**, S. 445). Hierbei hört der Patient mit einer Bewegung bzw. Handlung nicht auf, obwohl diese bereits beendet und nicht mehr sinnvoll ist. Statt vollendeten Bewegungen oder Handlungen können auch nur Teile ausgeführt werden. Perseverationen können bei Bewegungen, Handlungen und bei der Sprache auftreten. Perseverationen treten

Tab. 3.**47** Übersicht: Handlungen, die von Apraxien betroffen sind und ihr Auftreten

Traditionelle Klassifizierung	Handlung	Auftreten der Fehler:
ideomotorische Apraxie	Imitieren von Bewegungen	sensomotorische Therapie
	symbolische Gesten	spontaner Einsatz von Gesten und Gestentraining
ideomotorische und ideatorische Apraxie	Pantomime von Objektgebrauch	
ideatorische Apraxie	Werkzeug- und Objektgebrauch	alle Alltagsaktivitäten, je komplexer, desto gravierender ist die Beeinträchtigung
	mechanisch-funktionales Problemlösen	Alltagsaktivitäten, bei denen unerwartete Probleme auftreten oder unbekannte Handlungen

Tab. 3.**48** Parapraxien – Zuordnungsmöglichkeiten

Parapraxie	Beispiel	Erklärungsmuster
– Zögern – Verwirrung – Bestürzung – Unbeholfenheit – starke Anspannung		Ausdruck der Überforderung bzw. der Hilflosigkeit im Umgang mit der Aufgabe
– falscher Objektgebrauch – allmähliche Annäherung an die richtige Handlung oder Bewegung – Perseverationen	– Zähne putzen mit dem Kamm – Erst wird der Kamm zum Mund geführt, anschließend auf den Kopf gehalten, dann wird die Bewegung „kämmen" ausgeführt – Der Patient drückt immer auf die Zahnpastatube, obwohl nichts herauskommt (weil der Deckel noch geschlossen ist)	Der Patient versteht zwar, dass er etwas tun soll, weiß aber nicht, wie das „Ding" funktioniert bzw. welche funktionellen Details er beachten muß und probiert aus, teilweise immer weiter
– Auslassungen – Hand wird als Objekt eingesetzt	– der Patient drückt die Zahnpastatube, ohne sie geöffnet zu haben; das Kaffeepulver wird in den Filter getan, ohne dass Filterpapier darin ist – Der Finger wird als Kamm oder Zahnbürste benutzt	Der Patient vereinfacht die Handlung stark und reduziert sie auf ein „Gerüst", ohne die vorbereitenden Handlungsschritte und deren funktionelle Details zu beachten
– Auslassungen – Vertauschungen	– das Kaffeepulver wird in den Filter getan, ohne das Filterpapier darin ist, danach wird es daraufgesetzt	Sequenzfehler: Der Patient führt die Handlungsschritte eigentlich richtig aus, aber in der falschen Reihenfolge
– Perseveration	– Der Patient drückt immer wieder auf die Zahnpastatube, obwohl er offensichtlich etwas anderes tun möchte – der Patient winkt immer wieder, obwohl jetzt die Aufgabe ist, die Faust zu ballen.	motorische Perseveration: Der Patient kann den nächsten Handlungsschritt nicht machen, weil ein vorher gemachter „dazwischenkommt"

Tab. 3.**49** Übersicht: Verschiedene Arten von Perseverationen

Art der Perseveration	mögliche Ursache	Therapieziel
„echte motorische Perseveration“:	Die Bewegung/Handlung kann nicht aufgehört werden – bei jedem (manchem) Versuch, etwas Neues zu beginnen, wird wieder auf das alte Bewegungs-/Handlungsmuster zurückgegriffen.	Ziel: die Bewegung/Handlung selbst stoppen können und einen nächsten Schritt beginnen können
2. handlungslogische Gründe:	man ist mit der Lösung noch nicht zufrieden, hat aber keine anderen Lösungsideen/-strategien und macht deshalb immer weiter (bei Neglektpatienten tritt diese Art der Perseveration sehr häufig auf als wichtige Indikation dafür, dass den Patienten doch „etwas fehlt“	Ziel: Entwickeln von Lösungsstrategien bzw. Entdecken neuer Handlungsräume
	man weiß nicht weiter, weiß den nächsten Schritt nicht – und macht zunächst „mehr desselben“	Ziel: Durchschauen/Verstehen der Handlung und Erarbeiten der nächsten Schritte bzw. generell der richtigen Sequenzierung von Handlungen (z. B. bei Apraxiepatienten)
stereotype Wiederholung	Wiederholung beschwichtigt, beruhigt: hierbei hat die Handlung/Bewegung doch einen Zweck, nämlich die Beruhigung, das Beschäftigtsein	

nach verschiedenen neuropsychologischen Störungen, teilweise aber auch im „normalen“ menschlichen Verhalten auf. Für das Auftreten von Perseverationen gibt es verschiedene Ursachen/Gründe. Abhängig davon sind auch die spezifischen Therapieziele verschieden.

Apraxiepatienten haben zunächst eine *Unawareness* gegenüber ihrer Störung. Sie bemerken zwar, dass ihnen die Tätigkeiten oder Bewegungen nicht gelingen und haben oft einen erheblichen Leidensdruck, bringen aber dieses Misslingen der Handlung nicht mit eigenen „Fehlern“ in Verbindung, da sie selbst ja sehr bemüht sind, die Handlung oder Bewegung adäquat auszuführen und - im Wortsinne - nicht begreifen können, warum ihr Bemühen scheitert. Viele Apraxiepatienten versuchen den ganzen Tag lang zu handeln und scheitern immer wieder.

Lokalisation der Läsionen

Apraxien treten in aller Regel nach fronto-temporo-parietalen Läsionen (ideomotorische Apraxie) oder parieto-temporo-occipitalen Läsionen (ideatorische Apraxie) der linken, sprachdominanten Hemisphäre durch Mediainfarkt auf. Auch Läsionen subkortikaler Bahnen der sprachdominanten Hemisphäre und der Kommissurenbahnen können beteiligt sein.

Bis vor kurzem gab es die Ansicht, dass die Apraxien reine „Leitungsstörungen“ seien, die allein durch die Läsion subcortikaler Strukturen auftreten. Diese These wird inzwischen nicht mehr vertreten (Poeck 1997). Balkenläsionen können eine unilaterale Apraxie verursachen.

Prognostik

Apraxien bilden sich in den ersten Monaten nach der Hirnschädigung teilweise spontan zurück. Dies gilt vor allem für die ideomotorische Apraxie und einfache, gewohnte Alltagsaufgaben bei der ideatorischen Apraxie. Die Bewältigung komplexer Handlungen verbessert sich spontan selten, allerdings gibt es hierzu keine systematischen Studien.

Da es kaum wirksame Therapiestrategien gab, hatten Apraxien in den vergangenen Jahrzehnten eine schlechte Prognose. Die neu entstandenen Therapieansätze, vor allem von Goldenberg et al. (1998, 1999), verbessern die Prognose für die in der Therapie geübten Handlungen. Es ist allerdings fraglich, ob – und wenn ja wie sehr – es zu einer Übertragung des Gelernten auf andere Situationen kommt.

Apraxien können sich stark hemmend auf die sensomotorische Rehabilitation auswirken, wenn deren Therapiestrategien nicht auf die Apraxie abgestimmt sind. Ferner können sie sich erschwerend auf die Erarbeitung nichtsprachlicher Kommunikation, wie Gestentraining oder das Zeichnen von Gegenständen auswirken.

Abzugrenzende Störungen und Krankheitsbilder

Da Apraxien sehr häufig mit *Aphasien* assoziiert sind, muss sichergestellt werden, dass der Patient die Aufgabe, die er ausführen soll, überhaupt verstanden hat.

Bei *Tiefensensibilitätsstörungen* können sich ebenso wie bei der Apraxie Beeinträchtigungen der Tonus- und Bewegungsanpassung bei gezielten Bewegungen zeigen. Allerdings tritt die Tiefensensibilitätsstörung in der Regel unilateral auf und die Bewegungsqualität verbessert sich unter visueller Kontrolle.

Bei *räumlich-perzeptiven und räumlich-konstruktiven Störungen* ist der Patient bei allen Anforderungen mit Raum-Komponente beeinträchtigt, z. B. bei Aufgaben wie „Hand waagerecht an den Kopf legen", „mit dem Arm eine Diagonale beschreiben", „Glas richtig kippen beim Einschenken", während das Auffinden der funktionellen Details und das „mechanische Problemlösen" als solches unbeeinträchtigt sind. Allerdings wirken die Patienten oft planlos in ihrer Handlung: Durch die hohe Raumkomponente ist das Anziehen für diese Patienten oft fast unmöglich und sie „verstricken" sich in ihr Vorhaben. Eine differenzierte Abgrenzung ist einerseits durch den Läsionsort möglich (rechts- gegenüber linkshemisphärisch), andererseits durch vergleichende Befunderhebung. Siehe hierzu auch Kapitel 3.10.

Neglektphänomene treten unilateral auf und fallen durch eine mangelhafte Ausführung der Anforderungen, bei denen die Beachtung der kontraläsionalen Seite notwendig ist, auf. Ein Neglekt nach rechts und eine Apraxie können auch gemeinsam auftreten. Der Verdacht hierauf besteht, wenn bei einer Apraxie die Leistungen der rechten, kontraläsionalen Hand deutlich schlechter sind als die der linken, obwohl keine sensomotorischen Einschränkungen vorliegen (siehe hierzu auch S. 448).

Störungen der Aktivität und Partizipation

Die Apraxie kann sich auf nahezu alle Bereiche des täglichen Lebens auswirken. Dies ist aber abhängig von der Art der Störung und der Komplexität der Handlung. Als Regel gilt: je komplexer (nicht: je länger!) eine Handlung, desto wahrscheinlicher treten Aktivitätsstörungen auf (vgl. S. 441, Elemente der Handlung).

- ***Selbst- und Fremdgefährdung***
  Patienten mit ideatorischer Apraxie sind durch den unadäquaten Umgang mit Objekten in hohem Maße selbstgefährdet. So kann es bei der Körperpflege passieren, dass der Patient nach dem Zähneputzen seine Zahnbürste abspült und danach den Elektrorasierer oder den Fön unter das Wasser hält. Im Haushalt treten viele Gefahrensituationen auf, einerseits im Umgang mit Elektrogeräten wie Mixer oder Brotmaschine, andererseits z. B. durch Messer, die an der Klinge statt am Griff angefasst werden oder Ähnliches. Durch die Unawareness ist den Patienten diese Gefährdung meist nicht bewusst. Bis zum Erreichen einer „auftauchenden Awareness" sind die Patienten auf Unterstützung oder zumindest Supervision angewiesen.
- ***Psychosoziale Probleme***
  Durch die begleitend auftretenden Aphasien und die dadurch stark eingeschränkte Kommunikation haben die meisten Apraxiepatienten ohnehin Probleme im psychosozialen Bereich. Ist durch die Apraxie das Erlernen und Anwenden von Gesten beeinträchtigt, sinken die Chancen auf eine adäquate Verständigung auch bei den grundlegendsten Bedürfnissen. Viele Patienten ziehen sich zurück, wenn nicht frühzeitig entweder ein auf die Apraxie abgestimmtes Gestentraining oder alternative Kommunikationsstrategien eingeübt werden (siehe Kap. 14). Wie bei anderen neuropsychologischen Störungen auch sind psychosoziale Probleme unausweichlich, solange die Patienten selbst kein Störungsbewusstsein, also eine Unawareness, haben. Sie verstehen das bevormundende Verhalten der Betreuungspersonen nicht oder als Übergriffe, werden misstrauisch und ziehen sich zurück.

- ***Anziehen und Körperpflege***
  Im Vergleich zu anderen ADL ist das Anziehen bei Apraxiepatienten teilweise, nur mäßig beeinträchtigt, weil die intakte räumliche Verarbeitung der rechten Hemisphäre viel kompensieren kann. Beeinträchtigungen von differenzierten, angepassten Bewegungen können allerdings das Knöpfen oder das Anziehen der Schuhe und Strümpfe behindern.
  Anders verhält es sich bei der Körperpflege. Das Zähneputzen ist durch die sehr verschachtelte Handlung besonders „störbar", zumal hier nicht nur der korrekte Umgang mit den Objekten und das mechanisch-funktionale Problemlösen erforderlich sind, sondern auch sehr genau angepasste Bewegungen von Mund, Lippen und Händen. Das Schminken und Rasieren kann ebenso beeinträchtigt sein wie das differenzierte Händewaschen.
- ***Mahlzeiten***
  Sind die Mahlzeiten fertig zubereitet, ist das Einnehmen meist nur dann ein Problem, wenn bei einer bucofacialen Apraxie gezielte Gesichtsbewegungen wie das Lippenlecken, den Mund dem Löffel anpassen o.ä. beeinträchtigt sind.
  Die Zubereitung selbst einfacher Speisen, auch schon das Schmieren und Belegen eines Brotes kann erhebliche Probleme verursachen, da sowohl die Handlung komplex ist als auch differenziert angepasste Bewegungen nötig sind (Schneiden, Brot streichen...). Manche Apraktiker behelfen sich, indem sie die Zutaten (Brot, Butter, Wurst, Marmelade) einzeln mit den Fingern essen.
- ***Fortbewegung/Mobilität***
  Apraxiepatienten, die lernen müssen einen Rollstuhl zu bedienen, sind hierbei erheblich gehandikapt, da die Apraxie das Vertrautwerden mit den funktionellen Details des Rollstuhles und ihrer Wirkweise erschwert oder verhindert. Sind differenzierte Bewegungen erschwert, so kann der Patient den Rollstuhl schlecht mit dem linken Bein lenken oder die Füße beim Transfer schnell in die richtige Position bringen. Das Laufen selbst ist oft unbeeinträchtigt, allerdings kann das differenziert angepasste Laufen über unebenes Gelände schwierig sein.
- ***Lesen und Schreiben***
  Das Lesen ist bei Apraxiepatienten oft durch die begleitende Aphasie im Sinne einer Dyslexie beeinträchtigt (s. S. 495).
  Ist die dominante rechte Hand gelähmt und soll ein Umlernen der Schreibbewegungen auf die linke Hand erfolgen, kann dieses durch die Apraxie deutlich erschwert sein.
- ***Instrumentelle ADLs***
  Patienten mit Apraxien werden bei sehr vielen instrumentellen ADLs Probleme haben, da diese meist sehr komplex sind und zusätzlich oft sprachliche Komponenten haben. Oft steht bei den Schwierigkeiten in den iADLs zunächst die Aphasie im Vordergrund, die Beeinträchtigungen durch die Apraxie sind aber ebenso gravierend. Daumüller hat diese meist weitreichenden und alle Alltagsbereiche betreffenden Probleme in Götze und Höfer (1999) ausführlich geschildert. Wir gehen hier nur exemplarisch auf einige Bereiche ein.
  Beim Einkaufen im Supermarkt kann das Auslösen des Einkaufswagens mit einem Geldstück das erste große Hindernis darstellen, ebenso wie das Auswählen, Eintüten und Abwiegen von Obst oder Gemüse (Daumüller 1999).
  Die Bedienung eines Geldautomatens kann ebenfalls eine unlösbare Aufgabe sein, zumal hier zusätzlich hohe sprachliche Kompetenz gefordert ist.
  In der Regel ist es nahezu unmöglich, Patienten mit ausgeprägter Apraxie wieder in die *Erwerbstätigkeit* zurückzuführen. Auch bei rückläufiger Symptomatik bedarf dies präziser Anforderungsanalyse und sehr differenzierter therapeutischer Vorbereitung.
  Freizeitbereich: Einem Apraxiepatienten droht durch die assoziiert auftretende Aphasie der Rückzug und mögliche soziale Isolation. Gleichzeitig ist er wahrscheinlich durch die Apraxie am selbstständigen Ausüben und vor allem Erlernen einer für ihn sinnvollen Freizeitaktiviät beeinträchtigt. Beide Aspekte müssen dringend in der Therapie berücksichtigt werden.

3.11.4 Beeinflussungen/Wechselwirkungen zwischen der Apraxie und anderen Störungsbildern in Alltag und Therapie

Wie bereits oben beschrieben ist die *Aphasie*, die sehr oft mit der Apraxie einhergeht, ein sehr relevanter Faktor.

Bei Befunderhebung und Therapie ist es sehr wichtig, sich zu vergewissern, dass der Patient wirklich verstanden hat, worum es geht - und dass die Therapeutin auch den Patienten mit seinen Anliegen soweit wie möglich verstanden hat.

Verbale „Unterstützung" in der Therapie sensomotorischer Störungen oder der Apraxie selbst kann eher eine zusätzliche Anforderung darstellen, als wirkliche Hilfe zu bieten. Daher ist die Therapeutin oft auf nonverbale Therapiestrategien angewiesen. Das möglicherweise eingeschränkte Gestenverständnis ist hier ebenfalls zu berücksichtigen.

Die Zusammenhänge zwischen *Apraxie* und *Neglekt* nach rechts oder/und *Extinktionsphänomen* sind noch nicht ausreichend untersucht worden. Das liegt vor allem daran, dass der linkshemisphärisch bedingte Neglekt meist nur als „Restsymptomatik" persistiert. Er ist meist nur durch genauere Untersuchungen nachweisbar. Therapeutische Erfahrungen und präzise Analyse von Handlungen belegen, dass er alltagsrelevante Folgen haben und zudem die sensomotorische Therapie beeinträchtigen kann. Es ist anzunehmen, dass beide Störungsbilder sich in der Therapie behindern, wenn das Therapiekonzept nicht darauf abgestimmt ist. Wenn mit dem direkt betroffenen Arm angepasste Bewegungs- oder Handlungsabläufe geübt werden sollen, erschwert ein sensomotorischer Neglekt oder ein sensomotorisches Extinktionsphänomen die Therapie. Durch einen visuellen Neglekt oder ein visuelles Extinktionsphänomen ist vor allem der Überblick über die Gesamthandlung und alle zur Verfügung stehenden Gegenstände und ihre funktionellen Details stark erschwert.

Viele Apraxiepatienten haben zusätzlich *sensomotorische Defizite*. Wie oben beschrieben, wird durch die Apraxie einerseits das motorische Lernen in der Physio- und Ergotherapie beeinträchtigt und andererseits der Einsatz der wiedererlernten Aktivitäten im Alltag erschwert. Zur spezifischen Verbesserung sensomotorischer Defizite sollten also Therapiestrategien benutzt werden, die stärker subcortikal arbeiten. Gleichzeitig ist es notwendig, direkt an der Apraxie zu arbeiten, damit gesichert ist, dass der Patient handlungsfähig ist und die wiedererworbenen sensomotorischen Fähigkeiten im Alltag einsetzt – sonst macht das mühsame Erarbeiten dieser Funktionen ja wenig Sinn, da es nicht weiter vertieft und automatisiert wird und somit wieder verloren gehen kann.

3.11.5 Ergotherapeutische Befunderhebung

Leitfragen der Befunderhebung bei Apraxie

- Welche Aktivitäten des Patienten werden durch die Apraxie eingeschränkt? Wie werden sie eingeschränkt?
- Wie groß ist die Selbst- und Fremdgefährdung des Patienten?
- Wann und unter welchen Bedingungen tritt die Apraxie auf?
- Ist die Bewegungsanpassung beeinträchtigt?
- Ist der handelnde Umgang mit Objekten beeinträchtigt?
- Welche Parapraxien zeigen sich? (s. Tab. 3.**50**)
- Wie ist der Umgang des Patienten mit funktionellen Details?
- Verfügt der Patient über die Fähigkeit, mechanisch-funktionale Probleme zu Lösen?
- Hat der Patient eine Awareness bezüglich seiner Apraxie? In welcher Phase befindet er sich?
- Hat der Patient ein Wissen über das Störungsbild und seine eigenen Fähigkeiten und Defizite?
- Wie gut ist das Wissen der Angehörigen/Bezugspersonen über das Störungsbild, Auswirkungen und ihren adäquaten Umgang damit?

Bewertung der Befunde

Unabhängig vom Setting der Befunderhebung ist bei Apraxien zu beachten, dass
- nicht nur das Nichtgelingen der Aufgabe einen „Befund" darstellt, sondern ebenso
- das Auftreten einzelner Parapraxien einen Verdacht auf Apraxie ergibt.

Tab. 3.**50** Übersicht: Handlungen, die von der Apraxie betroffen sind und ihre klinische Prüfung (modifiziert nach Goldenberg)

Handlung	klinische Prüfung	Aufgabenstellung
Imitieren von Bewegungen (Gesten)	Die Untersucherin macht eine Bewegung (Geste) vor, die der Patient nachmachen soll	– imitatorisch – Beobachtungen in der sensomotorischen Therapie
symbolische Gesten	Der Patient wird aufgefordert, Gesten mit festgelegter symbolischer Bedeutung(lange Nase, Vogel zeigen) auszuführen.	– verbal, danach ggf. imitatorisch – Alltagsbeobachtung von Gesteneinsatz
Pantomime von Objektgebrauch	der Patient zeigt, wie man ein vertrautes Objekt gebraucht, ohne es tatsächlich in die Hand zu nehmen	– verbal und durch Zeigen des realen Objektes
Werkzeug- und Objektgebrauch	verschieden komplexe Handlungen mit vertrauten Objekten werden tatsächlich ausgeführt. (Benutzung eines Messers, Lochen und Einheften eines Papiers)	– verbal und durch das Weisen auf die Objekte – Alltagsbeobachtung von Objektgebrauch
mechanisch-funktionales Problemlösen	Entdecken der Funktion unbekannter Werkzeuge und alternativer Einsatzmöglichkeiten vertrauter Objekte (eine Münze zum Schrauben, eine Zange zum Hämmern)	– verbal und durch das Weisen auf die Objekte – Alltagsbeobachtung von Objektgebrauch

Wenn eine Aufgabe nur nach erheblichem Zögern oder nach und nach durch Annäherung erreicht wird, ist die Performance beeinträchtigt, und es ist davon auszugehen, dass die selbe Tätigkeit in einem komplexeren Zusammenhang nicht mehr gelingt.

Bei der gesamten Befunderhebung ist es wichtig, den Patienten nicht „auflaufen" zu lassen, sodass er sich in seine Fehler verstrickt, sondern gegebenenfalls behutsam Unterstützung zu geben.

Befunderhebung durch gezielte Beobachtung und differenzierte Intervention in Alltagssituationen

Bei der Befunderhebung der Apraxie im Alltag haben sich besonders das Zubereiten einer Scheibe Brot, evtl. auch des ganzen Frühstücks, das Einschenken eines Glases Wasser aus einer vorher verschlossenen Flasche und das Zähneputzen bewährt. In allen drei Situationen kann differenziert anhand der Leitfragen und der auftretenden Parapraxien beobachtet und gezielte Intervention eingesetzt werden.

Erst wenn diese Situationen für den Patienten zu bewältigen sind, aber weiterhin der Verdacht auf eine Apraxie vorliegt, muss die Befundsituation komplexer sein. So ist das oft zum Befund eingesetzte „Kaffeekochen" nur zu empfehlen, wenn die Apraxie bereits stark rückläufig ist. Die Gefahr ist groß, dass „fatale Fehler" auftreten, die nicht mehr zu korrigieren sind und die Situation abgebrochen werden muss. Der Patient kann zum Beispiel das Kaffeepulver in den Wasserbehälter schütten, Wasser in die Kaffeedose gießen oder ähnliches. Eine besser geeignete und vergleichbar komplexe (wenn auch nicht ganz alltägliche) Situation ist das Einheften eines Blatt Papiers in einen Ordner.

Für die Befunderhebung des Gesteneinsatzes beobachtet man den Patienten bei der nonverbalen sowie bei der verbalen Kommunikation.

Natürlich kann sich die Befunderhebung auch auf alle anderen Aktivitäten beziehen, die auf Seite 446 f. unter Störungen der Aktivität und Partizipation aufgelistet sind. Es ist wichtig, dass die Therapeutin sich vorher vergegenwärtigt, wie komplex die geforderten Situation ist, und ob ggf. eine Teilaktivität schon ausreicht, um einen differenzierten Befund zu erhalten, ohne den Patienten zu überfordern oder zu frustrieren.

Tab. 3.**51** Gezielte Intervention: Steigerung der Cues von unspezifisch zu sehr konkret (Cues können verbal oder nonverbal oder gleichzeitig gegeben werden).

Beispiel: Der Deckel ist auf der Flasche, das Wasser kann nicht in das Glas gegossen werden

	Intervention	nonverbal	verbal
⇓	sehr unspezifisch nach dem *Problem* „fragen"	fragende Geste	„was jetzt?"
		auf die Flasche weisen, fragende Geste	„Was ist mit der Flasche?"
⇓	diffus auf das *Problem* hinweisen	Geste „Gießen" machen, auf Glas und Flasche weisen, fragender Gesichtsausdruck	„Was geht nicht?" „Was stört?"
⇓	konkret auf das *Problem* hinweisen	mit verneinender Geste auf den Deckel zeigen	„der Deckel stört!"
⇓	diffus auf eine *Lösung* hinweisen	auf den Deckel zeigen, dann fragende Geste	„was jetzt? – der Deckel muss ab!"
⇓	*Lösung* vorgeben	Geste „Deckel abmachen"	„der Deckel muss abgeschraubt werden"
⇓	neuen *Handlungsschritt* einleiten	Hand des Patienten Richtung Deckel führen („anführen")	ggf. verbal begleiten
⇓	neuen *Handlungsschritt* vormachen	selbst langsam Deckel abdrehen (möglichst an eigener Flasche)	„schrauben Sie den Deckel ab – so" (an eigener Flasche vormachen)
⇓	Anfang des neuen *Handlungsschrittes* führen	Hand des Patienten zum Deckel führen, das öffnen „anführen"	ggf. verbal begleiten
⇓	gesamten *Handlungsschritt* führen	Hand des Patienten zum Deckel führen, die Drehbewegung. ebenfalls führen	ggf. verbal begleiten

Die Art und Weise, wie gezielte Intervention zur Befunderhebung eingesetzt werden kann (vgl. Kap. 2.4.7, HoDT) lässt sich am Beispiel der Tabelle 3.**51** erkennen. Die Therapeutin lässt den Patienten handeln und gibt ihm gezielt bestimmte „Tipps" (Hinweisreize oder Cues genannt) und beobachtet, welche davon seine Performance positiv beeinflussen. Es ist anzunehmen, dass vor allem *die* Cues hilfreich für den Patienten sind, die ihm Informationen liefern, die er durch die Apraxie nicht „decodieren" kann. (Beispielsweise zu identifizieren wie/womit die Flasche verschlossen ist).

Es ist also anzunehmen, das hier der „Punkt der Beeinflussung" in der Therapie liegen kann. An dieses Stellen ist der therapeutische Zugang besonders effizient.

Die Dokumentation der gezielten Beobachtung und differenzierten Intervention erfolgt frei nach den Maßgaben der Therapeutin.

Befragung der Bezugspersonen und des Patienten

Durch die begleitende Aphasie ist eine Befragung der Patienten nicht immer möglich, sollte aber im Rahmen der Kommunikationsmöglichkeiten versucht werden.

Die spezifischen Ziele der Befragung sind in beiden Fällen:

- Sammeln von Informationen über die Auswirkungen der Apraxie auf den Alltag, die Aktivität und Partizipation des Patienten und möglicherweise schon eingetretener Folgen im psychosozialen Bereich
- Einschätzen des Kenntnisstandes der Bezugspersonen und des Patienten über das Störungsbild „Apraxie" und seine Auswirkungen

Weitere Befunderhebung

Vorbemerkung: Die unten aufgelisteten Aufgaben sind eine Zusammenstellung gängiger Aufgaben (vgl. Goldenberg 1998 und 1999, Poeck 1997). Für den Befund werden aus jeder Kategorie einige der Aufgaben ausgewählt und bewertet. Vergleiche hierzu Tab. 3.**50**.

Vorbereitung: Die Therapeutin sollte vor dem Apraxiebefund ein Bild über das Aufgabenverständnis des Patienten haben.

Setting: Der Patient sitzt sicher und bequem. Es sollten nur die Medien auf dem Tisch sein, die in der jeweiligen Aufgabe gebraucht werden.

Reihenfolge der Aufgaben: Die Aufgaben sollen randomisiert, also nicht in einer festen Reihenfolge ausgeführt, werden. In den ersten drei Untertests werden, wenn motorisch möglich, die Extremitäten einzeln geprüft.

Beurteilung: Vor allem nach folgenden Fragestellungen (aus den Leitfragen der Befunderhebung):

- Werden die Aufgaben erfolgreich gelöst? Spontan oder nach einiger Zeit (durch allmähliche Annäherung)?
- Treten reversible oder fatale Fehler auf? Welche?
- Ist die Bewegungsanpassung beeinträchtigt?
- Ist der handelnde Umgang mit Objekten beeinträchtigt?
- Welche Parapraxien zeigen sich? (vgl. Tab. 3.**48**)
- Wie ist der Umgang des Patienten mit funktionellen Details?
- Verfügt der Patient über die Fähigkeit, mechanisch-funktionale Probleme zu lösen?

- ***Imitieren von Bewegungen (bedeutungslosen Gesten)***
  Aufgabenbeispiele:
  Aufgabenstellung: imitatorisch, zum Vergleich ggf. verbal
  Bucofacialer Bereich:
  Lippen lecken
  Backen aufblasen
  Zähne fletschen
  eine Mundhälfte herunterziehen usw.
  Arme und Hände:
  Hand auf den Kopf legen
  Kreis in der Luft malen
  Fingerspitzen an das Kinn legen
  mit den Fingern schnipsen
  Opposition des Daumens nacheinander zu allen Fingern und zurück
  Beine und Füße:
  Füße genau voreinanderstellen
  schnell auf der Stelle trippeln
  einen Hacken auf die andere Fußspitze stellen
- ***Imitieren von symbolischen Gesten***
  Aufgabenbeispiele:
  Aufgabenstellung: imitatorisch, zum Vergleich ggf. verbal.
  Bucofacialer Bereich:
  Zischen wie eine Schlange
  Nase rümpfen
  Böses Gesicht machen usw.
  Arme und Hände:
  winken
  grüßen
  mit der Faust drohen
  einen Vogel zeigen usw.
  Beine und Füße:
  wütend aufstampfen
  etwas mit dem Fuß wegschieben
  Gas geben
- ***Pantomime von Objektgebrauch***
  Aufgabenbeispiele:
  Dem Patienten werden bekannte Alltagsgegenstände nacheinander vorgelegt, deren Handhabung er nachmachen soll. Versteht der Patient die Aufgabe zunächst nicht, zeigt die Untersucherin auf das Objekt, macht dann selbst die Bewegung und fordert dann den Patienten auf, die Geste nachzuahmen. Wenn der Patient die Aufgabe verstanden hat, beginnt die Wertung.

Bucofacialer Bereich (z. T. mit Händen):
Zigarette rauchen
Bonbon lutschen
Trillerpfeife benutzen
Arm und Hand unimanuell:
einen Löffel benutzen
eine Zahnbürste benutzen
aus der Tasse trinken
einen Kamm benutzen usw.
Arm und Hand bimanuell:
eine Nagelbürste benutzen
ein Streichholz anzünden
mit der Schere schneiden
Beine und Füße
einen Ball wegschießen
eine Zigarette austreten

- ***Werkzeug- und Objektgebrauch***
  Aufgabenbeispiele:
  Außer der o. g. Beobachtung der Alltagssituation empfehlen sich:

Einheften eines Blatt Papiers in einen Ordner (ungelochtes Din-A-4-Blatt, Locher, Leitzordner mit einem eingehefteten Blatt). Sehr sensitive Aufgabe, auch unimanuell gut auszuführen.

Anzünden einer Kerze (Kerzenleuchter und Kerze werden einzeln auf den Tisch gelegt, daneben die geschlossene Packung Streichhölzer oder ein Feuerzeug).

- ***Mechanisch-funktionales Problemlösen***
  Die Beobachtung erfolgt in der Regel leichter im Alltag als in einer künstlich geschaffenen Problemlösesituation. Es ist aber möglich, dem Patienten beispielsweise eine Schraube, die in ein Brett gedreht werden soll, vorzulegen und statt eines Schraubenziehers mehrere Objekte, unter anderem eine Münze, mit der das Einschrauben auch gelingen kann.
- ***Beachtung funktioneller Details***
  Als zusätzliche Befunderhebung, die Aufschluß über die Beachtung funktioneller Details geben kann, ist es möglich, den Patienten Zeichnungen z. B. B. einer Glühbirne, eines Messers und eines Besens anfertigen zu lassen. Die Zeichnungen von Apraxiepatienten haben Auffälligkeiten, die oft als „räumliche" Störungen beschrieben werden (Goldenberg 1998). Der Interpretation der Autorin nach zeichnen sie sich vor allem durch eine deutliche Armut an funktionellen Details aus, während die räumliche Gesamtgestalt wenig beeinträchtigt ist.
- ***Ordnen von Bildkarten nach der Reihenfolge***
  Bei dieser Aufgabe bekommt der Patient mehrere Bildkarten vorgelegt (z. B. Fotodidac von Fa. Schubi), auf denen eine Handlung in mehreren Schritten abgebildet ist Er soll diese in die richtige Reihenfolge bringen. (Beispiel: Jemand kommt mit Blumen und eingepacktem Geschenk in eine Wohnung. Später befinden sich die Blumen in einer Vase und das Geschenk wird ausgepackt. Schließlich wird Kuchen gegessen. Auf dem letzten Bild verlässt die Person die Wohnung - ohne Blumen und Geschenk.) Misslingt dieses dem Patienten, muss es sich nicht, wie früher angenommen, zwingend um eine sequentielle Störung oder eine „Handlungsplanungsstörung" handeln. Wenn der Patient nicht weiß, welche Details ihm Aufschluß über den Fortschritt der Handlung geben Können, ist für ihn die Aufgabe ebenfalls nicht lösbar.

3.11.6 Therapieziele

Vorbemerkung: Lange galt die Apraxie als Störungsbild, das sehr schwer zu behandeln war. In den letzten Jahren haben sich die Theorien zur Apraxie, wie oben beschrieben, gewandelt. Dadurch ist die Performance der Patienten verstehbarer geworden, und Therapiewege zeigen sich auf.

Die Therapieziele und Therapiestrategien beziehen sich auf die neuen Erkenntnisse. Erfahrene Ergotherapeutinnen konnten beobachten, dass sich vermeintlich therapieresistente Apraxien unter Anwendung der neuen Therapieansätze beeinflussen ließen, bei denen die „alten" Therapiestrategien nicht gegriffen haben. Auf Seite 456 f. werden diese alten Therapiestrategien vorgestellt und diskutiert.

Handlungsziele

Die Patienten sollen ausgewählte Handlungen selbstständig und wenn möglich ohne Supervision fehlerfrei ausführen können. Dabei sollen sie den Handlungserfolg selbst kontrollieren können. Die ausgewählten Handlungen sollen den Notwendigkeiten und Bedürfnissen des Patienten entsprechen.

Bei schwer betroffenen Patienten wäre ein Ziel die Zubereitung einer Scheibe Brot oder das Einschenken eines Glases Wasser. Patienten, die nicht mehr so schwer betroffen sind, können auch weitere, komplexere Handlungen als Ziel haben wie selbstständiges Einkaufen, Zubereiten von Mahlzeiten o. ä.

Basisziele

Die Patienten sollen ausgewählte Handlungen/Bewegungen selbst
- konzipieren,
- erfolgreich durchführen,
- kontrollieren können.

Je nach Schweregrad und Form der Apraxie ergeben sich folgende *spezifische Ziele:*

Die Patienten sollen „verstehen", dass
- es funktionelle Details gibt, die für eine erfolgreiche Handlung beachtet werden müssen.
- die funktionellen Details von Arbeitsschritt zu Arbeitsschritt wechseln.
- die funktionellen Details zur richtigen Zeit am richtigen Ort beachtet werden müssen.

Die Patienten sollen
- die funktionellen Details ausgewählter Handlungen erkennen und beachten können.

Die Patienten sollen
- für ausgewählte Handlungen ein mechanisch-funktionales Arbeitsverständnis (wieder)entwickeln, bzw. wieder Zugriff auf ihr mechanisches Arbeitswissen erhalten.

Die Patienten sollen „verstehen", dass:
- Bewegungen bzw. Handlungen aus vielen Sequenzen/Einzelschritten zusammengesetzt sind.
- eine Bewegung bzw. Handlung nur dann erfolgreich ist, wenn diese Einzelbewegungen/-handlungen in der richtigen Reihenfolge durchgeführt werden.

Die Patienten sollen
- ausgewählte Handlungen in der richtigen Reihenfolge durchführen und diese kontrollieren können.

> **!** Eine Handlung ist dann erfolgreich,
> wenn
> die in dem Moment wesentlichen
> funktionellen Details
> mit angepassten Bewegungen
> genau zur richtigen Zeit
> und im richtigen räumlichen
> Zusammenhang zur Lösung
> vorher wahrgenommener
> mechanisch-funktionaler Probleme
> genutzt werden

3.11.7 Ergotherapeutische Behandlung

Grundprinzipien der Therapie

Prinzipielle Vorgehensweisen: Führt man sich die Vielzahl der Therapieziele und die im folgenden genannten Grundprinzipien der Therapie vor Augen, wird deutlich, dass man in der Apraxietherapie sehr kleine Schritte machen muss. Erfolge, die am Lernzuwachs des Patienten gemessen sehr groß sind, sind von „außen" gesehen oft gering, und die Verbesserung der Performance bezieht sich bei schwer betroffenen Patienten in erster Linie auf einzelne, in der Therapie sorgfältig geübte Handlungen.

Die Grundprinzipien der Apraxietherapie werden deutlich, wenn man sich die Hauptschwierigkeiten der apraktischen Patienten bei der Performance vor Augen hält:

- ***Schon mit „einfachen" Alltagshandlungen sind Apraxiepatienten oft überfordert***
  Konsequenzen für die Therapie:
  Der Alltag und die Apraxietherapie finden fast durchgängig auf einem zu hohen Niveau statt: Anforderungen reduzieren!
  In zu komplexen Situationen den Patienten nicht erfolglos herumprobieren lassen, sondern gezielt Unterstützung geben!
  Das komplexe Geflecht der (für uns scheinbar einfachen) Handlung muss den Patienten wieder verstehbar, durchschaubar gemacht werden
  Die gewünschte Alltagssituation sollte in der Therapie in verstehbare Portionen eingeteilt werden. Dabei empfiehlt sich zum Teil, die wesentlichen Elemente „Details", „Serie" und „mechanisch-funktionales Problemlösen" derselben Handlung einzeln zu erarbeiten
- ***Apraxiepatienten lernen nicht durch Fehler, wenn sie diese nicht „begreifen" können***
  Konsequenzen für die Therapie:
  Das Lernen über Versuch und Irrtum ist ausschließlich dann wirkungsvoll, wenn es als „geführtes Lernen aus Fehlern" therapeutisch eingesetzt wird (Daumüller 1999)
  Der Patient/die Patientin muss differenziert unterscheiden Können, warum diese Handlung so (und anders eben nicht!) funktioniert
  Das Erarbeiten einer differenzierten Kenntnis der eigenen Fähigkeiten und Defizite muss elementarer Bestandteil der Therapie sein
- ***Es ist fraglich, ob eine Generalisierung des Gelernten stattfindet***
  Konsequenzen für die Therapie:
  Sie muss sich direkt auf die gewünschte Alltagssituation(en) beziehen.
  Die Übertragung in den häuslichen Alltag muss gesichert sein.
  Trotzdem ist es unseres Erachtens notwendig, eine mögliche Übertragung gelernter Inhalte auf andere Bereiche therapeutisch zu unterstützen (Tab. 3.**52**, S. 454).
- ***Schon leichte Veränderungen der bekannten Situation können das Scheitern einer sonst bereits erfolgreichen Handlung zur Folge haben***
  Konsequenzen für die Therapie:

Tab. 3.**52** Zwei Therapieebenen, die in der Therapie generell zu beachten sind

Direkt handlungsorientierte Ebene	Meta-Ebene
Ziel: Bewältigung der Handlung – Wie bewältige ich *jetzt diese* Handlung? – Wie kann *diese* Handlung *in Zukunft* bewältigt werden?	*Angestrebtes Ziel:* Generalisierung/Übertragung des Gelernten – Was ist das grundlegend Wichtige, was diese oder ähnliche Handlungen gelingen oder scheitern lässt? – Wie lässt sich das Gelernte auf andere Situationen übertragen? – Wie hängt dieser Erfolg/Misserfolg mit einem anderen Erfolg/Misserfolg zusammen?

Alle Betreuungspersonen und der Patient/die Patientin müssen wissen, dass die Rahmenbedingungen wenn möglich gleich bleiben sollten. Wenn zu erwarten ist, dass die Situation nicht immer zu den gleichen Rahmenbedingungen stattfinden kann, müssen die wichtigsten Variationen ebenfalls geübt werden.

- ***Apraxiepatienten lernen besonders gut durch mehrfache Wiederholung***
  Konsequenzen für die Therapie:
  Alle gelernten Handlungsschritte, der Umgang mit den funktionellen Details und Problemlöseansätze müssen mehrfach Gegenstand der Therapie sein.
  Gelernte Einzelelemente müssen verläßlich zusammengefügt und auch als Ganzes mehrfach wiederholt werden.
  Die Therapeutin kann nicht voraussetzen, dass sie auf den Therapiefortschritt der letzten Einheit direkt aufbauen kann, sondern sollte jeweils „sichernde Wiederholung" betreiben.
- ***Wirksame Apraxietherapie kann nur stattfinden, wenn der wahrscheinlich eingeschränkten Kommunikationsfähigkeit Rechnung getragen wird***
  Konsequenzen für die Therapie:
  Bei vermindertem Sprachverständnis möglichst nonverbale Therapiestrategien einsetzen.
  Erst vergewissern, ob der Patient die Aufgabe und das Setting wirklich verstanden hat, dann erst neue Inhalte vermitteln.
  Sprechen *oder* Handeln.
  Ist der Einsatz und das „Lesen" von Gesten ebenfalls eingeschränkt, müssen einfachste Gesten, Möglichst mit Sachbezug, eingesetzt werden.
- ***Je nach Tagesform und Vertrautheit der Handlung brauchen die Patienten unterschiedlich starke Hilfestellungen (Cues). Diese sollten genau auf die Lernschwelle des Patienten abgestimmt sein***
  Konsequenzen für die Therapie:
  Gestische oder sprachliche Cues oder beides einsetzen. Abstufung der Cues beachten (s. Tab. 3.**51**, S. 450) von unspezifisch zu sehr konkret.

Ansätze zum Therapeutischen Vorgehen

Vereinfachen („Verfremden") der Aufgabe

Dieser Therapieansatz wurde vor allem von Therapeutinnen der Klinik München –Bogenhausen entwickelt. Goldenberg und Hagmann haben hierzu eine Therapiestudie durchgeführt, in der die Wirksamkeit dieses Ansatzes bewiesen wird (Goldenberg und Hagmann 1998).

Durchführung: Die Anforderung des gewünschten Handlungszieles (hier: Brot streichen) wird auf die wesentlichen Elemente reduziert, bis der Patient sie alleine ausführen, die Handlung verstehen und den Erfolg kontrollieren kann. Anschließend werden die Anforderungen nach und nach wieder gesteigert.

Beispiel: Handkante auf Tisch entlang schieben → einen Spielstein mit der Handkante auf dem Tisch entlang schieben → Spachtel/Teigkarte auf dem Tisch entlang schieben → einen Spielstein mit dem Spachtel auf dem Tisch entlang schieben.
→ Sand mit Spachtel auf dem Tisch, → dann auf einer Platte verteilen → Farbe mit einem Spachtel auf einem Blatt verstreichen → Butter mit einem Messer auf dem Brot verstreichen.

Goldenberg (1998) nennt diesen Therapieansatz „Entfremden von Handlungselementen". Allerdings handelt es sich nicht wirklich um ein

„Entfremden", sondern um radikale Vereinfachung. Die Aufgabe wird reduziert auf die wesentlichen Elemente, die das Gelingen der Aufgabe bewirken. Es wird also, verbunden mit *einer* angestrebten Handlung, an Basiszielen der Elemente „funktionelle Details", „Serie" und „mechanisches Arbeitswissen" gearbeitet.

Goldenberg und Hagmann (1998) haben keine Übertragung des Gelernten (Brotstreichen) auf gänzlich andere Handlungen (Glas Wasser einschenken) beobachten können.

Erarbeiten der Bedeutung funktioneller Details und des mechanisch-funktionalen Arbeitsverständnisses

- ***Eine Funktion – verschiedene Mechanismen:***
  Problem: Der Patient kann den Deckel der Wasserflasche nicht öffnen, weil er daran zieht, statt zu schrauben. Auch die Zahnpasta und die Dose mit der Gesichtscreme bekommt er nicht zuverlässig auf.
  Therapie: Unterschiedliche Verschlüsse verschiedener Gefäße (möglichst Gefäße, die der Patient selbst benutzt: seine Zahnpasta, seine Creme) werden geöffnet und wieder geschlossen. Dabei wird erarbeitet, wie der jeweilige Verschluss funktioniert (mechanisch-funktionales Arbeitsverständnis) und woran man das erkennt (funktionelle Details). Wenn möglich, wird anschließend direkt miteinander verglichen.
  Die Erarbeitung kann auf verschiedene Arten geschehen: durch Führen, Vormachen und Nachmachen, Zeigen auf die sich unterscheidenden funktionellen Details, und/oder gemeinsames Ausprobieren der Funktion.
  Es muss besonders darauf geachtet werden, dass nicht einfach „Verschlüsse durchgenommen werden", sondern der Alltagsbezug klar erhalten bleibt.
- ***Ein Gegenstand – verschiedene Funktionen:***
  Das Messer ist ein Multifunktionsinstrument. Sehr viele apraktische Patienten haben im Umgang damit Schwierigkeiten, die richtigen funktionellen Details zur entsprechenden Funktion zuzuordnen und die Bewegungen dem Objekt anzupassen.
  Problem: Das Messer wird mit einer Schneidbewegung benutzt, statt damit Butter zu verstreichen.
  Therapie: Es wird gemeinsam untersucht und ausprobiert, welche funktionellen Details des Messers (Klinge, Schneide, Rückseite der Schneide, Spitze, Griff) welche Funktion haben (streichen, schneiden, stechen, halten) und wie das Messer zum jeweiligen Zweck gehandhabt wird.
  Erarbeitung: wie oben.

Die bisher beschriebenen Therapieansätze kann man sehr gut miteinander kombinieren. Hierzu wird mit dem Patienten an einer gewünschten Handlung (z. B. Brotstreichen) zunächst nach dem Prinzip der Vereinfachung gearbeitet. Passiert es dem Patienten bei der Handhabung des Messers trotzdem immer wieder, dass er Bewegungen/Aktionen damit zum falschen Zeitpunkt ausführt (z. B. „stechen" statt „schneiden" oder „streichen") kann dann das Messer „ausprobiert" werden. Schließlich benötigt der Patient beim Brotzubereiten 4-5 verschiedene Funktionen des Messers an je verschiedenen Stellen der Handlung! Das Öffnen des Marmeladenglases kann mit dem Öffnen einer Wasserflasche oder der Zahnpastatube „verglichen" werden.

Reduktion und schrittweiser Aufbau

Die einzelnen Schritte einer komplexen Handlung werden zunächst einzeln erarbeitet und dann zusammengefügt (vgl. auch Daumüller in Götze und Höfer 1999).

Beispiel: Brot mit Butter bestreichen, Käse vom Stück abschneiden und das Brot damit belegen, durchschneiden. Die mit den obenstehenden Techniken erarbeiten Handlungsteile werden mit dieser Technik nach und nach zu einer komplexen Sequenz zusammengebaut. Sehr wichtig ist, diese Schritte nicht zu schnell zu machen und die zusammengebauten Handlungen wieder mehrfach zu üben.

Backward Chaining

Eine besondere Form des schrittweisen Aufbaus ist das „Backward Chaining". Hierbei führt der Patient zunächst nur den letzten Schritt einer komplexen Handlung selbst durch. Gelingt dieses, macht er beim nächsten Mal die letzten beiden Handlungsschritte selbst usw. Der Patient sieht hierbei den Erfolg der Handlung, das richtige Endergebnis.

Allerdings muss beachtet werden, dass die Anforderungen beim Backward Chaining sehr genau an die Leistungen der Patienten angepasst werden, die Gefahr einer Überforderung ist groß. Wie oben beschrieben, sind für Patienten mit ausgeprägter Apraxie selbst *einzelne* Handlungschritte zu komplex und müssen erst isoliert erarbeitet werden.

Beim Backward Chainig soll der Patient, während die Therapeutin für ihn die ersten Handlungsschritte macht, begreifen/erlernen was geschieht und wie es gemacht wird. Das kann für ihn ebenso eine Überforderung darstellen wie das selbstständige Durchführen eines Handlungsschrittes, der noch nicht einzeln geübt wurde.

Eine sehr gute Möglichkeit bietet das Backward Chaining, wenn bereits erarbeitete, verstandene Handlungsteile hiermit zusammengefügt werden.

Therapeutisches Führen

Beim Führen wird entweder der ganze Handlungsablauf oder einzelne Sequenzen geführt. Das Ziel ist hierbei, das der Patient den richtigen Handlungs-/Bewegungsablauf spürt, um ihn anschließend selbst durchführen zu können.

Zur „Technik" des Führens und seiner korrekten Durchführung: siehe Kapitel 2.4.6, Affolter.

Das therapeutische Führen von apraktischen Patienten setzt viel Erfahrung voraus. Viele Apraktiker lassen sich nicht leicht führen, denn sie sind so sehr damit beschäftigt, selbst einen Überblick über den Handlungsablauf zu gewinnen, dass sie sich teilweise von der Therapeutin mehr gestört als unterstützt fühlen.

Vielen Patienten gelingt es daher nicht, während des Geführtwerdens den Handlungsablauf spürend mitzuerleben und zu begreifen, wie genau die Objekte gehandhabt werden und funktionieren. Je komplexer der Handlungsablauf, desto schwieriger ist unserer Erfahrung nach, dem Patienten die Handlung so begreifbar zu machen, dass er sie selbst sicher ausführen kann.

Leichter anwendbar ist das Führen bei kleinen und kleinsten Sequenzen, z. B. beim Erarbeiten verschiedener Verschlüsse (unter der Bedingung, dass der Patient sich darauf einlassen kann).

Apraxiebehandlung nach Perfetti

Prof. Perfetti und seine Mitarbeiterinnen haben im Rahmen der kognitiv-therapeutischen Übungen eine eigene Theorie zur Apraxie und eine dazugehörige spezifische Form der Apraxiebehandlung entwickelt. Diese wird im Kapitel 2.4.3 beschrieben.

Umstrittene Therapieansätze

Die beiden folgenden Therapieansätze wurden entwickelt, als als Hauptproblem der Apraxien noch die Störung der seriellen Leistung angenommen wurde. Dementsprechend liegt der Schwerpunkt bei ihnen auch auf dem seriellen Aspekt.

Da sie teilweise noch angewandt werden, werden sie hier zur kritischen Betrachtung vorgestellt und diskutiert.

- *Bildserien sortieren lassen*
  Hierbei soll der Patient Bildserien, auf denen komplexe Handlungsabläufe dargestellt sind, der Reihenfolge nach ordnen (z. B. Wais 1988 und 1996. S. auch Befund, Ordnen von Bildkarten nach der Reihenfolge, S. 452). Dieser Therapieansatz bedarf einer genauen Prüfung.
  Damit der Patient eigene Handlungen nach der Therapie mit „Ordnen von Bildkarten" besser durchführen kann, müßte eine erhebliche Generalisierung des Gelernten stattfinden. Fraglich ist eine Generalisierung auch daher, weil die Bildkarten so allgemeine Handlungsabläufe darstellen, dass ein individueller Transfer nicht möglich erscheint (s. o. und vgl. Goldenberg und Hagmann 1998). Zusätzlich ist diese Übung nicht nur seriell, sondern bezieht sich auch auf die funktionellen Details, weil an diesen das Fortschreiten der Handlung erkannt wird.
  Ein weiterer Nachteil ist, dass dieses Vorgehen bei vorgefertigten Serien meist zu abstrakt und nicht alltagsbezogen genug ist. Von einer Generalisierung kann, wie oben bereits erwähnt, nicht ausgegangen werden.
  Der Ansatz ist bedingt verwendbar, wenn der Patient einfache Handlungen bereits erfolgreich bewältigen und kontrollieren kann und das Spektrum erweitert werden soll. Dabei wird am Erkennen des Handlungsfortschritts durch veränderte signifikante Details gearbeitet. Werden die Bilder für die spezifische Handlung des Patienten extra angefertigt, kann mit ihnen ggf. unterstützend gearbeitet werden.
- *Serien abstrakt üben*
  Hierbei soll der Patient Serien herstellen, indem er Gegenstände nach Größe, Farbabstufungen etc. sortiert oder Reihen vervollständigt (z. B.: +–+–+– … oder +-++–+++– …). Dabei wird zwar die Aufmerksamkeit geschult und ein Fokus auf das in dem Moment we-

sentliche Detail (Element, Größe, Farbton) gelegt, die zugrundeliegenden Hirnregionen sind hierbei jedoch andere als die bei der Praxie beteiligten. Eine Übertragung des Gelernten auf Handlungen ist nicht nachzuweisen.

Setting

Einzel/Gruppe

In der Regel empfiehlt sich bei Apraxiepatienten die Einzeltherapie, wenn an den Basisfunktionen von Handlungen gearbeitet wird. Durch das komplexe Störungsbild von Apraxiepatienten und ihre oft eingeschränkte Kommunikationsfähigkeit kann zu diesem Zeitpunkt die Gruppe eine Überforderung für den Patienten sein.

Gruppen eignen sich bei Apraxiepatienten vor allem zur Festigung von Handlungen, die sie alleine oder mit geringer Unterstützung bereits ausführen können, beispielsweise das Zubereiten einer Scheibe Brot in der Frühstücksgruppe.

Götze und Daumüller (1999) beschreiben, dass die AOT mit ihrer spezifischen Kombination von Gruppen- und Einzelsituationen auch für Apraxiepatienten sehr förderlich ist.

Behandlung im interdisziplinären Team (Schnittstellen)

Die Behandlung der Apraxie ist in vielen Kliniken die Domäne der Ergotherapie, während der Schwerpunkt der Neuropsychologie die Apraxiediagnostik ist. Im interdisziplinären Team muss besonders eng besprochen werden, welche Handlungen der Patient erlernen soll und bei welchen er massive Unterstützung bekommen soll. Ist der Patient noch in der Phase, dass er bestimmte Handlungen nur auf eine bestimmte Art und Weise durchführen kann, ist wichtig, dieses mit dem Pflegepersonal genau zu besprechen oder ggf. Notizen z. B. am Waschbecken anzubringen.

Angehörigenarbeit

Die Angehörigenarbeit hat bei Apraxien neben den in Kapitel 2 genannten Prinzipien zusätzlich folgende Schwerpunkte:

- Information über das Störungsbild und damit einhergehende Störungen der Aktivität und Partizipation.
- Erarbeiten wirksamer Hilfs- und Interventionsstrategien unter Berücksichtigung der Frage, wann interveniert, strukturiert und wann abgewartet werden soll.
- Enge Zusammenarbeit ergibt sich bei der Aufstellung der Handlungsziele und der Ausführung der erlernten Handlungen.
- Die geübten Handlungen und ihr Setting müssen z. T. detailliert besprochen werden, damit die Übertragung des Gelernten in den häuslichen Alltag wirklich möglich ist.

3.11.7 Dokumentation und Evaluation von Therapieverlauf und Therapieergebnis

Die Therapie wird vor allem über die Veränderung der Performance des Patienten in den gewünschten und geübten Handlungen evaluiert.

Der *Patient hat demnach von der Therapie profitiert,* wenn sich seine Performance bei den geübten Alltagssituationen signifikant verändert hat. Messfaktoren sind die erfolgreiche Durchführung und die Flüssigkeit der Handlung, das Auftreten von Parapraxien und die Anzahl kompensierbarer und fataler Fehler.

Da bei der Apraxietherapie nicht von einer Generalisierung des Gelernten ausgegangen werden kann, wäre mit einem verbesserten Ergebnis bei den weiteren Befundverfahren eigentlich nicht zu rechnen.

Trotzdem sollten diese wiederholt und untersucht werden, ob die Ergebnisse der anfangs durchgeführten Befundverfahren sowie weiterer, nicht geübter Handlungen bei der Wiederholung eine signifikante Verbesserung aufweisen (Flüssigkeit der Bewegungen/Handlungen; Parapraxien, kompensierbare und fatale Fehler)

Ohne weitere Studien lässt sich allerdings nicht bestimmen, ob dieser Verbesserung die Apraxietherapie oder Spontanremissionen zugrunde liegen.

Die Dokumentation der Therapie erfolgt anhand der wiederholten Befunderhebung, mit den bei der Erstbefunderhebung verwendeten Dokumentationsschemata.

Literatur

Empfohlene Literatur zum Vertiefen

Daumüller M. Apraxie. In: Götze R, Höfer B. AOT-Alltagsorientierte Therapie bei Patienten mit erworbener Hirnschädigung. Stuttgart: Thieme; 1999

Goldenberg G. Imitating gestures and manipulating a manikin – the representation of human body in ideomotor apraxia. Neuropsychologia. 1995; 33: 63–72

Goldenberg G. Neuropsychologie (Kap. Apraxie). Stuttgart: Fischer; 1998

Goldenberg G, Hagmann S. Therapy of activities of daily living in patients with apraxia. Therapiestudie. Neuropsychological Rehabilitation. 1998; 8: 123–143

Hagmann S, Goldenberg G. Therapie von Alltagsfähigkeiten bei Patienten mit Apraxie. Praxis Ergotherapie 1997; 1: 4–9

Michal C. Neuropsychologisches Befundsystem für die Ergotherapie. Berlin: Springer; 1997

Poeck K. Motorische Apraxie. In: Hartje W, Poeck K. Klinische Neuropsychologie. 3. Aufl. Stuttgart: Thieme; 1997

Prosiegel M. Neuropsychologische Störungen und ihre Rehabilitation (Kap. Apraxie). München: Pflaum; 1998

Wenz S. Awareness. In: Götze R, Höfer B. AOT-Alltagsorientierte Therapie bei Patienten mit erworbener Hirnschädigung. Stuttgart: Thieme; 1999

3.12 Höhere kognitive Funktionen und ihre Störungen/ ihr Störungsbild

Verena Schweizer

3.12.1 Begriffsbestimmung

Die Einteilung und Zuordnung der höheren kognitiven Funktionen löst immer wieder Diskussionen aus. Die Erfahrung aus der Praxis bestärkt uns, uns bei der Einteilung nach folgenden Begriffen zu richten:

- die ***exekutiven Funktionen*** (nach Karnath u. Sturm 1997). Darunter werden jene kognitiven Prozesse des Planens und Handelns verstanden, die in unterschiedlichen Modellen als wesentliche Komponenten menschlicher Informationsverarbeitung und Handlungssteuerung beschrieben werden (Bernstein 1975, Grafman 1994, Luria 1966/1980, Pribram 1973, 1987, Shallice 1988). Hierzu gehören: Problemlösefähigkeit, Planen und Handeln sowie Kontrollfunktionen. Dabei geht es um folgende Einzelleistungen:
  - das Handlungsziel auswählen und bestimmen
  - die Information analysieren und verarbeiten
  - den Handlungsablauf planen, d.h. ihn zeitlich wie visuell-räumlich organisieren
  - bereits verfügbare Programme in Routinesituationen automatisch abrufen
  - die Handlung ausführen (anfangen, weiterführen und beenden)
  - die Handlung kontrollieren, d.h. die Handlungsergebnisse mit der Zielvorgabe vergleichen und bei Abweichung von den Erwartungen die Fehlerursache eruieren, was evtl. zur Veränderung des ursprünglichen Planes oder gar zu Verwerfung desselben führen kann.
- ***Aufmerksamkeit/Konzentrationsfähigkeit:*** Nach den neueren neuropsychologischen Theorien wird Aufmerksamkeit nicht als eine einheitliche Funktion angesehen (Sturm 1997). Es werden verschiedene Aspekte der Aufmerksamkeit unterschieden (Abb. 3.**59**).
  - Die *selektive* oder *gerichtete* Aufmerksamkeit wird oft identisch mit dem Begriff der Konzentrationsfähigkeit verwendet und bedeutet die Fähigkeit, sich auf eine bestimmte Reizquelle auszurichten und nicht relevante Reize auszuschalten, d.h. aus einer Vielzahl ankommender Reize nur jene wahrzunehmen und zu verarbeiten, die zur Bewältigung der gestellten Aufgabe beitragen.
  - Die *geteilte* Aufmerksamkeit beinhaltet die Fähigkeit, mehrere Reize gleichzeitig zu beachten oder mehrere Tätigkeiten parallel durchzuführen, z.B. telefonieren und dabei Notizen machen, Auto fahren und gleichzeitig sprechen.
  - Mit *Daueraufmerksamkeit* ist die Fähigkeit gemeint, über längere Zeit „wach" zu sein und die Aufmerksamkeit gezielt und andauernd auf bestimmte Reize zu fokussieren, d.h. die Aufmerksamkeit auch bei monotoner Aufgabenstellung aufrechtzuerhalten.

Ätiologie

Störungen der höheren kognitiven Funktionen treten nach Hirnschädigungen unterschiedlichster Ursachen auf (z.B. Schädel-Hirntrauma, zerebro-vaskulärem Insult, Hirnblutung, Hirntumor, Multiple Sklerose) und sind sehr häufig. Die Beeinträchtigungen der exekutiven Funktionen finden sich vor allem nach Läsionen des präfrontalen Kortex (Fuster 1993, Stuss u.Ben-

Aufmerksamkeit

Intensität

Aufmerksamkeits-aktivierung

- tonisch
  – stabile Höhe des Aufmerksamkeits-niveaus über längere Zeit halten.
  Wird bestimmt durch den physiologischen Zustand des Organismus, u. a. in Abhängigkeit von der Tageszeit
- phasisch
  – Fähigkeit auf Warnreiz Aktivierungsniveau zu steigern für eine nachfolgende Reaktionssituation

Längerfristige Aufmerksamkeit

Daueraufmerksamkeit:
Aufmerksamkeit über längere Zeit bei hoher zeitlicher Dichte von relevanten Stimuli behalten

Vigilanz:
Aufmerksamkeit über längere Zeit (Stunden), in der nur selten Relevantes auftaucht, z. B. Qualitätskontrollen, Fließbandkontrollen, Autofahrten in der Nacht auf wenig frequentierten Autobahnen

Selektivität

selektive, fokussierte oder gerichtete Aufmerksamkeit

geteilte Aufmerksamkeit

Abb. 3.**59** Aufmerksamkeitsaspekte

son 1986), wie auch nach Schädigungen im medialen Thalamus (Sandson et al. 1991), sowie des Nucleus caudatus (Mendez et al.1989) und des Globus pallidus (Strub 1989).

Störungen der Aufmerksamkeit sind bei ca. 80% aller Hirnschädigungen zu beobachten (Van Zomeren u. Mitarb. 1984).

Störungen der Aufmerksamkeitsintensität (Ausmaß der Aufmerksamkeitszuwendung) treten auf nach Läsionen im Hirnstammanteil der Formatio Reticularis, im dorsolateralen präfrontalen und inferioren parietalen Kortex der rechten Hemisphäre. Störungen der selektiven oder gerichteten Aufmerksamkeit zeigen sich nach Läsionen der frontothalamischen Verbindungen und Störungen der geteilten Aufmerksamkeit nach Läsionen des präfrontalen Kortex (Sturm 1997).

3.12.2 Klinisches Bild

Patienten mit Störungen der höheren kognitiven Funktionen können folgende Auffälligkeiten aufweisen:

- Störungen des Antriebs bis zur Unfähigkeit, Entschlüsse zu fassen. Patienten haben Mühe, Entscheidungen zu treffen und zeigen einen Mangel an Eigeninitiative. Sie wirken interesselos und gleichgültig. Bei schweren Einschränkungen scheinen die Patienten kaum mehr spontan zu handeln.
- Fehlerhaftes Planen und Problemlösen. Die Patienten haben Schwierigkeiten, vorausschauend zu planen, mehrere Bedingungen zu beachten und verschiedene Aspekte in die Planung mit einzubeziehen. Die Planung ist nicht zielorientiert strukturiert, der Überblick fehlt, das Vorgehen ist unorganisiert oder Teilschritte fehlen. Oft zeigen Patienten ein impulsives und vorschnelles Handeln, d. h. sie beginnen mit der Handlung, ohne sich vorher einen Überblick über die Situation verschafft zu haben.
- Unfähigkeit aus verschiedenen Informationen logische Schlüsse zu ziehen.
- Mangelnde Umstellfähigkeit, Perseveration, unflexibles Handeln. Dadurch fällt es den Patienten schwer, bei Schwierigkeiten im Lösen von Problemen Alternativen zu finden und sich auf die veränderte Situation umzustellen.
- Eingeschränkte Handlungskontrolle. Oft wird eine Kontrolle gar nicht durchgeführt, oder wenn sie durchgeführt wird, können Fehler nicht erkannt werden. Die Patienten haben auch Mühe, aus Fehlern zu lernen.
- Mangelndes Störungsbewusstsein (geringe Awareness). Patienten neigen bei Schwierigkeiten oft zu Rationalisierungen und Ausreden. Wenn Ausfälle negiert werden, wird der Sinn von therapeutischen Maßnahmen oft nicht eingesehen. Aufgaben werden mit Bemerkungen wie „das habe ich schon früher nicht gekonnt“, „dafür habe ich nie ein Interesse gehabt“ abgelehnt.
- Störungen der Aufmerksamkeit können die gesamte Leistungsfähigkeit negativ beeinflussen. Die Patienten sind ablenkbar, können nicht längere Zeit bei einer Aufgabe bleiben, können Reize nicht filtern und Wichtiges nicht von Unwichtigem unterscheiden sowie irrelevante Reize ausblenden. Die Fähigkeit, zwei Aufgaben nebeneinander auszuführen, wie z. B. gehen und dabei sprechen kann eingeschränkt sein. Probleme mit der Daueraufmerksamkeit gehören zu den nach Hirnschädigung häufig auch von Patienten selbst beschriebenen Veränderungen.

Störungen der Aktivität und der Partizipation

Die Auswirkungen der Störungen der höheren kognitiven Funktionen hängen vom Schweregrad der Läsion ab. Leichte Störungen zeigen sich bei automatisierten Aktivitäten kaum, sind aber sichtbar bei neuen, unbekannten Aufgaben, bei denen ein Problemlösen verlangt wird. Schwere Störungen zeigen sich auch in der gewohnten Alltagsumgebung bei vertrauten Tätigkeiten. Sie lassen sich bei den verschiedensten Aktivitäten beobachten. Je komplexer diese sind, desto größer ist auch die Wahrscheinlichkeit, dass Auffälligkeiten auftreten. Unter komplexen Aktivitäten sind Handlungen zu verstehen, die mehrschrittig sind, bei denen ein Vorausplanen notwendig ist, die längere Zeit dauern, bei denen die Aufmerksamkeit langfristig aufrecht erhalten und mehreres beachtet und einbezogen werden muss.

Wie sich Störungen der höheren kognitiven Funktionen auf Aktivität und Partizipation auswirken, lässt sich nicht allgemein beschreiben. Sie müssen individuell für jeden Patienten mit seinem Umfeld erfasst werden.

Es gibt beispielsweise folgende beobachtbare Auffälligkeiten:

- ***Antriebsstörungen*** können sich bei allen Aktivitäten zeigen: Kein Handlungsschritt wird von sich aus begonnen und für jeden nächsten Schritt benötigt der Betroffene Stimulation von außen, z. B. beim Anziehen, Waschen. Der Patient ist zwar in der Lage, die einzelnen Schritte auszuführen, kommt aber von sich aus nicht zum nächsten. Für Angehörige und Betreuungspersonen ist dies zuweilen schwer nachvollziehbar. In dieser Situation hört man oft Äußerungen wie: „er könnte schon, wenn er nur wollte“. Patienten mit Antriebsstörungen nehmen oft am Sozialleben nicht mehr teil, weil sie von sich aus keinen Kontakt mehr zu Mitmenschen aufnehmen und auch Anlässe nicht oder kaum mehr besuchen.
- ***Entscheidungsschwierigkeiten*** erschweren das Auswählen, z. B. welchen Pullover anzie-

hen, mit welcher Tätigkeit beginnen, welches Essen im Restaurant bestellen usw. Mit einer daraus folgenden Verlangsamung aller (Alltags-)Tätigkeiten ist zu rechnen. Bei Berufen, die ein schnelles Entscheiden erfordern, sind diese Patienten deshalb nicht mehr einsetzbar.

- ***Perseveration,*** d. h. an einer Handlung kleben bleiben, zeigt sich verstärkt bei Aktivitäten, die keinen klaren Abschluss haben. Der Patient kann nicht mehr aufhören die Zähne zu putzen, den Arm abzutrocknen, das Brot zu streichen usw.
- Die ***Evaluation am Schluss einer Aufgabe wird vergessen,*** das Ergebnis wird nicht kontrolliert (z. B. ob der Pullover richtig gedreht angezogen ist, ob die Teigwaren gar sind).
- ***Bei komplexeren Handlungen werden nicht alle Bedingungen berücksichtigt*** (z. B. werden beim Kochen einer Mahlzeit die Kochzeiten nicht beachtet, so dass am Ende die verschiedenen Gerichte nicht gleichzeitig fertig sind; beim Auswählen der Kleidung werden Jahreszeit und Wetter nicht beachtet).
- Die ***Störungen im Handeln wirken sich oft negativ auf den Sozialkontakt aus.*** Da sich die Patienten oft nicht einschätzen können, sich überschätzen, nach eigenen Regeln handeln und sich schwer umstellen können, kommt es oft zu Konflikten mit den Menschen ihrer Umgebung. Manche Patienten neigen dazu, ihre offenkundigen Ausfälle zu bagatellisieren und als eine momentane Unachtsamkeit abzutun; durch diverse Ausweichmanöver werden die kognitiven Funktionsstörungen zuweilen auch überspielt. Andererseits haben Angehörige, die mit den verschiedenen Folgen einer Hirnschädigung nicht vertraut sind, oft Mühe, das Unvermögen des Erkrankten richtig einzuordnen und schätzen den Betroffenen zuweilen als unwillig oder gar bösartig ein.
- ***Ablenkbarkeit*** kann durch äußere Einflüsse (z. B. Besucher, Telefone), durch visuelle oder auditive Reize oder auch durch innere Auslöser (eigene Gedanken) verursacht werden. Die laufende Aktivität wird unterbrochen und durch etwas anderes, Neues weitergeführt. Dies kann sich so auswirken, dass keine Arbeit bis zum Ende ausgeführt, sondern immer wieder etwas Neues begonnen wird.
- ***Aufmerksamkeitsstörungen*** schränken die Patienten an der Teilnahme von länger dauernden Anlässen, wie Vorträge, Konzerte ein. Von Bedeutung ist auch, dass oft die Berufsfähigkeit eingeschränkt wird, da durch vermehrte Fehler die Arbeit immer nachkontrolliert werden muss und die Leistung dadurch massiv reduziert oder gar unbrauchbar ist.

Fallbeispiel

Vorstellung

Patientin S., 51-jährig, verheiratet, zwei erwachsene Kinder,

arbeitet 50 % als Hilfe im Bereich der ambulanten Krankenpflege

Die Patientin erlitt nach einem Fahrradsturz ein Schädel-Hirntrauma I – II° mit/bei

- Contusio cerebri und Compression temporal links und Contrecoup rechts,
- Riss-Quetsch-Wunde links frontal,
- ausgeprägten kognitiven Defiziten
- leichter Hemiparese links mit Sehstörungen

Die Patienten wurde nach einem Fahrradsturz auf einer Dorfstrasse bewusstlos aufgefunden und ins Spital überwiesen. Sie war einen Tag im Koma. Am 2. Tag nach der Spitaleinweisung war sie schon deutlich wacher. Der Allgemeinzustand verbesserte sich. Nach 2 Wochen konnte sie in eine Rehabilitationsklinik überwiesen werden und kam dann zur Ergotherapie.

3.12.3 Befunderhebung

Leitfragen der Befunderhebung bei Störungen der höheren kognitiven Funktionen

- Welchen Einfluss haben Störungen der kognitiven Funktionen auf die Handlungsfähigkeit des Betroffenen?
- Welche Teilstörungen der kognitiven Funktionen treten auf und wie stark sind sie betroffen?
- Wann und unter welchen Bedingungen treten diese Störungen auf?
- Welche Teilaspekte sind intakt und wie ist der Patient damit handlungsfähig?
- Wie stark ist der Patient durch die Störungen im Alltag eingeschränkt?
- Ist der Patient orientiert über seine Schwierigkeiten und kann er damit umgehen?
- Wieweit sind die Angehörigen über das Störungsbild und dessen Auswirkungen orientiert?

- Wie wirken sich die Störungen auf die Sozialkontakte und das soziale Gefüge des Patienten aus?

Einschränkungen der Exekutivfunktionen lassen sich nicht mit einem speziellen Test erfassen. Verschiedene neuropsychologische Tests erfassen einzelne Aspekte davon (von Cramon 1995, Spreen u. Strauss 1991). Störungen der Aufmerksamkeitsaspekte können ebenfalls mit neuropsychologischen Tests (z. B. d2-Test nach Brickenkamp 1967, Zahlenverbindungstest nach Oswald und Roth 1978, Zahlensymboltest nach Wechsler 1964) erfasst werden, die teilweise auch von Ergotherapeuten durchgeführt werden können. Ein neuropsychologisches Befundsystem für die Ergotherapie, das zur Erfassung kognitiver Störungen verwendet werden kann, hat Michal (1996) zusammengestellt. Allgemein gibt es aber im Bereich der Ergotherapie noch kaum standardisierte Erfassungsinstrumente.

Befunderhebung durch gezielte Beobachtung und differenzierte Intervention in Alltagssituationen

Störungen der höheren kognitiven Funktionen lassen sich in alltäglichen Handlungen beobachten.

- Eine Möglichkeit des systematischen Beobachtens und Erfassens kognitiver Störungen bietet das von australischen Ergotherapeutinnen entwickelte PRPP-System (siehe auch Kap. 4). Dieses Befundsystem lässt sich auf Teilschritte einer Handlung wie auch auf ganze Handlungsketten anwenden.
- Es hat sich in der ergotherapeutischen Praxis auch bewährt, Handlungen in verschiedenen Komplexitätsstufen genau zu analysieren und diese dann systematisch auszuwerten.
- Mittels ausgewählter Aufgaben aus dem „Neurotraining" lassen sich Auffälligkeiten ebenfalls erfassen. (Das Vorgehen dazu ist beschrieben in Schweizer 1999). Mit der Durchführung der Aufgabe „Gärtnerei" s. Kap. 2.4.9, erhält die Therapeutin viele Informationen über den Zustand der verschiedenen Hirnfunktionen.
- Speziell zur Beurteilung von Handlungs-, Planungs- und Problemlösestörungen haben Gauggel u. Deckersbach eine Skala erarbeitet, die Beobachtungspunkte liefert (Gauggel et al. 1998). Die Beurteilung erfolgt sowohl vom Therapeuten als auch vom Patienten.

Weitere Befunderhebung

Einzelne Aspekte der höheren kognitiven Funktionen können gut auch mittels Computer-Aufgaben erfasst werden. Verschiedene Firmen bieten dazu diverse Programme an. Gut geeignet ist z. B. das Programm Cogpack der Firma Marker-Software (Bezugsadresse s. Literaturverzeichnis), welches dazu verschiedene Aufgaben enthält.

Befundbewertung

Die Erfassung der höheren kognitiven Funktionen stellt an die Therapeutin wie auch an das ganze Behandlungsteam hohe Ansprüche. Die Beurteilung muss sorgfältig und vorsichtig erfolgen, vor allem durch einen noch relativ unerfahrenen Therapeuten. Ein Patient soll bei verschiedenen Aufgaben und in verschiedenen Situation beobachtet werden, bevor eine Beurteilung erfolgt. Wichtig ist, Beobachtungen präzise festzuhalten und mit Interpretationen vorsichtig zu sein. Schwierig ist auch einzuschätzen, inwieweit sich die Störungen auf den häuslichen und beruflichen Alltag auswirken werden.

Fallbeispiel

Ergotherapiebefund Frau S.

Selbstständigkeit: Frau S. war in ihren alltäglichen Verrichtungen selbstständig, brauchte aber Überwachung.

EBI (erweiterter Barthel Index, Prosiegel 1996): 47/64 Punkte

Motorik: kaum mehr auffällig, es zeigte sich noch eine leichte Schwäche der linken Seite und eine Unsicherheit beim Gehen auf unebenem Boden

Sensibilität: unauffällig.

Gedächtnis: stark herabgesetzt; sie konnte sich beispielsweise nicht merken, auf welchem Stock welche Therapieräume sind, was sie in welcher Therapie macht etc.

Handlungsfähigkeit: eingeschränkt, benötigte allgemein viel Überwachung. Es gelang ihr nicht, einen Bestellschein für Kleider richtig auszufüllen. Sie beachtete nicht alle Angaben und was sie in welches Feld schreiben musste.

Problemlösefähigkeit stark reduziert: Frau S. arbeitete nach dem Versuch-Irrtum-Prinzip: Sie konnte wohl in der Situation reagieren, aber Schwierigkeiten nicht voraussehen und benötigte am Anfang eine stark vorstrukturierte Situation. Sie zeigte keine Fehlerkontrolle, eine eigene Logik mit ungewöhnlichen Erklärungsversuchen und keine Einsicht

Selektive Aufmerksamkeit: herabgesetzt, unkonzentriert, ablenkbar, machte viele Fehler
Sehen: eingeschränkt durch Doppelbilder und Sehstörungen nach links (eingeschränktes Gesichtsfeld für Formen)
Belastbarkeit: herabgesetzt. Die Aufmerksamkeitsspanne war auf 10-15 Minuten reduziert.
Die Aufgabe „Gärtnerei" konnte sie nur mit großen Schwierigkeiten lösen: Protokollblatt, s. Abb. 3.**60**, S. 464.
Das Nachbauen der Form war leicht verschoben. Beim Abzeichnen stimmten die Proportionen nicht und die Form auswendig zu bauen gelang ihr nicht. Beim Lesen des Textes fiel auf, dass sie ungenau las (davon statt davor), dass sie die Bilder nicht auf Anhieb erkannte (Pfirsich statt Apfel) und dass sie allgemein viel Zeit brauchte. Auffallend war auch, dass sie die Bilder um 90° gedreht auf die Mosaikstücke legte mit der *Begründung:* „die Pflanzen wachsen halt so". Das auswendig Legen der Bilder gelang nicht. Bei der Konzentrationsaufgabe ging sie unstrukturiert vor, brauchte viel Zeit und hatte am Schluss 5 Auslassungen. Unmittelbar nach der Durchführung der Aufgabe gelang es ihr, sich an 8 von 10 Pflanzen zu erinnern, einen Tag später erinnerte sie sich noch an 4 Pflanzen.

3.12.4 Therapieziele

Handlungsziele

Handlungsziele werden individuell unter Berücksichtigung der Schwere der Schädigung, der Anforderungen der persönlichen Lebenssituation und der persönlichen Zieldefinition festgelegt. Je nach Ausprägung der Störung kann dies das selbstständige Ausführen kleiner Handlungen (z. B. sich selbstständig Waschen, Anziehen, alleine zur Therapie gehen, mit dem eigenen Therapieplan zurecht kommen) oder ganzer Handlungskomplexe (z. B. selbstständig den Haushalt führen, Bankgeschäfte erledigen, die Berufstätigkeit wieder aufnehmen) sein.

Basisziele

Die Handlungsziele bilden die Grundlage zur Festlegung der Basisziele. Es geht um:
- eigene Ziele bestimmen und zielorientiert arbeiten können
- Probleme selbstständig vorausblickend angehen können
- Hindernisse durch Umstellung umgehen können
- Entscheidungen selbstständig treffen und Wichtiges von Unwichtigem unterscheiden können
- die eigene Leistung mittels einer Fehlerkontrolle evaluieren können
- möglichst genaue Kenntnisse über die eigenen Fähigkeiten und Defizite und damit eine vorausschauende oder zumindest sich entwickelnde Awareness haben.
- Verbesserung der einzelnen Aspekte der Störungen der höheren kognitiven Funktionen (möglichst weitgehende Restitution)
- Umgang mit den gestörten Funktionen (Erkennen der eigenen Stärken und Schwächen)
- Miteinbezug der gut erhaltenen Funktionen als Stütze (Erlernen von Kompensationsstrategien)

Fallbeispiel

Ziele Frau S.
Handlungsziele:
- Selbstständigkeit in der Selbstsorge erreichen,
- selbstständig in der Klinik zurechtkommen,
- den Haushalt wieder selbstständig führen können,
- die Arbeitsfähigkeit wieder erreichen

Basisziele:
- strukturiert an eine Aufgabe herangehen,
- die Aufmerksamkeit gezielt fokussieren und auch 2 Sachen nebeneinander beachten können,
- führen eines Gedächtnistagebuches,
- nach Abschluss einer Tätigkeit eine Fehlerkontrolle durchführen,
- Einsicht in die eigenen Schwierigkeiten und Stärken haben.

3.12.5 Ergotherapeutische Behandlung

Grundprinzipien der Therapie

Im Bereich der Aufmerksamkeit

Bei jeder Tätigkeit wird ein Minimum an Aufmerksamkeit verlangt. Störungen in diesem Bereich können die gesamte Leistungsfähigkeit und das Lernverhalten, also auch in jeder Therapie, negativ beeinflussen. Deshalb hat das gezielte Training der Aufmerksamkeit eine Vorrangstellung beim Training der kognitiven Funktionen. Aufgaben zur Aufmerksamkeit sind länger dauernde, von der Problemstellung her

Protokollblatt: Rotes Mosaik:
GÄRTNEREI

Name: *Frau S.*
Datum: *22.2.*

- Form nachbauen *langsam, leicht verschoben aber ok*
- Form abzeichnen *1 Strich fehlt links, versucht zu korrigieren, Proportionen ungenau*
- Form auswendig bauen *nicht möglich*
- Bilder nach Text legen *erkennt Apfel als Pfirsich, liest ungenau, z.B. davon statt davor, legt Bilder 90° gedreht auf die Mosaiksteine*

- **Wörter auswendig legen** *nicht möglich* *Wortkarten nach Vorlage legen*				– **Pflanzen aufzählen**		
Tomaten	+			+		
Salat	+			+		
Tannen	+			+		
Blumenkohl	+			+		
Spinat	+			+		
Blumen	+			+		
Rüben	+			+		
Kartoffeln	+			-		
Apfelbäume	+			-		
Bohnen	+			+		
Nach Vorlage	*14/14*			*8/10*		

- Konzentrationsaufgabe: Die Pflanzen, die sich im falschen Beet befinden, durchstreichen *geht unstrukturiert vor, sehr langsam, 5 Auslassungen*

- Anschließend alle Pflanzen aufzählen *8/10 erinnert*

Unterbrechung *1 Tag*

- Wörter in Zeichnung schreiben *noch 4/10 Pflanzen erinnert*

Abb. 3.**60** Protokollblatt: Gärtnerei (aus Schweizer V. Neurotraining. Berlin: Springer; 1999)

gleichbleibende Aufgaben, die der Patient selbstständig ohne ständige Stimulation durch die Therapeutin ausführen kann.
Folgende Faktoren sind dabei zu beachten:
- Beginn in reizarmer Umgebung ohne Ablenkungsfaktoren (Einzelraum, monotone Ausstattung) mit voller Unterstützung durch die Therapeutin (ständige Präsenz, bei Absinken der Leistung Ermutigung, evtl. Pause)
- Später den Patienten kurze Zeit alleine weiter arbeiten lassen.
- Zunehmend Ablenkungsfaktoren einbauen:
  - Arbeitsplatzgestaltung: z. B. Bücher, Zeitschriften auf Tisch, Bilder, Gegenstände im Raum
  - Unterbrechung durch Telefon, durch andere Leute im Raum, schwierigere Lichtverhältnisse.
  - Aufgaben geben, bei denen die Ablenkung von der Aufgabenstellung her größer ist, wo der Patient selektiv auswählen muss, z. B. in einem Lexikon etwas suchen (die Ablenkung durch Bilder, andere Stichwörter ist größer als wenn aus einem Telefonbuch eine Telefonnummer herauszusuchen ist)
- Aufgabenlänge/-dauer anpassen: Die Aufgaben sollten immer abgeschlossen werden, bevor der Patient ermüdet oder sich Fehler einschleichen und die Leistung absinkt. Das Aufhören bevor der Patient Fehler macht ist wichtig, weil durch das Abschließen mit Erfolg die Motivation erhöht wird. Dies ist auch für die Selbsteinschätzung entscheidend, da der Patient lernt, wie lange er fehlerfrei arbeiten kann, bis er eine Pause benötigt.
- Pausen einschalten und beobachten, wie lange der Patient braucht, bis er sich wieder erholt hat. Arbeitszeit zunehmend steigern, Pausenzeit zunehmend reduzieren
- Qualität und Quantität erfassen: Zeitbedarf für eine Aufgabe, Fehlerhäufigkeit. Gewicht zuerst auf Qualität legen, erst dann Quantität beachten. Viele Patienten arbeiten am Anfang zu schnell und machen Fehler. Es ist entscheidend mit dem Patienten zu erarbeiten, bei welchem Arbeitstempo die beste Leistung erbracht werden kann.
- Der Patient soll soweit möglich in die Ergebniskontrolle einbezogen werden, bzw. sie selber durchführen können, was die Kritikfähigkeit gegenüber seiner Leistung erhöht.
- Bei der Auswahl der Aufgaben ist zu beachten, welche Funktionen neben der Aufmerksamkeit zusätzlich verlangt werden. Das Training der Aufmerksamkeit stützt sich anfänglich auf die gut erhaltenen Funktionen. Wird dies nicht beachtet, besteht die Gefahr, dass der Aufmerksamkeit Fehler zugeordnet werden, die aus Störungen anderer Funktionen resultieren. Praktischer Hinweis: Bei einer Schädigung der rechten Hirnhälfte und Schwierigkeiten im figuralen Bereich kann eine Aufgabe aus dem Sprachbereich, umgekehrt kann für einen Aphasiker eine Aufgabe mit Figuren, Formen gewählt werden.

■ Im Bereich der verschiedenen Teilleistungen der Exekutiv-Funktionen

Es werden Tätigkeiten gewählt, welche diese Teilleistungen beinhalten. Diese können alltägliche Handlungen, aber auch Aufgaben aus dem Neurotraining oder Computer-Aufgaben sein. Wichtig ist die genaue Analyse, welcher Aspekt bei welcher Aufgabe vorwiegend verlangt wird. Dies ist bei Aufgaben aus dem Neurotraining, die speziell zum Training spezifischer Aspekte entwickelt wurden, einfacher, als bei alltäglichen Tätigkeiten.

Folgende Hinweise sind als Anregung gedacht:
- Bei Planungsaufgaben wird das Ziel vorgegeben, die einzelnen Schritte der Handlung müssen vom Patienten vorgeplant werden. Ein Problemlösen wird verlangt, wenn sich Hindernisse in den Weg stellen und die Handlung entsprechend angepasst werden muss. Eine bestimmte Aufgabe kann, wenn sie für den Patienten bekannt ist, vor allem Planung bedeuten, für jemanden, der sie das erste Mal macht und nicht genau weiß, was auf ihn zukommt, verlangt es ein Problemlösen: Beispiel: Jemand will für eine Gruppe Behinderter einen Wochenendausflug organisieren. Wenn diese Person dies das erste Mal macht, können sich ihr viele unbekannte Hindernisse in den Weg stellen, die ein Umplanen und ev. eine Änderung des Vorgehens erfordern, d. h. sie muss ein Problem lösen.
  Hat sie das aber schon verschiedentlich organisiert, verlangt es noch immer Planung, aber Hindernisse können sie nicht mehr überraschen, weil sie dafür eine Lösung, eine Strategie zur Hand hat, ein Problemlösen ist kaum mehr notwendig.
  Bei der Behandlung von Planungsschwierigkeiten kann so vorgegangen werden, dass ei-

nerseits Handlungen als solche vereinfacht angeboten oder andererseits die einzelnen gestörten Aspekte separat trainiert und danach in ganze Handlungen und Handlungsketten wieder eingebaut werden.

- Antrieb fördern: Tätigkeiten wählen, bei denen der Patient reagieren muss, z. B. Ballspiele oder zu zweit etwas machen, d. h. die Therapeutin beginnt die Aufgabe und der Patient muss sie beenden. Zeitlimits setzen.
- Entscheidungsfähigkeit fördern: den Patienten entscheiden lassen, zuerst zwischen 2, dann zwischen mehreren Elementen. Am Anfang nicht ganze Palette zur Auswahl geben, z. B. kann der Patient auswählen, welche von 2 Aufgaben er zuerst lösen will, ob er heute den grünen oder roten Pullover anziehen möchte.
- Perseverationen vermeiden und Umstellfähigkeit fördern: Tätigkeiten wählen mit eindeutigem Ende, z. B. etwas durchsägen, zuschneiden, oder durch eine Umstellung Tätigkeiten/Ablauf/Aufgabenstellung ändern, z. B. Gegenstände sind nicht immer am gleichen Ort, bei Durchstreichaufgaben Zielobjekt ändern. Später in gewohnten Tätigkeiten Hindernisse einbauen, so dass der Patient gezwungen ist, Handlungsalternativen zu finden.
- Impulsives, vorschnelles Handeln vermeiden: Vor Beginn der Handlung eine Pause machen, ev. die Aufgabe mündlich oder schriftlich zusammenfassen, die einzelnen Schritte besprechen, aufschreiben. Bei schriftlicher Aufgabenstellung zuerst die Anleitung vollständig durchlesen, Wichtiges unterstreichen, Reihenfolge festlegen. Durch Fragestellung der Therapeutin Hindernisse im Voraus erkennen lernen. Vor Beginn der Handlung besprechen, was erwartet wird, wie wird die Lösung sein. Eine andere Möglichkeit ist, die Aufgaben nur schrittweise zu stellen, d. h. den nächsten Schritt erst vorgeben bzw. besprechen, wenn der vorangegangene gelöst wurde.
- Handlungskontrolle fördern: Tätigkeiten wählen, die eine klare Rückmeldung über die Qualität der Leistung ergeben. Dazu eignen sich z. B. Tätigkeiten im Bereich des Kochens. Allgemein die Möglichkeit geben, die Arbeit selbst zu kontrollieren, sei es im Vergleich mit einer Vorlage oder wie im Bereich der Neurotrainingsaufgaben mit Korrekturfolien. Eine weitere Möglichkeit ist, die Leistung zum Voraus selbst einschätzen lassen, z. B. mit Fragen: wie denken sie, dass die Qualität sein müsste, und wie schätzen sie sich selbst ein. Anschließend durch die Korrektur Rückmeldung geben oder am Schluss der Aufgabe einen Denkanstoss einbauen - „Nachkontrolle gemacht?". Vielleicht reicht mit der Zeit ein Erinnerungszeichen.
- Awareness (Selbsteinschätzung) fördern: Eine Diskussion mit dem Patienten über seine Ausfälle hilft oft wenig. Mehr zu erreichen ist, wenn es gelingt, den Patienten in die Planung und die Auswertung der Therapie mit einzubeziehen und ihn dadurch zur Mitarbeit zu motivieren. Den Patienten auch selbst Stellung nehmen lassen, wie er mit seiner Leistung zufrieden ist. Besteht eine Diskrepanz zur Einschätzung der Therapeutin, ist es wichtig, diese deutlich zu machen, ohne dass dabei aber ein „Kleinkrieg" entsteht.

Aufklärung des Patienten über seine Fähigkeiten und Defizite

Patienten nach einer Hirnschädigung können sich oft nicht mehr selbst einschätzen. Die Therapiestunde ist die Gelegenheit in geschützter Umgebung neue Verhaltensmuster auszuprobieren und Rückmeldung über Leistung und Verhalten zu bekommen. Wichtig ist deshalb das therapeutische Gespräch, wo Verhalten, Auswirkungen auf Sozialkontakte und Krankheitsverarbeitung thematisiert werden. Der Patient muss wissen, wie sein Verhalten auf andere Menschen wirkt.

Durchführung der Therapie mit Alltagstätigkeiten

Im Bereich der Aufmerksamkeit

Aufgaben aus dem Alltag zum Training der Aufmerksamkeit müssen gleichbleibend und wiederholbar sein, längere Zeit dauern und die Handlung muss bekannt sein und identisch bleiben (keine Problemstellungen). Beispiele:

- Papierservietten falten
- Sortieraufgaben, wie Besteck einräumen, Nägel, Schrauben etc. sortieren und in die entsprechenden Schubladen einordnen
- Wäsche zusammenfalten
- Tische in einem Speisesaal decken
- Prospekte/Briefe einpacken
- Mehrere Blätter für ein Skript zusammenstellen

- Blätter/Rechnungen alphabetisch oder chronologisch in einen Ordner legen
- Adressen, Telefonnummern aus einem Telefonbuch suchen, Adresskartei anlegen, Adresslisten vergleichen.
- Preise aus einer Preisliste suchen
- Fließbandarbeiten
- Kontrollarbeiten

Im Bereich der Exekutiv-Funktionen

Alltags-Handlungen lassen sich durch die Anzahl der Handlungsschritte, die Zahl der Gegenstände und die zu beachtenden Aspekte variieren und abstufen:

- Anzahl der Handlungsschritte: Handlungen wählen mit einem bis mehreren Arbeitsschritten.
  Beispiel: etwas trinken:
  - Aus Glas trinken (alles ist vorbereitet, das Glas nehmen, zum Mund führen, trinken),
  - aus Krug einschenken, trinken,
  - Flasche öffnen, einschenken, trinken
  - Tee mit Teebeutel zubereiten, einschenken, trinken
  - Kaffee zubereiten mit bekannter/unbekannter Kaffeemaschine, einschenken, trinken
  - Vollständiges Frühstück zubereiten, ev. dafür noch einkaufen für mehrere Personen
- Anzahl und Anordnung der zu gebrauchenden Gegenstände:
  - Handlungen wählen, die die Verwendung von nur wenigen Gegenständen bedingen
  - Alle Gegenstände liegen vorbereitet auf dem Tisch im Blickfeld des Patienten
  - Neben den notwendigen Objekten liegen zusätzliche Gegenstände auf dem Tisch, die für die Tätigkeit nicht benötigt werden
  - Patient muss Gegenstände selbst zusammensuchen in dem Moment, wo er sie braucht
  - Patient soll vor Beginn alle Gegenstände vorbereiten (vorausplanen)
- Komplexe Handlungen wählen, bei denen mehrere Aspekte beachtet und in die Tätigkeit miteinbezogen werden müssen. Dazu eignen sich alle Tätigkeiten aus dem Alltag und in einer späteren Phase der Rehabilitation speziell auch solche, die der Patient außerhalb des geschützten Rahmens der Therapie durchführen muss (z. B. einkaufen, Erkundigungen einholen, eine Reise organisieren, etc.). Siehe auch Kapitel 2.4.8, AOT.

Durchführung der Therapie mit spezifischen Therapiematerialien

Im Bereich der Aufmerksamkeit

Zum Training der Aufmerksamkeit eignen sich *Durchstreich-* und *Kodierungsaufgaben* (Abb. 3.**61** und 3.**62**, S. 468), Vergleichs- und Kontrollaufgaben, einfache Rechnungen.

Geeignetes Therapiematerial dazu:

Blätter mit Buchstaben, Wörtern, Zeichen, Figuren, Zahlen etc.

In Neurotraining (Schweizer 1999) sind in verschiedenen Übungen Aufmerksamkeitsaufgaben beschrieben.

Weiteres geeignetes Therapiematerial:

- Rigling (1988): Hirnleistungstraining
- Münssinger und Kerkhoff (1993) Therapiematerial zur Behandlung visuell-räumlicher und räumlich-konstruktiver Störungen: Diese wurden zwar zum Training der visuoräumlichen Exploration entwickelt, eignen sich aber mit der entsprechenden Anpassung (verkleinern und erweitern) sehr gut zum Training der Aufmerksamkeit.
- Computer-Programme: (Bezugsquellen siehe Literaturliste)
  - Cogpack enthält verschiedene spezifische Aufgaben zum Training der Aufmerksamkeit,
  - Aixtent wurde speziell zum Training der verschiedenen Aspekte der Aufmerksamkeit entwickelt.

Mit den gleichen Materialien können je nach Aufgabenstellung die verschiedenen Bereiche der Aufmerksamkeit trainiert werden. Anhand eines Beispieles (Abb. 3.**61**) werden im folgenden verschiedene Variationen aufgezeigt:

Zur selektiven/gerichteten Aufmerksamkeit kann die Aufgabenstellung z. B. lauten:

- Alle „E" durchstreichen
- Alle „E" und alle „I" durchstreichen
- Alle Vokale durchstreichen
- Wenn 2 Vokale nebeneinander stehen, durchstreichen

Will man die Umstellfähigkeit miteinbeziehen, kann die Aufgabenstellung jeweils nach 4 Zeilen geändert werden, z. B.

- Zeile 1-4 alle „A" durchstreichen
- Zeile 5-8 alle „E" durchstreichen
- Zeile 9-12 alle „I" durchstreichen
- Zeile 13-16 alle „O" durchstreichen

Name: ....

```
K I Z O T I G R E A F C S U I L O P A D E O U K G
D P G R E U K A D S R S B E I O P F Z E H C I L W
R O U M V L E D T I O P M C W A Y Z T U M E A H Z
O Z U S E R P L W K M C N R I U O Z K A N U R N M
C S E R F U O H P W D A U R E I K G C B R P G E S
W I R Z E O A R U V B D L T E I P K C U N E M A X
S O T U I H O G F R P Z D K P R T I G R E A F C S
U P R N M C S E R D P G R E U K A D S O U M W D A
U R E I K L O B U E A R T H E V I A O L W A R E B
I K O T S E I H P L O M C X W A Y F E T Z I N P L
R S B E I O P F Z E H C I L W R O R E A G F U E K
B R C T E K M A N T R I U M L P G V F E R U E G A
C T G P K L B T A F C S U P R N M C S E R D P G R
Z O T I G R E A F C S U I L O P A D E A X S O T U
I H O G F R P Z D K P R F U O H P W D A U R E I K
L U Z B E T R K O E A P K I N E P S R A U P O G V
E C O A T N M I D R F E S C O P L E B U K S W E O
U Z A M V E O P R W X I L N I M O N E D R F A E S
D O K I R E N U O H D F G E T A E S D R U P M U V
T F E X S A O R E Z M P H T C R D H O G F R P Z D
K P R F U O H P W M L P G V F E R U E G A O A M U
V B D L T E I P K C U N E M A X V L E D T I O P M
C W A Y Z T U M E A H Z B U E A R T H E V I A O L
W A R E B I K O T S E I H P A M V E O P R W X I L
N I M O N U K A D S O U M W D A U R E I K L O B U
E A M U E R G Z A I D O V E R L U G W I T A S R O
```

Abb. 3.**61** Blatt zum Training der Aufmerksamkeit für verschiedene Aufgabenstellungen für eine Durchstreich-Aufgabe

Sprachliche Kodierungsaufgabe

Kodieren Sie die folgenden Wörter gemäß den 6 Oberbegriffen. Schreiben Sie die entsprechenden Zahlen unter die Wörter.

Früchte	**Tiere**	**Sportarten**	**Länder**	**Berufe**	**Flüsse**
1	2	3	4	5	6

Beispiele: Japan ..4.. Fußball ..3.. Maus ..2..

Tennis	Lehrer	Italien	Apfel	Rhein	Katze	Birne	Ärztin	Elbe
.....	.....	.....	.....	.....	.....	.....	.....	.....

Igel	Skifahren	Mexiko	Donau	Jurist	Orange	Hockey	Belgien
.....	.....	.....	.....	.....	.....	.....	.....

Mechaniker	Hund	Pflaume	Frankreich	Reiten	Main	Schreiner
.....	.....	.....	.....	.....	.....	.....

Abb. 3.**62** Beispiel einer sprachlichen Kodierungsaufgabe zum Training der Aufmerksamkeit

K	B	E	Z	O	S	D	M	A	R	U	K	L	R	S
N	O	I	E	M	A	S	E	R	W	V	O	L	N	U
B	E	N	I	F	D	W	A	M	V	U	Z	O	P	A
I	N	U	E	R	T	V	C	D	W	O	M	P	T	D
U	G	A	O	M	Z	B	F	B	O	I	R	E	N	O

E C O A T N M I D R F E S C O P L E B U K S W E O
U Z A M V E O P R W X I L N I M O N E D R F A E S
D O K I R E N U O H D F G E T A E S D R U P M U V
T F E X S A O R E Z M P H T C R D H O G F R P Z D
K P R F U O H P W M L P G V F E R U E G A O A M U

E R F I K O P V S
C GL U K O L M S D V O E A
S L A M N K S R B
M BD V U O W A E B A
B S R O A P S V R K E
S D I E L M I M N U B

Abb. 3.**63** Verschiedene Darstellungsmöglichkeiten zum Abstufen des Schwierigkeitsgrades einer Durchstreich-Aufgabe.

- Zeile 17-20 alle „U" durchstreichen
- Im weiteren wieder mit „A" beginnen

Zur geteilten Aufmerksamkeit kann die Aufgabenstellung lauten:
- Alle Vokale durchstreichen, alle „T" einkreisen
- Alle „A" und „I" durchstreichen und gleichzeitig alle „E" zählen

Zusätzlich können die Aufgaben abgestuft werden durch die Art der Darstellung (Abb. 3.**63**):
- Die einzelnen Buchstaben in einem Raster
- Die Buchstaben geordnet auf Linien verteilt
- Die Buchstaben enger oder weiter auseinander, größere oder kleinere Schrift
- Die Buchstaben unsystematisch auf dem ganzen Blatt verteilt.

Therapeutisches Vorgehen: Am Anfang wird der Patient durch die Therapeutin voll unterstützt durch Hinweise auf das Vorgehen, mögliche Fehler und durch Ermutigung. Diese Unterstützung wird nach und nach abgebaut, indem sich die Therapeutin mehr und mehr zurückzieht und der Patient zunehmend selbstständiger arbeiten muss.

Beobachtungen und Bewertungskriterien:
- Erfassung der Zeit für das Lösen der Aufgabe. Das Ziel ist, dass der Patient lernt, mit welchem Tempo er arbeiten muss, damit Qualität und Quantität stimmen. Oft arbeiten Patienten am Anfang zu schnell, weil sie den Schwierigkeitsgrad der Aufgabe unterschätzen oder sie ihre Leistungsfähigkeit so einschätzen, wie sie vor dem Ereignis war.
- Fehleranalyse:
  Art der Fehler: falsche Zeichen durchgestrichen? Auslassungen?
  Zeitpunkt der Fehler:
  am Anfang? (Patient stoppen und nochmals kontrollieren lassen)
  am Schluss? (ev. dazwischen Pause einschalten)
  Fehler gehäuft auf einer Blatthälfte? (Pat. darauf aufmerksam machen)
- Anzahl der Fehler

Im Bereich der Exekutiv-Funktionen

Der Vorteil der Neurotrainingsaufgaben im Vergleich zu Aufgaben aus dem Alltag ist, dass die zu trainierenden Funktionen gezielter ausgewählt werden können, dass der Schwierigkeitsgrad durch Aufgabenstellung, Anzahl Bedingungen etc. besser an den Patienten angepasst werden kann und sich diese Aufgaben am Tisch sitzend ohne zu große motorische Anstrengungen lösen lassen.

Geeignetes Therapiematerial:
- Stundenplanaufgaben: diese lassen sich abstufen in Bezug auf Anzahl der Bedingungen, die zu beachten und die Menge an Informationen, die zu verarbeiten sind. Der Stundenplan kann fertig vorbereitet abgegeben oder

er muss vom Patienten selbst hergestellt werden. Beispiel siehe Abbildung 3.**64** (Musikstunden).

- Bestellaufgaben: der Schwierigkeitsgrad kann leicht variiert werden, je nach Katalog, nach geforderter Entscheidung, nach Menge, nach Anzahl der Bedingungen.
- Plakat gestalten mit Bildern aus Prospekten, Katalogen. Der Schwierigkeitsgrad hängt ab von den zu berücksichtigenden Bedingungen.
  Beispiel einer solchen Aufgabe:
  Material: Zeichenblatt DIN A-3, Schere, Stifte, Klebestift, Reiseprospekte von Griechenland,
  Anleitung:
  Machen Sie ein Plakat als Reklame für Griechenland.
  Bedingungen:
  Größe des fertigen Plakates: mindestens 22 × 35 cm, höchstens 28 × 40 cm.
  Auf dem Plakat soll folgendes zu sehen sein:
  mindestens 2 Bilder von Hotels
  mindestens 3 Bilder von Sehenswürdigkeiten
  mindestens 2 Bilder von Stränden
  mindestens 3 Bilder von griechischen Menschen
  keine Seite eines Bildes darf kleiner als 6 cm sein
- Logik Aufgaben: Dabei muss aus gegebenen Informationen ein logischer Schluss gezogen und die Antwort zur Lösung der Aufgabe eingesetzt werden. Gut abgestufte Aufgaben dazu sind in „Spielend Denken" (Schachter 1986) beschrieben.
- Förderung der Umstellfähigkeit: Dazu eignen sich Anagramme: Aus einem längeren Wort z. B. „Gartenbank" soll der Patient mit den im Wort vorkommenden Buchstaben neue Wörter bilden z. B. Garten, Art, Bank, Karte, Tank etc.
  Eine ähnliche Aufgabe lässt sich im figuralen Bereich mit Mosaikkarten machen. Aus 4 Karten sollen immer wieder neue Muster gefunden werden

Setting

Das Training der höheren kognitiven Funktionen kann sowohl als *Einzeltherapie* als *auch* als *Gruppentherapie* durchgeführt werden. Bei schweren Störungen und zu Beginn der Behandlung ist sicher Einzeltherapie empfehlenswert, wo ausgesprochen individuell behandelt werden kann. Ist eine gewisse Selbstständigkeit erreicht, kann das Training auch innerhalb einer kleinen Gruppe fortgesetzt werden. Der Vorteil der Therapie in einer Gruppe ist, dass der Patient oft Defizite anderer deutlicher sieht und dass mit andern Mitbetroffenen darüber gesprochen werden kann. Wichtig ist in beiden Settings immer das individuelle Eingehen auf den Einzelnen und das Besprechen von Vorgehen, Durchführung und Resultat der Aufgaben, damit der Patient optimal davon profitieren kann. Zur Förderung der Selbstständigkeit hat sich auch bewährt, dass der Patient zwischen 2 Therapieeinheiten selbstständig Aufgaben löst, die in der nächsten Therapiesitzung besprochen werden.

Das Training der höheren Funktionen kann praktisch überall (in der Klinik, in einer Praxis, aber auch zu Hause beim Patienten) stattfinden, weil kaum spezielle Einrichtungen vonnöten sind.

Behandlung im interdisziplinären Team

Beim Training der höheren kognitiven Funktionen werden vor allem im Bereich des neuropsychologischen Trainings Überschneidungen zwischen Ergotherapie und Neuropsychologie stattfinden. Je nach Klinik führen die Neuropsychologen nur Abklärungen oder auch Therapien durch. Oft kann die Ergotherapie die Resultate der neuropsychologischen Tests übernehmen; auch helfen die neuropsychologischen Tests die Verläufe zu objektivieren, was für die Ergotherapie sehr hilfreich sein kann, gibt es doch in diesem Bereich für die Ergotherapie noch wenig standardisierte Erfassungsinstrumente. Zwischen diesen beiden Bereichen ist sicher eine gute Absprache notwendig. Die Grundprinzipien der Behandlung der höheren kognitiven Funktionen sollten aber auch in andern Disziplinen (Physio- und Sprachtherapie, Pflege) beachtet werden, z. B. wie geht man um, wenn der Patient keine Fehlerkontrolle durchführt, perseveriert etc. Jedenfalls ist eine regelmäßige gegenseitige Information und das Einhalten gemeinsamer Therapiestrategien immer unerlässlich.

Angehörigenarbeit

Störungen der höheren kognitiven Funktionen sind für Angehörige nicht sofort sichtbar, können aber - gerade deshalb - großen Einfluss auf

Anleitung: Arbeitsbogen **Musikstunden**	Name: Datum:

Machen Sie einen Stundenplan für die Verteilung der Musikstunden für 4 Klassen für eine Woche. Die Musiklehrerin steht von Montag bis Freitag je von 14.00 bis 18.00 Uhr zur Verfügung.

Beachten Sie folgende Bedingungen:

	gewünschte Musikstunden	**besetzt durch andern Unterricht**
Klasse 3a	8Std. pro Woche	täglich zwischen 14 und 16 Uhr
Klasse 2b	täglich 1 Std.	täglich zwischen 15 und 17 Uhr
Klasse 1a	3 mal/Woche 1 Std.	täglich zwischen 17 und 18 Uhr Mittwoch ganzer Tag
Klasse 4b	4 mal/Woche 1 Std.	täglich zwischen 14 und 15 Uhr sowie zwischen 17 und 18 Uhr

	Montag	Dienstag	Mittwoch	Donnerstag	Freitag
14-15 Uhr					
15-16 Uhr					
16-17Uhr					
17-18 Uhr					

Für die Musikstunden verlangt die Lehrerin pro Woche insgesamt Fr. 1`100.--.Wieviel macht das, je nach Anzahl Stunden, für die einzelnen Klassen aus ?

Abb. 3.**64** Stundenplanaufgabe (aus Schweizer V. Neurotraining. Berlin: Springer; 1999).

das Zusammenleben mit dem Patienten haben. Darum ist gute Information und Aufklärung, wie sich diese Störungen auswirken können unbedingt erforderlich. Angehörige können einerseits die Therapie unterstützen und andererseits auch sich selbst vor Überforderung schützen, indem sie gewisse Grundprinzipien im Umgang mit dem Patienten beachten. Wenn Angehörige ab und zu bei der Therapie dabei sind, können sie dies direkt am Beispiel der Therapeutin miterleben. Oft brauchen auch Angehörige selbst Unterstützung und Entlastung, um die schwierige Situation zu verarbeiten.

Fallbeispiel

Die Behandlung von Frau S. wird hier vor allem im Bereich der höheren kognitiven Funktionen beschrieben.

Mit Frau S. wurde ein Neurotraining mit Lern- und Gedächtnisaufgaben nach V. Schweizer durchgeführt. Ein Schwergewicht lag auf dem Training der selektiven Aufmerksamkeit: Dabei wurden vor allem Durchstreich- und Kodierungsaufgaben eingesetzt. Anfänglich arbeitete die Patientin zu schnell und es ereigneten sich sehr viele Fehler. Frau S. war bei der anschließenden Korrektur erstaunt darüber. Durch kontinuierliche Selbstkontrolle, am Anfang von der Therapeutin gefordert, erhöhte sich die Einsicht bei Frau S. und sie begann am Schluss der Aufgaben die Fehlerkontrolle spontan selbst durchzuführen. Sie arbeitete langsamer und die Fehlerhäufigkeit nahm ab.

Im Bereich des Problemlösens wurden die Aufgaben für Frau S. stark vorstrukturiert, d. h. die einzelnen Schritte einer Handlung wurden ihr vorgegeben und sie wurde auf mögliche Fehlerquellen aufmerksam gemacht. Sie wurde z. B. auf jeden einzelnen Therapietermin hingewiesen. Zunehmend konnte sie mehrere Schritte vorausplanen und selbstständig ihren Tagesablauf innerhalb der Klinik mit Hilfe des Therapieplanes gestalten. In der zweiten Hälfte des Aufenthaltes konnte sie in einem Therapie-Studio außerhalb der Klinik wohnen, wo die ganz selbstständige Alltagsbewältigung (kochen, reinigen, Bett beziehen, sich selbst den Tag organisieren) eingeübt wurde. Es wurde verschiedene Male ein alltags-orientiertes Training außerhalb der Klinik durchgeführt, bei dem sie im Schwierigkeitsgrad sich steigernde Aufgaben durchführen musste (anfänglich nur eine Einzelheit einkaufen, dann größere Einkäufe durchführen und sich zusätzlich Informationen beim Reisebüro beschaffen). Frau S. führte ein Gedächtnistagebuch, d. h. sie schrieb nach jeder Therapie auf, was sie gemacht hat. Am Anfang benötigte sie die Unterstützung der Therapeutin, am Schluss gelang ihr das selbstständig. Durch regelmäßige Gespräche, durch Rückmeldung der Therapeuten und durch das kontinuierliche Analysieren der verschiedenen Situationen wurde ein Bezug vom Neurotraining zu ihren Alltagsschwierigkeiten hergestellt und so die Einsicht verbessert. Frau S. machte rasch Fortschritte in allen Bereichen.

3.12.6 Dokumentation und Evaluation von Therapieverlauf und Therapieergebnis

Durch Parallelaufgaben, die in Bezug auf Anzahl Elemente, Art der Durchführung, Schwierigkeitsgrad möglichst ähnlich sind, kann der Verlauf der Therapie überprüft werden. Es kann eine ähnliche Aufgabe wie die Gärtnerei mit einer anderen Form, einem anderen Inhalt (z. B. einem Park), aber mit gleicher Anzahl Mosaikstücke und ähnlich langem Text erstellt werden. Auf diese Art lässt sich die Leistung eines Patienten anhand verschiedener Aufgaben vergleichen, oder die gleiche Aufgabe kann zu Beginn und am Ende der Therapiephase durchgeführt und in Bezug auf Zeit, Fehler etc. analysiert werden. Festzuhalten sind: Datum, Name der Aufgabe, Aufgabenstellung, Zeitbedarf, Art der Fehler, ev. zusätzliche Bemerkungen.

Die Standardisierung von Planungs- und Problemlöseaufgaben ist auf Grund des Aufgabencharakters kaum möglich. Bei diesen Aufgaben empfiehlt es sich in einem Aufgabenprotokoll die einzelnen Teilschritte festzuhalten und die genauen Beobachtungspunkte dazu zu erfassen (siehe auch Abb. 3.**65**, Beobachtungspunkte in der Therapie).

Genaue Dokumentation und Evaluation der Therapie ist mit Computerprogrammen möglich. Die meisten Programme bieten zudem die Möglichkeit, die Leistungen pro Therapieeinheit zu erfassen. Damit kann eine Leistungskurve des Patienten angelegt werden.

Fallbeispiel

Evaluation Frau S. nach 6 Wochen Therapie

Bei Austritt aus der Klinik zeigen sich nur noch leichte Beeinträchtigungen:

- Die selektive Aufmerksamkeit bleibt noch leicht herabgesetzt. Dies ist Frau S. bewusst und sie

Beobachtungspunkte in der Therapie

- Wie geht jemand an eine Aufgabe heran?
  - impulsiv, vorschnell oder zögernd, unsicher,
  - verlangsamt
  - über aktives Einholen weiterführender Informationen
- Verschafft sich jemand einen Überblick, indem er beispielsweise
  - Informationen gruppiert,
  - Anleitungen vollständig und gewissenhaft durchliest,
  - sich Notizen macht,
  - eine komplexe Aufgabe in sinnvolle Teilschritte zerlegt.
- Wie ist das Vorgehen?
  - Strukturiert und zielorientiert
  - unsystematisch, chaotisch, umständlich, mit Umwegen.
- Wie ist die Ausdauer?
  - gleichbleibend bezüglich Qualität *und* Quantität,
  - Leistungsabfall, z. B. mehr Fehler, Verlangsamung; nach wieviel Zeit tritt dieser auf, bei allen oder nur bei einigen Leistungen.
- Wie ist der Umgang mit Fehlern?
  - wird eine Fehlerkontrolle durchgeführt,
  - werden Fehler selber erkannt oder ist Hilfe von außen notwendig,
  - wie ist die Reaktion auf Fehler: überbewerten, verharmlosen, überspielen,
  - können Fehler korrigiert werden,
  - lernt jemand aus Fehlern.
- Wie ist die Reaktion bei Schwierigkeiten?
  - gibt jemand sofort auf oder versucht er trotz Hindernissen weiter zu machen.
- Wie ist die Selbsteinschätzung bezüglich der momentanen Situation und den Zukunftsperspektiven? Werden Schwierigkeiten realistisch gesehen?
- Wie ist der Realitätsbezug?
- Wie ist die Motivation?
  - aktive Teilnahme des Patienten an seiner Therapie,
  - kann der Patient Verantwortung für seine Therapie übernehmen oder läßt sich der Patient „therapieren".
- Wie ist der Antrieb?
  - zeigt der Patient Eigeninitiative, bringt er selber Vorschläge, oder braucht er ständig Stimulation von außen.

Abb. 3.**65** Beobachtungspunkte zur Erfassung von Auffälligkeiten im Bereich der höheren kognitiven Funktionen

versucht, durch häufiges Kontrollieren Fehler zu vermeiden.

- Frau S. kann sich selbst besser einschätzen, kennt ihre Schwierigkeiten und führt am Schluss einer Aufgaben jeweils eine Fehlerkontrolle durch.
- Bei unbekannten komplexen Aufgaben ist Frau S. noch unsicher über das Vorgehen und braucht Einstiegshilfe. Bekannte Aufgaben aus ihrem Alltag kann sie jedoch selbstständig lösen.
- Das logische Denken ist noch leicht herabgesetzt. Es fällt der Patientin teilweise schwer, aus gegebenen Informationen einen logischen Schluss zu ziehen, resp. sie hat eine eigene Logik, die ihr aber nicht weiterhilft.
- Der EBI (erweiterter Barthel Index, Prosiegel 1996) zeigt jetzt 63/64 Punkte, einzig im Bereich des Gedächtnisses erhielt sie nicht das Maximum.

  Die Patientin wurde 3 Monate später vom Neurologen nachkontrolliert. Sie kommt zu Hause bestens zurecht und erledigt den ganzen Haushalt selbstständig. Sie arbeitet bereits wieder zu 50% als Hilfe bei der ambulanten Krankenpflege.

Literatur

Empfohlene Literatur zum Vertiefen

Beaumont J. Einführung in die Neuropsychologie. München Weinheim: Psychologie Verlag; 1987

von Cramon D, Zihl J. (Hrsg) Neuropsychologische Rehabilitation. Berlin Springer; 1988

von Cramon D et al. (Hrsg) Neuropsychologische Diagnostik. Weinheim: Chapman & Hall; 1995

Gauggel S, Konrad K, Wietasch AK. Neuropsychologische Rehabilitation. Weinheim: Psychologie Verlags Union; 1998

Goldenberg G. Neuropsychologie. Stuttgart: Gustav Fischer, 1998

Hartje W, Poeck K. Klinische Neuropsychologie. 3. neubearbeitete Auflage. Stuttgart: Thieme; 1997

Karnath H.-O., Sturm W. In: Hartje W, Poeck K. Klinische Neuropsychologie. 3. neubearbeitete Auflage. Stuttgart: Thieme; 1997

Lurija A. R. Das Gehirn in Aktion. Hamburg: Rowohlt Taschenbuch, 1992

Mecacci L. Das einzigartige Gehirn. Frankfurt, New York: Campus, 1988

Michal C. Neuropsychologisches Befundsystem für die Ergotherapie. Berlin-Heidelberg: Springer; 1996

Münssinger U, Kerkhoff G. Therapiematerial zur Behandlung visuell-räumlicher und räumlich-konstruktiver Störungen, Handbuch. Dortmund; borgman publishing, 1993

Rigling P. Hirnleistungstraining. Dortmund: Verlag modernes lernen, 1988

Sacks O. Der Mann, der seine Frau mit einem Hut verwechselte. Hamburg: Rowohlt Taschenbuch, 1987

Schachter J. Spielend denken. Herzogenbuchsee: Ernst Ingold Verlag, 1986

Schweizer V. Neurotraining. 2. überarbeitete Auflage, Berlin-Heidelberg: Springer; 1999

Sturm W. In: Hartje W, Poeck K. Klinische Neuropsychologie. 3. neubearbeitete Auflage. Stuttgart: Thieme; 1997

Weitere verwendete Literatur

Bernstein N. A.: Bewegungsphysiologie. Leipzig: Barth; 1975

Brickenkamp R. Der Test d2. Göttingen: Hogrefe; 1967

Chapparo C, Ranka J. PRPP System of Task Analysis. Manuskript zum Kurs 1998 (unveröffentlicht)

Ellis AW, Young AW. Einführung in die kognitive Neuropsychologie. Bern: Huber; 1991

Fuster JM. Frontal lobes. Curr. Opin. Neurobiol. 1993; 3: 160 – 165

Gauggel S, Deckersbach T, Rolko C. Entwicklung und erste Evaluation einer Skala zur Beurteilung von Handlungs-, Planungs- und Problemlösestörungen. Zeitschrift für Neuropsychologie. 1998; 1: 3 – 17

Grafman J. Neuropsychology of the prefrontal cortex. In: Zaidel DW. Neuropsychology. San Diego: Academic, 1994

Luria AR. Higher Cortical Functions in Man. New York: Basic Books; 1966/1980

Mendez MF, Adams NL, Lewandowski KS. Neurobehavioral changes associated with caudate lesions. Neurology. 1989; 39: 542 – 545

Oswald W, Roth E. Der Zahlenverbindungstest. Göttingen: Hogrefe; 1978

Pribram KH. The primate frontal cortex – executive of the brain. In: Pribram KH., Luria AR. Psychophysiology of the Frontal Lobes. New York: Academic; 1973

Pribram KH. The subdivisions of the frontalcortex revisited. In: Perecman E. The Frontal Lobes Revisited. New York: IRBN; 1987

Prosiegel M, Böttger S, Schenk T, König N, et al. Der Erweiterte Barthel-Index (EBI) – eine neue Skala zur Erfassung von Funktionsstörungen bei neurologischen Patienten. Neurol Rehabil. 1996; 1: 7 – 13

Sandson TA, Daffner KR, Carvalho PA, Mesulam MM. Frontal lobe dysfunction following infarction of the left-sided medial thalamus. Arch. Neurol. 1991; 48: 1300 – 1303

Shallice T. From Neuropsychology to Mental Structure. Cambridge: Cambridge University Press; 1988

Spreen O, Strauss E. A Compendium of Neuropsychological Tests. Administration, Norms and Commentary. New York: Oxford Univ. Press; 1991

Strub R.l. Frontal lobe syndrome in a patient with bilateral globus pallidus lesions. Arch. Neurol. 1989; 46: 1024 – 1027

Stuss DT, Benson DF. The Frontal Lobes. New York: Raven; 1986

Van Zomeren AH, Brouwer WH, Deelman BG. Attentional deficits: The riddlesoft selectivity, speed and alertness. In: Brooks DN. Closed Head Injury, Psychological, Social and Family Consequences. New York: Oxford Univ. Press; 1984; 74 – 107

Wechsler D. Der Hamburg-Wechsler-Intelligenztest für Erwachsene. Bern, Stuttgart: Huber; 1964

Bezugsadressen für Therapiematerial

„Rotes Mosaik“,
Mosaiksteine für die Aufgabe
Gärtnerei:
in der Schweiz:
Stiftung für Ganzheitliche Betreuung
Werkstatt-Team Bubikon WTB
Gewerbehaus Schwarz
CH-8608 Bubikon
Tel. und Fax: 055/2433443

in Deutschland:
Blindenhilfsmittelwerkstatt
Humboldtstraße 33
D-22083 Hamburg
Tel. 040/2279632, Fax. 040/2275681

DENE-Vertrieb
Markus Völkel
Thomas-Mann-Str. 90
D-67071 Ludwigshafen
Tel. 0621/677224, Fax 0621/677224

Spielend denken, Logikspiele für die Mittel- und Oberstufe und für Erwachsene:
Schachter J. Ernst Ingold-Verlag,
CH-3360 Herzogenbuchsee

Computer-Programme:
Cogpack: (marker software). ErgoKontor,
Bismarckring 67,
D-88400 Biberach

Aixtent: Phoenix Software GmbH,
Adolf-Hombitzer-Straße 12,
D-532227 Bonn

3.13 Gedächtnisstörungen

Carola Habermann

3.13.1 Einleitung

Gedächtnis und Gedächtnisstrukturen, aber auch Lernvorgänge und Speicherung von Erfahrungsprozessen sind schwer zu erfassen. Erst in jüngster Zeit sind durch moderne bildgebende Verfahren einige Vorgänge im ZNS teilweise beobachtbar geworden. Davor waren sie einer direkten Beobachtung nicht zugänglich und mussten aus beobachteten Effekten bzw. gestörten Funktionen erschlossen werden.

Gedächtnisleistungen können zunächst anhand von Speicherfähigkeiten und konservierenden Funktionen beobachtet werden. Beobachtbar ist hierbei die Fähigkeit des Einprägens (analysieren/enkodieren), Behaltens (speichern) und Abrufens (erinnern) von Information. Um diese Leistungsbereiche der Informationsaufnahme und -verarbeitung zu benutzen, sind noch weitere Fähigkeiten notwendig. Die Voraussetzungen für Informationsaufnahme und -abruf sind intakte Wahrnehmung und Aufmerksamkeit. Diese können während der Informationsaufnahme auch direkt beobachtet werden und sind von großer Bedeutung. Erst, wenn etwas wirklich wahrnehmbar wird - ein Perzept gebildet wurde - kann gespeichert werden. Dieser der Informationsaufnahme folgende Speicherungsvorgang (die ursprünglichste Gedächtnisaufgabe), entzieht sich der direkten Beobachtung. Nur die Abrufergebnisse, die Erinnerungen, ermöglichen den Vorgang der Speicherung zu rekonstruieren. Die bildgebenden Verfahren zeigen bei der Informationsaufnahme und beim Abruf das Gehirn mit aktivierten Regionen, aber nicht, wie die Analyse und Enkodierung vollzogen wird.

Lernen und Gedächtnis sind in ihrer Funktion dicht miteinander verbunden und die Begriffe werden häufig als Synonyme verwendet. Trennen kann man die Begriffe auf der Ebene ihres Arbeitsprozesses. Der Lernprozess wird als ein Prozess von der erfahrenen Veränderung identifiziert, während das Gedächtnis die Aspekte der Speicherung und der Verfügbarkeit von Informationen beinhaltet (Schermer 1998).

Seine Bedeutung hat diese Differenzierung in der Beurteilung von Lern- und Gedächtnisstörungen und bei der Auswahl therapeutischer Interventionen. Erst, wenn klar diagnostiziert ist, auf welcher Ebene der Informationsaufnahme, -verarbeitung oder speicherung sich die Störung befindet, kann eine Therapie sinnvoll eingesetzt werden.

Daher sollen in diesem Kapitel nicht nur die Bereiche der Informationsverarbeitung und -speicherung, d. h. das Gedächtnis beschrieben werden, sondern auch die Wahrnehmungsprozesse (Perzeptbildung), die eine Informationsaufnahme erst ermöglichen.

Auf Patientenbeispiele wurde in diesem Kapitel verzichtet, da jede Störungsform bei Patienten sehr individuell zu handhaben ist und somit nicht ein einzelnes Beispiel exemplarisch für viele sein kann.

Einige Anregungen finden sich in den Kapiteln 3.12 Höhere kognitive Funktionen und ihre Störungen, weitere Behandlungsvorschläge im Kapitel 2.4.9 Neurotraining und 2.4.8 AOT.

3.13.2 Überblick über Gedächtnisprozesse und ihre Störungen

Um die Funktionsweise von Gedächtnisprozessen zu klären und die Art einer Störung zu identifizieren, kann man sich den Funktionen von zwei Wissensgebieten nähern. Einerseits spielt die kognitive Psychologie mit den Modellen zur Infomationsverarbeitung unter den Aspekten alltäglicher und natürlicher Funktionsweisen eine Rolle, andererseits geben die Beobachtungen neurobiologischer Vorgänge Hinweise auf die Funktionen des ZNS im Informationsverarbeitungsprozess.

Begriffsbestimmung der Fähigkeiten

Gedächtnis und Lernen

Die klassischen Einteilungen der Gedächtnisbereiche erfolgt nach der Art der Inhalte in Neu- und Altgedächtnis, nach der Zeit des Behaltens in Kurzzeit- und Langzeitgedächtnis und nach der Arbeitsform in das Kurzzeitgedächtnis als Arbeitsgedächtnis.

Die Fähigkeiten des Kurzzeitgedächtnisses benötigen weiterhin Subsysteme. Als Modellvorstellung wurden bisher zwei Formen vorgeschlagen, die auch eine entsprechende neuronale Repräsentation haben (Baddeley in Kolb u. Whishaw 1996). Zur Speicherung phonologischer, also lautbildlicher, verbaler Informationen repräsentiert der „phonological loop", und zur visuell-räumlichen Speicherung von Form und räumlicher Position von Objekten der „visuo-spacial sketch pad" im ZNS (Hartje u. Sturm 1997). Weiterhin wird das Kurzzeitgedächtnis noch anhand seiner Kapazität mit einer Merkspanne charakterisiert (Tab. 3.**53**, S. 476).

Die Übertragung der Informationen ins Langzeitgedächtnis wird *Konsolidierung* genannt. Dies wird als dynamischer Prozess verstanden und funktioniert über Wiederholung von im-

Tab. 3.**53** Überblick über die Struktur der Gedächtnisformen (nach Hartje u. Sturm 1997)

Neugedächtnis:		
Kurzzeitgedächtnis	***Langzeitgedächtnis***	
– Merkspanne – Arbeitsgedächtnis • „phonological loop“ • „visuo-spatial sketch pad“	– explizit/intentional/ deklarativ	– implizit/inzidentell/ prozedural
	– rationale Inhalte (nach Trepel 1999)	– emotionale und vegetative, – motorische Inhalte
Altgedächtnis:		
Episodisch („erlebt“)	***Sematisch („erlernt“)***	***Prozedural („erlernt“)***
– persönliches Leben – öffentliches Leben • wichtige Ereignisse • berühmte Personen	– allgemeine Kenntnisse – Faktenwissen (Bildung): • historische Fakten • historische Personen • autobiografische Daten/ Anekdoten	– Handlungsroutinen – Wahrnehmungsroutinen – Denkroutinen

mer wieder aktivierten und umstrukturierten Gedächtnisinhalten. Diese werden in bestehenden Inhalte integriert und neu verknüpft, enkodiert. Auch der Lernbegriff erhält hier eine weitere Definition. Die Gedächtniskonsolidierung bedeutet Lernen im engeren Sinne (Trepel 1999).

Trepel (1999) unterscheidet die Verschiedenheit von Gedächtnisinhalten aufgrund der verschiedenen aktiven Hirnareale, die während der Konsolidierung aktiv sind. So kategorisiert er nach explizitien, rationalen, sowie impliziten emotionalen oder vegetativen und motorischen Gedächtnisinhalten.

Das Langzeitgedächtnis kann zweifach unterschieden werden. Zum einen, nach der Art des Speichers in dem die konsolidierten Inhalte abgelegt sind, in episodisches, semantisches und prozedurales Gedächtnis (Tab. 3.53). Diese Funktion wird dem Altgedächtnis zugeschrieben.

Weiterhin wird das Langzeitgedächtnis nach der Art des Zugriffs im Rahmen des Neugedächtnisses unterschieden. Inhalte können hier mit absichtsvoller und bewusster Erinnerung (auch explizit und intentional genannt) abgerufen werden. Andererseits ermöglichen Erinnerungen, die automatisiert und unbewusst (implizit und inzidentell genannt) ablaufen, bestimmte Leistungen oder Verhalten. Sie dienen der Erleichterung von Leistungen oder dem Bahnen eines Verhaltens. Der Abruf aus dem prozeduralen Gedächtnis ermöglicht den Zugriff auf das „Wissen, wie“ mit Routinenhandlungen, Schemata und spezifischen Prozeduren. Der Abruf aus dem deklarativen Gedächtnis ermöglicht den Zugriff zum „Wissen, dass“ (Hartje u. Sturm 1997). Bei der Bearbeitung von Aufgaben werden genau diese Gedächtnissysteme relevant, in ihnen müssen Faktenwissen (epistemische Struktur), Veränderungswissen (heuristische Struktur) und Überprüfungssysteme (evaluative Struktur) verfügbar sein (Hussy 1998).

Abbildung 3.**66** zeigt ein Modell von Gedächtnisprozessen.

Wie einleitend aufgeführt, sind Beschreibungen von Gedächtnisfunktionen eher modellhaft. Sie werden über die Beobachtung der verschiedenen Leistungsbereiche aus der kognitiven Psychologie und der Störungsbereiche aus der Neuropsychologie beschrieben. Diese Modellvorstellungen werden heute als Netzwerk- oder Mehrspeichermodelle dargestellt.

Informationsaufnahme und -verarbeitung

Gedächtnis ist also ein Prozess, der bei der Verarbeitung einer Vielzahl von Informationen, Entscheidungs- und Auswahlprozessen eine Rolle spielt. Das Gedächtnis steht im Zusammenhang und Abhängigkeit mit vielen psychischen, neuropsychologischen und neurobiologischen Vorgängen wie Wahrnehmung (Per-

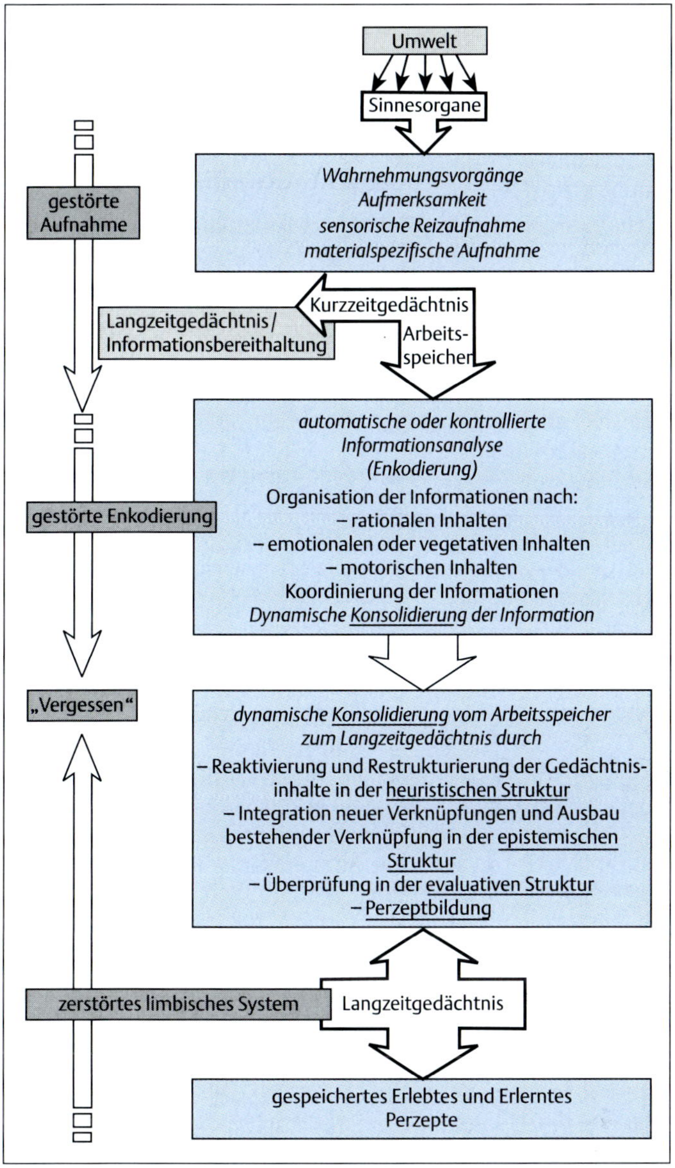

Abb. 3.**66** Modellhafter Überblick über Gedächtnisprozesse

zeption) durch sensorische Aufnahme, Denken, Aufmerksamkeit, motorische Verarbeitung und Wissensspeicherung (siehe auch Kap. 2.4, Funktionszusammenhänge).

Begriffsbestimmung der Störungen und ihr klinisches Bild

Amnestisches Syndrom

Anterograde Amnesie ist die Störung des Neugedächtnisses. Dabei können sowohl das Kurzzeit- als auch das Langzeitgedächtnis gestört sein. Das *Kurzzeitgedächtnis* ist allerdings nicht im unmittelbaren Behalten und Wiedergeben im Sinne einer Merkspanne von einigen Items betroffen, sondern die erhaltenen Informationen werden nach der unmittelbaren Wiedergabe innerhalb von einer halben bis einer Minute wieder vergessen. Dies bedeutet, dass eine Enkodierungschwäche vorliegt, die überwiegend eine Störung der automatischen Analyse ist. Gravierender sind die Störungen des *Langzeitgedächtnisses*, die weitreichende Störungen im Behalten von einzelnen Ereignissen und Erlebnissen, sowie im bewussten Aneignen und damit gestörte Lernprozesse beinhalten. Mnemostrategien können nur begrenzt angewendet werden, weil die Erinnerung an Strategien eingeschränkt ist. Es sind also die bewusst kontrollierten, deklarativen, expliziten und intentionalen Gedächtnisprozesse gestört, die unbewusst automatischen, prozeduralen, impliziten und inzidentellen Gedächtnisprozesse bleiben erhalten.

Retrograde Amnesie ist die Unfähigkeit, sich an Eindrücke und Ereignisse zu erinnern, die vor Eintritt der Schädigung, die die Amnesie ausgelöst hat, stattgefunden haben. Der Begriff wird sowohl für die eher kurzen Gedächtnislücken, die nach einer Schädigung auftreten können, verwendet, als auch für die absolute Störung des Altgedächtnisses. Dabei ist das Erinnerungsvermögen für langjährig oder gar Jahrzehnte zurückliegende Ereignisse und Eindrücke gestört. Diese Störung muss nicht immer bei einem amnestischen Syndrom enthalten sein. Es können auch nur Teilbereiche gestört sein, wie Erinnerungen an den zeitlich-örtlichen Kontext einer Gegebenheit bei erhaltenem Faktenwissen.

Posttraumatische Amnesie, amnestische Episoden

Der Begriff der posttraumatischen Amnesie ist definiert worden für die speziellen Gedächtnisstörungen, die nach einem Trauma im Sinne eines Durchgangssyndroms vorkommen können. In dieser unterschiedlich langen Zeitspanne können anterograde Gedächtnisstörungen auftreten. Eine Unterform dieser Gedächtnisstörungen ist nach dem gestörten Zeitbereich beschrieben, durch das fehlende Tag-zu-Tag-Gedächtnis. Dies bedeutet, dass die Ereignisse des Vortags nicht mehr in Erinnerung sind oder nicht sicher diesem Tag zugeordnet werden können. Nach einer Erholungsphase sind die Gedächtnisfunktionen allerdings wieder intakt, es bleibt meist eine Lücke für genau die Zeitspanne zurück, in der die Störung stattfand. In seltenen Fällen kann dazu eine mehr oder weniger kurze retrograde Gedächtnisstörung für den Zeitraum kurz vor dem Eintritt des Traumas kommen.

Eine plötzlich auftretende amnestische Episode, die auch als transitorische globale Amnesie bezeichnet wird, beinhaltet eine nur wenige Stunden dauernde reversible Amnesie mit schwerer anterograder und zeitlich begrenzter und weniger ausgeprägter retrograder Gedächtnisstörung. Dabei verbleibt eine Gedächtnislücke für den Zeitpunkt der Episode des Auftretens oder die Zeit kurz davor.

Materialspezifische Gedächtnisstörungen

Bei unilateralen Schädigungen des limbischen Sytems kann es zu einzelnen Ausfällen kommen (z. B. Beeinträchtigung des Gedächtnisses für sprachliches Material), wenn die Läsion auf der sprachdominanten Seite liegt. Im Fall einer Läsion auf der nicht-sprachdominanten Seite können Gedächtnisproblemen beispielsweise für Formen und Muster auftreten.

Andere Formen von Gedächtnisauffälligkeiten

Ausgehend vom Netzwerkmodell der Informationsaufnahme und -verarbeitung kann es zu Störungen in der Wiedergabe von Informationen oder im Problemlöseverhalten kommen, die nicht mit einem amnestischen Syndrom in Verbindung gebracht werden können. Daher gilt es, genau zu unterscheiden, welche Art der Störung tatsächlich vorliegt. Damit es überhaupt zur Übertragung von Informationen in das Kurzzeitgedächtnis und in den Arbeitspeicher kommt, müssen die Informationen von intakten Sinnesorganen mit Aufmerksamkeit und Bereitschaft aufgenommen werden. Auch die Verarbeitungsbereiche des Gehirns für Sprache, Raum, Formen, Farben und Bewegung, alle Wahrnehmungsbereiche des visuellen, auditiven, taktilen, aber auch des olfaktorischen und gustatorischen Systems werden für eine komplette Aufnahme und Verarbeitung von Informationen benötigt. Schon eine kleine Störung eines der Systeme beeinflusst die Perzeptbildung und damit die Gedächtnisleistung.

Ätiologie

Ätiologie und Lokalisation organischer Amnesien

Meistens sind amnestische Syndrome nach bilateralen Schädigungen des limbischen Systems zu diagnostizieren. Dabei können die Ursachen unter anderem Tumore, Thalamusinfarkte, Enzephalitiden in den limbischen Regionen, Aneurismen an der Arteria communicans anterior, neurochirurgische Eingriffe im entsprechenden Gebiet, Intoxikationen (beispielsweise durch Alkohol) sowie Anoxien/Hypoxien nach Herzkreislaufstillstand sein.

Posttraumatische Amnesie und *amnestische Episode:* Diese Form der Gedächtnisstörung im Rahmen einer posttraumatischen Amnesie kann bei jeglichen traumatischen Einflüssen auf das ZNS vorkommen. Es zählt allerdings nicht zum eigentlichen Syndrom der globalen Amnesie (Hartje u. Sturm 1997). Die Pathogenese der amnestischen Episode ist noch nicht gesichert (Hartje u. Sturm 1997). Es wird vermutet, dass Ischämien der Arteria cerebri posterior, Migräneanfälle sowie Epilepsieformen eine Rolle spielen könnten.

Ätiologie und Lokalisation weiterer Formen von Netzwerk- und Gedächtnisstörungen

Wie bereits beschrieben kann der Ausfall eines Wahrnehmungssystems zur Beeinträchtigung des Netzwerks für Gedächtnis und Informationsverarbeitung führen. Die Beschreibung der Ätiologie hierzu orientiert sich an allen neurologischen Krankheitsbildern, die im ZNS zu Störungen der Wahrnehmungs- und Verarbeitungssysteme führen können (siehe z. B. Kap. 3.4, Hemiplegie, 3.3, MS oder 3.2, Schwere erworbene Hirnschädigung). Je nach von der Erkrankung betroffenem Areal kommt es dann zu spezifischen Ausfällen.

Funktionszusammenhänge

Wie bereits erwähnt, spielen für intakte Gedächtnisleistungen viele Faktoren eine Rolle. Verschiedenste Funktionen der Prozesse im ZNS müssen in einem Netzwerk zusammenwirken, um eine Gedächtnisleistung zu ermöglichen. Um diese Leistung zu erreichen, müssen Informationen aufgenommen und verarbeitet sowie Entscheidungs- und Auswahlprozesse getroffen werden. Dazu werden u. a. Vorgänge wie Wahrnehmungs-/Perzeptbildungs-, Denk- und Problemlöseprozesse, Aufmerksamkeit, Sprache, sensorische Aufnahme, motorische Verarbeitung und Speicherung benötigt. Um diese komplexen Vorgänge zu verdeutlichen, wird in Abbildung 3.**67**, S. 480 ein Modell der Informationsaufnahme, -verarbeitung und -speicherung aufgezeigt.

Prognostik

Je nach Ursache und Lokalisation der Schädigung sind die Gedächtnisstörungen teilreversibel bis manifest. Beilspielsweise kann bei bestimmten bilateralen Thalamusinfarkten eine retrograde Störung des Altgedächtnisses stattfinden, ist aber zeitlich begrenzt (einige Monate) und oft reversibel. Andererseits kann bei degenerativen Prozessen wie z. B. der Alzheimer-Krankheit von einem sich verschlechterndem Zustand mit ungünstiger Prognose ausgegangen werden.

Die therapeutische Beeinflussung gilt damit häufig dem Erlernen von Ersatzstrategien und Hilfsmittelgebrauch, Reduktion von Anforderungen und Beratung des Umfeldes, die damit andere Leistungsbereiche verbessern und zu einer günstigeren Gesamtprognose führen könnten.

Auch wenn die Gedächtnisstörungen nicht auf eine Amnesie, sondern auf Informationsaufnahme und -verarbeitungsprobleme zurückzuführen sind, ist eine Prognose günstiger. Im Rahmen von verbesserten Teilleistungsbereichen können die Aufnahmemöglichkeiten und Abrufstrategien ausgebaut werden.

Differenzialdiagnose und abzugrenzende Störungen und Begriffe

Die Komplexität des Störungsbereichs erschwert eine gute und differenzierte Befundung. Die herkömmlichen Testverfahren sind zumeist viel zu komplex für neurologisch erkrankte Personen, da sie zum Teil für Gesunde normiert werden (siehe Kap. 2, Befunderhebung). Besonders die Trennung der Störung von Informationsaufnahme und -verarbeitung gelingt überwiegend nicht mit den Tests, sondern nur durch beobachtende Verfahren.

Von der primären mnestischen Gedächtnisleistung abzugrenzen sind, wie bereits mehrfach erwähnt, auch andere Bereiche höherer Hirnfunktionen:
- Aufmerksamkeitsstörungen
- Problemlösestörungen
- Orientierungsstörungen
- Wahrnehmungsstörungen
- Sprachstörungen
- emotional-affektive Störungen
- Antriebsschwäche

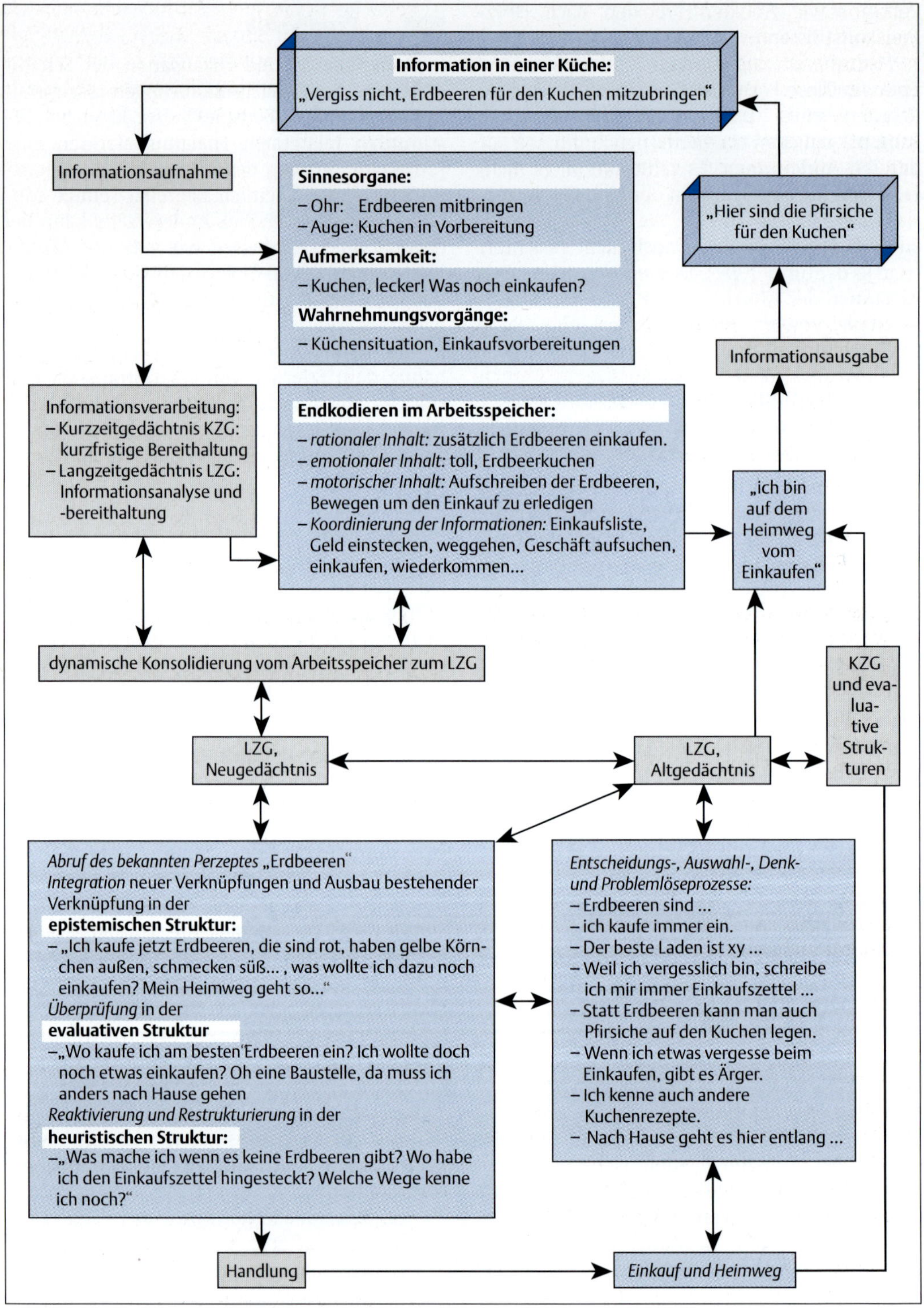

Abb. 3.**67** Netzwerkmodell von Gedächtnisprozessen

Abzugrenzen gilt auch die beim depressiven Syndrom vorkommende sekundär auftretende mnestische Störung (Prosiegel 1996). Weiterhin muss auch das Dysexekutive Syndrom abgegrenzt werden, dessen Symptome der Handlungsplanungschwierigkeiten auch mit Störungen des Arbeitsgedächtnis einhergehen (Pechthold und Jankowski 2000).

Störungen der Aktivität und der Partizipation

- ***Auswirkungen auf die ADL***
  Gedächtnisstörungen und Informationsverarbeitungsstörungen verhindern selbstständige Aktivitäten des täglichen Lebens. Je nach Größe der Störung benötigen Patienten Hilfe und Anleitung für die einzelnen Vorgänge und Unterstützung bei der Suche nach den notwendigen Utensilien. Auch die zeitliche Tagesstruktur muss möglicherweise vorgegeben und unterstützt werden. Eine Eigengefährdung, beispielsweise durch vergessene Kleidungsstücke, die dann das Bewegen behindern, ist durch die daraus folgende Sturzgefahr gegeben. Die Partizipation an selbstständig gestalteten Lebensbereichen ist damit gestört.
- ***Auswirkungen auf die iADL***
  In gleicher Weise sind die weiteren Aktivitäten beeinträchtigt. So sind häusliche Aktivitäten (z. B. kochen) gestört, da die Gefahr besteht, dass der Herd nicht ausgeschaltet wird oder vergessen wurde, Topflappen für einen heißen Topf zu verwenden. Bei Aktivitäten außer Haus ist beispielsweise die Gefahr der Orientierungsstörung aufgrund des Vergessens oder der gestörten Wahrnehmung gegeben. Die Partizipation an all diesen Aktivitäten kann eingeschränkt sein und findet nur mit Hilfspersonen statt.
- ***Auswirkungen auf psychosozialen Faktoren***
  Durch den Bedarf einer Hilfsperson ist der Abhängigkeitsfaktor sehr hoch. Auch der Umgang miteinander ist dadurch beeinträchtigt, dass immer eine Person Anweisungen erteilen muss. Es kann zu ungewünschter Abhängigkeit oder einer „Verkindlichung" des Patienten kommen. Aggressionen auf beiden Seiten können die Folge sein. Extreme Auswirkungen auf das Zusammenleben im psychosozialen Umfeld hat die globale Amnesie, da der Patient nicht mehr die Person sein kann, die er einmal war und auch seine Bezugspersonen für ihn nicht mehr die sind, die sie einmal waren. *Fallbeispiele* amnestischer Patienten sind in der Literatur beschrieben, so beispielsweise bei Sacks (1990), bei Kolb und Wishaw (1996) oder bei Kandel et al. (1996).

3.13.3 Befunderhebung

Leitfragen der Befunderhebung

Aufgrund der komplexen Zusammenhänge muss die Befunderhebung sehr differenziert und am günstigsten in Alltagsituationen durchgeführt werden. Daher kommen beobachtenden Verfahren besonders in der alltagsorientierten Ergotherapie eine besondere Rolle zu. Die Therapeutin fragt und beobachtet nach folgenden Leitfragen:

- In welchen Situationen empfindet der Patient und seine Angehörigen Gedächtnisprobleme?
- Wie nimmt der Patient Störungen wahr?
- Wie bewerten der Patient und seine Angehörigen die Störung?
- Wie geht der Patient an geforderte Aufgaben heran:
- Sucht er nach Lösungen gezielt oder unstrukturiert?
- Fragt er einzelne Schritte bei Betreuern ab?
- Bricht er Aufgaben ab und beginnt andere oder wartet er auf Anweisungen?
- Ist der Patient aufmerksam oder lässt er sich schnell ablenken?
- Wie ist seine visuelle Exploration?
- Wie nimmt er Anweisungen auf, hört er aufmerksam zu, beginnt er während der Anweisung schon mit der Tätigkeit, kann er auf verbale Anweisung reagieren?
- Gibt es neuropsychologische Störungen anderer Art (Neglekt, Extinktion, räumlich-konstruktive Verarbeitungsstörung, Aphasieformen, Agnosien, Apraxien, Dysexekutivsyndrom)?
- Überfordern die notwendigen sensomotorischen Leistungen den Patienten?
- Sind Hör- und/oder Sehstörungen bekannt?
- Welche Sinneskanäle benutzt der Patient bevorzugt?
- Für welches Material, welche Art von Informationen ist er motiviert und zeigt er Verarbeitungsfähigkeiten?

Anhand dieser Leitfragen kann die Therapeutin sich entscheiden, ob sie für bestimmte Leistungsbereiche weitere Untersuchungen durchführen möchte.

Um die Handlungsbeeinträchtigung und die Bewertung der Störungen für den Patienten bezüglich seines Alltags zu erfassen, bietet sich auch hier der COPM an (siehe Kap. 4). Durch die Befunderhebung mit dem COPM lässt sich aber auch die individuelle Störungswahrnehmung des Patienten erkennen und seine Awareness (siehe Kap. 3.7) abschätzen. Davon ist das Ausmaß der Bereitschaft des Patienten abhängig, Therapieangebote anzunehmen.

Befunderhebung durch gezielte Untersuchungen und Testverfahren

Zur Diagnostik der allgemeinen kognitiven Leistungsbereiche, aber auch für ein Screening zur Suche nach differenzierteren Ergebnissen können sowohl die Materialien des „Neurotrainings" (siehe Kap. 2.4.9 und Schweizer 1999) als auch die Materialien von Michal (1996) verwendet werden. Auch der A-ONE (Arnadottir 1990) ermöglicht eine Trennung von Leistungsbereichen innerhalb neuropsychologischer Störungen. Zur differenzierten Befunderhebung von Apraxie, Neglekt, Extinktion, räumlich-konstruktiver Verarbeitungsstörung und Aphasie sind die jeweiligen Abschnitte hier im Buch zu lesen.

Weitere Testverfahren und ihre abdeckenden Leistungsbereiche sind in Tabelle 3.**54** aufgelistet.

Probleme bei der Befunderhebung

Wie bereits mehrfach erwähnt, ist die präzise Befunderhebung einer Gedächtnisstörung schwierig, aufgrund der sich überlappenden Störungen bei Wahrnehmungsproblemen und anderer assoziierter Defizite. Jeder der oben aufgeführten Tests fordert mehrere Leistungsbereiche und ist in seinen Aussagen zur Feststellung einer Gedächtnis-, Aufmerksamkeits- oder Orientierungsstörung geeignet. Welche Teilbereiche bezüglich der Wahrnehmungsqualitäten gestört sind, können nur weitere differenzierte Beobachtungen klären.

Befundbewertung

Durch die Komplexität der Gedächtnisleistungen und der Leistungen bei der Informationsverarbeitung müssen die Befunderhebungen sorgfältig analysiert werden. Die sich gegenseitig beeinflussenden Faktoren wurden in den verschiedenen Abschnitten schon mehrfach verdeutlicht.

Eine wichtige Bewertung innerhalb der Befunderhebung ist die Festlegung, welche Sinneskanäle des Patienten ansprechbar sind und für welche Art von Informationen und Reize er empfänglich ist.

Eine Hierarchisierung der Befunde kann anhand der Verarbeitungsabfolge von Informationen geschehen. Zuerst müssen die sensorischen Aufnahme- und Verarbeitungsbereiche sowie die unterschiedlichen Wahrnehmungsformen und -verarbeitungen, die Perzeptbildung beachtet werden, bevor sich mit Gedächtnisleistungen auseinandergesetzt wird.

3.13.4 Therapieziele

Handlungsziele

Globale Handlungsziele sind Fähigkeiten zu erlangen oder zu erhalten, um alle gewünschten Handlungen so selbstständig wie möglich auszuführen, entweder alleine, mit Supervision, mit teilweiser Anleitung oder mit externen Hilfen.

Basisziele

Die für die Handlungen notwendigen Basisziele sind das Wiedererlangen, Verbessern, Kompensieren oder Erhalten aller notwendigen Fähigkeiten zur Informationsaufnahme, -verarbeitung, -speicherung und -wiedergabe. Dazu zählen vor allem die Fähigkeiten:
- Alertness und Vigilanz
- visuelles Aufnehmen und Verarbeiten
- auditives Aufnehmen und Verarbeiten
- sensomotorisches Aufnehmen und Verarbeiten
- gerichtete ungeteilte und geteilte Aufmerksamkeit
- halten einer Merkspanne
- speichern und konsolidieren von Informationen
- abrufen von neuen und alten Informationen
- Awareness für die Störungen.

Tab. 3.**54** Testverfahren zum Bereich Gedächtnis und Informationsverarbeitung (u. a. nach Welter u. Schönle 1997 und Testzentrale 1997)

Testverfahren	Leistungsbereiche
Mini-Mental-State-Examination MMST (Demenzabklärung)	Orientierung, Merkfähigkeit, Aufmerksamkeit, Benennen, Lesen, Schreiben, visuell-konstruktive Leistung
Syndrom-Kurztest SKT (Erkennung kognitiver Defizite)	Geschwindigkeit der Informationsverarbeitung, unmittelbares Behalten, Merkfähigkeit
Erweiterter Bartel-Index	ADL und zusätzlich Gedächtnisfunktionen
Testbatterie zur Aufmerksamkeitsprüfung TAP	Verschiedene Aspekte der Aufmerksamkeit mit einem Minimum an motorischen und visuellen Anforderungen
Wechsler-Memory-Scale	Aufmerksamkeitskapazität, Gedächtnisleistungen für unterschiedliche Materialien
Zahlenverbindungstest	Leistungsgeschwindigkeit
Farb-Wort-Interferenztest FWIT	Geteilte Aufmerksamkeit, Informationsverarbeitung im optisch-verbalen Funktionsbereich
Nonverbaler Lerntest NVLT/Verbaler Lerntest VLT	Lernverlauf, Wiedererkennung, Gedächtnis
Famous-Face-Test	Hinweise auf Störungen des Altgedächtnisses
Rivermead-Behavioural-Memory-Test	alltagsrelevante Gedächtnisleistungen

Weitere Ziele und adaptive Vorhaben

Um dem Patienten soviel Handlungsfähigkeiten wie von ihm gewünscht zu ermöglichen, kann es notwendig sein, die Handlungen an seine Fähigkeiten anzupassen. Die Grundgedanken hierzu sind auch bei Störungen der Informationsverarbeitung und -speicherung ähnlich wie bei den sensomotorischen Störungen (siehe hierzu Kap. 2.3.5 und 2.3.7). Der Weg zum Ziel „Handlungsfähigkeit" geht dann über Handlungsanpassung. Das Handlungsziel, das durch eine Gedächtnisstörung erschwert erreicht würde, wird dann mit Hilfen oder durch Handlungsvereinfachung erreicht (siehe nächsten Abschnitt zur Behandlung).

Um das Ziel der Handlungsfähigkeit mit Adaptionen (zur Kompensation von Gedächtnisstörungen) zu erreichen, werden beispielsweise verschiedene Mnemotechniken, Kalender, Tagebuch und andere Mittel eingesetzt. Sie können nur bei Awareness und erhaltener Problemlösefähigkeit (siehe Kap. 3.12, Höhere kognitive Funktionen und ihre Störungen) eingesetzt werden. Der Patient muss in der Lage sein, seine Störung wahrzunehmen und sich selber an eine Lösung zu erinnern und sie anwenden können.

Schnittstellen bei der Zielsetzung

Alle Berufsbereiche der Rehabilitation und die Angehörigen des Patienten unterstützen seine Ziele zum verbesserten Umgang mit seinen Gedächtnisstörungen im Alltag. Werden Mnemotechniken erarbeitet oder externe Hilfen eingesetzt, müssen alle Beteiligten über die Art der Technik und die eingesetzten Hilfen informiert sein und den Patienten in der Anwendung unterstützen. Aufgrund der weitreichenden psychosozialen Beeinträchtigung kann es im klinischen Bereich hilfreich sein, wenn sich ein oder zwei ausgesuchte Bezugspersonen kontinuierlich um den Patienten kümmern und die Schnittstellen vereinfachen.

3.13.5 Ergotherapeutische Behandlung

Grundprinzipien der Therapie

Prinzipielle Vorgehensweise

Zunächst wird der Schwerpunkt der Behandlung daran festgemacht, welche Modalität am meisten gestört und welche am Besten ist. Ein weiteres Behandlungskriterium ist, für welche Alltaghandlungen der Patient seine Informationsaufnahme und -verarbeitungsfähigkeit am dringendsten verbessern möchte. Bei der Auswahl von Therapiemedien muss berücksichtigt werden, welche Verarbeitungsprozesse durch die Befunderhebung als intakt und bevorzugt benutzt geklärt wurden. Tagesschwankungen sind zu beachten, Material und Übungen müssen so vorbereitet werden, dass sie jederzeit an die Leistungsmöglichkeiten des Patienten direkt angepasst werden können.

Zusammenarbeit mit Patient und Angehörigen

Störungen, die kognitive Bereiche eines Patienten betreffen, sind ein Thema, das mit großem Einfühlungsvermögen besprochen werden muss. Die Patienten fürchten um ihre Identität, sie fühlen sich teilweise als entmündigend behandelt, sie sind tief verunsichert. Angehörige empfinden die Störungen ebenfalls als entwürdigend für die Persönlichkeit und stehen im Zwiespalt zwischen Schützen und Fordern des Patienten. Gemeinsam können die Stärken des Patienten herausgefunden und die verbleibenden Fähigkeiten kompetenzstärkend eingesetzt werden. Sinnvoll ist, dass die Angehörigen auf der Ebene der Handlungsfähigkeit mit dem Patienten zusammenarbeiten. Übungen gegen die Defizite, durch Angehörige durchgeführt, haben für die Patienten eher „schulischen Charakter" und werden abgelehnt. Diese Strategie des „Miteinander" sollte sich durch die gesamte Behandlungszeit ziehen und mit erweiterten Kompetenzen des Patienten ausgebaut werden.

Prinzipien zum therapeutischen Verhalten

Zwischen Patient und Therapeutin muss ein gutes Vertrauensverhältnis bestehen, um die auftauchenden Schwierigkeiten, besonders auch in der Phase der Befunderhebung, miteinander zu bewältigen. Wichtig ist dabei ein gutes emphatisches Begleiten, da die Verunsicherung des Patienten sehr groß sein und seine eigentliche Leistungsfähigkeit sogar überdecken kann.

Therapiegrundlagen

Isolierte Gedächtnis- und Informationsverarbeitungsübungen haben nachweislich keinen Erfolg bezüglich alltagsrelevanter Fähigkeiten. Die damit erreichten Therapieeffekte werden meist nicht auf Alltagssituationen generiert. Es sollten Techniken benutzt werden, die darauf abzielen, „dem Patienten den Erwerb alltagsrelevanten, spezifischen Wissens (Domain specific knowledge) zu erleichtern oder effektiver mit der Gedächtnisbeeinträchtigung umzugehen (Coping-Statregien). Letzteres geschieht durch Einbeziehung des sozialen Umfelds, durch die Anwendung externer Gedächtnishilfen und durch Einbettung von Gedächtnisleistungen in Problemlöse-Strategien" (Sturm 1997).

Um die Therapie nun auf die betroffenen Störungsbereiche auszurichten, muss die Vorgehensweise störungsspezifisch geplant werden. Die folgenden Vorschläge sind daher entsprechend gegliedert. Sie sollen einen Ausschnitt an Variationen und Ideenanstöße bieten.

Therapie in Abhängigkeit von der Wahrnehmung und Perzeptbildung

Wie bereits mehrfach betont, sind an der Informationsaufnahme alle Wahrnehmungssysteme beteiligt. Wichtig für die Therapie ist, dass eine Informationsaufnahme durch entsprechend intakte Sinneskanäle möglich gemacht wird. Erst wenn Informationen eine Bedeutung besitzen, es also zu einer Perzeptbildung kommt, können diese Informationen auch verarbeitet werden oder sind abrufbar (Hussy 1998).

Einige Anregungen können Tabelle 3.**55** entnommen werden.

Therapie bei Störungen der Informationsaufnahme und dem Enkodieren

Nachdem geklärt ist, welche Art von Informationen vom Patienten am Besten aufgenommen werden kann, wird das Informationsmaterial aufbereitet. Außer den individuellen Unterschieden sind noch Störungen zu beachten, die in Abhängigkeit von der Läsion für spezifisches Material vorhanden sein können.

Tab. 3.55 Therapieangebote zur Wahrnehmung und Perzeptbildung

Wahrnehmungs-„Kanal"	„Gedächtnisübungen" mit Perzeptbildung
Haptisch-taktiles System	– Gegenstände anfassen lassen – Gruppierung von Material selber vornehmen lassen – Werkarbeiten durchführen, kleine Arbeitsschritte verbal rekapitulieren
Visuelles System	– In Kombination mit haptisch taktilem System: Was sieht man, was fühlt man von Gegenständen und Material
Form- und Tiefenverarbeitung	– Gruppierungen in bestimmten Formen vornehmen und wiederholen – Werkarbeiten in Form und Tiefe steigern
Bewegungsverarbeitung	– Gegenstände benützen, mit der Bewegung bei der Benutzung verknüpfen
Farbverarbeitung	– Lieblingsfarben mit Gegenständen oder Worten verknüpfen – Unangenehme Merkinhalte mit unangenehmen Farben verknüpfen (Zahnarzttermin ist grellgrün)
Auditives System	– Geräusche mit Inhalten verbinden – Lieblingsmusik und -lieder für Assoziationen verwenden
Olfaktorisches und Gustatorisches System	– Geruchs-/Geschmackserinnerungen wachrufen und mit Inhalten verknüpfen – Gerüche anbieten und mit Inhalten verknüpfen – Kräftig schmeckende Nahrungsmittel einsetzen um Verküpfungen herzustellen

Insgesamt gibt es einige Regeln (nach Wilson, in Prosiegel 1995), wie die aufzunehmenden Informationen vorbereitet werden sollen:
- Reduktion der Informationen (quantitativ)
- Vereinfachung der Information (qualitativ)
- Sicherstellung des Verständnis für die Information
- Verknüpfung der Information mit intakten Fähigkeiten
- Organisation von Informationen nach bekannten Kriterien (Clustertechnik)
- Anknüpfen an bekannte Inhalte

Therapie bei Abrufstörungen zur Verbesserung der Speicherfähigkeiten

Die aufgezeigten Therapieansätze eignen sich nicht für jeden Patienten gleichermaßen gut. Es kann kein Standardprogramm entwickelt werden, sondern es muss mit jedem Patienten zunächst ausprobiert werden, mit welcher Methode er am Besten zurechtkommt und welche er am Besten im Alltag verwenden wird.

- ***Imagery-Technik***
  Bei diese Methode geht es um die Verwendung zweier Systeme zur Enkodierung und Speicherung. Es sollen dabei Objekte oder Ereignisse in der Vorstellung visualisiert werden und damit der Verarbeitung von sprachlichen Informationen dienen. Dabei werden die konkret sprachlichen Informationen in Vorstellungsbilder umgewandelt. Das bekannteste Beispiel hierzu ist, sich eine Einkaufsliste in einem Raum sortiert vorzustellen: Die Butter ist rechts oben in der Ecke, der Salat unten links usw. Diese Methode eignet sich teilweise auch für Patienten mit einer Sprachstörung, da die Bilder außerhalb des Sprachzentrums repräsentiert sind. Nicht sprachgestörte Patienten können die Sprachinformation auch wiederum mit sprachlichen Bildern verknüpfen (beispielsweise Wortpaare bilden, Merkwörter in einem kurzen Satz einbinden) und damit das sprachliche Vorstellungssystem zur Verknüpfung der Information verwenden.
  Es gibt umfangreiche Varianten, in welcher Form der Inhalt mit einer Imagination verbunden werden kann. Wichtig ist, dass der Patient lernt, selbstständig eigene Imaginationen zu entwickeln und die Technik auch im Alltag anzuwenden.
- ***PQRST-Technik*** (nach Robinson, in Sturm 1997)
  Diese Technik soll helfen, mehrere Informationen (Texte) besser zu enkodieren und da-

mit besser abrufbar zu machen. Die Abkürzung PQRST steht dabei für die Arbeitsabläufe in der Aufbereitung des Materials.

- *P*review = ein erster Überblick über das zu erlernende Material
- *Q*uestion = zum Inhalt sollen selber Schlüsselfragen gestellt werden
- *R*ead = sorgfältiges Lesen, schon in Hinblick auf die entwickelten Schlüsselfragen
- *S*tate = Wiederholung der gelesenen Informationen
- *T*est = Selbstprüfung zu den entwickelten Fragen.

- ***Vanishing cues*** („verschwindende Hinweisreize") (nach Glisky et al., in Schuri 2000)
  Dem Patienten wird bei der Wiedergabe von Informationen das für ihn nötige Maximum an Hinweisreizen und Abrufhilfen gegeben. Die Hilfen werden nach und nach verringert. Beispiel: Der Patient möchte sich nach der Vorstellung den Namen der Therapeutin merken und erhält zunächst den Hinweisreiz „Haberma..". Wenn dieser wirkt, also der Patient aufgrund des Reizes den Namen wiedergeben kann, wird der Reiz verkleinert, der Patient bekommt nur noch den Hinweisreiz „Haber....", so lange bis nur noch der Anfangsbuchstabe oder gar kein Hinweisreiz mehr benötigt wird.
- ***Errorless learning*** („Irrtumsfreies Lernen") (nach Baddeley und Wilson, in Schuri 2000)
  Bei dieser Methode wird dem Patienten ein automatisierendes, routiniertes Lernen ermöglicht, ohne dass er dabei Fehler begehen kann. Dies dient der Therapie bei schweren Störungen und bewirkt, dass Fehler nicht mitgelernt und ebenfalls automatisiert werden. Es werden solange Wiederholungen angeboten, bis der gewünschte Inhalt gelernt ist.
  Beispiel: Der Patient soll sich anhand von Landmarken einen bestimmten Weg einprägen. Auf diesem Weg weist die Therapeutin immer wieder auf die Landmarken hin (Telefonzelle, Straßenschild, Einkaufsladen und ähnliches), bis der Patient sie selbstständig sucht oder/und benennt. Es darf dabei *keine* Aufforderung zur voraussichtlich fehlerhaften Suche nach der nächsten Landmarke gegeben werden.
- ***Spaced retrieval*** („zeitspezifische Wiederholung") (Schuri 2000)
  Die zu lernenden Informationen werden mit geplantem Zeitabstand, z. B. nach fünf Minuten, wiederholt. Die Zeitabstände der Wiederholung werden dann systematisch verdoppelt, also Wiederholung nach zehn und dann nach zwanzig Minuten.

Kompensationsmöglichkeiten

- ***Externe Gedächtnishilfen***
  Die Möglichkeiten externe Hilfen einzusetzen sind alltagsnah, und auch der sogenannte Gesunde benutzt Notizzettel, Kalender und Tagebücher um seine Erinnerungsfähigkeit zu unterstützen. Für den betroffenen Patienten ist allerdings eine bestimmte Größenordnung an Problemlöseverhalten nötig „was muss ich tun, damit ich nichts vergesse", und das Erinnern an seine externen Hilfen.
  Weiter Hilfsmittel zur Gedächtnisunterstützung sind elektronische Hilfen, wie beispielsweise Uhren, die zu bestimmten Zeiten einen Signalton von sich geben, oder elektronische Notizbücher, die mit bestimmten Informationen und Erinnerungssignalen programmiert werden können. Auch hier gilt der Grundsatz, dass der Patient problemlöseorientiert und darauf konditioniert sein muss, dass er solche Hilfen benutzt.
- ***Umweltunterstützung***
  Die entsprechende Gestaltung der Umwelt mit Hinweistafeln und Beschriftungen, konditioniert den Patienten auf relevante Objekte. Diese können beispielsweise einen Weg markieren und damit orientierende Gedächtnishilfen sein. Auch bei der umweltunterstützenden Strategie gilt, dass der intakte perzeptive Kanal des Patienten ausgenutzt werden sollte, um die Hinweise gut im Gedächtnis zu verankern. Türschilder können auch durch Bilder oder Formen ersetzt werden, Namensschilder auch durch Abbildung der entsprechenden Person, um nur einige Beispiele zu nennen. Häufig ist es für den Patienten eher sinnvoll, wenn Situationen mit zu hohen Anforderungen vermieden werden.
- ***Copingstrategien***
  Seine erhaltenen Funktionen sollen bewusst mit dem Patienten verwendet werden, um ihn zur eigenen Bewältigung der Störung anzuregen. Sturm (1997) berichtet von einer Studiengruppe, die ihren Patienten im Rahmen eines Strategietrainings einfache Gedächtnisregeln beigebracht haben:
  - Versuche zu akzeptieren, dass Gedächtnisstörungen nicht geheilt werden können.

- Benutze Deine restlichen Kapazitäten effizient.
- Verwende, wo möglich, externe Gedächtnishilfen.
- Sei so aufmerksam wie möglich.
- Nimm Dir Zeit, wiederhole, mache assoziative Verknüpfungen.
- Versuche, Situationen, in denen Gedächtnismaterial aufgenommen und wiedergegeben wird, miteinander zu verbinden.

Die Gedächtnisregeln werden vom Patienten in Selbstinstruktion verwendet. Speicherungs- und Abrufvorgänge im prozeduralen Gedächtnis werden benutzt, um solche Arbeitssequenzen zu trainieren.

Eine weitere Methode könnte sein, das metakognitive Wissen der Patienten um die eigene Störung (vorausschauende Awarness, s. S. 376) zu benutzen, um ihre Alltagssituationen auf Gegebenheiten, die relevant für Gedächtnisleistungen sind, zu überprüfen. Sie sollen mögliche Strategien selbst auswählen und mit der Therapeutin üben. Dabei können die Strategien auch individuell modifiziert werden. Der Patient hält seine selbstentwickelten Strategien in einem „Therapieheft" fest (nach Unverhau, in Sturm 1997).

Therapie von Orientierungsstörungen

Nach einem neurologischen Trauma können, besonders in der Frühphase, Orientierungsstörungen auftreten, die sich mit Gedächtnisverlusten zur eigenen Person, zu Bezugspersonen, zur Zeit und zum Ort bemerkbar machen können. Prosiegel (1995) schlägt vor, im Sinne eines „Schalenmodells" (von innen nach außen) die Patienten mit wenigen festen Bezugspersonen wieder mit ihrem direkten Umfeld und dann den äußeren Gegebenheiten wieder vertraut zu machen. Die nötigen Basisinformationen sollen dem Patienten tagsüber wiederholt vermittelt werden, zur Person, zur Situation, zum örtlich-geografischen und zum zeitlich-kalendarischen Bereich. Später wird dann das äußere Umfeld mit einbezogen. Zur Kontinuität des Erlebten sollen dem Patienten regelmäßig ein Rückblick, bzw. eine Vorausschau über die Tagesereignisse angeboten werden. Externe Orientierungshilfen und ihre Anwendung, (wie Kalender, Uhr, Fotos und verschiedenes mehr) werden sukzessive eingeführt.

Therapiematerial

Im Handel werden umfangreiche Materialien angeboten, zahlreiche Bücher geben Hinweise auf Trainingsmöglichkeiten und Strategien (siehe auch Kap. 2.4.9, Neurotraining). Wichtig ist hierbei, dass die Therapeutin durch ihren präzisen Befund mit dem Patienten gemeinsam geklärt hat, ob und auf welche Weise die Störung für ihn alltagsrelevant ist. Weiterhin befundet sie auf welcher Ebene seine Gedächtnisstörungen liegen und klärt mit dem Patienten, mit welchen intakten Fähigkeiten die Leistungen verbessert oder kompensiert werden sollen. Es bietet sich auch an, handwerklich mit dem Patienten zu arbeiten, wenn dies seinen Neigungen und seinen intakten Aufnahmesystemen entspricht. Spiele sind ebenfalls nur unter diesen Gesichtspunkten einzusetzen und auf altersgemäßes Material muss dabei besonders geachtet werden. Diese Aktivitäten können auch in Gruppen durchgeführt werden (s. Setting).

Zur Gruppentherapie bieten sich außerdem noch die Fernseh- oder Radionachrichten und gemeinsames Zeitungslesen mit anschließendem Gespräch über das Gehörte und Gesehene an.

Zu beachten ist insgesamt, dass das Material nicht so verwendet wird, dass die Therapie auf „repetitivem Einüben von Gedächtnisinhalten, sondern auf der Vermittlung von Gedächtnisstrategien" (Sturm 1997) basiert.

Unter diesen Kriterien können auch die zahlreichen angebotenen Computerprogramme bewertet werden. Sie müssen den intakten Sinneskanälen und der Interessenslage des Patienten entsprechen. Sie dürfen nicht repetitives Üben abverlangen, sondern sollen Verknüpfungen und Strategien anbieten, die dem Patienten gemäß sind.

Setting

Einzel/Gruppe

Zunächst muss der Patient in Einzeltherapie behandelt werden, damit er sich mit seinen Störungen auseinandersetzen und anhand seiner Fähigkeiten Selbstvertrauen aufbauen kann. Auch um auf eine reduzierte Aufmerksamkeit eingehen zu können, muss das Arbeitsumfeld ruhig und reizarm sein, es sollten sich keine weiteren Personen im Raum aufhalten.

Zu einem späteren Zeitpunkt kann eine Gruppe sinnvoll sein, wenn es darum geht, sich gegenseitig auszutauschen, gemeinsame Strategien auch gemeinsam zu verwenden und alltagsnah auszuprobieren. Eine Teilnahme an einer Gruppe zu einem früheren Zeitpunkt kann allerdings auch zur Entwicklung der Störungswahrnehmung beitragen.

Für die zielgerichtete alltagsnahe Gruppentherapie bieten sich besonders die Maßnahmen des AOT an (siehe Kap. 2.4.8).

■ Klinik/Praxis/häusliches Umfeld

Der Ort, an dem die Therapie stattfindet, ist abhängig vom momentanen Aufenthalt des Patienten. Er spielt eine untergeordnete Rolle, wenn der Patient die Strategievermittlung und das Üben spezieller Arbeitstechniken ohne weiteres in den Alltag transferieren kann. Wenn eine Strategie nicht möglichst unmittelbar in eine Alltagssituation umgesetzt werden kann, entstehen eher Transferprobleme. Für alltagsnahes, aber reizreiches Arbeiten bietet sich das häusliche Umfeld an. Hier kann die Relevanz der Störungen besser beurteilt werden, es lassen sich auch gut Strategien aus der unmittelbaren Alltagserfahrung ableiten und dann dort optimieren. Die Therapie kann aber aufgrund der Umfeldreize störungsintensiver sein. Die Therapeutin muss also abwägen, welches Setting für die besprochenen Ziele am sinnvollsten erscheint.

3.13.6 Dokumentation und Evaluation

Die Evaluation der Alltagsanpassung kann wiederum mit dem COPM (s. Kap. 4.3.1) durchgeführt werden. Es ermöglicht unabhängig von einem testpsychologischem Ergebnis die Darstellung der persönlichen Situation des Patienten. Der Patient gibt damit an, wie der intraindividuelle Verlauf der Therapie und das Ergebnis zu bewerten ist.

Für die Dokumentation komplexerer Störungen stehen wenige Systeme zur Verfügung. Wenn der Befund mit einem der in diesem Abschnitt genannten Befundsysteme erstellt wurde, bietet es sich an, damit auch Verlaufsuntersuchungen zur Erfolgsevaluation durchzuführen. Da Lerneffekte nicht auszuschließen sind, sind manche Tests in der Wiederholung nicht mehr valide. Daher muss mit anderem Material evaluiert werden, als mit dem, welches für die Befunderhebung genommen wurde. Der SKT bietet beispielsweise zur identischen Testform jeweils anders gestaltete Materialien an, um diesen Wiederholungseffekt auszuschließen.

3.13.7 Zusammenfassung

Informationsaufnahme und Verarbeitungsstörungen, sowie isolierte Speicherstörungen sind mit unterschiedlichen Strategien nicht unbedingt heilbar, aber beeinfluss- und veränderbar. Die sich hierbei abspielenden Vorgänge im ZNS sind immer noch nicht sicher erforscht. Es bestehen Modelle, die auf Reorganisationsprozessen oder Restitutionsprozessen beruhen. Sicher darstellbar in bildgebenden Verfahren sind die morphologischen Veränderungen in den assoziierten Hirngebieten, die durch Üben und Lernen hervorgerufen werden. Auf dieser Basis bewegen sich die therapeutischen Angebote, die Veränderungen im ZNS hervorrufen, **wenn** sie so aufgebaut sind, dass sie vom Patienten wahr- und aufgenommen werden können!

Literatur

Empfohlene Literatur zum Vertiefen

Goldenberg G. Neuropsychologie. 2. Aufl. Stuttgart: Fischer; 1998

Hartje W, Poeck K. Klinische Neuropsychologie. 3. Aufl. Stuttgart: Thieme; 1997

Kolb B, Whishaw IQ. Neuropsychologie. 2. Aufl. Heidelberg: Spektrum Akademischer Verlag; 1996

Prosiegel M. Neuropsychologische Störungen und ihre Rehabilitation. 2. Aufl. München: Pflaum, 1996

Schermer FF. Lernen und Gedächtnis. 2. Aufl. Stuttgart; Berlin, Köln: Kohlhammer, 1998

Schuri U. Gedächtnisstörungen. In: Sturm et al. Hrsg. Lehrbuch der klinischen Neuropsychologie. Frankfurt/M. und Lisse (NL): Swet & Zeitlinger Publication; 2000

Sturm W. Therapie von Gedächtnisstörungen. In: Hartje W, Poeck K. Klinische Neuropsychologie. 3. Aufl. Stuttgart: Thieme; 1997

Trepel M. Neuroanatomie. Struktur und Funktionen. 2. Aufl. München: Urban & Fischer, 1999

Weitere zitierte Literatur

Árnadótir Guðrún. The Brain and Behavior, Assessing Cortical Dysfunktion Throug Activities of Daily Living. St. Louis, USA: THE C. V. MOSBY COMPANY; 1990

Hussy W. Denken und Problemlösen. 2. Aufl. Stuttgart; Berlin; Köln: Kohlhammer, 1998

Kandel E. et al. Neurowissenschaften: Eine Einführung. Heidelberg: Spektrum Akademischer Verlag; 1996

Michal C. Neuropsychologisches Befundsystem für die Ergotherapie. Berlin-Heidelberg: Springer; 1996

Pechthold K, Jankowski P. Handeln Lernen. Neuropsychologisches Training bei dysexekutivem Syndrom. München: Urban & Fischer; 2000

Schweizer V. Neurotraining. 2. überarbeitete Auflage, Berlin; Heidelberg: Springer; 1999

Testzentrale des Berufsverbandes Deutscher Psychologen. Göttingen: Hogreve 1997

Welter FL, Schönle PW. Hrsg. Neurologische Rehabilitation. Stuttgart: Gustav Fischer; 1997

Belletristik zum Thema

Greenfield SA. Reiseführer Gehirn. Heidelberg: Spektrum Akademischer Verlag; 1997

Sacks O. Der verlorene Seemann/Eine Frage der Identität. In: Der Mann der seine Frau mit einem Hut verwechselte. Hamburg: Rowohlt Taschenbuchverlag; 1990

3.14 Aphasische Patienten in der Ergotherapie

Andrea Schultze-Jena

Aphasiker sind eine Herausforderung in der Therapie: Sie zwingen uns, die Selbstverständlichkeit verbaler Kommunikation in Frage zu stellen und neue Wege der Verständigung zu suchen. Aphasiker verstehen häufig nicht, was wir von ihnen wollen, noch können sie uns ihre Wünsche und Absichten verständlich machen. Ziel dieses Kapitels ist es, Informationen über die Sprachverarbeitung und ihre Störungen bei Aphasie zu geben, um der Ergotherapeutin ein Mittel in die Hand zu geben, Aphasiker besser zu verstehen und die Kommunikation effektiver zu gestalten.

In diesem Kapitel werden zunächst die gängigen Aphasie-Syndrome im Überblick beschrieben. Danach werden die Probleme in verschiedenen sprachlichen Situationen (Sprechen, Verstehen, Schreiben und Lesen) im Einzelnen dargestellt. Nach einer kurzen Erwähnung weiterer neuropsychologischer und psychosozialer Konsequenzen von Aphasie werden die Tipps für den Umgang zusammengefasst.

Es geht hier nicht darum zu zeigen, wie die sprachlichen Beeinträchtigungen behandelt werden können. Dazu ist ein detaillierteres Wissen über die Prozesse der Sprachverarbeitung und ihrer Störungen unabdingbar.

3.14.1 Begriffsbestimmung

Definition

Aphasien sind erworbene zentrale Sprachstörungen, die durch hirnorganische Schädigungen nach vollendetem Spracherwerb entstehen. Alle Komponenten des Sprachsystems (Lautstruktur, Wortschatz, Satzbau, Bedeutungsinhalte) können beeinträchtigt sein. Die Störungen betreffen meistens mehrere oder alle expressiven und rezeptiven Modalitäten, also Sprechen und Verstehen, Lesen und Schreiben. Die einzelnen Modalitäten können unterschiedlich stark betroffen sein.

Lokalisation

Die häufigste Ursache für Aphasie ist ein Gefäßverschluss in der A. cerebri media in der linken Hemisphäre. Die Folge davon ist eine Unterversorgung der sprachrelevanten Hirnregionen im präfrontalen Kortex (Broca-Region) oder im perisylvischen parietalen Kortex (Wernicke-Region). Allerdings kann es in seltenen Fällen auch nach Rechtshirninsulten zur Aphasie kommen, z. B. bei Menschen mit umgekehrter Hemisphärendominanz (ca. 5% der Linkshänder).

Abgrenzung

Im deutschen Sprachgebrauch werden Sprachstörungen, die mit Demenz oder psychischen Erkrankungen einhergehen, aus der Definition „Aphasie“ ausgeschlossen, obwohl die sprachlichen Störungen oft nur schwer voneinander abzugrenzen sind.

Von Aphasien abzugrenzen sind motorische Sprechstörungen aufgrund von Paresen der an der Artikulation und Stimmgebung beteiligten Muskulatur. Diese Störung heißt Dysarthrie oder Dysarthrophonie. Hier ist nur die Aussprache der Patienten betroffen, das Verstehen ist nicht beeinträchtigt. Lesen und Schreiben können diese Patienten im Prinzip, wenn also nicht durch eine Parese des Arms behindert, auch. Allerdings können Dysarthrien auch zusammen mit Aphasien auftreten.

3.14.2 Klinisches Bild

Aphasie-Syndrome

Die verschiedenen Anteile der Sprachstörungen bei Aphasie treten häufig, je nach Lokalisation der Läsion, in bestimmten Symptomkombinationen auf.

Globale Aphasie

Die globale Aphasie ist die schwerste Form der Aphasie. Sowohl Sprachproduktion als auch Sprachverständnis, Lesen und Schreiben sind schwer beeinträchtigt. Die Patienten können häufig gar nichts äußern oder nur Automatismen („dodododo do", „achgottachgott"), bestenfalls noch einige Floskeln. Beim Verstehen sind sie sehr stark auf gestische Unterstützung angewiesen.

Wernicke-Aphasie

In älteren Lehrbüchern auch als „sensorische" Aphasie bezeichnet, ist die Wernicke-Aphasie durch eine Störung des Lexikons gekennzeichnet. Inhaltswörter können nur schlecht abgerufen und in der korrekten Lautfolge realisiert werden, das Resultat sind semantische („Mutter" statt Ehefrau) und phonematische Paraphasien („Sprille" statt Spritze). Der Satzbau erscheint komplex und verschachtelt, die Rede wirkt inhaltsleer. Das Sprachverständnis ist meist schwer gestört, auch das Verstehen der eigenen Äußerungen. Unawareness für die eigenen Störungen ist eine häufige Konsequenz daraus. Wernicke-Aphasiker haben auch oft Schwierigkeiten, ihren Redefluss zu hemmen.

Amnestische Aphasie

Die amnestische Aphasie gilt als die leichteste Form der Aphasie, bei diesen Patienten fallen hauptsächlich leichtere Wortfindungsstörungen in der Alltagssprache auf. Im Test ist die Wortfindung meist stärker gestört, häufig kommen auch Störungen der Schriftsprache dazu. Das Sprachverständnis ist meist nur im Bereich feinerer Bedeutungsunterscheidungen gestört.

Broca-Aphasie

Früher als „motorische" Aphasie bezeichnet, besteht das Leitsymptom in einer schwerfälligen, unflüssigen Sprachproduktion. Phonematische und apraktische Entstellungen sind häufig, der Satzbau beschränkt sich auf einzelne Inhaltswörter. Das Sprachverständnis ist meist nur in Bezug auf komplexere Konstruktionen eingeschränkt, im Alltag also nicht stark auffällig gestört.

Die häufigsten fünf Syndrome sind in Tab. 3.**56** zusammengefasst.

Probleme beim Sprechen

Bei sprachlichen Äußerungen von Patienten muss man unterscheiden, in welchem Zusammenhang sie auftreten. Spontan eigene Gedanken, Wünsche und Fragen auszudrücken ist eine völlig andere Leistung für das Sprachsystem als das Äußern von Floskeln, das Antworten mit ja und nein, das Zählen oder Nachsprechen von Wörtern oder Sätzen. Deshalb werden die verschiedenen Anforderungen hier getrennt behandelt.

Spontansprache

Wenn ein Wunsch in einer sprachlichen Äußerung ausgedrückt werden soll, müssen zwei wichtige Komponenten des Sprachsystems aktiviert werden: der Wortschatz („Lexikon") und die Grammatik („Syntax"). Beide Komponenten sind im Prinzip voneinander unabhängig und können auch unabhängig gestört sein. In einer späteren Verarbeitungsstufe muss die passende Lautstruktur aktiviert werden.

- **Inhalt:** Zunächst muss ein Sprecher die genaue Bedeutung dessen, was er ausdrücken will, festlegen, bevor das dazu passende Wort aus dem internen Lexikon ausgewählt werden kann.
  Eine Frau, die möchte, dass die Krankenschwester ihren Mann anruft, muss zunächst entscheiden, dass sie ihren Mann und nicht ihren Sohn anrufen soll, und sie muss entscheiden, welche Bezeichnung in der gegebenen Situation die angemessene ist: Obwohl das Wort „mein Alter" dieselbe Person bezeichnet wie „mein Mann", wäre diese Bezeichnung in dieser Situation und mit dieser Gesprächspartnerin unangemessen.
  Der Prozess der Auswahl kann an verschiedenen Punkten gestört sein: Zum ersten können die Bedeutungen (die „Semantik") zerstört sein, so dass sie vage und ungenau werden und von der Patientin nicht mehr unterschieden werden können. Das hat dann zur Folge, dass für die Patientin die verschiedenen möglichen Wörter für enge männliche Verwandte gar nicht mehr unterscheidbar sind. Sie wählt dann entweder ein unpassen-

Tab. 3.**56** Aphasische Syndrome

Syndrom[1]	Spontansprache	Wortfindung	Satzbau	Verstehen
Globale Aphasie (Sensomotorische Aphasie, totale Aphasie)	Im Akutstadium u. U. gar keine expressive Sprache, teilweise Silben- oder Floskelketten („dododo…“, „achgottachgott“, „jajaja ja“). Nur in Ausnahmefällen sind Inhalte verständlich.	Schwerst gestört, teilweise automatisierte Satzergänzungen und Floskeln möglich	Nur in Floskeln sind überhaupt Satzbildungen möglich Bsp:„Ich weiss nicht.“ „ich kanns nich sagen.“	Schwer gestört. Die Störung ist nicht immer sofort zu erkennen, da Antwortverhalten in Gestik und Mimik oft normal erscheint.
Broca-Aphasie (Motorische Aphasie)	Unflüssig: häufig telegrammartiger Stil mit vielen, häufig phonematisch* entstellten Inhaltswörtern und wenig formalen Einheiten („Krankenhaus gekommen, Ärzte, Orparation, und Schluss.“). Artikulation häufig ebenfalls beeinträchtigt. Der Sinn ist meist (teilweise mit Nachfragen) erkennbar. Bsp: „erst gestürzt und dann gefallen und dann – weiß nich mehr.“	Nomen oft besser als Verben, einzelne Wörter oft besser als im Satzzusammenhang	Auslassung von Flexionsendungen und Funktionswörtern*	In der Alltagskommunikation meist nur wenig beeinträchtigt. Achtung: Verstehen von Sätzen mit Nebensätzen ist häufig gestört! Das Tempo der Sprachverarbeitung ist oft verlangsamt.
Wernicke-Aphasie (Sensorische Aphasie)	Flüssig: lange, „verschachtelte“ Sätze mit wenigen oder phonematisch* stark entstellten oder unpassenden Inhaltswörtern. Es dauert oft sehr lange, bis man den Sätzen etwas Sinn entnehmen kann. Der Redefluss ist oft schwer zu bremsen. Bsp:„siebn ful da in bukzerinus, muss man da nux imma no da sein…“	phonematische Paraphasien*, semantische* Paraphasien, gemischte Paraphasien, Neologismen*	„Paragrammatismus“: Lange, komplexe Sätze mit Konstruktionsänderungen mitten im Satz (Satzverschränkungen), Satzabbrüche, inhaltsleer	Meist schwer gestört, erkennbar an unpassenden Antworten. Themenwechsel des Gesprächspartners werden häufig nicht wahrgenommen. Pat. bemerken ihre Verständnisstörung meistens nicht.
amnestische Aphasie (Anomie)	Flüssig, mit Wortfindungsstörungen, die häufig bemerkt und durch Suchverhalten oder Umschreibungen kompensiert werden. Gelegentlich leicht abweichende semantische Paraphasien, seltener phonematische.	Beim Benennen häufig schwerer gestört als in der Spontansprache.	Nur durch die Wortfindungsschwierigkeiten gestört: häufiger Satzabbrüche, Neuansätze	Erscheint im Gespräch meist ungestört; im Test zeigen sich aber häufig inhaltliche Verwechslungen semantisch ähnlicher Wörter.
Transkortikal-sensorische Aphasie	Flüssig, mit Wortfindungsstörungen, z. T. stark abweichenden semantischen Paraphasien, sehr selten phonematische Paraphasien.	Schwer gestört	Kaum gestört; auffällig ist gutes Nachsprechvermögen!	Meist schwer gestört

* siehe Glossar

[1] in Klammern: ältere Bezeichnungen, die aber wegen ihrer Einseitigkeit missverständlich sind

des Wort aus: Sohn oder Alter statt Mann (semantische Paraphasie) „ oder es werden mehrere Wörter gleichzeitig aktiviert: „Mohn“ aus Mann und Sohn (phonematische Paraphasie) oder sie kann gar keines auswählen und der Sprachfluss stockt.

Die Störung kann aber auch im Lexikon lokalisiert sein: Die Patientin weiß genau, was sie ausdrücken will, aber das Wort steht ihr nicht zur Verfügung, weil das mentale „Blättern“ gestört ist. Es kann passieren, dass die Patientin ein falsches Wort auswählt, aber sie wird diesen Fehler sofort bemerken und ihn zu korrigieren versuchen. Sehr häufig wählen solche Patienten aber auch gar kein Wort aus, sondern umschreiben die gewünschte Bedeutung oder nähern sich schrittweise, obwohl häufig erfolglos, dem passenden Wort an. Gibt man diesen Patienten den (vermuteten) Anfangsbuchstaben (nimmt ihnen also das „Blättern“ ab), finden sie das Wort oft sofort. Leider hilft man den Patienten auf diese Weise auf Dauer gar nicht, weil man ihnen den gestörten Prozess einfach abnimmt und sie dadurch abhängig macht. In der Kommunikation kann ein solches „Raten“ allerdings hilfreich und erleichternd wirken.

Beide Störungen, semantische und lexikalische, resultieren in Wortfindungsstörungen, die sich unterschiedlich auf den Sprachfluss auswirken können: bei starken Wortfindungsstörungen werden viele Inhaltswörter durch Paraphasien oder unspezifische Begriffe ersetzt, die Sätze werden lang und kompliziert, wirken aber inhaltsleer. Häufig bemerken die Patienten ihre Fehler nicht, weil bei ihnen die Störung bereits auf der Bedeutungsebene beginnt.

In der schwersten Form werden nahezu alle Inhaltswörter durch Neologismen ersetzt; man spricht von phonematischen oder semantischem „Jargon“. Diese Störung tritt häufig bei der **Wernicke-Aphasie** auf.

Beispiel: „ch dann n schlan-gal…und wenn ich immer vor und n bisl bin da bint imma, blos allein nich soll man da; siebn ful da in bukzerinus, muss man da nux imma no da sein. n dann wieder Frau Heine…“

Wenn kein Wort ausgewählt werden kann, stockt der Sprachfluss, der Satz wird abgebrochen, oder es beginnt ein Suchprozess mit Umschreibungen oder Annäherungsversuchen an das gesuchte Wort. Dieses Verhalten ist typisch für Patienten mit **amnestischer Aphasie**; sie bemerken ihre Schwierigkeiten, verbalisieren sie und leiden häufig sehr darunter.

Beispiel: „Also ich bin zum Krankenha – äh zur Ärztin gegangen, und die hat mir dann hier – (Geste: Oberarm) – na- sie wissen schon, na da mit dem – nee, Puls nich, so ähnlich…“ Th: „Blutdruck gemessen?“ „Ja, genau: Blutdruck gemessen, und in dem Moment wo die Schwester sagte, sie können jetzt zurück zu ihrer – na zum Hinlegen eben… Ach, das ist ein Mist, ich weiß ja gar nichts mehr.“

- **Satzbau:** Gleichzeitig mit der Auswahl der passenden Wörter müssen diese in einen sinnvollen Zusammenhang, das heißt in eine Reihenfolge gebracht werden, und die beziehungsstiftenden, aber nicht bedeutungstragenden Teile der Sprache wie Wortendungen (zeigst) oder Funktionswörter (von, für, zu, um….) müssen ausgewählt und eingefügt werden. Die Regeln dafür sind in der „Syntax“ gespeichert und können bei Aphasie unabhängig von der Wortfindung gestört sein. Die Patienten lassen häufig diese Endungen („Flexionsendungen“) und Funktionswörter weg oder machen Fehler dabei. Das führt zu einer Art „Telegrammstil“ oder „Agrammatismus“, der das Leitsymptom der **Broca-Aphasie** ist:
  Beispiel: „Ja, erst gestürzt und dann gefallen und dann - - weiss nich mehr. Weg. Arzt gehol- geholen, tatütata, und Schluss. Orparation – und alles weg. Sprechen – ach Mist!“
  Die Störung des Satzbaus bei Wernicke-Aphasie (siehe o.g. Beispiel) wird „Paragrammatismus“ genannt und resultiert vermutlich aus der Wortfindungsstörung.
- **Lautstruktur:** Die Struktur der Laute in einem Wort kann durch die oben beschriebene gleichzeitige Aktivierung mehrerer Wörter durcheinander gebracht werden, oder sie kann separat gestört sein. Wenn in einer Äußerung die Auswahl der Wörter und Satzstrukturen abgeschlossen sind, müssen die Ergebnisse beider Prozesse zusammengefügt und in Lautfolgen umgesetzt werden. Danach müssen die Wörter noch in die motorischen Programme, die der Artikulation zugrunde liegen, umgewandelt werden. Entweder bei der dazu erforderlichen Zwischenspeicherung oder bei der direkten Umwandlung kann eine Störung auftreten. Bei

der letzteren Form entspricht das Problem dem bei der Apraxie; die Laute sind teilweise entstellt, man kann Suchbewegungen mit Lippen und Zunge beobachten, und die Fehler sind nicht konstant. Automatisierte Äußerungen wie Floskeln können fehlerfrei sein. Dementsprechend wird die Störung „Sprechapraxie" genannt. Wenn dagegen die Zwischenspeicherung gestört ist, werden einzelne Laute im Wort vertauscht, weggelassen oder andere hinzugefügt; das Ergebnis ist eine phonematische Paraphasie: „Sprille" statt Spritze, „Schüpfler" statt Schlüpfer.

- **Schwerste Störung der Spontansprache bei Globalaphasie:** Ist gar kein Zugriff auf Wörter mehr möglich, können die Patienten im schwersten Fall nur noch (für den Hörer) sinnlose Ketten von Silben, Wörtern oder Floskeln äußern, wobei eine natürliche Sprechmeldodie häufig erhalten ist. Diese Äußerungen heißen „recurring utterances", Beispiele für Silbenwiederholungen sind „dodododo do! dodo dodo do!", ein Patient konnte nur noch den Namen einer Verwandten produzieren: „Sabinesabine. Sabine!". Häufig sind auch Floskelketten: „achgottachgott. achgottachgott!"

Antworten

- **Ja-Nein-Fragen:** Die Reaktion auf eine Frage ist eine hochautomatisierte Fähigkeit, das heißt, aus der Sprachmelodie und aus einem entsprechenden Blick kann ein Patient auch ohne jedes Sprachverständnis schließen, dass und was für eine Frage gestellt wurde. Das Antwortverhalten ist automatisch ein Ja oder Nein auf eine Ja-Nein-Frage bzw. der Versuch, etwas zu sagen, auf eine „offene" Frage. Ja und Nein haben wenig eigenständige Bedeutung, sondern sind eng mit der Art der Fragestellung verbunden. Deshalb werden sie von Aphasikern leicht verwechselt. Auch die Gesten, die in der normalen Kommunikation als Antwort eingesetzt werden, also Nicken und Kopfschütteln, werden, meist im Rahmen einer Apraxie, leicht verwechselt, so dass man häufig bei einer Störung eine Frage auf verschiedene Arten stellen muss, bis man die richtige Antwort erschließen kann.

  Außerdem muss man, um eine Frage adäquat, also entsprechend der eigenen Intention, beantworten zu können, diese zunächst verstanden haben. Dieses Problem wird unter „Sprachverständnis" näher beleuchtet.
- **Oder-Fragen:** Das Beantworten von Oder-Fragen stellt eine besondere Hürde für Aphasiker dar. Eine „oder-Frage" besteht aus zwei Teilen, manchmal zwei ganzen Sätzen, von denen der gewünschte Teil als Antwort wiederholt werden muss. („Wollen Sie Tee oder Kaffee?" – „Kaffee.") Hier wiederholt ein Aphasiker meistens den zweiten Teil, unabhängig von seiner Intention, weil dieser in seinem Gedächtnis noch stärker aktiviert ist als der erste Teil. Deshalb sollte der Gesprächspartner immer erst den einen Teil und nach der Antwort, quasi zur Kontrolle, den anderen Teil erfragen.

Benennen

Beim Benennen muss der Patient ein Bild oder einen Gegenstand zunächst sehen, dann erkennen und dann ein passendes Bedeutungskonzept aktivieren, um dann das dazu passende Wort herauszusuchen (siehe oben). Vielen Patienten fällt das noch schwerer, als ein Wort spontan, das heißt ohne Vorlage, zu äußern. Das Benennen ist keine kommunikative Handlung und sollte daher nur genau strukturiert in der logopädischen Therapie eingesetzt werden.

> **!** Merke:
> Für den Alltag oder in Therapien, die das Benennen nur als „Vorübung" z. B. für Gedächtnisaufgaben einsetzen, ist das für aphasische Patienten oft sehr frustrierende Benennen nicht geeignet.

Nachsprechen

Beim Nachsprechen muss etwas Gehörtes in eine Lautkette zerlegt und motorisch umgesetzt werden. Das können die Patienten, je nach Störungsbild, unterschiedlich gut, aber mit dem Kommunikationsprozess hat diese Leistung so gut wie nichts zu tun. Man kann nämlich etwas nachsprechen, ohne es zu verstehen, und das, was den meisten Aphasikern Mühe bereitet, nämlich das selbstständige Aktivieren von Wörtern, wird damit nicht geübt.

> **!** Merke:
> Deshalb ist das Nachsprechen lassen nicht nur eine ungeeignete, sondern völlig ineffektive Methode, Aphasikern die Kommunikation zu erleichtern.

Probleme beim Verstehen

Man kann generell sagen, dass die meisten Aphasiker, die mit dem Sprechen Probleme haben, quasi spiegelbildlich Probleme mit dem Verstehen haben:

Wörter

Diejenigen, die für ihre Gedanken keine Wortbedeutungen aktivieren können, bei denen das Problem also in der Semantik liegt, können umgekehrt häufig den gehörten Wörtern keine Bedeutungen zuordnen. Das kann auf zwei verschiedene Arten geschehen: Entweder die Patienten verstehen überhaupt keinen Sinn und sind ratlos – oder sie verstehen etwas Falsches, machen also ähnliche Verwechslungsfehler wie beim Sprechen (semantische Paraphasien) und führen deshalb Handlungen falsch aus oder geben falsche Antworten. Meistens bemerken die Patienten ihren Verständnisfehler nicht, da die Verwechslung vor dem Bewusstwerden der Bedeutung stattgefunden hat.

Sätze

Patienten, deren Schwierigkeiten beim Umgang mit den formalen Aspekten der Sprache, also Satzbau oder Konjugation/Deklination, liegen, haben manchmal auch Probleme bei der Interpretation von komplexeren Satzstrukturen wie z. B. Passiv, Vor- und Nachzeitigkeit, und seltenen Satztypen, die in der Umgangssprache so gut wie nicht vorkommen. Diese Verstehensprobleme sind oft sehr diskret und spielen meistens keine tragende Rolle in der Kommunikation.

Sehr viele Aphasiker, und fast alle Aphasiker mit Verständnisproblemen, haben Schwierigkeiten, sich sprachliche Inhalte zu merken. Dies ist dann nicht auf ein schlechtes Gedächtnis zurückzuführen, sondern darauf, dass die zu merkenden Inhalte gar nicht erst richtig und vollständig ins Gedächtnis eingespeichert werden konnten. Das limitiert natürlich die Wirkung verbal gegebener Anweisungen in der Therapie – lieber einmal mehr einüben oder zusätzlich Zettel mit Schrift plus Zeichnung mitgeben!

Konsequenzen für den Umgang

Auch wenn es im Gespräch oft schwierig ist zu erkennen, woran das Verstehen scheitert, gibt es ein paar Regeln, die das Verstehen für den Aphasiker bzw. das Verstandenwerden für den Gesprächspartner erleichtern:

!

- Möglichst in einfachen, nicht verschachtelten Sätzen sprechen.
- Die eigenen Aussagen möglichst mit einfachen (Zeige-)Gesten unterstützen.
- Das Schriftbild als Hilfe hinzuziehen.
- Darauf achten, dass Blickkontakt zum Aphasiker besteht. Es erleichtert das Verstehen sehr, wenn keine anderen Reize gleichzeitig aufgenommen werden. Deshalb sollte man den Aphasiker auch direkt zum Blickkontakt auffordern, auch wenn es ihm oder ihr schwer fällt, Blickkontakt aufzunehmen oder zu halten. (Nicht, wie häufig gedacht wird, weil das Mundbild eine Hilfe ist, sondern weil der Blick dann nicht wandert.)
- Aus dem gleichen Grund Hintergrundgeräusche abstellen.
- Sich Zeit nehmen.

Dabei ist es besonders wichtig zu berücksichtigen, dass Aphasiker erwachsene Menschen sind. Viele Aphasiker sind sehr empfindlich gegen bevormundendes Verhalten, zumal sie unsere kulturspezifische Haltung, Sprache für den Spiegel des Geistes zu halten, verinnerlicht haben und deshalb durch die Sprachstörung das Gefühl haben, „dumm" geworden zu sein. Also sollte Babysprache und jede Form „betulicher" Zuwendung auf jeden Fall vermieden werden.

Probleme beim Schreiben (Dysgraphie)

Fast immer ist bei Aphasie auch das Schreiben gestört. Man spricht dann von einer Dysgraphie. Manche Patienten haben keinen Zugriff mehr auf das Buchstabeninventar der Schriftsprache, können also weder Einzelbuchstaben noch Wörter nach Diktat schreiben, andere wiederum können zwar Buchstaben nach Diktat schreiben, können jedoch Wörter nicht mehr in einzelne Segmente zerlegen und diesen Buchstaben zuordnen. Die Symptome können auf allen Ebenen auftreten, die auch beim Sprechen gestört sein können: Vertauschen von Buchstaben, Ersatz von einem Buchstaben durch einen anderen oder Ersetzen von ganzen Wörtern durch andere.

Oft kann nur noch der eigene Name als automatisierte Leistung geschrieben werden, und manchmal nicht einmal das. Auf jeden Fall funktioniert es äußerst selten, die Schriftsprache als Ersatzkommunikation für eine gestörte Lautsprache einzusetzen. Das bedeutet auch, dass die Ergotherapeutin das Training der Graphomotorik sehr sorgfältig mit der Logopädin absprechen sollte, um eine Überforderung des Patienten zu vermeiden.

> **!** Merke:
> Die Arbeit an zwei gestörten Bereichen zur gleichen Zeit (also Motorik UND Schriftsprachsystem) sollte unbedingt vermieden werden.

Probleme beim Lesen (Dyslexie)

Was man in der Alltagssprache „Lesen" nennt, sind genau betrachtet zwei voneinander unabhängige Prozesse: das laute „Vorlesen" und das (meist stille) Verstehen von Schriftsprache. Beide können auf eine ähnliche Weise gestört sein wie die Lautsprache. Davon abzugrenzende Störungen sind die Dyslexie nach Neglekt oder Hemianopsie (siehe Kap. 3.7).

Vorlesen

Laut lesen bedeutet, (geschriebene) Buchstaben in Laute zu übersetzen. Dazu ist es nicht nötig, das Geschriebene zu verstehen: Jeder kann, wenn er die Ausspracheregeln einer Sprache wie z. B. des Italienischen kennt, italienische Wörter und Texte vorlesen, ohne sie zu verstehen. Im Deutschen, das ebenfalls eine weitgehende Übereinstimmung zwischen Laut- und Schriftstruktur aufweist, ist es häufig auch nicht zu merken, wenn ein Patient korrekt laut vorliest und dabei nichts versteht.
Häufig ist jedoch das Vorlesen ungefähr im selben Maße gestört wie das laute Sprechen. Manche Patienten haben auch nur Schwierigkeiten, Wörter zu lesen, die sie noch nie vorher gesehen haben, weil es z. B. unbekannte Eigennamen sind. Solche Wörter sind für alle Patienten am schwierigsten, weil sie nur über die Route der Einzelbuchstabenanalyse zu entschlüsseln sind, im Gegensatz zu bekannten Wörtern, die auch „ganzheitlich" erfasst werden können.

Leseverstehen

Das Leseverstehen (häufig auch „Lesesinnverständnis") ist ähnlichen Mechanismen unterworfen wie das Verstehen auditiver Sprache. Die Buchstaben müssen erkannt werden, und die Wörter müssen mit Bedeutungen verknüpft werden. Dabei können dieselben Fehler passieren wie beim auditiven Verstehen und beim Sprechen: Verwechslung mit semantisch ähnlichen Wörtern oder ein Ausbleiben jeglicher Aktivierung. Aber auch wenn für ein Wort keine Bedeutung aktiviert werden kann, kann es sein, dass das Wort korrekt gelesen werden kann (siehe oben).

Wechselwirkungen von Aphasie und weiteren neuropsychologischen Leistungen

Abhängig von der Lokalisation der Läsion können neben der Aphasie auch weitere neuropsychologische Störungen auftreten; häufig kommen Apraxie, Hemianopsie und Hemiparesen vor. Eine Störung des Sprachsystems hat aber auch Konsequenzen auf andere Fähigkeiten.

Störung der Zahlenverarbeitung

Das Lesen und korrekte Einordnen sowohl von Ziffern als auch von Zahlwörtern kann gestört sein, aber auch einzelne oder mehrere Rechenoperationen, der Umgang mit Uhrzeiten oder mit Geld. Es gibt diese Störung auch unabhängig von Aphasie. Als mit der Aphasie verbundene Störung ist sie aber recht häufig.

Probleme beim Zeichnen

Neben bei linkshirnigen Schädigungen eher seltenen räumlich-konstruktiven Störungen können semantische Störungen auch Probleme beim Zeichnen verursachen. Meistens können Formen zwar gut reproduziert werden, wenn diese Patienten aber Gegenstände zeichnen sollen, lassen sie nicht selten Teile weg, manchmal durchaus funktionell wesentliche Details. So kann bei einem Haus die Tür fehlen, oder Tiere werden vage, ohne die unterscheidenden Merkmale gezeichnet. Manchmal weicht auch die Farbe stark von der natürlichen Farbgebung ab. Man könnte vermuten, dass die mentalen Bilder durch die fehlenden Merkmale (in der Semantik) ungenau werden.

Probleme beim Interpretieren von Symbolen

Manche Aphasiker mit semantischen Störungen haben Schwierigkeiten, nichtsprachliche Symbole zu interpretieren. Je weiter diese Symbole von bildlicher Darstellung entfernt sind, desto

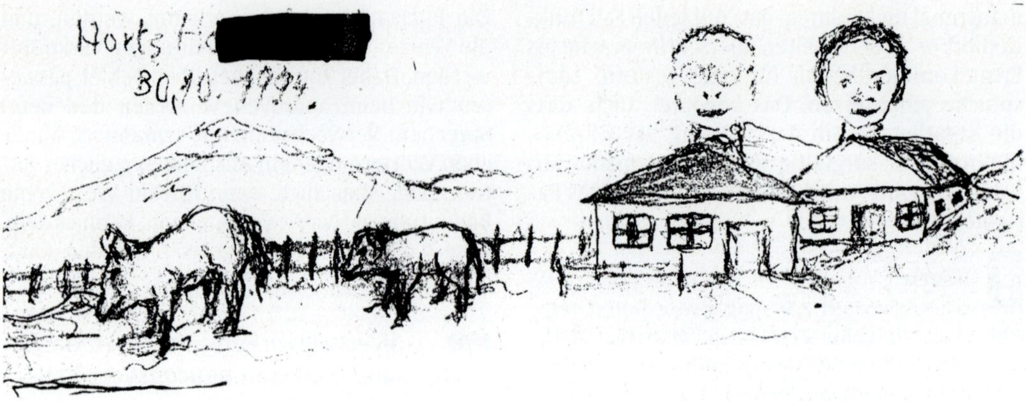

Abb. 3.**68** Herr H. (globale Aphasie) hat ein Tier gezeichnet, das, obwohl die Zeichenfähigkeit gut ausgeprägt ist, wenig spezifische Merkmale aufweist. Durch Nachfragen wurde deutlich, dass der Patient tatsächlich kein näher bestimmtes Tier zeichnen wollte. Er hat lediglich die für „Tier" zutreffenden Merkmale „lebendig", „kann fressen", „hat vier Beine, Rumpf, Kopf, Ohren" dargestellt.

schwieriger sind sie zu interpretieren. Zum Beispiel kann die rote Farbe am Wasserhahn nicht mehr als Symbol für „heiß" entschlüsselt werden, weitere denkbare Schwierigkeiten sind Symbole an Haushaltsgeräten oder Verkehrsschilder. Es ist leicht vorstellbar, was im Alltag passieren kann, wenn Symbole verwechselt werden. Hier ist es unbedingt erforderlich, dass die behandelnde Ergotherapeutin das Verstehen der Symbole gezielt überprüft und gezielt, für einzelne gewünschte Handlungen, erarbeitet.

Probleme in der gestischen Kommunikation

Zu den Symbolen, mit deren **Interpretation** manche Aphasiker Schwierigkeiten haben, gehören auch symbolische, also abstrakte, aber bedeutungshaltige Gesten. Es ist noch nicht endgültig geklärt, ob dieses Verstehensproblem durch die gestörten semantischen Repräsentationen verursacht wird, also der Aphasie zuzurechnen ist, oder ob sie durch die häufig begleitende Apraxie verursacht werden. Die **Produktion** von bedeutungstragenden Gesten jedenfalls ist sehr häufig durch eine Apraxie beeinträchtigt. Spontane Gestik bei Aphasie ist häufig undifferenziert und trägt deshalb wenig zur Verständigung bei. Selbst Zeigegesten können häufig nicht spontan eingesetzt werden.

Gerade bei globaler Aphasie ist jedoch das Einüben eines kleinen, unbedingt alltagsrelevanten Repertoires an bedeutungshaltigen Gesten ein wichtiges Therapieziel der logopädischen oder ergotherapeutischen Therapie. Hier ist eine enge Absprache der behandelnden Therapeutinnen erforderlich (siehe z.B. Götze & Höfer 1999).

Trotz der Verständnisstörung für Gesten helfen einfache unterstützende Zeigegesten in der Kommunikation: Je mehr Kanäle gleichzeitig „bedient" werden, desto höher die Wahrscheinlichkeit der Verständigung.

Gedächtnis

Aphasische Probleme in der Sprachverarbeitung ziehen meistens Störungen des Gedächtnisses für verbales Material nach sich, auch wenn das Gedächtnis als solches im Prinzip nicht betroffen ist: Wird das sprachliche Material nicht oder nur unvollständig verstanden, kann es nicht korrekt eingespeichert werden und zerfällt schneller. Dies ist auch bei Sprachgesunden z.B. beim Lesen von fremdsprachigen oder inhaltlich schwierigen Texten zu beobachten.

Perseverationen

Wie alle anderen neuropsychologischen Funktionen kann auch die Sprache durch Perseverationen gestört werden. Die Patienten können sowohl expressiv an einem gerade geäußerten Wort, an einer Satzstruktur oder an einem Thema „hängen" bleiben, als auch rezeptiv einen Themenwechsel des Gesprächspartners verpassen. Perseverationen sind auch der Grund, weshalb Oder-Fragen vermieden werden sollten.

3.14.2 Psychosoziale Folgen der Aphasie

Die Sprache hat in unserem Kulturkreis eine überragende Bedeutung: Sie wird fast vollständig mit Verstand/Geist gleichgesetzt. Das hat zur Folge, dass Aphasiker sich häufig nicht nur selbst wie „dumm geworden" fühlen, auch von ihrer Umwelt werden sie häufig so behandelt. Es ist nicht schwer, sich vorzustellen, was das für Konsequenzen für das Selbstbewusstsein der Patienten hat: Viele Aphasiker resignieren und ziehen sich von früheren sozialen Kontakten zurück.

Dazu kommt, dass viele Aphasiker nicht in den Beruf zurückkehren können: Ein weiterer Verlust an sozialer Anerkennung und Selbstwertgefühl sowie eine deutliche Verschlechterung der finanziellen Situation sind die Folgen. Die Störungen der Schriftsprachverarbeitung führen vielfach zu einer Einschränkung der Geschäftsfähigkeit; die Patienten sind nicht mehr in der Lage, ihren Schriftverkehr selbstständig zu regeln. Oft müssen sich die Partner der Patienten in für sie völlig neue Rollen hineinfinden, der Aphasiker selbst hingegen muss viele seiner gewohnten Rollen abgeben. Alle diese Aspekte können zu einschneidenden Veränderungen im familiären Umfeld und in der Partnerbeziehung führen.

3.14.3 Aspekte ergotherapeutischer Behandlung bei aphasischen Patienten

Es kommt immer wieder vor, dass Ergotherapeutinnen in Kliniken gebeten werden, die Sprachtherapie doch „mit zu übernehmen". Ich hoffe, es ist deutlich geworden, dass dies ohne fundierte linguistische Kenntnisse nicht möglich ist.

Trotzdem ist es beim transdisziplinären Arbeiten sehr empfehlenswert, eigentlich sogar unumgänglich, dass die in der einen Therapie erarbeiteten Strategien in der anderen Therapie mit eingesetzt werden: In therapeutischen Situationen wie Einkaufen oder Cafébesuch sollten der Gebrauch von in der Logopädie erarbeiteten Kommunikationsstrategien von der Ergotherapeutin unterstützt werden, im besten Fall kann die therapeutische Situation von beiden Therapeutinnen zusammen geplant werden (ausführliche Hinweise zu kommunikativen Strategien und deren Umsetzung im Alltag siehe Götze & Höfer 1999).

3.14.4 Zusammenfassung der Tipps für den Umgang

Das Sprechen erleichtern

- Dem Patienten Zeit lassen – unter Druck verschlechtert sich das Sprechen.
- Das Ziel – eine befriedigende Kommunikation – hat Vorrang
- keine Korrekturen der Form
- Rückfragen stellen
- Vermutungen, was der Patient meinen könnte, erst äußern, wenn man Grund dazu hat, die Richtigkeit der Vermutung anzunehmen. Nicht wild raten, solange der Patient noch versucht, sich auszudrücken.
- Immer die Möglichkeit semantischer Paraphasien einkalkulieren! Manchmal sagt der Patient scheinbar das Gegenteil von dem, was er sagen will.
- Ja-/Nein-Fragen sind besser als Oder-Fragen

Das Verstehen erleichtern

- Blickkontakt suchen, Ablenkung vermeiden.
- Hintergrundgeräusche reduzieren.
- In einfachen Sätzen sprechen.
- „Redundant" sprechen: Einen Sachverhalt auf mehrere Arten ausdrücken.
- Dieselbe Information durch mehrere Kanäle ausdrücken: Zeichnungen, Gesten, Schriftbild (mit Einschränkung! Siehe oben) hinzuziehen.
- In normaler Lautstärke sprechen, den Eindruck von „Babysprache" vermeiden.

In der Therapie

- Verständnisstörung einkalkulieren.
- Nicht benennen lassen.
- Nicht nachsprechen lassen.
- Vorsicht beim Schreibtraining.
- Vorsicht beim Lesen lassen.
- Symbolverständnis überprüfen.
- Im interdisziplinären Team entscheiden, wer das Gestentraining durchführt.

Literatur

Goldenberg G. Aphasie. In :Neuropsychologie. Grundlagen – Klinik – Rehabilitation. Stuttgart: Gustav Fischer; 1998.

Lutz L. Das Schweigen verstehen. Über Aphasie. Berlin: Springer; 1996.

Weitere verwendete Literatur

Blanken G, Hrsg. Einführung in die linguistische Aphasiologie. Freiburg: Hochschulverlag; 1991.
Huber W, Ziegler W. Störungen der Sprache und des Sprechens. In: Sturm et al., Hrsg. Lehrbuch der klinischen Neuropsychologie. Lisse, NL: Swets & Zeitlinger; 2000.
Kotten A. Lexikalische Störungen bei Aphasie. Stuttgart: Thieme; 1997.
Hartje W, Poeck K, Hrsg. Klinische Neuropsychologie. 3. neubearbeitete Auflage. Stuttgart: Thieme; 1997.
Stenneken P. Sprache und Kommunikation. In: Götze R, Höfer B. AOT – Alltagsorientierte Therapie bei Patienten mit erworbener Hirnschädigung. Stuttgart: Thieme; 1999.
Tesak J. Einführung in die Aphasiologie. Stuttgart: Thieme; 1997.

Belletristik

Tropp-Erblad I. Katze fängt mit S an. Aphasie oder der Verlust der Wörter. 2. Auflage. Fischer Taschenbuch Verlag; 1994.
Baursch E. Die Blitze des Zeus. Overath: Verlag Andrea Schmitz; 1992.

Weitere Literatur auf der Homepage der Aphasiker-Selbsthilfe: www.aphasiker.de/literat.htm

3.15 Unterstützung bei der Krankheitsverarbeitung

Carola Habermann

Für den neurologischen Patienten bedeutet der Krankheitseintritt eine extreme Veränderung in seinem Leben. Das Gehirn befindet sich durch die Schädigung in einem Ausnahmezustand. Zum einen rufen die Schädigungen je nach Lokalisation bestimmte Störungen hervor, zum anderen sind die Strukturen zur Bewältigung an sich auch gestört. Die dazu benötigte Fähigkeit, sich selbst und die eigene Erkrankung in relativ objektiver Weise wahrzunehmen und sich selbst zu erleben, wird in ihrer Störung als klinisches Phänomen beschrieben (Wenz 1999) und Unawareness genannt (siehe auch Kap. 3.7).

Auf der anderen Seite gibt es bestimmte psychologische Mechanismen, die eine individuelle Verarbeitung von Krankheit und Problemlöseverhalten ermöglichen oder auch erschweren. Zunächst bedeutet eine Krankheit für das Leben des Patienten und sein personales Umfeld Veränderungen, die als kritisches Lebensereignis bezeichnet werden. Diese Veränderungen können zu einem problematischen Verarbeitungsprozess führen. Filipp (1990) bezieht sich bei Beobachtung kritischer Lebensereignisse auf Untersuchungen mit psychisch Kranken, wobei der Transfer auf neurologisch Kranke durchaus möglich ist.

Folgende Konstellationen entstehen durch Erkrankung (Filipp 1990):
- Die Bedürfnisse des Individuums und die Fakten des Ereignisses stehen im Widerspruch zueinander.
- Veränderungen der Bedürfnisse sind erforderlich.
- Neue Ziele und Bedürfnisse müssen entworfen werden.

Die Schwierigkeiten in der Bewältigung der Veränderungen beziehen sich auf die folgenden Prozesse:
- Gewohnte Problemdefinitionen gelingen nicht mehr.
- Es ist erschwert, eine alternative Problemdefinition vorzunehmen.
- Alternative Problemdefinitionen müssen teilweise von anderen angenommen werden, weil ein Kompetenzdefizit oder eine Kompetenzstörung bezüglich der Bewältigungsfähigkeiten vorliegt.

Für den neurologisch Erkrankten kommt erschwerend hinzu, dass das Kompetenzdefizit zusätzlich aus neurologisch verursachten kognitiven Störungen, besonders bezüglich Planen und Problemlösen bestehen kann (Wenz 1999). Die Handlungsfähigkeit des Patienten ist also auch im Bezug auf den Umgang mit seiner Erkrankung erheblich beeinträchtigt. Die Patienten können in der Folge mit Abwehrmechanismen, Stimmungsschwankungen und Ängsten reagieren.

Für die psychotherapeutische Intervention zur Unterstützung des Bewältigungsprozesses gibt es noch wenige Behandlungsansätze (Gauggel u. Schoof-Tams 2000). Es ist auch noch nicht selbstverständlich, in der neurologischen Rehabilitation psychotherapeutische Behandlungen anzubieten. Anhand des handlungsorientierten Therapieschwerpunkts kommt damit der Ergotherapie ein gewisser Stellenwert in der Begleitung des Krankheitsbewältigungsprozess zu, da neue oder andere Handlungsroutinen erarbeitet werden.

Allgemein werden für die Krankheitsbewältigung so genannte Coping- und Defense-Strategien benötigt. Diese dienen der konstruktiven, realitätsangepassten und flexiblen Auseinandersetzung mit der Erkrankung zur Bewältigung von Situationen, in denen nicht mit Handlungsroutinen reagiert werden kann. Für ein routiniertes Coping werden folgende Schritte benötigt (Oerter 1998):

- affektive und kognitive Abschätzung der Situation
- Abschätzung der Lösungs- und Handlungsalternativen
- Abschätzung während der Ausführung zur Neubewertung und Alternativenentwicklung

Zu effektiven Bewältigungsmechanismen im Copingprozess gehören weitere Strukturen und Programme, die der Krankheitsverarbeitung dienen:

- kognitive Strukturen, um beispielsweise die o.g. Schritte kognitiv zu vollziehen,
- Programme für Werte und Urteile, um abschätzen zu können, was gut und richtig für einen ist,
- soziale Strukturen, die der Unterstützung des Copingprozesses dienen (Copingstile, siehe auch Wenz 1999).

Affekte und Ich-Prozesse im Selbstkonzept beeinflussen die Handlungen im Bewältigungsprozess (Filipp 1990). Daher erfordert der Bewältigungsprozess zunächst die Anpassung des Selbstkonzepts (des Ich-Bildes) an die krankheitsbedingten Veränderungen. Den ergotherapeutischen, lebenspraktischen Behandlungsstrategien kommen damit eine besondere Bedeutung zu. Die Patienten erleben, wie sie in ihrer Erkrankung wieder handeln lernen. Die Veränderung im Selbstkonzept wird durch die Erfolgserlebnisse in der handlungs- und alltagsorientierten Therapie unterstützt. Wenz (1999) schätzt Erfolgserlebnisse besonders hochwertig ein, wenn sie nahe am Erfahrungsalltag, also in den bekannten Bereichen des Patienten gestaltet sind.

Die ergotherapeutische Behandlung hat als oberstes Ziel die Wiederherstellung und den Erhalt der Handlungsfähigkeit. Dies gilt für die funktionsorientierte neurophysiologische und neuropsychologische Handlungsfähigkeit, aber auch für die Unterstützung bei der Entwicklung von Copingstrategien.

Wenn also die Krankheitsbewältigung mit einer Veränderung des Selbstkonzepts vorrangiges Ziel für den Patienten ist, kann die Ergotherapie mit ihren Maßnahmen diesen Schwerpunkt unterstützen. In Absprache mit Psychologen, Ärzten und dem weiteren therapeutischen Team kann der Patient in der Ergotherapie unterstützt werden bei

- Überlegungen zu Bedürfnisveränderungen und -zielen
- Wiederentdeckung gewohnter und Entwicklung alternativer Problemdefinitionen
- Abschätzung der Situation, der Lösungs- und Handlungsalternativen und der Ausführung der Handlungsalternativen
- Stärkung der kognitiven, emotionalen und psychosozialen Strukturen
- Stärkung der Ich-Kompetenzen

Der Patient kann also durch die entsprechend einfühlende Therapeutin mit psychotherapeutischem Wissen bei der Krankheitsverarbeitung unterstützt werden. Aber auch bei der problematischen Krankheitsverarbeitung kann eine gute Patient-Therapeutinnen-Beziehung bei der Bewältigung seiner Ängste, Stimmungsschwankungen und Abwehrmechanismen unterstützend wirken. Hinweise auf Strategien im Umgang mit problematischer Krankheitsverarbeitung sind von Wenz (1999) in „AOT – Alltagsorientierte Therapie bei Patienten mit erworbenen Hirnschädigung" übersichtlich und mit Fallbeispiel beschrieben (siehe auch Kap. 2.4.8).

Literatur

Filipp, S. Kritische Lebensereignisse, 2. Aufl., München: Psychologie Verlags Union; 1990.

Gauggel S, Schoof-Tams K. Psychotherapeutische Interventionen bei Patienten mit Erkrankungen oder Verletzungen des Zentralnervensystems. In: Sturm et al. Hrsg. Lehrbuch der klinischen Neuropsychologie. Frankfurt/M und Lisse (NL): Swets & Zeitlinger GmbH; 2000.

Oerter R. Montada L. Entwicklungspsychologie; 4. Aufl.; Weinheim: Psychologie Verlags Union; 1998.

Wenz C. Krankheitsverarbeitung. In: Götze R, Höfer B. Alltagsorientierte Therapie bei Patienten mit erworbener Hirnschädigung. Stuttgart: Thieme; 1999.

4 Modelle in der neurologischen Ergotherapie

Inhalt:

4.1 Einleitung

Friederike Kolster

Im vorliegenden letzten Kapitel des Buches beschäftigen wir uns mit einem „neuen" Bereich, einer neuen Blickweise der Ergotherapie im Arbeitsfeld Neurologie: den *ergotherapeutischen Praxismodellen.*

Obwohl sie inzwischen in Deutschland mehr als 10 Jahre bekannt sind, beginnen sie sich in der ergotherapeutischen Alltagsarbeit bisher nur zögerlich zu etablieren.

Aus diesem Grund haben wir uns entschlossen, die ergotherapeutischen Praxismodelle und die Arbeit damit nicht vollständig in die verschiedenen Abschnitte und Fallbeispiele dieses Buches zu integrieren, sondern sie gesondert zu behandeln – obwohl diese Sonderbehandlung keinesfalls die Meinung der Herausgeberinnen zum Thema „Modelle" widerspiegelt. Wir erleben die Auseinandersetzung mit den Modellen und die Arbeit mit ihnen im Gegenteil als wichtiges und wesentliches Element einer zeitgemäßen und den Erfordernissen und Strukturen angepassten Ergotherapie – fachlich und berufspolitisch. Dies spiegelt sich beispielhaft in der Verwendung des COPM in einigen vorderen Kapiteln wider (siehe Kapitel 2.1, Befunderhebung, 2.4.7 HoDT, 3.4 Hemiplegie, ...).

Warum aber zur Zeit die Modelle nur so zögerlich angenommen werden, wie sich das ändern könnte und welche Vorteile eine modellgestützte Denk- und Arbeitsweise haben kann – damit beschäftigen sich die vier folgenden Beiträge:

In einem *Gruppengespräch* haben wir versucht, der oben aufgeworfenen Fragestellung nachzugehen und Lösungsmöglichkeiten zu entwickeln. Die drei weiteren Beiträge beschäftigen sich mit der Umsetzung der Praxismodelle in die ergotherapeutische Arbeit in drei verschiedenen „Phasen": Der *Beeinflussung der Sicht- und Arbeitsweise* durch ein Assessment des MOHO, das AMPS (Interview mit Christine Rosenbohm), der *konkreten Umsetzung von Denkstrukturen* zweier Modelle (Reed & Sanderson und CMOP) in einer Checkliste und deren Benutzung (Beitrag von Birgit Hurtz) und die *Vorstellung der – ganz selbstverständlichen – Arbeit* mit dem „Australischen Modell", OMPA (geschrieben von der in Australien lebenden Österreicherin Anna Jurkowitsch).

Den „experimentellen" und „suchenden" Charakter, der den Umgang mit den Modellen in diesen Beiträgen widerspiegelt (mit Ausnahme des Beitrages von Anna Jurkowitsch) haben wir ganz bewusst gewählt. Wir wünschen uns, dass die Grundlagen der Praxismodelle auch im neurologischen Arbeitsfeld diskutiert und angewendet werden.

Seit Juli 2000 sind die ergotherapeutischen Praxismodelle mit der neuen Ausbildungs- und Prüfungsverordnung AprV für die Ergotherapie (Jehn 2000) auch Bestandteil der Ausbildung. Der Nutzen der Theorien und Modelle, die Beeinflussung des eigenen Denkens und der therapeutischen Herangehensweise durch diese wird dadurch sehr viel durch die Schülerinnen angeregt werden – und wir möchten zum Ausprobieren und Experimentieren alle Ergotherapeutinnen ermutigen.

Von allen Kapiteln/Teilen dieses Buches ist dieses wohl das „Flüchtigste": Wir wünschen uns, dass sich bei einer zweiten Auflage dieses Buches einige der noch experimentellen und suchenden Inhalte verändert haben werden, da die Entwicklung sehr schnell vorangeschritten ist.

Literatur

Jehn P. Die neue Ausbildungs und Prüfungsverordnung (AprV). In: Scheepers et al. Ergotherapie von Behandeln zum Handeln. 2. Aufl. Stuttgart; Thieme 2000

4.2 Was bringen Praxismodelle der neurologischen Ergotherapie?

Eine Kontroverse im Rahmen einer Gruppendiskussion

Gesprächsteilnehmerinnen: Ulrike Marotzki (U.M.), Carola Habermann (C.H.), Anja Niehaus (A.N.), Friederike Kolster (F.K.)

Grundlegende Unterscheidung zwischen theoretischem Wissen „Know-that" und praktischem Wissen „Know-how"

C.H.: Wenn ich mich mit ergotherapeutischen Modellen und Theorien beschäftige, stellt sich mir zunächst die Grundsatzfrage, was eigentlich die Grundlage ergotherapeutischen Arbeitens ist? Von welchen Quellen ernähren wir unsere berufliche Praxis sozusagen?

U.M.: Das sind Fragen, die sehr viele Antworten ermöglichen; es gibt da einige unterschiedliche theoretische Konzepte. Man kann beispielsweise davon sprechen, dass Therapeuten in der Arbeit grundlegend unterschiedliche Wissensressourcen nutzen. Da ist auf alle Fälle das *theoretische Wissen* der ergotherapeutischen Bezugswissenschaften, das ja in der Ausbildung erworben wird. Auf dieses Wissen beziehen sich Therapeuten in ihrer Arbeit immer dann, wenn sie beispielsweise anfangen, sich einzelne Beobachtungen beim Patienten zu erklären und sie bestimmten Krankheitsbildern zuordnen. Theoretisches Wissen ist also ein ganz wichtiger Baustein zum Erklären von Zusammenhängen. Es wird in der kognitiven Psychologie auch das „Know-that" genannt. Wichtig bei dem „Know-that" ist, dass es da meist um allgemeingültige logisch-kausale Aussagen geht, auf die ich mich beziehe: Wenn ich einen Menschen sehe, der sich in einer bestimmten Weise fortbewegt, schließe ich aufgrund des Bewegungsmusters beispielsweise darauf, dass diagnostisch wahrscheinlich eine Hemiparese vorliegt. Diese Zuordnung ermöglicht mir wiederum zu folgern, dass bestimmte Behandlungsmethoden eher angeraten sind als andere, wenn ich dem Patienten dabei helfen möchte, seinen Zustand zu bessern. Außerdem kann ich bei genauerer Kenntnis des Störungsbildes auch Prognosen zum Verlauf aufstellen. Das läuft relativ unabhängig von der konkreten Person des Patienten. Dem theoretischen Wissen steht das *praktische Ausführungs-* oder *Erfahrungswissen* gegenüber. Es wird „Know-how" genannt. Das „Know-how" ist uns eigentlich sehr vertraut. Dieses Wissen eignet man sich nicht über Theorien an, sondern durch konkrete Erfahrungen in der Arbeit mit Patienten. Hierfür brauchen wir unbedingt die praktische Ausbildung als Vorbereitung für den Beruf. Unter der Anleitung erfahrener Kolleginnen eignen wir uns bestimmte Verfahrensregeln an und gewinnen dabei ein Gefühl für das richtige Vorgehen.

F.K.: Ich glaube – und das finde ich ganz spannend – das „Know-that" bezieht sich ja in unserer ergotherapeutischen Arbeit hier in Deutschland auf die Schulmedizin. Das „Know-how" ist das eigentliche ergotherapeutische Handeln. Das bedeutet, dass wir uns bisher in unserem therapeutischen Handeln, mit unserem „Know-how", auf ein Wissen, ein „Know-that", beziehen, das nichts Ergotherapeutisches an sich hat. Wir müssen also jedes Mal neu schulmedizinisches Wissen transferieren, um damit ergotherapeutisch arbeiten zu können. Das wäre anders, wenn wir uns durch eigene ergotherapeutische Theorien auf ein eigenes ergotherapeutisches Know-that beziehen könnten.

U.M.: Mich würde dabei allerdings interessieren: Was ist denn das „Know-that" in der neurologischen Ergotherapie?

F.K.: Ich würde sagen: *die* „Know-thats" ..., da sind ja meistens mehrere! Zunächst das Basiswissen der Neurophysiologie, -anatomie, -psychologie als Bezugswissenschaften der Neurologie, dazu Krankheitslehren und auch die Lehre von der Gesundung. Aber wie man zur Gesundung kommt, dazu gibt es bisher eigentlich kein „Know-that". Dazu gibt es sowieso ganz wenig und für die Ergotherapie erst recht nicht.

C.H.: Das ist auch schwierig. Das sind z. B. die neurobiologischen Modelle zur Informationsverarbeitung und zum motorischen Lernen. Da gibt es neuere wissenschaftliche Hintergründe und das dauert auch immer relativ lange, bis sich das bei allen therapeutischen Berufen insgesamt durchsetzt.

Eigenschaften und Entwicklung praktischen Verfahrens- und Erfahrungswissens

U.M.: Aber nun stellt sich die Frage, wie ich von den allgemeinen Erklärungstheorien wieder auf den konkreten Fall komme. Wie setzen wir in Handlungen um, was wir theoretisch wissen? Das eine ist nicht bruchlos in das andere überführbar. Da zeigt sich z. B. eine Eigenschaft des „Know-how": Es ist meistens nicht sprachlich verfügbar. Man spricht dann auch vom „impliziten Wissen". Oder wir sagen umgangssprachlich, dass wir intuitiv aus dem Bauch heraus handeln. Und wie entwickelt sich das praktische Wissen, wenn es nicht aus Theorien abgeleitet wird? In der Praxis begegnet man einem neuen Patienten meist mit bestimmten Erwartungen und theoretischen Vorstellungen. Es kann dann vorkommen, dass man merkt: Irgendwie ist hier etwas anders als erwartet und bekannt. Der Fall passt nicht so in das vorhandene Muster, da ist eine Differenz und man macht sich ganz wie ein Detektiv auf die Suche nach Hinweisen, die das Rätsel lösen. Das kann beispielsweise bei einem apallischen Patienten ein irgendwie anderer Blick sein oder bei einer eigentlich als komplett diagnostizierten Querschnittslähmung ein winziger Hinweis für eine eigentlich nicht mehr erwartbare motorische oder sensible Funktion. Das ist genau die Art und Weise, wie sich Erfahrungen bilden. In diesen kleinen Differenzen zwischen Erwartung und praktischer Handlungssituation, die man manchmal nur kurz bewusst reflektiert. Darin bilden sich Erfahrungen, so verfeinern sich Wahrnehmungsmuster. Praktisches Erfahrungs- und Verfahrenswissen bildet sich also in der täglichen Einstellung und Anpassung des therapeutischen Vorgehens an den Einzelfall heraus. Die Frage ist nur, ob wir mitteilen können, *was* da geschieht.

F.K.: Das bedeutet, wir müssen auf unsere Intuition hören?

A.N.: Ja, unter anderem.

F.K.: Rückblickend betrachtet zeigt sich ja, dass sich neue therapeutische Konzepte meist mit Hilfe der Intuition entwickelten, die erst später wissenschaftlich belegt werden konnten. Die Entwicklung des Bobath-Konzeptes hat doch ähnlich stattgefunden: Berta Bobath hat ihre Wahrnehmungen und ihr Gefühl einer „richtigen" Behandlung gegen den teils massiven Widerstand von KollegInnen ausprobiert und umgesetzt. Zu dieser Zeit galt, dass Spastizität nicht beeinflussbar ist. Bei ihren Patienten hat sie dieses aber festgestellt, verschiedene Behandlungsvarianten ausprobiert und schließlich soviel Erfolg mit ihrer Herangehensweise gehabt, dass sich daraus ein anerkanntes Konzept herausgebildet hat.

Zusammenfassung: theoretisches und praktisches Wissen

U.M.: Also die Frage war ja, welches die Quellen ergotherapeutischen Arbeitens sind. – Zusammenfassend würde ich zwei Hauptquellen, das theoretische und das praktische Wissen benennen: Das theoretische Wissen haben wir über Begriffe und Zusammenhänge in der Schule und in Fortbildungen gelernt, aber das praktische Wissen wird in der Anwendung gelernt und ist meistens sprachlich nicht verfügbar.

Professionelles Wissen und Handeln: der Klientenbezug

U.M.: Und dann macht es vielleicht Sinn, eine dritte Quelle zu unterscheiden, nämlich, was denn eigentlich *professionelles* Wissen und Handeln ausmacht. Ganz entscheidend ist, dass es da um den Klientenbezug geht. Es geht um das Verhältnis zum Klienten, nämlich darum: „Wie bringe ich in einer ganz konkreten Behandlungssituation mein theoretisches Wissen und therapeutisches Können, was der Klient erst einmal überhaupt gar nicht versteht, mit den Bedürfnissen und Wünschen des Klienten zusammen?" Es geht im professionellen Handeln also um die *Vermittlungsarbeit* zwischen Therapeuten, Klienten, aber auch dem gesellschaftlichen Auftrag – das ist das, was eigentlich Professionalität ausmacht. Für diese Vermittlungsarbeit ist ganz entscheidend, von welchem Menschenbild ich ausgehe und welche professionellen Werte den Beruf auszeichnen.

Der Nutzen ergotherapeutischer Praxismodelle für die neurologische Ergotherapie

C.H.: Wie fasse ich als Ergotherapeutin, die im Handlungsfeld Neurologie tätig ist, nun das „Know-that" des theoretischen Wissens, das „Know-how" des praktischen Wissens und den Klientenbezug des professionellen Wissens zusammen? Helfen mir dabei die ergotherapeutischen Praxismodelle und komme ich damit zu neuen Denkmustern? Wenn ich mich mit den neuen Modellen auseinander setze, verändert sich da etwas in meiner therapeutischen Herangehensweise an den Patienten und seine neurologischen Beeinträchtigungen?

U.M.: Die Modelle helfen Ergotherapeuten nicht dabei, *neurologisch* zu arbeiten, sondern sie helfen ihnen, in der Neurologie ausgeprägter *ergotherapeutisch* zu arbeiten. Was bedeutet das? Zunächst integrieren Praxismodelle genau die drei Bestandteile, von denen wir eben sprachen: theoretisches, praktisches und professionelles Wissen, welches für die Ergotherapie relevant ist. Das *theoretische* Wissen der Praxismodelle liefert in erster Linie ein mehrdimensionales Konzept der menschlichen Betätigung. Dies leisten neurologische Theorien nicht und das ist auch gar nicht ihr Ziel. In zweiter Linie geben Praxismodelle Erklärungen dafür, wie menschliche Betätigung funktioniert, bzw. welche Folgen es für den Einzelnen haben kann, wenn sie nicht funktioniert. Hierzu leisten auch neurologische Konzepte einen Beitrag, beispielsweise diejenigen, die sich mit der Plastizität des Gehirns befassen. Diese Theorien würden allerdings nicht so weit gehen, für sich zu beanspruchen, das Phänomen menschlicher Betätigung umfassend aufzuklären. Was ein Praxismodell leider nicht liefert, ist eine einheitliche und in sich konsistente Theorie zur menschlichen Betätigung. Der Versuch, die verschiedenen bio-psycho-sozialen Aspekte menschlicher Betätigung umfassend zu beschreiben, geht zu Lasten der Konsistenz in der Theoriebildung. Dennoch, das theoretische Wissen, das in den Praxismodellen zur menschlichen Betätigung zusammengefasst ist, macht deutlich, dass es mehrere Schauplätze gibt, die von Ergotherapeuten – ganz gleich in welchem Fachbereich sie arbeiten – zu beachten sind, wenn sie sich um die Fähigkeiten des Patienten bemühen, Betätigungen auszuführen. Es sind bspw. die Bühnen motorischer und sensibler Fähigkeiten, des Willens und der Motivation, alltäglicher Aufgaben und Anforderungen sowie bedeutungsvoller Rollen des Patienten. Für jede Bühne sind ganz unterschiedliche Theoriesorten relevant, die in den Modellen zusammengefasst und dem Therapeuten zur Verfügung gestellt werden. Praxismodelle beziehen sich aber genauso auf das *praktische* Wissen und Handeln. Das heißt, sie geben Ergotherapeuten Arbeitshilfen zur Befunderhebung, sogenannte Assessments, an die Hand; sie weisen auf Vorgehensweisen, Leitlinien und die Leitvorstellungen hin, die wir als Ergotherapeuten in der praktischen Arbeit mit dem Patienten umsetzen. Hierzu gehört beispielsweise, dass betont wird, der Patient solle selbst seine Ziele in der Therapie setzen. Der *Wahlfreiheit des Patienten* wird hohe Bedeutung zugesprochen. Darüber hinaus ist es nicht schwierig, nachzuvollziehen, dass Praxismodelle die *professionelle Arbeitsweise* der Ergotherapeuten fördern wollen, indem sie dabei unterstützen, Klarheit der Angebote und der Vermittlung gegenüber dem Patienten herzustellen und mit diesem einen partnerschaftlichen Umgang zu pflegen. Ebenso wollen Modelle transparent machen, welchen gesellschaftlichen Auftrag Ergotherapie übernehmen kann. Die ergotherapeutische Herangehensweise soll sich also mit Hilfe der Modelle durch Mehrdimensionalität und Professionalität auszeichnen.

F.K.: Ist es also so, dass die Modelle eine *Brücke* bilden zwischen diesem Wissen und dem Handeln?

U.M.: Genau darum geht es! Es geht genau um diese Brückenfunktion und darum, bei so vielen Dimensionen des Betätigungsbegriffes die Orientierung zu behalten und auch nach außen zu schaffen.

Zur Unterscheidung von Praxismodellen und neurologischen Therapie- und Behandlungskonzepten

C.H.: Es bleibt die Frage zu stellen, ob unsere neurologischen Therapie- und Behandlungskonzepte in Bezug auf die Praxismodelle vergleichbar sind oder ob sie auf einer anderen Gedankengrundlage beruhen?

A.N.: Für mich liegt der Unterschied darin, dass sich meiner Meinung nach die spezifischen Behandlungskonzepte permanent einer regen Weiterentwicklung unterziehen. Jemand, der Behandlungskonzepte neu erlernt, kann und wird diese ergänzen. Es gibt zwar Richtlinien und Richtwerte, diese sind aber in sich nicht feststehend. Über einen längeren Zeitraum werden bisher keine festgeschriebenen Standards in Form von beispielsweise Dokumentationsschemata angewendet. Die Modelle hingegen bieten konkrete Rahmen, die einen Wirksamkeitsnachweis zum Teil begünstigen und vereinfachen. Spezifische Behandlungskonzepte weisen eher eine Richtung für das weitere Vorgehen auf, der Schwerpunkt richtet sich auf die Inhalte und auf den Therapieverlauf. Die empfohlenen Vorgehensweisen in der Befunderhebung und Dokumentation gestalten sich vorwiegend individuell.

F.K.: Meiner Meinung nach ist es eher so, dass sich bestimmte Behandlungskonzepte auf Befunderhebung und Behandlung bestimmter Störungsbilder beziehen. Im Bobath-Konzept oder den kognitiven Übungen von Perfetti wurden Methoden entwickelt, um ein bestimmtes Störungsbild zu interpretieren und zu behandeln. Anders ist es bei den Modellen, die sich eher mit der grundsätzlichen Sichtweise und Möglichkeiten von Ergotherapie beschäftigen. Der Blick auf den Klienten ist viel „weiter", weil der gesamte Lebensbereich des Klienten betrachtet wird, und die Auswirkungen, die die neurologische Erkrankung hat, unter einem anderen Blickwinkel gesehen werden als primär unter dem Aspekt der Behandelbarkeit von Defiziten.

A.N.: Mein Eindruck ist, dass ein großer Teil der z. Zt. eingesetzten Konzepte den beziehungsweise die Patienten eher unter funktionell-defizitären Gesichtspunkten betrachtet und beurteilt. Grundsätzliche Wünsche, gravierende psychische Belastungen und soziale Probleme, Fähigkeiten der Patienten und ihre aktuellen Bedürfnisse stehen weniger im Mittelpunkt. Eindrücke dahingehend werden nur teilweise und am Rande vermerkt. Dies soll nicht heißen, dass diese Aspekte keine Berücksichtigung erhalten, dennoch stehen sie beispielsweise in Diskussionen um eine Verlängerung eines Reha-Aufenthalts weniger im Vordergrund oder müssen mit besonderem Nachdruck erwähnt werden. Ein weiterer, sicherlich nicht zu übersehender Aspekt ist, dass die Konzepte untereinander bisher nicht vergleichbar gemacht wurden. Ich spreche hier speziell für den Bereich der Neurologie.

F.K.: Die Behandlungskonzepte sind genau deshalb entwickelt worden: um bestimmte Defizite zu identifizieren, an deren Verbesserung dann direkt, konzeptspezifisch gearbeitet werden kann.

C.H.: Damit ist aber die Unterscheidung der Praxismodelle und der Behandlungs- und Therapiekonzepte deutlich geworden. Praxismodelle dienen dazu, klientenzentrierte Bestandteile unserer Arbeit zu verdeutlichen, Behandlungs- und Therapiekonzepte dienen der Sicht auf die Bestandteile die Störungsbilder.

U.M.: Wenn die Modelle uns die vorhandenen Bestandteile unserer Arbeit verdeutlichen können, frage ich mich, wie sie sich in der neurologisch orientierten Ergotherapie besser etablieren könnten.

F.K.: Dazu müssen wir uns schon die Frage stellen, warum sie sich bisher noch nicht etablieren konnten. Circa 1990 haben ungefähr zeitgleich Ergotherapeutinnen in Deutschland begonnen, sich mit dem MOHO bzw. mit dem Perfetti-Konzept (s. a. Kap. 2.4.3) zu beschäftigen. Bei Perfetti war es so, dass schon 5 Jahre später ganz viele neurologisch tätige Ergotherapeutinnen einen Kurs belegt hatten oder zumindest von dem Konzept wussten und sich damit intensiv beschäftigen wollten, weil sie sich davon eine bessere Behandlungskompetenz versprachen. Und in demselben Zeitraum wurden die Modelle in Deutschland publik gemacht, aber haben sich in der Neurologie kaum etabliert. Ich vermute, es liegt daran, dass es für die Therapeutinnen viel schwerer ist, sich vorzustellen, auf welche Weise sie durch die Modelle an Behandlungskompetenz gewinnen können.

Hinzu kommt auch noch ein ganz anderer Aspekt: Für diejenigen, die schon sehr lange im Beruf sind, sind die Theorien und Modelle zum Teil ziemlich nichtssagend, lange nicht differenziert genug. Schließlich haben sich diese Ergotherapeutinnen im Laufe der Jahre ihre ganz eigenen Theorien und Modelle erarbeitet. Ich selbst habe immer noch in der Beschäftigung mit den Modellen ganz große Schwierigkeiten, mich von meinem Denken zu lösen, u. a. deshalb weil mein „inneres Modell" sehr individuell und sehr differenziert ist. Ich stelle mir vor, dass das vielen Berufserfahrenen so geht. Bei den Lernenden ist das sicher anders.

Verzicht auf bisherige Behandlungskonzepte oder Kombination mit Praxismodellen?

F.K.: Für mich ist die Frage: Können wir auf die bisherigen Konzepte verzichten? Sie setzen ja dort an, womit sich die Schulmedizin bei uns in Deutschland hauptsächlich beschäftigt, der Behandlung der spezifischen Defizite der Patienten mit dem Ziel, sie so „gesund", so „normal" wie möglich zu machen, in der Hoffnung, dass sie wieder normal handeln können, wenn sie möglichst viele ihrer Fähigkeiten wieder zurück erlangen. Ich denke, dass wir zur Zeit noch diese Behandlungskonzepte brauchen, weil das gesamte schulmedizinische Arbeiten hier in Deutschland so ausgerichtet ist.

C.H.: Kann man die Denkansätze der Praxismodelle und Behandlungs- und Therapiekonzepte nicht verbinden? Also könnte man sagen: Ich identifiziere die Occupational Performance Probleme des Patienten und nehme dann dieses oder jenes Behandlungskonzept, um die Störungen zu beheben, die das Performance Problem ausgelöst haben. Wäre das passend?

U.M.: Ja. Die Praxismodelle formulieren explizit, dass diese Konzepte oder Behandlungsansätze Bestandteil der Behandlung sind. Also wenn man sich zum Beispiel das CMOP anguckt, sind dort ja auch die verschiedenen Behandlungsprozess-Schritte genau beschrieben. Schritt zwei ist da: Auswahl eines Behandlungsansatzes. Da geht es darum, ob ich jetzt z. B. Bobath nehme oder Perfetti. Die Konzepte und deren Anwendung sind explizit Bestandteil eines modellgeleiteten Behandlungsprozesses. Nur formulieren und entwickeln Praxismodelle diese nicht selbst. Und dieser Behandlungsprozess hat auch den Bestandteil, diese Defizite zu erkennen und daran zu arbeiten.

Was bringen die Modelle Neues?

U.M.: Also jetzt zur Frage: Was bringen die Modelle Neues? Da denke ich erst einmal im Augenblick, sie bringen gar nicht mal so fürchterlich viel Neues. Sie bringen eine Menge *zur Sprache,* was bisher mehr im Bauch passierte, das wird im Rahmen von Modellen in Begriffe gefasst. Und was sie eben noch leisten, ist, dass sie wirklich eine Vielfalt von unterschiedlichen Theorien, Strategien, Leitlinien und auch praktischen Anwendungen zusammenfassen zu einem großen Bündel unter dem Motto: Der Mensch ist ein tätiges Wesen und die Ergotherapie ist dazu da, dem Menschen mit dem Mittel der Betätigung bei der selbstständigen Ausübung seiner Betätigungen in den unterschiedlichen Lebensbereichen zu helfen und ihn so beim Gesundwerden zu unterstützen. Also ich würde sagen, das Gesamtkonzept – das formulierte Gesamtkonzept – ist das Neue.

F.K.: Ja, und das finde ich in der Tat für die Ergotherapie in der Neurologie wirklich neu. Meiner Erfahrung nach ist es im täglichen Klinikalltag, so wie er im Moment in Deutschland ist, sehr schwer, den gesamten Lebensbereich des Patienten im Blick zu haben. Es ist einfach auch emotional sehr schwer bei jedem Patienten, den man behandelt, daran zu denken, wie wohl die bisherige Lebensgestaltung von diesem Menschen war und wie weit die Veränderungen durch die Hirnschädigung wirklich greifen. Dazu muss sich die Ergotherapeutin ja in Gedanken in das gesamte „Desaster" des Patienten hineinbegeben und sich ausmalen, wie es denn wirklich gehen wird zu Hause, was es überall für Schwierigkeiten geben könnte, wie sich die Rollen des Patienten verändern und so weiter. Das schafft man vielleicht bei einzelnen Patienten, aber nicht parallel bei den 15-20 Menschen, die man gerade in Behandlung hat.

Ich möchte dazu noch ein Beispiel aus meiner Arbeit als Ergotherapielehrkraft erzählen. Eine Schülerin von mir hat eine alleinstehende 45-jährige Patientin behandelt, die dann soweit fit war, dass sie am Tag nach der Behandlung, die ich gesehen habe, wieder nach Hause konnte. Sie sagte: „Naja, das Treppen steigen geht zwar nicht alleine, aber irgendwie soll ihr halt der Nachbar helfen.", oder so etwas. Dann ist die Frau also oben in der Wohnung – und dann? Bisher hat die Berufstätigkeit für sie einen großen Stellenwert gehabt, und meiner Ansicht wären da auch Möglichkeiten und Perspektiven gewesen. Die Schülerin, die kurz vor dem Examen stand, hatte darüber noch gar nicht nachgedacht, auch den gesamten Bereich der Freizeitgestaltung, der Sozialkontakte usw. hatte sie nicht bedacht. Darüber bin ich richtig in Rage geraten und habe sie dafür heftig kritisiert. Irgendwann sagte sie dann, dass es in der gesamten Ergotherapieabteilung dieser Rehaklinik in den ADLs vornehmlich um die primären ADLs wie Waschen und Anziehen, Essen und ggf. Kochen ginge und sie in der gesamten Praktikumszeit nicht erlebt hätte, dass die Ergotherapeutinnen sich intensiv mit dem weiteren Umfeld beschäftigen. Das war für mich keine echte Entschuldigung, weil wir uns vorher intensiv im Unterricht mit dem COPM beschäftigt hatten, aber es hat mich doch sehr nachdenklich gemacht.

Praxismodelle im Unterricht

F.K.: Ich glaube, dass im Unterricht die Modelle als „Know-that" vermittelt werden, nämlich als Theorie und nicht als Denk- und Handlungsweise. Die Modelle müssen, wenn man sie überhaupt in Deutschland implementieren will, von Anfang an mit den anderen Fachkenntnissen verknüpft werden, also z. B. im Fachunterricht Neurologie oder Psychiatrie und vor allem im Praktikum. Und darin besteht natürlich ein Problem, wenn die Schülerinnen im Praktikum eine Denkweise lernen und anwenden sollen, die den Anleiterinnen noch nicht vertraut ist.

Ergotherapeutische Modelle und institutionelle Rahmen

C.H.: Sicher haben wir bei der bewussten Anwendung der Praxismodelle noch Grenzen durch institutionelle Rahmen. Im klinischen Bereich ist es öfters noch schwierig, sich ein Bild vom Patienten zu machen, wie er zu Hause gelebt hat, oder wie er jetzt leben könnte. Das bedeutet für die Ergotherapeutinnen, sie müssen mit dem Patienten ganz andere Schwerpunkte setzen, als nur im Behandlungsraum bestimmte funktionelle Übungen durchzuführen. Das heißt aber auch, sie müssen institutionell einfordern, dass Hausbesuche oder Stadtgänge gemacht werden können. Aber auch die funktionsorientierte Routine, mit dem Patienten umzugehen, wird plötzlich in Frage gestellt. Anja, da kannst du sicherlich auch aus deiner klinischen Erfahrung berichten.

A.N.: Ich denke, beide Punkte sind zutreffend. Zum einen der institutionelle Rahmen: Hier stelle ich deutlich fest, dass es zum Beispiel zeitliche Vorgaben sind, die diverse Strukturen vorgeben. Die Regel sind, abgesehen von Gruppenangeboten, therapeutische Maßnahmen von 30 Minuten pro Patient und durchschnittlich drei Terminen pro Woche. Zum zweiten Punkt, der Berücksichtigung der alltagsrelevanten Funktionskompetenz des Patienten in Bezug auf das häusliche Umfeld, fällt es schwer, Erklärungen für ein individuelles Vorgehen zu finden. Viele Kollegen treffen auf zum Teil komplizierte Rahmenbedingungen - ein sehr enges Zeitraster, bei dem die Anzahl erbrachter Leistungen als Aussage für Qualität genommen wird. Ein erforderliches Vorgehen, z. B. einen Hausbesuch abzuhalten, ist häufig schwer umsetzbar und stößt auf Widerstände.

Meinem Eindruck nach spielen in der Bewertung des Rehabilitationspotentials Faktoren wie „welche Basisleistungen benötigt ein Patient", um im häuslichen Umfeld zurechtzukommen, oder im Hinblick auf die evtl. beruflichen Wiedereinstiegschancen die wesentliche Rolle. Das heißt, Probleme, die darüber hinaus nicht thematisiert werden, haben auch keinen oder nur geringfügigen Einfluss auf die Therapie.

U.M.: Das heißt, dass die gängige Praxis in den Kliniken nur eine ganz bestimmte Ebene der Betätigungen der Patient berücksichtigt. Es ist unter gegebenen institutionellen Bedingungen also schwer, die Vielfalt der Modellebenen in der praktischen Arbeit auszuschöpfen. Es sind nur ganz bestimmte Aspekte, besonders die zugrunde liegenden Fähigkeiten und ADLs überhaupt gefragt. *Die* werden berücksichtigt und mit den Kollegen und dem Patienten rückgekoppelt und der Rest fällt weg.

F.K.: Ja. Und die Modelle können eben dazu beitragen, wichtige Details nicht zu vergessen und sie in die therapeutische Arbeit einzubeziehen. Vor allem kann die ergotherapeutische Arbeit damit besser und fundierter begründet werden.

U.M.: Also dazu, was Modelle Neues bringen, vielleicht noch einmal dieses Beispiel „Anziehen". Anziehen erschöpft sich nicht in der Funktionswiederherstellung, Hemd oder Pullover über den Kopf zu führen. Es geht beim Anziehen auch um einen symbolischen Gehalt dieser Aktivität: Wenn ich mich morgens nämlich ein bisschen hübsch mache, mich pflege, mir einen Pullover aussuche, dann ist das eine soziale Handlung – weil ich mich darauf vorbereite, mich eine Stunde später in einer bestimmten Rolle zu bewegen. Ich mache mich meinetwegen für ein Fest schön oder für den Arbeitstag im Büro. Und diese sozialen Rahmen wie ein Fest oder der Arbeitsplatz, in denen Rollen eingenommen werden, die sollten bei der funktionellen Übung „Anziehen" nicht übergangen bzw. abgetrennt werden, sondern es sollte in der Ergotherapie über den Zweck des Anziehens und den Sinn dieser Handlung für den Patienten gesprochen werden.

A.N.: Das trifft es konkret. Der zunehmende Kostendruck lässt den Fokus vermehrt auf rein zu beurteilende Funktionsverbesserung richten und weniger auf die psychosozialen Fähigkeiten und Rahmenbedingungen. Eine von mir behandelte Patientin konnte aufgrund der vorliegenden irritierenden Gleichgewichtsstörungen Aufführungen im Theater nicht mehr auf der Empore sitzend wahrnehmen. Solch eine differenzierte Betrachtungsweise der Problemstellung scheint derzeit nur noch in Bezug auf eine berufliche Wiedereingliederung möglich. Dies führt meines Erachtens derzeit zum Teil dazu, dass die konkrete Auseinandersetzung mit den Praxismodellen nur langsam erfolgt. Sie sind, sicherlich bedingt durch umfangreiche Theorie, in die alltägliche Praxis nur zögerlich integrierbar. Eng gefasste Zeitfenster - zum Beispiel 1 Stunde interne Fortbildung pro Woche - ermöglichen nur sehr begrenzt eine ausführliche Auseinandersetzung mit den theoretischen Hintergründen.

In welchen Einrichtungen lassen sich die Praxismodelle am besten implementieren?

C.H.: Ich sehe es als eine Zukunftsperspektive, dass sich Ergotherapeutinnen noch konkreter an der Betätigung orientieren. Die gesundheitspolitischen Entwicklungen lassen meines Erachtens erwarten, dass sich die Klinikaufenthalte zu Gunsten ambulanter Therapien wahrscheinlich weiter verkürzen werden. Daher ist es für mich als Ergotherapeutin in einer Praxis viel interessanter, tatsächlich mit den Praxismodellen zu arbeiten. Ich erlebe es immer mehr, dass ich mit dem Patienten zu Hause wesentlich individueller über seine notwendigen oder gewünschten Handlungen nachdenken kann, als das für mich früher im klinischen Bereich möglich war. Ich finde es bereichernd, mich diesen Denkansätzen wieder zu öffnen.

F.K.: Das würde bedeuten, dass die Modelle zwar in jeder Phase des Rehabilitationsprozesses denkbar sind, aber hier im deutschen Umfeld leichter in der ambulanten Therapie und teilweise in der Tagesklinik anwendbar sind.

A.N.: Zum Teil. Aus meiner Sicht und ergänzend zu den vorangegangenen Ausführungen ermöglichen die Bereiche der ambulanten Therapie und der Tagesklinik die genaueren Angaben in Bezug auf das häusliche Umfeld. Ein Patient bemerkt beispielsweise erst beim „Betanken" seines Autos die Auswirkungen der noch verbliebenen Sensibilitätsstörungen. Aufgrund dessen konnte er nicht bei der gewünschten Summe „stoppen" und es ergab sich eine aus seiner Sicht klare Zielformulierung, die bestehenden Störungen doch ernst zu nehmen. Ein weiterer Patient hat das ganze Ausmaß der noch deutlich vorhandenen Neglektsymptomatik in Bezug auf die berufliche Wiedereingliederung wie so oft nicht einschätzen können. Nachdem er stundenweise versuchte, seiner gewohnten Tätigkeit als Polier auf Großbaustellen wieder nachzugehen, wurde ihm deutlich, dass im Rahmen von komplexen Situationen und unter enormen Zeitdruck selbst die erlernten Kompensationsstrategien nur geringfügig umsetzbar waren. Dies führte vor allem in der sozialen Interaktion zu ausgeprägten Störungen. Hier wird deutlich, dass gerade in Bezug auf komplexe Situationen schon vorab eine genaue Recherche notwendig ist. Sie ermöglicht den Patienten, sich an der individuell gestellten Zielsetzung zu beteiligen und fördert den Motivationsgrad. All diese Details können aus meiner Sicht auch in einer frühen Phase der Rehabilitation einfließen – selbst, wenn es um Aspekte wie eine sinnvolle Freizeitorganisation geht, z. B. die ehrenamtliche Tätigkeit eines Kassierers für einen Verein mit Hilfe eines Computerprogramms aufrecht zu halten. Hier bieten unterschiedliche Assessments der Praxismodelle eine gute Arbeitsgrundlage, um genau diese individuellen Handlungsschwerpunkte herauszufinden.

F.K.: Ich kenne viele Tageskliniken, die auch noch anders arbeiten. Das sind vor allem die, die sich intensiv an ein Behandlungskonzept anlehnen. Dort wird umfassend versucht, die Funktionen, die in der stationären Rehabilitation angebahnt worden sind, noch weiter auszubauen und weitere Funktionen anzubahnen. Dadurch wird die Einbeziehung des Lebensumfeldes in die Ergotherapiepraxis verlagert.

U. M: Ich würde mal die These aufstellen, dass es von den institutionellen Arbeitsbedingungen der ergotherapeutischen Arbeit und nicht von der Rehabilitationsphase abhängt, ob sich Modelle implementieren lassen oder nicht. Modelle könnten auch bei der Arbeit auf der Intensivstation, z. B. bei der Gestaltung von individuellen Umgebungen, sinnvoll eingesetzt werden.

Wohin geht die Entwicklung?

C.H.: Zusammenfassend können wir aus unserer Diskussion heraus sagen, dass diese Modelle sehr prozessorientiert sind. Man muss sie gar nicht so sehr spezifisch für die neurologischen Behandlungsphasen betrachten, oder ob sie geeignet sind für die Frührehabilitation oder eine spätere oder die berufliche Rehabilitationsphase, sondern dass sie eben jederzeit prozessbegleitend sind.

Dabei scheint mir wichtig zu sein, dass die Ergotherapeutin in der Zukunft die Chancen, die die Modelle für den Handlungsbezug ihrer Therapie bieten, für sich entdecken kann. Ein weiterer Schritt wird dann sein, mit Hilfe dieser Praxismodelle ihr Berufsbild entsprechend in ihrer Institution darzustellen und anzuwenden. Begünstigend ist, dass die momentanen Entwicklungen im gesellschaftlichen Umfeld es beschleunigen könnten, dass die defizitäre Betrachtungs- und Behandlungsweise der Funktionsverbesserung mit einem neuen, handlungsorientierten Aspekt weiter verfolgt wird.

F.K.: Ich finde, dass die Veränderungen des Gesundheitssystems, die im Moment stattfinden, für die Ergotherapie sozusagen Fluch und Chance gleichzeitig sind. Inzwischen hat sich die Behandlungszeit in der klinischen Rehabilitation so stark verkürzt, dass ohnehin nicht mehr an allen Defiziten des Patienten zufriedenstellend gearbeitet werden kann. Wenn eine Therapeutin früher im Schnitt z. B. 32 Einzeltherapien mit einem Patienten durchführen konnte und jetzt nur 16-24 Einheiten, dann ist ein Umdenken ja ohnehin notwendig. Es ist wichtig, Therapieziele sehr schnell zu formulieren und effizient an deren Erreichung zu arbeiten. Meine Erfahrung ist, dass viele Ergotherapeutinnen versuchen, diese Effizienz durch eine bessere Fachkenntnis, ein besseres Know-that im Bereich der Behandlungskonzepte zu erreichen, als ob sie denken: „Wenn ich nur schlauer bin, dann kann ich schneller behandeln, ich muss einfach besser sein, dann schafft man das auch mit 16 Therapien, wozu ich früher 32 Therapien gebraucht habe." Und so kann das aber nicht funktionieren. Ich glaube, die Modelle bieten die Chance, den kurzen Zeitraum der Therapie besser strukturieren zu können.

Zielsetzung in der Therapie mit Modellen

A.N.: Also ich würde gerne noch etwas zur Zielsetzung sagen, zur Frage: Brauche ich mehr „Know-that", um klarer und evtl. auch schneller zu einer Zielsetzung zu gelangen? Hier würde ich ganz klar zustimmen. Die Modelle führen zu einer vermehrt auf den Patienten zutreffenden Zielsetzung. Das gemeinsam besprochene Ziel trifft den „wirklichen" Bedarf des Patienten und beschäftigt sich nicht ausschließlich mit der Optimierung von Funktionen. Diverse Assessments bieten hier die Möglichkeit, den Patienten in seinem Prozess zu begleiten. Teilweise ist es allerdings erforderlich, einiges abzuändern oder Ergänzungen zu finden, z. B. wenn man den kulturellen Entstehungshintergrund der Modelle betrachtet.

Die Modelle ermöglichen, und das ist vielfach nicht ausreichend deutlich, einen Blick hinter die Kulissen. Zur Zeit wird meines Erachtens nach die Selbsteinschätzung des Patienten in den meisten Fällen nur bedingt oder durch Bemerkungen am Rande dokumentiert. Dabei ergibt sich erst aus der Selbsteinschätzung des Patienten bzw. der Angehörigen und der Fremdeinschätzung durch das therapeutische Team die konkrete Zielsetzung. Die Zielverfolgung ist dann abhängig von den jeweiligen Möglichkeiten, die eine Klinik dem Patienten bieten kann. Zur Überprüfung der Richtigkeit der gewählten Ziele werden allgemein betrachtet allerdings lediglich der Barthel-Index oder der FIM verwandt. Diese erfassen leider nur im Groben die funktionalen und psychosozialen Fähigkeiten und verdeutlichen nur begrenzt gewisse Schlüsselprozesse für weiterhin notwendige Maßnahmen. Der Einsatz der Modelle lässt hier also eine weitaus differenzierte Betrachtung zu und unterstützt somit bei Fragestellungen wie z. B. eine Verlängerung zu befürworten und konkrete Ziele erkennbar werden zu lassen.

F.K.: Meiner Überzeugung nach sollten die Patienten, in Absprache mit den Betreuungspersonen, die von ihnen gewünschten Handlungen benennen, also die Handlungsziele bestimmen. Und wir als Therapeutinnen müssen gucken, welche Basisfähigkeiten braucht der Patient, um diese Handlungen ausführen zu können. Und diese Basisfähigkeiten können dann in der Therapie erarbeitet werden.

Konsequenzen der Modellanwendung für den Therapieverlauf

C.H.: Diese Form der Behandlungsplanung erscheint mir sehr schwierig. Ich glaube, dass ich als Ergotherapeutin das Training von Basisfähigkeiten unter der Arbeit mit Modellen stark reduzieren muss. Es geht hier um völlig andere Betätigungen, die für diesen Menschen im Vordergrund stehen. Das bedeutet, dass man als Therapeutin auch Mut bekommen kann, von einem funktionsorientierten Ziel Abstand zu nehmen. Zum Beispiel, indem ich sage, ich muss jetzt nicht noch zwei Wochen an der Rumpfkontrolle arbeiten, sondern ich möchte, dass mein Patient lernt, sich seinen veränderten Tagesablauf anzueignen. Sicher wird es nicht einfach sein, das im Behandlungsteam zu vertreten. Allerdings glaube ich, dass es da schon eine Kombination beider Gesichtspunkte geben sollte. Wir sollten uns nicht ganz von der Therapie der Basisfähigkeit lösen. Aber die vom Patienten angestrebten Betätigungen sollen vorrangig bewertet werden. Wenn zu dieser z. B. nicht unbedingt eine Armfunktion notwendig ist, dann kümmern wir uns in der Rehabilitation eben nicht vornehmlich um die Armfunktion, obwohl vielleicht sogar Funktionen erkennbar wären. Ich fürchte nur, das bricht uns in der funktionell orientierten neurologischen Ergotherapie etwas das Herz.

F.K.: Natürlich, ich sehe das auch so. Aber irgendwo muss ja ein Schnitt gemacht werden, so hart das auch ist. Es ist meiner Meinung nach wesentlich besser, die Entscheidung bewusst zu fällen, welche Ziele erreicht werden sollen und welche leider jetzt nicht erreicht werden können, als die Zeit entscheiden zu lassen – irgendwann ist die Reha eben vorbei… Als Beispiel möchte ich eine Patientin mit armbetonter Hemiparese nennen. Sie möchte – als Handlungsziele – gerne wieder den Abwasch erledigen und alleine auf dem Balkon ihre Pflanzen versorgen können. Auf der Ebene der Basisfähigkeiten bedeutet dies, dass sie für diese Betätigungen einen sicheren dynamischen Stand braucht, aber nicht unbedingt die Armfunktion. Bei dieser Patientin würde ich also analysieren, welche Handlungsziele die Frau hat und welche Basisfähigkeiten sie dafür benötigt. Auf dieser Grundlage werden dann weitere mögliche Basisziele „ausgesondert" und erst mal nicht weiter verfolgt. Um so arbeiten zu können, müssen die Handlungsziele sehr genau bestimmt werden. Hierbei finde ich die Modelle und ihre Assessments sehr hilfreich, z. B. das COPM aus dem kanadischen Modell. Aber natürlich ist dieser Ansatz auch recht radikal, und ich kenne sehr berufserfahrene Ergotherapeutinnen, die diese Sichtweise nicht teilen.

C.H.: Vielleicht können wir es leichter umsetzen, wenn wir nicht den radikalen Verzicht postulieren, sondern es als Veränderung in der Behandlungshierarchie betrachten. Wir können das Defizit – den Defizitblick – auf die Handlungsbedürfnisse des Klienten zentrieren und unterordnen. Das beinhaltet auch, die Zielformulierung zu verändern. Für das oben genannte Beispiel von Dir bedeutet das, nicht die Armfunktion ist das erste Ziel, sondern der aufrechte Stand. Anders ausgedrückt: Das Ziel Armfunktion gerät in den Hintergrund zu Gunsten des Mobilitätstrainings bis hin zur Betätigung auf dem Balkon. Es ergibt einen anderen Rahmen für das Ziel.

A.N.: Die Art, wie Kollegen neues Wissen in ihren Arbeitsalltag integrieren, fügt sich deutlich an den Verlauf der individuell durchgeführten Fortbildungsmaßnahmen. Zum einen sind die Anforderungen, die sich beispielsweise aus einem Bobath-Grundkurs ergeben, ebenfalls deutlich gestiegen. Zum anderen bedarf es im Anschluss daran einige Zeit an Erfahrung, mit dem hinzu gekommenen „neuen Wissen" zu arbeiten und Routine zu entwickeln. Hier gibt es z. B. klar formulierte Voraussetzungen, um einen Aufbaukurs zu absolvieren. In der Regel sehen viele Berufskollegen in der Teilnahme an einem Bobath-Kurs die Basis für das therapeutische Vorgehen in der neurologischen Rehabilitation. Dies liegt sicherlich unter anderem an der Festschreibung therapeutischer Inhalte in zum Beispiel hausinternen Leitlinien und in der allgemeinen Annahme, „Ergotherapeuten arbeiten heute nach dem Bobath-Konzept", begründet. In der Folge geht es um eine Wissenserweiterung in der Auseinandersetzung mit neuropsychologischen Störungen, Affolter, Feldenkrais usw. Alles in allem nimmt dies viel Zeit in Anspruch und begründet sicherlich auch die nur zögerliche Einführung der Modelle in diesem Bereich.

Ausbildung

C.H.: Wir könnten vielleicht auch eine Entwicklung in der Ausbildung erleben, in der die Modelle als die *Basis* unseres Berufs vermittelt werden. Ich könnte der Schülerin damit eine Sicherheit vermitteln, dass die Modelle mit ihrem Betätigungsbezug und der Klientenzentriertheit die Grundlage ergotherapeutischer Behandlung sind!

U.M.: Ich glaube, dass es Ziel sein muss, mehr Modelldenken in die Ausbildung zu integrieren. Ich will gar kein Modell vorziehen, aber Modelle liefern eben die Möglichkeit, in unterschiedlichen Rahmen gleichzeitig zu denken, und daran sollten auch Schülerinnen und Schüler schon herangeführt werden. Das heißt, eine bestimmte Aktion oder Funktion unter neurophysiologischen Gesichtspunkten zu sehen, gleichzeitig auch die Betätigung, zu der die Funktion beiträgt als für den Patienten individuell bedeutsam wahrzunehmen und die Betätigungsausführung schließlich in einen sozialen Kontext einzuordnen. Der symbolische Anteil einer Betätigung ist aus meiner Sicht bisher in der Ausbildung und in der Praxis, gerade im funktionellen Bereich, sehr vernachlässigt worden. Im psychiatrischen Bereich sind umgekehrt lange Zeit die der Betätigung zugrundeliegenden Fähigkeiten unter den Tisch gefallen. Aber zu einer menschlichen Betätigung gehören eben all diese verschiedenen Betrachtungsebenen. Ich muss als Ergotherapeutin so früh wie möglich in der Lage sein, zwischen diesen Erklärungs- und Verstehensrahmen zu springen und die Sicht des Patienten auf die Aktivität, an der wir arbeiten, einnehmen können. Also wenn ich mit dem Patienten Aufstehtraining mache, dann muss ich in Erfahrung bringen, was ihn am Tag bisher erwartet hat und was ihn zukünftig erwarten wird. Ich muss mit ihm darüber sprechen, z. B. dass er dann ja morgens in den Betrieb gehen wird und nicht allein darüber, dass er hier eine bestimmte Funktion optimiert. Die „Funktionsoptimierung" spricht ihn vielleicht gar nicht an, aber für ihn ist jetzt im Kopf, er zieht sich an, um zur Arbeit zu gehen und macht sich dafür entsprechend zurecht. Also aus den verschiedenen Betrachtungsrahmen der Betätigung ergeben sich unterschiedliche Formen, wie ich jemanden motivieren kann. Natürlich denken auch manche Patienten sehr funktionell und sagen: „Klar ich will das jetzt eben so als Bodytraining auffassen." Dann wähle ich beispielsweise dieses sportliche Sprachspiel in der Verständigung mit dem Patienten. Dies bedeutet für die Ausbildung: Es muss eine hohe kommunikative Kompetenz vermittelt werden.

Was ist notwendig, um die Modelle verstärkt etablieren zu können?

F.K.: Ich möchte noch mal zurück zur Frage kommen, wie die Arbeit mit Modellen in der neurologischen Ergotherapie in Deutschland besser etabliert werden kann. Was gibt es da für Wege?

C.H.: Ich denke, wir müssen als Ergotherapeutinnen zunächst die menschliche Betätigung mit all ihren Dimensionen erst wieder erkennen und beschreiben. Gerade in der Neurologie erfassen wir vielmehr Funktionen als die menschliche Betätigung. Ich glaube, wir haben den Gedanken an die Betätigung alle „im Bauch", aber befürchten, dass wir in den konventionellen medizinischen Bereichen damit anecken könnten. Es müsste wirklich zur Sprache gebracht werden, dass unsere ergotherapeutischen Grundlagen sich auf die menschliche Betätigung als umfassenden und mehrdimensionalen Arbeitsbereich beziehen. Wir hängen an der Idee der Betrachtung von Funktion, und auch die ICIDH-2 (s. a. Kap. 1.3.1) formuliert trotz veränderter Schwerpunkte noch vorrangig die Körperstrukturen und -funktionen.

A.N.: In Bezug auf die ICIDH-2 habe ich einen interessanten Artikel von Tóra H. Dahl und Kjersti Vik in der Fachzeitung des DVE „Ergotherapie und Rehabilitation" gelesen. Hier wird besonders in der Fragestellung „Wird die ICIDH-2 die Theorie der Ergotherapie ersetzen?" erläutert, dass die ICIDH-2-„Aktivitäten" weder die Qualität der Umsetzung einer Aktivität noch die Relevanz der Aktivität für die involvierte Person noch den soziokulturellen Zusammenhang der Aktivität eingehend berücksichtigen.

U.M.: Also, meiner Meinung nach geht die Etablierung und die theoretische und praktische Fortentwicklung der Ergotherapie wirklich nur über die Entdeckung und Entwicklung der menschlichen Betätigung als mehrdimensionales Leitbild.

Beitrag der Modelle zur Professionalisierung der Ergotherapie

C.H.: Das bedeutet, die Modelle ermöglichen uns eigentlich viel mehr unser berufsspezifisches, unser ergospezifisches Denken durchzusetzen. Sie könnten uns helfen, diesen Fokus des nur medizinisch-fachspezifischen Denkschemas abzubauen.

F.K.: Das bedeutet also, dass uns die Modelle dazu nötigen, unseren Beruf anders zu definieren. Und ich glaube, dass hierin einer der vorhin gesuchten Hinderungsgründe liegt. Wenn ich konsequent mit den Modellen arbeite, müsste ich mich dazu von der Schulmedizin entfernen und damit ein Stück weit auch von den direkten Weisungen der Ärzte. Der Weg, den mir die Modelle ermöglichen, ist ja der, den ich im Moment gar nicht wage. Ich wage ja gar nicht, auf das ganze System zu gucken.

U.M.: Da ist wirklich die Frage: Was kriege ich denn als Ergotherapeutin dafür, dass ich mit den Modellen arbeite? Wer erkennt dies an? Wobei ich denke, die Verbündeten wären dann auf jeden Fall die Patienten und Selbsthilfeorganisationen der verschiedenen Gruppen. Und gerade diese werden im Augenblick auch gesundheitspolitisch gefördert. Sie bekommen zunehmend Aufmerksamkeit, wissen sich mehr zu formulieren. Ich denke, dass das die Klientengruppen ganz wichtige Ansprech- und Bündnispartner sind, auch für diese Professionalisierungsbewegung der Ergotherapie.

F.K.: Die Modelle ermöglichen uns durch die spezifische Handlungsorientierung, für bestimmte Bereiche die Verantwortung abzugeben. Wir müssen damit als Ergotherapeutinnen nicht für alles zuständig sein, sondern können die Arbeit an bestimmten Basisstörungen an das interdisziplinäre Team oder auch an den Patienten zurückgeben. Es ändert sich auch unser Verantwortungsbereich dahingehend, dass die Ergotherapeutin z. B. die Aufgabe übernimmt, die Handlungsziele des Patienten zu ermitteln und dann im interdisziplinären Team vorzustellen. Auf einmal hat sie eine ganz zentrale Rolle, wenn auf der Grundlage ihrer Arbeit dann gemeinsam entschieden wird, welche Therapiestrategien verfolgt werden sollen und wer z. B. im interdisziplinären Team mit dem Patienten an welchen Basiszielen arbeitet.

Schlussüberlegungen

F.K.: Ich habe den Eindruck, dass die Meinung im Moment so ist, dass wir sozusagen eine Kernarbeit haben und eine Luxusarbeit, und der Kern ist die – ärztlich verschriebene – Arbeit an den Basiszielen und der Luxus ist der Blick auf das Gesamtgefüge des Patienten. Und für diesen Luxus sind die Modelle da, die aber der Therapeutin nicht bei der „Kernarbeit" helfen.

C.H.: Und die Frage ist: Wollen wir den Luxus in der Ergotherapie etablieren? Ich finde ja.

U.M.: Für mich ist das kein Luxus, sondern für mich ist das eine Überlebensfrage der Ergotherapie. Denn sonst ist die Frage schwierig zu klären, was uns von den Physiotherapeuten und auch anderen Professionen unterscheidet.

F.K.: Diese Bedenken sind sehr berechtigt, finde ich. Durch die Arbeit mit den Modellen hätten wir ein ureigenes Standbein. Wir müssen dazu sozusagen eine Gewichtsverlagerung vornehmen. Für manche mag das beunruhigend sein, weil wir damit uns auf etwas stützen müssen, was uns nicht richtig vertraut ist. Letztendlich ermöglicht uns diese Gewichtsverlagerung aber mehr Spielraum, und wir gewinnen eine flexible und sichere Balance.

4.3 Modelle und ihre Anwendungsmöglichkeiten

4.3.1 Die Anwendung ergotherapeutischer Modelle in der Neurologie am Beispiel vom Modell von Reed & Sanderson und dem CMOP

Birgit Hurtz

Einführung

Derzeit beeinflussen bereits verschiedene ergotherapeutische Theorien und Modelle aus Kanada, der USA und Australien die deutsche Ergotherapie. Welchen Einfluss kann dies speziell auf die Ergotherapie in der Neurologie haben, und welche Möglichkeiten ergeben sich hieraus? In diesem Abschnitt werden zwei ergotherapeutischer Praxismodelle kurz vorgestellt und der Einfluss auf die Arbeit mit neurologischen Klienten beschrieben.

Am Beispiel des Modells „Persönliche Anpassung durch Betätigung" von Reed & Sanderson (Model of Personal Adaptation through Occupation, 1992) und des Canadian Model of Occupational Performance (CAOT, 1997) werden andere Möglichkeiten der Herangehensweise in der Ergotherapie dargestellt. Auf der Grundlage beider Modelle hat die Autorin eine Checkliste zur ergotherapeutischen Zielfindung in der Neurologie entwickelt und eine Untersuchung des ergotherapeutischen Hausbesuches durchgeführt. Beides wird in diesem Kapitel ebenfalls vorgestellt. Wünschenswert wäre, dass durch dieses Kapitel Ergotherapeutinnen angeregt werden, ihre Denkweise und ihre Arbeit in der Neurologie von den Praxismodellen beeinflussen zu lassen und Anregungen zu erhalten, wie sich die Theorie in die Praxis einbinden lässt.

Was bedeuten Modelle für die praktische Arbeit?

Die Modelle der Ergotherapie verzahnen die Theorie mit der Praxis. Sie bringen viele Themen zur Sprache, die bisher intuitiv in die Therapie eingeflossen sind. Diese Themen werden konkretisiert, sprachlich definiert und Begriffe aufgeschlüsselt. Sie helfen, die Therapieprozesse zu verdeutlichen und Vorgehensweisen transparenter zu machen. Modelle bestimmen die Begriffe und kennzeichnen den Standpunkt, von dem aus die ergotherapeutische Praxis betrachtet wird. Dabei gilt es auch, bisheriges theoretisches und praktisches Wissen zu untermauern und dieses in der Praxis weiterzuentwickeln. Ergotherapeutische Modelle machen somit auch deutlich, wie sich das ergotherapeutische Denken und Vorgehen von dem anderer Professionen unterscheidet.

Die Modelle können der Ergotherapeutin das kritische Überprüfen und Umsetzen nicht abnehmen. Auch wenn Modelle bestimmte Vorstellungshilfen, Ablaufvorgaben und Technologien zu Problemlösungsprozessen vorgeben, muss die Ergotherapeutin selbstständig Entscheidungen treffen, Prozesse wiederholen, abbrechen oder individuell umgestalten, wenn es das Problem des Klienten oder die Situation erfordern (Marotzki in Scheepers et al. 1999). Dies entspricht auch dem Clinical Reasoning (Prozess therapeutischer Entscheidungen), bei dem gedankliche Prozesse beschrieben werden, mit Hilfe derer sich die Therapeutin ein Bild über den Klienten machen kann und entscheidet, wie sie den Klienten beim Erreichen seiner Ziele helfen kann. Eine Darstellung des ergotherapeutischen Prozesses wird in der englischsprachigen Literatur von Reed & Sanderson (1992), Hagedorn (1997) und Creek (1997) vorgenommen. In Deutschland wurde dieses Thema in der Literatur bisher wenig diskutiert (Hagedorn 1999, Jerosch-Herold et al. 1999, Feiler 1997).

Vom Patienten zum Klienten

Den ergotherapeutischen Praxismodellen ist gemeinsam, dass sie die Rolle des „Patienten" anders definieren als bisher in Deutschland üblich: Der Patient wird zum Klient, der Behandelte wird zum Handelnden. Die individuellen Wünsche, Erwartungen und Zielsetzungen des Klienten werden respektiert und in den Mittelpunkt der gemeinsamen therapeutischen Arbeit gestellt. Der Klient wird als Partner wahrgenommen und erhält damit mehr Verantwortung. Er (bzw. die Familie) soll aktiv an der Planung und Durchführung des Interventionsprogrammes teilhaben. Hierzu muss der Klient umfassend über seine Situation und die therapeutischen Möglichkeiten informiert werden, damit er Entscheidungen mittragen und verantworten kann. Die klientenzentrierte Vorgehensweise basiert auf der Annahme, dass der Klient in der Lage ist, bei der Bewältigung von täglichen Problemen eine aktive Rolle zu übernehmen und den Zustand seiner persönlichen Gesundheit und seines Wohlbefindens zu beeinflussen. „Klientenzentrierte Praxis in der Ergotherapie geht davon aus, dass jede Person, die behandelt wird, sich selbst am besten kennt und daher den Schwerpunkt der Behandlung selbst festlegen sollte" (Law et al. 1999, S. 162).

Ergotherapeutische Handlungsansätze

Bisher wurde der Behandlung häufig der „bottum-up-approach" zugrunde gelegt, bei dem der Schwerpunkt auf den Defiziten von Basisfunktionen liegt (z. B. Kraft, Bewegungsausmaß, Gleichgewicht, Konzentration, Gedächtnis etc.). Diese Basisfunktionen bzw. Komponenten der Handlung werden dabei als Voraussetzung für die Handlungsdurchführung betrachtet. Die Denk- und Arbeitsrichtung in diesem Ansatz verläuft von unten (Basis) nach oben (Handlung) (bottum up). Die Handlungsbedürfnisse und Rollen des Klienten werden erst zu einem späteren Zeitpunkt in der Therapie berücksichtigt. Übertragen auf die ICIDH-2 entspricht dies einem Therapieansatz auf dem Niveau der Schädigungsebene.

Therapeutin
- beratende Gesprächsführung
- Klienten als gleichberechtigten Partner anerkennen
- Begleitung des Therapieprozesses
- als Beraterin tätig sein
- wichtige Themen für den Klienten herausarbeiten
- Analyse der erforderlichen Handlungskomponenten und Umweltfaktoren
- therapeutische Interventionsmöglichkeiten verständlich darstellen

Klient
- Mitsprache in der Zielfindung
- Verantwortung für sich übernehmen
- sich als Partner einbringen
- eigene Lebenssituation reflektieren
- eigene Wege und Möglichkeiten erkennen

Abb. 4.**1** Anforderungen an die Therapeutin und den Klienten in der klientenzentrierten Ergotherapie

Ausgehend davon, dass das Ziel der Ergotherapie die Erarbeitung der Handlungsmöglichkeiten der Klienten ist, ändert sich die ergotherapeutische Handlungsgrundlage immer mehr zum „top-down-approach". Dabei wird die Auswirkung der Schädigung auf den Alltag untersucht, und im Mittelpunkt steht die Frage, welche Handlungsbedürfnisse der Klient hat. Nachdem diese festgestellt sind, ermittelt die Ergotherapeutin, welche Handlungskomponenten oder Adaptionen der Klient braucht, damit er sein Ziel erreichen kann. Die Rolle der Ergotherapeutin als Behandlerin von Störungen der Basisfunktionen wandelt sich zur Person, die das Handeln anbahnt und den Klienten befähigt, seine Probleme selbstständig zu lösen. Die Denk- und Arbeitsrichtung ist hierbei von oben (Handlung) nach unten (Basis) (top-down). Übertragen auf die ICIDH-2 entspricht dies einem Ansatz auf dem Niveau der Aktivitäts- und Partizipationsebene.

Für die Ergotherapie rückt damit die Handlung in den Mittelpunkt der Therapie. Nach Mattingly (1994) stellen Ärzte Diagnosen, Ergotherapeuten nehmen diese und andere Befunde und verwandeln die vorhandenen Informationen in eine funktionale Diagnose, die sich auf den Handlungsstatus des Klienten bezieht. Zur Feststellung des funktionellen Status benötigt man mehr als die Interpretation des physiologischen Zustandes. Es verlangt von der Therapeutin die Aufmerksamkeit auf die individuelle Lebensgeschichte des Klienten und Verständnis für seinen Zustand. Ergotherapie verbindet die medizinische Diagnose mit der Lebenswelt des Klienten. Diese Herangehensweise erfordert ein Umdenken und eine Umstrukturierung in der Ergotherapie.

Der klientenzentrierte Ansatz in der Ergotherapie verlangt sowohl vom Klienten als auch von der Therapeutin verschiedene Fähigkeiten und Herangehensweisen.

Model of Personal Adaptation through Occupation, Reed & Sanderson (1992)

Einführung

Dieses Modell der persönlichen Anpassung durch Betätigung wurde von Kathlyn L. Reed und Sharon Nelson Sanderson in den USA entwickelt und 1980 in der ersten Auflage vorgestellt. Das Modell wurde bis 1992 von Reed überarbeitet (3. Auflage) und erschien 1999 erstmals deutschsprachig in „Konzeptionelle Modelle für die ergotherapeutische Praxis", Jerosch-Herold et al. Es ist ein holistisches, prozessorientiertes und klientenzentriertes Modell, das auf Entwicklungs-, Lern- und Adaptionsprozessen basiert. „Der Schwerpunkt des Modells liegt auf der menschlichen Entwicklung und Anwendung von tätigkeitsbezogenen Fertigkeiten und Rollen (Anpassungsreaktionen), die dazu genutzt werden können, das Individuum an die Umwelt anzupassen (d. h. das Individuum in Bezug auf die Umwelt zu verändern) und gleichzeitig die Umwelt den Bedürfnissen des Individuums anzupassen (d. h. die Umwelt in Bezug auf das Individuum zu verändern)" (Reed in Jerosch- Herold et al. 1999, S. 84 f). In diesem Buch schreibt Reed selber eine ausführliche Darstellung über das Modell. Das Modell geht als Annahme davon aus, dass das Individuum sowohl sich selbst (Handlungsanpassung) als auch die Umwelt, in der es lebt, verändern kann (Umweltanpassung). Eine weitere Grundannahme ist, dass Handlung fundamental ist für menschliche Existenz und Gesundheit. Persönliche Anpassung geschieht durch Handlung. Die Handlung wird als Kernpunkt der Ergotherapie gesehen. Es ist wichtig, die Wünsche und Bedürfnisse des Klienten in den Mittelpunkt der Therapie zu setzen, damit der Klient in die Lage versetzt wird, nach seinen eigenen Bedürfnissen in seinem Umfeld zu handeln („Occupation" wird in diesem Kapitel synonym mit Handlung oder Betätigung übersetzt). „Entschließt sich ein Ergotherapeut dazu, das Model of Personal Adaptation through Occupation als Rahmen für die Strukturierung der ergotherapeutischen Behandlung einzusetzen, so sollte er darauf vorbereitet sein, nicht nur das Modell, sondern auch die Philosophie und die Annahmen, auf denen es beruht, zu erklären" (Reed in Jerosch-Herold et al. 1999, S. 89).

Grundlage für erfolgreiche Handlung

Das theoretische Modell der persönlichen Anpassung durch Betätigung ist in Abb. 4.**2** dargestellt.

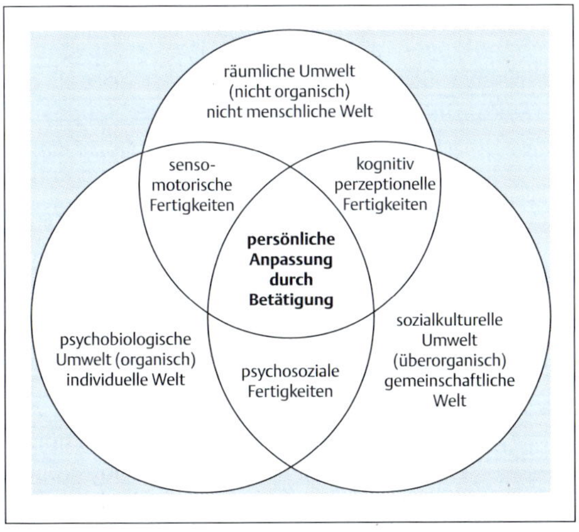

Abb. 4.**2** Theoretisches Modell der Personal Adaption through Occupation (nach Reed in Jerosch-Herold et al. 1999)

Jede Handlung erfordert folgende **Fertigkeiten** in unterschiedlicher Kombination:

- **sensomotorische Fertigkeiten:** Fertigkeiten der sensorischen, perzeptiven, neuromuskulären und motorischen Systeme
- **kognitiv-perzeptive Fertigkeiten:**
  - *kognitive Fertigkeiten:* Aufmerksamkeit, Konzentration, Gedächtnisleistungen, Problemlöseverhalten, Zeitmanagement, Konzeptionalisierung, Integration von Gelerntem, Urteilsvermögen, Orientierung hinsichtlich Zeit, Ort und Person
  - *perzeptive Fertigkeiten:* visuelle, akustische, taktile Wahrnehmung, Geräuschlokalisierung, Zwei-Punkte-Diskriminierung.
- *psychosoziale Fertigkeiten:* wirksamer Beziehungsaufbau mit der menschlichen und nichtmenschlichen Umwelt, Unterscheidung von Realität/Nichtrealität, Entwicklung und Erhaltung von Selbstkontrolle, Erwerb von Kompetenz, Bewältigungsstrategien, „Sich-Einbringen" in Gruppendynamik, Rollenverhalten, Interessen, Hobbys, Werte

Handlungsbereiche

Die Handlungen sind nach dem Modell in drei Bereiche unterteilt. Die Ausfüllung der Bereiche ist individuell unterschiedlich und die Bedürfnisse variieren von Mensch zu Mensch.

- **Selbsterhaltung:** Handlungen, die benötigt werden, um lebenserhaltenden Bedürfnissen der Person gerecht zu werden. Jeder hat eine einzigartige Kombination von Selbstversorgungsnotwendigkeiten mit individueller Gestaltung in den Bereichen Essen, Ankleiden, Körperhygiene, Mobilität und Kommunikation, Haushalt, Nahrungszubereitung, Einkaufen. Diese Handlungen müssen durchgeführt werden, ggf. mit Hilfe.
- **Produktivität:** Produktive Handlungen, die einen sozialen oder ökonomischen Beitrag leisten: z. B. das Spiel in Kindheit/Jugend, Schule, bezahlte und unbezahlte Arbeit, Güter oder Service für andere darstellen (woraus andere einen Nutzen ziehen können), Haushaltsarbeiten; für ältere Menschen kann dies bedeuten: ehrenamtliche Arbeit oder Teilzeitjob. Diese Inhalte variieren stark und sind abhängig von Kultur und Religion.
- **Freizeit:** Freiwillige und im eigenen Ermessen entsprechende Betätigungen, die grundsätzlich von der Person selbst gewählt und zum Vergnügen durchgeführt werden (individuelle Interessen, Spaß, Ausgleich und Erholung). Was für den einen Freizeit ist, kann für andere Personen Produktivität oder Arbeit bedeuten (Beispiel: Kochen als Hobby oder als Versorgerrolle).

Umweltbereiche

Die Umwelt spielt in diesem Modell eine wichtige Rolle. Es kann sowohl der Klient an die Umwelt, als auch die Umwelt an die Bedürfnisse des Klienten angepasst werden. Es findet ein ständiger Interaktionsprozess zwischen der Person und der Umwelt statt. Die Umwelt wird analysiert, indem sie in drei überlappenden Bereichen betrachtet wird:

- **räumliche Umwelt:** z. B. Haus, Umgebung, Straßen, Materialien und Geräte; die räumliche Umwelt ist nicht menschlich.
- **psychobiologische Umwelt:** organische Umwelt, individuelle Umwelt. Sie kann sich durch persönliche Problemlösung, Krankheit oder Traumata verändern.
- **soziokulturelle Umwelt:** Personen und ihre Kultur, Einstellung, Werte. Sie beinhaltet organisierte Lebensmuster.

Der Klient handelt in vielen miteinander in Beziehung stehenden Umwelten. Die ergotherapeutische Intervention sollte auf einem Verständnis für die Umweltherausforderungen basieren, unter denen der Klient lebt.

Problemanalyse des Klienten und Zielsetzung

Es gibt keine Assessments zu diesem Modell. Die Analyse der Probleme erfolgt durch Befragung oder Interview des Klienten oder der Familie. Wichtig ist dabei, herauszufinden, welche Handlungen die Person in der Vergangenheit durchgeführt hat, jetzt durchführt oder in der Zukunft gerne durchführen möchte. Bei der Erhebung ist es besonders wichtig zu berücksichtigen, welche Handlungsfertigkeiten und Rollen der Klient aufgrund persönlicher Interessen oder aufgrund von Erwartungen seitens der Umwelt benötigt. Der Schwerpunkt liegt sowohl darauf, was die Person tun möchte oder tun muss, als auch auf der Frage, was die Umwelt von der Person erwartet oder fordert. Die beste und schnellste Methode zum Überprüfen der Handlungskomponenten ist die funktionelle Befunderhebung der täglichen Routine (z. B. Essen, Anziehen, Körperhygiene etc.), d. h. anhand der Analyse von alltäglichen Handlungen erhält die Therapeutin Informationen über sensomotorische, kognitiv-perzeptive und psychosoziale Fertigkeiten des Klienten. Falls der Klient diese Handlungen nicht durchführen kann, ist eine spezielle Analyse der Subsysteme notwendig (Motorik, Wahrnehmung, Kognition...), um einen spezifischen Behandlungsplan entwickeln zu können.

Ziel ist es, die Lebenszufriedenheit des Klienten durch Handlungs- oder Umweltanpassung zu verbessern und ein dynamisches Gleichgewicht in den Bereichen Selbsterhaltung, Produktivität und Freizeit herzustellen. Von einer optimalen Anpassung spricht Reed, wenn die Balance zwischen individuellen Bedürfnissen und Fertigkeiten in Relation zu gesellschaftlichen Forderungen, Erfordernissen und Handlungsdurchführungen hergestellt ist. Dabei müssen in der ergotherapeutischen Intervention sowohl die Veränderung der Handlung einer Person, als auch die Veränderung der Umwelt berücksichtigt werden. Bei den meist komplexen Problemen der neurologischen Klienten ist ein interdisziplinäres Team sinnvoll, bei dem verschiedene Berufsgruppen durch ihr Expertenwissen zur Unterstützung des Klienten beitragen.

Handlungsanalyse

Reed & Sanderson (1992) haben als Hilfestellung für die Analyse der Handlung Leitfragen formuliert (Abb. 4.**3**). Weitere Beispiele der Befunderhebungen beschreibt Reed (in Jerosch-Herold 1999, S. 116 ff.) wie folgt:

- *Auf welche Weise* führt eine Person etwas aus?
- *Welche Fertigkeiten* gebraucht sie?
- *Wie* erfolgt die Durchführung (kann die Handlung sicherer, leichter, effizienter und in weniger Zeit durchgeführt werden)?
- *Warum* zeigt diese Person bestimmte Handlungsverhaltensweisen?
- *Wann* wird die Durchführung ausgeführt, welches Zeitkonzept?
  (Dauer, Häufigkeit, Tageszeit)
- *Welche Hilfe* benötigt eine Person, *wer hilft?*
- *Gute Ausführung:* Eine Person macht eine Aufgabe mit Effizienz bezüglich Zeit und Energie.
  Schlechte Ausführung: Eine Person braucht zuviel Zeit und Energie.

Abb. 4.**3** Leitfragen für die Analyse von Handlungen nach Reed & Sanderson

Canadian Model of Occupational Performance, CMOP

Einführung

Das CMOP wurde von einer Arbeitsgruppe des kanadischen Ergotherapieverbandes „Canadian Association of Occupational Therapists (CAOT)" entwickelt. Ausführlich vorgestellt wird es in dem Buch „Enabling Occupation: An Occupational Therapy Perspective", CAOT 1997. In dem Buch „Konzeptionelle Modelle für die ergotherapeutische Praxis" (Jerosch-Herold 1999) kann man eine übersetzte Zusammenfassung nachlesen. Das Modell stützt sich auf die Arbeit von Reed & Sanderson (1980). Daher sind viele Begriffliche und Grundannahmen ähnlich, es finden sich aber auch neue Ansätze und Ideen, z. B. der Begriff der „Occupational Performance" und der „Spiritualität". Das graphische Modell ist überarbeitet und verändert worden. Zu dem *Canadian Model of Occupational Performance* (CMOP) wurde ein Assessment, das *Canadian Occupational Performance Measure* (COPM), entwickelt. Dieses Assessment wurde auch ins Deutsche übersetzt (Mary Law et al., übersetzt von B. Dehnhardt, A. Harth, A. Meyer; Edition vita activa). Das graphische Modell ist in Abb. 4.**4**, S. 518 dargestellt.

Das CMOP hat eine holistische, klientenzentrierte Sicht und Arbeitsweise. Es illustriert die Beziehung und enge Verknüpfung zwischen der Person, ihren Handlungen und der Umwelt. Die Klientenzentrierung nimmt im CMOP einen zentralen Stellenwert ein. „Im Zentrum des Modells steht die Spiritualität, das heißt, der Respekt vor der Einzigartigkeit einer Person und ihres Handelns. [...] Aus dem Respekt der Person gegenüber folgt, dass die Klienten als Fachleute für ihre Lebensgestaltung angesehen werden und so gleichberechtigte Partner in der Therapie sind. Sie bestimmen, welche Tätigkeiten für sie bedeutungsvoll sind und Gegenstand der Therapie werden sollen und welche nicht" (Heil/Weber 1999, S. 8).

Occupational Performance

„Nach dem kanadischen Modell wird *Occupational Performance* definiert als die Fähigkeit, sinnvolle kulturell bedingte und altersentsprechende Betätigungen (Handlungen, Anm. d. Verf.) auszuwählen, zu organisieren und zufriedenstellend auszuführen, um sich selbst zu versorgen, Freude am Leben zu haben und zum sozialen und ökonomischen Gefüge einer Ge-

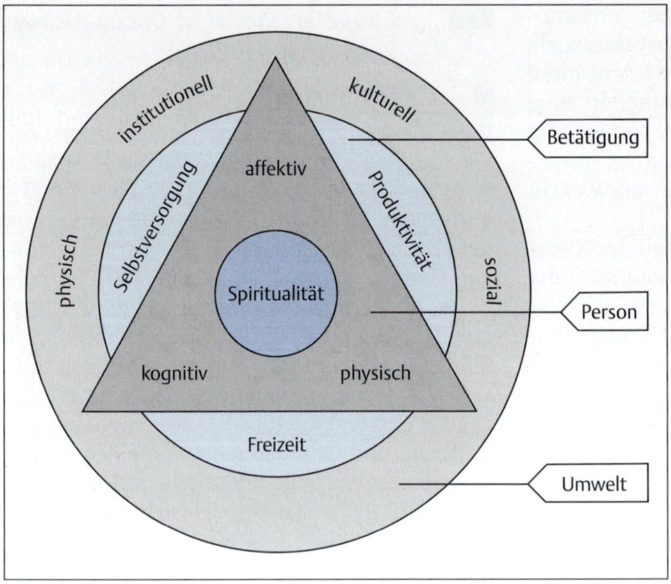

Abb. 4.**4** Das Kanadische Modell der Occupational Performance (CAOT 1997) (nach Law et al. in Jerosch-Herold et al. 1999)

meinschaft beizutragen (CAOT1997, S. 30)" (Jerosch-Herold et al. 1999, S. 157). Die *Occupational Performance* wird durch den Klienten selbst erfahren; sie kann nicht einfach beobachtet oder durch einen andere Person eingestuft werden. Dabei stehen Personen, Handlung und Umwelt in einer einander bedingenden Beziehung.

■ Spiritualität

Im Zentrum des Modells steht die Spiritualität. Unter Spiritualität lassen sich folgende Punkte zusammenfassen:

- das angeborene Selbst
- die Einzigartigkeit des Einzelnen
- die Ausdrucksfähigkeit von Willen, Motivation, Antrieb und Selbstbestimmung
- Quelle der Selbstbestimmung und der persönlichen Kontrolle
- Respekt vor der Einzigartigkeit einer Person und ihres Handelns

Diese Punkte lassen sich auch als Charakteristika einer Person beschreiben.

■ Handlungsgebiete

Die Handlungen werden, wie in Abb. 4.**5** dargestellt, in drei Handlungsgebiete unterteilt.

Ziel ist, ein dynamisches Gleichgewicht zwischen den drei Bereichen zu erhalten, wobei die Empfindung des Gleichgewichts zwischen diesen Bereichen sehr subjektiv ist.

- **Selbstversorgung**
  Sorgen für die eigene Person, Tätigkeiten für den eigenen Bedarf (Anziehen, Baden, Essen), Regelung persönlicher Verantwortlichkeiten (Transport, Finanzen, Dienstleistungen), Mobilität (Treppe, Bett, Auto), Organisation des eigenen Raumes und Zeit
- **Produktivität**
  Tätigkeiten, die einen sozialen oder ökonomischen Beitrag leisten:
  bezahlte/unbezahlte Arbeit, Haushaltsführung, Spiel/Schule
- **Freizeit**
  Ruhige Erholung: Hobbys, Kunsthandwerk, Lesen, Kartenspielen
  Aktive Erholung: Sport, Ausflüge, Reisen
  Soziale Kontakte: Besuche, Ausgehen, Korrespondenzen

Abb. 4.**5** Unterteilung von Handlungen in drei Handlungsgebiete

■ Handlungskomponenten

Die grundlegenden Fertigkeiten werden den drei Handlungskomponenten physischer, kognitiver und affektiver Bereich zugeordnet. Diese sind in Abb. 4.**6** kurz erläutert. Sie stehen in Interaktion miteinander und bestimmen die Qualität der *Occupational performance.*

- **physischer Bereich:**
  sensomotorische Funktionen
- **kognitiver Bereich:**
  mentale Funktionen (Kognition, Intellekt, Perzeption, Konzentration, Gedächtnis, Verständnis, Urteilsvermögen, Vernunft)
- **affektiver Bereich:**
  soziale und emotionale Funktionen, interpersonelle und intrapersonelle Faktoren

Abb. 4.**6** Die drei Handlungskomponenten der Handlungsausführung.

- **kulturelle Umwelt**
  Ethik, Tradition und Wertsystem bestimmter Personengruppen
- **institutionelle Umwelt**
  Politik, Wirtschaft, ökonomische und finanzielle Faktoren, Einfluss der Regierung, politische Entscheidungen, Arbeits- und Beschäftigungsverhältnisse
- **physische Umwelt**
  natürliche und künstliche Umgebung: Infrastruktur, Technologie, Wetter, Garten, Haus, Transportmittel etc., in denen sich menschliche Handlungen abspielen
- **soziale Umwelt**
  soziale Beziehungen, Gruppen mit gemeinsamen Interessen und gleichen Werten, Vorstellungen, Glauben, Einstellungen

Abb. 4.**7** Unterteilung der Umwelt in vier Bereiche

Umweltbereiche

Die Umwelt ist in die vier Bereiche kulturelle, institutionelle, physische und soziale Umwelt gegliedert (s. Abb. 4.**7**). Analysiert man den Einfluss spezifischer umweltbedingter Faktoren auf den Klienten, kann man feststellen, welche Faktoren seine Handlungsdurchführung fördern bzw. behindern. Die Umwelt kann die Handlungsausführung von Personen mit Störungen der Handlungskomponenten erleichtern (adaptierte Umwelt) oder auch beeinträchtigen.

Occupational-Performance-Prozess

Mit Hilfe des Occupational-Performance-Prozesses werden die Ziele des Kanadischen Modells der *Occupational Performance* in die Praxis umgesetzt. Der Occupational-Performance-Prozess hilft die Probleme bezüglich Handlungen gemeinsam mit den Klienten herauszufinden, zu validieren und Prioritäten zu setzen. Stärken, Ressourcen und Wünsche des Klienten bilden die Grundlagen in der Therapieplanung. Es ist wichtig für den Klienten zu wissen, dass während des ergotherapeutischen Therapieprozesses seine Meinungen, Wünsche und Bedürfnisse erwünscht sind, seine Werte respektiert und seine Würde und Integrität unterstützt werden. Zum Occupational-Performance-Prozess gehört auch das Erstellen des Behandlungsplans, die Auswertung der Ergebnisse und die Dokumentation. Dem Klienten soll es durch die Ergotherapeutin ermöglicht werden, selbstständig eine Entscheidung für die Zielsetzung zu treffen. Die Wahl der Behandlungstechnik liegt in der Entscheidung der Therapeutin. Der Occupational-Performance-Prozess bietet sowohl eine Leitlinie, welche Schritte Therapeutin und Klient in der Therapie gehen sollten, lässt dabei aber auch viel Freiraum, den eigenen Weg zu finden.

Der Occupational-Performance-Prozess besteht aus sieben Schritten, die der Ergotherapeutin und dem Klienten helfen, Probleme bezüglich der Ausführung von Handlungen zu benennen, zu validieren und Prioritäten zu setzen (s. Abb. 4.**8**, S. 520). Des Weiteren hilft er, die Ursachen für Probleme herauszufinden, Ziele, Behandlungspläne und -strategien zu entwickeln und das Ergebnis auszuwerten. Dabei wird das Ergebnis der Occupational-Performance anhand von zwei Komponenten gemessen:

- **Performance** (das eigentliche Ausführen einer Handlung) und
- **Zufriedenheit mit der Performance** (subjektive Einschätzung des Klienten, wie zufrieden er mit der Art und Weise ist, wie er seine Handlung ausführen kann)

1. Schritt: Handlungsbedürfnisse benennen, validieren und Prioritäten setzen

„Die Ergotherapeutin wählt eine Methode, die es dem Klienten ermöglicht, seine Bedürfnisse in den Bereichen der Selbstversorgung, Produktivität und Freizeit zu identifizieren. Eine Möglichkeit dazu ist das COPM" (Heil/Weber 1999, S. 14). Dabei können sowohl aktuelle Handlungsprobleme als auch potentielle Handlungsbedürfnisse beschrieben werden. Bei der Nennung von mehreren Handlungsproblemen findet gemeinsam mit dem Klienten eine Prioritätensetzung statt. Wenn es von Seiten des Klienten keine Handlungsbedürfnisse gibt, so ist der Occupational-Performance-Prozess beendet, da kein Therapiebedarf besteht.

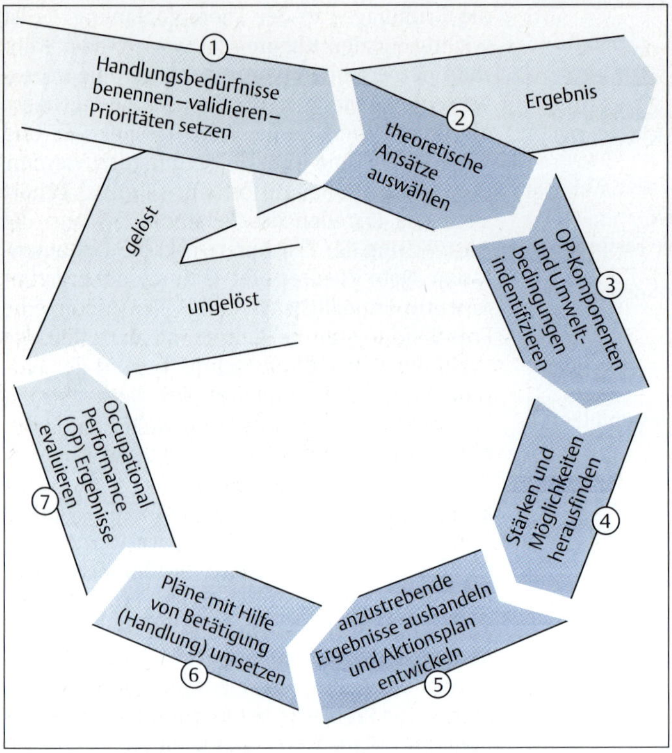

Abb. 4.**8** Das Modell des Occupational-Performance-Prozesses (CAOT 1997, nach Law et al. in Jerosch-Herold et al. 1999)

2. Schritt: Auswahl eines theoretischen Ansatzes

Die Therapeutin wählt aufgrund der Informationen des Klienten einen oder mehrere theoretische Ansätze aus, die durch den Therapieprozess führen. Diese sollten dem Klienten gut verständlich erklärt und mit ihm diskutiert werden.

3. Schritt: Identifizieren der Occupational-Performance-Komponenten (Handlungskomponenten) und der Umfeldbedingungen

Klient und Therapeutin finden die physischen, kognitiven und affektiven Handlungskomponenten und die Umfeldbedingungen heraus, die für die Handlungsbedürfnisse des Klienten relevant sind (unter dem Blickwinkel der theoretischen Ansätze aus Schritt 2).

4. Schritt: Stärken und Ressourcen des Klienten herausfinden

Stärken und Möglichkeiten des Klienten, die er in den Occupational-Performance-Prozess einbringen kann, werden identifiziert. Die Stärken werden den drei Handlungskomponenten (affektiv, kognitiv, physisch) zugeteilt. „[...] nicht zu unterschätzen sind auch die Motivation, die Art und Weise der Problemlösung, der Humor und auch das Interesse, eine aktive Rolle im Occupational-Performance-Prozess einzunehmen. Die Stärken liegen in der Person des Klienten, während die Ressourcen des Klienten in den Umgebungsbedingungen liegen" (Heil/Weber 1999, S. 16).

5. Schritt: Angestrebte Ergebnisse gemeinsam erarbeiten und Therapieplan entwickeln

Klient und Therapeutin legen gemeinsam fest, was das angestrebte Ergebnis des Therapieverlaufes in der Ergotherapie sein soll, welches sowohl vom Klienten als auch von der Therapeutin realistisch eingeschätzt wird. „Sie (die Ziele, Anm. d. Verf.) sollen beobachtbar, messbar, realistisch, verständlich und erreichbar sein. Wichtig ist, dass jedes Ziel eine spezifische Handlung beschreibt, auch in Bezug auf die Handlungskomponenten und die Umgebungseinflüsse" (Heil/Weber 1999, S. 17). Der Klient und die Therapeutin entwickeln gemeinsam einen Therapieplan, in dem beschrieben wird, was Klient und Therapeutin planen, um die Einschränkung in der *Occupational Performance* zu beheben oder zu mindern. „Der Plan muss kongruent mit den Werten, Überzeugungen und Erwartungen des Klienten sein" (Heil/Weber 1999, S. 18).

6. Schritt: Ausführung des Therapieplanes durch Handlungen

Der Therapieplan wird in die Praxis umgesetzt. Dabei überprüft, adaptiert und modifiziert die Ergotherapeutin kontinuierlich die Handlungen, um es dem Klienten zu ermöglichen, zu seinem gewünschten Ziel zu gelangen. Die Eigenwahrnehmung des Klienten wird beobachtet, und seine Zufriedenheit mit dem Prozess untersucht. Die Wahrnehmung des Klienten, die Erfahrung der Ergotherapeutin und die Untersuchungsresultate dienen als Grundlage, um gemeinsam zu entscheiden, ob eine Modifizierung des Behandlungsplanes erforderlich ist.

7. Schritt: Occupational-Performance-Ergebnisse evaluieren

Das Ergebnis des Occupational-Performance-Prozesses wird festgestellt.

Durch eine klientenzentrierte Evaluation kann eine Veränderung in der Handlungsausführung festgestellt und beurteilt werden. Die aktuellen Ergebnisse werden mit den angestrebten Ergebnissen verglichen, und die Therapeutin und der Klient entscheiden, ob der Occupational-Performance-Prozess beendet ist oder weitergeführt werden soll. Besteht ein weiterer Handlungsbedarf, so können Teile wiederholt bzw. der Prozess wiederaufgenommen werden. Der Occupational-Performance-Prozess kann beendet werden, wenn die gewünschten Ziele erreicht sind und kein weiteres Handlungsbedürfnis besteht.

■ Das Canadian Occupational Performance Measure

Vorstellung des Assessments

Das Canadian Occupational Performance Measure (COPM) ist ein aus dem kanadischen Modell der Occupational Performance (CMOP) entwickeltes Messinstrument für Ergotherapeutinnen, das internationale Anerkennung gefunden hat. „Das COPM wird derzeit in über 20 Ländern der Welt eingesetzt und wurde in acht Sprachen übersetzt" (Jerosch-Herold et al. 1999, S. 169). Es kann bei allen Altersgruppen, in sämtlichen Entwicklungsstadien, bei vielerlei Fähigkeitsstörungen und Diagnosen angewandt werden. Das Instrument hilft bei der Formulierung von Zielen, die an den Bedürfnissen des Klienten ausgerichtet sind, dokumentiert Therapieergebnisse und erfasst, wie sich die Handlungsausführung und die Zufriedenheit damit im Laufe der ergotherapeutischen Behandlung aus Sicht des Klienten verändert. „Bei den einzelnen Handlungsbedürfnissen lässt sich so eine Veränderung in der Ausführung und der Zufriedenheit vergleichen. Dieser Vergleich ist nicht nur in Worten beschreibbar, sondern wird durch die Einstufung des Klienten messbar" (Heil/Weber 1999, S. 47).

Das COPM bezieht den Klienten von Anfang an in den Therapieprozess mit ein. Es konzentriert sich auf das persönliche Umfeld des Klienten und stellt dadurch die Relevanz der Probleme für den Klienten sicher. Die Handlungsbedürfnisse und Problembereiche in den Handlungsgebieten Produktivität, Selbstversorgung und Freizeit werden in einem Interview identifiziert. Durch die Art der Befragung wird der Klient in die Lage versetzt, als Sachverständiger für seine Situation aufzutreten. Dabei befassen sich der Klient und die Therapeutin mit den aktuellen Angelegenheiten seines derzeitigen Lebensabschnittes. Nicht das therapeutische Wissen über das Krankheitsbild, sondern das Wissen bzw. die Annahmen des Klienten über die Auswirkungen der Erkrankungen auf seinen Alltag bestimmen die Struktur des Gespräches. Die Rollenerwartungen und die Motivation des Klienten werden dabei miteinbezogen.

Sowohl Qualität als auch Quantität der mit dem COPM gewonnenen Informationen sind stark von den Fähigkeiten zur Situationseinschätzung und zur Kommunikation abhängig, sowohl seitens der Therapeutin wie auch des Klienten. „Das COPM verlangt von Klienten, dass sie sich konstruktiv mit ihrer eigenen Situation auseinandersetzen und Mitverantwortung für die Therapie übernehmen. Inwieweit Klienten dazu bereit und in der Lage sind, hängt neben persönlichen und krankheitsbedingten Faktoren stark von ihrem kulturellem Hintergrund ab" (Heil/Weber 1999, S. 56). Schwierigkeiten sind zu erwarten, wenn Klienten gering entwickelte Problemlösefähigkeiten haben oder die Übernahme der Verantwortung für ihren Therapieprozess ablehnen. „Die Forderung, Klienten ihren Möglichkeiten entsprechend an der Therapieplanung zu beteiligen, bleibt auch bei kognitiv eingeschränkten Personen bestehen" (Heil/Weber 1999, S. 21). Selbst wenn Klienten sich zuerst ein unrealistisches Ziel setzen, so motiviert sie dieses Ziel doch zum Handeln. Das Ziel kann im Laufe der Therapie angepasst werden, wenn sich aus der Praxis heraus die eigene Einsicht über die Erreichbarkeit dieses Ziel geändert hat. Oder Klienten wachsen über sich hinaus und entwickeln mehr Fähigkeiten, als zunächst absehbar war, wozu es ohne diese motivierende persönliche Vision nicht gekommen wäre (Heil/Weber 1999). Wenn der Klient selbst nicht fähig ist, die Bereiche des Alltags, in denen er Schwierigkeiten hat, zu identifizieren, so ermöglicht das COPM auch Angaben von Personen aus dem sozialen Umfeld des Klienten. „Wenn der Klient eine kognitive Schädigung hat, wird der Ergotherapeut die gleichen Kriterien wie bei jeder anderen Erhebung zugrunde legen, wenn er die Fähigkeiten des Klienten, Fragen zu beantworten, beurteilt. Wenn der Klient unfähig ist zu antworten, so kann er den Bogen gemeinsam mit einem Betreuer ausfüllen. Allerdings sollte sich der Therapeut bewusst sein, dass sich die Sichtweise des Betreuers und die des Klienten möglicherweise unterscheiden" (Jerosch-Herold et al. 1999, S. 166).

Durchführung des COPM

Das COPM ist ein halbstrukturiertes Interview, in dem der Klient (oder der Angehörige/Betreuer) mit Unterstützung der Therapeutin Handlungsbedürfnisse in den Gebieten Selbstversorgung, Produktivität und Freizeit ermittelt. Dies geschieht nicht anhand einer Checkliste mit möglichen Tätigkeiten, sondern die Therapeutin fordert den Klienten auf, regelmäßig auszuübende Tätigkeiten in seinem typischen Tagesablauf aufzuzählen und die Probleme zu benennen, die er zur Zeit bei Handlungen hat oder vermutet zu haben. Diese werden in einen Protokollbogen eingetragen. Die Durchführung des COPM dauert ca. 30-60 Minuten, abhängig davon, wie sehr Klient und Therapeutin ins Detail gehen.

Die Anwendung erfolgt in 4 Schritten:

- **Feststellen der Handlungsbedürfnisse (= Occupational-Performance-Probleme)** des Klienten in den jeweiligen Handlungsgebieten (Selbstversorgung, Produktivität und Freizeit). Ziel ist es herauszufinden, welche spezifische Handlungen ein Klient ausführen kann und bei welchen er Schwierigkeiten hat. Die Handlungsbedürfnisse, die der Klient noch nicht zu seiner Zufriedenheit ausüben kann oder verbessern möchte, notiert er (in dem COPM-Bogen) gemeinsam mit der Therapeutin.
- **Einstufen der individuellen Wichtigkeit der identifizierten Handlungen (Occupational-Performance-Probleme):** Der Klient stuft jedes dieser ermittelten Handlungsbedürfnisse anhand einer 10-Punkte-Skala nach ihrer Wichtigkeit ein (Wert 1: „überhaupt nicht wichtig", Wert 10: „besonders wichtig"). „Durch diese Einstufung soll sichergestellt werden, dass die Therapeutin vom Klienten selbst erfährt, welche Prioritäten in der Behandlung gesetzt werden sollten." (Law in Jerosch-Herold et al. 1999, S. 167).
- **Auswahl der wichtigsten 5 Probleme, Einstufung des Grades des Gelingens und des Grades der Zufriedenheit:** Aus den oben genannten Punkten wählt der Klient nun bis zu 5 Handlungsbedürfnisse aus, die ihm am dringendsten oder wichtigsten erscheinen und stuft sie anhand einer 10-Punkte-Skala ein:
  - Grad der **Performance:** Grad des derzeitigen Gelingens der Handlungsausführung (Wert 1: „überhaupt nicht gut" bis Wert 10: „besonders gut")
  - Grad der **Zufriedenheit** mit der derzeitigen Ausführungsmöglichkeit (Wert 1: „überhaupt nicht zufrieden" bis Wert 10: „hochzufrieden")

  Die Werte werden dokumentiert und jeweils ein Gesamtwert für die Handlungsausführung und für die Zufriedenheit errechnet.
- **Erstellung der Behandlungsziele:** Die Formulierung der 5 wichtigsten Handlungsbedürfnisse dienen als Grundlage für die Formulierung der erwünschten Behandlungsziele. Die Klienten nehmen sowohl bei der Formulierung als auch im Therapieprozess bei der Erarbeitung der Ziele aktiv teil.
- **Erneute Befunderhebung:** Wenn einzelne Ziele erreicht sind oder Ziele neu gesetzt werden müssen, kann das COPM jederzeit erneut angewendet wird. Zum Abschluss sollten die gemeinsam festgelegten Ziele unbedingt noch einmal vom Klienten bewertet werden, um Veränderung bei der Handlungsausführung (Performance) und/oder Zufriedenheit zu erfassen. „Die Veränderung in Zufriedenheit und Performance sind die wichtigsten Werte im Canadian Occupational Performance Measure" (Law in Jerosch-

Herold et al. 1999, S. 169). Der Zeitpunkt wird nicht vorgegeben, sondern hängt von der Einschätzung der Therapeutin und des Klienten ab. Die Vergleichsdaten können die Effektivität aufzeigen und sind aufgrund ihrer Messbarkeit ein wichtiger Bestandteil von Qualitätssicherung. Besonders wichtig dabei ist, dass der Vergleich nicht nur in Worten dargestellt wird, sondern durch die Einstufung des Klienten messbar ist.

Entwicklung einer Checkliste für die Befunderhebung und Zielsetzung in der Neurologie auf der Grundlage der beiden Modelle

Motivation zur Erstellung der Checkliste

In der praktischen Arbeit mit neurologischen Klienten fiel der Autorin auf, dass sich die Befunderhebung und der Einstieg in die therapeutische Beziehung anhand eines Gespräches in Form von strukturierten Interviews (z. B. ADL-Checklisten) wesentlich leichter gestaltet, als die Erstellung der ergotherapeutischen Problemstellung anhand von Praxismodellen und deren Assessments. Möglicherweise ist ein Grund dafür, dass sowohl die Therapeutin als auch der Klient in die Aufgaben der klientenzentrierten Therapie hineinwachsen müssen. Aus diesem Grund hat die Autorin ihre positiven Erfahrungen mit ADL-Checklisten und die Theorie aus den Praxismodellen verknüpft. Mit Hilfe der Theoriemodelle lassen sich die Inhalte der Ergotherapie klarer definieren und es fällt leichter, diese Inhalte gegenüber Dritten transparent darzustellen. Die Handlungen und die Auswirkungen der Schädigung auf den Alltag und das ganze individuelle Leben des Klienten sind noch stärker in den ergotherapeutischen Mittelpunkt gerückt. Der ergotherapeutische Hausbesuch erfährt in diesem Zusammenhang einen neuen Stellenwert: Im Mittelpunkt steht nicht mehr alleine die Hilfsmittelabklärung, sondern die Sammlung von vielen verschieden Daten und Informationen (Umfeld, Rollen, Gewohnheiten, Handlungsanalyse etc.). Der Klient wird viel stärker miteinbezogen und erhält mehr Verantwortung. Dies bedeutet auch für die Therapeutin eine neue Herausforderung an ihre Tätigkeit. Das Ergebnis ist eine Checkliste, die sich in den therapeutischen Alltag mit neurologischen Klienten in einer Tagesklinik gut integrieren ließ.

Einführung in die Checkliste

Im Rahmen des Studiums für deutsche Ergotherapeutinnen an der Hoogeschool Zuid (früher Hoogeschool Limburg, NL) hat die Autorin im Rahmen ihrer Diplomarbeit „Hausbesuche in der Neurologie: verschwendete Zeit oder ungenutzte Potentiale?“ die im Folgenden vorgestellte Checkliste entwickelt. Die Zielgruppe sind Klienten in einer neurologischen tagesklinischen Rehabilitationseinrichtung. Ziel war es, eine Checkliste zu erstellen, welche möglichst viele Alltagshandlungen erfasst. Mit Hilfe dieser Checkliste kann dann die gemeinsame Zielsetzung (mit dem Klienten) für die ergotherapeutische Behandlung und für einen ergotherapeutischen Hausbesuch erfolgen. Die Checkliste ist eine strukturierte Methode, um Daten des Klienten zu sammeln. Eine „Checkliste“ bietet sich für den genannten Zweck an, da der komplette Alltagsbereich abgedeckt, möglichst viele Alltagshandlungen erfasst und keine relevanten Inhalte im Gespräch vergessen werden sollen. Die Liste ist nach der Gliederung von Reed & Sanderson in die drei Bereiche Selbstversorgung, Produktivität und Freizeit gegliedert. Zu jeder Kategorie wurden verschiedene Alltagshandlungen aufgelistet. Die ausgefüllte Checkliste ergibt einen Überblick, welche Handlungen der Klient selber ausführen kann und bei welchen er Hilfe benötigt. Ein weiterer wichtiger Punkt der Checkliste ist, vom Klienten zu erfahren, wie er die Handlungen ausführt, und wie er diese Ausführung empfindet und bewertet. Hier bietet sich die Grundlage des CMOP an, sowie eine Einschätzung und Skalierung in Anlehnung an das COPM. Zusätzlich wurde der Punkt „Zeiteinschätzung“ ergänzt: Wie lange benötigt der Klient für die angegebene Handlung? Dieser Punkt wird in vielen ADL-Skalen und Beurteilungen vernachlässigt.

Hat der Klient dann eine oder mehrere Handlungen für sich als Wichtigste herausgefunden, so besteht für die Ergotherapeutin die Möglichkeit, diese Handlung zu analysieren. Dabei kann sie die Handlungskomponenten aufspüren, welche die Handlung erschweren. Im Rahmen der tagesklinischen Rehabilitation bietet sich hierfür optimalerweise ein ergotherapeutischer Hausbesuch an, damit auch die Umweltfaktoren analysiert werden können, zumal die ergotherapeutischen Interventionen auch die Umwelt miteinbeziehen. Die reale Wohnsituation zu Hause bietet eine optimale Möglichkeit zur Analyse der Umweltfaktoren.

Die Handlungsanalyse kann aber auch im stationären oder teilstationären Umfeld erfolgen, wobei die veränderte Umgebung dabei berücksichtigt werden muss.

Anforderungen an Therapeutin und Klient

Die Checkliste beruht auf einem klientenzentrierten Ansatz, in dem ein partnerschaftliches Verhältnis zwischen dem Klienten und der Therapeutin Voraussetzung ist. Dies erfordert im derzeitigen deutschen Gesundheitssystem eine Umstellung von Klient und Therapeutin (s. Abb. 4.**1**). Für den Klienten ist die Übernahme von Verantwortung und Mitsprache bei Prozessen im medizinischen Bereich ebenso ungewohnt wie für die Therapeutin die Rückgabe der Verantwortung an den Klienten. Wird der klientenzentrierte Ansatz von der Therapeutin entsprechen angeleitet und dargestellt, reagieren die Klienten überwiegend positiv.

Angehörige

Hierbei sind Personen im nahem persönlichen Umfeld des Klienten, unabhängig vom verwandtschaftlichen Grad gemeint. Sie sind maßgeblich an der Gestaltung der Umwelt beteiligt. Dabei hat es sich als optimal erwiesen, wenn die Angehörigen beim Interview bzw. Ausfüllen der Checkliste anwesend sind. Von Vorteil ist, wenn sie parallel zum Klienten auch eine eigene Checkliste ausfüllen, in der sie die Wichtigkeit und Zufriedenheit, wie sie es für den Klienten sehen, eintragen. Hierbei ergeben sich manchmal Abweichungen, die zu spannenden Diskussionen zwischen Klient und Angehörigen führen können.

Anwendung der Checkliste

In dem ersten Therapiekontakt wird die Checkliste (s. Tab. 4.**1**) von der Ergotherapeutin gemeinsam mit dem Klienten (und nach Möglichkeit Angehörigen) besprochen und ausgefüllt. Während des Gesprächs werden die derzeitigen Handlungsmöglichkeiten des Klienten in den drei Handlungsbereichen Selbstversorgung, Produktivität und Freizeit ermittelt. Zur Erleichterung der Gesprächsführung sind unter den Handlungsbereichen weitere Punkte angegeben.

Beispiel: Kleidung

- „Sind Sie selbstständig beim An und- Ausziehen?“
  Hierbei können zur Erleichterung auch noch einzelne Handlungen aufgezählt werden. Fallen dabei direkt einzelne Punkte auf (z. B. Thrombosestrümpfe: mit Hilfe) notiert sich die Therapeutin dies auf einem eigenem Blatt. Im Bogen kreuzt der Klient oder die Therapeutin („mit Hilfe“, 2. Spalte) an.
- „Benötigen Sie für das An- und Ausziehen mehr Zeit oder mehr Anstrengung als früher (vor der Erkrankung)?“
  „Wie viel mehr Zeit/mehr Anstrengung: *„etwas?“* oder *„extrem/viel mehr?“*
- „Wie wichtig ist es Ihnen, beim An- und Auskleiden selbstständig zu sein?“
  „Bitte schätzen Sie sich anhand dieser Skala ein. (Skala wird vorgelegt) *'1'* ist ***überhaupt nicht wichtig*** und '10' bedeutet ***besonders wichtig.*** Sie können aber auch jeden Wert dazwischen auswählen.“
- „Wie zufrieden sind Sie mit der derzeitigen Situation bezüglich An- und Auskleiden?“
  „Bitte schätzen Sie sich anhand dieser Skala ein. (Skala wird vorgelegt) *'1'* ist ***überhaupt nicht zufrieden*** und '10' bedeutet ***hochzufrieden.*** Sie können aber auch jeden Wert dazwischen auswählen.“

Mit dem Klienten zusammen geht die Ergotherapeutin die Liste waagerecht Punkt für Punkt durch. Zum Schluss fragt die Ergotherapeutin den Klienten, ob es jetzt noch Handlungen gäbe, die hier nicht aufgeführt werden, aber wichtig für ihn sind. Sollte dies der Fall sein, so können diese Handlungen in den freien horizontalen Zeilen benannt und ausgefüllt werden.

Der Klient füllt die Liste nach Möglichkeit selber aus. Dadurch wird er verantwortlich in den Therapieprozess mit eingebunden. Die Ergotherapeutin erhält durch die Beobachtung des Klienten beim Ausfüllen weitere Daten (z. B. Stifthaltung, Schrift, systematisches Vorgehen etc.). Ist der Klient nicht in der Lage, die Checkliste auszufüllen, so schreibt die Ergotherapeutin für ihn. Das gemeinsame Erarbeiten der Checkliste ist wichtig, damit Oberpunkte ausführlicher erläutert werden können und die Ergotherapeutin auf Fragen eingehen kann. Daraus können sich Gespräche ergeben, in denen weitere wichtige Daten erhoben werden.

Tab. 4.1 Ergotherapeutische Checkliste (Hurtz 1999)

		Durchführung				Einschätzung		Hausbesuch
		selbstständig (inkl. Hilfsmittel)	mit Hilfsperson	Zeitaufwand/ Anstrengung 0 = normal/ akzeptabel + = vermehrt ++ = extrem	Häufigkeit x/Woche x/Tag x/Monat x/Tag	Wichtigkeit (1–10)	Zufriedenheit (1–10)	
Selbstversorgung	Einnehmen von Mahlzeiten							
	Kleidung							
	Toilette							
	Hygiene							
	Mobilität							
	Kommunikation							
	Geld							
	Problemlösung							
Produktivität	Haushalt erledigen							
	Einkaufen							
	Kochen							
	Arbeiten							
Freizeit	zu Hause allein sein							
	Freunde besuchen							
	an gesellschaftlichen Aktivitäten teilnehmen (Kino, Theater etc.)							
	Hobbies/Interessen ausüben							
	Balkon/Garten benutzen							
	Bus/Bahn fahren							
	Ferien machen							

> **!** Für die Besprechung der Checkliste ist erfahrungsgemäß ein zeitlicher Rahmen von 45 Minuten realistisch. Bei Klienten mit Aphasie oder Gedächtnisproblemen muss entsprechend mehr Zeit einkalkuliert werden.

Erläuterung der einzelnen Punkte der Checkliste

Die Checkliste besteht aus mehreren Spalten mit Fragen zu den einzelnen Handlungen. Hierbei sollen Hinweise auf die Art und Weise der Handlung, also die *Occupational Performance* herausgefunden werden. Die einzelnen Punkte werden im Folgenden kurz erläutert:

- **selbstständig:** Auch wenn der Klient mit einem Hilfsmittel die Handlung alleine durchführen kann, zählt dies als selbstständig.
- **mit Hilfsperson:** Die Hilfe der Hilfsperson kann entweder in Form von verbaler oder physischer Unterstützung erfolgen, oder es ist die Anwesenheit einer Person zur Sicherheit notwendig. Dies wird in der Checkliste nicht weiter differenziert, kann aber auf einem separaten Blatt notiert werden.
- **Zeitaufwand/Anstrengung:** ist in drei Möglichkeiten unterteilt: normal/akzeptabel, vermehrt oder extrem vermehrt. Hierbei geht es um die subjektive Einschätzung des Befragten. Häufig kann eine einzelne Handlung ausgeführt werden, ist aber mit einer enormen Anstrengung und einem erheblichen Zeitaufwand verbunden. Dies ist wichtig, zu unterscheiden, da so einzelne Handlungen erfolgreich bewältigt werden können, aber nicht hintereinander durchführbar sind (z. B. Waschen **und** Anziehen). Häufig ist der erhöhte Zeitaufwand im Tagesablauf nicht zu ermöglichen, bzw. die verstärkte Anstrengung erfordert anschließende Regenerationsphasen zur Erholung.
- **Häufigkeit:** eingeteilt in „x" pro Tag, Woche, Monat, Jahr; im Bereich der Selbstversorgung wird dieser Bereich ausgelassen, da es sich für das Eingangsgespräch als zu intim herausgestellt hat, den Klienten nach der Häufigkeit der Hygiene zu fragen. In den anderen Bereichen ist es hilfreich zu wissen, wie häufig der Klient die Aktivität tatsächlich ausführt bzw. früher ausgeführt hat. Die Häufigkeit gibt eine Einschätzung der Alltagsrelevanz wieder; bei Handlungen, die zur Zeit nicht durchgeführt werden können, kann die Häufigkeit von vor der Erkrankung eingetragen werden (z. B. Hobbies etc.). Dies sollte dann als „vor der Erkrankung" gekennzeichnet werden. Die Erfahrung mit ADL-Checklisten hat gezeigt, dass Klienten manchmal Handlungen angeben, die sie nur sehr selten, bzw. schon viele Jahre vor dem Ereignis nicht mehr ausgeführt haben. Aus diesem Grund ist es wichtig, die Häufigkeit mit zu erfragen.
- **Wichtigkeit:** Der Klient soll die Handlung für sich anhand einer 10 Punkteskala analog zum COPM einschätzen (Wert 1: „überhaupt nicht wichtig" bis Wert 10: „besonders wichtig").
- **Zufriedenheit:** Der Klient wird gefragt, wie zufrieden er jetzt zur Zeit mit der Durchführung der Handlung (z. B. Einkaufen) ist. Dies legt er dann anhand der 10-Punkte-Skala analog zum COPM fest.
- **Hausbesuch:** Bei der gemeinsamen Auswertung der Checkliste werden in dieser Spalte die Handlungen angekreuzt, die auf einem Hausbesuch abgeklärt werden sollten.

Umgang mit der 10-Punkte-Skala:

Die Klienten nutzen die Skalierung sehr unterschiedlich. Daher ist es wichtig, dass die Ergotherapeutin bei dem Ausfüllen der Checkliste anwesend ist und die einzelnen Punkte im Gespräch erarbeitet werden, da sie nur so von den unterschiedlichen Auslegungen der Skala Kenntnis erhält.

Auswertung

Mit dem Klienten gemeinsam werden die Checkliste und die Punktwerte durchgesprochen. Die Ergotherapeutin fasst die Prioritäten aus der Checkliste anhand der niedrigen Zufriedenheitswerte zusammen und fragt den Klienten, ob dies seine Einschätzung wiedergebe. Aus der Checkliste lassen sich teilweise auch Rollen- und Prioritätenwechsel erkennen und besprechen: Wenn ein Klient einen hohen Punktwert bei Zufriedenheit angibt und einen niedrigen Punktwert bei Wichtigkeit, obwohl er bei der Durchführung auf eine Hilfsperson angewiesen ist oder einen vermehrten Zeitaufwand benötigt, kann dies bedeuten: ich (der Klient) kann das nicht mehr, aber es ist mir auch nicht wichtig und ich bin, so wie es jetzt geregelt ist, zufrieden. Manche Klienten sind sogar froh, dass sie die Handlung nicht mehr machen müssen

(z. B. Haushalt) und dies auf eine anderer Art geregelt ist, z. B. durch eine Hilfsperson oder einen Rollenwechsel: Partner übernimmt diese Aufgaben jetzt.

Sollten sich bei der Auswertung mehrere Punkte mit Priorität ergeben, so wird gemeinsam mit dem Klienten (und Angehörigen) überlegt, welches Ziel als erstes verfolgt wird. Dabei hat die Ergotherapeutin auch eine beratende Funktion. „Dem Klienten soll es durch die Therapie ermöglicht werden, selbstständig eine Entscheidung zu treffen. Dies bedeutet auch, dass die Ergotherapeutin dem Klienten genügend Information zur Verfügung stellen muss, damit dieser als gleichberechtigter Partner handeln kann" (Heil/Weber 1999, S. 13).

Formulierung der Therapieziele

Klient und Therapeutin legen gemeinsam die Therapieziele für die Ergotherapie fest. In der tagesklinischen ambulanten neurologischen Rehabilitation sind die in der vorgegebenen Zeit erreichbaren Ziele und Veränderungen oft nur sehr gering. Daher ist es besonders wichtig, die Ziele entsprechend realistisch zu formulieren und auch die subjektiven Werte des Klienten zu messen.

Beispiel:
Klientin mit MS: Im Bereich der physischen Komponenten konnten sich keine Verbesserungen zeigen, aber sie hat gelernt, mit ihrer Ausdauer und verminderten Belastbarkeit besser zurecht zu kommen, Hilfen zur Erleichterung von Handlungen zu akzeptieren und ist nach der Behandlung deutlich zufriedener, da sie gelernt hat, besser mit ihrer Einschränkung umzugehen.

Gut ist es, wenn der Klient das Ziel (mit Hilfe) selber formuliert und dieses auch schriftlich festgehalten wird. Je konkreter ein Ziel beschrieben ist, desto leichter ist die Überprüfung, ob und wann es erreicht ist.

Beispiel einer Therapiezielformulierung einer Klientin zum Handlungsgebiet Selbstversorgung: „Umgang mit Geld":
„Alleine die Unterschrift leisten und Formulare ausfüllen können, so dass sie vom Geschäftsverkehr akzeptiert werden" (Heil/Weber, 1999).

Nach dem Erreichen des Zieles oder gegen Ende des Therapieaufenthaltes sollte die Checkliste erneut ausgefüllt werden. Dabei ist es besonders wichtig, die Wichtigkeit und Zufriedenheit des Klienten zu dem erarbeitetem Ziel zu erfragen.

„Die Messung der Patientenzufriedenheit sollte daher immer am Ende einer ergotherapeutischen Behandlung stehen. Diese Befragung kann gut mit einer Zielerreichungsskala (Goal-attainment-scale) überprüft werden. Dabei wird mit dem Patienten zu Beginn der Therapie eine Therapiezielvereinbarung getroffen und die Bedeutung des Ziels für den Klienten anhand einer Punkteskala bestimmt [.. .] Mit diesem Verfahren ist es möglich, für jedes Gebiet der Ergotherapie eine Zielüberprüfung durchzuführen und so mit dem Klienten systematisch das Therapieende zu bewerten" (Jerosch-Herold et al. 1999, S. 95).

Umsetzung der Therapieziele in den ergotherapeutischen Ansatz

Nachdem gemeinsam mit dem Klienten Ziele für die Ergotherapie festgelegt wurden (z. B. Nahrungsaufnahme), erfolgt die Analyse der erforderlichen Handlungskomponenten und relevanten Umweltfaktoren. Die Handlungen, die für das Ziel notwendig sind, werden dann von der Ergotherapeutin auf einem Hausbesuch in der realen Situation oder in der Institution (Klinik, teilstationäre Rehabilitation, Praxis) analysiert. Wenn der Klient einen Hausbesuch ablehnt, wird dieser selbstverständlich auch nicht durchgeführt.

Beispiel: Der Klient ist unzufrieden bei der Nahrungsaufnahme von warmen Speisen, da er im Umgang mit dem Besteck motorische Schwierigkeiten angibt. Die Therapeutin schaut sich diese Handlung in einer möglichst realistischen Alltagssituation an. Dies kann bedeuten:
- mittags in der Institution, an dem Ort, wo der Klient zur Zeit gewöhnlich sein Essen zu sich nimmt oder
- zu Hause in seiner häuslichen gewohnten Umgebung
- an einem anderen Ort, wo er regelmäßig ist oder gerne wieder essen möchte (Kantine, Restaurant etc.)

Die Therapeutin analysiert die Handlungsausführung in Bezug auf
- die Handlungskomponenten:
  - *physischer Bereich* (Sensomotorik: z. B. Tonusverhältnis, Koordination, Schlucken)
  - *kognitiver Bereich* (mentale Funktionen, z. B. Apraxien, Aufmerksamkeit) und

  - *affektiver Bereich* (soziale und emotionale Funktionen, z. B. wer sitzt noch am Tisch, traut der Klient sich, in der Öffentlichkeit zu essen, Schamgefühl)
- die Umweltfaktoren
  - *physikalische Umwelt* (natürliche und künstliche Umgebung, z. B. Ort des Essens, Tischsituation, Temperatur, Geräusche etc.)
  - *soziale Umwelt* (soziale Faktoren im Umfeld, gesellschaftliche oder familiäre Regeln, wie man isst, Werte und Einstellungen etc.)
  - institutionelle Umwelt (ökonomische und finanzielle Faktoren)
  - *kulturelle Umwelt* (Ethik und Wertsystem bestimmter Gruppen).

Die grundlegenden Fähigkeiten von Ergotherapeutinnen zur Handlungs- und Funktionsanalyse und ihr Wissen um Krankheitssymptome sind hierbei von großer Bedeutung (s. auch Abb. 4.**3**).

Anne Fisher (1997) beschreibt in ihrer Theorie zum AMPS u. a. die Handlungsanalyse und unterteilt diese in vier Qualitäten (s. Abb. 4.**9**).

Diese Unterteilung kann eine gute Hilfe für eine Dokumentation darstellen. Mit Hilfe dieser Qualitäten können Veränderungen beschrieben werden, die bei bisherigen Messinstrumenten (z. B. Barthel, FIM) nicht erfasst werden. So ist es z. B. möglich, dass sich bei der Handlungsausführung der Level der Anstrengung und Grad der Effizienz deutlich verändert hat, diese Veränderung aber z. B. im FIM nicht erfasst werden. Um die Veränderung trotzdem dokumentieren zu können, ist es wichtig, entsprechend differenziert zu analysieren. Nach der Analyse der Handlungskomponenten und der Umweltfaktoren muss die Therapeutin entscheiden, welche der im folgenden beschriebenen Interventionsmöglichkeiten am sinnvollsten erscheint, um das vom Klienten gewünschte Ziel („besser essen zu können") zu erreichen.

- **Level der Anstrengung**
  Größe der physikalischen Schwierigkeit oder Ermüdung
- **Grad der Effizienz**
  Organisation, Zeitaspekt, Zeit-, Raum-, Objektgebrauch
- **Grad der Sicherheit**
  Personen zu verletzen, Umwelt zu beschädigen
- **Grad der Unabhängigkeit**
  oder physikalische oder verbale Assistenz

Abb. 4.**9** Qualitäten zur Analyse einer Handlung (nach Fisher)

Ergotherapeutische Intervention

Die ergotherapeutischen Interventionen können sich zum einen auf die Person, zum anderen auf die Umwelt richten. Die Art und Weise der Intervention ist abhängig
- von den Wünschen des Klienten,
- von den individuellen Auswirkungen der Beeinträchtigung auf die Aktivitäten,
- von der Umwelt und davon,
- wie die Umwelt oder die Handlung des Klienten auf die neue Situation angepasst werden kann.

Durch die Handlungsanalyse findet die Ergotherapeutin die Diskrepanz zwischen der Anforderung der Aufgabe und den Fähigkeiten des Klienten heraus und entwirft mögliche Adaptionen. Ebenso analysiert die Ergotherapeutin die Umgebungsbedingungen für das Handeln und gestaltet diese so, dass befriedigendes Handeln ermöglicht wird.

Fisher (1997) beschreibt vier verschiedene ergotherapeutische Interventionsmöglichkeiten (s. Abb. 4.**10**). Die ersten drei Interventionsmöglichkeiten basieren auf der Handlungsanalyse. Sie haben zum Ziel, den Klienten an die Herausforderungen der vorhandenen Umwelt bzw. die Umwelt an den Klienten anzupassen, damit dem Klienten bessere Handlungsmöglichkeiten ermöglicht werden.

! Ergotherapeutinnen sind Experten in Handlungsanalyse und Adaption.

- alternative oder kompensatorische Techniken entwickeln
  (adaptierte Art des Handelns, sinnvoll bei Erwartung einer geringen motorischen Verbesserung und gutem Lernpotential)
- adaptive Hilfsmittel entwerfen oder besorgen
- Umwelt modifizieren und anpassen
  (Betreuer schulen, vor allem bei geringem Lernpotential lernen Klienten Kompensationsstrategien oder neue Alternativen nur sehr schwer)
- Schädigung behandeln

Abb. 4.**10** Ergotherapeutische Interventionsmöglichkeiten nach Fisher

Sie entwickeln alternative oder kompensatorische Strategien, um die Kompetenz des Klienten bei der Handlungsdurchführung zu fördern. Dabei ist es wichtig, die persönlichen Charakteristika des Klienten, seine Werte und Wünsche, die Umwelt und die Charakteristika der Aufgabe zu berücksichtigen. Es sollte immer ein klientenzentrierter Handlungszusammenhang bestehen. (Fisher 1997)

> **!** Das ergotherapeutische Ziel ist erreicht, wenn der Klient die von ihm angestrebten Handlungen in der von ihm gewünschten Umgebung ohne größere physikalische oder soziale Hürden ausführen kann.

Interdisziplinäres Team

Bei der Auswertung der Checkliste werden die Hauptanliegen des Klienten im Alltag erfasst. Diese Auswirkungen der Schädigung auf den Alltag sind nicht nur Aufgabenfelder der Ergotherapie. Hier ist eine gute Zusammenarbeit im interdisziplinären Team erforderlich. Die Aufgabenfelder der einzelnen Abteilungen sind von Institution zu Institution etwas unterschiedlich gegliedert. Wenn ein Klient z. B. sehr unzufrieden ist, da er noch nicht Auto fahren darf, so ist dies eine wichtige Information für die behandelnde Neuropsychologin, die in Absprache mit dem Arzt die notwendigen kognitiven Fertigkeiten (Reaktion, Aufmerksamkeit etc.) diagnostiziert und therapiert. Die Erarbeitung von Alternativen (öffentliche Verkehrsmittel, etc.) könnte dann wiederum ein Thema für die Ergotherapie sein. Hier ist das interdisziplinäre Team sehr wichtig und die Absprachen im Team, wer welche Aufgabenbereiche übernimmt.

Zusammenfassung

Diese Checkliste eignet sich nicht nur zur Vorbereitung für Hausbesuche, sondern stellt besonders als Einstieg zur Therapie in der Tagesklinik ein geeignetes Instrument dar (s. Abb. 4.**11**).

Sie ist im ersten Kontakt mit dem Klienten eine sehr gute Strukturhilfe („roter Faden") und eignet sich gut als Grundlage für die Therapie. Mit Hilfe der Checkliste lässt sich im Gespräch eine Vertrauensbasis zwischen Klient und Therapeutin aufbauen und sie hilft der Therapeutin, in das Leben des Klienten einzutauchen. Die Checkliste hilft bei der Ermittlung der ergotherapeutischen Ziele, Festlegung der Behandlungsprioritäten und Abklärung über die Möglichkeit eines Hausbesuches. Der Klient wird hierbei von Anfang an aktiv mit in den Prozess der Prioritätensetzung und Zielfestlegung einbezogen. Er muss sich in dieser Situation intensive Gedanken über die Auswirkungen der Gesundheitsstörungen auf seinen Alltag machen.

- in kurzer Zeit viele relevante Informationen zu erheben
- die Ziele und Ansichten des Klienten zu erfassen
- schnell klientenzentrierte Prioritäten herauszuarbeiten (dies ist besonders wichtig, da sich die Rehabilitationsphasen und Therapiedauer zunehmend verkürzen)
- den Klienten von Anfang an in den Entscheidungsprozess mit einzubeziehen und damit auch Verantwortung für die Therapie zu übergeben
- die Angehörigen mit einzubeziehen, um unterschiedliche Ziele aufdecken und besprechen zu können
- die Selbsteinschätzung des Klienten kennen zu lernen
- die Motivation des Klienten zu erkennen

Abb. 4.**11** Stärken der Checkliste

Die Qualität und die Quantität der gewonnenen Informationen sind stark abhängig von der Fähigkeit zur Situationseinschätzung und zur Kommunikation, sowohl seitens der Therapeutin wie auch des Klienten. Kann der Klient seine partnerschaftliche Rolle im klientenzentrierten Prozess nicht erfüllen (z. B. aufgrund von mangelnder Awareness, keine Übernahme von Verantwortung o. ä.), so ist die Anwendung der Checkliste schwierig.

Ergotherapeutischer Hausbesuch anhand der Checkliste

Einleitung

Eine Erkrankung stellt immer auch einen Einschnitt in die Lebensgeschichte dar. Während eines Hausbesuches taucht die Therapeutin in die Lebensgeschichte des Klienten ein, kann Informationen über den Klienten und seine Lebensumstände sammeln, sich ein eigenes Bild von den Gegebenheiten machen und die Dynamik der Dysfunktion erleben. Da sich die Ergotherapie an den alltäglichen Handlungsbedürfnissen des Klienten orientiert, rückt das tatsächliche Handeln in der realen Umgebung stärker in den Mittelpunkt der Therapie. Die Umwelt gewinnt in der klientenzentrierten Praxis an Bedeutung.

> **!** Die ergotherapeutische Analyse der Handlung in der Umwelt kann am effektivsten vor Ort, d. h. zu Hause erfolgen.

Die Datensammlung im Hause des Klienten ermöglicht es der Therapeutin dann, konkrete klientenzentrierte Ideen sowie Lösungsmöglichkeiten zu entwickeln und an die Geschichte des Klienten mit seinen früheren Aktivitäten anzuknüpfen. Diese Möglichkeiten besteht nur in seiner häuslichen Umgebung und nicht in der Klinik. Die ergotherapeutische Diagnostik in gewohnter Umgebung ist exakter als im Klinikseting. Vor Ort lassen sich Gefahren und Gefahrenquellen realistischer abschätzen.

„Obwohl ein Klient in der Klinik üben kann, besteht der entscheidende Test in der Ausführung der Fertigkeiten, Gewohnheiten, Routine oder Anpassungsreaktion in der realen Umwelt, in der die Person lebt" (Reed in Jerosch-Herold (1999), S. 106). Mit der „therapeutischen Brille" lassen sich bei dem Hausbesuch Ansatzpunkte entdecken, die der Klient oder die Angehörigen selber nicht identifizieren können und die auch mit der Checkliste nicht erfasst werden können. Unter Berücksichtigung der oben genannten Aspekte erhält der ergotherapeutische Hausbesuch damit eine neue Sichtweise.

Grundsätzliche Überlegungen

Die ergotherapeutische Analyse der Handlung ist am sinnvollsten in der realen Umwelt des Klienten. Zur Vorbereitung auf den Hausbesuch ist die Erarbeitung der Checkliste eine gute Grundlage. Die Therapeutin arbeitet gemeinsam mit dem Klienten mit Hilfe der Checkliste heraus, welche Handlungen für ihn besonders wichtig sind. Das Ziel des Hausbesuches soll für den Klienten und die Angehörigen transparent sein. Diese Transparenz ist auch wichtig, um den Hausbesuch gegenüber dem Arbeitgeber und den Kostenträgern zu erklären.

Vorbereitung

Vor der Besprechung mit dem Klienten muss geklärt sein, ob und in welchem personellen und zeitlichen Umfang der Arbeitgeber bzw. die Institution die Durchführung eines ergotherapeutischen Hausbesuches erlaubt.

Nachdem die Ziele für den Hausbesuch gemeinsam herausgearbeitet wurden, wird der Zeitpunkt des Besuches mit dem Klienten und seinen Angehörigen abgesprochen. Da das Ziel des Hausbesuches nicht die (abschließende) Hilfsmittelversorgung ist, sondern eine ergotherapeutische Grundlage für die Therapie darstellt, sollte der Hausbesuch möglichst zu Beginn der Therapie bzw. des Aufenthaltes des Klienten erfolgen. Für die Durchführung des Hausbesuches kann erfahrungsgemäß eine Zeit von 60 – 90 Minuten vor Ort kalkuliert werden. Zusätzlich muss die Fahrzeit berücksichtigt werden. In einem Kliniksetting ist die Absprache mit dem ärztlichen Leiter, der Verwaltung und dem Team zu berücksichtigen. Je klarer die Ziele des Hausbesuches formuliert sind, um so höher sind Akzeptanz und Unterstützung der ärztlichen Leitung.

Informationsgewinn

Die Datensammlung im Rahmen des Hausbesuches fängt weit vor der Haustür des Klienten an. Die Therapeutin erfasst auf dem Weg zum Klienten bereits viele Informationen: die räumliche Lage, Möglichkeiten der öffentlichen Verkehrsmittel, Erreichbarkeit von Geschäften, Zustand der Gehwege, soziale Kontakte in der Nachbarschaft etc. In der Wohnung ist es wichtig, sich einen Eindruck über die Räumlichkeiten, Rollen, Verhaltensmuster, Gewohnheiten etc. zu machen. Je besser die Therapeutin Gewohnheiten und die Erwartung an Rollen kennt, um so besser kann sie den Klienten bei dem Erreichen seiner Ziele unterstützen.

Umweltaspekte bei der Handlungsanalyse

Die gewonnen Daten des Hausbesuches werden bei der Analyse der Handlungsmöglichkeiten berücksichtigt. Die Umwelt steht in engem Zusammenhang mit der Handlungsausführung: Die Besonderheiten der Umwelt können Möglichkeiten und Gelegenheiten schaffen, aber auch Grenzen oder Zwänge aufzeigen. Die Umwelt kann eine Herausforderung oder Aufforderung darstellen und wichtige physikalische und soziale Unterstützung bieten.

Die Analyse der Umwelt ist ein signifikantes ergotherapeutisches Werkzeug, um

- die Gründe für eine schlechte Anpassung zu identifizieren,
- Handlungen zu analysieren,

– Handlungsmöglichkeiten zu entwickeln und zu trainieren.

Dabei ist es wichtig, den Klienten aufzufordern, die Handlung so durchzuführen, wie er sie gewohnt ist.

Rolle der Angehörigen

Es ist praktisch unerlässlich, die Angehörigen in die Therapie mit einzubeziehen, damit sie die Gründe und Bedeutung von Anpassungen verstehen, mittragen und akzeptieren. Der Klient und die Angehörigen müssen den Zweck und den Wert der Aufgabe verstehen, damit eine Übertragung der Therapieergebnisse in den Alltag stattfinden kann. Auch die Angehörigen sind neben dem Klienten als aktive Teilnehmer am Veränderungsprozess zu betrachten. Die Umwelt zu adaptieren bedeutet immer auch die Angehörigen zu instruieren und gegebenenfalls Veränderungen von ihnen durchführen zu lassen. Der Kontakt zu den Angehörigen ist im Kliniksetting oft schwierig herzustellen. Im Rahmen eines Hausbesuches entsteht dieser Kontakt meistens automatisch, da die Angehörigen anwesend sind. Manchmal bereitet der Klient oder die Angehörigen Kaffee vor. Dabei hat sich gezeigt, dass diese „gesellige" Situation hilfreich sein kann, da die Atmosphäre bei der Besprechung persönlicher Anliegen eine sehr wichtige Rolle spielt. In dieser Situation können Fragen oder Ideen konkret angesprochen und während des Hausbesuches ausprobiert werden. Viele Fragen entstehen erst während des Gespräches. Eine Ursache dafür könnte sein, dass die Angehörigen im persönlichen Kontakt in ihrer Umgebung „auftauen", da sie merken, dass sie individuell ernst genommen und unterstützt werden. Diesen Kontakt suchen viele Angehörige von sich aus in der Institution nicht, vielleicht weil sie sich nicht trauen, ihnen nicht klar ist, dass solche Fragen angesprochen werden können und wer der richtige Ansprechpartner dafür ist, die Atmosphäre eine andere ist oder andere Gründe eine Rolle spielen. Im Gespräch entwickeln sich Fragen, Ideen und oft auch Lösungsmöglichkeiten. In dem häuslichen Umfeld ist der Austausch leichter und ein „Miteinander" ist einfacher. Der Klient und sein Angehöriger „erfahren" den klientenzentrierten partnerschaftlichen Ansatz und reagieren darauf positiv.

Anpassung der Umwelt und der Handlungen

Die Umgebung kann als Ausgangspunkt für Veränderungen genutzt werden. Die Einschränkungen des Klienten können durch Anpassung der physischen und soziokulturellen Umgebung kompensiert werden. Dadurch kann die essentielle Fähigkeit des Handelns eines Individuums wiederhergestellt werden. Die Therapeutin kann die Umwelt so anpassen, dass der Klient sich entwickeln und Fertigkeiten ausüben kann (von strukturierter und sicherer Klinikumwelt zur risikovolleren Umwelt im Alltag). Auch wenn die Anpassung der Handlung in der ergotherapeutischen Übungssituation gelingt, kann der Transfer in den Alltag sehr schwer sein.

> **!** „Die Übertragung einer Übung bzw. ihre Generalisierung ist im Rahmen der Ergotherapie oft ein Problem. Klienten führen Handlungen im klinischen Umfeld erfolgreich durch, aber zu Hause gelingt es ihnen nicht. Der Klient und die Familienmitglieder müssen den Zweck und Wert der Aufgabe klar verstehen, um die Übertragung des Trainings zu ermöglichen" (Reed in Jerosch-Herold 1999, S. 120). Dieser Transfer in den häuslichen Alltag kann bei einem Hausbesuch erklärt und geübt werden. Die möglicherweise auftretenden Schwierigkeiten kann die Ergotherapeutin analysieren und in der Therapie aufgreifen.

Ergotherapeutinnen empfehlen und unterstützen Anpassungsreaktionen und Veränderungen, aber sie erzwingen oder bestimmen sie nicht. Man spricht von einer optimalen Situation, wenn der Klient dazu fähig ist, nach seinen eigenen Bedürfnissen in seinem physischen und soziokulturellen Umfeld zu handeln.

Zusammenfassung

Der Hausbesuch ist ein spezifisches Arbeitsfeld der Ergotherapie. Auch andere Professionen führen einen Hausbesuch durch, aber mit einer anderen Zielsetzung und einer anderen „professionellen Brille". Die Erfahrung hat gezeigt, dass die Klienten und Angehörigen den Hausbesuch, der auf die geschilderte Art vorbereitet und durchgeführt wird, sehr positiv aufnehmen. Sie fühlen sich durch den Hausbesuch mit ihren Bedürfnissen und Sorgen individuell ernst genom-

- Analyse der Umweltfaktoren, die sich maßgeblich auf die Handlungsmöglichkeiten auswirken
- Handlungsanalyse: ist in der häuslichen Umgebung nicht identisch mit der in der Klinik
- in die Lebensgeschichte des Klienten einzutauchen (um realistische Ziele und Therapieansätze finden zu können)
- zusätzliche Informationen zu erhalten, die im Kliniksetting nicht erhoben werden können
- das subjektive Erleben des Klienten in seinen Werten, Rollen und Gewohnheiten kennen zu lernen (wichtig für die weitere Einschätzung und Zielsetzung)
- Informationen von Klienten zu sammeln, die verbale Einschränkungen haben
- eine gute Vertrauensbasis für die Therapie zu schaffen

Abb. 4.**12** Informationsgewinn durch einen Hausbesuch

men. Die häusliche Umgebung erleichtert eine partnerschaftliche Arbeitsbeziehung zwischen Klient und Therapeut. Das klinische Setting dagegen fördert das Machtungleichgewicht zugunsten der Therapeutin. Ein weiterer spannender Punkt dabei ist, den Klienten in seinen „heimischen Rollen" (als Gastgeber, Partner etc.) zu erleben und in seine Welt einzutauchen. Es ist mehrmals vorgekommen, dass der Klient das erste Mal seit seiner Erkrankung wieder die Gastgeberrolle übernommen hat. Dieses kann für die psychosozialen Komponenten sehr wichtig sein.

Die Ergebnisse zeigen, dass ein Hausbesuch trotz des hohen Zeitaufwandes, effizient ist, da durch das gemeinsame Erleben des häuslichen Umfeldes und der aufgetretenen und gemeinsam bewältigten Schwierigkeiten eine sehr trägfähige Basis für den weiteren klientenzentrierten Therapieverlauf gelegt wird. Zudem erhält die Therapeutin in kurzer Zeit sehr viele und wichtige Informationen, die eine fundierte Grundlage für die Auswahl der therapeutischen Interventionen bieten (Abb. 4.**12**).

Resümee

Durch die Anwendung der Modelle in der praktischen Arbeit hat sich der therapeutische Alltag der Autorin dahingehend verändert, dass der Therapieauftrag klarer erfasst wird, die Ergotherapie dem Klienten transparenter verdeutlicht werden kann und die Verantwortlichkeiten für die Therapie gemeinsam besprochen werden. Die Herangehensweise an die Therapie hat sich geändert: Die Klientenzentrierung erfordert eine Umstellung der „Therapeutenrolle" (und „Klientenrolle"), der Klient steht noch mehr im Mittelpunkt, die Lebensumstände werden stärker berücksichtigt und die Therapieziele gemeinsam ausgewählt. Der ergotherapeutische Hausbesuch wird aus neuer Sicht betrachtet und nimmt innerhalb der ergotherapeutischen Therapie einen neuen Stellenwert ein. Er ist ein wichtiger Bestandteil innerhalb der ergotherapeutischen Befundung. Die Schädigung tritt in den Hintergrund und die Auswirkung der Schädigung auf die Handlungen des Klienten, seine Aktivitäten und sein tägliches Leben stehen im Mittelpunkt der Ergotherapie. Diese Veränderungen lassen sich nicht mit jedem Klienten gleich gut umsetzen, manchmal stößt man hier an Grenzen.

Die Theroriemodelle bereichern die Denkweise und bieten neue Herangehensweisen an die therapeutische Arbeit. Sie stellen eine spannende Herausforderung dar und es wäre schön, wenn sie dazu anregen könnten, weitere neue Ideen zu entwickeln, zu diskutieren und umzusetzen.

Literatur

Empfohlene Literatur zum Vertiefen

Canadian Association of Occupational Therapists. Enabling occupation: an occupational therapy perspective. Ottawa: CAOT; 1997.

Hagedorn R. Foundation for practice in occupational Therapy. Edinburgh: Churchill Livingstone; 1997.

Jerosch-Herold C, Marotzki U, Hack B, Weber P. Konzeptionelle Modelle in der ergotherapeutischen Praxis. Berlin: Springer; 1999.

Weitere verwendete Literatur

Christiansen C, Baum C (Hrsg.). Occupational therapy-enabling function and well-being, 2. Auflage. New Jersey: Slack; 1997.

Creek J (Hrsg.). Occupational therapy and mental health. 2. Auflage. Edinburgh: Churchill Livingstone; 1997.

Feiler M. Clinical reasoning. Grundsätzliche Überlegungen beim therapeutischen Handeln. Ergotherapie. Fachzeitschrift der diplomierten ErgotherapteutInnen Österreichs. 1997; 4: 46.

Heil G, Weber B (1999) Ein neuer Weg in der Zielfindung. Im Eigenverlag, Osnabrück 2000, vita activa –

Schriften zur Ergotherapie, Deutscher Verband der Ergotherapeuten e. V. Edition vita activa, Langenhagen

Hurtz B. Hausbesuche in der Neurologie. Verschwendete Zeit oder ungenutzte Potentiale. 1999 (unveröffentlicht).

Kielhofner G. Conceptual foundation of occupational therapy. Philadelphia: FA Davies; 1992.

Kielhofner G. A model of human occupation. Theory and applicatoin. 2. Auflage. Baltimore: Williams & Wilkins; 1995.

Law M, Baptiste S, Carswell A, McColl M, Polatajko H, Pollock N. Canadian Occupational Performance Measure. 2. Auflage. Toronto: CAOT Publications; 1994.

Mattingley C, Fleming MH. Clinical reasoning. Forms of inquiry in a therapeutic practice. Philadelphia: FA Davies; 1994.

Mosey AC. Psychosocial components of occupational therapy. New York: Raven; 1986.

Pedretti LW, Zoltan B. Occupational therapy practise skills for physical dysfunction. 4. Auflage. Baltimore: CV Mosby; 1996.

Reed KL. Models of practice in occupational therapy. Baltimore: Williams & Wilkins; 1984.

Reed KL, Sanderson S. Concepts of occupational therapy, 2. Auflage. Baltimore: Williams & Wilkins; 1992.

Scheepers C, Steding-Albrecht U, Jehn P. Ergotherapie-Vom Behandeln zum Handeln. Stuttgart: Thieme; 1999.

Trombly C. Occupational therapy for physical dysfunction, 4. Auflage. Baltimore: Williams & Wilkins; 1995.

4.3.2 AMPS – Neue Theorien in „alter" Praxis

Christine Rosenbohm, Friederike Kolster

Ein Gespräch über Vorgehen, Vorteile und Schwierigkeiten bei dem Versuch, Modelle und ihre Assessments, in diesem Fall das AMPS, in den klinischen Alltag zu integrieren

Interview vom 16. 03. 01; Gesprächsteilnehmerinnen: Friederike Kolster (F.K.), Christine Rosenbohm (C.R.)

F.K.: *Christine, wie kam es dazu, dass Du Dich mit ergotherapeutischen Praxismodellen beschäftigst?*

C.R.: Ich habe einige ergotherapeutische Praxismodelle und deren Assessments wie das MOHO und das AMPS während eines einjährigen Studienaufenthaltes in den Niederlanden kennen gelernt.

Dort hatte ich erstmals Gelegenheit, mich intensiv mit ergotherapeutischen Theorien zu beschäftigen und dort habe ich auch den Unterschied zwischen Grundlagenmodellen, Assessments und Paradigmen begriffen, erkannt was ein ergotherapeutisches Modell beinhaltet und wozu man es gebrauchen kann.

F.K.: *Was hat Dich überhaupt bewogen, das Studium zu machen? Warum hast Du für Dich die Notwendigkeit gesehen? Du warst damals ja auch schon leitende Ergotherapeutin in einer Abteilung für geriatrische Rehabilitation in Berlin. Wozu brauchtest Du das Studium?*

C.R.: Bewogen hat mich die Suche nach dem spezifischen Beitrag der Ergotherapie zur Rehabilitation bzw. zum Wohlbefinden des Patienten. Ein Beitrag, der weder der Physiotherapie, der Pflege oder der Neuropsychologie oder einer anderen Berufsgruppe entnommen ist, sondern der typisch ergotherapeutisch ist. Einem prägnanten Beitrag, der das ganze Wissen erfordert, das wir Ergotherapeutinnen uns angeeignet haben und sowohl vom Patienten als auch von der Therapeutin mit Freude erarbeitet wird. Dies beinhaltet sowohl die Suche nach einer befriedigenden Theorie und als auch nach einer befriedigenden Umsetzung der Theorie in die Praxis.

F.K.: *Wenn das Dein Grundbedürfnis war, hat sich das erfüllt? Bist Du dem im Studium näher gekommen?*

C.R.: Teilweise. Das Bedürfnis nach einer fundierten Theorie wurde in hohem Maße gestillt, das Bedürfnis nach der Umsetzung in die Praxis nicht. Der wissenschaftliche Hintergrund der ergotherapeutischen Modelle hat mich beeindruckt. Das MOHO hat eine andere Struktur als das CMOP, doch beide geben ergotherapeutische Grundhaltungen wieder. Sie beschreiben z. B. beide eine Theorie, die das „Handeln" in Zusammenhang mit Handlungskomponenten und der Umwelt erklärt.

Meine Erwartungen an eine fundierte Theorie wurden also erfüllt. Schwierig gestaltet sich die Umsetzung in die Praxis. Innerhalb des Studiums gab es keine Möglichkeit, die Umsetzung der Theorie in die Praxis kennen zu lernen. Zurück in Deutschland stellt der Arbeitsalltag die „alten" Anforderungen an meine ergotherapeutische Tätigkeiten und Handlungen, so dass für die „neuen" Ideen und Herangehensweisen kaum Platz bleibt. Es ist bedeutend einfacher, sich intellektuell mit den neuen Denkmustern auseinander zu setzen, als sie in die „normale" ergotherapeutische Arbeit in Deutschland umzusetzen.

F.K.: *Worin bestehen die Schwierigkeiten?*

C.R.: Der Verdacht, dass es schwierig werden würde, das MOHO in den klinischen Alltag umzusetzen, stellte sich bereits bei der Betrachtung des MOHO ein. Dieses Modell und seine Assessments scheinen ein „theoretischeres", mehr sprachlich orientiertes und vom inhaltlichen Schwerpunkt sehr unterschiedliches Vorgehen zu implizieren.

Der Aufnahmebefund, den ich zur Zeit durchführe, vermittelt mir schnell einen Überblick über die motorischen und neuropsychologischen Defiziten des Patienten und die elementarsten Alltagskompetenzen. Anschließend fange ich sofort mit der Behandlung der motorischen oder neuropsychologischen Probleme an.

Viele Assessments nach MOHO, z. B. das „Assessment of Occupational Functioning" Test der Betätigungsfähigkeiten, AOF sind von vornherein viel umfangreicher. Die motorischen und neuropsychologischen Fähigkeiten stellen nur eine Komponente dar. Zusätzlich wird nach den Werten, dem Wollen bzw. der Motivation, den Interessen, dem Selbstbild, den Rollen und den Gewohnheiten des Patienten gefragt. Innerhalb dieses Assessments muss der Patient unter anderem fünf Aktivitäten nennen, die er gerne tut, benennen, welche Aktivitäten den größten Sinngehalt in seinem Leben einnehmen, eine typischen Wochentag schildern u. v. a. m. Dieses Gespräch erfordert sehr viel Zeit und ergibt eine große Menge zusätzlicher Daten. Zur Zeit fehlen aber, hier in Deutschland, die professionellen Techniken, um die gewonnen Daten sinnvoll für den Patienten zu verwerten. Der Ansatz, nach dem ich, wie die Mehrheit der Ergotherapeutinnen in der Neurologie, hier arbeite, ist stark defizitorientiert. Ich definiere meine ergotherapeutische Tätigkeit dadurch, dass ich bestimmte Basisdefizite des Patienten durch meine Behandlung verbessere. Dies können sensible, motorische oder kognitive Defizite sein. Wichtig ist, sie in kurzer Zeit zu benennen, einen Plan zu erstellen und durchzuführen, um daran etwas zu verändern.

Daher können die ergotherapeutischen Modelle zur Zeit nicht einfach übersetzt und in Deutschland angewendet werden, sondern müssen sorgfältig auf die deutschen Verhältnisse im Gesundheitswesen abgestimmt werden.

F.K.: *Obwohl diese Umsetzung so schwierig ist, hast Du es versucht. Du wolltest gern nach den Modellen arbeiten und hast Dich zunächst für den Einsatz eines Assessments, nämlich das AMPS, entschieden.*

C.R.: Die Entscheidung für das AMPS geschah zunächst wahrscheinlich überwiegend intuitiv. Erst jetzt während der Reflexion wird deutlich, welche Vorteile es bietet und warum es für meinen Arbeitsalltag nahe liegt. Denn es integriert einerseits durch seinen klientenzentrierten Ansatz die Wünsche, Gewohnheiten und Rollen des Patienten, stellt andererseits sofort einen Alltagsbezug her und liefert Daten, die ich als Grundlage für die „althergebrachte" Therapie verwerten kann.

F.K.: *Kannst Du kurz erläutern, was das AMPS ist?*

C.R.: Das AMPS ist ein Instrument zur strukturierten Beobachtung von Alltagshandlungen. Im vollen Wortlaut heißt AMPS „Assessment of Motor and Process Skills". In die deutsche Sprache übertragen bedeutet dies soviel wie „Befunderhebung von motorischen und Verarbeitungsfertigkeiten". Fertigkeiten sind Aktivitäten, die eine Person auf der Basis intakter motorischer, kognitiver, psychischer und neuropsychologischer Fähigkeiten ausüben kann. *Gehen, Greifen und Beugen* beispielsweise sind motorische Fertigkeiten, *Reihenfolgen einhalten, beachten und suchen* sind Verarbeitungsfertigkeiten.

Das AMPS kann für alle Fachbereiche genutzt werden, ausgenommen ist lediglich die Beobachtung von Kindern unter 5 Jahren. Es ist auf der Grundlage des MOHO entstanden und wird zur Zeit in Colorado/USA in einem Forschungszentrum mit Unterstützung des amerikanischen Verbandes der Ergotherapeuten weiterentwickelt. Das Konzept stammt aus dem MOHO. Vor ca. 10 Jahren haben Gary Kielhofner und Ann Fisher, eine Professorin für Ergotherapie, an der Universität von Illinois gemeinsam an der Entwicklung dieses Assessments gearbeitet. Der Test wird in einem 5-tägigen Kurs vermittelt. Die Durchführung des AMPS dauert in der Regel 30-60 Minuten, zuzüglich der Auswertung.

F.K.: *Kannst Du die Begriffe motorische und Verarbeitungsfertigkeiten noch etwas näher erläutern?*

C.R.: Die motorischen Fertigkeiten und die Ergebnisse der Verarbeitungsfertigkeiten sind mit dem bloßen Auge wahrzunehmen.

Motorische Fertigkeiten sind beobachtbare zielgerichtete Aktivitäten, die jemand ausführt, um sich selber oder Gegenstände innerhalb einer Handlung zu bewegen. Drei Beispiele habe ich ja vorhin schon erwähnt, einige weitere könnten in etwa *Stabilisieren, Ausrichten und Koordinieren* lauten.

An dieser Stelle möchte ich erwähnen, dass noch keine offizielle Übersetzung des AMPS in die deutsche Sprache existiert, alle hier erwähnten Begriffe habe ich selber übertragen. Im Original ist die Definition der Begriffe das Ergebnis langjähriger Auseinandersetzung mit dem Assessment und vielen Diskussionen darüber gewesen. Ob die Übersetzung, so wie sie hier steht, sinnvoll ist, kann sich erst in einer intensiven Auseinandersetzung herausstellen. Die Urheberin, Frau Prof. Fisher, wünscht sich aus diesem Grund eine Übersetzerin, die mit der Materie mindestens durch ein Kurs vertraut ist. Um in Deutschland den Inhalt zu schildern, ist es sinnvoll, sich der deutschen Sprache zu bedienen. Dies muss jedoch als Anfang gewertet werden. Falls der Test hier standardisiert werden sollte, sind Änderungen der Begriffe möglich. Die hier verwendeten Begriffe dienen in erster Linie dazu, den deutschen Lesern den AMPS nahe zu bringen.

Auf jeden Fall beschreiben die Verarbeitungsfertigkeiten beobachtbare, zielgerichtete Aktivitäten, die eine Person ausführt, um eine Aufgabe logisch zu organisieren, die richtigen Gegenstände auszuwählen, in der richtigen Reihenfolge zu verwenden, eine zeitliche Sequenzierung einzuhalten, sich räumlich zu organisieren und auftretende Schwierigkeiten zu bewältigen. Aber auch mit der Energie zu haushalten, durchzuhalten, aufzupassen.

F.K.: *In welchem Rahmen werden diese Fertigkeiten beobachtet?*

C.R.: Um die Fertigkeiten zu analysieren, werden ausgewählte Alltagshandlungen beobachtet. Die Testanweisungen für den AMPS enthalten zur Zeit einen Pool von 83standardisierten Alltagshandlungen in unterschiedlichen Schwierigkeitsstufen.

Beispiele für einfache Alltagshandlungen sind Zähne putzen, Schuhe und Strümpfe anziehen, Wäsche zusammenlegen, ein Getränk aus dem Kühlschrank holen oder Abwaschen. Zu den komplexeren Aufgaben gehört z. B. Eier mit Toast und Kaffee zuzubereiten, Nudeln mit Salat und einem Getränk herzurichten, aber auch ein Auto von innen oder Zimmer auf unterschiedlichen Stockwerken eines Hauses zu staubsaugen.

F.K.: *Kannst Du die Testdurchführung näher beschreiben?*

C.R.: Der Patient sucht sich zwei bis drei Tätigkeiten und die Gegenstände aus, mit denen er die Handlung durchführen will. Die Durchführung selber wird durch die Therapeutin nach verschiedenen Kriterien bewertet.

F.K.: *Das heißt der Patient wählt seine „Testaufgabe" selbst?*

C.R.: Im Prinzip ja. Völlig beliebig ist das Aussuchen der Aufgaben allerdings nicht. Da der Schwierigkeitslevel der Aufgabe den Patienten weder unter- oder überfordern, sondern fordern soll, trifft die Ergotherapeutin eine Vorauswahl des Levels und hat bereits eine Voreinschätzung von dem Patienten gemacht, bevor sie den Test mit dem Patienten bespricht. Der Patient wählt selber innerhalb dieser Stufe die Handlungen aus, die er durchführen möchte.

Wichtig ist, dass sowohl die Tätigkeiten als auch die Gerätschaften dem Patienten so vertraut wie möglich sind. Wird der Test zu Hause durchgeführt, ist dies selbstverständlich. Für die Untersuchung innerhalb der Klinik soll für eine große Auswahl an unterschiedlichen alltagsrelevanten Gegenständen gesorgt werden. Es sollte z. B. sowohl ein elektrischer als auch ein manueller Dosenöffner vorhanden sein, verschiedene Möglichkeiten, Kaffee zu kochen (Kaffeemaschine versus „Bodum-Kaffeedrücker") müssen ebenso möglich sein, wie verschiedene Arten von Staubsaugern zu benutzen.

Auch innerhalb der Aufgaben gibt es Variations- und individuelle Gestaltungsmöglichkeiten. Zum Beispiel wählt der Patient/Klient bei den Aufgaben, für die eine Mahlzeit und/oder ein Getränk zubereitet werden soll, seine bevorzugte Brotsorte und welche Art Belag er nimmt, ob er Tee oder Kaffee trinken möchte, ob er sein Getränk süßt oder nicht, oder ob er sein Brot klein schneiden möchte oder nicht.

An dieser Stelle würde ich gerne einen kleine Ausflug zum Charakter der Aufgaben machen. Um der Bedeutung, die Gewohnheiten, Rollen und Bedürfnissen einer Person auf ihre Alltagshandlungen haben, gerecht zu werden, ist es unter anderem notwendig, den Kulturkreis, aus dem diese Person stammt, einzubeziehen. Er wird daher bei jeder Befunderhebung durch den AMPS notiert, um entsprechende Handlungen anzubieten.

Dies wird vielleicht etwas anschaulicher, wenn man typische Handlungen aus dem für Nordamerika standardisierten Test wie z. B. die Zubereitung von Nudeln mit Salat oder Kaffee mit Spiegeleiern betrachtet. Die Auswahl der Lebensmittel, ihre Zubereitung und Kombination sind als typisch für nordamerikanische Gewohnheiten ermittelt worden.

Dies umfangreiche Procedere der Standardisierung ist in Europa bisher nur für die Niederlande und Belgien durchgeführt worden.

F.K.: *Was wird bei der Aufgabe beurteilt und wie findet die Auswertung statt?*

Es wird beurteilt, wie der Patient seine Fertigkeiten einsetzt, d. h. wie er sich bewegt und sich und Gegenstände organisiert. Die Kriterien dafür sind Sicherheit, Unabhängigkeit, Anstrengung und Rationalität. Eingestuft wird in vier Einteilungen, die fähigste Performance wird mit „kompetent" und die mangelhafteste mit „defizitär" bewertet. Nach der Beobachtung werden die Werte mittels einer eigens entwickelten Software in einen Computer eingegeben, und durch ein spezielles Rechenverfahren aus dem Bereich der Statistik können die Bewertungen in Zahlenwerte umgesetzt werden. Das Ergebnis der Auswertung erscheint in Form einer graphischen Darstellung und einer Zusammenfassung. Ein Vorteil dieser Methode ist, dass bereits kleine Veränderungen in den Fertigkeiten des Patienten erfasst werden können. Außerdem kann abgelesen werden, wie stark die einzelnen Fertigkeiten den Ablauf der Handlung beeinflussen. Die Software erhält man, nachdem man an dem Schulungskurs erfolgreich teilgenommen hat.

Um überhaupt in den Vorteil der Messbarkeit und Vergleichbarkeit des AMPS zu kommen, muss die Anwenderin einen Computer nutzen können und sie muss die notwendige Software installiert haben. Dies erfordert ein technisches Equipment, dass nach meinem Kenntnisstand in ergotherapeutischen Abteilungen noch nicht sehr verbreitet ist.

Richtig angewendet ist eine Vorhersage möglich, wie der Patient die anderen Aufgaben des Tests durchführen würde, und wie viel Hilfe er braucht, außerdem ist ein Verlauf darstellbar.

Auch ohne die Computerauswertung erhält man durch die Durchführung des AMPS Antworten auf die Frage, warum eine Person mit den Aufgaben Schwierigkeiten hat, und kann dies als alltagsnahe Grundlage für die Therapie verwenden.

Außerdem können die Probleme, die man als Ergotherapeutin erkennt, dem Patienten anhand seines eigenen Alltags veranschaulicht werden. Der APMS bietet der Ergotherapeutin also eine Gesprächsgrundlage für Patienten und Angehörige.

F.K.: *Da der Test nicht für Deutschland standardisiert ist und Du bisher keinen Testkurs hast, wendest Du also das AMPS nicht in seiner eigentlichen Form an.*

Ja. Als Einstieg in das AMPS habe ich mir Gedanken gemacht, welche Teile aus dem Test ich „ausprobieren" und als Grundlage meiner „herkömmlichen" Therapie nutzen könnte. Als Grundlage konnte ich auf das MOHO und den Testbogen zurückgreifen. Daher habe ich die ins Deutsche übersetzten Fertigkeiten als Grundlage für die Beobachtung von Alltagshandlungen genommen. Während der Beobachtung stellte sich dann heraus, dass ich einige Begriffe für mich erst mit Inhalt füllen musste. Unter dem Oberbegriff „Haltung" findet sich z. B. der Punkt „stabilisieren". Ich habe mich entschlossen, darunter z. B. auch Unsicherheit im Stand zusammenzufassen und unter „ausrichten" die Fähigkeit zur Rotation und einen Ausgleichschritt zu machen bzw. sich mit Hilfe eines Hilfsmittels in eine adäquate Position zu bewegen.

Statt der im Original vorgegeben Aufgaben war meine Bedingung für die Handlung, dass sie a) in der Klinik durchführbar sein musste und b) der Patient sie selber mit aussuchte. Das war der Kompromiss zwischen den Wünschen und Bedürfnissen des Klienten und den Anforderungen, die die Umwelt stellte. Ich habe den Vorschlag gemacht, dass z. B. etwas gekocht werden könnte und der Patient hat die Lebensmittel ausgewählt. Dann hat der Patient die Tätigkeit durchgeführt und ich habe ihn beobachtet.

Eingegriffen habe ich nur, wenn es gefährlich wurde oder offensichtlich Frustration entstand.

F.K.: *Was siehst Du für Vorteile und Nachteile Deiner Anwendung des AMPS in einer deutschen Rehabilitationsklinik?*

C.R.: Da muss wieder differenziert werden zwischen den Vor- und Nachteilen des Originals und den Vor- und Nachteilen der Beobachtungen, die ich durchgeführt habe.

Für den klinischen Alltag hat sich herausgestellt, dass meine Beobachtungen auf der Grundlage des AMPS dann weitergeholfen haben, wenn meine Befunde keine oder unklare Erklärungen für das Verhalten der Patienten ergeben hatten oder wenn der Behandlungsansatz unklar war, weil mehrere Probleme gleichzeitig auftreten. Zudem habe ich einen wesentlich genaueren Einblick in die Handlungsfähigkeiten der Patienten bekommen als vorher.

F.K.: *Und die Vor- und Nachteile des Originals?*

Sehr vorteilhaft erscheint mir, dass das Original Alltagshandlungen vorgibt, die nach den Bedürfnissen und Gewohnheiten des Patienten abgewandelt werden können und trotzdem standardisiert sind. Das gibt Ergotherapeutinnen die Möglichkeit, klientenzentriert zu arbeiten, zu bewerten und gleichzeitig über einen bestimmten Zeitraum Vergleiche ziehen zu können. Es bietet vor allem eine Einigung auf eine Sprache an. Bisher sind die Aussagen, die Ergotherapeutinnen über die Bewertung der Handlungskompetenz des Patienten treffen, stark von der Erfahrung, dem Einfühlungsvermögen und den Sprachgewohnheiten der Ergotherapeutin abhängig. Außerdem enthält die Sprachregelung spezifische ergotherapeutische Inhalte. In der Regel greifen Ergotherapeutinnen auf das Vokabular anderer Therapiegruppen zurück, um Handlungen zu beschreiben. Im neurologischen Tätigkeitsgebiet wird meistens auf die physiotherapeutische oder neuropsychologische Sprachregelung zurückgegriffen. Es werden zum Beispiel Begriffe wie Standbeinphase, Spielbeinphase, Lateralextension, Schulterstabilität, Neglekt, Apraxie, Aufmerksamkeitsdefizit, Anosognosie etc. benutzt. Der Mangel ergotherapeutischer Sprachregelungen drückt die starke Durchmischung des Berufs mit den fachlichen Inhalten anderer Berufe aus. Dies führt sowohl für die Praktizierenden als auch für Außenstehenden zu Schwierigkeiten, die berufsspezifische Identität darzustellen bzw. zu erkennen. Noch schwieriger ist es häufig, die Fortschritte zu vergleichen und zu beschreiben.

Testkurse wie beim AMPS gewährleisten, dass alle Anwenderinnen von der gleichen Sprachregelung ausgehen.

F.K.: *Wird der Testkurs auch in Europa angeboten?*

C.R.: Ja. Die Schulung kann zur Zeit in den Niederlanden auf niederländisch, in Großbritannien auf englisch und in Schweden auf englisch und schwedisch besucht werden. Nach diesen 5 Tagen muss jede/r TeilnehmerIn 10 Beobachtungen auf Video aufnehmen und zur Beurteilung einsenden. Genaue Informationen über Kurse und den AMPS allgemein kann sind auf der AMPS-Internetseite zu finden.

F.K.: *Wie könntest Du Dir, auf der Grundlage neuer ergotherapeutischer Theorien und ihrer Sprache, die praktische Zusammenarbeit mit den anderen Berufsgruppen vorstellen?*

C.R.: Vielleicht noch mal ein praktisches Beispiel. Frau M. möchte – und muss – komplexe Mahlzeiten zubereiten. Der Teambeitrag der Ergotherapie wäre die Verhaltensbeobachtung bei dieser Tätigkeit mit folgendem Ergebnis: Gehen, Greifen, Stabilisieren und Koordination sind ineffektiv, sie kann nichts transportieren, Objekte in der linken Raumhälfte werden spät lokalisiert, es fällt ihr schwer die ganze Aufgabe durchzuhalten und gegen Ende der Stunde hat sie mehr Probleme als am Anfang.

Aus diesen Aussagen können sich mehrere Ansätze für Physiotherapeuten, Neuropsychologen und auch die Sozialarbeiter ergeben. Für die Physiotherapeutin könnte sich der Hinweis nützlich erweisen, dass die Gehfähigkeit bzw. die Stabilität noch trainiert werden kann. Für die Neuropsychologin könnte der Hinweis, dass Frau M. während komplexer Situationen noch Gegenstände in der linken Raumhälfte vernachlässigt interessant sein. Die Neuropsychologie könnte einen Neglekt oder ein Extinktionsphänomen, eine Aufmerksamkeitsstörung oder etwas ganz anderes diagnostizieren und gezielt trainieren. Bei Persistieren der Probleme wäre die Sozialarbeiterin gefordert, um notwendige Hilfe und deren Finanzierung zu organisieren.

F.K.: *Auf den Punkt gebracht würde das bedeuten, dass die Rolle der Ergotherapeutin und ihre Aufgabe im Team sich stark verändern. Die Ergotherapeutin würde also die Handlungsdysfunktion und Verhaltensauffälligkeiten beschreiben. Die anderen Mitglieder des interdisziplinären Teams würden die zugrundeliegenden Basisfähigkeiten analysieren und an ihnen arbeiten. Erst später wenn gewisse Basisfähigkeiten wieder erreicht sind, würde die Ergotherapeutin wieder mit ihm arbeiten.*

C.R.: Du sprichst da einen ganz spannenden und interessanten Punkt an.

Ich kann es mir so vorstellen, dass das eine Standbein der Ergotherapie die Beurteilung der alltagsrelevanten Fähigkeiten des Patienten und damit seiner Fähigkeit zur Partizipation am Alltag ist und das andere die Verbesserung dieser Fertigkeiten.

Den Vorteil der Ergotherapie sehe ich dann darin, sowohl alltagsnah und individuell festzustellen, welche Fertigkeiten jemand benötigt, aber auch alltagsnah diese Fertigkeiten zu verbessern.

Eine Frage, die sich direkt daran anschließt, ist die Frage nach dem Behandlungsergebnis. Wie wird das Ziel definiert und mit welcher Interventionsmöglichkeit erreiche ich es schnell und zuverlässig? Obwohl ich den großen Vorteil der Ergotherapie in dem direkten Alltagsbezug oder Handlungsbezug sehe, birgt dies auch Risiken, wenn die Ziele nicht klientenzentriert festgelegt werden. Häufig stelle ich fest, dass es besonders bei diskreten Beeinträchtigungen oder intellektuell sehr gebildeten Personen schwer fällt, adäquate Handlungsziele zu entwerfen und mit geeigneten Methoden zu verfolgen. Eine 25-jährigen Doktorin der Physik, die durch einen Unfall mit SHT aus ihrer Karriere gerissen wurde, ist sicher nicht mit dem Hinweis auf ihre hausfrauliche Geschicklichkeit zu erfreuen.

F.K.: *Seitdem Du beeinflusst durch die ergotherapeutischen Modelle und das AMPS arbeitest, scheint es ja so zu sein, dass Deine Befunderhebung alltagsorientierter ist und Du noch alltagsrelevanter arbeitest als vorher. Wie haben die Patienten das erlebt? Was bekommst Du für eine Reaktion von den Patienten?*

C.R.: Ich empfinde mich selber in der Therapie entspannter und ich habe den Eindruck, dass die Patienten interessierter mitarbeiten und bewusster an der Therapie teilnehmen. Meine Vermutung ist, dass meine Behandlung durch den genauen Alltagsbezug kleinschrittiger und transparenter geworden ist. Die Patienten wissen, welche Defizite ich festgestellt habe und wie sie sich meiner Meinung nach auf ihren individuellen Alltag auswirken. Dadurch dass der Alltagsbezug verständlicher geworden ist, ist die Motivation zur Mitarbeit gestiegen.

F.K.: *Warum bist Du jetzt entspannter in der Therapie?*

C.R.: Im wesentlichen entlasten mich zwei Dinge. Ich lasse den Patienten selber entscheiden, was für ihn wichtig ist und woran er arbeiten möchte. Ich mache ihm Vorschläge, was meiner Meinung nach die nächsten Schritte zur Verbesserung seiner Handlungskompetenz wären und der Patient wählt mit mir aus, was geschehen sollte. Nicht mehr ich bin es, die permanent rückmeldet, was für Fortschritte ich sehe, sondern der Patient realisiert seine eigenen Fortschritte - so winzig sie oft sind - und empfindet sie relevant, weil er weiß, wozu sie ihm dienen. Insgesamt stelle ich mehr Alltagsbezug her. Besonders Patienten, die teilstationär zur Behandlung kommen und ihre Probleme in ihrem häuslichen Umfeld realisieren, sind dankbar, wenn sie erkennen, welche Schritte zur Verbesserung ihrer Situation dienen.

F.K.: *Damit ist ja auch die Verantwortung anders aufgeteilt. Du hast nicht mehr die ganze Verantwortung und fällst nicht mehr die ganzen Entscheidungen allein, sondern der Patient ist viel stärker eingebunden, wodurch er wiederum entspannter sein kann.*

C.R.: Du hast recht, nicht nur ich kann entspannter sein, der Patient ist es wahrscheinlich auch, weil er besser erkennt, was und mit welchem Ziel passiert.

Beachtet werden muss, dass die Frage nach den Zielen für den Patienten sehr schwierig und schmerzhaft sein kann. Er wird gezwungen, sich mit seiner Situation auseinander zu setzen. Für viele bedeutet das, sich mit einer umfangreichen und sehr langwierigen Behinderung auseinander zu setzen, in deren Folge gravierende Einschnitte in das persönliche Leben eintreten.

Ein äußerst angenehmer Effekt ist, dass ich nicht mehr die Auswahl der geeigneten ADL treffen muss, sondern der Patient es tut - und zwar sowohl bei den Behandlungszielen als auch bei der Befunderhebung.

F.K.: *Das heißt, Deine Rolle als Therapeutin hat sich geändert?*

C.R.: Ja. Ich bin weniger direktiv und empfinde mich mehr als Partnerin mit einem großen Vorsprung an Fachwissen. Aufgabe der Therapeutin ist es, ihr Wissen über Auswirkung, Dauer, Interventionsmöglichkeiten und ihre Fertigkeiten in den therapeutischen Techniken diese Partnerschaft einzubringen. Ich sehe den Patienten also mehr als Partner, was aber auch bedeutet, dass er mitarbeiten muss. Ohne die aktive Mitarbeit des Patienten geht es nicht. Personen, die langfristig in keiner Weise einen Beitrag zur Erweiterung ihre Handlungskompetenz leisten können oder wollen, haben meiner Meinung nach keine ergotherapeutische Indikation.

F.K.: *Also hätten z. B. komatöse Patienten keine Indikation?*

C.R. Das meine ich nicht. Es geht mir um Personen, die, obwohl sie körperlich und kognitiv in der Lage wären, aktiv an den Therapiezielen mitzuarbeiten, dies nicht tun. Das kann ein Patient sein, der darauf besteht, dass ihm alle Alltagshandlungen von einer Pflege- oder Hilfsperson abgenommen werden, und der in einem sozialen Rahmen lebt, in dem das auch geleistet wird. Dies gehört meiner Meinung nach auch zu der freien Entscheidung des Patienten – und damit entscheidet er sich dann aber auch gegen die Ergotherapie als handlungsorientierte Behandlungsmethode. Abgrenzen davon möchte ich Patienten, die sich nicht äußern können oder krankheitsbedingt keine Ziele für sich entwickeln können.

F.K.: *Hat sich Deine Therapie dahingehend geändert, dass Du sozusagen immer in der Alltagshandlung therapierst? Oder lässt Du die Alltagshandlungen auch einmal weg und arbeitest nur an den Basisfähigkeiten, die der Patient dazu braucht? Ist der Alltagsbezug für den Patienten immer erkennbar?*

C.R.: Auch die Nähe zum Alltag hängt von dem Patienten ab. Vielleicht ein Beispiel mit starkem Alltagbezug in der Auswahl des Materials und der angewandten Behandlungstechnik: Herr S. war 62 Jahre alt und freiberuflicher Versicherungsmakler, als er vor sechs Monaten einen rechtshirnigen Insult erlitten hatte. Als er zu uns zur ambulanten Rehabilitation kam, überwog in der linken oberen und unteren Extremität ein sehr hoher Flexorentonus mit assoziierten Reaktionen. Willkürliche Aktivitäten konnte er in der oberen Extremität gar nicht und in der unteren Extremität nur sehr gering abrufen. Oberflächen- und Tiefensensibilität waren normal. Im neuropsychologischen Bereich fielen ein stark ausgeprägter visueller und sensomotorischer Neglekt, starke Ablenkbarkeit, leichte Vigilanzminderung, Zeitrasterstörungen und mangelnde Einsicht in die Krankheitsfolgen auf. Er neigte zu unmotiviertem Lachen und seine Stimmung war für die Situation unangepasst gut. An der Therapie war er mehr aus Höflichkeit interessiert, da er außer seinen körperlichen Problemen, für die er aber keine Hoffnung mehr sah, keine Schwierigkeiten erkennen konnte. Seine Frau nahm ihm alle täglichen Verrichtungen ab und wollte dies auch beibehalten. Probleme im Alltag konnte er für sich nicht erkennen. Da er davon ausging, dass seine motorischen Probleme persistieren, wollte er auch keine Kontrakturprophylaxe durchführen, sich nicht aus dem Rollstuhl umsetzen und seinen Arm nicht lagern.

Als ich diesen Patienten nach seinen nächsten Alltagszielen fragte, sagte er, er möchte bald wieder mit seinem Katamaran segeln und wieder seinem Beruf nachgehen. Da ich keine Möglichkeit sah, an seinem ersten Ziel, dem Segeln zu arbeiten, haben wir uns auf seine berufliche Tätigkeit geeinigt. Bei der Handlungsanalyse stellte sich heraus, dass er dafür viel an einem Schreibtisch sitzen, gleichzeitig lesen, schreiben und telefonieren müsse. Zur Zeit gelänge ihm das nicht. Problematisch empfand er, dass er mit einer Hand nicht gleichzeitig den Telefonhörer halten und schreiben könne.

Nachdem das Problem mit dem Telefonhörer durch die Aussicht auf eine Freisprechanlage schnell gelöst werden konnte, blieb das Problem mit dem Lesen und Schreiben. Wir beschlossen, dass er Unterlagen, die er normalerweise verwenden würde, von zu Hause mitbringen sollte.

Innerhalb einer zweiten Tätigkeitsanalyse kristallisieren sich folgende Hauptprobleme heraus: a) Die assoziierten Reaktionen führten dazu, dass Papiere und Stift vom Tisch fallen oder in Unordnung geraten, b) die neuropsychologischen Defizite führten dazu, dass er seinen Arbeitsplatz nicht selber strukturieren konnte. Er konnte sich nicht auf einer geschrieben Textseite orientieren, er entdeckte weder die Informationen auf dem linken Seitenrand, noch konnte er gezielt eine Seite auf eine Information hin durchsuchen. Er entwickelte keine Strategien zum Problemlösen. Er konnte auch einfache Formulare nicht ausfüllen.

Im Gegensatz zu den anderen ADL-Tätigkeiten war er sehr beeindruckt von seinen Schwierigkeiten, mit dem gewohnten Material umzugehen. Auf der anderen Seite spornten ihn seine Schwierigkeiten enorm an. Er hatte Interesse und Spaß an dem Umgang mit seinen Unterlagen.

Wir vereinbarten wöchentlich vier ergotherapeutische Einheiten und zusätzlich fünf Termine Eigenprogramm.

Als Ziele legten wir fest: a) Lagerung des betroffenen Armes (endlich!), b) Vermeidung assoziierter Reaktionen bei motorischen Tätigkeiten und kognitiven Anstrengungen, c) Angebote zu einem bestimmten Thema aus Infomaterial einer Versicherung heraussuchen können.

Herr S. lernte zunächst tonusregulierende Maßnahmen kennen, die er selber durchführen sollte. Er wurde aufgefordert seinen Arbeitsplatz selber einzurichten. Um Unordnung zu vermeiden, sollte er Hilfsmittel zum Fixieren benutzen und assoziierte Reaktionen vermeiden. Er sollte diese Aufgaben auch in Abwesenheit einer Therapeutin durchführen.

Mit Unterstützung der Therapeutin sollte er Maßnahmen erlernen, um eine gedruckte Seite zu strukturieren, nicht in den Zeilen zu verrutschen, Markierungen zum Auffinden des linken Zeilenrandes zu beachten, die Aufmerksamkeit zu halten, etc.

Das auffälligste Ergebnis war, dass er sehr motiviert an der Therapie teilnahm und aktiv und bemüht sein Eigenprogramm durchführte. Außerdem bemühte er sich intensiv, Handlungen wie die Lagerung des Armes durchzuführen, die er vorher verweigert hatte. Es gelang ihm häufiger, nicht in der Zeile zu verrutschen und einfache Tabellen in einer sehr viel kürzeren Zeit richtig auszufüllen.

F.K.: *Haben sich die Basisfähigkeiten des Patienten dadurch geändert? Haben sich diese auch auf andere Alltagssituationen ausgewirkt? Konnte er z. B. sein Frühstück zubereiten oder sich besser beim Gehen oder Rollstuhlfahren orientieren?*

C.R.: Dazu kann ich leider keine genauen Angaben machen, da ich es nicht untersucht habe, würde es aber vermuten.

F.K.: *Zu diesem Thema wären Studien sehr gut. Eine solche Studie könnte z. B. folgendermaßen aussehen: Bei einem Teil der Patienten wird in allen Therapiedisziplinen ausschließlich an den Basisfähigkeiten gearbeitet. Die anderen Patienten bekommen z. B. in der Neuropsychologie Therapie in den Basisfähigkeiten, während in der Ergotherapie so alltagsorientiert gearbeitet wird, wie Du das eben beschrieben hast. Dann kann das outcome miteinander verglichen werden.*

C.R.: Ja, das halte ich für eine sehr gute Idee!

F.K.: *Und zwar an einer Alltagshandlung, für die der Patient selbst besonders motiviert ist. Bei einer Person wäre dies, ein Brot zuzubereiten, bei einer anderen Person Zähne zu putzen, bei einer dritten eben Zeitung zu lesen.*

C.R.: Auch die Auswirkungen von klientenzentrierten Therapieansätzen und Motivation auf das outcome finde ich sehr interessant.

F.K.: *Ja, das ist es!*
Nochmal zurück zu den Therapiebeispielen. Kannst Du noch ein Beispiel nennen, bei dem Du den Alltagsbezug auf eine andere Art in Deine Therapie mit reingenommen hast?

C.R.: Ja, es gibt ein anderes Extrem, in dem ich ausschließlich funktionell gearbeitet und das ADL nur als Messlatte für den Fortschritt der Therapie genommen habe.

Herr G. war 64 Jahre alt, pensioniert, mit Zustand vier Monate nach einem linkshirnigen Insult. Er kam als Fußgänger mit einem Einpunktgehstock in die Therapie. Er konnte den rechten Arm mit starken Kompensationsbewegungen zum Öffnen einer Tür einsetzen. Im Schultergelenk war eine starke Subluxation sicht- und tastbar, der Tonus im Schulterblatt war zu hoch, selektive Bewegungen konnten dort nicht abgerufen werden. Unter starken assoziierten Reaktionen konnte er etwas Bewegung im Schultergelenk erzeugen, im Ellenbogen und Handgelenk war keine Aktivität möglich, leichte selektive Aktivitäten in den Fingern waren abrufbar. Oberflächen- und Tiefensensibilität waren unauffällig. Es bestand die Tendenz, den Arm zu vernachlässigen. Er war sehr an der Therapie interessiert, um dort seine Funktionen zu verbessern und wollte die völlige Wiederherstellung seines alten Zustandes erreichen. Bis dahin zog er sich aus allen sozialen Kontakten zurück, da er das Mitleid nicht ertragen konnte.

Nach seinen Zielen befragt wollte Herr G., dass sein Arm wieder so funktioniere wie vorher. Auf die Bitte, diese Angabe etwas zu spezifizieren, wollte er die Jacke wieder an- und ausziehen können, mit Messer und Gabel essen und Strümpfe alleine an- und ausziehen können.

In der Analyse dieser Handlungen ergab sich, dass die kompensatorischen Bewegungen im Schultergelenk einen distalen Tonusanstieg verursachten und Greifbewegungen der Finger verhinderten. Das Bewegungsausmaß im Ellenbogen musste angebahnt werden, um die Schulter zu entlasten, die Handgelenksfunktion fehlte, um die Finger einzusetzen.

Wir vereinbarten viermal wöchentlich Ergotherapie und fünfmal wöchentlich Eigenprogramm.

Daraufhin wurde ein intensives, rein funktionelles Arm-Handtraining mit verschiedenen Elementen der neurophysiologischen Behandlung durchgeführt, dessen Schilderung hier zu weit führen würde. Das Eigenprogramm steigerte sich bis zu zweimal täglich.

Wöchentlich haben wir die ADL überprüft. Nach der ersten Woche konnte Herr G. mit reduzierten assoziierten Reaktionen seine Jacke alleine an- und ausziehen. Im Verlauf berichtete er, dass er seinen linken Strumpf anziehen könne. Bei der Überprüfung der beiden anderen gewünschten ADL ergaben sich zwar ständige Verbesserungen, aber keine endgültig befriedigende Durchführung.

Obwohl er auch schon vorher ständig Fortschritte erzielte, aber eben keine „Wiederherstellung" des alten Zustandes, war dieser Patient sehr unzufrieden mit sich. Nur an der regelmäßigen Überprüfung anhand von ADL konnte er Fortschritte überhaupt erkennen.

F.K.: *Von außen gesehen hat sich die Behandlung in diesem Beispiel ja nicht wesentlich von Deinen früheren Behandlungen unterschieden. Trotzdem hat es ja Veränderungen gegeben. Wie würdest Du sie beschreiben?*

C.R.: Verändert hat sich das Modell, nach dem ich tätig bin. Bei allen Defiziten, die ich diagnostiziere, denke ich jetzt eher an die Auswirkungen, die sie auf das Handeln des Patienten haben. Die Durchführung von Handlungsanalysen und Aktivitätenanalysen ist dadurch selbstverständlicher und leichter für mich geworden. Zusätzlich ist mir die Bedeutung, die Handlungen und Aktivitäten für den Patienten haben, präsenter. Für Herrn G. ist ein Kleckern beim Essen eine unverzeihlicher Umstand, während Herr S. sehr gelassen darauf reagiert, die junge Physikerin sich überhaupt nicht für Haushaltsaktivitäten interessiert usw. Die individuelle Bedeutung einer Tätigkeit berücksichtige ich jetzt viel mehr.

F.K.: *Zum Ende unseres Gesprächs möchte ich gerne noch mal auf die Zukunft zu sprechen kommen. Sollte so ein Assessment wie das AMPS oder sollte das AMPS selbst für Deutschland entwickelt und standardisiert werden? Fändest Du das fruchtbar und gut?*

C.R.: Ja, die Standardisierung eines Assessments wie dem AMPS, das sich an den Bedürfnissen des Patienten orientiert, das ergotherapiespezifische Inhalte hat und das auch noch valide und reliabel ist, wäre meiner Meinung nach ein großer Fortschritt. Ein Schritt in Richtung Abgrenzung, in Richtung zur eigenen Identität. Gleichzeitig ein Schritt in Richtung Dokumentation, die innerhalb des Qualitätsmanagements sinnvoll ist.

F.K.: *Denkst Du, dass es besser wäre, wenn etwas Neues erfunden würde, dasselbe Ei noch einmal neu gelegt wird, oder glaubt Du, dass das AMPS so veränderbar ist, dass man es in Deutschland standardisieren könnte?*

C.R.: Von Seiten des Assessments her kann ich mir eigentlich keine Gründe vorstellen, die eine Adaption für Deutschland verhindern. Die Handlungen müssen standardisiert und Begriffe für die Fertigkeiten müssen definiert werden. Hierbei muss besonders auf die Abgrenzung zu den zu Grunde liegenden Handlungskomponenten geachtet werden, da das AMPS ja kein Instrument zur Beobachtung von Defiziten, sondern ein Instrument zur Beobachtung von Fertigkeiten ist. Wie groß die Bereitschaft und das Interesse unter den aktiven Ergotherapeutinnen ist, würde ich gerne erfragen und mit anderen erfahrenen Kolleginnen und Berufsanfängerinnen diskutieren. Wie schätzen sie die Voraussetzungen in ihren Abteilungen oder Praxen ein, auch bezüglich der strukturellen Veränderungen, Arbeit am Computer etc.? Ist es praktikabel, Material für so viele Handlungen in einem Krankenhaus, einer Reha-Einrichtung oder einer Praxis vorrätig zu haben?

Vielleicht ist es aber noch zu früh, diese Frage zu beantworten. Ich wünsche mir noch Zeit; Zeit um tatsächlich an dem Kurs teilzunehmen, die Prüfung abzulegen und klinische Erfahrungen damit zu sammeln. Dann wäre die Basis, auf der die Entscheidung getroffen wird, viel fundierter. Besonders würden die überwiegend theoretischen Erwägungen durch praktische Erfahrungen bereichert. Bisher muss die Entscheidung auf einer ziemlich theoretischen Basis gefällt werden.

Mein alternativer Tipp wäre jedenfalls ein Beobachtungsschema für vom Patienten selbst gewählten Handlungen. Bedingung wäre nur, dass sie innerhalb des jeweiligen institutionellen Rahmens durchführbar wären.

F.K.: *Letzte Frage: Was würdest Du als Deine Vision für die Ergotherapie bezeichnen?*

C.R.: Meine Visionen von Ergotherapie? Patientenbezogenes Arbeiten, Erhöhung der Patientenzufriedenheit, spezifische Techniken, wirksame Techniken, alltagsbezogene Vorhersagen, standardisierte Aussagen, reliable Aussagen, Assessments, Abgrenzung, eine verständliche Sprache, die sowohl im Fachkolleginnenkreis als auch für den Laien verständlich ist, Durchsetzung in der Praxis, mehr Geld!

Um das zu erreichen, stelle ich mir die Beantwortung einiger Fragen vor. Die Fragen sehe ich auf zwei Richtungen bezogen. Einmal sind die theoretische Grundlagen auf der Basis von Forschung weiterzuentwickeln. Was beeinflusst das Handeln zu welchem Zeitpunkt? Welche Bereiche davon lassen sich therapeutisch beeinflussen? Wie lässt sich dies in das bestehende und sich entwickelnde Gesundheitssystem integrieren?

Die andere Vision betrifft die Frage: „Was mache ich wie?" Zum Beispiel die Frage, ob die Verbesserung der Handlungs*komponenten*, also der Basisfähigkeiten, die Handlungsfähigkeit erweitert werden oder ob die Handlungen selber trainiert werden sollen. Fällt die Antwort für alle Patienten gleich aus, oder muss man zwischen verschiedenen Gruppen differenzieren? Und wenn ja, was gibt es für Gruppen?

Wenn ein Assessment bestimmte Ergebnisse hat, welche ergotherapeutische Handlung folgt darauf? Wie lange dauert es, bis ein Ziel erreicht wird? Kann diese Tätigkeit von allen Ergotherapeuten durchgeführt werden? Was für Vorkenntnisse sind notwendig?

F.K.: *Du hast ganz am Anfang des Interviews davon gesprochen, dass der Grund für Dich, das*

Studium in Holland zu machen, die Unzufriedenheit mit ergotherapiespezifischen Theorien und Verfahrenweisen war. Wenn Du jetzt von Deinen Visionen sprichst, würde die Erfüllung dieser Vision Deine Unzufriedenheit verschwinden lassen?

C.R.: Davon gehe ich aus.

F.K.: *Und glaubst Du, dass diese Visionen erreichbar sind?*

C.R.: In einem Interview, das ich kürzlich verfolgte, wurde die Aussage getroffen, es sei nicht fünf vor zwölf, es sei bereits dreiviertel drei. Hinter dieser ironischen Aussage zu einem ganz anderen Thema versteckt sich viel Ungeduld und der Eindruck, dass alles viel zu lange dauert, so wie ich es auch für die Ergotherapie verspüre. Trotzdem glaube ich, dass meine Vision erreichbar ist.

Wege dorthin sehe ich im Moment hauptsächlich durch theoretische Fortbildungen, durch das Know-how, wissenschaftliche Untersuchungen durchzuführen und durch die Einsicht bei vielen Ergotherapeutinnen, dass eine Veränderung notwendig ist.

F.K.: *Dass Du bei der Ergotherapie geblieben bist und bleiben willst, ist für mich ein Zeichen, dass Du Perspektiven siehst.*

C.R.: Ja, ich übe meinen Beruf gerne aus. Ich mag den Austausch mit Menschen, freue mich über Erfolge, entdecke immer wieder Herausforderungen und lerne gerne dazu. Außerdem macht mir die Entwicklung selber Spaß. Zur Zeit scheint es sich weniger darum zu handeln, etwas Vorhandenes möglichst gut zu erlernen und umzusetzen, als mehr, neue Wege zu suchen, zu überprüfen und gangbar zu machen. Das empfinde ich als ungeheure Chance, an einer Entwicklung mitzuwirken und sie mitzugestalten.

Danksagung

Ein besonderer Dank gilt Leslie Duran vom AMPS-Forschungsinstitut in Colorado/USA wegen ihrer Informationen zu den neuesten Entwicklungen des AMPS.

Literatur

Canadian Association of Occupational Therapists. Enabling Occupation. Ottawa: CAOT Publications; 1997.

Dehnhardt B, Fischer A, Marotzki U. Fachwörterbuch Ergotherapie. Idstein: Schulz-Kirchner Verlag; 2000.

Hagedorn R. Foundations for practise in Occupational Therapy. 2. Auflage. Glasgow: Churchill Livingstone; 1997.

Jerosch-Herold C, Marotzki U, Hack B, Weber P. Konzeptionelle Modelle in der ergotherapeutischen Praxis. Berlin: Springer; 1999.

Kielhofner G. A Model of Human Occupation. Maryland Baltimore: Williams and Wilkens; 1995.

Kielhofner G. Conceptional Foundations of Occupational Therapy. 2. Auflage. Philadelphia: F. A. Davies Company; 1997.

Internetseiten

AMPS-Internetseite:
http://www.colostate.edu/programs/AMPS/index.htm

ICIDH-2 (Internationale Klassifikation der Schäden, Aktivitäten und Partizipation, 1998). Englische Version: http://www.who.int/icidh/, deutsche Version: http://www.ifrr.vdr.de/

Weiterführende Literatur

Hagedorn R. Ergotherapie und Modelle. Stuttgart: Thieme; 2000.

Royeen C. A Research Primer. USA: AOTA; 1997.

4.3.3 Occupational Performance Model of Australia (OPMA)

Anna Jurkowitsch, Judy Ranka

Einleitung

Praxismodelle der Ergotherapie werden in den letzten Jahren auch im deutschsprachigen Raum zunehmend diskutiert und zur Ausbildung sowie als Rahmen für die Praxis verwendet (Jerosch-Herold et al. 1999, Schlager et al. 1995, Beyermann 1999, 2000, Dehnhardt 1993, Götsch 1993, Scheepers et al. 2000).

Im englischen Sprachraum schon längere Zeit fester Bestandteil der theoretischen Ausbildung und Praxis, wird der Sinn und die Verwendung der Praxismodelle im deutschen Sprachraum noch diskutiert (Beyermann 2000, Jerosch-Herold et al. 1999, Scheepers et al. 2000).

Dieser Beitrag soll das Interesse des Lesers auf die Anwendung und Beschäftigung mit dem Australischen Modell und mit Modellen im Allgemeinen wecken. Zuerst wird der theoretische Aufbau eines Modells erläutert, anschließend wird sein Nutzen für die Praxis anhand eines neurologischen Fallbeispiels dargestellt.

Dieser Beitrag beschäftigt sich mit dem Occupational Performance Model (OPM), das seit 1986 von Judy Ranka und Christine Chapparo an der Universität von Sydney (Australien) entwickelt wird. Der Anstoß hierzu war die Feststellung der Autorinnen, dass damalige konzeptuelle Theorien der Handlungsperformanz (occupational performance), die zur Strukturierung des Curriculums an der Universität von Sydney verwendet wurden, einer Erweiterung bedurften. Hauptkritikpunkt war die Tatsache, dass die Theorien der Handlungsperformanz zu sehr praxis- und interventionsorientiert sind, aber kaum zur Erklärung der Dimensionen täglichen menschlichen Handelns (occupation) verwendet werden (Chapparo und Ranka 1997, Jerosch-Herold et al. 1999). Das Australische Modell versucht diesen Brückenschlag.

Die deutschen Begriffe, die für die Beschreibung der einzelnen Konzepte des Modells verwendet werden, sind der sich momentan im Druck befindenden deutschen Übersetzung des OPM entnommen (AK MoTheo 2000). Bei der erstmaligen Erwähnung des Konzeptes wird jedoch zum Vergleich für den Leser der englische Originalbegriff in Klammern angegeben. Es wird darauf hingewiesen, dass die Begriffswahl in diversen Modellen sowohl im Englischen als auch im Deutschen noch diskutiert wird. Zum derzeitigen Zeitpunkt gibt es keine einheitliche Begriffsdefinition, die allen Modellen gemein ist. Der Leser wird aufgefordert, dies beim Vergleich des OPM mit anderen Modellen zu berücksichtigen.

Grundannahmen

Wie bei allen anderen ergotherapeutischen Modellen werden auch im OPM Grundannahmen formuliert, die den ergotherapeutischen „Kern" des Modells ausmachen (Hagedorn 1997, Jurkowitsch 1999, Jerosch-Herold et al. 1999). Auf diesen Grundannahmen sowie in der Beziehung der einzelnen Konstrukte zueinander basiert das Modell in Struktur und Aufbau (Jerosch-Herold et al. 1999).

Drei wesentliche Annahmen liegen dem OPM zugrunde, die eine Synthese und Erweiterung gängiger Ideen über die Natur menschlichen Handelns, wie sie in der Fachliteratur beschrieben wird, widerspiegeln (AK MoTheo 2000, Jerosch-Herold et al. 1999, Chapparo und Ranka 1997):

- Annahmen über das menschliche Handeln (human occupations)
- Annahmen über Performanz (performance)
- Annahmen über Menschen als selbst-organisierende Systeme (self-organisation).

Menschliches Handeln

Die Annahmen über das menschliche Handeln werden von philosophischen Lehren der Ergotherapie abgeleitet, die von anderen Autoren beschrieben wurden (Chapparo u. Ranka 1997, AK MoTheo 2000). Menschen sind – aus ganzheitlicher Sicht – Wesen, die aus interagierenden Elementen von Geist (mind), Körper (body) und Seele (spirit) bestehen. Handeln beinhaltet die Interaktion zwischen dem Menschen und seiner Umwelt (environment). Der Mensch schafft und gestaltet in einem aktiven Prozess seine Identität als Handelnder bzw. als so genanntes handelndes Wesen. Die Motivation für diesen aktiven Prozess ist die Wahl des Patienten oder ein von intrinsischen oder extrinsischen Umweltfaktoren hervorgerufenes Bedürfnis.

Gesundheit wird nicht als Fehlen von Krankheit, sondern vielmehr als Kompetenz und Zufriedenheit in der Ausführung von Handlungsrollen gesehen. Das handelnde Wesen im Menschen antizipiert und aktualisiert die Teilnahme an Handlungsrollen, durch welche es sich schlussendlich definiert.

Diese Sicht vom menschlichen Handeln ist der erst kürzlich in die deutsche Sprache übersetzten Klassifikation von Funktionsfähigkeit und Behinderung ähnlich (ICIDH-2, s. S. 16), die das Zusammenspiel und die Wichtigkeit von „Körperfunktionen", „Körperstrukturen", „Partizipation" und von „Kontextfaktoren" für die Funktionsfähigkeit beschreibt (Dahl u. Vik 2001).

Performanz

Im Gegensatz zur üblichen Definition von Performanz als reiner motorischer Aktion bzw. als Endprodukt von anderen mentalen oder physischen Prozessen (AK MoTheo 2000, Jurkowitsch 1999) geht man bei diesem Modell davon aus, dass Performanz alle diese physischen und mentalen Prozesse einschließt. Die Definition von Performanz geht damit weit über das im ICIDH-2 beschriebene Konzept „Aktivität“ hinaus (Dahl u. Vik 2001). Performanz im Sinne des OPM erweitert diese limitierte Sicht von „Aktivität“ hin zu einer mehr ergotherapeutischen, holistischen Sichtweise, welche alle Aspekte (körperlich, geistig, seelisch) des Handelns mit einbezieht.

Eine Handlung kann also eine physische, mentale oder emotionale sein. Performanz schließt neben dem „Tun“ (doing), das „Wissen“ (knowing) und „Sein“ (being) ein.

Selbstorganisation

Menschen werden als dynamische, selbstorganisierende Systeme angesehen, d. h. sie produzieren Verhaltensmuster, die aus der kooperativen Interaktion vieler Elemente bestehen. Menschliches Verhalten ist demnach kein linearer Input-Output-Prozess, sondern entsteht durch das dynamische Zusammenspiel der unterschiedlichen, im Modell beschriebenen Konstrukte. Kleine Änderungen in einem der Konstrukte können so bedeutende Effekte auf das gesamte System - d. h. den Menschen als handelndes Wesen - haben.

Konstrukte und Struktur des Modells

Im Einklang mit existierenden und sich in Entwicklung befindenden Modellen der Ergotherapie beschäftigt sich das OPM mit „der lebenslangen Beziehung zwischen Person und Umwelt, die durch das Handeln aktiviert wird“ (Ak MoTheo 2000).

Folgende acht Konstrukte stellen die theoretische Struktur des Modells dar:

- Handlungsperformanz (occupational performance)
- Handlungsrollen (occupational roles)
- Bereiche der Handlungsperformanz (occupational performance areas)
- Komponenten der Handlungsperformanz (occupational performance components)
- Kernelemente der Handlungsperformanz (core elements of occupational performance)
- Umwelt (environment)
- Raum (space)
- Zeit (time)

Jedes dieser Konstrukte beinhaltet mehrere Elemente, die in wechselseitiger Beziehung stehen.

Das Modell der Handlungsperformanz ist graphisch in Abb. 4.**13** dargestellt. Pfeile und Linien symbolisieren eine Wechselwirkung oder Beeinflussung zwischen den Konstrukten. Die unterbrochenen Linien stellen den oft fließenden Übergang von einem Element zum anderen dar.

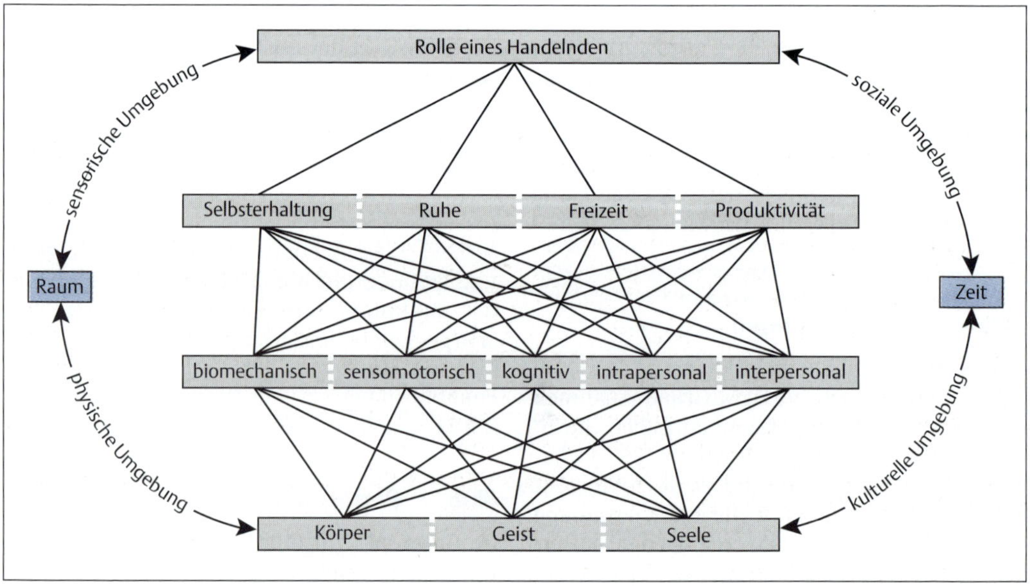

Abb. 4.**13** Graphische Darstellung des OPM (aus AK MoTheo, in Druck; S. 23)

Hinsichtlich der Beziehung zwischen Person, Umwelt und Performanz beschreibt das Modell die Interaktion zwischen zwei Handlungsumwelten: die *interne* und die *externe Umwelt*

Die interne Umwelt (in der Abbildung weiß dargestellt) beinhaltet alle Konstrukte, Strukturen und Einflüsse, die innerhalb des Menschen bestehen und die Handlungsperformanz betreffen: Handlungsrollen, Bereiche der Handlungsperformanz, Komponenten der Handlungsperformanz und Kernelemente der Handlungsperformanz.

Die externe Umwelt (in der Abbildung grau dargestellt) enthält alle Konstrukte, Strukturen und Einflüsse, die außerhalb des Menschen existieren und innerhalb derer die Handlungen ausgeführt werden. Sie hat soziale, physische, kulturelle und sensorische Dimensionen.

Aspekte von Raum und Zeit beeinflussen sowohl die externe wie auch interne Umwelt.

Handlungsperformanz entsteht in der Interaktion der Konstrukte der internen und externen Umwelt. Diese fortlaufende Interaktion der Konstrukte findet in einem bestimmten Raum und zu/für eine gewisse Zeit statt.

Die Interpretation der Konstrukte im Modell kann aus zwei Perspektiven erfolgen: Einerseits aus der Perspektive relativ zur Ausführung von Handlungen, d. h. sie kann verwendet werden um die Durchführung menschlichen Handelns zu beschreiben und zu klassifizieren; andererseits kann das Modell aus der Perspektive des Ausführenden interpretiert werden, d. h. es kann verwendet werden, um den Menschen als handelndes Wesen zu beschreiben.

Handlungsperformanz

Die Handlungsperformanz ist das wesentliche Konstrukt, um welches das OPM konzeptualisiert ist. Die zentrale Behauptung des Modells ist, dass jedes zielorientierte Verhalten, das im Bezug zum täglichen Leben steht, seinem Wesen nach eine Handlung darstellt. Performanz ist aber nicht nur die motorische Aktion, sondern beinhaltet auch die Fähigkeit Handlungen wahrzunehmen, zu wollen, ins Gedächtnis zu rufen, zu planen und auszuführen. Handlungen sind daher durch zweckmäßige Verhaltensänderungen charakterisiert, welche physisch, kognitiv oder psychosozial sein können.

Definiert wird die Handlungsperformanz im OPM folgendermaßen:

Handlungsperformanz ist die „Fähigkeit, Rollen, Handlungsabläufe, Handlungsschritte und Handlungsteilschritte wahrzunehmen, zu wollen, ins Gedächtnis zu rufen, zu planen und durchzuführen; zum Zweck der Selbsterhaltung, Produktivität, Freizeit und Erholung als Reaktion auf Anforderungen der internen und/oder externen Umwelt" (AK MoTheo 2000).

Handlungsrollen

Der Begriff „Rolle" leitet sich im OPM hauptsächlich aus Definitionen der soziologischen Literatur ab. Rollen zeigen sich in der unbewussten und bewussten Übernahme von Verhaltensmustern, die gewöhnlich mit einer bestimmten Position in der Gesellschaft assoziiert sind. Rollen wurden auch als Mittel der sozialen Interaktion beschrieben (AK MoTheo 2000).

Im OPM werden die Handlungsrollen beschrieben, die aus bestimmten Mustern der Handlungsperformanz bestehen. So könnte die Rolle der Mutter z. B. zusammengesetzt sein aus: Kind ankleiden, Kind in den Kindergarten bringen, einkaufen, Essen zubereiten, etc. Diese Aktivitäten bilden das Muster der Handlungsperformanz, das die Mutter ausführt.

Diese Muster machen den Großteil der täglichen Handlungsabläufe aus. Handlungsrollen werden von individuellen Anforderungen der internen und externen Umwelt bestimmt. Das Konzept der Handlungsrolle besteht im OPM aus drei Dimensionen:

- *Wissen*
- *Tun*
- *Sein.*

Ein Mensch kann im Sinne dieser Dimensionen die Handlungsrollen vollständig (alle drei Dimensionen) oder teilweise (nur eine oder zwei Dimensionen) wahrnehmen.

Definiert werden Handlungsrollen als „Muster von Handlungsverhalten, die sich aus Konfigurationen von Selbsterhaltungs-, Produktivitäts-, Freizeit- und Erholungshandlungen zusammensetzen. Handlungsrollen werden durch individuelle Beziehungen zwischen Person, Umwelt und Performanz bestimmt. Sie werden durch Notwendigkeit und/oder Wahl festgesetzt und mit Alter, Fähigkeit, Erfahrungen, Umständen und Zeit modifiziert" (AK MoTheo 2000).

Bereiche der Handlungsperformanz

Zusätzlich zu den traditionellen Bereichen der Handlungsperformanz Selbsterhaltung, Produktivität sowie Freizeit und Spiel (Jerosch-Herold et al. 1999, Jurkowitsch 1999) schlägt das OPM noch den Bereich der Erholung vor.

Handlungen, die in diesen Bereich fallen, sind „absichtsvolle Verfolgungen von Nicht-Aktivitäten" (AK MoTheo 2000). Hierzu gehört sowohl Zeit zum Schlafen als auch entspannende Aktivitäten. Erholungshandlungen unterscheiden sich von Freizeit und Spielhandlungen dadurch, das letztere zum Zweck der Unterhaltung, Kreativität oder des Feierns durchgeführt werden. Durch die getrennte Darstellung dieser Aktivitäten wird im OPM anerkannt, dass soziokulturelle, tagesbedingte und altersbedingte Gründe die Ursache dafür sein können, dass eine Person mehr passiv und kontemplativ als aktiv und produktiv ist.

Handlungen der Selbsterhaltung werden im Modell als Aktivitäten angesehen, die ausgeführt werden, um die Gesundheit und das Wohlbefinden einer Person zu erhalten.

Produktivitätshandlungen sind jene Aktivitäten, die ausgeführt werden, um für sich, die Familie oder die Gemeinschaft durch Produktion von Gütern oder Bereitstellung von Dienstleistungen für den Lebensunterhalt zu sorgen.

Ein besonderes Merkmal des OPM ist außerdem, dass Handlungen zusätzlich nach ihrer Komplexität eingeteilt werden, d. h. ob es sich um

- Handlungsabläufe
- Handlungsschritte oder
- Handlungsteilschritte handelt.

Handlungsabläufe, Handlungsschritte und -teilschritte können regelmäßig oder intermittierend ausgeführt werden. So wird der Handlungsablauf der persönlichen Hygiene von den meisten Menschen jeden Tag – also regelmäßig –, das Waschen der Vorhänge hingegen nur ab und zu – also intermittierend – ausgeführt.

Das Ausmaß, in dem sich Menschen an Handlungsabläufen, -schritten und -teilschritten beteiligen, hängt von Alter, Lebensumständen und Fähigkeiten ab und variiert innerhalb der Lebensspanne. So vermag ein Kleinkind noch nicht den gesamten Handlungsablauf des Sich-Anziehens ohne Hilfe auszuführen, ist aber z. B. in der Lage, die Arme durch die Pulloverärmel zu stecken, wenn ihm diese hingehalten werden.

Die Einteilung von Handlungen in die verschiedenen Bereiche ist ein individueller Prozess, der vom Handelnden abhängt und sich je nach Zweck täglich ändern kann. So kann z. B. das Lesen eines Fachartikels dem Bereich der Produktivität, oder aber das Lesen einer Zeitung zum Vergnügen dem Bereich der Freizeit zugeordnet werden. Wichtig ist hierbei, das der Beobachter eine Aktivität einem anderen Bereich zuordnen kann als der Handelnde selbst. Daher muss immer der Handelnde die Zuordnung vornehmen.

Die geteilten Linien in der graphischen Darstellung der Bereiche der Handlungsperformanz im OPM (siehe Abb. 4.**13**) sollen verdeutlichen, dass das Ausmaß eines Bereiches automatisch auch die anderen Bereiche beeinflusst: So hat eine Person, die vorwiegend Produktivitätshandlung ausführt, z. B. automatisch weniger Zeit für Freizeithandlungen.

Komponenten der Handlungsperformanz

Die Komponenten der Handlungsperformanz dienen im Modell einerseits der Darstellung der Fähigkeiten des Patienten, andererseits der Beschreibung der Erfordernisse einer Handlungsaufgabe. Dies bedeutet, dass die Komponenten verwendet werden können um die Fähigkeiten zu beschreiben, die der Patient besitzt, oder um die Qualitäten einer spezifischen Handlung zu beschreiben.

Fünf Komponenten der Handlungsperformanz werden im OPM aufgezählt:

- biomechanisch
- sensomotorisch
- kognitiv
- intrapersonal und
- interpersonal (siehe Abb. 4.**13**).

Alle Komponenten können auf zwei Arten betrachtet werden, nämlich aus der Sicht des Handelnden und aus der Sicht der Handlung selbst.

Tabelle 4.**2** stellt neben der Definition der Komponenten eine Zusammenfassung der Bedeutung der jeweiligen Komponenten für die handelnde Person als auch für die Handlung selbst dar. Es wird einerseits aufgezeigt, welche Qualitäten die entsprechende Komponente von der handelnden Person während der Handlungsperformanz erfordert, andererseits wird dargestellt, welche Qualitäten einer Handlung die Therapeutin im Bezug auf diverse Komponenten beachten und analysieren muss.

Tab. 4.2 Komponenten der Handlungsperformance

Komponente	Definition	Handelnde Person	Handlung selbst
biomechanisch	Aus der Perspektive des Handelnden bezieht sich die Komponente auf die Operation und Interaktion von und zwischen physischen Strukturen des Körpers während der Handlungsperformanz. Aus der Perspektive der Handlungsschritte oder Handlungsteilschritte bezieht sich die Komponente auf biomechanische Eigenschaften der Handlungs(teil)schritte.	Bewegungsausmaß, Muskelkraft, Greifen, muskuläre und kardiovaskuläre Ausdauer, Kreislauf und Ausscheiden von körpereigenen Abfallprodukten	Größe, Gewicht, Dimension und Lokalisation von Objekten
sensomotorisch	Aus der Perspektive des Handelnden bezieht sich diese Komponente auf die Operation und Interaktion von und zwischen sensorischem Input und motorischer Reaktion des Körpers während der Handlungsperformanz. Aus der Perspektive der Handlungsschritte oder Handlungsteilschritte bezieht sich diese Komponente auf die sensorische Aspekte der Handlungsschritte.	Regulation der Muskelkraft, Erzeugen einer anpassenden motorischen Reaktion, Koordination, Registrieren von sensorischen Reizen	Schwerkraft, Farbe, Temperatur, Gewicht, Bewegung, Geräusche, Geruch, Geschmack
kognitiv	Aus der Perspektive des Handelnden bezieht sich diese Komponente auf die Operation und Interaktion von und zwischen mentalen Prozessen die während der Durchführung Handlungsschritte gebraucht werden. Aus der Perspektive der ausgeführten Handlung bezieht sich diese Komponente auf die kognitiven Dimensionen der Handlungsschritte oder Handlungsteilschritt.	Denken, Wahrnehmen, Erkennen, Erinnern, Urteilen, Lernen, Wissen, Aufmerksam sein und Problem lösen	symbolische und operationale Komplexität der Handlung selbst
intrapersonal	Aus der Perspektive des Handelnden bezieht sich diese Komponente auf die Operation und Interaktion von und zwischen internen psychologischen Prozessen die während der Durchführung der Handlungsschritte benötigt werden. Aus der Perspektive der ausgeführten Handlung bezieht sich die Komponente auf intrapersonale Eigenschaften, die durch die Handlungsschritte oder Handlungsteilschritte stimuliert werden können und für die effektive Ausführung der Handlungsschritte wichtig sind.	Emotion, Selbstwert, Stimmung, Affekt, Rationalität, Abwehrmechanismen	Dimensionen,die die Ausführung der Handlung stimuliert, wie z. B.: Wertschätzung, Befriedigung, Motivation
interpersonal	Aus der Perspektive des Handelnden bezieht sich diese Komponente auf die fortlaufende und sich verändernde Interaktion zwischen einer Person und anderen während der Durchführung von Handlungsschritten, die zur Entwicklung des Individuums als Teilhabendem an der Gemeinschaft beitragen. Die Interaktion kann Individuen in Beziehungen wie Ehe, Familien, Gemeinschaften und Organisationen, sowohl formal als auch informal, beinhalten. Aus der Perspektive der Handlungsschritte oder Handlungsteilschritte bezieht sich diese Komponente auf die Art und das Ausmaß von interpersonalen Interaktionen, welche für die effektive Ausführung der Handlungsschritte notwendig ist.	Teilen, Kooperation, Empathie, verbale und non-verbale Kommunikation	Ausmaß an interpersonaler Interaktion, die für die Ausführung der Handlung notwendig ist

Die einzelnen Komponenten beeinflussen sich während der Handlungsausführung. Dies wird durch die gepunkteten Linien in der graphischen Darstellung der Komponenten ersichtlich (siehe Abb. 4.**13**). Jede Veränderung in einer der Komponenten hat natürlich auch Auswirkung auf die anderen Konstrukte des Modells (Pfeile im Diagramm).

Kernelemente der Handlungsperformanz

Dieses Konstrukt thematisiert die dem Modell zugrunde liegende Annahme, dass Körper, Geist und Seele interagieren. Diese Feststellung ist in der Ergotherapie nicht neu (Jerosch-Herold et al. 1999, AkMoTheo 2000), wird hier aber im Sinne des OPM thematisiert.

Im OPM werden unter dem Kernelement *Körper* alle greifbaren physischen Elemente der menschlichen Struktur zusammengefasst, d. h. physische Strukturen wie Moleküle, Gewebe etc., die durch ihre Interaktion die Handlungsperformanz bestimmen.

Das Kernelement *Geist* wird als das Kernstück unseres bewussten und unbewussten Intellekts beschrieben und stellt die Basis für unsere Fähigkeit des Verstehens und Begründens dar. Das Produkt des Geistes ist das Denken, welches wiederum die Handlungsperformanz im täglichen Ausführen von Handlungsabläufen, -schritten und -teilschritten beeinflusst.

Das Kernelement *Seele* erkennt die Vorstellung/Theorie an, dass dem Menschen durch die Teilnahme an Handlungen ein Gefühl der Harmonie, des Sinns, der Hoffnung oder Verbundenheit mit sich selbst, den anderen und - in manchen Fällen - eines „höchsten anderen“ gegeben wird. Dies beschreibt einen sehr persönlichen und subjektiven Aspekt der Handlungsperformanz.

Die Kernelemente Körper - Geist - Seele formen gemeinsam den Menschen sowie dessen Bewusstsein seiner selbst und des Universums. Die Kernelemente sind im Bereich der Handlungsrollen als die Dimensionen des „Tun - Wissen - Sein“ reflektiert (s. S. 545).

Externe Umwelt

Die externe Umwelt umfasst alle einen Menschen umgebenden Bedingungen. Im OPM werden vier Dimensionen aufgeführt:

- soziale Dimension
- physische Dimension
- kulturelle Dimension und
- sensorische Dimension.

Die sozialen, physischen, kulturellen und sensorischen Anforderungen, die die externe Umwelt an die Handlungsperformanz stellt, beeinflussen, welche Handlungsabläufe, Handlungsschritte und -teilschritte ausgeführt werden. Andererseits kann die Handlungsperformanz Umwelteinflüsse ändern oder erhalten.

Raum

Raum wird im OPM definiert als „die Zusammensetzung von physischer Materie (physischer Raum) und die persönliche Sicht von Erfahrungen von Raum“ (empfundener Raum, AK MoTheo 2000). Zwei Aspekte von Raum werden beschrieben. Der erste Aspekt behandelt das bekannte Konzept von *physischem Raum*, d. h. physischer Materie in Gestalt von Objekten, sowie den Raum, der uns Menschen umgibt und in dem eine Handlung stattfindet.

Von größerer Bedeutung für die Handlungsperformanz ist aber der *empfundene Raum*. Hiermit wird die Bedeutung bezeichnet, die ein Mensch dem Raum, in dem er handelt, beimisst.

Zeit

Wie im Konstrukt Raum wird auch Zeit als *physikalische* und *empfundene Zeit* beschrieben. Physikalische Zeit ist die zeitliche Ordnung, in der Handlungsperformanz stattfindet, während empfundene Zeit die persönliche Interpretation oder Bedeutung ist, die ein Mensch der Zeit zukommen lässt.

Definiert wird das Konstrukt Zeit einerseits als „zeitliche Ordnung von physikalischen und anderen Ereignissen (physikalische Zeit)“ und andererseits als „das persönliche Verständnis von Zeit, das auf der Bedeutung, die ihr zugeschrieben wird, beruht“ (AK MoTheo 2000).

Funktion des Modells als Unterstützung in der praktischen und wissenschaftlichen Arbeit – Unterstützung der ergotherapeutischen Identität

Das australische Modell kann meistens verwendet werden, um die Einzigartigkeit der Ergotherapie als Berufsgruppe zu erklären und somit die Unterscheidung von andern Berufsgruppen (wie Sozialarbeitern oder Physiotherapeuten) deutlich zu machen. Dies wird klar, wenn man sich die Grundannahmen des OPM nochmals vor Augen führt: Es erkennt an, das Menschen handelnde Wesen sind und eine Störung in der Handlungsperformanz Krankheit darstellt. Ergotherapeuten sind dementsprechend bemüht die Handlungsperformanz einer Person zu befunden, zu erhalten und zu verbessern. Im Modell wird sogar sehr streng formuliert, dass eine Therapie, die nicht in Bezug zur Ausführung von Rollenhandlungen steht, nicht als Ergotherapie bezeichnet werden kann: *„[...] therapy provided which is not related to occupational role performance is not occupational therapy"* (Chapparo u. Ranka 1997).

Zweitens wird durch die Verwendung des Modells als Therapiegrundlage die Handlungsperformanz ins Zentrum der ergotherapeutischen Interventionen gestellt. Gleichgültig in welchem Setting (z. B. akut, Rehabilitation), mit welcher Klientel (z. B. neurologisch, orthopädisch, psychiatrisch), welchem Schweregrad an Dysfunktion (z. B. akut, chronisch, multiple Funktionsstörungen) und welcher bevorzugten Technik (z. B. SI, PNF, Bobath) gearbeitet wird: laut OPM sollte der Fokus der Ergotherapie auf der Handlungsperformanz des Patienten liegen. Dies verdeutlicht den inneren Zusammenhalt der Profession.

Unterstützung in der wissenschaftlichen Arbeit

Das OPM kann auch herangezogen werden, um die Forschung und das wissenschaftliche Arbeiten auf dem Gebiet der Ergotherapie zu leiten. So konnten z. B. folgende, für die Ergotherapie relevante Fragestellungen in Forschungsstudien untersucht werden:

- Was beschreiben Menschen als ihre Handlungsrollen?
- Existiert eine Beziehung zwischen Dysfunktion in einer Komponente (kognitive) und einer bestimmten anderen Komponente (interpersonal)?
- Verbessert eine bestimmte Behandlungstechnik die Ausführung von Handlungen, Aktivitäten und Rollen besonders effektiv?

So wurden z. B. die Handlungsrollen von Männern über 60 Jahren nach einem Apoplex in Australien erforscht (Chapparo u. Hillman 1996).

Unterstützung bei der Strukturierung des ergotherapeutischen Angebotes

Ergotherapeutinnen entwerfen für und mit dem Patienten Behandlungspläne mit dem Ziel, Defizite in den Komponenten der Handlungsperformanz zu verändern oder zu kompensieren. Sie integrieren auch die Verbindung der Komponenten mit den Kernelementen und Hindernissen, die durch die externe Umwelt gestellt werden, in den Behandlungsplan.

Dabei stellt sich die Therapeutin folgende Leitfragen:

- Welche Handlungsrollen werden vom Patient benötigt oder erwartet? (Was will und muss der Patient tun? Was verlangen relevante Personen von ihm?)
- Welche Bereiche der Handlungsperformanz sind beeinträchtigt? (Hat der Patient Schwierigkeiten mit der Ausführung von Produktivitäts-, Selbsterhaltungs-, Freizeit- oder Erholungshandlungen?)
- Welche Handlungsabläufe aus diesem Bereich werden zur Ausführung der Handlungsrollen benötigt? (*Tun:* Zähne putzen; *Wissen:* andere in Transfertechniken instruieren; *Sein:* angenehm und bequem im Rollstuhl positioniert sein)
- Welche Komponenten oder Umwelteinflüsse beeinflussen die Handlungsperformanz? (z. B. Muskelschwäche, Gedächtnisschwäche, unzugängliches Badezimmer, geringe soziale Kontakte)
- Wie kann ich meine bevorzugten Techniken einsetzen, um die Ausführung von Aufgaben, Aktivitäten und Rollen zu optimieren? (Gebrauch der Techniken innerhalb des Kontexts einer relevanten Aufgaben oder Handlungsumwelt.)
- Was ist mein (als Therapeutin) bevorzugter Therapieansatz? (biomechanisch, verhaltenstherapeutisch, psychodynamisch, neurophysiologisch)

Assessments des OPM

Neben dem PRPP (Perceive, Recall, Plan and Perform), das weiter unten näher beschrieben wird, wurden noch folgende Befundungsinstrumente auf dem Hintergrund des OPM entwickelt:

Das **Handlungsrollen-Interview** (*Occupational Role Interview;* Hillman u. Chapparo) identifiziert die Wirksamkeit der drei Elemente - aktives Engagement (Doing), persönlicher Sinn (Being) und wahrgenommene Kontrolle (Knowing) - der Handlungsrollen entsprechend der Person und/oder deren Rollenpartnern.

Der **Test zur Analyse von Handlungsschritten und Handlungsroutinen** (*Occupational Task and Routine Analysis;* Chapparo u. Ranka) identifiziert den Grad der Bewältigung der Performanz von alltäglichen Handlungsschritten und Handlungsroutinen im Hinblick auf erwünschte und benötigte Rollen. Dieses Instrument kann verwendet werden, um therapeutische Intervention zu planen oder Veränderungen im Laufe der Zeit zu messen. Es ermöglicht eine genauere Unterteilung der Handlungsperformanz im Vergleich zu gröberen Unterteilungen wie z. B. im *FIM* oder *BARTHEL*-Index.

Der **Test zur vergleichenden Analyse der motorischen Kontrolle** (*Comparative Analysis of Movement Control [CAMC-UL];* Ranka u. Chapparo) analysiert die biomechanischen Komponenten der Handlungsperformanz in Bezug zur oberen Extremität, außerdem werden Muster des Greifens und Ergreifens während der Handlungsperformanz analysiert sowie abnormale Bewegungen, ausgelassene Bewegungen und ihre zeitliche Abstimmung im Rahmen der funktionellen Tätigkeit identifiziert. Das Instrument findet Anwendung bei unterschiedlichen Altersgruppen und Diagnosen.

Diese drei Instrumente können durch Selbststudium erlernt werden. Um das PRPP anwenden zu können, muss ein Fortbildungskurs abgeschlossen werden. Informationen zu den verschiedenen Instrumenten und aktuellen Kursen werden im Internet ständig aktualisiert (s. S. 557).

Kurzbeschreibung des PRPP

Das PRPP ist ein Instrument zur Befunderhebung von Störungen des Informationsverarbeitungsprozesses durch die Analyse der Ausführung von Alltagsaktivitäten (Jurkowitsch et al. 1998, Chapparo u. Ranka 1997).

Grundlage ist die Annahme, dass der Mensch bei der Ausführung jeder Tätigkeit den Prozess des Wahrnehmens (perceive), Erinnerns (recall), Planen (plan) und Ausführens (perform) durchläuft. Störungen dieses Prozesses fuhren zu Störungen in der Ausführung von Alltagsaktivitäten, die sich z. B. als inflexible Denkmuster, verringerte Aufmerksamkeit oder Problemlösungsdefizite äußern (Chapparo u. Ranka 1998). Das PRPP ermöglicht der Therapeutin das Erkennen und Evaluieren solcher Störungen des Informationsverarbeitungsprozesses durch die Analyse von Handlungen und auf dieser Grundlage die Asuwahl entsprechender Interventionsstrategien.

Das PRPP wird z. Zt. hauptsächlich in der Neurologie, Psychiatrie, Pädiatrie und in der Arbeit mit AIDS-Kranken angewandt.

Durchführung und Auswertung des PRPP

Bei der Anwendung des Instrumentes wählen Patient und Therapeutin gemeinsam 2-3 Alltagsaktivitäten. Die Therapeutin kann dann - durch Beobachtung - die Ausführung der Handlungen in einem zweischrittigen Prozess nach vorgegebenen Kriterien analysieren. Je nach Fähigkeit des Patienten können ganze Handlungsabläufe, Handlungsschritte oder nur die Handlungsteilschritte analysiert werden.

Im ersten Teil der Befunderhebung wird die Gesamtausführung anhand der prozentualen Bewältigung der Ausführung beurteilt. Hierzu wird mittels einer verhaltenstheoretischen Aktivitätenanalyse die auszuführende Handlung in ihre Teilschritte gegliedert. Danach wird analysiert, wie viel Prozent der Gesamthandlung der Patient selbstständig und sicher ausführen kann (durch die Beurteilung der Anzahl der Fehler des Patienten). Im PRPP werden Fehler wie folgt kategorisiert:

- **Richtigkeitsfehler (accuracy):** Der Patient macht etwas, aber er macht es nicht richtig.
- **Wiederholungsfehler (repetition):** Der Patient wiederholt einen Aspekt der Handlung wieder und wieder.
- **Auslassungsfehler (omission):** Der Patient lässt einen Aspekt aus.
- **Zeitfehler (timing):** Der Patient braucht für einen Aspekt oder die ganze Handlung zu lange oder ist zu schnell.

Das gleichzeitige Auftreten mehrere Fehlertypen ist möglich.

Im zweiten Teil des PRPP werden die Handlung entsprechend den „Quadranten" des Informationsverarbeitungsprozesses (Wahrnehmen, Erinnern, Planen, Ausführen) analysiert (Abb. 4.**14**).

Defizite in den Quadranten werden mittels so genannter „Descriptors" beschrieben. Descriptors sind Verben, wie z. B. „suchen", die im PRPP standardisiert sind und mittels derer der Informationsverarbeitungsprozess analysiert wird. Die einzelnen Descriptors wurden von den Autorinnen nicht ins Deutsche übersetzt, da es noch keine standardisierte Version in deutscher Sprache gibt.

Im Quadranten „Wahrnehmung" wird analysiert, wie gut der Patient externe und interne Reize aufnehmen und verarbeiten kann, um so ein inneres Vorstellungsbild von Körper, Aufgabe und Umwelt zu bilden. So beobachtet die Therapeutin z. B., ob der Patient nach Objekten sucht, die für die Handlung notwendig sind.

Im Quadranten „Erinnerung" wird untersucht, wie gut der Patient Stimuli interpretieren und klassifizieren und dadurch eine Basis zum mentalen Vergleich zwischen alter und neuer Information schaffen kann. Die Therapeutin beobachtet z. B., ob der Patient sich erinnert, wo er seine Kleidung verstaut hat.

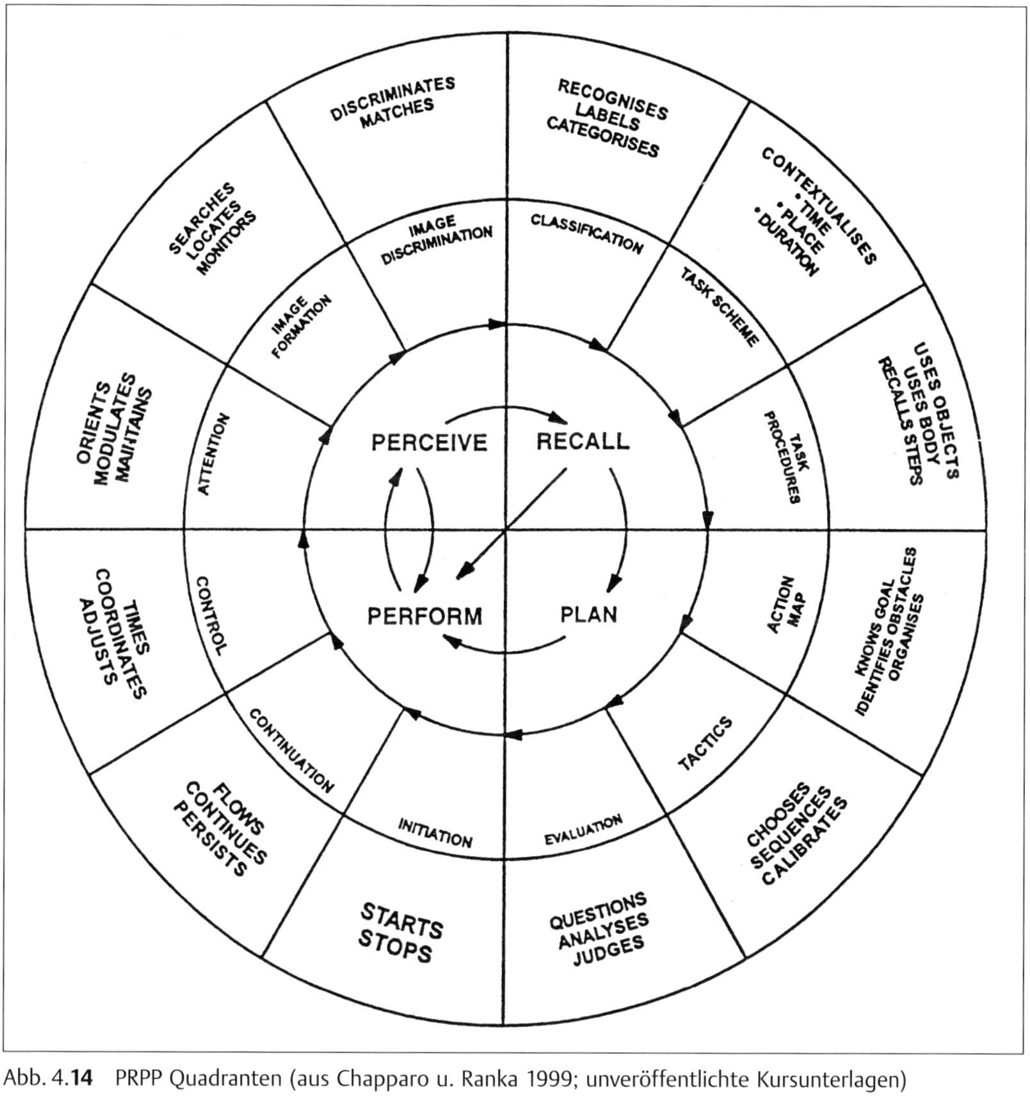

Abb. 4.**14** PRPP Quadranten (aus Chapparo u. Ranka 1999; unveröffentlichte Kursunterlagen)

Im Quadrant „Planen“ wird evaluiert, wie gut der Patient einen Handlungsplan entwerfen und der aktuellen Handlung anpassen kann. Dazu gehört auch die Fähigkeit des Patienten seine Kontrolle der Handlungsdurchführung und den Handlungserfolg zu beurteilen. Hier beobachtet die Therapeutin z. B., ob der Patient Hindernisse in der Handlungsperformanz erkennt.

Im Quadrant „Ausführen“ wird zuletzt beurteilt, wie der Patient die Handlung motorisch ausführt und sie den Gegebenheiten anpasst. Die Therapeutin beobachtet z. B., ob der Patient einen Handlungsschritt so lange wie nötig fortführt.

Verbreitung des OPM in Australien und weltweit

In Australien werden das OPM und die dazugehörigen Instrumente in Akutkrankenhäusern, Rehabilitationskliniken und der Gemeindearbeit verwendet. In den letzten Jahren hat das OPM auch in Europa und Asien Verbreitung gefunden und wird in einer Vielzahl von Arbeitssettings angewandt. Das OPM wurde auch zur Strukturierung des Curriculums an der School of Occupational Therapy an der University of Sydney verwendet. Kurse und Fortbildungen zum OPM und PRPP werden sowohl in Australien als auch in Österreich, der Schweiz, Deutschland und Skandinavien gehalten.

Fallbeispiel

Einleitung

Dieses Fallbeispiel handelt von einer Patientin aus einem australischen Akut-Krankenhaus in dem die Befunderhebung im Vordergrund steht, die ergotherapeutische Befunderhebung wurde von einer der Autorinnen durchgeführt. Durch Einsicht in die Krankenakte, ein Erstgespräch mit der Patientin und Familienangehörigen, die Befunderhebung der sensomotorischen und kognitiven Kapazitäten und die Beobachtung der Durchführung der ADLs wurde ein Status erstellt. Das OPM wurde als Grundlage (Bezugsrahmen) sowie für die Analyse der Befunderhebung verwendet.

Frau AB ist eine 75-jährige, rechtshändige Frau, die mit linksseitiger Arm- und Beinschwäche in das Akut-Krankenhaus eingeliefert wurde.

Die radiologische Diagnostik (MRT und CCT) bestätigt den klinischen Verdacht eines Hirninfarktes. Noch am selben Tag wird die Patientin der Ergotherapie zugewiesen unter der medizinischen Diagnose eines rechtsseitigen ischämischen Hirninfarkts im Gebiet der A. cerebri media mit linksseitiger Hemiparese und Neglekt.

Insgesamt erhielt die Patientin während ihres dreiwöchigen Aufenthaltes zehn ergotherapeutische Behandlungen, bevor sie dann in die Rehabilitation überwiesen wurde.

Die Patientin zeigte, wie unten beschrieben, in allen Komponenten der Handlungsperformanz Defizite. Defizite in den Komponenten, die die Patientin in ihrer Handlungsperformanz am meisten beeinflussten, werden detailliert beschrieben.

Im Folgenden werden nur die Konstrukte des OPM beschrieben, die im Lauf der ergotherapeutischen Befunderhebung für die Patientin relevant waren. Die Autorinnen verweisen darauf, dass die Reihenfolge in der Aufzählung der Konstrukte eine absichtliche Abweichung von der traditionellen Sichtweise darstellt. Diese Darstellungsweise wurde gewählt, da sie mehr dem OPM entspricht; d. h. sie richtet den Fokus von den Komponenten der Handlungsperformanz auf die komplexe Interaktion zwischen den diversen Konstrukten.

Externe Umwelt

- Welche Umwelteinflüsse beeinflussen die Handlungsperformanz?

Frau AB wohnt in einem einstöckigen Einfamilienhaus, dessen Zugang durch einige Stufen erschwert wird. Im Inneren des Hauses sind alle Zimmer leicht zugänglich, nirgendwo sind jedoch Haltegriffe installiert (physische Dimension). Sie ist Witwe und wohnt allein, hat aber eine große Familie (3 Kinder, 7 Enkel und 3 Großenkelkinder), die sie sehr stark unterstützt. Ihre zwei Söhne leben in ihrer Nähe, die Tochter lebt im Ausland. Ihre soziale Umwelt besteht aus Familie, Freunden sowie diversen Hilfsorganisationen, für die sie als freiwillige Helferin tätig ist. Von ihrer Familie wird Frau AB als eine sehr aktive und selbstständige Frau beschrieben, die ungern Hilfe von außen annimmt.

Diese Aspekte ermöglichen die Identifikation von Ansprüchen, die durch die externe Umwelt an die Handlungsperformanz der Patientin gestellt werden.

So erfordern z. B. die Stufen in ihrer Umwelt von Frau AB die Fähigkeit, Stufen zu steigen im Sinne der Komponenten der Handlungsperformanz. Ist dies in Zukunft nicht mehr möglich, besteht der Bedarf der Modifikation der physischen Umwelt um ihr das Ausführen ihrer Handlungsrollen zu ermöglichen.

Ihre soziale Umwelt bildet einerseits eine gute Ressource zur Unterstützung bei der Performanz, andererseits schafft sie Handlungsrollen für Frau AB (z. B. freiwillige Helferin), die wiederum gewisse Fähigkeiten auf der Ebene der Komponenten erfordern (z. B. verbale Kommunikation).

Das Krankenhaus ist für Frau AB eine neue externe Umwelt. Es besteht aus dem Krankenhauszimmer (physische Dimension), dem Personal und den Bettnachbarn (soziale Dimension). Sie ist nun von weißen, unstimulierenden Wänden umgeben, teilt das Zimmer mit drei fremdem Frauen und lernt täglich neue Gesichter kennen, die – um sie bemüht- ständig in ihre Privatsphäre eindringen. Das Aufstehen aus dem Krankenhausbett mit beweglichen Bettgittern erfordert von Frau AB beispielsweise die Kommunikation mit dem Krankenpflegepersonal. Die Bettgitter erschweren auch das Erreichen eines Getränks auf dem Tischchen neben dem Bett. Dies erfordert von ihr neue Strategien, um das Getränk zu erreichen.

Handlungsrollen

- Die Ausführung welcher Handlungsrollen wird vom Patienten benötigt oder erwartet?

Frau AB beschreibt mehrere Rollen, die sie innehat. Sie sieht sich vor allem als Rentnerin, Hausfrau und Mutter, weiterhin als Großmutter, Urgroßmutter und Freundin.

Sie ist aktive Mitarbeiterin in verschiedenen Hilfsorganisationen, für die sie nach Bedarf Kleidung strickt und fertigt. Sehr stolz ist sie darauf eine unabhängige Frau zu sein, die bisher ohne Hilfe im Alltag zurechtkam. Nach ihrem Schlaganfall nimmt sie jetzt zwei 'Krankenrollen' ein: Sie sieht sich als Schlaganfallopfer und Krankenhauspatientin.

Während Frau AB immer noch ein ausgedehntes WISSEN um die - zu den einzelnen Rollen gehörigen - Handlungsabläufe, -schritte und -teilschritte hat, ist ihr das TUN durch physische Einschränkungen (Halbseitenlähmung) erschwert und zum Teil unmöglich. Bei den weiter unten beschriebenen Befunderhebungen der einzelnen Komponenten kann sie sehr klar beschreiben, wie, wo und wann Handlungsabläufe aufzuführen sind – ihre Halbseitenlähmung, ihre Unaufmerksamkeit zur linken Seite und andere Defizite machen ihr es jedoch nahezu unmöglich, dieses Wissen in die Praxis umzusetzen. Ihr aktives Tun ist daher sehr limitiert.

Dies ändert aber nichts daran, dass sie noch immer Mutter, Großmutter oder freiwillige Helferin IST. Es freut sie sehr, wenn ihr Sohn und ihre Familie sie im Krankenhaus besuchen und sie Teil der Familie SEIN kann. Das gibt ihr ein Gefühl der Zufriedenheit.

Dass sie im Moment nicht in der Lage ist, persönliche Hygiene, Gehen etc. selbstständig auszuführen, also das Innehaben - SEIN - einer unerwünschten Rolle (Schlaganfallopfer), erfüllt sie allerdings mit großer Unzufriedenheit und mit dem Gefühl des Verlusts sowie des Nicht-mehr-in-Kontrolle-Seins.

Bereiche der Handlungsperformanz

- Welche Bereiche der Handlungsperformanz sind beeinträchtigt?

Folgende Tätigkeiten ordnet Frau AB den einzelnen Bereichen zu:

- *Selbsterhaltung:* persönliche Hygiene, Essen, Ankleiden. Durch ihre neue Rolle kommt hier noch die Aktivität Medikamenteneinnahme hinzu.
- *Produktivität:* Haushalt führen, Handarbeiten für Hilfsorganisationen, Therapie als neue Aktivität.
- *Freizeit:* Stricken für die Familie, Freunde treffen, Lesen, mit Freunden oder der Familie plaudern.
- *Erholung:* Schlafen, Fernsehen, Lesen.

Frau AB kann diese Handlungsabläufe in den einzelnen Bereichen nicht mehr selbstständig oder ohne Selbstgefährdung ausführen; d. h. alle Bereiche der Handlungsperformanz sind vom Schlaganfall betroffen. Die Bereiche der Selbsterhaltung und der Freizeit sind für Frau AB am Wichtigsten, aber auch der Bereich Erholung, speziell genügend Schlaf zu bekommen, ist von großer Bedeutung – die Therapie sollte daher hier ansetzten.

Komponenten der Handlungsperformanz

- Welche Komponenten beeinflussen die Handlungsperformanz?

Es ist wichtig zu erwähnen, dass im akuten Setting die Komponenten aus der Sicht des Handelnden analysiert werden, während in der Rehabilitation auch die Analyse aus der Perspektive der durchgeführten Handlungen eine ebenso große Rolle spielt.

Frau ABs Defizite in den einzelnen Komponenten werden hier kurz beschrieben mit Schwerpunkt auf den kognitiven Komponenten (hier bestanden die größten Defizite).

Biomechanische und sensomotorische Komponenten

Bei der Befunderhebung zeigen sich folgende Defizite in den biomechanischen Komponenten der linken oberen Extremität:

Volles passives Bewegungsausmaß, aber starke Beeinträchtigung des aktiven Bewegungsausmaßes durch die mittelschwere Tonuserhöhung in der typischen Flexorendistribution und die Hemiparese. Folgende Kraftwerte ergeben sich bei der Kraftmessung nach R. Lowet (Scheepers et al. 2000): Schulter 0/5, Ellbogen 0/5, Handgelenk 0/5, Daumen 2/5, Finger 2/5 Flexion und 1/5 Extension.

Im Hinblick auf die sensomotorische Komponente weist Frau AB intakte protektive Sensibilität und Topognosie auf; diskriminatorische Sensibilität, Propriozeption und Kinästhesie sind allerdings nicht intakt. Sie kann sensorische Reize auf der linken Körperhälfte und von der linken Raumhälfte nur sehr beschränkt wahrnehmen (Neglekt).

Diese Defizite in den biomechanischen und sensomotorischen Komponenten beeinflussen ihre Handlungsperformanz folgendermaßen: Sie kann keinen funktionellen Griff selbstständig ausführen und hat Schwierigkeiten beim Loslassen von Gegenständen, nachdem sie diese mittels eines geführten groben Griffs in die linke Hand genommen hat. Das Greifen nach Gegenständen sowie der aktive Stütz sind ihr nicht möglich.

Außerdem hat sie keine aktive Sitzkontrolle und benötigt moderate Hilfe um sich im Bett zur Seite zu drehen. Sie benötigt maximale Hilfe von zwei Personen für den Stand und den Transfer.

Dadurch kann sie beispielsweise ihre Handlungsabläufe im Bereich der Selbsterhaltung (z. B. Essen) nicht mehr selbstständig ausführen. Ihre Rolle als selbstständige Hausfrau oder freiwillige Helferin ist gestört (im Hinblick auf den Aspekt des Tuns und Seins).

Intrapersonale und interpersonale Komponenten

Frau AB zeigt wahrend der Befunderhebung kaum Emotionen, ihre Stimmung ist meist sehr gesetzt bis zeitweise depressiv (intrapersonale Dimension). Ihr Affekt ist flach, dennoch ist sie kooperativ und kommuniziert verbal mit ihrer Familie und der Therapeutin. Sie hat keine sprachlichen Defizite. Obwohl sie Gespräche kaum eigenständig initiiert, antwortet sie auf ihr gestellte Fragen (interpersonale Dimension). Aufgrund ihres Neglekts kommuniziert sie nur teilweise mit Personen, die sich in der linken Raumhälfte befinden.

Ihre Fähigkeiten in diesen zwei Komponenten ermöglichen ihr in Gesprächen das teilweise Wahrnehmen ihrer Rolle als Mutter, Großmutter und Freundin. Diese Gespräche zählte Frau AB zu den Aktivitäten aus dem Bereich Freizeit.

Die Patientin scheint durch diese Gespräche auch sehr viel positives Feedback zu bekommen und ihr Selbstwertgefühl aufzubauen. Hier haben die intrapersonalen und interpersonalen Komponenten Auswirkung auf das Kernelement Seele.

Kognitive Komponenten

Zur Befunderhebung der kognitiven Fähigkeiten von Frau AB wurde das PRPP verwendet.

Eine der Aktivitäten, die Frau AB zur Befunderhebung wählte, war die Durchführung des Mittagessens. Dieses wird im Spital auf einem Tablett serviert; das Besteck ist in einer Papierhülle verpackt und das Getränk wird in einem kleinen Plastikcontainer mit 'Abziehverschluss' bereitgestellt. Diesen Handlungsablauf wurde in folgende Teilschritte gegliedert:

- Besteck auspacken
- richtiges Besteck wählen
- mit dem Essen beginnen
- wenn notwendig schneiden
- Container öffnen
- trinken
- von Vorspeise zu Hauptgang und Nachspeise wechseln
- Mund mit Serviette nach Bedarf reinigen.

Die Analyse zeigt, dass Frau AB Richtigkeitsfehler und Zeitfehler unterlaufen. So versucht sie zum Beispiel zu trinken, indem sie den leeren Becher zum Mund führt und braucht sehr lange um die Handlung zu initiieren.

Insgesamt kann sie nur 20% der Handlung selbstständig ausführen (Prozentwert der Bewältigung, Abb. 4.**15**).

Im zweiten Teil der Analyse zeigt Frau AB Defizite in allen 4 Quadranten. Im Quadrant 'Planen' hat sie jedoch die meisten Schwierigkeiten. Dieser wird nachfolgend näher beschrieben.

Der Quadrant 'Planen' ist in drei Abschnitte gegliedert:

- Handlungsentwurf
- taktischer Plan und
- Bewertung.

Im Abschnitt Handlungsentwurf wird erstens analysiert, wie gut ein Patient einen Handlungsplan entwerfen kann. Hier hat Frau AB z. B. große Schwierigkeiten damit, Objekte und/oder ihren Körper zu ***organisieren*** *(organize)*. Sie bringt beispielsweise die Gegenstände auf dem Tablett nicht in eine Position, die es ihr ermöglicht alle Objekte trotz ihrer motorischen Defizite leicht zu erreichen.

Der Abschnitt Taktik beurteilt die Fähigkeit des Patienten den Handlungsplan den aktuellen Gegebenheiten der Situation anzupassen. Diesbezüglich hat Frau AB Schwierigkeiten, die für die Ausführung wichtigen Objekte und/oder Körperteile ***auszuwählen*** *(choose)*. Sie wählt zum Beispiel die Gabel zum Schneiden des Essens und nicht ihre linke Hand zum Öffnen von Behältern.

Der Abschnitt Taktischer Plan beurteilt die Fähigkeit des Patienten, seine eigene Handlung zu evaluieren. Hier zeigt Frau AB Schwierigkeiten ihre Ausführung zu ***analysieren*** *(analyse)*. Sie kann z. B. nicht erkennen, dass die Verwendung der Gabel sie daran hindert das Essen erfolgreich zu zerschneiden und dass ein Messer hierfür das geeignete Objekt wäre.

Die Beurteilung von Frau ABs Performanz im Quadrant 'Planen' ist in Abbildung 4.**16** graphisch dargestellt.

Therapie

Therapie in Anlehnung an die kognitive Komponente

Die genaue Analyse der Fehlertypen und der einzelnen dysfunktionalen *Descriptors* erlaubt es, ein für Frau AB maßgeschneidertes Therapieprogramm festzusetzen. Da das Planen für Frau AB die größte Schwierigkeit darstellt, bezieht sich die Therapie zunächst darauf.

Analyse Stufe 1: XY–Essen Kriterium: 100%				
	Fehler			
Erregungszustand / *Schritte*	Richtigkeit	Wiederholung	Auslassung	Zeit
Besteck auspacken	✓			✓
richtiges Besteck wählen	✓			
anfangen zu essen				✓
wenn benötigt schneiden	✓			✓
Container öffnen	✓			
trinken	✓			
von Vorspeise zu Hauptspeise				✓
zu Nachspeise wechseln				
Mund nach Bedarf abwischen				
Prozentwert: 20%				

Abb. 4.**15** PRPP-Analysestufe 1 (nach Chapparo u. Ranka 1998; unveröffentlichte Kursunterlagen)

P – planen				
Handlungsentwurf				
kennt Ziel	1	2	3 ✓
erkennt Hindernisse	1	2 ✓	3
organisiert	1 ✓	2	3
toktischer Plan			
wählt aus	1 ✓	2	3
sequenziert	1	2 ✓	3
dosiert	1 ✓	2	3
Bewertung			
hinterfragen	1	2 ✓	3
analysiert	1 ✓	2	3
beurteilt	1 ✓	2	3

3 = Aufgabe vollendet; angemessener Zeitrahmen; nicht gefährdend; ohne jegliche Hilfestellung.
2 = Aufgabe vollendet, aber aufgrund von Defiziten in diesem Verhalten Einhaltung des Zeitrahmens fraglich; nicht gefährdend mit Vorbehalt; eventuell Hilfestellung nötig.
3 = Aufgabe unvollendet aufgrund von Defiziten in diesem Verhalten; zu lang; gefährdend, zu viele Hilfestellungen nötig.

Abb. 4.**16** PRPP-Analysestufe 2 (nach Chapparo u. Ranka 1998; unveröffentlichte Kursunterlagen)

Um Frau AB das Wiedererlernen der Planungsfähigkeit zu ermöglichen, werden ihr während der Ausführung folgende Fragen gestellt:
- Was müssen Sie als nächstes tun?
- Ist dies das richtige Besteck?
- Wo könnten Sie die Schüssel positionieren, um sie besser zu erreichen?
- Wo ist Ihre linke Hand?

Frau ABs Schwierigkeiten werden anhand der einzelnen Fehlerkategorien und Descriptors auch Ihrer Familie und dem Personal erläutert. Ebenso werden ihnen Anweisungen zur optimalen Instruktion gegeben, damit eine einheitliche Instruktionsweise gesichert ist. Dadurch werden auch Frau ABs Stärken in der interpersonalen Kommunikation genutzt.

Schienenversorgung

Die Schienenversorgung wurde klassischerweise als Maßnahme zur Verbesserung biomechanischer Defizite (wie erhöhter Tonus, Deformitäten und Schwellung) eingeordnet. Mit dem OPM als Bezugsrahmen kann aber nun die Verordnung und Versorgung mit Schienen von einem weiteren Blickwinkel als dem der biomechanischen Komponenten betrachtet werden.

Aufgrund der weiter oben beschriebenen Defizite in Frau ABs linker oberer Extremität wurde eine progressiven Ellbogenschiene verordnet. Die Ellbogenschiene ist eine vorgefertigte, zweiteilige Orthese. Sie besteht aus zwei Manschetten und einer eingebauten, anpassbaren, thermoplastischen Verstärkung. Hergestellt wird sie von Rolyan (Abb. 4.**17**).

Die Schiene dient der Positionierung des Ellbogens in einer tonushemmenden Position und fördert das Wiedererlangen eines verbesserten Bewegungsausmaßes. Die thermoplastische Verstärkung kann immer wieder verändert und so dem sich ändernden Tonus im Arm der Patientin angepasst werden (daher der Name *progressive* Orthese).

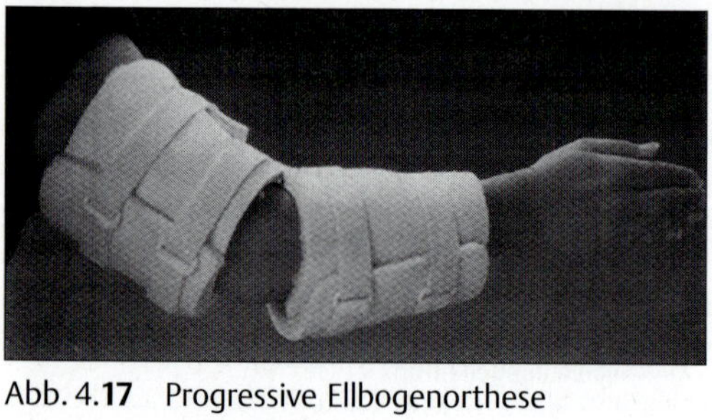

Abb. 4.**17** Progressive Ellbogenorthese

Die Autorinnen möchten auch noch erwähnen, das die Schienenversorgung nur einen Teil der Behandlung der Hemiparese darstellt und selbstverständlich im Laufe der Behandlung einer ständig erneuten Evaluierung bedarf, um sich den Veränderungen in der oberen Extremität der Patientin anzupassen.

Aus einer traditionellen Sichtweise heraus würde man die Schiene durch die Verhinderung von Deformationen, Erhaltung der passiven Gelenksbeweglichkeit, Reduzierung des Tonus, Erhaltung der Länge der Muskulatur und Bänder - also biomechanische Komponenten - rechtfertigen. Die Ellbogenorthese hat aber ebenso Auswirkungen auf die anderen Komponenten der Handlungsperformanz.

Im sensomotorischen Bereich kann argumentiert werden, dass die Orthese zu einer gesteigerten sensorischen Wahrnehmung des Ellbogens führt. Dies fördert - vor allem beim Anlegen der Schiene - die Orientierung der Patientin nach links und hilft so beim Neglekt-Training (kognitive und sensorische Komponente).

Ein interpersonaler Aspekt der Schienenversorgung ist die Möglichkeit, die Ausführung von Gesten und auch das Aussehen des Armes zu verbessern, was die interpersonale Kommunikation unterstützt. Wenn der Arm 'normal' aussieht, sind Berührungsängste geringer.

Intrapersonal bringt die Orthese den Arm in eine bessere Position; ein positives Selbstbild wird so gefördert. Außerdem steigert sie das Vertrauen in die Handlungsperformanz.

Im Hinblick auf die Handlungsrollen kann man sagen, dass das Verhindern von Deformationen Frau AB ermöglicht, eine „Mutter, Großmutter oder Freundin" zu SEIN, deren Arm die erwünschte positive, akzeptable, ästhetische Erscheinung hat. Die Orthese gibt ihr auch das WISSEN, das sie ihre Hand für Teile ihre Handlungsrollen einsetzen kann.

In Bezug zu den Kernelementen der Handlungsperformanz hilft die Orthese im Element SEELE, da sie der Patientin auch demonstriert, dass sie - trotz all ihrer Defizite - behandelt werden kann. Dies hilft bei der Akzeptanz der eigenen Person mit den momentanen Defiziten und steigert den Selbstwert.

Im Hinblick auf die Bereiche der Handlungsperformanz ermöglicht die Schiene eine gesteigerte Teilnahme in den einzelnen Bereichen. Durch den geminderten Tonus und die verbesserte Position des Armes kann Frau AB ihre Greiffunktion jetzt besser beim Essen einsetzen. Bei der persönlichen Hygiene ist es für sie jetzt leichter, den Arm zu extendieren; somit ist eine bessere Körperpflege möglich.

Während ihres Aufenthaltes im Akutkrankenhaus hat sich Fr. ABs Rumpf- und Kopfkontrolle und somit ihre Fähigkeit zum aktiven Sitz nicht verbessert. Sie benötigte bei ihrer Entlassung in die Rehabilitationsklinik nach wie vor maximale Unterstützung von 2 Personen für den aktiven Sitz und war nicht in der Lage ihren hemiparetische Arm zum aktiven Stütz einzusetzen. Ihr passives Bewegungsausmaß war jedoch erhalten und sie erlangte Teile ihrer diskriminatorischen Sensibilität wieder. Auch der Neglekt hatte sich sehr verbessert; Frau AB beobachtete Geschehnisse in der linken Raumhälfte regelmäßig und selbstständig.

Ziel für die Rehabilitation war es unter anderem, Frau AB das Sitzen in einem Rollstuhl zu ermöglichen. Zum Zeitpunkt der Entlassung in die Rehabilitation wurde die Prognose gestellt, dass die Patientin nicht mehr in der Lage sein würde in ihr eigenes Haus zurückzukehren, sondern mit einer Umsiedlung in ein Pflegeheim rechnen müsste.

Zusammenfassung und Schlussfolgerung

In diesem Beitrag wurde der theoretische Aufbau des Occupational Performance Model (Australien), dessen Nutzen für das praktische Arbeiten sowie die Anwendung in der Neurologie anhand eines Fallbeispiels dargestellt.

Wichtig ist es zu erwähnen, dass die Darstellung nur einer groben Präsentation des Modells entspricht. Aktuelle Details im Hinblick auf die Entwicklung des Modells, Befunderhebungsinstrumente und internationale Erfahrungen seiner Anwendungen können auf folgender Webpage abgerufen werden:
www.occupationalperformance.com

Die Verwendung des Modells in der Arbeit mit neurologischen Patienten hat die Autorin sehr zum Reflektieren der gängigen ergotherapeutischen Praxis angeregt. So ist festzustellen, dass die Befunderhebung der Komponenten der Handlungsperformanz und daraus folgend die Therapie dieser Defizite lange Zeit das Hauptanliegen der Ergotherapie war und sicher auch in vielen Bereichen und Ländern, auch dem deutschsprachigen, noch ist. Durch das OPM wird jedoch klar, dass die Therapie hier nicht enden darf. Die Defizite in den Komponenten beeinflussen die Bereiche der Handlungsperformanz, dies beeinflusst wiederum die Handlungsrollen und all das geschieht in einer ganz bestimmten Umwelt, die von den Veränderungen beeinflusst wird.

Für die ergotherapeutische Behandlung bedeutet dies, dass das Ziel nicht allein die Verbesserung der Komponenten der Handlungsperformanz sein kann, sondern der Transfer dieser Funktionen in funktionelle Tätigkeiten des täglichen Lebens. Die Tätigkeiten müssen den Rollen der Patientin entsprechen und diese Rollen müssen ein zentraler Aspekt der Behandlung sein. Die Handlungsrollen, Bereiche der Handlungsperformanz und Komponenten der Handlungsperformanz beeinflussen sich gegenseitig und sind in einer Art Netzwerk miteinander verbunden. Die Funktion dieses Netzwerk sollte das Ziel der Ergotherapie sein.

Eine Herausforderung stellt sicherlich die Verwendung der ergotherapeutischen Termini im Modell dar. All zu oft leiten noch medizinische Termini das ergotherapeutische Handeln und Entscheiden, was zur Folge hat, dass der Kern (das Paradigma) unserer Arbeit nicht Ergotherapie ist. Wir sollten die Herausforderung annehmen und die Ergotherapie auch zum Kern, zur Basis unseres Handelns machen, auch wenn hierzu eine Umstellung nötig ist.

Literatur

Empfohlene Literatur zum Vertiefen

Arbeitskreis für Modelle und Theorien (AK MoTheo). Das Occupational Performance Modell (Australien). Eine Beschreibung von Konstrukten und Struktur. (in Druck)

Chapparo Ch, Ranka J [Hrsg.]. Occupational Performance Model (Australia). Monograph 1. Lidcombe: Occupational Performance Network; 1997.

Chapparo Ch, Ranka J. The PRPP system of task analysis and intervention. 1998 (unveröffentlichte Kursunterlagen)

Hagedorn R. Ergotherapie: Theorie und Modelle. Die Praxis begründen. Stuttgart: Thieme Verlag; 2000.

Jerosch-Herold C, Marotzki U, Hack B, Weber P [Hrsg.]. Konzeptionelle Modelle für die ergotherapeutische Praxis. Berlin: Springer; 1999.

Jurkowitsch A, Chapparo Ch, Ranka J. Befundung von Handlungskompetenz durch Analyse von Alltagsaktivitäten. Ergotherapie. 1998; 5: 32.

Weitere verwendete Literatur

Beyermann G. Ergotherapie: Eine Wissenschaft für sich? Eine Wissenschaft für mich? Ergotherapie. 1999; 2: 24.

Beyermann G. Praxismodelle. Ergotherapie. 2000; 2: 26.

Chapparo Ch, Hillman AM. An investigation of occupational role performance in men over 60 years of ages following a stroke. In: Chapparo Ch, Ranka J [Hrsg.]. Occupational Performance Model (Australia). Monograph 1. Lidcombe: Occupational Performance Network; 1997.

Dahl Th, Vik K. Die ICIDH-2. Für die Ergotherapie und Ergotherapeutinnen wichtig und verwendbar? Ergotherapie & Rehabilitation. 2001; 1: 7.

Denhardt B. Conceptual foundations of OT. Der neue Grundgedanke in Kielhofners Theorie. Ergotherapie & Rehabilitation. 1993; 5: 425.

Götsch K. Occupational Therapy. Die Entwicklung in den Vereinigten Staaten. Ergotherapie & Rehabilitation. 1993; 5: 422.

Jurkowitsch A. Model of Human Occupation. Eine theoretische Grundlage der Ergotherapie in der Neurologie? Linz: Edition Pro Mente; 1999.

Ranka J. Occupational Performance. A guide for upper limb orthotic prescription in spinal cord injury. In: Chapparo Ch, Ranka J [Hrsg.]. Occupational Performance Model (Australia). Monograph 1. Lidcombe: Occupational Performance Network; 1997.

Schlager D, Stadler J, Wisenöcker E. Das „Model of Human Occupation". Ein Fundament für die Ergotherapie? Ergotherapie. 1995; 3: 2.

Scheepers C, Stednig-Albrecht U, Jehn P. Ergotherapie. Vom Behandeln zum Handeln. Lehrbuch für die theoretische und praktische Ausbildung. 2. völlig überarbeitete Auflage. Stuttgart: Thieme; 2000.

Stadler-Grillmaier J. Mein Leben als Mutter aus der Sicht des Occupational Performance Model (Australia). Ergotherapie. 2000; 1: 20.

Glossar

Adaptation, auch Adaption. 1. Jede Änderung in Struktur, Form oder Gewohnheiten eines Organismus zur Anpassung an eine veränderte Umwelt. Die Veränderungen eines Menschen, die zu Anpassung führen.
2. Die Veränderung, die ein Therapeut an der Umwelt oder einem Objekt vornimmt, damit sie therapeutisch wirkt oder die Funktionsfähigkeit eines Klienten verbessert.

Agonist. Der Muskel, der die Schwerkrafteinwirkung kontrolliert, d. h. konzentrisch gegen die Schwerkraft wirkt oder exzentrisch die Schwerkrafteinwirkung bremst. Ein Agonist hat dieser Aufgabe wegen stets ein höheres Tonusniveau als der Antagonist (s. u.).

Aktivität. In der ICIDH/ICF wird mit Aktivität (Activity) die Durchführung einer Aufgabe oder Tätigkeit (Aktion) durch eine Person bezeichnet.

Alignment. Die Position aller Strukturen eines Gelenks (Knochen, Knorpel, Kapsel, Bänder, Sehnen, Muskeln) und damit aller Rezeptoren während einer Haltung oder Bewegung. Jeder Punkt einer Bewegung weist ein bestimmtes Alignment auf.
Alignment ist als etwas Dynamisches zu verstehen.

Allästhesie bei Neglekt. Phänomen, das bei stark ausgeprägtem Neglekt auftreten kann: Reize von der direkt betroffenen (kontraläsionalen) Seite werden auf die indirekt betroffene (ipsiläsionale) Seite übertragen. Es wird also z. B. ein Schmerz in der linken Hand in der rechten Hand gespürt oder eine Berührung am linken Bein am rechten Bein wahrgenommen (siehe auch Kap. 3.7).

Allästhesie bei Sensibilitätsstörungen. Sensible Reize, auf der direkt betroffenen Seite appliziert, werden an anderen Körperstellen dieser Seite lokalisiert, so wird z. B. die Berührung der Hand am Oberarm wahrgenommen (siehe auch Kap. 3.5).

Anosognosie. Nichterkennen der eigenen Krankheit/Störung; synonym mit (globaler) Unawareness

Antagonist. Der Muskel, der sich in seiner Arbeit dem Agonisten (s. o.) reaktiv anpasst, d. h. mit seiner exzentrischen Kontraktion die Verkürzung des Agonisten ermöglicht oder mit seiner konzentrischen Kontraktion dessen Verlängerung begleitet. Der Antagonist hat stets ein niedrigeres Tonusniveau als der Agonist.

antizipieren. vorwegnehmen

Aphagie. Komplette Schluckunfähigkeit

Aspiration. Eintritt von Speichel/Nahrung in die unteren Atemwege, unterhalb der Stimmbänder

Aspirationspneumonie. Lungenentzündung aufgrund von Aspiration

Aspiration, stille. Aspiration ohne Husten

Assessment. 1. Der Prozess des Sammelns subjektiver und objektiver Daten, die für die Planung der Intervention relevant sind.
2. Umfangreiches Befundsystem, das alle Diagnosen, sowie die Lebensbedingungen des Patienten festhält.

assoziierte Reaktion. 1. Antworten des zentralen Nervensystems auf einen Stimulus, der die individuelle hemmende Kontrolle übersteigt (Lance 1982).
2. Muskelaktivitäten, die auftreten nach einer Veränderung der neuronalen Verbindungen innerhalb des Rückenmarks. Sie können Veränderungen der mechanischen Anteile der Muskulatur potenzieren. Durch ihr wiederholtes Auftreten lernt der Patient Muster von Hypertonus, welche ihrerseits weitere permanente Veränderungen der Muskulatur bewirken können, und damit Spastizität (Lynch 1998).
(aus: Paeth Rohlfs 1999)

Auflagefläche. siehe unterstützende Fläche

Auslöschphänomen. siehe Extinktion

automatisierte Bewegungen. Bewegungen, die durch häufige Wiederholung zu einer dauerhaften Bildung neuronaler Sets geführt haben. Daher werden sie nicht mehr mit kortikaler Steuerung, sondern nur mit kortikaler Initiierung und Kontrolle durchgeführt.

Awareness. Krankheits- oder Störungsbewusstsein.
McGlynn und Shacter unterscheiden 4 aufeinander folgende Phasen:
(globale) Unawareness, informelle Awareness, auftauchende Awareness, vorausschauende Awareness.

Betätigung. siehe Occupation

Bewegungsketten. Bewegungsabschnitte der Extremitäten zwischen mehreren Gelenken

bilateral. Beide Seiten betreffend – im Sprachgebrauch wird dabei meist die gleichzeitige simultane Aktivität beider Arme mit gefalteten Händen verstanden

bimanuell. Beide Hände betreffend – im Sprachgebrauch werden damit meist Bewegungen beschrieben, bei denen beide Hände gleichzeitig miteinander agieren

body-part-as-object. Wenn ein Patient eine symbolische Bewegung mit einem Gerät nachahmen soll, benutzt er einen Körperteil statt eines imaginären Objekts.
Beispiel: Bei der Aufgabe die Aktivität „Zähne putzen" nachzuahmen, wird der Zeigefinger als Zahnbürste benutzt, statt die Bewegung durchzuführen, die eine Person ausführen würde, die eine Zahnbürste in der Hand hätte (siehe auch Kap. 2.4.3).

Clinical Reasoning. Klinisches Schlussfolgern, klinisches Argumentieren

Conduite d'approche. Wiederholte Suchbewegung, die zur Annäherung an das Ziel führt.

Coping. Bewältigungsverhalten, routinemäßige Programme der Problemlösung (Filipp 1990)

Crowding. Neglektphänomen. Bei Zeichnungen wird auf der kontraläsionalen, vom Neglekt betroffenen Seite nicht/kaum gezeichnet, während auf der ipsiläsionalen Seite eine Anhäufung geschieht.

Cue. Zielreiz, Hinweisreiz

Cueing. Gezieltes Setzen von Ziel- bzw. Hinweisreizen

Defense-Strategien. Abwehr- und Verteidigungsstrategien

Defizität. Die im AMPS (Assessment of Motor and Perception Skills) benutzte schlechteste Bewertung einer Handlungsdurchführung. Definition: Defizitäre Durchführung, die den Handlungsfluss behindert und unerwünschte Resultate erbringt, schweres Defizit, Risiko von Selbst- und Fremdgefährdung (siehe auch Kap. 4).

Dekodifikation. Kognitive Operation, bei der es um die Analyse von Informationen verschiedener Modalitäten (visuell, verbal, somästhetisch) geht (siehe auch Kap. 2.4.3).

Descriptors (engl.). Verben, die die beobachtbaren Fehler in der Handlungsperformanz beschreiben.
34 Verben wurden für das PRPP (Perceive Receive Plan Perform – Assessment des OMPA) operationalisiert und standardisiert.

Details, funktionelle. Die Details, die maßgeblich für die Funktion eines Gegenstandes oder Körperteiles sind.

Diaschisis. Kortikaler, neuronaler Schock mit Funktionsminderung funktionell zusammenhängender Hirnregionen nach Schädigung eines Anteils (de Gruyter 1999).

Direkt betroffene Seite. Bei Apoplex: kontraläsionale, plegische bzw. paretische Seite

Disability. Behinderung, als formaler Oberbegriff zu Beeinträchtigungen auf allen Ebenen der Körperfunktionen und -strukturen, Aktivität und Partizipation in der Definition der WHO (in der ICIDH-2 zur Partizipationsstörung zugehörig)

Dissoziationen. Wenn eine Dissoziation besteht, dann ist es von der Situation (Informationsmodus) in der die Bewegung ausgeführt werden soll abhängig, ob diese korrekt ausgeführt wird.
Beispiel: Auditive Dissoziation. Auf eine verbale Aufforderung kann ein Patient eine Bewegung nicht ausführen, er kann sie jedoch nachahmen.
In unserem Verständnis können Dissoziationen durch mangelnde oder fehlerhafte Dekodifikation oder Transformation entstehen (siehe auch Kap. 2.4.3).

Distanzschätzung. Erfasst die räumliche Ausdehnung zwischen zwei Objekten oder Beobachtern. Beispiel: Abstand zwischen rechtem und linkem Bildschirmrand (siehe auch Kap. 3.10).

distoproximal. Von distal nach proximal verlaufende in die Bewegung einbezogene Körpersegmente. Beispiel: Wird der Zeigefinger bewegt, sind dabei proximale Körpersegmente wie Handgelenk, Ellbogen und Schulter mitbeteiligt. Die gesamte Organisation wird entsprechend angepasst (siehe auch Kap. 2.4.3 und 2.4.6).

Dorsale visuelle Route. Anatomische Projektion von der primären Sehrinde (Area 17) über zahlreiche Relaisstationen zum Parietallappen und später Frontallappen hin; Route ist spezialisiert für die räumliche Analyse sensorischer Reize in der Außenwelt des Menschen (siehe auch Kap. 3.10).

Dysphagie. Schluckstörung

Dysarthrophonie. Zentrale Sprech-/Stimmstörung

„en-bloc"-Bewegungen. Nicht-fragmentierte Bewegungen; Extremitäten und/oder Rumpf bewegen gleichzeitig in dieselbe Richtung. Sie kommen im physiologischen Bewegungsverhalten vor und dienen bei Störungen als Schutz- und/oder Kompensationsbewegungen.

Engramm. Im Zentralnervensystem hinterlassene Spur eines Reizes, die später wieder abgerufen werden kann.

ergotherapeutisches Praxismodell. Gesamtheit von Konzepten und Praktiken, die von Ergotherapeuten als Leitlinie für die ergotherapiespezifische Praxis entwickelt wurde. Ergotherapie-Modelle befassen sich damit, wie eine Person Betätigungen in ihrer Umwelt ausführt und welche Bedeutung diese Betätigungen haben.

Equilibriumsreaktionen. Kleinste automatisch ablaufende Spannungsveränderungen der Muskulatur, um kleinste Gewichtsverlagerungen, welche zu geringem Ungleichgewicht führen, durch eine Gegenkraft auszugleichen.
Automatische Adaptionen des Haltungstonus als Reaktion auf Einwirkungen der Schwerkraft und Gewichtsverlagerung.
Equilibriumsreaktionen sind funktionell und dienen dem Erhalt des Alignments in einer Haltung.
Sie können nicht willkürlich ausgeführt werden.
(aus: Paeth Rohlfs 1999)

Evaluation. Einschätzung, Bewertung

Exekutivfunktionen. Übergriff für verschiedene Fähigkeiten der zentralen Kontrolle. Z. B. Fähigkeiten zur seriellen Anordnung von Bewegungen, Aufmerksamkeit auf die eigene Person und die Umwelt, Antrieb zur Handlung, Bewegung und Sprache, Antriebssteuerung des Sozial- und Sexualverhaltens, Handlungsplanung wie z. B. Zeitabläufe oder Selbststeuerung (nach Pechthold und Jankowsky 2000).

Exzitation. erregende, bahnende Impulse

Exploration. Erforschung, im Sprachgebrauch als Absuchen des Raumes nach Reizen (z. B. visuell oder akustisch)

Extinktion. Auslöschung.

Extinktionsphänomen. Auslöschung eines Reizes auf der direkt betroffenen Körper- oder Raumseite bei gleichzeitig simultaner Stimulation (siehe auch Kap. 3.8).

extrinsische Umweltfaktoren. Bedingungen, Faktoren in der Umgebung des Menschen, welche die Ausführung einer Handlung beeinflussen oder hervorrufen. Beispiele: Wind, Kälte, der Geruch frisch gebackenen Brotes oder ein Objekt/Gebäude.

exzentrische Kontraktion. Koordinierte Aktivierung von Aktin-Myosin-Molekülen, die sich auseinanderschieben, um einer einwirkenden Kraft (z. B. konzentrische Kontraktion des Antagonisten oder Schwerkraft) kontrolliert nachzugeben. Durch sie kommt es zu einer Verlängerung des Muskels, die trotz Spannungsentwicklung im Endeffekt zu einer Entspannung führt.

exzitatorisch. erregend, über ein Neuron, eine Synapse oder ein postsynaptisches Potential.
Die Wahrscheinlichkeit, dass es zu einer Auslösung eines Aktionspotentials in der Nervenzelle kommt, ist erhöht (Kandel et al. 1996).

Fazilitation. Geben eines Stimulus (Input), um eine Aktivität oder einen Prozess zu erleichtern.

Feedback. 1. Kontrolle des ZNS, die aus Rückmeldungen vor und nach der Bewegung besteht (Umphred 2000). 2. Techniken therapeutischer Rückmeldung. 3. Verschiedene Techniken der visuellen Rückmeldung für Patienten mit räumlich-perzeptiven Störungen (z. B. durch Gittermuster, Rückmeldung des tatsächlichen Fehlers, Hilfslinien etc., siehe auch Kap. 3.10).

Feedback-Inhibition. Inhibitorischer Schaltkreis, bei dem ein Neuron ein inhibitorisches Interneuron erregt, welches eine Feedback-Verbindung zum ersten Neuron besitzt. Dieser Schaltkreistyp stellt eine Form der Selbstregulation dar (vgl. Feedforward-Inhibition, Kandel et al.1996).

Feedback-Regelkreise. Sinnesempfindungen der Wahrnehmungssyteme führen zur Reaktionsauswahl und zur Ausführung der motorischen Reaktion, die als Rückmeldung wiederum zu den Sinnessystemen geht.

Feedforward. „Das ZNS spiegelt zu jedem Zeitpunkt den Status der Körpermuskulatur wider" (sog. Schaltungsregel, Magnus 1924). Das bedeutet, dass der Zustand der Rezeptoren in jedem Moment, in dem sie eine Veränderung erfahren, an das zentrale Nervensystem (ZNS) weitergeleitet wird. Diese Informationen dienen dem ZNS als Ausgangswerte für die Initiierung einer Haltungsveränderung und Bewegung.

Feedforward-Inhibition. Vorwärtshemmung oder reziproke Hemmung; inhibitorischer Schaltkreis, bei dem ein Neuron eine Zielzelle direkt erregt und sie gleichzeitig indirekt hemmt, häufig bei der reziproken Innervation vorkommend zur Koordination konkurrierender Verhaltensreaktionen, beispielsweise bei der Erregung eines Flexormuskels und Hemmung eines Extensorenmuskels (vgl. Feedback-Inhibition, Kandel et al.1996).

Feinmotorik. 1. Willkürliche Bezeichnung für die Aufteilung motorischer Fähigkeiten, üblicherweise für feine Arm-Hand-Koordination verwendet, kann generell auch für die feinste Abstimmung jeglicher sensomotorischer Bewegungsabläufe verwendet werden (siehe auch Paeth Rohlfs 1999).
2. Bewegungen von kleinen Anteilen des Körpers, z. B. einer Hand und der Finger. Der Begriff stand im Gegensatz zu Grobmotorik (s. u.). Beide Begriffe sind unseres Erachtens veraltet.
Sämtliche Bewegungen des Körpers sind feine Bewegungen, basierend auf selektiver Aktivierung von motorischen Einheiten: In der Summe werden diese zu Bewegungsmustern koordiniert. Das gleichzeitige Auftreten von vielen selektiven Bewegungen sollte daher nicht mehr mit dem Begriff der Grobmotorik beschrieben werden, da die Innervation durchaus nicht als *grob* angesehen werden darf.

Fertigkeit. Eine spezielle Fähigkeit oder eine Reihe von integrierten Fähigkeiten (z. B. motorische, sensorische, kognitive, perzeptive), die bis zur benötigten Perfektion erlernt und ausgeübt werden zwecks effektiver Performanz einer Aufgabe oder Teilaufgabe (Hagedorn 2000).

Fingerperimetrie. Einfache Untersuchung auf Hemianopsie: der Patient fixiert die Nase des Untersuchers und bekommt von oben und der Seite nacheinander den Finger des Untersuchers in sein jeweiliges Blickfeld geführt. Bei Wahrnehmen des Fingers erst im Raum des Kopfes besteht der Verdacht auf eine Hemianopsie (Prosiegel 1995).

Formschätzung. Teilaufgabe räumlich-perzeptiver Leistungen; sie erfasst die Fähigkeit zur Unterscheidung einfacher Rechtecke mit leicht unterschiedlichen Kantenlängen (horizontal und vertikal) bei jedoch immer gleichem Flächeninhalt der beiden zu vergleichenden Figuren (siehe auch Kap. 3.10).

Fragmentierung. Fähigkeit, Körperteile im dreidimensionalen Raum gleichzeitig in verschiedene Richtungen zu bewegen. Durch die Fragmentierung wird die wahrnehmende Oberfläche des menschlichen Körpers vergrößert, d. h. dass wir ein Objekt ertasten können, das uns visuell nicht zugänglich ist.

Funktionswörter. Die „kleinen" Wörter der Sprache, die für sich genommen wenig Bedeutung haben, aber für den Satzzusammenhang wichtige Funktion haben. Beispiele: dass, ob, den, wird, für.

Grobmotorik. Willkürliche, veraltete Bezeichnung für die Aufteilung motorischer Fähigkeiten, üblicherweise für einfache, „grobe" und mit größeren Anteilen des Körpers durchgeführte Bewegungsabläufe verwendet (siehe auch Feinmotorik).

Handicap. Manifestation einer Gesundheitsstörung auf der Ebene der Störung der sozialen Stellung oder Rolle der betroffenen Person und ihrer Fähigkeit zur Teilnahme am gesellschaftlichen Leben. (In der ICIDH-2 zur Partizipationsstörung zugehörig.)

Handlungsperformanz. (Occupational performance) Die Fähigkeit, Rollen, Handlungsabläufe, Handlungsschritte und Handlungsteilschritte wahrzunehmen, zu wünschen, ins Gedächtnis zu rufen, zu planen und durchzuführen; zum Zweck der Selbsterhaltung, Produktivität, Freizeit und Erholung als Antwort auf Anforderungen der internen und/oder externen Umwelt (Arbeitskreis Modelle und Theorien 2000).

haptisch-taktile Fähigkeiten. Hautsinne, die Diskrimation von Reizen zulassen (siehe auch Kap. 3.5).

Hauptraumachsen. subjektive visuelle Vertikale und Horizontale (siehe auch Kap. 3.10).

Hemianopsie. Halbseitenblindheit.
Im Sprachgebrauch oft synonym für homonyme He-

mianopsie, bei der das kontraläsionale Gesichtsfeld ausfällt.

Hemiparese. Inkomplette Halbseitenlähmung der kontraläsionalen Seite nach einer Hirnläsion

Hemiplegie. Vollständige Halbseitenlähmung der kontraläsionalen Seite nach einer Hirnläsion

Hemisensibilitätsstörung. Halbseitiger, kontraläsionaler Ausfall oder Beeinträchtigung der sensiblen Fähigkeiten

Holding. Test zur Prüfung des Haltungstonus: ein Körperteil wird bewegt und soll auf Aufforderung willkürlich in einer bestimmten Position gehalten werden. Holding ist nicht zu verwechseln mit Placing (siehe auch Kap. 2.4.2).

Humanökologie. Die Betrachtungsweise, die sich mit den Wechselbeziehungen zwischen lebenden Organismen und ihrer Umwelt befasst, in ihrer Wirkung sowohl auf biologischer als auch auf sozio-kultureller Mensch-Umwelt-Interaktion (Mertens 1998).

humanökologischer Kontext. siehe sozio-(human-) ökologischer Hintergrund

hyperton, Hypertonus. Der Hypertonus ist gekennzeichnet durch überhöhte Haltungsspannung, vermehrt auftretende Massenmuster und assozierte Reaktionen in der Auseinandersetzung mit der Schwerkraft. Synonym dazu wird häufig der Begriff Spastik verwendet.

hypoton, Hypotonus. schlaffe, reduzierte Haltungsspannung

Identität. Die innere Einheit, das Selbst einer Person; in Sozialisationskonzepten auch „Ich-Identität" genannt; das in der Entwicklung durch soziale Interaktion entstehende Selbstkonzept.

Impairment. Schädigung von Körperfunktionen und -strukturen; Funktionsstörung und Strukturschaden (ICIDH-1 und -2; 2000, ICF 2001)

indirekt betroffene Seite. Bei Schlaganfall: ipsiläsionale Seite, die keine Lähmung aufweist, aber trotzdem durch die Störung des Gesamtgefüges beeinträchtigt ist

Inhaltswörter. Die Wörter, die die Bedeutung einer Aussage tragen: Arzt, kommen, ohnmächtig

inhibitorisch. hemmend, über ein Neuron, eine Synapse oder präsynaptisch durch Veringerung des Neurotransmitters (Kandel et al. 1996)

Input-Output Prozess. Prozess der Informationsaufnahme (input) von externen Reizen und Reaktion (output) auf diese Reize.

intermittierende Druckapplikation. Bei Verlust der taktilen und propriozeptiven Wahrnehmung fördert diese Anwendung die somatosensible Wahrnehmung (siehe auch Kap. 2.4.4).

International Classification of Function, Disability and Health (ICF). Neue Namensgebung der von der WHO im Mai 2001 verabschiedeten neuen Fassung der ICIDH-2.

intrinsische Umweltfaktoren. Bedingungen, Faktoren die innerhalb des Menschen stattfinden, z. B.: Gefühl von Hunger, Lust, Schmerzen in einem Körperteil oder eine Idee, welche die Ausführung einer Handlung hervorrufen.

ipsiläsional. auf der Seite der Hirnläsion befindlich

Irradiation. siehe: Overflow

Jargon. Größtenteils unverständliche Aneinanderreihung von wortähnlich klingenden Neologismen (phonematischer Jargon) oder Wörtern bzw. Floskeln (semantischer Jargon), gelegentlich verständliche Inseln wie Funktionswörter oder adäquate Floskeln. Schwerste Form der expressiven Sprachstörung bei Wernicke- oder globaler Aphasie.

Kinematik. Lehre von den Bewegungsabläufen

Kinetik. Lehre von der Bewegung durch Kräfte; Ursachen der Bewegung

Kokontraktion. gleichzeitige Kontraktion von Agonisten und Antagonisten

kompensatorische Techniken. Die Techniken, die eingesetzt werden, um ein physisches oder kognitives Defizit der Performanz auszugleichen, z. B. Beschaffung von Hilfsmitteln, Anpassung der Umwelt oder Anleitung zu einer neuen Art der Ausführung.

Komponenten der Handlungsperformanz. (Occupational Performance Components) Sie stellen einerseits die Attribute des Handelnden, andererseits die Komponenten der Handlung selbst dar. Die physischen, sensomotorischen, kognitiven und psychosozialen Dimensionen der Handlung spiegeln und fordern die verschiedenen physischen, sensomotorischen, kognitiven und psychosozialen Fähigkeiten einer Person, die für eine Handlung benötigt werden. Das OPMA beschreibt biomechanische, sensomotorische, kognitive, interpersonale und intrapersonale Komponenten (Arbeitskreis Modelle und Theorien 2000).

Kontextfaktoren (ICF). personenbezogene Faktoren und Umweltfaktoren (ICIDH-2 2000, ICF 2001)

kontraläsional. auf der Seite befindlich, die der Hirnläsion gegenüberliegt

konzentrische Kontraktion. Koordinierte Aktivierung von Aktin-Myosin-Molekülen, die sich ineinanderschieben. Es kommt zu einer Spannungsentwicklung mit Verkürzung des Muskels.

Körpersegment. Körperabschnitt, z. B. Schulter, Oberarm, Hand (ohne präzisierbare Übergänge)

Längenschätzung. Sie erfasst die räumliche Ausdehnung innerhalb eines Objektes, z. B. Länge eines Stiftes (siehe auch Kap. 3.10)

Lebensperiode. Bedeutende Lebensabschnitte, wie beispielsweise Kindheit, Schulzeit, Zeit der Partnerschaft, Ruhestandszeit

Lexikon. In der Aphasietherapie verwendet für: Wortschatz; vermutlich wie ein Lexikon nach formalen Kriterien geordnet: Anfangslaut, Silbenzahl, Betonungsmuster

Low-Level-Patient. Schwerbetroffene Patienten (z. B. nach Schädelhirntrauma)

Massenbewegungen. Archaische Reflexe, mit weit ausstrahlenden Reflex- u. Bewegungskomplexen, die mit der Ausreifung stammesgeschichtlich jüngerer Hirnstrukturen verschwinden (de Gruyter 1999).

Massenmuster. Primitive, d. h. entwicklungsgeschichtlich frühe, stereotype Bewegungen, auch Massensynergien genannt (Davies 1990)

Massenmuster, pathologisches. Übergroße Aktivierung aller an einer Bewegung beteiligten Muskeln (Agonisten, Antagonisten, Synergisten) bei notwendigem Kraftaufwand, dann pathologisch, wenn nach dem geforderten Aufwand nicht sofort wieder selektiv bewegt werden kann (nach Paeth Rohlfs).

mentale Rotation. Fähigkeit zur inneren Drehung eines äußeren visuellen Reizes um einen bestimmten Betrag, z. B: sich vorstellen zu können, wie eine vor uns stehende Tasse von unten oder von oben aussieht (siehe auch Kap. 3.10).

Mirroring. Spiegeln. Befund, der meist zur Erhebung des Bewegungs- und Lagesinnes genutzt wird. Hierbei wird eine Extremität des Patienten passiv in eine Position gebracht, die der Patient mit der anderen Extremität aktiv einnehmen soll. Mirroring ist als Befund auch empfindlich für andere Störungen.

Modalität. 1. Im Sprachgebrauch meist als Sinnesmodalität: riechen, sehen, hören, schmecken, fühlen.
2. Art und Weise der Übungsausführung. Beispiele dafür sind Anpassungen des Schwierigkeitsgrades, der Ausgangsstellung, des Übungsgrades.

modifizieren. umformen, variieren, abändern, um eine Adaption (siehe dort) zu ermöglichen

motorische Einheit. Durch ein einzelnes motorisches Axon innervierte Gruppe von Muskelfasern

multimodal. mehrere Modalitäten betreffend

Muster. Sequenz von selektiven Bewegungen in entsprechendem Alignment. Man kann das normale vom abnormalen Muster unterscheiden.
Normales Muster: Die selektiven Bewegungen, aus denen es zusammengesetzt ist, können beliebig kombiniert und variiert werden.
Abnormales Muster: Es ist stets aus denselben Komponenten zusammengesetzt, eine Variation ist kaum möglich. Abnormale Muster sind stereotyp in Bezug auf einen Patienten, variieren jedoch von Patient zu Patient.

Neologismus. Wortform, die im Lexikon einer Sprache nicht vorhanden ist. In der aphasischen Sprache meist extreme Form der Entstellung, bei der ein Bezug zum Zielwort nicht mehr erkennbar ist.
„kraskort" für Krankenhaus (phonematischer Neologismus), „zollsteckdose" (semantischer Neologismus), (siehe auch Kap. 3.14).

Neurobehaviour (Neuroverhalten). Verhalten auf der Grundlage neuronaler Steuerung

Occupation. Betätigung, Handlung, Tätigkeit, Beschäftigung (Fachwörterbuch Ergotherapie 2000)
1. Eine Art des menschlichen Bestrebens, die eine Struktur für Zeit und Bemühung im Leben eines Menschen bietet (Hagedorn 2000).
2. Die Interaktion des Menschen mit der Umwelt, die einem inneren Drang zum Erkunden und Bewältigen entspringt; der Kern menschlicher Existenz und Anpassung (Kielhofner 1992).
3. Aktivität oder Aufgabe, in die eine Person Zeit und Energie investiert, besonders in den Bereichen Selbsterhaltung, Produktivität und Freizeit (Reed 1992).
4. Jede zielgerichtete Aktivität, die für den Menschen von Bedeutung ist und sich aus Fertigkeiten und Werten zusammensetzt (Creek 1990).

Occupational Performance. Menschliches Verhalten in den drei Bereichen: Selbstversorgung, Produktivität und Freizeit, das von der Interaktion der geistigen, physischen, sozio-kulturellen und psychischen Performanz-Komponenten eines Menschen bestimmt wird (aus: Canadian Association of OT 1991).

Orientierungsschätzung. Winkelschätzung (Vergleich der Parallelität zweier Linien); nicht zu verwechseln mit der Orientierung im dreidimensionalen Raum (siehe auch Kap. 3.10).

Overflow. Übertragung (Überfließen) von Muskelspannung von einer Muskelgruppe auf benachbarte Gruppen, auch Irradiation genannt.

Paradigma. Übereinstimmung der grundsätzlichen Überzeugungen oder Annahmen in einem Bereich. Mittels des Ergotherapie-Paradigmas definiert der Beruf menschliche Wesen und ihre Probleme, es bildet die gedankliche Grundlage für den Weg, wie diese Probleme gelöst werden können (Kielhofner 1992).

Paraphasie. Entstellung eines Wortes, wobei ein Bezug zum Zielwort noch erkennbar ist: „Sprille" für Spritze (phonematische Paraphasie) oder „Mutter" für Tochter (semantische Paraphasie, die besonders häufig vorkommt, weil beiden zusätzlich noch eine Silbe gemeinsam ist).

Partizipation. Teilnahme oder Teilhabe einer Person in einem Lebensbereich bzw. einer Lebenssituation vor dem Hintergrund ihrer körperlichen, geistigen und seelischen Verfassung, ihrer Körperfunktionen und -strukturen, ihrer *Aktivitäten* und ihrer *Kontextfaktoren* (ICIDH-2 2000, ICF 2001).

Performance. Performanz, Durchführung, Ausführung, Handlungsausführung (Fachwörterbuch Ergotherapie)

Perseveration. Wiederholung von Bewegungen /Handlungen oder Teilen daraus, obwohl die eigentliche Bewegung/Handlung bereits beendet oder nicht mehr sinnvoll ist.

Perzept. Ein durch Wahrnehmungen gebildeter Begriff von Dingen und Inhalten im menschlichen Denken

Perzeptbildung. Vorgang der Aufnahme und Verarbeitung von Begriffen und Inhalten

Perzeption. Synonym für Wahrnehmung, im Zusammenhang mit Aufnahme und Verarbeitung sensorischer Reize

phonematisch. Die Phoneme der Sprache betreffend. Phoneme sind in der gesprochenen Sprache die Einheiten, die beim Schreiben als Buchstaben realisiert werden.

phylogenetisch. Die Entwicklungsgeschichte eines Stammes oder einer Gruppe betreffend. Gegenteil ist die individuelle Entwicklung, die Ontogenese.

Placing. Test zur Prüfung des Haltungstonus: ein Körperteil wird passiv bewegt; dabei wird beobachtet, ob er sich leicht oder nur gegen Widerstand bewegen lässt. Dann soll der Körperteil vom Patienten automatisch in einer bestimmten Position gehalten werden. Im Gegensatz zum Holding (s. o.) wird keine Aufforderung zum Halten gegeben, weder verbal noch nonverbal (siehe auch Kap. 2.4.2).

Positionswahrnehmung. Fähigkeit zur Einschätzung einer visuellen Position in Relation zu einem Vergleichsreiz (etwa dem Blatt- oder Bildschirmrand, der Begrenzung des Raumes, etc.), (siehe auch Kap. 3.10).

Postural set. Postural (lat.) = Haltung; Set (engl.) = zusammengehörende Einzelteile, welche ein Ganzes bilden.
Ausgangspunkt einer Bewegung, in der die Stellung der Schlüsselpunkte in Relation zueinander und in der Relation zur Unterstützungsfläche betrachtet werden. Das Postural set beeinflusst die Qualität des Haltungstonus, d. h. die Prädominanz von Flexoren- oder Extensorentonus.

prä-, intra- postdeglutiv. vor, während, nach der Schluckauslösung

propositionale Sprache. Sprache, mit der (neue) Inhalte ausgedrückt werden können. Im Gegensatz dazu stehen z. B. Floskeln, hoch überlernte Phrasen wie Zählen oder Gebete.

proximodistal. Von proximal nach distal verlaufende in die Bewegung einbezogene Körpersegmente. Wird das Schultergelenk bewegt, erfolgt auch eine Beteiligung der distalen Körpersegmente (siehe auch Kap. 2.4.3 und 2.4.6).

räumlich-perzeptive Leistungen. Elementare räumliche Wahrnehmungsleistungen ohne motorischen oder räumlich-kognitiven Anteil, bei denen es um einen einfachen Vergleich eines räumlichen Merkmals geht (Länge, Distanz, Form, Winkel, Position, Vertikale/Horizontale, Mitte).

recurring utterances. Sinnlos aneinander gereihte Silben oder Wörter, wobei die Sprachmelodie häufig gut erhalten ist und Gefühle ausgedrückt werden können. Schwerste Form der expressiven Sprachstörung, Hinweis auf Globalaphasie.

Reflux. Hochkommen von Magensaft in den Rachen

Regurgitation. „(Wieder)hochkommen" von Speise (z. B. aus Speiseröhre in den Rachen, aus Rachen in den Nasenrachenraum)

Rehabilitatorin. Eine im therapeutischen Bereich tätige Person, die Theorie und klinische Erfahrung miteinander in Beziehung bringt und anwendet. Die Rehabilitatorin richtet sich nach einer Rehabililtationstheorie, deren Grundsätze die Behandlung bestimmen.

Reliabilität. Zuverlässigkeit, Verlässlichkeit. Das Ausmaß, in dem die Ergebnisse einer Messung oder eines Tests durch andere Personen oder zu anderen Zeiten wiederholbar sind.

Residuen. Reste, 1. hier: zurückbleibende Reste im Rachen bei Schluckstörungen (siehe auch Kap. 3.6) 2. Residualsymptome. zurückbleibende Symptome (von Residuum = Rückstand)

rezidivierend. (immer) wiederkehrend

reziproke Innervation. Reziprok bedeutet gegengleich, gegensinnig, entgegengesetzt. Reziproke Innervation bedeutet also gegensinnige Innervation von Körperabschnitten bzw. Muskeln. Reziproke Innervation ist die ineinander übergehende Kontrolle der Agonisten und Antagonisten, ergänzt durch die Kontrolle der jeweiligen Synergisten, für die räumliche und zeitliche Abstimmung der Bewegungen.

Schlucktriggerung. Schluckauslösung

Schlüsselpunkte der Kontrolle. Kontrollpunkte im Körper, von denen aus der Haltungstonus im besonderen Maße beeinflusst werden kann.
Zonen im Körper, welche eine besondere Dichte von Rezeptoren aufweisen (Paeth-Rohlfs 1999).

Schutzreaktionen der Arme. Abwehrbewegungen der Arme, um entgegenkommende Gegenstände mit den Händen abzuwehren.

selektive Bewegungen. Aktivierung von Synergisten, die zu einer Bewegung in einem oder mehreren Gelenken führt, bei gleichzeitiger Stabilisation umliegender, benachbarter Gelenke.

Semantik, semantisches System. Im Langzeitgedächtnis gespeichertes Bedeutungssystem der Sprache. Die interne Struktur des semantischen Systems ist in der Forschung noch umstritten, zum Verstehen von semantischen Paraphasien ist es aber hilfreich, sich ein Netzwerk von kleinen Bedeutungseinheiten vorzustellen, von dem bei Aphasie Teile unzugänglich werden.

Sensomotorik. Verknüpfung der sensorischen und motorischen Systeme, die durch kognitive Komponenten beeinflusst wird.

Setting. „Ort mit spezifischen physikalischen Eigenschaften, in dem die Teilnehmer in bestimmter Weise in bestimmten Rollen und in bestimmten Zeitabschnitten aktiv sind. Die Faktoren Ort, Zeit, physikalische Eigenschaften, Aktivität, Teilnehmer und Rolle konstituieren die Elemente eines Settings" (Bronfenbrenner 1977, in Mertens 1998).

Settings des Betätigungsverhaltens. Kombinationen von Räumen, Objekten, Betätigungsformen und/oder sozialen Gruppen, die einen bedeutungsvollen Kontext für die Performanz bilden. Sie umschließen uns und werden ein Teil unserer Handlungen (Kielhofner 1999).

Somästhetik. Alle Wahrnehmungsqualitäten und Informationen, die vom Körper kommen. Wird auch Somatosensibilität genannt.

sozio-(human-) ökologischer Hintergrund. Bedingungen in der Umwelt des Patienten (Mertens 1998)

Spastizität. 1. Spastizität ist der geschwindigkeitsabhängige Widerstand gegen eine passive Bewegung (Definition der WHO).

2. Spastizität ist die plastische Re-Organisation des ZNS bei einem Defizit der hemmenden Kontrolle (Lance 1982).
3. Spastizität ist eine Bewegungsstörung, die sich graduell entwickelt als Antwort auf einen teilweise oder vollständigen Verlust der supraspinalen Kontrolle über das Rückenmark. Sie wird charakterisiert durch veränderte Aktivierungsmuster von motorischen Einheiten, die auf sensorische und zentrale Signale reagieren und zu Ko-Kontrakionen führen, Massenbewegungen und abnormalen Haltungmustern (Wiesendanger 1991).

Stellreaktionen. 1. Sequenzen von selektiven Bewegungen in Mustern als Antwort auf eine Gewichtsverlagerung.
2. Automatisch durchgeführte Bewegungen des Kopfes, des Rumpfes und der Extremitäten, um größere Gewichtsverlagerungen, welche zu deutlichem Ungleichgewicht führen, durch Gegengewichte auszugleichen.
Komponenten der Stellreaktionen können willkürlich ausgeführt werden.
(aus Paeth Rohlfs 1999)

Störungsbewusstsein. Bewusstsein über die eigene Störung.
Synonym mit auftauchender Awareness (s. o.).

Stretch Pressure. Stimulation durch Dehnung eines Muskels in der Verbindung mit Druckausübung auf diesen Muskel

Stützreaktionen. Automatische Bewegungen der Arme bzw. der Beine, die zum Abstützen mit den Händen bzw. den Füßen führen. Diese Vergrößerung der Unterstützungsfläche findet in derselben Richtung statt wie die zuvor aufgetretene schnelle und deutliche Gewichtsverlagerung.
Komponenten der Stützreaktionen können willkürlich ausgeführt werden.
(aus Paeth Rohlfs 1999)

soziale Kommunikationsstörungen. Sie lassen sich u. a. bei Patienten mit schweren räumlichen Störungen infolge parietaler Läsionen feststellen. Diesen Patienten fehlt oft die Fähigkeit, Nähe und Distanz zu Personen korrekt einzuschätzen, Blickkontakt zu anderen Personen zu suchen und zu halten, Mimik und Gestik zu interpretieren oder soziale Situationen mit mehreren Menschen richtig zu interpretieren (siehe auch Kap 3.10).

subjektive Mitte. Subjektive Geradeausrichtung oder Mitteneinschätzung (z. B. bei einer Linie, einem Tisch, einem Blatt Papier, einem Flur).

Synergien. Koordination und exaktes Zusammenspiel verschiedener Muskelgruppen zur Durchführung von bestimmten Bewegungen

Synergisten. Die Muskeln, die die jeweiligen Agonisten und Antagonisten unterstützen. Sie werden entsprechend konzentrisch oder exzentrisch aktiv. Ihr Tonusniveau ist stets niedriger als das der Agonisten bzw. Antagonisten. Das bedeutet dennoch, dass der Tonus der Synergisten des Agonisten höher ist als derjenige des Synergisten des Antagonisten.

Syntax. Das Regelwerk, das das Zusammenfügen von Wörtern zu einem Satz und umgekehrt die Interpretation eines Satzes ermöglicht. Entspricht ungefähr dem Begriff „Grammatik".

Tapping. Stimulation eines Zielmuskels durch leichtes Beklopfen mit gestreckten Fingern und flacher Hand

Tracheostoma. Öffnung/Eingang in die Luftröhre nach Luftröhrenschnitt

Transformation. Kognitive Operation bei der es um die Umsetzung von Informationen in verschiedene Modalitäten geht (visuelle, verbal, somästhetisch) (siehe auch Kap. 2.4.3)

Unawareness, auch globale Unawareness. Nichterkennen der eigenen Krankheit/Störung; synonym für Anosognosie. 1. Phase der Awareness nach McGlynn und Shacter

unilateral. eine Seite betreffend

unimanuell. eine Hand betreffend

Validität. Gültigkeit. Das Ausmaß, wie weit ein Messinstrument tatsächlich das misst, was es zu messen beabsichtigt.

Variabilität. Veränderbarkeit und Verschiedenartigkeit in der Bewegungsausführung oder der Aufgabenstellung.

Literatur

Bronfenbrenner U. in Mertens (1998)

Bortz J. Statistik für Sozialwissenschaftler. 5. Aufl. Berlin: Springer; 1999

De Gruyter, Hrsg. Pschyrembel. Klinisch-therapeutisches Wörterbuch; CD-ROM Version 1.0. Berlin: Walter de Gruyter GmbH & Co. KG; 1999/2000

Dehnhardt B. et al. Fachwörterbuch Ergotherapie. Idstein: Schulz-Kirchner, 2000

Filipp SH. Hrsg. Kritische Lebensereignisse, 2. Aufl. München: Psychologie Verlagsunion; 1990

ICIDH-2, International Classifikation of Functioning and Disability. Beta-2 draft, Full Version. Geneva: World Health Organisation; 1999 Deutschsprachiger Entwurf, Frankfurt am Main; Februar 2000: Verband Deutscher Rentenversicherungsträger (VDR)

ICF, Revision der ICIDH-2, 2001

Knaurs Lexikon der SynonymeTaschenbuchausgabe. München: Droemer und Knaur 1992

Mertens G. Umwelten: Eine humanökologische Pädagogik. Paderborn: Schöningh; 1998

Pechthold K. Jankowski P. Handeln lernen. Neuropsychologisches Training bei dysexekutivem Syndrom. München: Urban u. Fischer; 2000

Register

C

D

E

F

G

H